Gesammelte Abhandlungen zur funktionellen Anatomie des Bewegungsapparates

Gesammelte Abhandlungen zur funktionellen Anatomie des Bewegungsapparates

Friedrich Pauwels

Professor Dr. med., Dr. ing. E. h., Dr. med. h. c.
Facharzt für Orthopädie

Mit 601 Abbildungen

Springer-Verlag Berlin Heidelberg GmbH 1965

ISBN 978-3-642-86842-9 ISBN 978-3-642-86841-2 (eBook)
DOI 10.1007/978-3-642-86841-2

Ursprünglich erschienen bei Springer-Verlag Berlin · Heidelberg 1965
Softcover reprint of the hardcover 1st edition 1965

Library of Congress Catalog Card Number 65-14818

Titel-Nr. 1238

Vorwort

Der vorliegende Band enthält fast ausschließlich rein anatomische Untersuchungen, die sich jedoch aus Fragestellungen der klinischen Praxis ergaben und letzten Endes auch für den Praktiker bestimmt sind. Ihre chronologische Anordnung läßt die schrittweise Entwicklung der theoretischen Grundlagen erkennen und die allmähliche Abwendung von den älteren Anschauungen.

Speziell in der operativen Orthopädie ist ein verantwortungsbewußtes Handeln ohne gut fundierte anatomische Kenntnisse, insbesondere ohne Einblick in die funktionellen Zusammenhänge nicht möglich. W. Roux hatte dies bereits betont und unter diesem Gesichtspunkt wollte er seine funktionell-anatomischen Arbeiten gesehen wissen. Er hatte sich vor allem um eine einheitliche Theorie der funktionellen Anpassung bemüht und es ist verständlich, daß Roux' Lehre die Basis war, von der ausgegangen werden mußte.

Die eigenen Untersuchungen schienen sich zunächst, wenigstens teilweise, mit Roux' Vorstellungen zu decken, wie noch in der Monographie über den Schenkelhalsbruch zum Ausdruck kommt. In der Folge zeigte sich dann, daß St. Krompecher in bezug auf die Chondrogenese insofern einen Schritt weiter gekommen war, als er den von Roux postulierten Schub aufgab und nur noch Druck als wirksamen Reiz für die Knorpelbildung angab. Die Untersuchung über die Frakturheilung stützt sich zum Teil noch auf diese damals neue Theorie Krompechers. Schließlich mehrten sich jedoch die Befunde, die sich auch mit dieser gegenüber der alten Lehre (J. Wolff, W. Roux, W. Gebhardt, H. Triepel, A. Benninghoff) nur wenig abgeänderten Auffassung nicht mehr erklären ließen. Es wurde gleichzeitig offenbar, daß das gesamte klassische Gebäude auf unklaren, vielfach sogar falschen Vorstellungen von den mechanischen Grundlagen errichtet worden war. Der Einsatz inzwischen verbesserter Untersuchungsmethoden, so der Spannungsoptik, gab die willkommene Möglichkeit, theoretische Überlegungen im Modellversuch nachzuprüfen. Damit erschien mir auch eine Nachuntersuchung bereits geklärt erscheinender Probleme berechtigt, wie dies in der Analyse des von Roux untersuchten Wolffschen Präparates einer Kniegelenksankylose geschehen ist.

Die neue Auffassung weicht von dem bisherigen klassischen Bild in entscheidenden Punkten beträchtlich ab. Daß es sich dabei nicht nur um abstrakte theoretische Erkenntnisse handelt, hat inzwischen ihre vielfache erfolgreiche Anwendung in der klinischen Praxis bewiesen. Zahlreiche Befunde können belegen, daß die hier niedergelegten Anschauungen, wie jede neue Theorie, die eine ältere mit Recht ersetzt, mit weniger Voraussetzungen eine größere Anzahl von Erscheinungen zu erklären vermag.

Für die Einführung in die schwierige Methode der Spannungsoptik sowie für die Ausführung umfangreicher Berechnungen zur Lösung komplizierter statischer Probleme bin ich Herrn Ing. NORBERT HERMES, einem Schüler von G. MESSMER, zu aufrichtigem Dank verpflichtet.

Aachen, im November 1964 — Friedrich Pauwels

Inhaltsverzeichnis

1. Der Schenkelhalsbruch

Ein mechanisches Problem

Grundlagen des Heilungsvorganges. Prognose und kausale Therapie *

Mit 186 Abbildungen

Erster Teil

Die folgende Abhandlung soll dazu beitragen, das Problem des Schenkelhalsbruches zu klären. Leitender Gedanke ist die Erkenntnis, daß mechanische Kräfte auf die Biologie des Knochengewebes einen entscheidenden Einfluß gewinnen können und daß knöcherne Heilung einer Fraktur nur dann möglich ist, wenn die mechanische Leistungsfähigkeit des Regenerates in jedem Stadium der Entwicklung seiner mechanischen Leistungsbeanspruchung voll gewachsen ist; also die gleiche Erkenntnis, welche der Definition WALTER MÜLLERS[1] vom Wesen der Pseudarthrose zugrunde liegt: „Der Zustand der Pseudarthrose ist die Folgeerscheinung eines Mißverhältnisses zwischen der Fähigkeit des Knochens zur Kallusbildung und den mechanischen Alterationen."

Die Sonderstellung des Schenkelhalsbruches

Der Schenkelhalsbruch nimmt unter den Frakturen eine gewisse Sonderstellung ein, die in erster Linie durch seine auffallend schlechte und uneinheitliche Heilungstendenz gekennzeichnet ist. Bis vor nicht allzulanger Zeit herrschte sogar Unklarheit darüber, ob die subkapitale Schenkelhalsfraktur überhaupt knöchern heilen könne. Eine diesbezügliche Umfrage, die SENN bei englischen, französischen, deutschen und schweizerischen Chirurgen hielt (1904) wurde nur in 27 Antworten bejaht, in 18 verneint. Die Heilungsergebnisse waren so unbefriedigend, daß noch im Jahre 1924 in der Tübinger, Rostocker und Frankfurter Chirurgischen Klinik die primäre Exstirpation des Kopfes bei der medialen Schenkelhalsfraktur als Methode der Wahl geübt wurde, „um dem langen Zuwarten auf ein äußerst fragliches Heilergebnis von vornherein aus dem Wege zu gehen"; ein verzweifelter Standpunkt einer Fraktur gegenüber, die etwa 7% aller Frakturen ausmacht. Heute wissen wir durch

* Dem Andenken ALFRED SCHANZ gewidmet. — Beilageheft Z. orthop. Chir. 63 (1935).

[1] MÜLLER, W.: Die normale und pathologische Physiologie des Knochens. Leipzig 1924.

die histologischen Untersuchungen von SCHMORL, LINDEMANN u. a.[2], daß die subkapitale Schenkelhalsfraktur zu knöcherner Heilung fähig ist und daß auch knöcherne Heilung in einem großen Prozentsatz der Fälle zuverlässig angenommen werden darf. Aber auch heute noch weist der Schenkelhalsbruch trotz verbesserter Behandlungsmethoden in einem so hohen Prozentsatz Pseudarthrosenbildung auf wie keine andere Fraktur.

Die berechtigt pessimistische Einstellung dem Schenkelhalsbruch gegenüber liegt nun nicht allein in seiner überaus schlechten Heilungstendenz begründet, sie beruht vor allem auch auf der Erfahrungstatsache, daß die Heilungsergebnisse eine rätselhafte und scheinbar willkürliche Uneinheitlichkeit aufweisen, die allen bei der Frakturbehandlung gesammelten Erfahrungen zu widersprechen scheint. Wie HENSCHEN[3] treffend sagt, tritt das Schicksalhafte und Eigene des Schenkelhalsbruches vor allem darin hervor, daß neben einer Reihe anatomisch und funktionell schönster Heilungen, sogar jenseits des 70. und 80. Lebensjahres, immer wieder Fälle zur Beobachtung kommen, wo trotz radiographisch idealster Fragmentlage und langdauernder Retention die Wiederverfestigung ausbleibt, Malazie, Verbiegungen, Deformierungen des oberen Femurendes, schlotternde Pseudarthrosen oder Nearthrosen das monatelange Ringen um ein gutes Heilergebnis illusorisch machen. Ferner lehren klinische Erfahrungen, daß auch der Heilungsverlauf des Schenkelhalsbruches bisher unverständliche Abweichungen vom Heilungsverlauf anderer Frakturen aufweist. Eigenartig und geradezu typisch ist die so häufig beobachtete weitgehende Resorption der Fragmentenden, also der teilweise oder gänzliche Schenkelhalsschwund, der auch bei ideal reponierten Frakturen und bei sorgfältigster Behandlung in einer großen Zahl der Fälle beobachtet wird. Auffallend ist die Tatsache, daß die Einkeilung der Fragmente, im Gegensatz zu anderen Frakturen, keine eindeutig günstige Prognose zuläßt; ferner, daß die Belastung im Gehgipsverband, die als wirksamstes Mittel zur Förderung verzögerter Kallusbildung praktisch erprobt ist, beim Schenkelhalsbruch nicht nur meist versagt, sondern sogar im Gegenteil die Pseudarthrosenbildung beschleunigt, wenn nicht überhaupt erst hervorruft. Es ist auch nicht verständlich, daß die sog. Abduktionsfraktur stets knöchern heilt, in vielen Fällen selbst bei hochbetagten Patienten und ohne jede Behandlung, während andererseits die Adduktionsfraktur auch durch die anerkannt besten Behandlungsmethoden nur ausnahmsweise zu knöcherner Heilung gebracht werden kann. Auch die verschiedenartigen Endzustände des veralteten Schenkelhalsbruches lassen keine einheitliche Deutung zu. Es fehlt die Erklärung dafür, daß beim Ausbleiben knöcherner Heilung das Endresultat einmal eine mehr oder weniger feste bindegewebige Verbindung ist, ein anderes Mal eine echte Nearthrose. Ebenso rätselhaft ist die Erscheinung, daß der zunächst „geheilte" Bruch nach-

[2] SCHMORL: Die pathologische Anatomie der Schenkelhalsfraktur. Münch. med. Wochenschr. 1924, Nr. 40. — LINDEMANN: Beiträge zur Frage der periostalen Callusbildung bei Schenkelhalsfrakturen unter Mitteilung eines anatomisch geheilten Falles von medialer Schenkelhalsfraktur. Deutsch. Zeitschr. f. Chir. Bd. 214, 1929.

[3] HENSCHEN: Behandlung der medialen Schenkelhalsbrüche durch femoropelvine Auffädelungsverschraubung. Die med. Welt. 1933, Nr. 14.

träglich, oft erst nach Monaten, in Pseudarthrose oder Nearthrose übergeht, und daß umgekehrt eine Pseudarthrose noch nach Monaten oder Jahren ohne Behandlung und ohne bisher erkennbare Ursache fest knöchern verheilt.

Die Unzulänglichkeit der bisherigen Begründung für die Eigenart des Heilverlaufes

Die schlechten Heilungsergebnisse und der uneinheitliche Heilungsverlauf des Schenkelhalsbruches werden nach dem jetzigen Stande unseres Wissens vor allem auf verzögerte und namentlich auf ungenügende Kallusbildung zurückgeführt, also auf eine Schwäche des Knochenregenerates, die in der biologischen Sonderstellung des Schenkelhalses ihre letzte Ursache hat. Scheinbar mit Recht, weil durch die maßgebenden Untersuchungen von FRANGENHEIM, SCHMORL, BONN, HESSE u. a.[4] erwiesen ist, daß die Kallusbildung beim Schenkelhalsbruch in wesentlichen Punkten von der Kallusbildung bei anderen Frakturen abweicht. Zunächst fehlt beim Schenkelhalsbruch der periostale Kallus, der bei anderen Frakturen die Hauptmasse des Kallus bildet. Selbst die periostbedeckten Abschnitte des Schenkelhalses zeigen so gut wie keine Neigung zur Kallusbildung (HESSE), und SCHMORL betont ausdrücklich, daß er bei der großen Zahl histologisch untersuchter Präparate in keinem Falle nennenswerte periostale Kallusbildung feststellen konnte, gleichgültig, ob es sich um intra- oder extrakapsuläre Frakturen handelte. Die knöcherne Heilung kann infolgedessen im wesentlichen nur durch endostale Kallusbildung erfolgen. Weiter ist zu bedenken, daß der Markkallus, der sich im Vergleich zum periostalen Kallus nur langsam bildet, der keine Neigung zur Wucherung aufweist und infolgedessen durch die Begrenzung des Markraumes nur eine räumlich beschränkte Entwicklungsmöglichkeit hat, oft noch durch die Folgen der Gewalteinwirkung auf das Mark in seiner Entwicklung gehemmt ist. Dazu kann, wenigstens in einem Teil der Fälle, die Ausbildung des Markkallus noch rein mechanisch behindert sein, z. B. durch Interposition von Kapselteilen (FRANGENHEIM), oder durch Verschiebung der Fragmentlumina gegeneinander, und schließlich besteht noch nach Ansicht von BIER und ZIEGLER die Möglichkeit, daß das in der Synovialflüssigkeit enthaltene Synovin heilungswidrig wirkt.

Es besteht demnach zwar die Ansicht zu Recht, daß das Regenerat des Schenkelhalsbruches sowohl seinem Umfange als auch seiner Vitalität nach eine wesentlich geringere Widerstandsfähigkeit aufweist, als das Regenerat anderer Frakturen; seine Schwäche genügt aber keineswegs allein zur Erklärung der schlechten und uneinheitlichen Heilungstendenz, wie auch klinische Erfahrungen lehren. Es ist nicht zu vereinbaren, daß das Regenerat einmal, selbst unter ungünstigen Voraussetzungen, z. B. bei hochbetagten Patienten, zur knöchernen Konsolidierung genügt, während es auf der anderen Seite trotz

[4] FRANGENHEIM: Studien über Schenkelhalsfrakturen und die Vorgänge bei ihrer Heilung. Deutsch. Zeitschr. f. Chir. Bd. 83, 1906. — BONN: Zur Frage der knöchernen Heilungsfähigkeit subkapitaler Schenkelhalsfrakturen. Arch. f. klin. Chir. Bd. 128, 1924 u. Bd. 134, 1925. — HESSE: Zur pathologischen Anatomie der Schenkelhalsfraktur. Arch. f. klin. Chir. Bd. 134, 1925. — HESSE: Beitrag zur Anatomie und Therapie der Schenkelhalsbrüche. Deutsch. Zeitschr. f. Chir. Bd. 199, 1926.

günstiger Entwicklungsbedingungen, z. B. bei Jugendlichen, und trotz sorgfältigster Behandlung oft nicht zur knöchernen Heilung ausreicht. Ebenso unverständlich ist, daß bei Frakturen, die dem Regenerat biologisch eine gleich günstige Entwicklungsbasis gewährleisten, der Heilungserfolg oft direkt entgegengesetzt ist. In dieser Hinsicht ist vor allem das willkürliche Verhalten der eingekeilten Fraktur charakteristisch. Trotzdem bei ihr für die Entwickelung des Regenerates die günstigsten Vorbedingungen geschaffen sind, finden wir auch bei der eingekeilten Fraktur häufig Pseudarthrosenbildung, ohne daß die Ursache hierfür aus biologischen Gesichtspunkten heraus geklärt werden könnte.

Ebenso widersprechen klinische Beobachtungen der namentlich von Anschütz[5] vertretenen Auffassung, daß die letzte Ursache für die schlechte und uneinheitliche Heilungstendenz des Schenkelhalsbruches in unzureichender Behandlung gesucht werden müsse. Daß diese Annahme nicht stichhaltig ist, erhellt allein schon aus der Erfahrungstatsache, daß mancher Schenkelhalsbruch, selbst bei Patienten vorgerückten Alters, ohne jede Behandlung knöchern heilt, während andererseits bei anscheinend gleichgelagerten Fällen Jugendlicher auch trotz sorgfältigster und langdauernder Behandlung Pseudarthrosenbildung nicht zu vermeiden ist.

Die Pathophysiologie des Schenkelhalsbruches birgt also etwas Problematisches in sich, und die letzte Ursache für die auffallend ungünstigen Heilergebnisse, vor allem für das Willkürliche und Rätselhafte des Heilungsverlaufes, ist bis heute nicht geklärt, obwohl dieses Problem seit etwa 30 Jahren eingehend bearbeitet wird.

Der bisherigen Forschung kann nun von vorneherein der Vorwurf einer gewissen Einseitigkeit nicht erspart werden, weil immer wieder nur der biologische Faktor, die Qualität des Regenerates, in den Vordergrund gerückt wurde. *Es wurde übersehen, daß generell für die Frakturheilung neben der Qualität des Regenerates auch die Wirkung mechanischer Kräfte, also die mechanische Beanspruchung des Regenerates, von maßgebender Bedeutung ist, und gerade der mechanische Faktor muß geklärt werden, wenn das Problem des Schenkelhalsbruches auf eine einheitliche Basis gebracht und das Rätselhafte des Heilungsverlaufes gelöst werden soll.*

Mechanische Faktoren bei der Frakturheilung

Es ist erwiesen, daß die Frakturheilung durch mechanische Kräfte entscheidend beeinflußt werden kann. Funktionelle Beanspruchung stellt nicht in jedem Falle, im Sinne Lamarks, einen trophischen Reiz für das Gewebe dar. Im Gegenteil, mechanische Dauerbeanspruchung, wie sie durch die Spannung der Muskulatur im Liegen und durch das Körpergewicht beim Stehen und Gehen hervorgerufen wird, kann unter gewissen Voraussetzungen einen äußerst schädlichen Einfluß auf die Biologie des Knochengewebes ausüben. Sie kann sowohl das ausgereifte Knochengewebe, als auch sein Regenerat zum Erliegen bringen.

[5] Anschütz und Portwich: Prognose und Therapie der veralteten Schenkelhalsfraktur. Ergeb. d. Chir. u. Orthop. Bd. 20, 1927.

Zunächst ist durch die experimentellen Untersuchungen von MARTIN, MÜLLER, WALTER und WILLICH[6] der Beweis erbracht, daß am intakten gesunden Knochen allein durch übergroße mechanische Dauerbeanspruchung eine typische Ermüdungserscheinung, der sogenannte akute Knochenumbau (MÜLLER), hervorgerufen werden kann; also letzten Endes eine regionäre Erweichung des Knochens und eine echte Pseudarthrose. In ähnlicher Weise kann auch das werdende Knochenregenerat durch schädigende mechanische Dauerbeanspruchung aus seiner noch indifferenten Anlage in die gleichen fehlerhaften Gewebsarten, also in Bindegewebe oder Knorpelgewebe, endgültig aufgebaut werden. Letzteres wird verständlich, wenn man von der Überlegung ausgeht, daß das Bildungsgewebe des Knochens ein polyvalentes Gewebe ist, das sich nach verschiedener Richtung hin entwickeln und ebenso in Bindegewebe, wie in Knorpel oder Knochengewebe endgültig ausreifen kann. Während nun bei entsprechender Vitalität des Bildungsgewebes und ungestörter Entwicklungsmöglichkeit das Endprodukt der Entwicklung in jedem Falle Knochengewebe ist, kann die Entwicklungsrichtung des Bildungsgewebes durch mechanische Dauerreize entsprechend gesteuert werden, und zwar in dem Sinne, daß je nach der Qualität des mechanischen Reizes eine der drei möglichen Gewebsarten als Endprodukt seiner Entwicklung entsteht. Es kann also sowohl Knochen als auch Bindegewebe und Knorpel gebildet werden, und die Ausbildung der einzelnen Gewebsarten ist im Sinne des Rouxschen Gesetzes von den Wirkungsweisen der funktionellen Anpassung als Anpassung des Bildungsgewebes an die von ihm geforderte Funktion zu deuten. Nach der Rouxschen Lehre muß den einzelnen mechanischen Reizen folgende Wirkung zugesprochen werden:

Funktioneller Druck, d. h. Druck, der periodisch mit Druckentlastung wechselt (LANGE, DUBOIS, JORES[7]), bewirkt Knochenbildung und fördert in hervorragender Weise die knöcherne Kallusbildung. Zug- und Scherkräfte bewirken Bindegewebsbildung; Reibung oder Scherbewegung führen zur Spaltbildung und bewirken die Ausbildung von Knorpelgewebe an den sich reibenden Flächen. *Nach dem Rouxschen Gesetz fördert also funktionelle Druckbeanspruchung die knöcherne Kallusbildung, während andererseits Scher- und Zugbeanspruchung die knöcherne Kallusbildung inhibieren können; eine Feststellung, die gerade für das Verständnis des Heilungsvorganges beim Schenkelhalsbruch von weittragendster Bedeutung ist.*

---

[6] MARTIN: Über experimentelle Pseudarthrosenbildung und die Bedeutung von Periost und Mark. Arch. f. klin. Chir. Bd. 114, 1920. — MÜLLER, W.: Experimentelle Untersuchungen über mechanisch bedingte Umbildungsprozesse am wachsenden und fertigen Knochen und ihre Bedeutung für die Pathologie des Knochens, insbesondere der Epiphysenstörungen bei rachitisähnlichen Erkrankungen. Beitr. z. klin. Chir. Bd. 127, 1922. — WALTER: Die klinische Bedeutung der Umbauzonen des Knochens. Arch. f. klin. Chir. Bd. 178, 1933. — WILLICH: Experimentelles über Knochenregeneration und Pseudarthrosenbildung. Arch. f. klin. Chir. Bd. 123, 1923.

[7] LANGE, W. G.: Über funktionelle Anpassung, ihre Grenzen, ihre Gesetze in ihrer Bedeutung für die Heilkunde. Berlin 1917, Springer. — DUBOIS: Beiträge zur Biologie des Knochens und zur orthopädisch-chirurgischen Therapie der Spondylitis tuberculosa. Beilageh. d. Zeitschr. f. orthop. Chir. Bd. 48, 1927. — JORES: Experimentelle Untersuchungen über die Einwirkung mechanischen Druckes auf den Knochen. Beitr. z. pathol. Anat. u. allg. Pathol. Bd. 66.

Es erhebt sich nun folgerichtig die Frage: Warum sollen schädliche mechanische Reize, die fraglos auf jede Fraktur in mehr oder weniger großem Ausmaße einwirken, gerade auf den Heilungsverlauf des Schenkelhalsbruches einen entscheidenden Einfluß ausüben, während doch andererseits nur ganz selten beobachtet wird, daß die Frakturheilung durch mechanische Kräfte endgültig gestört wird. Dieser scheinbare Widerspruch liegt darin begründet, *daß beim Schenkelhalsbruch der zur Heilung erforderliche Gleichgewichtszustand zwischen der Leistungsfähigkeit des Regenerates und seiner Leistungsbeanspruchung viel leichter gestört sein kann, als bei anderen Frakturen,* und zwar aus zweifachem Grunde: Zunächst ist die mechanische Beanspruchung des Schenkelhalsbruches wesentlich größer als die Beanspruchung der meisten anderen Frakturen, worauf noch näher eingegangen werden soll. Vor allem aber fehlt dem Markregenerat des Schenkelhalsbruches die erforderliche Widerstandsfähigkeit und der biologische Schutz gegen schädigende mechanische Kräfte, der bei anderen Frakturen in erster Linie durch den periostalen Kallus gewährleistet wird.

Die Wirkung des periostalen Kallus in mechanischer Hinsicht

Der periostale Kallus bildet in der Regel die Hauptmasse des Kallus und ist selbst unter ungünstigen mechanischen Vorbedingungen allein imstande, eine genügende Festigkeit und knöcherne Konsolidierung der Fraktur herbeizuführen (Abb. 1). Sein Volumen ist im allgemeinen der Größe der Dislokation und der mechanischen Irritation proportional; ein Beweis dafür, daß der periostale Kallus nicht nur eine gegen mechanische Irritation unempfindliche Kittmasse darstellt, sondern daß auch sein Wachstum gerade durch mechanische Irritation gefördert wird. Entscheidend ist der Einfluß des periostalen Kallus auf die Frakturheilung vor allem aber dadurch, daß er das zögernd nachfolgende, empfindliche und wertvolle Markregenerat vor schädlichen mechanischen Reizen schützt und ihm oft erst hierdurch eine ungestörte Entwicklung erlaubt. Die mechanische Analyse seiner Wirkung bei verschieden gelagerten Frakturen läßt dies einwandfrei erkennen; so z. B. bei Biegungsbeanspruchung, die meist auf Schaftfrakturen zur Auswirkung kommt, und dadurch hervorgerufen wird, daß die Richtung des durch die Muskulatur und Belastung bedingten Druckes mehr oder weniger weit neben der Frakturfläche verläuft; eine Beanspruchungsart, die auch in den experimentellen Untersuchungen von Martin, Müller, Walter und Willich für die Erscheinung des „akuten Knochenumbaues“ (Müller) und die Pseudarthrosenbildung verantwortlich gemacht werden muß.

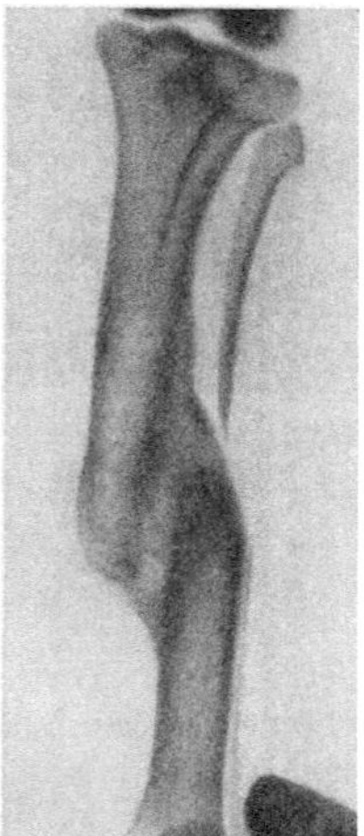

Abb. 1
(Aus Willich, Experimentelles über Knochenregeneration und Pseudarthrosenbildung. Arch. f. klin. Chir. 129 [1924].)

Die mechanische Wirkung des periostalen Kallus, sei es bei Biegungsbeanspruchung des gebrochenen Knochens mit geringer Achsenverschiebung, sei es bei

Biegungsbeanspruchung des intakten, aber zu schwachen Knochens, geht aus den Versuchsreihen dieser Autoren eindeutig hervor.

Martin hat am Radius des Hundes auf experimentellem Wege die Regenerationsfähigkeit von Mark, Kortikalis und Periost geprüft. In den beiden abgebildeten Fällen (Abb. 2 a u. b [8]) verblieb ein Kortikalisdefekt im Radius und infolgedessen wurde die ganze Belastung des Vorderlaufes auf die grazile Ulna allein übertragen. Die Ulna stand jetzt infolge der exzentrischen Druckrichtung unter anomal großer Biegungsbeanspruchung. Im Falle Abb. 2 a kam es kurz nach der Resektion des Kortikalisstückes aus dem Radius zur Fraktur der Ulna, die mit reichlicher periostaler Kallusbildung verheilte. Im Falle Abb. 2 b hielt die Ulna zwar stand, aber die übergroße Dauerbeanspruchung führte zum sog. akuten Knochenumbau (Müller) an der mechanisch gefährdeten Zone mit der für den akuten Knochenumbau charakteristischen periostalen Kallusanlagerung. In beiden Fällen, also im Falle Abb. 2 a, in welchem die Ulna gebrochen war, ebenso wie im Falle Abb. 2 b, in welchem die Ulna zu brechen drohte, wurde die Verstärkung des durch übergroße Biegungsbeanspruchung gefährdeten Knochens durch den periostalen Kallus gewährleistet. In beiden Fällen ist die periostale Kallusmasse der Ulna überwiegend einseitig angelagert, und in beiden Fällen liegt fast die ganze Masse des periostalen Kallus auf der gleichen, und zwar der Druckwirkung abgekehrten Seite.

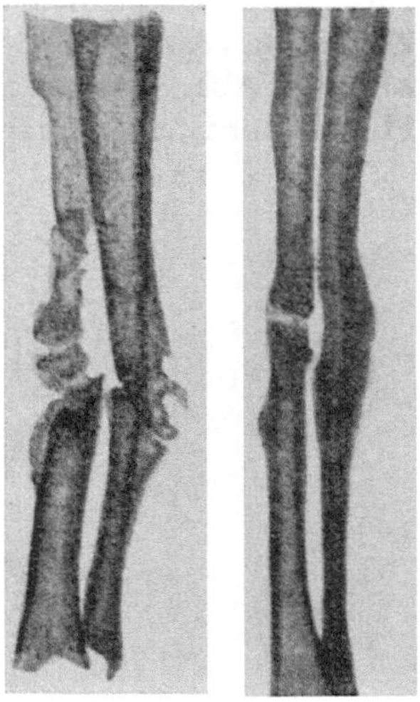

a b

Abb. 2 a u. b
(Aus Martin, Über experimentelle Pseudarthrosenbildung und die Bedeutung von Periost und Mark. Arch. f. klin. Chir. 114 [1920].)

Die mechanische Wirkung der einseitig angelagerten periostalen Kallusleiste bei der gebrochenen Ulna ist nun folgende: Die exzentrische Belastung trachtet die Ulna nach links zu verbiegen (Abb. 3 a). Ihre schwächste Stelle, also die Frakturstelle, gibt nach, so daß durch die zunehmende Neigung der Fragmente zueinander ein Klaffen des Frakturspaltes an der rechten Seite eintreten würde, wie aus der theoretischen Zeichnung hervorgeht. Das zentral gelegene Mark und sein Regenerat würde durch das Auseinanderweichen der Frakturflächen auf Zug und Scherung beansprucht, mechanische Reize, welche die knöcherne Kallusbildung inhibieren. Die einseitig an der Zugseite angelagerte Kallusleiste verhindert jedoch das Auseinandertreten der Frakturflächen (Abb. 3 b). Der periostale Kallus nimmt also die schädigende Zugbeanspruchung auf, wozu er schon in seinem bindegewebigen Vorstadium befähigt ist, und bewirkt dadurch, daß sich der Bruchspalt unter der auf den Knochen wirkenden Beanspruchung schließt und funktionelle Druckbeanspruchung auf das Mark und sein Regenerat frei wird, welche die knöcherne Kallusbildung fördert. Analog ist die mechanische Wirkung der einseitigen periostalen Kallus-

[8] Versuch 18 und 20 von Martin.

anlagerung an der mechanisch gefährdeten Zone der intakten Ulna beim akuten Knochenumbau zu deuten, und deshalb ist in den ganzen Versuchsreihen von MARTIN, MÜLLER und WILLICH die periostale Kallusanlagerung zielstrebend stets auf der der Druckwirkung entgegengesetzten Seite der Ulna, also dort, wo Zugspannung auf den Knochen frei wird, zu finden. In der theoretischen Zeichnung (Abb. 4 a—d), welche die mechanische Analyse eines Versuches von MÜLLER Abb. 5 b—d zeigt, bei welchem die Tragfähigkeit des Radius beim Hunde durch ein implantiertes Gelenk ausgeschaltet war, sind die vergleichs-

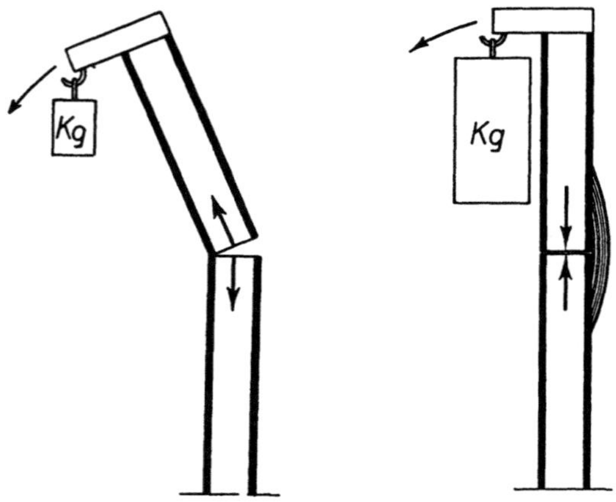

Abb. 3 a u. b. Die mechanische Wirkung der einseitigen periostalen Kallusanlagerung bei Biegebeanspruchung einer queren Schaftfraktur. a Die Bruchflächen klaffen. Das Markregenerat steht unter Zugspannung. b Die Bruchflächen werden aufeinandergepreßt. Das Markregenerat steht unter Druckspannung

weise errechneten Druck- und Zugspannungen in Höhe des gefährdeten Querschnittes der Ulna maßstäblich eingetragen. In Abb. 4 a ist die Größe und die Verteilung der Druckbeanspruchung beim intakten Vorderlaufskelett eingezeichnet unter der einschränkenden Voraussetzung, daß Körpergewicht und Muskelkräfte axial auf das Vorderlaufskelett wirken. Die Druckspannung ist relativ klein und über die Querschnitte beider Knochen gleichmäßig verteilt. Die Abb. 4 b zeigt die Spannungsverteilung in der Ulna, nachdem der Radius statisch ausgeschaltet ist und die ganze Belastung des Vorderlaufes in Form von Biegungsbeanspruchung auf die viel schwächere Ulna allein zur Auswirkung kommt. Die Biegungsbeanspruchung bewirkt, daß die dem Radius abgekehrte Hälfte des gefährdeten Querschnittes der Ulna unter sehr hoher Zugbeanspruchung steht, während die dem Radius zugekehrte Hälfte der Ulna unter einer abnorm großen Druckbeanspruchung steht, die etwa das Zwanzigfache der angenommenen physiologischen Druckbeanspruchung erreicht. Die periostale Kallusanlagerung bewirkt neben einer Vergrößerung des gefährdeten Querschnittes eine entscheidende Änderung der Spannungsverteilung in der Ulna (Abb. 4 c, d, 5 c, d). Die Zugspannung wird vollständig vom periostalen Kallus aufgenommen, so daß der Querschnitt der Ulna wieder in ganzer Ausdehnung unter reiner funktioneller Druckspannung steht, deren Mittelwert sich der Größe der physiologischen Druckspannung nähert und unter dessen Einfluß sich der Aufbau des erweichten Ulnaabschnittes vollzieht (Abb. 5 d).

In den Versuchsreihen von MÜLLER genügte die periostale Kallusanlagerung in jedem Falle, um die Widerstandsfähigkeit des gefährdeten Abschnittes der

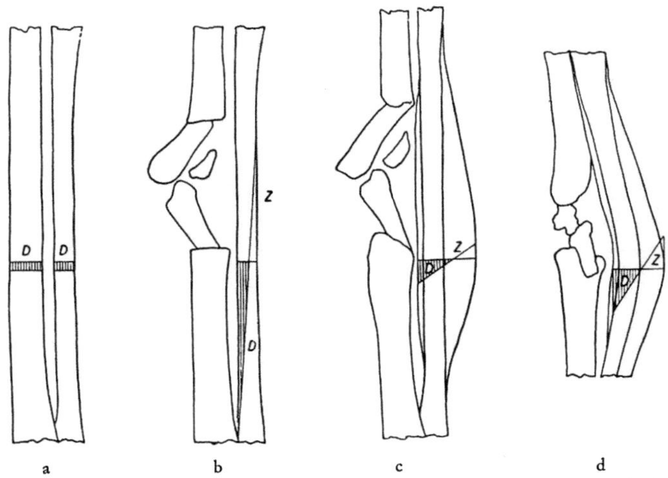

Abb. 4 a—d. Die mechanische Wirkung der periostalen Kallusanlagerung beim akuten Knochenbau. (Mechanische Analyse des in Abb. 5 wiedergegebenen Versuches von MÜLLER.) Z = Zugspannung; D = Druckspannung

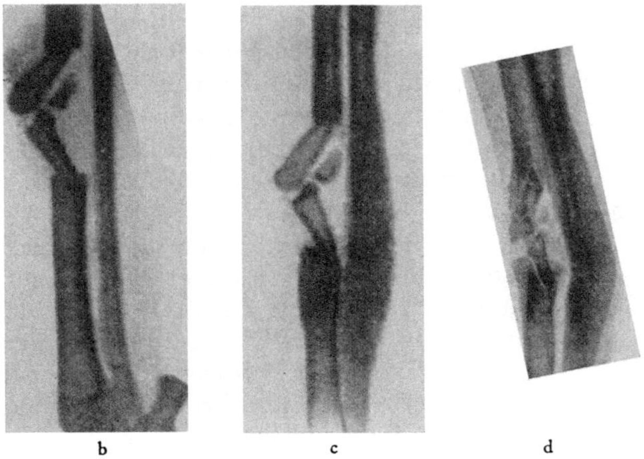

Abb. 5 b, c u. d. (Aus MÜLLER, Walter, Die normale und pathologische Physiologie des Knochens, Leipzig 1924, Barth.)

Ulna an die erhöhte und schädliche Beanspruchung anzupassen und den Wiederaufbau herbeizuführen. Im Gegensatz hierzu reichte bei einigen Fällen der Versuchsreihen von MARTIN und WILLICH die Wirkung des periostalen Kallus nicht aus, um einen neuen Gleichgewichtszustand zu gewährleisten. Es bildete sich im Bereich der mechanisch gefährdeten Zone der Ulna ein durchgehender Spalt (Röntgenbild), der sich histologisch als echte Pseudarthrose erwies. Bei diesen Fällen ist auch zu erkennen, daß die mechanische Beanspruchung eine weit schädlichere war, als in den Versuchen MÜLLERS, zum Teil dadurch bedingt, daß das distale Radiusfragment einen seitlichen Druck gegen die Ulna ausübte und hohe Scherspannung hervorrief (Abb. 6).

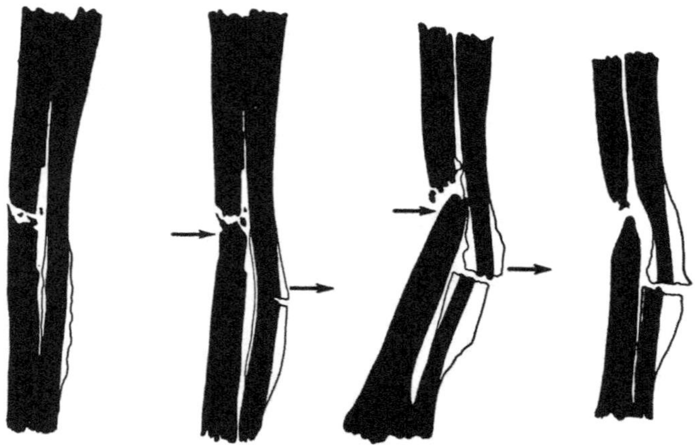

Abb. 6. Versuch 22 von MARTIN

Aus der gleichen Erkenntnis heraus ist es verständlich, daß in den Versuchsreihen von WALTER am Unterarmskelet des Affen die periostale Kallusanlagerung gleichmäßig um die Circumferenz des mechanisch gefährdeten Knochenabschnittes verteilt ist, weil bei Gebrauch der Hand Biegungsbeanspruchung in stets wechselnder Richtung auf das Unterarmskelet zur Auswirkung kommt (Abb. 7). Ebenso verständlich ist, daß auch hier die periostale Kallusanlagerung keinen vollwertigen Schutz gegen die besonders schädlichen torquierenden Kräfte gewährleisten konnte, so daß eine echte Pseudarthrose auftrat.

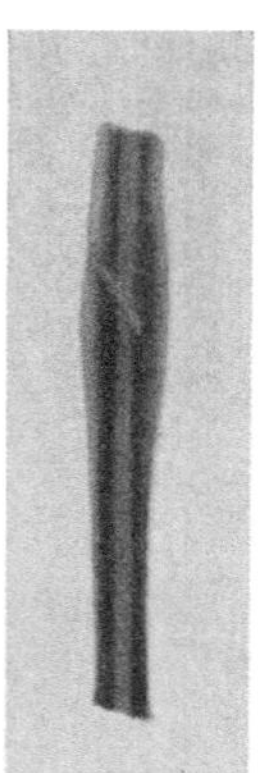

Abb. 7. Zirkuläre periostale Kallusanlagerung an der Umbauzone der Ulna beim Affen. (WALTER)

Ein weiteres Beispiel für den ausschlaggebenden Einfluß, den der periostale Kallus in mechanischer Hinsicht auf die Frakturheilung, insbesondere auf die Entwicklung des Markregenerates auszuüben vermag, ist die Wirkung der periostalen Kallusmuffe bei größerer Schräglage der Bruchebene. Gerade bei der schrägen Schaftfraktur ist, wie klinische Erfahrungen immer wieder bestätigen, die knöcherne Heilung gefährdet, zumal, wenn die periostale Kallusbildung aus irgendwelcher Ursache versagt; denn das obere Fragment muß an der schrägen Bruchfläche des unteren Fragmentes abgleiten, wodurch äußerst schädliche Scherkräfte auf das Markregenerat frei werden (Abb. 8 und 9 a). Der periostale Kallusring verhindert das Abgleiten und ändert hierdurch die mechanische Beanspruchung des Markregenerates entscheidend, wie aus der theoretischen Zeichnung Abb. 9 b hervorgeht und wie der Versuch am Modell zeigt (Abb. 10). Durch die Vermittlung des periostalen Kallus wird an Stelle der schädlichen Scherkraft funktionelle Druckkraft auf das Markregenerat frei, welche die knöcherne Kallusbildung fördert.

Die günstige, oft geradezu ausschlaggebende Rolle, die der periostale Kallus in seiner Eigenschaft als mechanisches Hilfsmittel in der Frakturheilung spielt, ließe sich noch durch eine große Reihe weiterer Beispiele belegen. *Immer wieder*

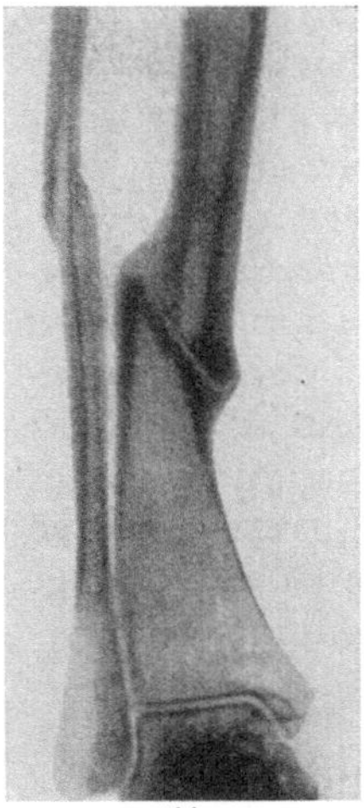

Abb. 8
(Aus MATTI, Die Knochenbrüche und ihre Behandlung, Berlin 1918.)

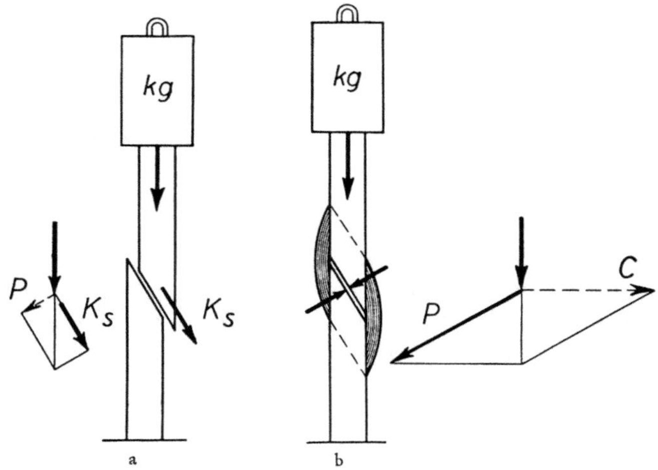

Abb. 9 a u. b. Die mechanische Wirkung der periostalen Kallusmuffe bei einer schrägen Schaftfraktur. K_s = freie Scherkraft; P = Teilkraft, welche im Sinne reinen Druckes auf die Bruchflächen wirkt; C = Teilkraft, welche vom periostalen Kallusring aufgenommen wird

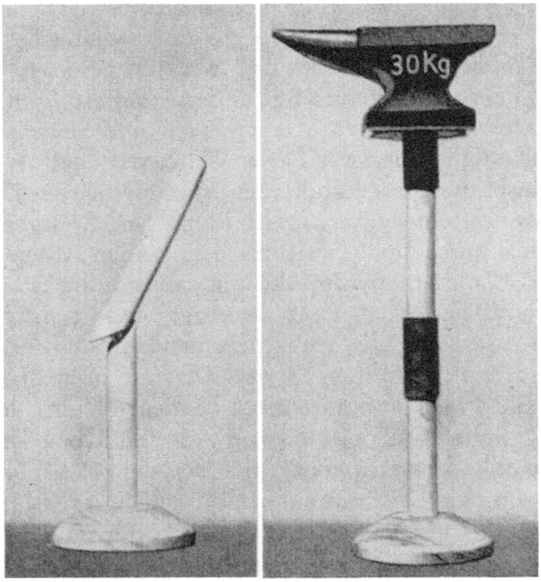

a b

Abb. 10 a u. b. Vereinfachtes Modell einer schrägen Schaftfraktur. a Die Holzstäbe sind durch zentral gelegenen dünnwandigen Gummischlauch miteinander verbunden (Markkallus), der schon durch ihr Eigengewicht überdehnt wird. b Über die Bruchstelle ist ein Gummischlauch geschoben (periostale Kallusmuffe), welcher die Verschiebung der Bruchenden auch bei hoher Belastung verhindert und hierdurch bewirkt, daß die Bruchflächen gegeneinandergepreßt werden *kann festgestellt werden, daß sich der periostale Kallus zielstrebend in einer Form und Ausdehnung bildet, wie er am zweckmäßigsten mit den verfügbaren Mitteln, meist schon in seinem bindegewebigen Vorstadium, einen möglichst großen Einfluß auf die Festigung der Fraktur gewinnen kann; sei es, daß er allein die Verbindung der Fragmente wieder herstellt, sei es, daß er durch Vergrößerung des gefährdeten Querschnittes, durch Bildung einer gleichmäßig um die Circumferenz verteilten Muffe oder durch vorwiegend asymmetrische Anlagerung auf der einen oder anderen Seite der Fraktur entweder die Wirkung schädlicher mechanischer Beanspruchung auf das Markregenerat verkleinert (innen) oder den schädigenden Anteil der auf das empfindliche Markregenerat wirkenden mechanischen Beanspruchung selbst ganz aufnimmt (außen) und ihm hierdurch eine die knöcherne Kallusbildung fördernde Druckbeanspruchung vermittelt.* Unter diesem Gesichtspunkte besteht auch die namentlich von LEXER [9] vertretene Ansicht zu Recht, daß der periostale Kallus dem myelogenen Kallus an Bedeutung für die Frakturheilung weit überlegen ist. Aus der gleichen Erkenntnis heraus wird auch seine scheinbar übermäßige Entwicklung zu Beginn der Frakturheilung und seine Rückbildung nach erfolgter Heilung verständlich.

Der Einfluß mechanischer Kräfte auf den Markkallus

Im Gegensatz zum periostalen Kallus weist das dem Mark entstammende Regenerat eine außerordentlich hohe Empfindlichkeit mechanischer Irritation gegenüber auf, und experimentelle Untersuchungen beweisen, daß das Mark allein nur in günstig gelagerten Ausnahmefällen zur Bildung einer knöchernen Verbindung der Fragmente genügt. Die gleiche mechanische Beanspruchung, die in den Versuchsreihen von MARTIN und WILLICH einerseits die Bildung des periostalen Kallus hervorruft, verhindert anderseits die Bildung eines knöchernen Regenerates selbst im intakten Markzylinder und bewirkt in ihm Pseudarthrosenbildung. Lediglich in zwei Fällen WILLICH[5] (Fall 1 und 4) genügte die endogene Kallusbildung zur knöchernen Vereinigung der Osteotomieenden nach vorausgegangener temporärer Spaltbildung (im Röntgenbilde); aber sie genügte offensichtlich nur deshalb, weil in diesen beiden Fällen die mechanische Irritation auf ein Minimum beschränkt und endlich durch Abstützung der Fragmente am Parallelknochen ganz beseitigt und günstiger Druckbeanspruchung gewichen war. Die gleichen experimentellen Untersuchungen zeigen, daß eine Unterbrechung der Marksäule und Diastase nicht überbrückt werden kann. Dabei soll die Frage unbeantwortet bleiben, ob das dem Endost entstammende Keimgewebe (Osteoblasten) an sich schon eine geringere mechanische Widerstandsfähigkeit aufweist, als das dem Periost entstammende Keimgewebe, oder ob, wie LEXER annimmt, die spärlichere Blutversorgung mit verantwortlich gemacht werden muß. Es genügen durchaus schon die makroskopisch erkennbaren Eigenschaften des Markregenerates, um seine hohe Empfindlichkeit zu verstehen. Seine geringe Mächtigkeit und der Mangel überbrückender Fähigkeit, seine langsame Entwicklung, vor allem aber seine

[9] LEXER: Über die Entstehung von Pseudarthrosen nach Frakturen und nach Knochentransplantationen. Arch f. klin. Chir. Bd. 119, 1922.

zentrale Lage bedingen allein schon eine sehr geringe mechanische Leistungsfähigkeit. *Wird seine Leistungsfähigkeit aber durch mechanische Reize überschritten, so reagiert das Bildungsgewebe des Markkallus stets in reiner Form auf verschiedenartige mechanische Reize im Sinne der Rouxschen Lehre von den Wirkungsweisen der funktionellen Anpassung;* eine Tatsache, die aus dem histologischen Aufbau von Pseudarthrosen hervorgeht und die sich u. a. eindeutig an dem Präparat einer eingekeilten lateralen Schenkelhalsfraktur verfolgen läßt, welches ich WALTER[10] verdanke (Abb. 11).

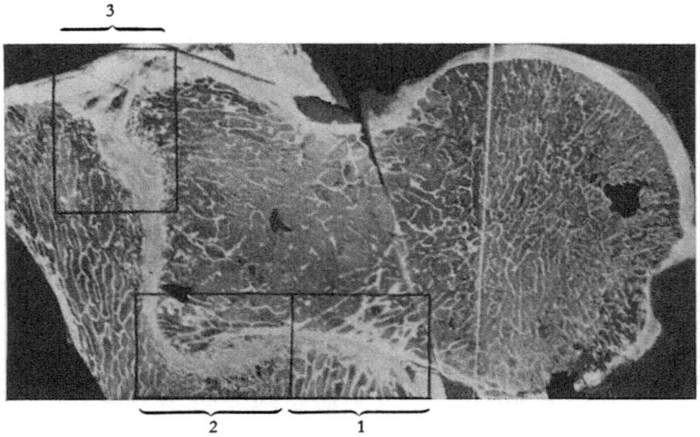

Abb. 11

Das Präparat entstammt einer 80jährigen Frau, die 8½ Monate nach dem erlittenen Schenkelhalsbruch durch eine interkurrente Erkrankung ad exitum kam. Für das Verständnis seines histologischen Aufbaues ist die Kenntnis der bei dieser Fraktur auf das Regenerat zur Auswirkung kommenden mechanischen Reize Voraussetzung. Ihre mechanische Beanspruchung ist nicht leicht zu erkennen und muß deshalb zunächst näher definiert werden (Abb. 12).

Bei oberflächlicher Betrachtung könnte man annehmen, daß der horizontale Teil des Frakturspaltes unter reiner funktioneller Druckbeanspruchung steht. Eine nähere Prüfung ergibt jedoch, daß diese Annahme nur in beschränktem Maße zu Recht besteht, und zwar deshalb, weil die Richtung der auf den Schenkelkopf wirkenden Druckkraft R, die man sich im Mittelpunkt des Schenkelkopfes angreifend vorstellen darf, nicht in die Unterstützungsfläche fällt, sondern medial neben ihr verläuft (Abb. 12). Dadurch, daß die Druckrichtung neben der Unterstützungsfläche des Kopffragmentes vorbeizieht, wirkt auf das Kopffragment ein freies Kippmoment, d. h. das Kopffragment will sich im Sinne des Uhrzeigers drehen. Hierbei muß sich seine obere laterale Ecke O in der Richtung des Pfeiles nach oben und rechts bewegen. An dieser Bewegung wird sie gehindert durch die schwere Bandverbindung Z, welche sie mit der Trochanter-major-Spitze verbindet und sie in der Richtung des Pfeiles im entgegengesetzten Sinne des Uhrzeigers nach oben zu bewegen strebt. Da die Bandverbindung nicht entsprechend nachgibt, erzwingt sie eine Bewegung der lateralen oberen Ecke des Kopffragmentes in der Richtung des Pfeiles nach oben und lateral, die nur dadurch möglich wird, daß sich das Kopffragment gleichzeitig auf seiner Unterlage nach links verschiebt. Beim Nachlassen des auf den Schenkelkopf wirkenden Druckes federt das Fragment in seine alte Lage zurück. Infolgedessen kommen folgende Kräfte auf das Gewebe im Bruchspalt zur Auswirkung. Die Auflagerstelle des Kopffragmentes auf dem Halsfragment S—S steht unter funktioneller Druckspan-

[10] Vgl. Handbuch der gesamten Unfallheilkunde, Bd. III, S. 525. Stuttgart 1934, Enke.

nung. Gleichzeitig findet aber an der Auflagerstelle eine Verschiebung in Richtung der eingezeichneten Pfeile S—S statt. Das Gewebe im übrigen Teil des Bruchspaltes steht unter Zugspannung Z, deren Richtung an den einzelnen Stellen des Bruchspaltes sich aus der Bewegung des Kopffragmentes ergibt und durch die eingezeichneten Pfeile kenntlich gemacht ist. An den

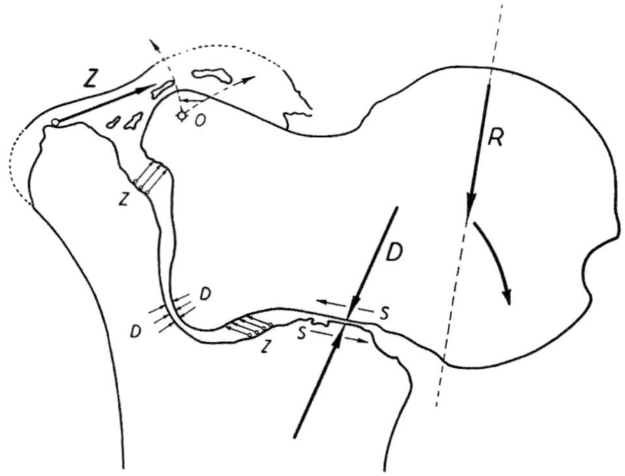

Abb. 12. Mechanische Analyse der eingekeilten Schenkelhalsfraktur Abb. 11. *S—S* = Verschiebung in Richtung der Pfeile. *Z* = Zugbeanspruchung in Richtung der Pfeile. *D* = Pressung

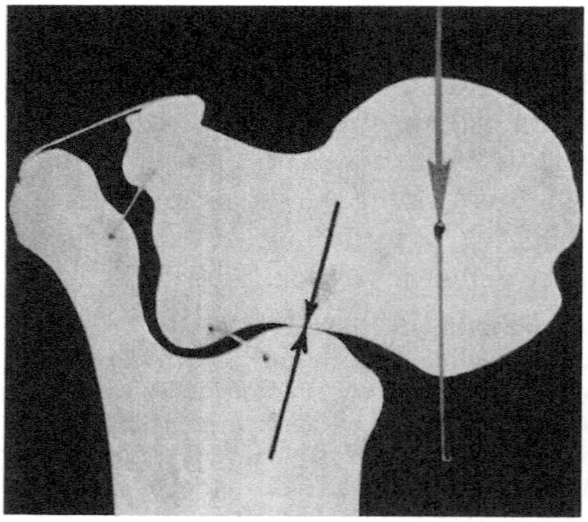

Abb. 13

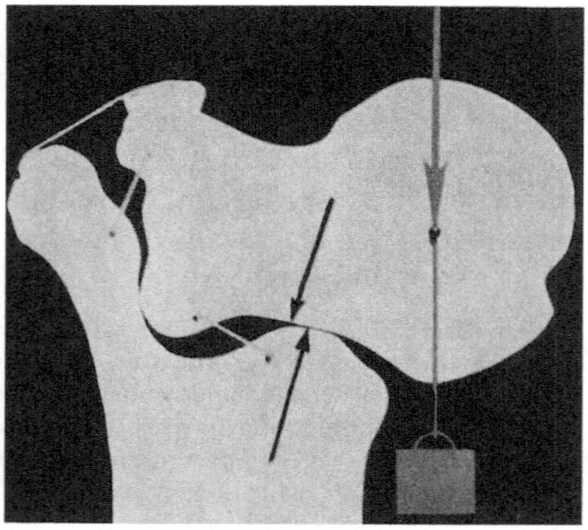

Abb. 14

Vereinfachtes Modell der Schenkelhalsfraktur Abb. 11

Abb. 13. Das Kopffragment ist nicht belastet. Die Pfeile stehen sich gegenüber. — Abb. 14. Das Kopffragment hat sich unter der Wirkung der Belastung gegen den Trochanter major hin verschoben. Sein laterales Ende ist höher getreten. Die die Bruchstücke verbindenden Gummizüge sind gespannt. An der Auflagerstelle hat Verschiebung unter Druck stattgefunden. Die laterale untere Ecke des Kopffragmentes stemmt sich gegen das Trochanterfragment

Modellen (Abb. 13, 14) ist die beschriebene Bewegung des Kopffragmentes und die hierdurch bedingte Zugbeanspruchung des zwischenliegenden Gewebes (Gummischnüre) sowie die Richtung der Zugbeanspruchung klar zu erkennen.

Der histologische Aufbau dieser Pseudarthrose läßt in reiner Form die Gesetzmäßigkeit der Reaktion des Knochengewebes bzw. seines Bildungs-

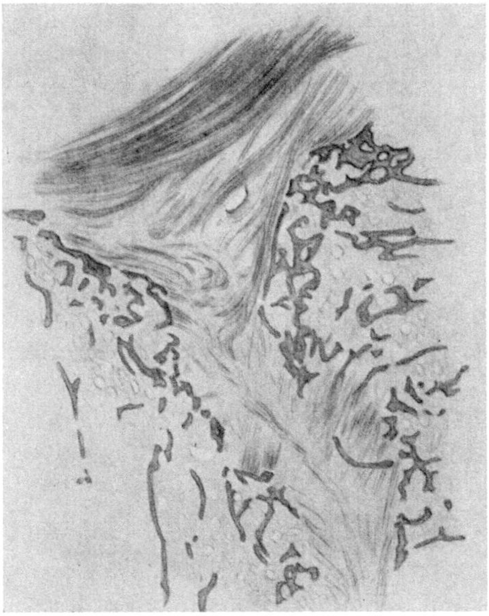

Abb. 15. Vergrößerung von Feld 3 der Abb. 11. Das Bindegewebe im Bruchspalt sowie das schwere, die Bruchenden überbrückende Bindegewebsband ist in der Zugrichtung straff organisiert

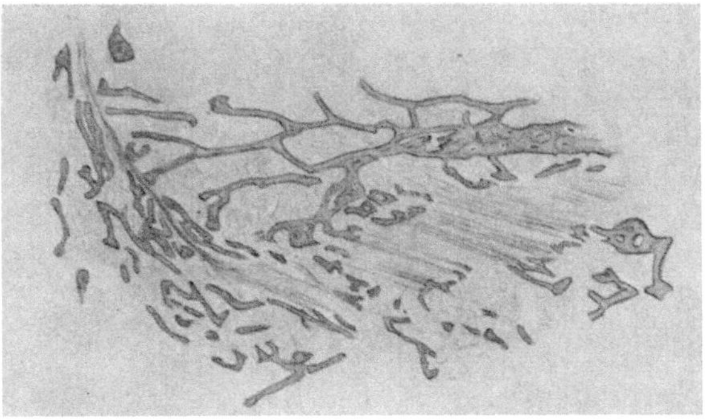

Abb. 16. Vergrößerung von Feld 2 der Abb. 11. Die Knochenbälkchen sind durch straffaserige Bindegewebszüge miteinander verbunden, welche in der Zugrichtung verlaufen. An der lateralen Ecke sind die Bindegewebsfibrillen zu einem schmalen Band zusammengepreßt

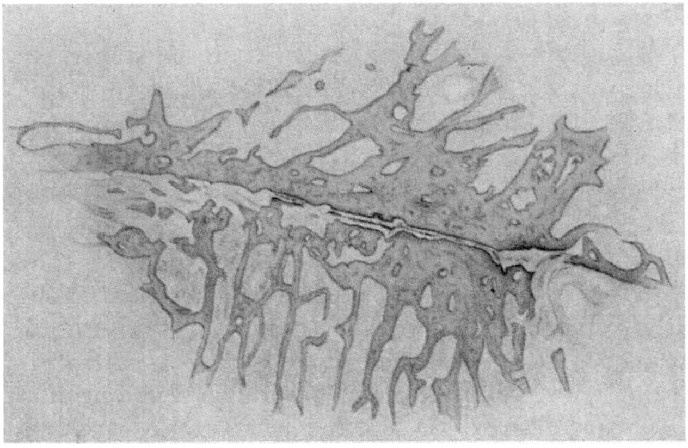

Abb. 17. Vergrößerung von Feld 1 der Abb. 11. Die Knochenbälkchen oberhalb und unterhalb des Bruchspaltes sind verdickt und zu regelrechten Auflagerplatten zusammengeschmolzen. Im Bruchspalt frisches Blut

gewebes auf die verschiedenartigen auftretenden mechanischen Reize verfolgen: Im Bereich der Auflagerstelle, die unter funktioneller Druckbeanspruchung steht, hat sich bei beiden Fragmenten das Spongiosagebälk ganz wesentlich verdickt und ist zu regelrechten Auflagerplatten zusammengeschmolzen. Trotzdem ist es an der Auflagerstelle nicht zur knöchernen Vereinigung der Fragmente gekommen. Diese Erscheinung ist dadurch bedingt, daß an dieser Stelle eine reibende Verschiebung der Fragmente unter großem Druck stattfand. Es hat sich deshalb folgerichtig ein Spalt gebildet. Daß die Verschiebung auch 8½ Monate nach der Fraktur tatsächlich noch auftrat, ist durch die frische Blutung in den Bruchspalt erwiesen (Abb. 17). Der übrige Bruchspalt ist mit Bindegewebe ausgefüllt. Dieses Bindegewebe kann kein interponiertes Bindegewebe sein, wie schon WALTER nachgewiesen hat, sondern es ist gewuchertes Bindegewebe, welches unter dem Einfluß der Funktion entstand; dies geht schon daraus hervor, daß es an den einzelnen Stellen des Bruchspaltes straffaserig in der Richtung der an diesen Stellen auftretenden Zugspannung orientiert ist. Sein Faserverlauf zeigt an jeder Stelle des Bruchspaltes die Richtung, in welcher ein Mechaniker Züge anlegen würde, um die an der betreffenden Stelle auftretende Bewegung des Kopffragmentes zu verhindern (Abb. 15, 16). An der Stelle D—D, an der gleichzeitig Zug- und Druckbeanspruchung wirkt, sind die Bindegewebsfibrillen zu einem schmalen Band eng zusammengepreßt. An der Stelle der größten Zugbeanspruchung Z hat sich ein mächtiges, in der Zugrichtung orientiertes straffaseriges Bindegewebsband gebildet.

Der histologische Aufbau dieser Pseudarthrose läßt einwandfrei erkennen, daß den verschiedenen mechanischen Reizen eine spezifische Wirkung zukommt, welche die gesetzmäßige Entwicklung der ihr entsprechenden Gewebsart aus dem Bildungsgewebe des Knochens zwangsläufig zur Folge hat, und daß in erster Linie zwischen funktionellem Druck, d. h. Druck, der periodisch mit Druckentlastung wechselt, und zwischen Zug- und Scherkräften von wechselnder Größe unterschieden werden muß insofern, als funktionelle Druckspannung knochenbildend wirkt, während Zug- und Scherspannung Bindegewebsbildung hervorruft.

Auch makroskopisch läßt sich der Einfluß mechanischer Reize auf die Regeneratbildung aus dem Mark eindeutig an einem Fall aus den Versuchsreihen MARTINS verfolgen, der gerade im Hinblick auf die Pathophysiologie des Schenkelhalsbruches besonders aufschlußreich ist (Abb. 18).

MARTIN hat in diesem Versuche zur Prüfung der Regenerationsfähigkeit des isolierten Markes aus der Tibia des Hundes ein Stück Kortikalis mitsamt dem Periostüberzug reseziert, so daß nur der Markzylinder als Verbindung der beiden Fragmente bestehen blieb. Die Fibula brach kurz nach dem Eingriff. Das isolierte Mark bildete knöchernen Kallus. Trotzdem kam es nicht zur knöchernen Vereinigung der Fragmente. Zunächst entstand an der unteren Begrenzung des Markkallus eine Pseudarthrose. Im weiteren Verlauf kam diese Pseudarthrose zur knöchernen Heilung; es bildete sich aber gleichzeitig an der oberen Begrenzung des Markkallus eine Aufhellungszone, die sich zu einer regelrechten, gelenkartigen Pseudarthrose entwickelte. Für diese Erscheinung konnte MARTIN keine Erklärung beibringen. Sie wird aber verständlich, wenn man die mechanische Beanspruchung des Markregenerates analysiert und die Wirkung mechanischer Reize im Sinne des Rouxschen Gesetzes auf das Markregenerat als bekannt voraussetzt.

Da die Fibula gebrochen war und der Markzylinder der durch die Spannung des Muskelschlauches oder die Belastung bedingten Druckbeanspruchung

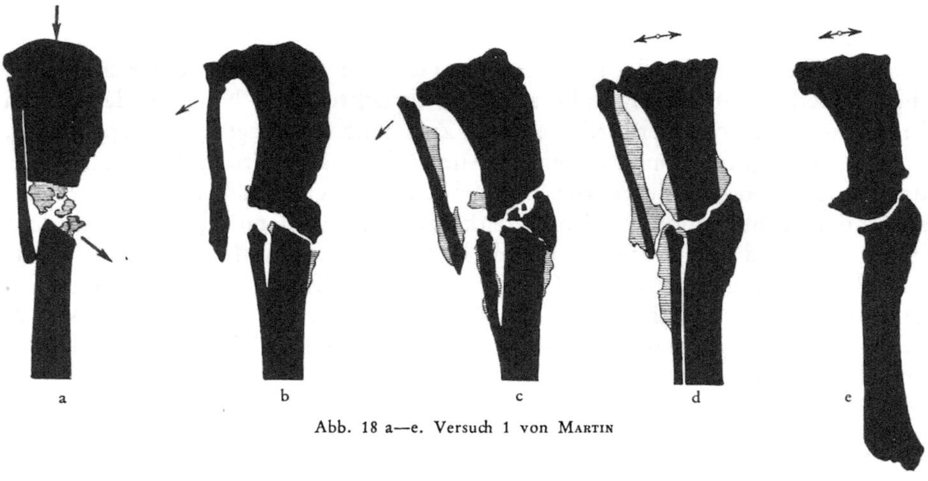

Abb. 18 a—e. Versuch 1 von MARTIN

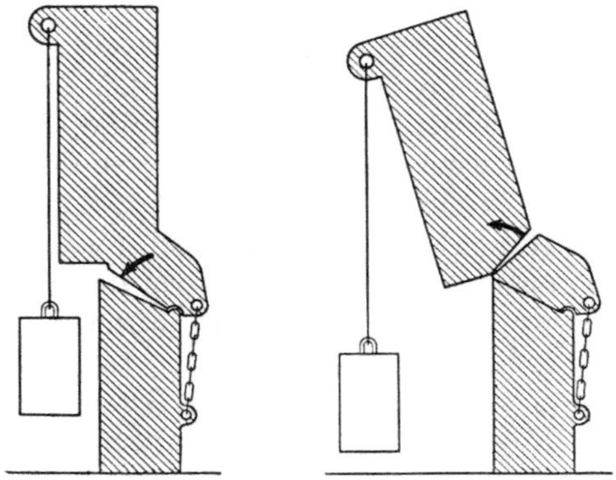

Abb. 19 a u. b. Schematische Zeichnung, aus welcher die mechanische Beanspruchung des Markkallus und die Wirkung des periostalen Kallus im Versuch 1 von MARTIN (Abb. 3 b und c) hervorgeht. a Unter der Wirkung des Gewichtzuges schließt sich der Spalt, weil die Kette (periostaler Kallus) verhindert, daß sich die rechte untere Ecke des oberen Fragmentes von der Unterlage abhebt. b Durch die zunehmende Neigung des oberen Fragmentes und die hierdurch bedingte Vergrößerung der Biegebeanspruchung (Verlängerung des wirksamen Hebelarmes) kommt es zur Zusammenhangstrennung an der mechanisch gefährdeten Stelle des oberen Fragmentes

nicht standhalten konnte, rückte das obere Fragment nach abwärts, wobei seine horizontal gestellte Begrenzungsfläche wie ein Spritzenkolben das Markregenerat nach unten gegen die schräge Begrenzungsfläche des distalen Fragmentes preßte (Abb. 18 a). An dieser schrägen Fläche mußte das Regenerat abgleiten. Es stand infolgedessen an dieser Stelle unter Scherspannung, die nach dem Rouxschen Gesetz folgerichtig die knöcherne Kallusbildung verhinderte (Abb. 18 b). Im weiteren Verlauf stand die Tibia unter Biegungsbeanspruchung, wie die zunehmende Neigung des oberen Fragmentes nach links beweist. Die fortschreitende Neigung des proximalen Fragmentes hatte zur Folge, daß sich die Begrenzungsflächen der Pseudarthrose einander näherten und gegeneinandergepreßt wurden, weil die rechte untere Ecke des proximalen Fragmentes durch das sich zielstrebend bildende periostale Kallusband festgehalten wurde, die Pseudarthrosenflächen an dieser Stelle also nicht auseinanderweichen konnten (Abb. 18 c). Infolgedessen wurde funktionelle Druckbeanspruchung auf das Pseudarthrosengewebe frei und es trat folgerichtig knöcherne Heilung an dieser Stelle auf. Die fortschreitende Neigung des oberen Fragmentes und die hierdurch bedingte Zunahme der Biegungsbeanspruchung, die als schädigende Komponenten Zug- und Scherkräfte enthält, hatte zur Folge, daß der schon ausgereifte knöcherne Markkallus dieser schädigenden Dauerbeanspruchung nicht standhielt. Im Bereich seines gefährdeten Querschnittes trat im Röntgenbild eine Aufhellungszone in die Erscheinung (Abb. 18 c, d, e), die allmählich eine gelenkförmige Gestalt annahm und die sich im histologischen Bild als echte Pseudarthrose erwies. In der schematischen Zeichnung (Abb. 19) sind die beiden mechanischen Vorgänge, die in der Abb. 18 nebeneinander hergehen, theoretisch getrennt dargestellt.

Der entscheidende Einfluß mechanischer Kräfte auf den Heilungsverlauf des Schenkelhalsbruches

Aus den obigen Ausführungen geht hervor, daß beim Schenkelhalsbruch gerade dem Fehlen jeglicher periostaler Kallusbildung eine entscheidende Bedeutung für den Heilungsverlauf beigemessen werden muß. Da sein Regenerat also im wesentlichen ein reines Markregenerat ist, so fehlt ihm der Schutz und die Ausgleichsmöglichkeit schädlicher mechanischer Beanspruchung gegenüber, die bei anderen Frakturen gerade durch den periostalen Kallus gewährleistet ist. Infolgedessen können schädliche mechanische Kräfte auf sein empfindliches Regenerat ihre spezifische Wirkung frei entfalten. Erschwerend kommt hinzu, daß außerdem die mechanische Beanspruchung des Schenkelhalsbruches wesentlich größer ist als die mechanische Beanspruchung der meisten Frakturen.

Damit sind alle Vorbedingungen dafür erfüllt, daß mechanische Kräfte, im Gegensatz zu anderen Frakturen, auf den Heilungsverlauf des Schenkelhalsbruches einen entscheidenden Einfluß gewinnen müssen. So läßt sich voraussagen, daß bei der spezifischen Wirkung, die verschiedenen mechanischen Reizen auf die Regeneratbildung zugesprochen werden muß, das wenig widerstandsfähige Markregenerat nur dann zur knöchernen Heilung genügen wird, wenn es entweder unter funktioneller Druckspannung steht, oder wenn zum wenigsten schädliche mechanische Reize durch therapeutische Maßnahmen bei festem Schluß der Bruchflächen wirkungsvoll und lange genug ferngehalten werden; daß andererseits das Regenerat versagen muß, wenn es unter dem Einfluß von wirksamen Scher- und Zugkräften steht, weil diese mechanischen Reize bei entsprechender Größe das werdende Regenerat in Bindegewebe oder Knorpelgewebe aufbauen, das schon ausgereifte knöcherne Markregenerat in dieselben, für die Frakturheilung untauglichen Gewebsarten abbauen können. *Die Qualität und Größe der auf das Regenerat zur Auswirkung kommenden mechanischen Reize muß demnach den Ausschlag geben und das Heilungsergebnis entscheidend beeinflussen.*

Die mechanische Beanspruchung des Schenkelhalsbruches

Die mechanische Beanspruchung des Schenkelhalsbruches, die bisher nicht näher untersucht wurde, muß deshalb ihrer Bedeutung entsprechend einer eingehenden Prüfung unterzogen werden. Sie wird bestimmt durch die Kräfte, welche auf den Schenkelkopf zur Auswirkung kommen. Die Beanspruchung des Schenkelkopfes ist in erster Linie eine Druckbeanspruchung und seine größte unter den häufigsten Beanspruchungsweisen, also seine maßgebende Druckbeanspruchung, erfährt der Schenkelkopf beim Stand auf einem Beine, also praktisch während der Standbeinperiode des Ganges. Deshalb muß zunächst die Druckbeanspruchung des Schenkelkopfes während der Standbeinperiode des Ganges untersucht werden. Ich habe sie, aufbauend auf den Ergebnissen der klassischen Untersuchungen OTTO FISCHERS [11], durch mathematische und graphische Ableitungen zunächst für den Gang des Gesunden ermittelt und weiter vergleichsweise die für den Schenkelhalsbruch maßgebende Schenkelkopfbeanspruchung beim Gang mit seitlichem Hüfthinken, also der für den Schenkelhalsbruch pathognomonischen Abweichung vom physiologischen Gangablauf, abgeleitet. Auf Einzelheiten dieser Untersuchungen möchte ich an dieser Stelle nicht eingehen. Die umfangreichen Errechnungen und graphischen Ableitungen würden die Übersicht stören. Sie sind im zweiten Teil dieser Abhandlung ausführlich besprochen, weil die bisherigen mehr gefühlsmäßigen Ableitungen auf unzureichender Unterlage basierten und keine befriedigende Klärung ergaben.

An dieser Stelle muß jedoch kurz darauf hingewiesen werden, daß die physiologische Druckbeanspruchung des Schenkelkopfes außerordentlich groß ist und daß sie während der Standbeinperiode beträchtlichen Schwankungen unterworfen ist, weil dynamische Kräfte, die durch den Bewegungsablauf während der Standbeinperiode hervorgerufen werden, einen maßgebenden Einfluß ausüben. Die Größe und der Verlauf der Druckbeanspruchung des Schenkelkopfes während der Standbeinperiode des physiologischen Gangablaufes ist in Abb. 20 wiedergegeben. Aus dem Diagramm geht hervor, daß bei einem Gesamtkörpergewicht von 58,7 kg (Gewicht der Versuchsperson O. FISCHER[S]) der auf den Schenkelkopf des Standbeines wirkende Druck einen Höchstwert von 258 kg erreicht (beim symmetrischen Stand auf beiden Beinen, vergleichsweise errechnet, 18 kg, wie die eingezeichnete punktierte Linie zeigt). Die Druckbeanspruchung steigt ferner nicht nur bei der Übertragung der Körperlast auf das Standbein sehr schnell bis zu ihrem Höchstwerte an und fällt beim Lösen des Standbeinfußes vom Boden auf Null ab, sie weist auch während der Dauer der Standbeinperiode noch eine große Schwankung auf, welche

[11] FISCHER, O.: Der Gang des Menschen. Leipzig, 1899. Teubner. — BRAUNE, W., und O. FISCHER: Über den Schwerpunkt des menschlichen Körpers. Leipzig 1889, Hirzel.

durch die Wirkung dynamischer Kräfte bedingt ist. *Das coxale Femurende ist demnach einer außerordentlich hohen, stoßweise wirkenden funktionellen Druckbeanspruchung, also gleichsam einer Verhämmerung während des Gehens ausgesetzt.*

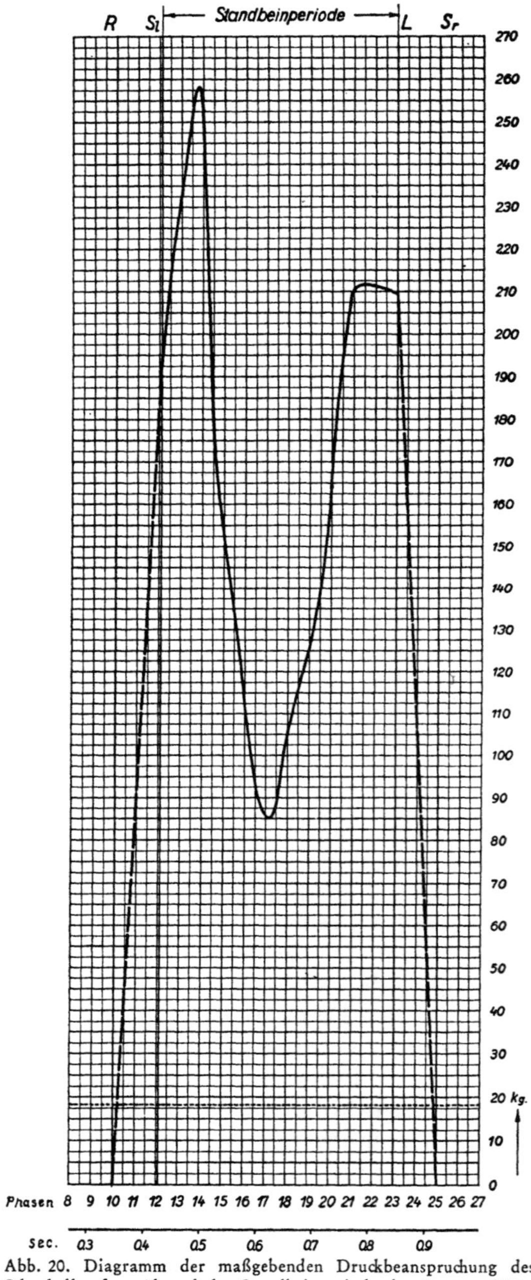

Abb. 20. Diagramm der maßgebenden Druckbeanspruchung des Schenkelkopfes während der Standbeinperiode des Ganges. (Körpergewicht 58,7 kg). *R* der rechte Fuß wird auf den Boden aufgesetzt. S_l das linke Bein beginnt zu schwingen. *L* der linke Fuß wird auf den Boden aufgesetzt. S_r das rechte Bein beginnt zu schwingen

Für den Schenkelhalsbruch ist die mechanische Beanspruchung des Schenkelkopfes beim seitlichen Hüfthinken maßgebend. Sie weist eine typische Abweichung von der physiologischen Beanspruchung des Schenkelkopfes auf, die in erster Linie durch die seitliche Neigung des Rumpfes bedingt wird. Ihre für die Standbeinperiode ermittelte Größe und Richtung R (Abb. 180) ist den folgenden Ableitungen einheitlich und vergleichsweise zugrunde gelegt.

Will man wissen, welche Wirkung die Druckbeanspruchung des Schenkelkopfes auf das Regenerat des Schenkelhalsbruches ausübt, so muß man die Kraft R im Hinblick auf die diametral entgegengesetzte Wirkung, welche Druck- und Zugkräfte auf die Biologie des Knochenregenerates ausüben, in die beiden Teilkräfte zerlegen, die für die Heilung des Schenkelhalsbruches von ausschlaggebender Bedeutung sind: also in eine Druckkomponente P, welche das Kopffragment gegen das Halsfragment anpreßt und im Regenerat Druckspannung hervorruft, sowie in eine Komponente S, welche das Kopffragment nach abwärts zu verschieben trachtet, wodurch Scher- und Zugspannung auf das Regenerat frei wird. Die Kraft R wird demnach in eine Komponente P, welche rechtwinklig auf der Frakturebene steht, und in eine Komponente S, welche parallel zur Frakturebene verläuft, nach dem Parallelogramm der Kräfte zerlegt. Die Komponente P gibt dann maßstäblich die Größe der Teilkraft R an, welche im Sinne einer Förderung der knöchernen Kallusbildung wirkt, und die Komponente S die Größe der Teilkraft von R, welche im Sinne einer Hemmung der knöchernen Kallusbildung wirkt bzw. das schon ausgereifte Kallusgewebe rückbilden kann.

Die freie Scherkraft

Für den Heilungsverlauf des Schenkelhalsbruches ist von ausschlaggebender Bedeutung, welche der beiden vorgenannten Teilkräfte in ihrer Wirkung überwiegt, d. h. frei auf das Regenerat zur Auswirkung kommt. In der Abb. 21

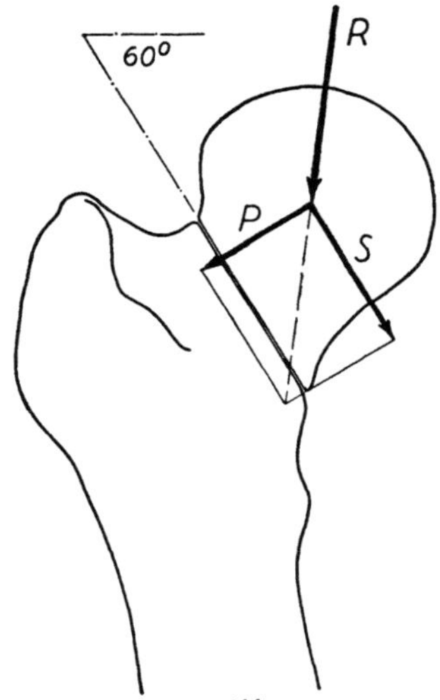

Abb. 21

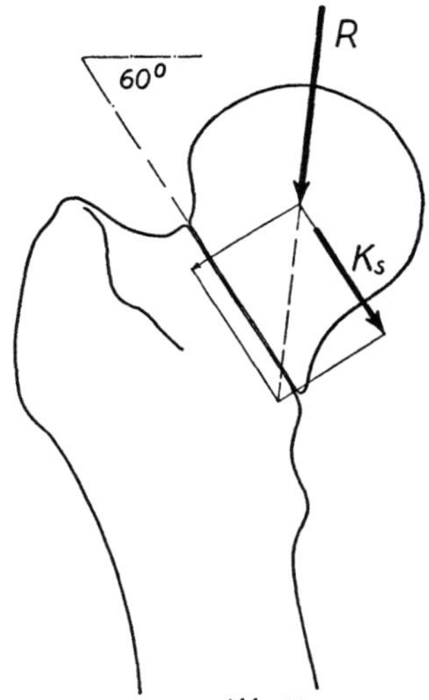

Abb. 22

Abb. 21. Zerlegung der auf den Schenkelkopf wirkenden Druckkraft *R* in ihre für die mechanische Beanspruchung des Regenerates maßgebenden Komponenten *P* und *S*. *P* = Druckkomponente; *S* = verschiebende Komponente

Abb. 22. K_s = freie Scherkraft

ist es die verschiebende Teilkraft S. Sie kommt allerdings nicht in ihrer ganzen Größe auf das Regenerat frei zur Auswirkung, weil ihre Wirkung teilweise durch die Reibung in der Bruchfläche aufgehoben wird. Die Reibung ist wieder abhängig von der Größe der anpressenden Teilkraft P, und die Wirkung der Komponente P auf die Reibung ist ihrerseits wieder von der Oberflächenbeschaffenheit der Bruchflächen, also von der Größe des Reibungskoeffizienten μ abhängig. Die Reibung ist deshalb dem Produkt $P \cdot \mu$ gleichzusetzen. Hieraus ergibt sich, daß die Größe der Kraft, welche im Sinne einer Verschiebung auf das Kopffragment frei zur Auswirkung kommt, der Differenz zwischen der Größe der Komponente S und dem Produkt $P \cdot \mu$ entspricht. Erst dann, wenn die verschiebende Komponente S größer ist als die Reibungskraft, tritt eine freie verschiebende Kraft auf. Der frei zur Auswirkung kommende

Anteil der verschiebenden Kraft S wird in der theoretischen Mechanik *freie Scherkraft* genannt; ihre Größe ist unter K_S in der Abb. 22 eingezeichnet.

Die freie Scherkraft ist demnach im Falle Abb. 22 die einzige Kraft, die auf das Regenerat frei zur Auswirkung kommt. Sie ruft Scher- und Zugspannung im Regenerat hervor. Da nun Scherspannung, ebenso wie Zugspannung, bei entsprechender Größe imstande ist, das werdende Regenerat fehlerhaft in Bindegewebe aufzubauen, das schon ausgebildete Knochenregenerat in Bindegewebe abzubauen, so ergibt sich, daß die freie Scherkraft in erster Linie als die „Noxe" angesehen werden muß, welche die Entwicklung der Pseudarthrose herbeiführt.

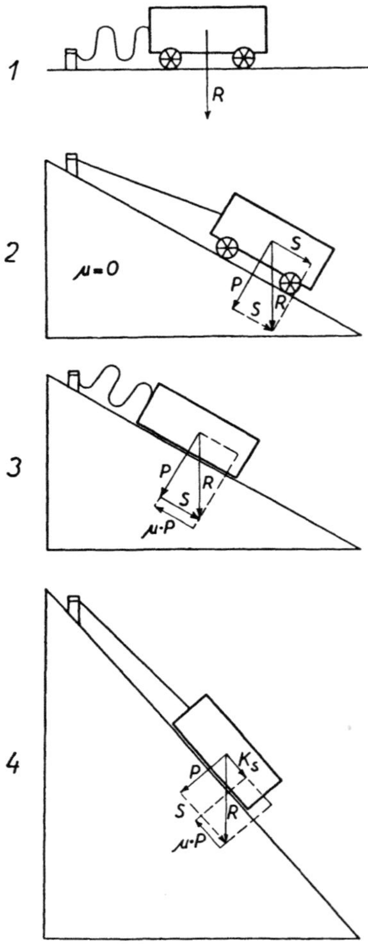

Abb. 23

Der Begriff der freien Scherkraft soll an Hand der Abb. 23 kurz erläutert werden:

1. Ein Wagen auf horizontaler Ebene in Ruhe.

2. Derselbe Wagen auf einer schiefen Ebene. Die Schwerkraft R wird in zwei Komponenten zerlegt, deren erste P rechtwinklig zur schiefen Ebene, also im Sinne reinen Druckes, deren zweite S parallel zur schiefen Ebene, also im Sinne reiner Verschiebung wirkt. Die Komponente P kommt nicht zur Auswirkung, da der Wagen auf Rädern ruht, also keine Reibung vorhanden ist. Da $\mu = O$ ist, ist auch das Produkt $P \cdot \mu = O$. Deshalb kommt die verschiebende Kraft S in voller Größe zur Auswirkung. Der Wagen rollt abwärts.

3. Derselbe Wagen auf der gleichen schiefen Ebene, aber ohne Räder. Die Reibung auf der Unterlage $P \cdot \mu$ ist größer als die verschiebende Komponente S. Der Wagen steht.

4. Derselbe Wagen ohne Räder auf einer steileren schiefen Ebene. Jetzt ist die Reibung kleiner als bei Nr. 3, weil P kleiner ist. Die verschiebende Komponente S ist größer. Infolgedessen ist die Reibung kleiner als die Wirkung der verschiebenden Komponente S. Die Differenz: Verschiebende Kraft — Reibungskraft, $S—P \cdot \mu$ ist die *freie Scherkraft* (K_S), welche den Wagen nach unten verschiebt.

Die freie Scherkraft hat bei verschiedenen Schenkelhalsbrüchen keine einheitliche Größe, weil sich das Größenverhältnis der Druckkomponente P zur verschiebenden Komponente S mit Änderung des Neigungswinkels der Bruchebene gesetzmäßig verschiebt und weil der Neigungswinkel der Bruchebene bei verschiedenen Schenkelhalsbrüchen stark differiert. Die Größe der Druckkomponente P nimmt mit Vergrößerung des Neigungswinkels ab, während die Größe der verschiebenden Komponente S mit Vergrößerung des Neigungswinkels zunimmt (Abb. 183). Ich habe die Größe der freien Scherkraft unter Annahme eines entsprechenden Reibungskoeffizienten für verschiedene Neigungswinkel der Bruchebene bestimmt, worauf am Schlusse der Abhandlung

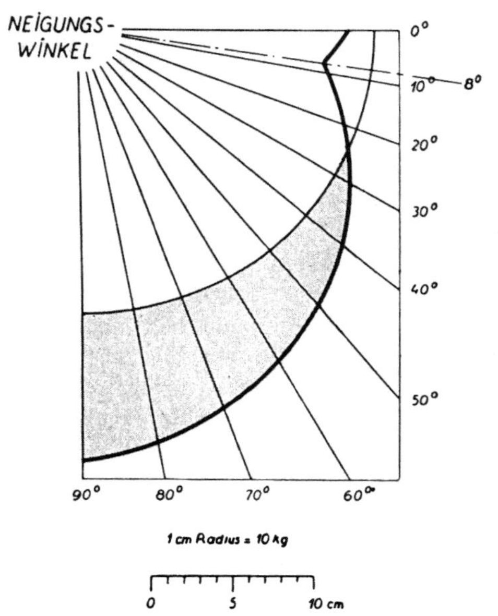

Abb. 24. Die Größe der freien Scherkraft in Abhängigkeit vom Neigungswinkel der Bruchebene gegen die Horizontale graphisch dargestellt in Polarkoordinaten. Der Bereich der Kurve, welcher vom Grundkreis aus nach außen liegt, gibt auf den zugehörigen Neigungswinkeln die Kraft in Kilogramm an, welche im Sinne einer Verschiebung nach abwärts auf das Kopffragment frei wirkt. Der Bereich der Kurve, welcher vom Grundkreis aus nach innen liegt, gibt entsprechend die Kraft in Kilogramm an, mit welcher das Kopffragment einer Verschiebung nach abwärts Widerstand leistet, also den Überschuß an Festigkeit gegen Verschiebung

noch näher eingegangen wird. Dabei hat sich ergeben, daß die freie Scherkraft mit Vergrößerung des Neigungswinkels der Bruchebene sehr schnell an Größe zunimmt. *Die freie Scherkraft tritt aber erstmalig bei einem Neigungswinkel von etwa 25° in die Erscheinung, während bei kleinerem Neigungswinkel reine funktionelle Druckkraft auf das Regenerat wirkt (Abb. 24).*

Es ergibt sich also eine Tatsache, die praktisch von größter Tragweite ist, und zwar, daß die mechanische Beanspruchung in diametral entgegengesetzter Weise den Heilungsprozeß des Schenkelhalsbruches beeinflussen kann. Sie kann in einem Teil der Fälle als freie Scherkraft der knöchernen Kallusbildung entgegenwirken; sie kann ein anderes Mal als funktionelle Druckkraft knöcherne Heilung hervorrufen. Ihre spezifische Wirkung im Einzelfalle, ob freie Scherkraft, ob funktionelle Druckkraft, wird in erster Linie durch die

Größe des Neigungswinkels bestimmt, den die Bruchebene mit der Richtung der auf den Schenkelkopf wirkenden Druckkraft R bildet[12].

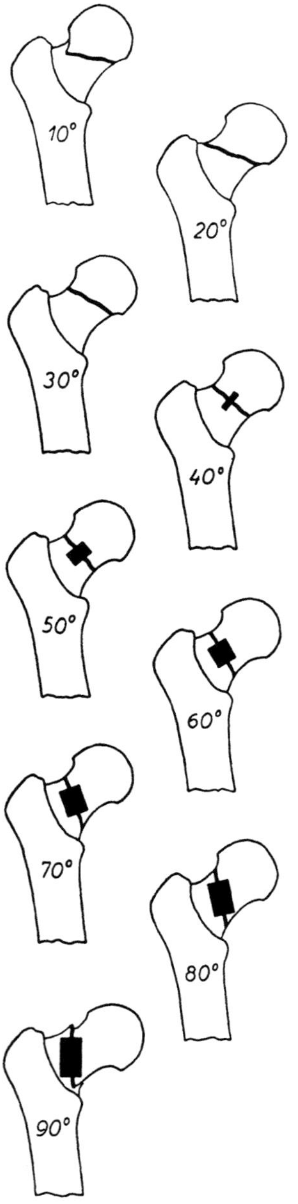

Abb. 25. Graphische Darstellung der zur Heilung des Schenkelhalsbruches erforderlichen Widerstandsfähigkeit seines Regenerates bei verschiedenen Neigungswinkeln der Bruchebene gegen die Horizontale

Die Widerstandsfähigkeit des Knochenregenerates muß infolgedessen um so größer sein, je stärker die Bruchebene geneigt ist. Andererseits muß auch das schwächste Regenerat zu knöcherner Heilung genügen, wenn der Neigungswinkel der Bruchebene nicht größer ist als etwa 25°. Denn in diesem Falle fördert der auf den Schenkelkopf wirkende Druck in Form von reiner funktioneller Druckbeanspruchung die knöcherne Kallusbildung. In der Zeichnung Abb. 25 ist die zur Heilung erforderliche Widerstandsfähigkeit des Regenerates bei verschiedenen Neigungswinkeln der Bruchebene maßstäblich vergleichsweise dargestellt. Es ist ersichtlich, daß bis zu einem Neigungswinkel von etwa 25° das Regenerat keine Widerstandsfähigkeit gegen schädliche mechanische Beanspruchung aufzuweisen braucht, daß hingegen mit Zunahme des Neigungswinkels die zur Heilung erforderliche Leistungsfähigkeit des Regenerates sehr schnell steigt, wie aus der Größe der maßstäblich eingezeichneten schwarzen Rechtecke zu erkennen ist.

---

[12] Maßgebend für die Größe der beiden Teilkräfte P und S und damit für die Größe der freien Scherkraft K_S ist selbstverständlich die *räumliche* Neigung der Bruchebene zur wirksamen Druckrichtung (R). Die Richtung des auf den Schenkelkopf wirkenden Druckes R darf als in der Frontalebene liegend angenommen werden (s. S. 121). Da ferner erfahrungsgemäß die Neigung der Bruchebene in frontaler Richtung meist wesentlich größer ist als ihre Neigung in sagittaler Richtung gegen die Horizontalebene, so darf die Projektion auf die Frontalebene, welche die Neigung der Bruchebene gegen die Horizontalebene in frontaler Richtung angibt, einheitlich und vergleichsweise den Untersuchungen zugrunde gelegt werden.

Anders, wenn durch therapeutische Maßnahmen (Umlagerung) die Neigung der Bruchebene in frontaler Richtung entsprechend verkleinert wird (20°). Unter diesen Umständen gewinnt eine etwa vorhandene Neigung der Bruchebene gegen die Horizontalebene in *sagittaler* Richtung, die durch die Umlagerung nicht geändert wird, an Bedeutung, wenn sie größer ist als 20°, und dann ist dieser Neigungswinkel der Bruchebene maßgebend für die auftretenden Kräfte. Diese Tatsache muß berücksichtigt werden, wenn man die Wirkungsmöglichkeit der Umlagerung im einzelnen Falle richtig einschätzen will.

Für die räumliche Neigung der Bruchebene gibt auch das nicht stereoskopische Röntgenbild einen gewissen Anhalts-

Die Teilkraft reinen Druckes

Von ausschlaggebender Bedeutung ist ferner die Wirkung der Druckkomponente P auf das Regenerat. Sie hat in jedem Falle zur Folge, daß das Kopffragment gegen das Halsfragment gepreßt wird. Dabei ist belanglos, ob die verschiebende Teilkraft S die anpressende Wirkung der Teilkraft P übersteigt und als freie Scherkraft wirksam ist, oder ob die Teilkraft P infolge einer geringen Neigung der Bruchebene oder eines zufällig großen Reibungskoeffizienten (Verhakelung) selbst wirksam bleibt. In jedem Falle ruft die Teilkraft P Druckspannung im Regenerat hervor, die allerdings in den Fällen, bei welchen freie Scherkraft auftritt, ohne Wirkung auf den Heilungsverlauf, also *latent* bleibt [13]. Die Wirkung der anpressenden Teilkraft P besteht nun nicht darin, daß sie, wie man zunächst annehmen könnte, eine über die ganze Bruchfläche gleichmäßig verteilte Druckspannung hervorruft. Dieser spezielle Fall ist nur dann

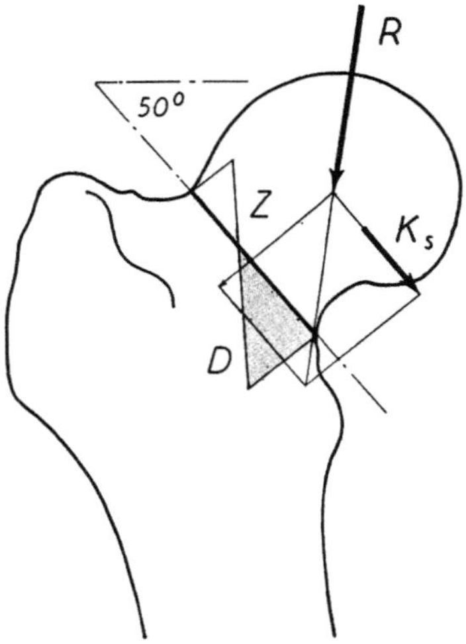

Abb. 26. Spannungsverteilung in der Bruchebene. *D*=latente Druckspannung (getöntes Dreieck); *Z*=Zugspannung (weißes Dreieck). Die Größe der Spannung ist an jeder Stelle der Bruchfläche gleich dem senkrechten Abstand der resultierenden Spannungslinie von der eingezeichneten Grundlinie

punkt insofern, als nur beim Fehlen einer Neigung in sagittaler Richtung sich die Bruchebene bei entsprechender Drehstellung des Beines als Linie darstellen läßt. Ist gleichzeitig eine Neigung der Bruchebene in sagittaler Richtung vorhanden, so wird sich die Bruchfläche stets als mehr oder weniger unregelmäßige ellipsenförmige Aufhellung darstellen, deren querer Durchmesser um so größer ist, je stärker die Bruchebene in sagittaler Richtung gegen die Horizontalebene geneigt ist (s. Abb. 55).

Eine charakteristische Erscheinung besteht darin, daß eine Neigung der Bruchebene gegen die Horizontalebene in sagittaler Richtung fast stets durch den Schenkelhalsschwund verstreicht, so daß nach völligem Schwund des Schenkelhalses die Pseudarthrosen- oder Nearthrosenebene im allgemeinen ausschließlich eine Neigung gegen die Horizontalebene in frontaler Richtung aufweist, also senkrecht zur Frontalebene steht (s. Abb. 109, 148, 158).

[13] In den schematischen Zeichnungen bedeutet einheitlich: P = Druckkraft; K_S = freie Scherkraft; D = Druckspannung; Z = Zugkraft und Zugspannung. Wirksame Druckspannung ist im Gegensatz zu latenter Druckspannung in allen Zeichnungen durch ein schraffiertes Feld gekennzeichnet. Die wirksamen Kräfte sind durch stärkere Pfeile hervorgehoben. Nur in Abb. 26 ist auch latente Druckspannung, und zwar durch ein getöntes Feld, gekennzeichnet.

gegeben, wenn die resultierende Druckkraft R durch den Mittelpunkt des sich deckenden Anteiles der Frakturflächen verläuft. In allen anderen Fällen besteht die Wirkung der Teilkraft P darin, daß sie entweder eine über die ganze Bruchfläche ungleichmäßig verteilte Druckspannung (Abb. 38, 40, 53) oder nur in einem Teil der Bruchfläche Druckspannung und in dem übrigen Teil der Bruchfläche Zugspannung hervorruft (Abb. 26, 44, 85). Die Art der Errechnung der Spannungsverteilung in der Bruchebene ist am Schluß der Abhandlung näher erläutert.

Zusammenfassend läßt sich sagen, daß bei Zunahme des Neigungswinkels im allgemeinen die Größe der Druckspannung in der oberen Hälfte der Bruchfläche immer weiter abnimmt und fortschreitend steigender Zugbeanspruchung

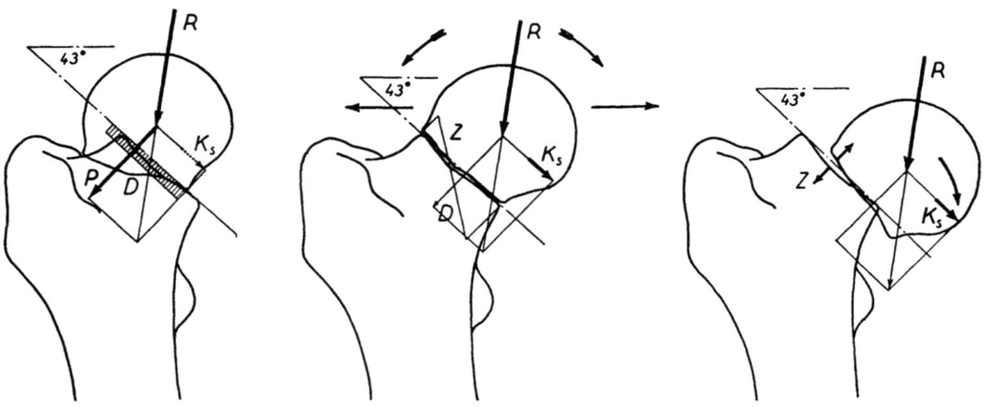

Abb. 27 Abb. 28 Abb. 29

Der Einfluß einer Verschiebung und Verdrehung des Kopffragmentes zum Trochanterfragment auf die mechanische Beanspruchung des Regenerates

weicht, während in der unteren Hälfte der Bruchfläche und gegen ihre untere Ecke hin die Druckspannung fortschreitend wächst. Im großen und ganzen kann man weiter sagen, daß, je kleiner der Neigungswinkel der Bruchebene (Abb. 38, 40, 42) oder je weiter das Kopffragment gegen das Halsfragment lateral verschoben ist (Abb. 27, 53), also eine Formänderung des coxalen Femurendes im Sinne der Coxa valga vorliegt, desto größer der Anteil der Bruchfläche ist, der unter Druckspannung steht und desto gleichmäßiger die Größe der Druckspannung über die Bruchfläche verteilt ist; daß umgekehrt mit Vergrößerung des Neigungswinkels (Abb. 85) oder mit Vergrößerung der Verschiebung des Kopffragmentes gegen das Halsfragment nach medial (Abb. 44), also mit zunehmender Coxa-vara-Bildung, die Druckspannung in der oberen Hälfte der Bruchfläche abnimmt, um steigender Zugspannung zu weichen. Diese Regel gilt, solange die Richtung der Druckkraft R noch in die Unterstützungsfläche des Kopffragmentes fällt.

Das freie Kippmoment

Die Beanspruchung des Regenerates ändert sich wesentlich, wenn die Verlängerung von R nicht mehr die Unterstützungsfläche trifft, sondern mehr oder weniger weit medial neben ihr liegt (Abb. 30, 36, 47). Die Druckkraft R ruft dann ein auf das Kopffragment wirkendes „freies Kippmoment" hervor. Das Kopffragment will um die untere Ecke des Halsfragmentes im Sinne des Uhrzeigers kippen. *Die Folge davon ist, daß die Bruchflächen zu klaffen streben und daß von einer gewissen Größe des freien Kippmomentes ab Zugkräfte auf das Regenerat nahezu in ganzer Ausdehnung wirken. Diese Fälle liegen für die knöcherne Heilung ganz besonders ungünstig, weil zwei schädigende Kräfte auf das Regenerat zur Auswirkung kommen: nämlich freie Scherkraft und Zugkraft, mechanische Reize, die beide bei entsprechender Größe den Aufbau des Regenerates in Bindegewebe erzwingen.*

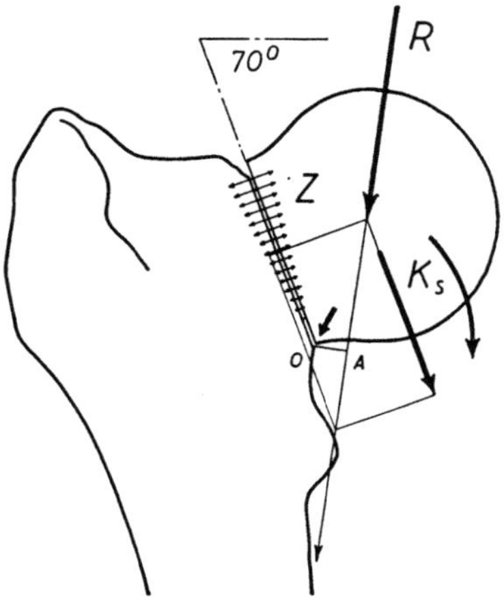

Abb. 30. Die Auswirkung des freien Kippmomentes auf die Beanspruchung des Regenerates. O—A = Hebelarm des freien Kippmomentes; K_s = freie Scherkraft; Z = Zugspannung

Das Kippenwollen des Kopffragmentes und die hierdurch hervorgerufene Zugspannung im Regenerat tritt dann in die Erscheinung, wenn die Bruchebene eine sehr große Neigung aufweist oder wenn das Kopffragment gegen das Halsfragment entsprechend weit nach abwärts oder nach medial verschoben oder verdreht ist, im allgemeinen also dann, wenn das Bild der Coxa vara vorliegt.

Einteilung der Schenkelhalsbrüche nach mechanischen Gesichtspunkten

Die Druckbeanspruchung des Schenkelkopfes kann, wenn ich kurz zusammenfasse, grundsätzlich in dreifacher Form auf das Regenerat zur Auswirkung kommen. Ich halte es deshalb für zweckmäßig, die verschiedenen Schenkelhalsbrüche im Hinblick auf die Prognose und Therapie nach ihrer mechanischen Konstellation in folgende drei Gruppen einzuteilen:

1. *In Brüche 1. Grades, bei welchen die mechanische Beanspruchung im Sinne funktioneller Druckbeanspruchung (P) wirkt und das Regenerat in ganzer Ausdehnung unter wirksamer Druckspannung steht (Abb. 31, 34, 38, 40, 42).*

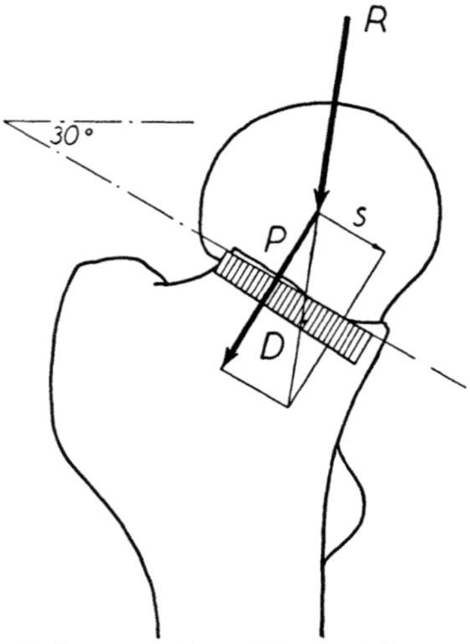

Abb. 31. Mechanische Analyse einer Fraktur 1. Grades. Wirksam auf das Knochenregenerat ist allein die Druckkomponente P, deren Größe annähernd gleich R ist. Die Wirkung der Teilkraft reiner Verschiebung S ist durch die Reibung in der Bruchfläche aufgehoben. Die Teilkraft P ruft wirksame Druckspannung in der Bruchfläche hervor, die an allen Stellen nahezu die gleiche Größe hat, weil R die Bruchlinie dicht neben der Mitte schneidet

2. In Brüche 2. Grades, bei welchen die mechanische Beanspruchung im Sinne freier Scherkraft (K_S) wirkt, während die Wirkung der anpressenden Teilkraft (P) keinen Einfluß auf das Regenerat ausüben kann, also latent bleibt (Abb. 32, 35, 85).

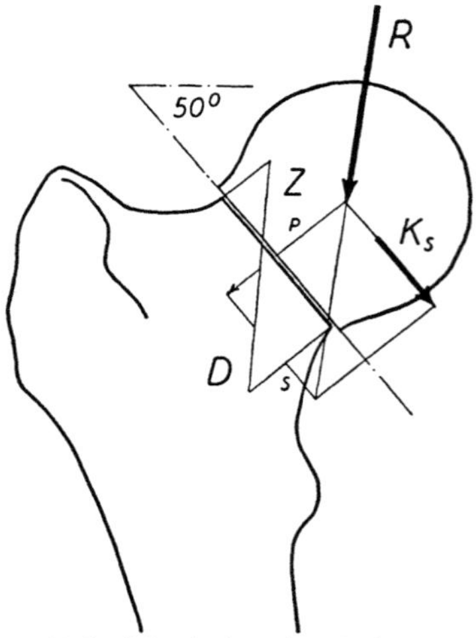

Abb. 32. Mechanische Analyse einer Fraktur 2. Grades. Wirksam auf das Knochenregenerat ist die freie Scherkraft K_s. Die Druckkomponente P hat keine Wirkung auf das Regenerat, sie ruft jedoch in einem Teil der Bruchfläche latente Druckspannung hervor

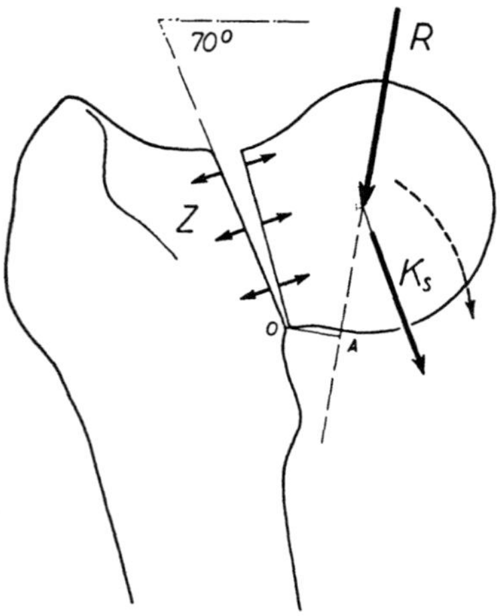

Abb. 33. Mechanische Analyse einer Fraktur 3. Grades. Wirksam auf das Knochenregenerat ist freie Scherkraft (K_s) und Zugkraft (Z), welche durch das freie Kippmoment ($R \cdot OA$) hervorgerufen wird. Nur die unterste Ecke des Trochanterfragmentes (O), das Hypomochlion für das Kopffragment, steht unter latenter Druckspannung

3. In Brüche 3. Grades, bei welchen die mechanische Beanspruchung im Sinne freier Scherkraft (K_S) in Kombination mit Zugkraft (Z) wirkt, also zwei schädigende Kräfte enthält (Abb. 33, 36, 47, 93).

Die Abb. 34, 35 und 36 zeigen ein vereinfachtes Modell einer Schenkelhalsfraktur, welches zur Demonstration der auf das Regenerat wirkenden Kräfte dienen soll. Die auf den Schenkelkopf wirkende Druckkraft R ist durch einen entsprechend gerichteten (8°), im Mittelpunkt des Schenkelkopfes angreifenden Gewichtszug von 10 kg verwirklicht. Die Kraft, welche das Kopffragment gegen das Trochanterfragment nach abwärts verschiebt (K_S), wird durch eine

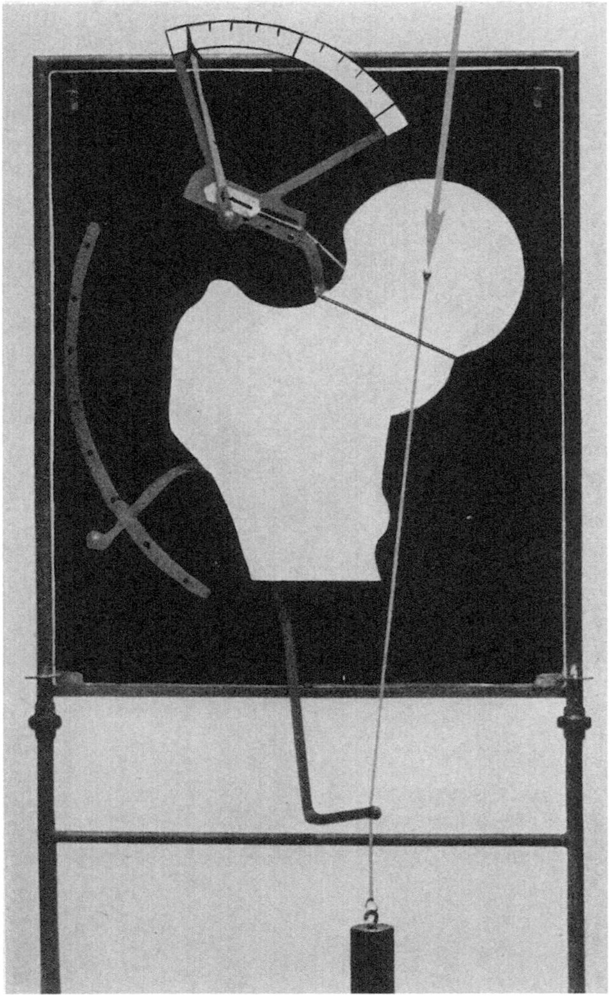

Abb. 34. Die Einstellung des Modells entspricht einer Fraktur 1. Grades. Die Neigung der Bruchebene beträgt 25°. Der Zeiger schlägt nicht aus, woraus hervorgeht, daß auf das Kopffragment keine verschiebende Kraft frei wirksam ist und daß die auf den Schenkelkopf wirkende Druckkraft (*R*) im Sinne einer Anpressung des Kopffragmentes gegen das Halsfragment, also im Sinne funktionellen Druckes auf das Regenerat wirkt

Federwaage gemessen, deren Messungsbereich 10 kg beträgt und deren Ausschlag mittels eines Zeigers auf eine Skala übertragen wird. Die Neigung der Bruchebene kann beliebig eingestellt werden, wobei die Richtung des Gewichtszuges durch eine Hebelvorrichtung mit Führung konstant gehalten wird.

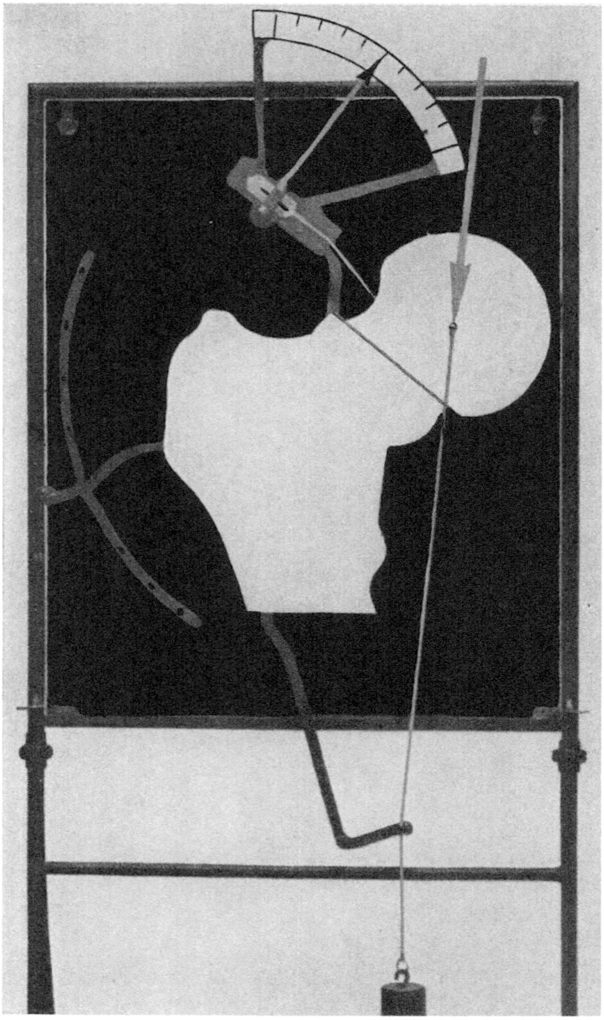

Abb. 35. Die Einstellung des Modells entspricht einer Fraktur 2. Grades. Die Neigung der Bruchebene beträgt 40°. Die auf den Schenkelkopf wirkende Druckkraft (*R*) trifft noch die Unterstützungsfläche des Kopffragmentes. Aus dem Stand des Zeigers auf der Skala ist ersichtlich, daß das Kopffragment mit großer Kraft nach abwärts gedrängt wird und daß infolgedessen das Regenerat unter hoher Scherspannung steht

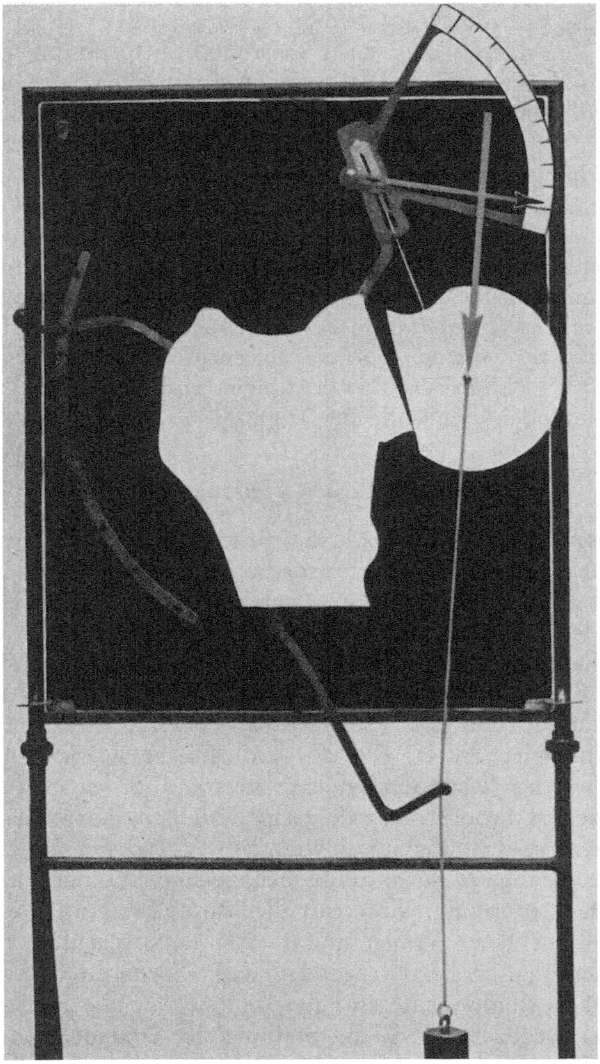

Abb. 36. Die Einstellung des Modells entspricht einer Fraktur 3. Grades. Die Neigung der Bruchebene beträgt 70°. Die auf den Schenkelkopf wirkende Druckkraft (*R*) trifft nicht mehr die Unterstützungsfläche des Kopffragmentes; sie verläuft medial neben ihr. Infolgedessen wirkt ein freies Kippmoment auf das Kopffragment, welches eine Drehung des Kopffragmentes im Sinne des Uhrzeigers erstrebt, wodurch die Frakturflächen auseinanderweichen. Der Zeiger steht nahezu am Ende der Skala, woraus hervorgeht, daß das Kopffragment außerdem mit einer Kraft nach abwärts gedrängt wird (K_s), deren Größe annähernd der auf den Schenkelkopf wirkenden Druckkraft (*R*) entspricht. Somit steht das Regenerat unter sehr hoher Scherspannung und unter Zugspannung

Herleitung des Beweises für die gesetzmäßige Wirkung mechanischer Kräfte auf den Heilungsvorgang des Schenkelhalsbruches aus der scheinbaren Willkürlichkeit seines Verlaufes und seiner Endzustände

Aus den bisherigen Ausführungen geht hervor, daß beim Schenkelhalsbruch der zur Heilung erforderliche Gleichgewichtszustand zwischen der Leistungsfähigkeit des Regenerates und seiner Leistungsbeanspruchung viel leichter gestört sein kann als bei anderen Frakturen. Auf der einen Seite, weil die mechanische Beanspruchung des Schenkelhalsbruches wesentlich größer ist als bei anderen Frakturen; auf der anderen Seite, weil die Widerstandsfähigkeit seines Regenerates erheblich geringer ist, da ihm der periostale Kallus und damit auch der natürliche Schutz gegen mechanische Irritation fehlt. Von entscheidender Bedeutung für den Heilungsvorgang ist aber vor allem, daß die mechanische Beanspruchung bei verschiedenen Schenkelhalsbrüchen eine diametral entgegengesetzte Wirkung auf den Heilungsverlauf ausüben kann; mit anderen Worten, *daß die mechanische Konstellation des einzelnen Bruches den Heilungsverlauf und das Heilungsergebnis von vorneherein entscheidend beeinflußt.* Diese Tatsache findet auch in klinischen Beobachtungen und in der Wirkung bekannter Behandlungsmethoden eine volle Bestätigung.

Die uneinheitlichen Heilungsergebnisse

Das klinische Bild des Schenkelhalsbruches wird, wie gesagt, in erster Linie von einer geradezu charakteristischen Uneinheitlichkeit des Heilungsverlaufes und der Heilungsergebnisse beherrscht. Einerseits sieht man immer wieder, daß der Schenkelhalsbruch, selbst bei hochbetagten Patienten, auch ohne jede Behandlung fest knöchern verheilt, während er andererseits trotz sorgfältigster Behandlung selbst bei Jugendlichen in vielen Fällen nicht zur Ausheilung kommt und als Pseudarthrose oder Nearthrose endet. Diese rätselhafte Uneinheitlichkeit, die aus biologischen Gesichtspunkten heraus nicht erklärt werden konnte, wird jetzt verständlich, denn diejenigen Fälle, bei welchen die Bruchebene nur eine geringe Neigung aufweist und das Regenerat in ganzer Ausdehnung unter wirksamer Druckspannung steht, müssen bei jeder Behandlung, ja sogar ohne Behandlung knöchern heilen, weil die mechanische Beanspruchung, die durch die Muskelkraft im Liegen und durch das Körpergewicht beim Stehen und Gehen hervorgerufen wird, die knöcherne Kallusbildung in hervorragender Weise fördert und keine das Regenerat schädigende Komponente enthält; weil sie also die Heilung unterstützt und weder das Regenerat noch die Stellung der Fragmente gefährdet. Diejenigen Fälle dagegen, bei welchen der Neigungswinkel der Bruchebene sehr groß ist oder das Kopffragment eine starke Verschiebung gegen das Trochanterfragment nach abwärts oder medial aufweist, werden auch bei sorgfältigster Behandlung nur ausnahmsweise knöchern heilen können, weil die freie Scherkraft in Verbindung mit reiner Zugkraft eine so große schädigende Wirkung ausübt, daß selbst ein optimal entwickeltes Regenerat wohl nicht imstande sein dürfte, einen so schwerwiegenden schädigenden Einfluß zu überwinden.

Es ist deshalb kein Zufall, daß die erste geheilte Schenkelhalsfraktur, die SCHMORL unter seinem großen Material fand und die von einer 48jährigen Frau stammte, ohne jede Behandlung knöchern geheilt war (Abb. 37); sie mußte knöchern heilen, weil infolge des kleinen Neigungswinkels der Bruchebene (16°) das Regenerat in ganzer Ausdehnung unter wirksamer Druckspannung stand (Abb. 38). Das Gleiche gilt von den beiden in Abb. 39—42 wiedergegebenen Fällen. Auch diese Frakturen mußten trotz des vorgeschrittenen Alters der Betroffenen (50 bzw. 52 Jahre) und trotzdem sie unbehandelt blieben, knöchern heilen, weil auch bei ihnen das Regenerat unter dem Einfluß gleich günstiger Beanspruchung stand (Frakturen 1. Grades). Von besonderem Interesse ist der Fall Abb. 43—45, der eine 56jährige Frau betrifft. Bei oberflächlicher Betrachtung schien die Fraktur zunächst ungünstig gelagert, weil infolge einer leichten Verschiebung des Kopffragmentes zum Halsfragment

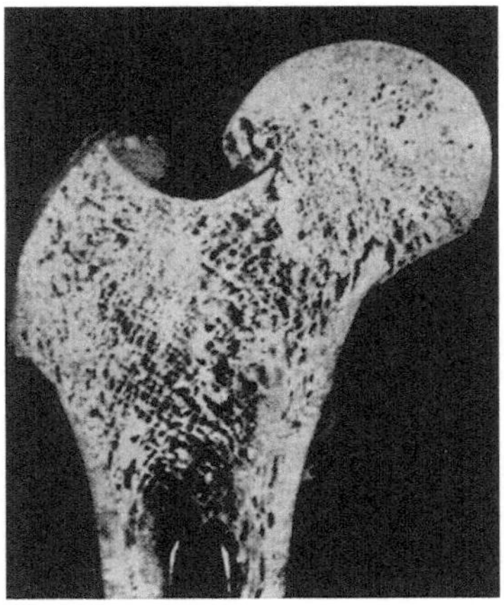

Abb. 37

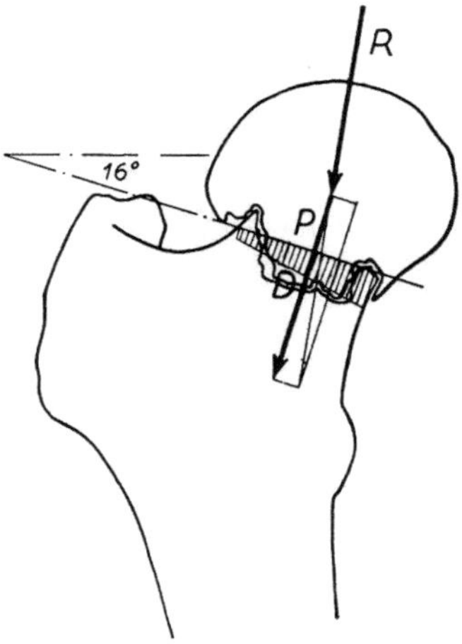

Abb. 38

medialwärts das Bild der Coxa vara vorlag. Die mechanische Analyse ergab jedoch, daß der Fall im Gegenteil recht günstig gelagert war, weil die Bruchfläche infolge ihrer geringen Neigung in großer Ausdehnung unter wirksamer Druckspannung stand (Abb. 44). Ich habe deshalb den Fall ohne jede Behandlung sich selbst überlassen und lediglich den Fortgang des Heilungsprozesses in entsprechenden Zeitabständen im Röntgenbilde kontrolliert. Die Patientin begann nach vierwöchiger Bettruhe zunächst auf Krücken, dann auf Stöcken zu gehen und konnte etwa 6 Monate nach dem Unfall schon die Stöcke im Zimmer zeitweise beiseite lassen. Das Röntgenbild (Abb. 45), welches $9^1/_2$ Monate nach dem Unfall angefertigt wurde, zeigt, daß die Fraktur ohne weitere Deformierung knöchern verheilt ist[14].

[14] Bei den Frakturen Abb. 40 und 44 ist keine freie Scherkraft wirksam, obwohl der Neigungswinkel der Bruchebene etwas größer als 25° ist, weil infolge der Einkeilung ein größerer Reibungskoeffizient angenommen werden muß (vgl. S. 46, 134 und Abb. 184 b ausgezogene Kurve).

Im Gegensatz hierzu steht ein Fall, bei welchem sich unter günstigen Vorbedingungen — es handelt sich um einen 9jährigen Jungen, der sich durch Sturz vom zweiten Stockwerk eine laterale Schenkelhalsfraktur zuzog — trotz sachgemäßer und vorsichtiger Behandlung eine Pseudarthrose entwickelte (Abb. 46—49). Die Fraktur wurde nach WHITMAN reponiert und 9 Monate

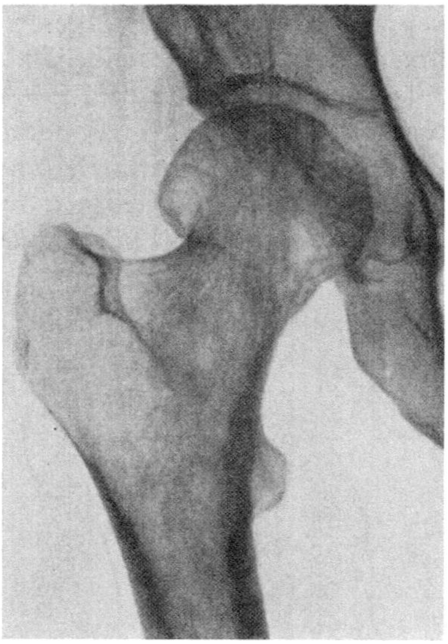

Abb. 39

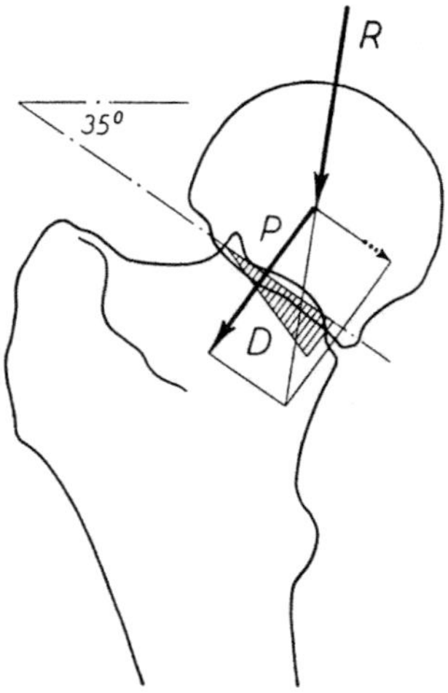

Abb. 40

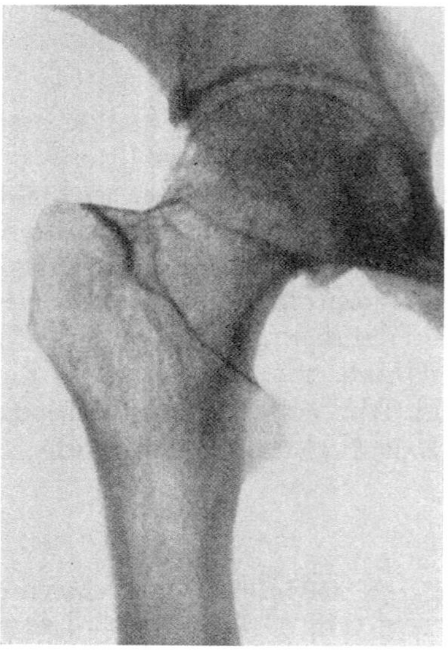

Abb. 41

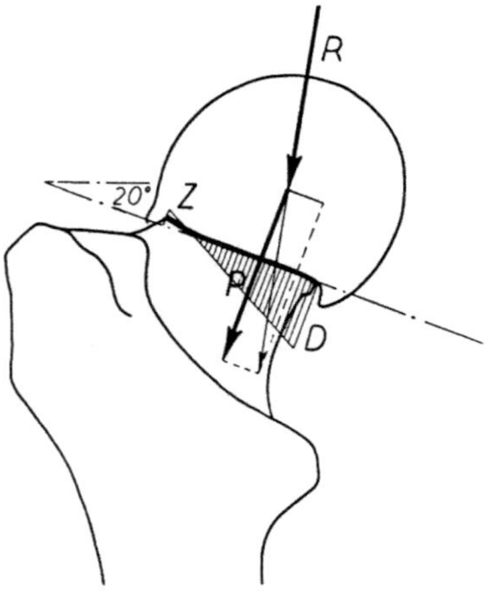

Abb. 42

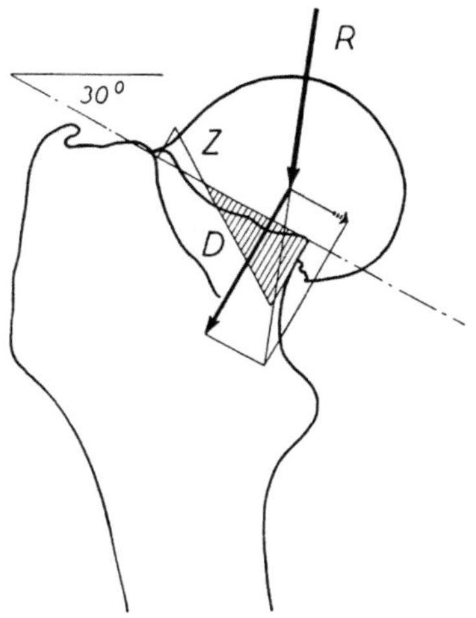

Abb. 44

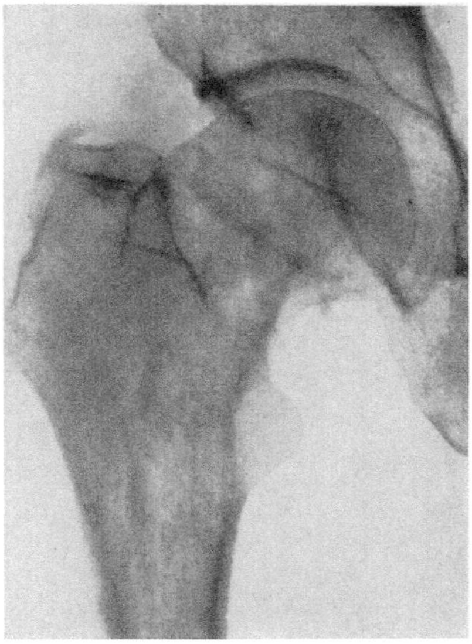

Abb. 43 (3. 7. 34)

behandelt. Für ein weiteres Jahr wurde ein entlastender Stützapparat gegeben. Trotzdem bildete sich später eine Pseudarthrose, die erst im Alter von 19 Jahren unter hochgradiger Coxa vara-Bildung, nachdem also das Kopffragment am Trochanter minor eine gewisse Stütze gefunden hatte, zur Ausheilung kam. Die mechanische Analyse dieses Falles (Abb. 47) zeigt, daß die Bruchebene nahezu eine vertikale Richtung hatte (80°), die Fraktur infolgedessen zu den Frakturen 3. Grades gehörte, bei welchen die knöcherne Regeneratbildung durch die Wirkung besonders großer freier Scherkraft in Verbindung mit Zugkraft äußerst gefährdet ist.

Auch die häufig beobachtete Tatsache, daß eine zunächst scheinbar ge-

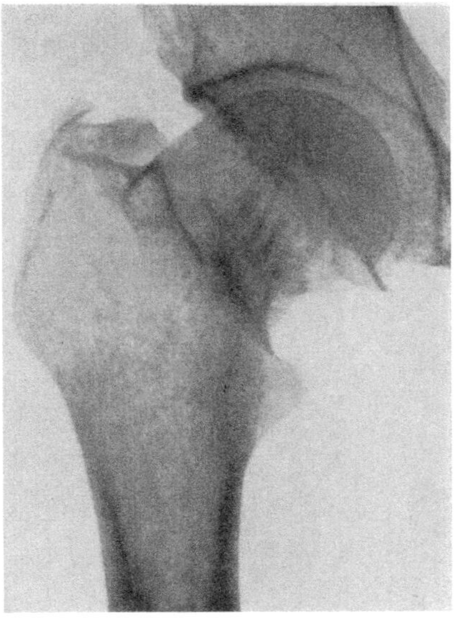

Abb. 45 (27. 2. 35)

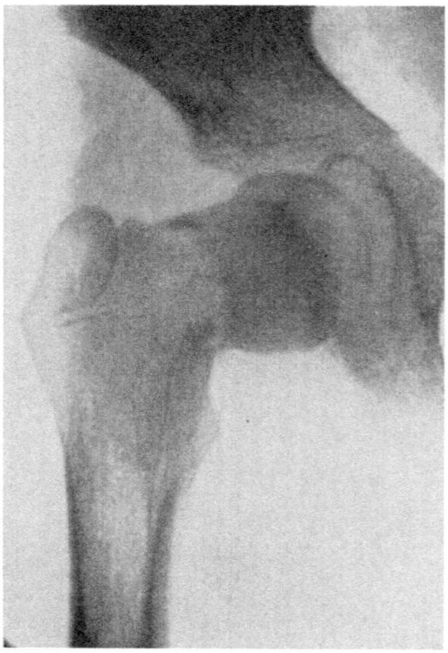

Abb. 46 (18. 5. 22)

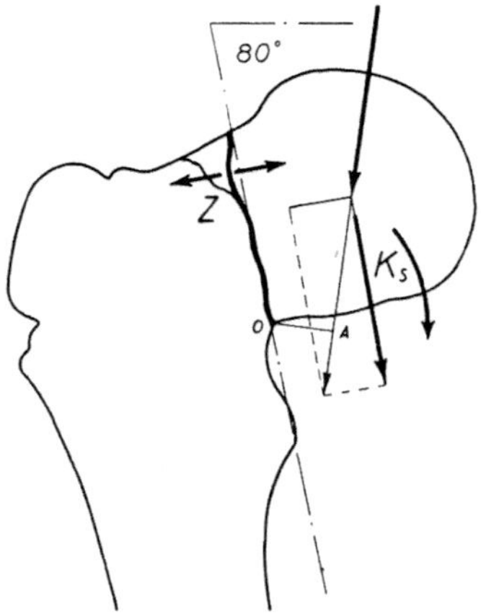

Abb. 47

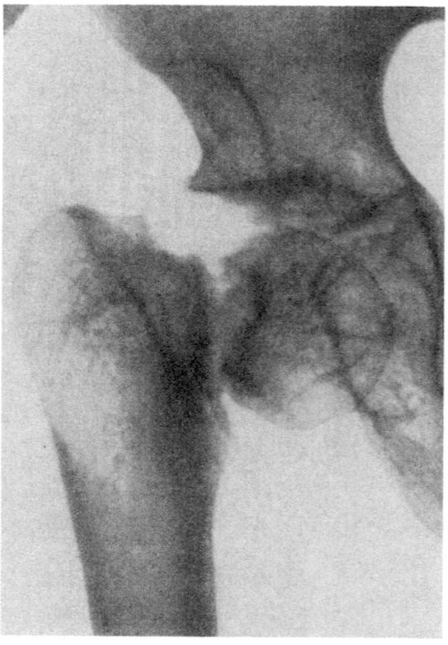

Abb. 48 (12. 3. 25)

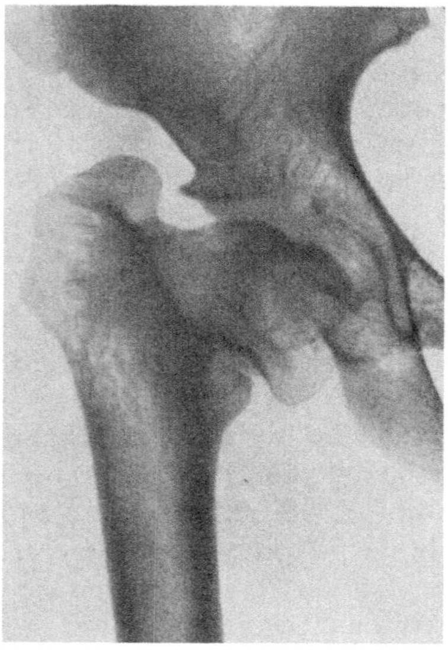

Abb. 49 (21. 3. 32)

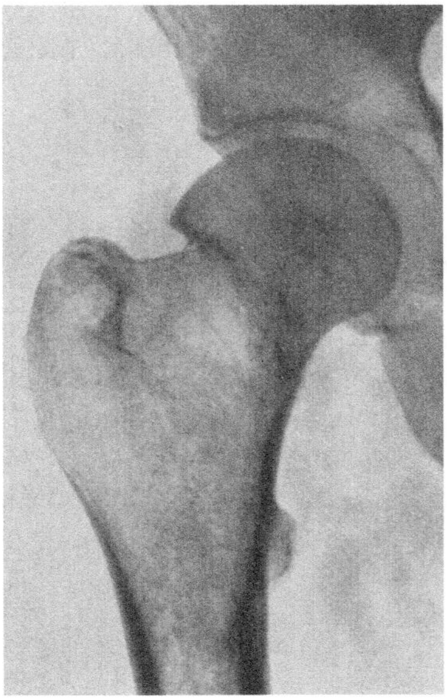

Abb. 50 (26. 2. 32)

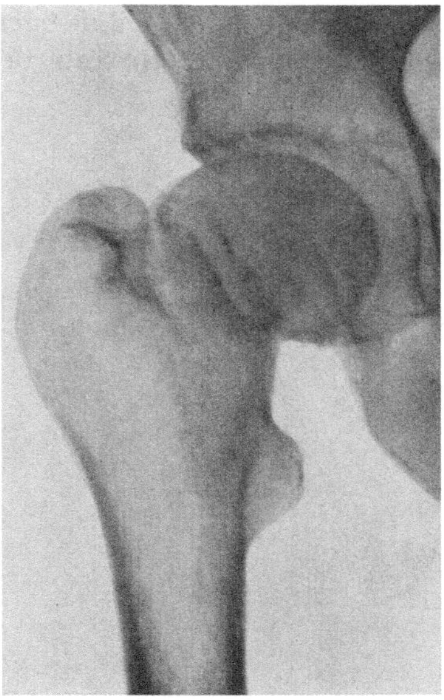

Abb. 51 (24. 11. 32)

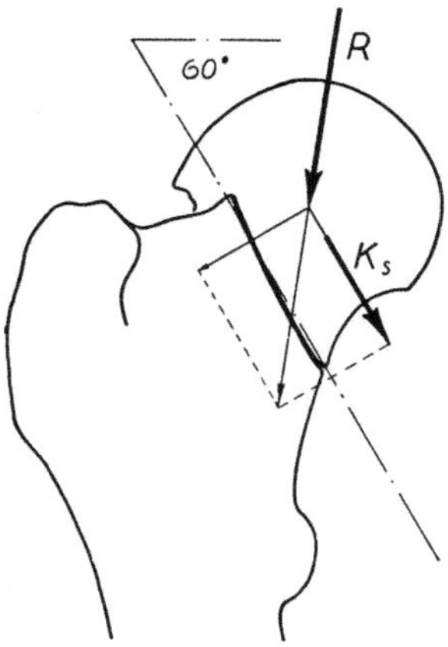

Abb. 52

heilte Schenkelhafsfraktur nach Beginn der Belastung allmählich in Pseudarthrose übergeht, ist jetzt verständlich, weil bei wirksamer Vorbehandlung schädigende mechanische Reize *erst mit Beginn der Belastung ihre Wirkung auf das Regenerat voll entfalten.* Im Falle Abb. 50 war nach sechsmonatiger Whitman-Behandlung scheinbar Konsolidation eingetreten. Das Röntgenbild Abb. 51, welches 3 Monate nach Beginn der Belastung angefertigt wurde, zeigte eine typische Aufhellungszone und fortschreitenden Schenkelhalsschwund. Die mechanische Analyse des Falles Abb. 52 ergibt, daß infolge eines großen Neigungswinkels der Bruchebene mit Beginn der Belastung freie Scherkraft von beträchtlicher Größe auf das vielleicht schon teilweise ausgebildete knöcherne Regenerat zur Auswirkung kam, die seine Rückbildung bewirkte und den Schenkelhalsschwund einleitete und unterhielt.

Die sog. Ab- und Adduktionsfraktur

Ebenso verständlich ist, daß die Abduktionsfraktur eine ausgezeichnete Heilungstendenz aufweist und daß ihre Heilung häufig beim Fehlen jeglicher Behandlung beobachtet wird, worauf u. a. Fr. Lange hinweist; daß auf der anderen Seite die Adduktionsfraktur nur ausnahmsweise knöchern ausheilt und daß sie, wie BÖHLER auf einer der letzten Tagungen betonte, nach seinen reichen Erfahrungen auch trotz der Nagelung nach SMITH-PETERSEN meist in Pseudarthrose übergeht.

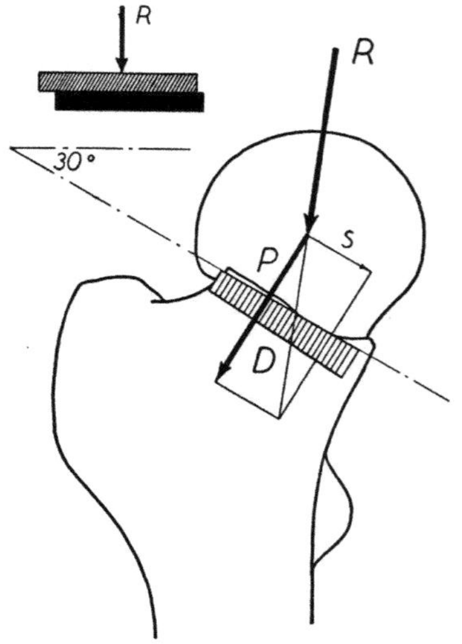

Abb. 53. Mechanische Analyse einer Abduktionsfraktur. Das Regenerat steht in ganzer Ausdehnung der Bruchfläche unter wirksamer Druckspannung (D)

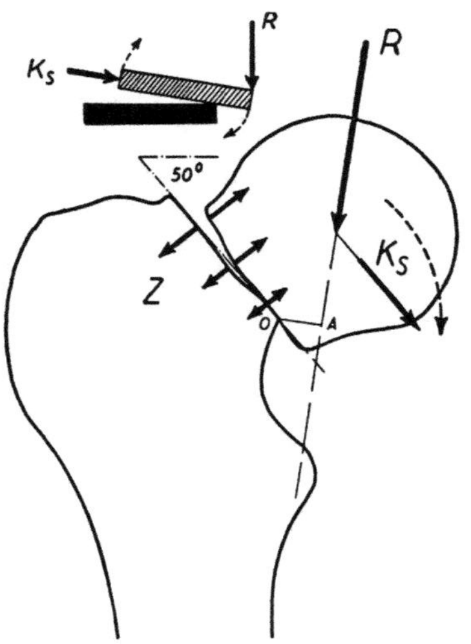

Abb. 54. Mechanische Analyse einer Adduktionsfraktur. Das Regenerat steht unter der Wirkung großer freier Scherkraft (K_s) und gleichzeitig unter der Wirkung von Zugkraft (Z), die durch das freie Kippmoment ($R \cdot OA$) hervorgerufen wird

Das unterschiedliche Verhalten dieser beiden Frakturen liegt vor allem darin begründet, daß die Adduktionsfraktur ihrem Wesen nach einen relativ kleinen Neigungswinkel der Bruchebene aufweist; daß ferner das Kopffragment meist lateralwärts verdreht und mit dem Halsfragment mehr oder weniger fest verkeilt ist. Das Regenerat steht infolgedessen in ganzer Ausdehnung unter wirksamer Druckspannung (Abb. 53). Die Adduktionsfraktur gehört dagegen zu den Frakturen 3. Grades, die dadurch charakterisiert sind, daß das Regenerat gleichzeitig unter großer Scherspannung und unter Zugspannung steht (Abb. 54).

Die Wirkung der Belastung

Weiter geben die theoretischen Überlegungen darüber Aufschluß, weshalb beim Schenkelhalsbruch im Gegensatz zu anderen Frakturen verzögerte Kallusbildung meist nicht durch Belastung gefördert, sondern, daß so häufig gerade erst durch die Belastung Pseudarthrosenbildung hervorgerufen wird. Die freie Scherkraft trägt die Schuld, welche beim Schenkelhalsbruch auf das ungeschützte Regenerat voll zur Auswirkung kommt, während bei einer Schaftfraktur von gleicher Schräglage der Frakturebene die Wirkung der freien Scherkraft durch den periostalen Kallusring aufgehoben wird, so daß die Belastung im Sinne reinen funktionellen Druckes auf das Regenerat wirkt, welcher die knöcherne Kallusbildung fördert (Abb. 9). *Nur bei den Schenkelhalsfrakturen, bei welchen die Belastung infolge eines kleinen Neigungswinkels der Bruchebene im Sinne reinen funktionellen Druckes wirkt, hat auch die Belastung, wie bei anderen Frakturen, einen fördernden Einfluß auf die knöcherne Heilung.*

Der Schenkelhalsschwund

Der mehr oder weniger ausgedehnte Schwund des Schenkelhalses, eine für den Schenkelhalsbruch geradezu charakteristische Erscheinung, kann ebenfalls nicht allein aus den ungünstigen anatomischen Verhältnissen erklärt werden. Der Verdacht, daß der Schwund der Bruchenden irgendwie mechanisch bedingt sei, wurde schon mehrfach geäußert (LORENZ), und die von ANSCHÜTZ und PORTWICH offengelassene Frage: „ob der Schenkelhalsschwund aber nicht nur ein sekundärer Vorgang, eine Folge der mangelhaften Fixation bzw. Funktion ist, ob er nicht ein vorübergehender sein kann?", muß unbedingt bejaht werden, wie aus den weiteren Ausführungen hervorgeht. Keinesfalls kann der intraartikuläre Druck (BARDENHEUR, FRANGENHEIM), also eine zu große Druckbeanspruchung, für den Schenkelhalsschwund verantwortlich gemacht werden. Im Gegenteil, gerade das Fehlen funktioneller Beanspruchung ist, wie SCHMORL und WHITMAN vermuten, der den Schwund auslösende Faktor; *allerdings nur unter der einschränkenden Voraussetzung, daß unter funktioneller Beanspruchung reine Druckbeanspruchung verstanden wird.*

Beim Schenkelhalsschwund muß m. E. in gewisser Hinsicht zwischen dem frühzeitigen, primären Schwund unterschieden werden, der oft schon in den ersten Wochen nach der Fraktur eine sehr große Ausdehnung annehmen kann, und dem sekundären Schwund, der meist erst nach Beginn der Belastung auftritt und im allgemeinen unter dem Bilde einer fortschreitenden, relativ schmalen Aufhellungszone im Röntgenbild in die Erscheinung tritt.

Der frühzeitige Schenkelhalsschwund dürfte u. a. dadurch bedingt sein, daß es durch die Gewalteinwirkung bei der Fraktur zu einer mehr oder weniger weitgehenden Zertrümmerung des Schenkelhalses kommt, und daß die gelösten Teile frühzeitig der Resorption verfallen, weil sie schlecht ernährt sind und weil namentlich ihr Zusammenschluß durch eine periostale Kittmasse fehlt. Prädisponierend für den frühzeitigen Schwund sind fraglos in jedem Falle die resorptiven Vorgänge, die erfahrungsgemäß an freistehenden Frakturenden in mehr oder weniger großem Ausmaße auftreten, wenn die periostale Kallusbildung aus irgendwelcher Ursache versagt. Lehrreich sind in dieser Hinsicht auch die experimentellen Befunde von MARTIN und WILLICH, die übereinstimmend zeigen, daß eine Atrophie der Osteotomieenden mit hochgradigster Osteoporose der Kortikalis stets dann eintritt, wenn bei Diastase der Osteotomieenden die periostale Kallusbildung versagt und funktionelle Druckbeanspruchung fehlt. Es ist verständlich, daß die regressiven Vorgänge beim Schenkelhalsbruch wegen der ungünstigen anatomischen Verhältnisse besonders hochgradig sein können und daß wegen der geringen Wandstärke der Kortikalis im Vergleich zu einer Schaftfraktur die Widerstandsfähigkeit der Bruchenden unverhältnismäßig stark herabgesetzt wird. *Der Verfall der Fragmentenden wird aber fraglos letzten Endes nicht allein durch das Fehlen tro-*

phischer Druckbeanspruchung, sondern in erster Linie durch die Wirkung schädigender mechanischer Reize begünstigt; im allgemeinen zwar nicht durch „dauerndes Reiben", wie u. a. AXHAUSEN, EWALD und KROH annehmen, sondern durch die Wirkung schädigender mechanischer Beanspruchung in Form von Scher- und namentlich von Zug-*Spannung,* die bei mangelhafter Fixa-

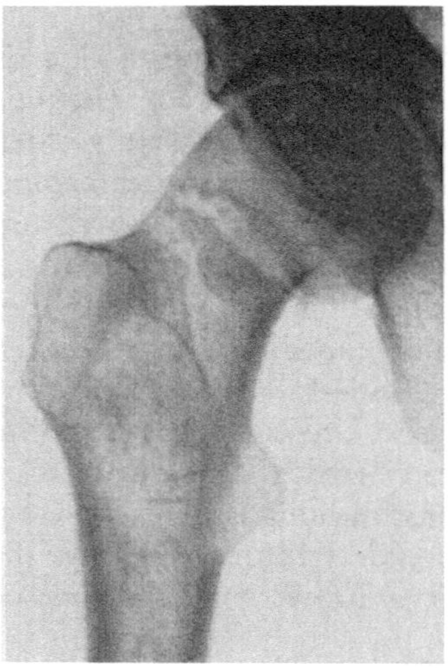

Abb. 55 (11. 9. 34)

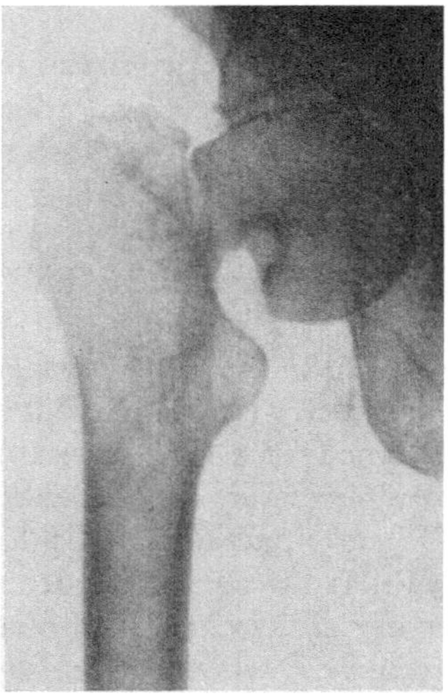

Abb. 56 (13. 11. 34)

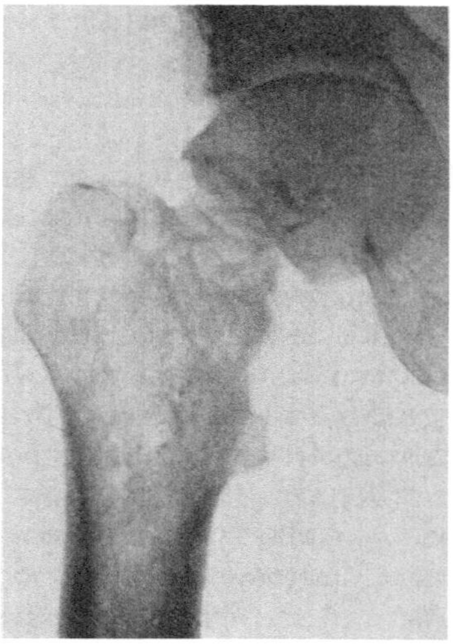

Abb. 57 (19. 11. 34)

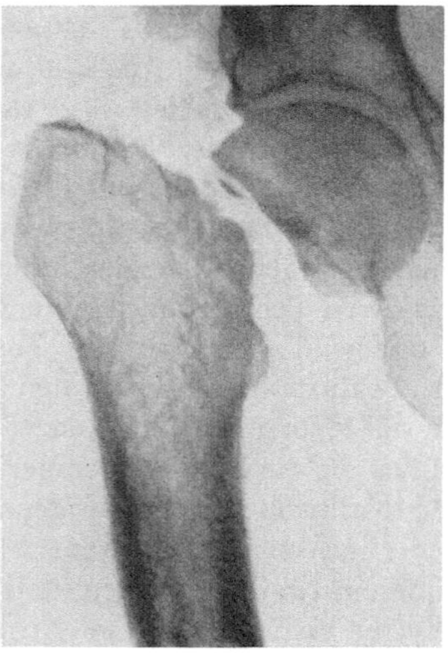

Abb. 58 (31. 1. 35)

tion auf die Frakturenden zur Auswirkung kommt. Deshalb finden wir gerade bei der Extensionsbehandlung so häufig den frühzeitigen und ausgedehnten Schwund des Schenkelhalses.

Einen typischen Fall von primärem Schenkelhalsschwund zeigen die Abb. 55—58.

Die Extensionsbehandlung konnte im vorliegenden Falle die Stellung der Fragmente nicht gewährleisten, wie ihre Stellungsänderung nach etwa 2 Monaten beweist (Abb. 56). Die fortschreitende Stellungsänderung und Diastase der Bruchflächen hatte zur Folge, daß zunächst die knöcherne Regeneratbildung ausbleiben mußte und daß weiter unter Vermittlung des die Fragmente verbindenden Gewebes Zug- und Scherkräfte auf die morschen Bruchenden zur Auswirkung kamen; und gerade Zugspannung kann eine zermürbende Wirkung ausüben, wie auch aus den Röntgenbildern der Fälle Abb. 72 und 76 hervorgeht, bei welchen nur die Wirkung reiner Zugspannung für den Zerfall des Knochengewebes verantwortlich gemacht werden kann. Die nach erneuter Reposition der Bruchenden angefertigten Röntgenbilder lassen den fortschreitenden Zerfall des Gewebes bei Fortdauer der Extensionsbehandlung deutlich erkennen (Abb. 57, 58).

Der sekundäre Schwund des Schenkelhalses, der, wie oben schon erwähnt, im allgemeinen unter dem Bilde einer relativ schmalen Erweichungszone in die Erscheinung tritt (Abb. 51), wird dagegen in erster Linie durch die Wirkung der verschiebenden Teilkraft S hervorgerufen. Die Abbauzone entsteht dadurch, daß die Spongiosabälkchen, welche an der Bruchstelle durch Verhakelung oder durch Bindegewebe miteinander verbunden sind, durch die Wirkung der verschiebenden Teilkraft S, welche das Kopffragment nach abwärts drängt, auf Biegung oder Scherung beansprucht werden. An der Stelle größter Biegungsbeanspruchung muß es ebenso, wie in den Versuchen von Martin und Willich an der gesunden Ulna des Hundes, bei den einzelnen Bälkchen zur Resorption des Knochengewebes und Bindegewebsbildung kommen. Die Bälkchen werden successive umgeknickt und fortschreitend in Bindegewebe verwandelt, so daß zum Schluß der ganze Schenkelhals zu einem breiten Halteband zwischen Trochenterteil und Kopf werden kann. Ebenso kann oft bei scheinbar geheilten Fällen die noch junge knöcherne Verbindung der gesteigerten Beanspruchung bei aufrechter Körperhaltung nicht standhalten und das Regenerat in Analogie zum akuten Knochenumbau in Bindegewebe abgebaut werden.

Zug- und Scher*spannung* dürften also in erster Linie den Schenkelhalsschwund auslösen und unterhalten und nicht reibende Verschiebung. Die Möglichkeit regelrechter Verschiebung und Reibung ist erst dann gegeben, wenn sich das gebildete Bindegewebe infolge der wechselnd gerichteten Beanspruchung beim Gehen gelockert hat.

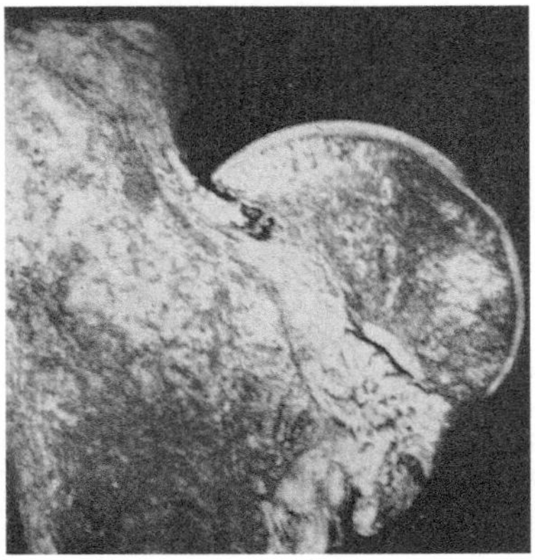

Abb. 59

Die Bestätigung für die Annahme, daß beim Fehlen funktioneller Druckbeanspruchung die Wirkung von Zug- und Scherspannung den Schenkelhalsschwund hervorruft und unterhält, sehe ich in einem Präparat von sekundärem Schenkelhalsschwund (Abb. 59) [15]. Von dem knöchernen Hals ist so gut wie nichts mehr erhalten. Das distale Bruchstück an der linea intertrochanterica, das proximale an der subkapitalen Begrenzungslinie. Beide sind

[15] Walter: Zur Pathologie und Histologie des Schenkelhalsbruches. Verh. d. Deutsch. orthop. Ges. 1932.

scheinbar durch interponiertes Bindegewebe miteinander verbunden. Das mikroskopische Bild zeigt jedoch, daß es sich nicht um interponiertes, sondern um straff organisiertes Bindegewebe handelt, das in Form eines breiten Haltebandes vom Trochanterteil zum Kopf führt (Abb. 60).

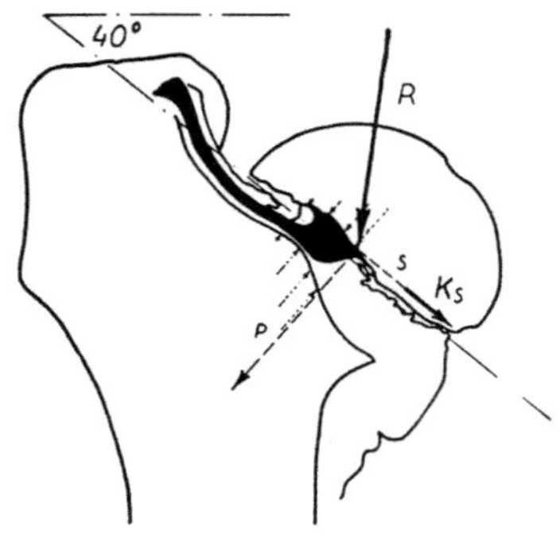

Abb. 60

Seine Entstehung kann nur so gedeutet werden, daß der Schenkelhals durch die verschiebende Kraft S in dieses, in der Zugrichtung organisierte, straffaserige, bindegewebige Band rückgebildet wurde (Abb. 61).

Daß die freie Scherkraft imstande ist, auch gesundes Knochengewebe abzubauen, dessen Querschnitt weit größer ist als der Querschnitt der Knochenbälkchen, beweist ein Fall, dessen Röntgenbilder mir FRÜND-Osnabrück zur Verfügung stellte. Die Reposition hatte zu einer recht günstigen Verhakelung des Kopffrag-

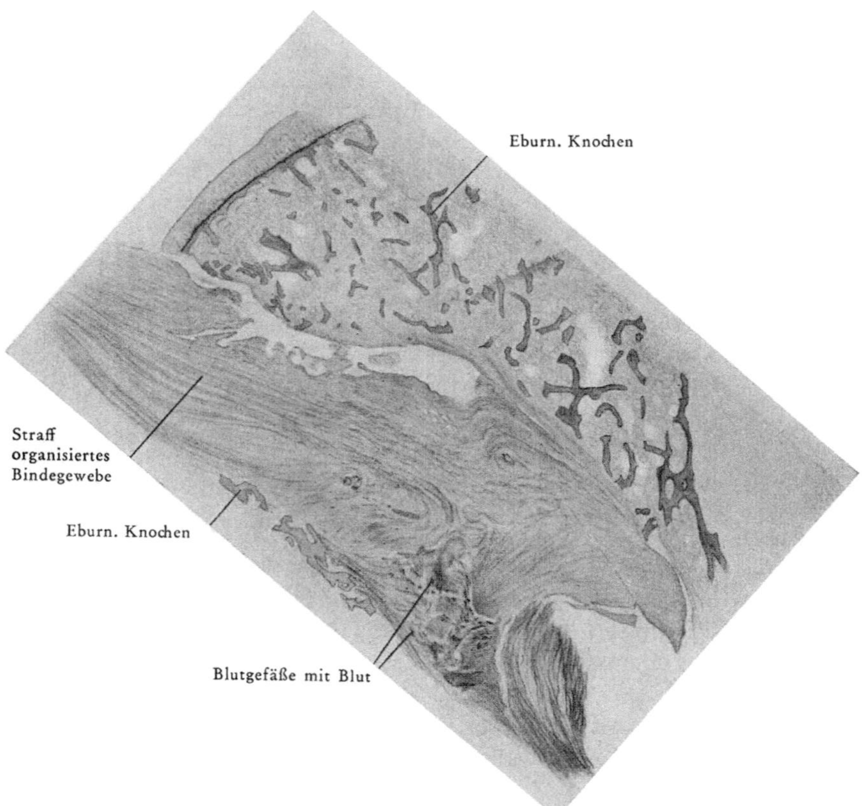

Abb. 61. Der Schenkelhals ist in ein breites, bindegewebiges Band verwandelt

mentes an der oberen Ecke des Halsfragmentes geführt (Abb. 62). Die Wirkung der freien Scherkraft war aber infolge des großen Neigungswinkels der Bruchebene so groß, daß das Knochengewebe nicht standhalten konnte. Es bildete sich in der Richtung der freien Scherkraft eine Abbauzone an der lateralen Ecke des Kopffragmentes, wodurch die Wirkung der Verhakelung illusorisch wurde. Das Kopffragment glitt, der freien Scherkraft folgend ab. Der abgetrennte Rest des Kopffragmentes verheilte dagegen knöchern an seiner Auflagerstelle mit dem Halsstumpf (Abb. 63, 64).

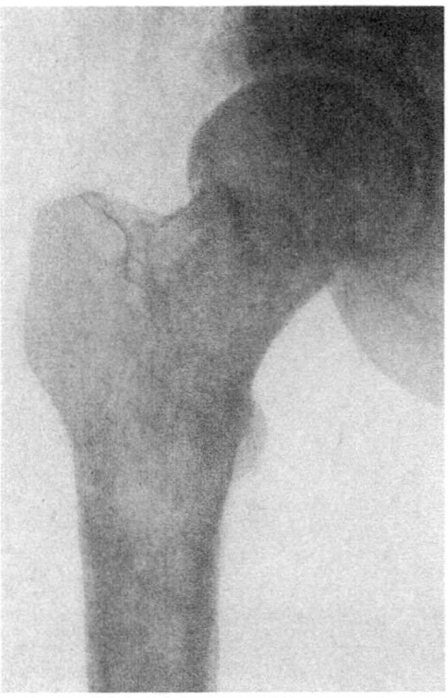

Abb. 62 (27. 6. 33)

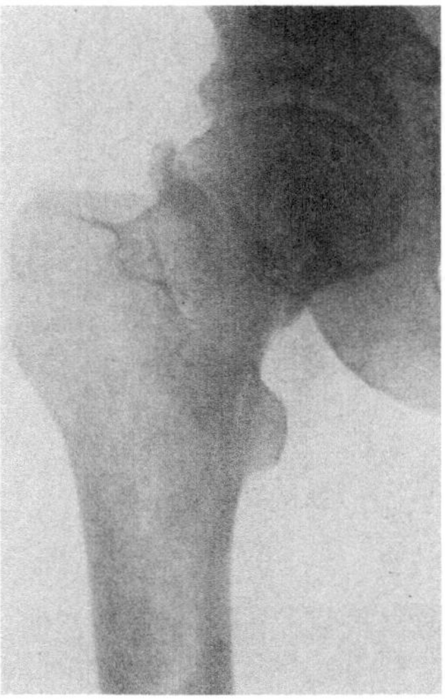

Abb. 63 (5. 10. 33)

Die mechanische Analyse des Falles (Abb. 65, 66) läßt erkennen, daß die freie Scherkraft ihre Wirkung dort entfaltete, wo die lineare Erweichungszone auftrat, daß andererseits die gelöste Ecke des Kopffragmentes dort knöchern anheilte, wo sie auf den Halsstumpf gepreßt wurde, ihre Auflagerstelle also unter wirksamer Druckspannung (D) stand. (Vgl. Abb. 127—129. Auch in diesem Falle trat unter der Wirkung von Druckspannung knöcherne Verheilung der Spitze des Kopffragmentes mit dem Trochanterfragment ein.)

Einen weiteren Beweis für meine Ansicht sehe ich darin, daß der sekundäre Schenkelhalsschwund häufig erst nach Beginn der Belastung auftritt und daß er sofort zum Stillstand gebracht werden kann

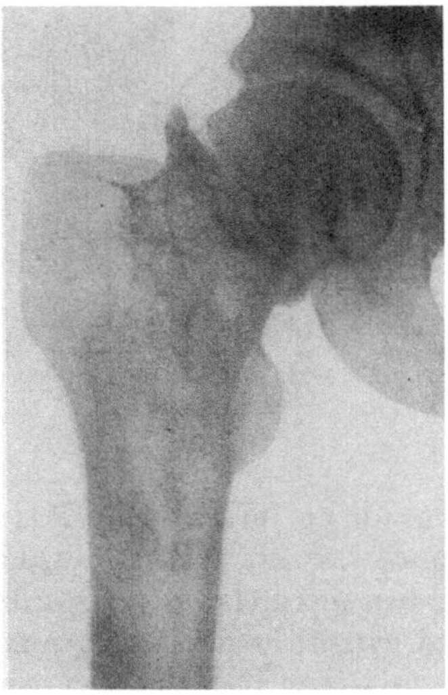

Abb. 64 (8. 1. 34)

und die Fraktur knöchern ausheilt, wenn an Stelle der freien Scherkraft funktionelle Druckkraft auf das Regenerat zur Auswirkung gebracht wird, wie aus den Abb. 67, 68 hervorgeht.

In mechanischer Hinsicht kann der Schenkelhalsschwund aber auch einmal eine erwünschte Erscheinung sein, und zwar in Fällen, in denen infolge einer

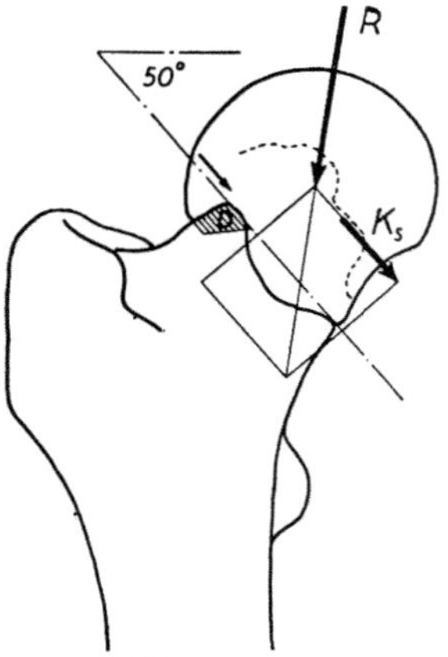

Abb. 65 (27. 6. 33)

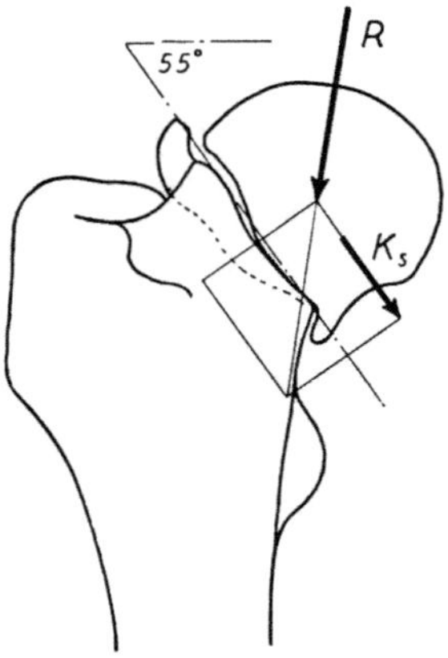

Abb. 66 (5. 10. 33)

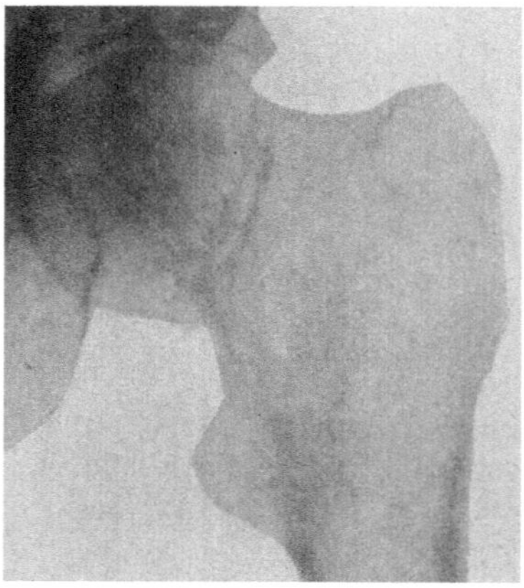

Abb. 67. 30. 8. 1933. 67jährige Frau. 3 Monate nach dem Unfall

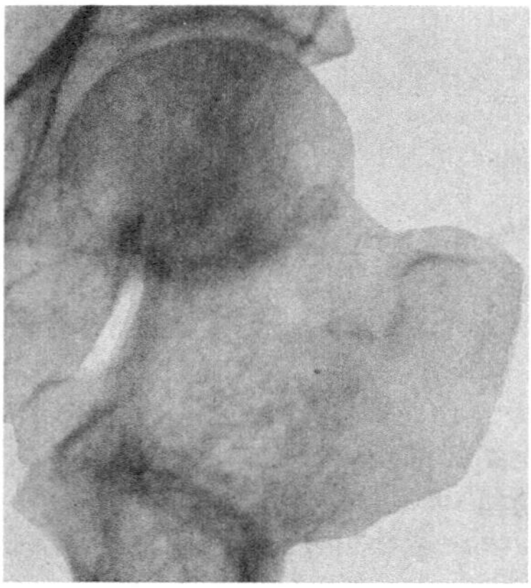

Abb. 68. 1. 12. 1933. 3 Monate nach der „Umlagerung"

hochgradigen Neigung der Bruchebene ein freies Kippmoment auf das Kopffragment wirkt. Nach völligem Schwund des Halses zeigt das Trochanterfragment meist eine Begrenzungsfläche, deren Lage etwa der linea intertrochanterica entspricht und somit eine Neigung von nahezu 50° gegen die Horizontale aufweist. Die Verkleinerung des Neigungswinkels, vor allem aber das Heranrücken des Schenkelkopfmittelpunktes an die Auflagerfläche des Kopffragmentes, das Trochanterfragment, hat zur Folge, daß die Druckbeanspruchung des Schenkelkopfes in einem beträchtlichen Abschnitt der Bruchfläche latente Druckspannung hervorruft. So kann also eine Fraktur 3. Grades durch den Schwund des Halses in eine Pseudarthrose umgewandelt werden, die in mechanischer Hinsicht die Eigenart einer Fraktur 2. Grades aufweist, wie aus den theoretischen Zeichnungen Abb. 69 und 70 hervorgeht, und die, falls latente Druckspannung in einem genügend großen Anteil der Bruchfläche vorhanden ist, durch eine für die frische Fraktur 2. Grades geeignete Behandlungsmethode (vor allem Nagelung) noch nachträglich zu knöcherner Heilung gebracht werden kann. Voraussetzung für die Wirkung der Therapie in diesen

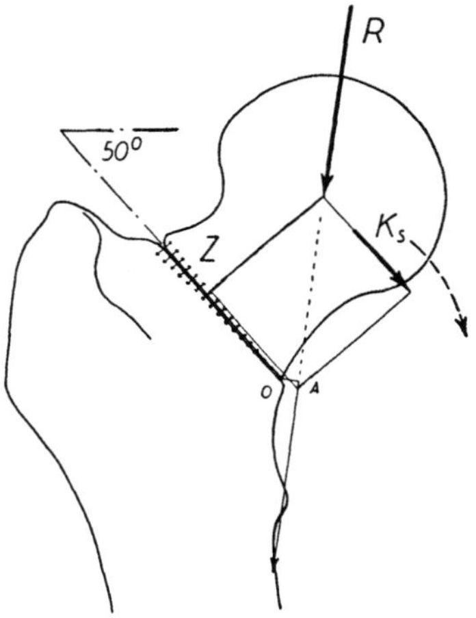

Abb. 69

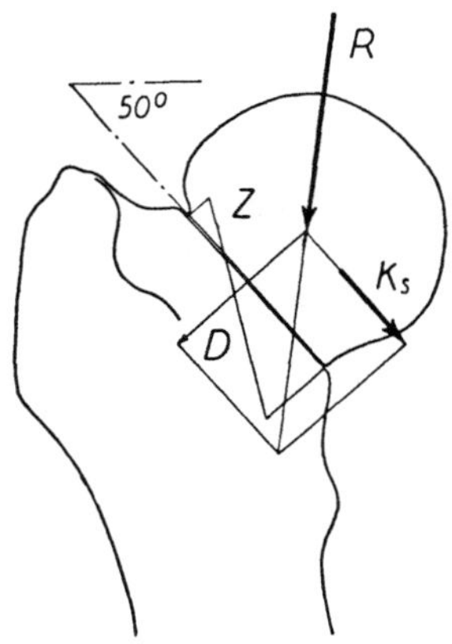

Abb. 70

Fällen ist jedoch, daß eine bindegewebige Pseudarthrose vorliegt und daß sich nicht inzwischen eine Nearthrose gebildet hat, also Knorpelgewebe die Bruchflächen überzieht (vgl. S. 102 u. Abb. 147—150).

Die Einkeilung der Fragmente

Die Einkeilung der Fragmente, die an und für sich günstige Vorbedingungen für die Frakturheilung schafft, bietet beim Schenkelhalsbruch keine Gewähr für knöcherne Heilung. Klinische Beobachtungen bestätigen, daß die Einkeilung weder beim medialen noch beim lateralen Schenkelhalsbruch die Heilung eindeutig in günstigem Sinne beeinflußt und daß sie sich in einem gewissen Prozentsatz der Fälle früher oder später löst und Pseudarthrosenbildung eintritt; eine Erfahrungstatsache, die zunächst rätselhaft erscheint. Erst die Erkenntnis, daß mechanische Kräfte den Heilungsvorgang des Schenkelhalsbruches entscheidend beeinflussen, daß vor allem ihre Wirkung bei verschiedenen Schenkelhalsbrüchen eine diametral entgegengesetzte ist, bringt die Erklärung dafür, daß die Einkeilung beim Schenkelhalsbruch die knöcherne Heilung nicht in jedem Falle wirksam unterstützen kann.

Es ist jetzt ohne weiteres zu verstehen, daß ein eingekeilter Bruch 1. Grades knöchern heilen muß, weil die Bruchflächen unter der Wirkung reinen funktionellen Druckes stehen und keine verschiebenden Kräfte auftreten, welche die Einkeilung oder die knöcherne Regeneratbildung gefährden könnten.

Ebenso verständlich ist, daß es bei Frakturen 3. Grades trotz der Einkeilung im allgemeinen zur Pseudarthrosenbildung kommen muß, weil die Verhakelung der Bruchflächen nicht standhalten kann, wenn die mechanische Beanspruchung die Fragmente mit großer Kraft gegeneinander zu verschieben und auseinanderzuziehen trachtet. Die schädigende Beanspruchung in Form von Scher- und Zugspannung muß deshalb bei Frakturen 3. Grades zum Abbau des Knochengewebes an den zerklüfteten und verhakten Frakturflächen und damit zur Lösung der Einkeilung führen in ähnlicher Weise, wie die gleichen Kräfte den sekundären Schenkelhalsschwund einleiten und unterhalten können.

Lediglich bei Frakturen 2. Grades kann die Einkeilung unter Umständen einen entscheidenden Einfluß auf den Heilungsverlauf gewinnen, weil sie der verschiebenden Teilkraft S bis zu einem gewissen Grade Widerstand leisten und hierdurch die Größe der auf das Regenerat wirkenden freien Scherkraft reduzieren kann [16].

Die Endformen des Schenkelhalsbruches

Die wechselvollen und bisher nicht recht verständlichen Endzustände des Schenkelhalsbruches, für die ebenfalls nicht allein die Eigenart der anatomischen Verhältnisse verantwortlich gemacht werden kann, finden in der Analyse der im einzelnen Falle wirksamen Kräfte eine zwanglose Erklärung.

Übersteigt die Größe der freien Scherkraft die Widerstandsfähigkeit des Knochenregenerates, wird also das Regenerat in typischer Weise rückgebildet, so muß das Kopffragment langsam oder schneller der freien Scherkraft folgen und nach abwärts gleiten. Findet es auf seinem Wege keinen festen Stützpunkt, so wird die Abwärtsbewegung so weit fortschreiten und seine bindegewebige Verbindung mit dem Trochanterfragment so weit gedehnt werden, bis der Trochanter major einen gewissen Halt an der seitlichen Beckenwand findet oder die weitere Verschiebung durch maximale Spannung der Weichteile aufgehoben wird. Da dieser Halt kein fester ist, vorausgesetzt, daß es nicht zu einer neuen Pfannenbildung am Becken kommt, so muß sich infolge der elastischen Stütze des Trochanter major die Druckdifferenz, welche durch den Wechsel des Standbeines beim Gehen hervorgerufen wird, in einer Lockerung

---

[16] Die Einkeilung hat eine Vergrößerung des Reibungskoeffizienten μ zur Folge; hierdurch wird die Differenz $S - P \cdot \mu = K_S$ kleiner.

der Fragmente auswirken und regelrechte Scherbewegung herbeiführen, welche durch Reibung und Abschleifen der Bruchflächen zu echter Nearthrosenbildung führt.

Zwischen den beiden extremen Endstadien, der knöchernen Verheilung auf der einen Seite und der beweglichen Nearthrose auf der anderen Seite, gibt es Zwischenstadien, die ebenfalls endgültigen Charakter haben können und die durch eine mehr oder weniger feste bindegewebige Verbindung der Fragmente gekennzeichnet sind. Sie entstehen, wenn das Kopffragment auf seinem Wege nach abwärts einen festen Halt findet, wenn also die freie Scherkraft durch eine *„zusätzliche Stütze"* aufgehoben wird. Die Abstützung kommt meist dadurch zustande, daß sich die untere Ecke des Kopffragmentes, die in der Mehrzahl der Fälle durch den Rest des Adambogens gebildet wird, in das Halsfragment bzw. in die Gegend des Trochanter minor eingräbt und hier gegen Verschiebung nach abwärts festen Halt findet. Die Verankerung an dieser Stelle erfolgt leicht, weil der Druck am stärksten auf den unteren Teil des Kopffragmentes

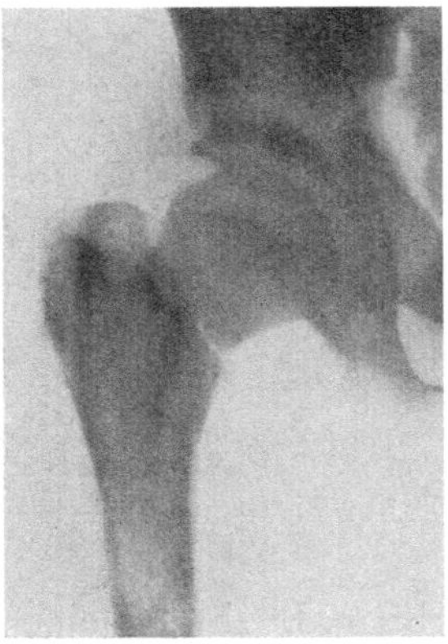

a 18. 7. 28

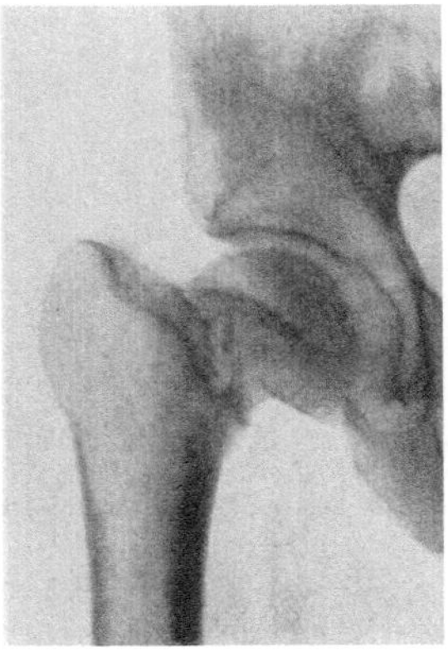

b 17. 5. 29

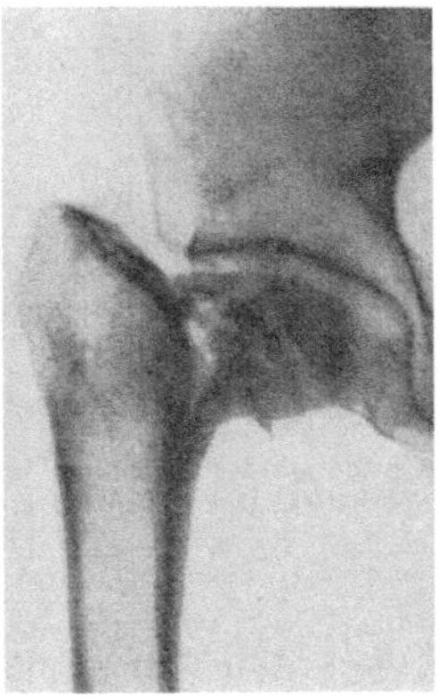

c 20. 1. 31

Abb. 71 a—c. Das Kopffragment ist unter der Wirkung der freien Scherkraft allmählich so weit nach abwärts geglitten, bis seine untere Ecke in Höhe des Trochanter minor ein festes Auflager gefunden hat

wirkt und ihn hierdurch gegen die mediale Halsseite drängt. Die Wirkung der freien Scherkraft wird durch das feste Auflager im Bereich des Trochanter minor aufgehoben, so daß das Abgleiten des Kopffragmentes zum Stillstand kommt (Abb. 71, 72).

Mit der Eliminierung der freien Scherkraft ist jedoch in diesen Fällen die knöcherne Heilung nicht gewährleistet, weil hierdurch die mechanische Beanspruchung des Regenerates nicht in jedem Falle in günstigem Sinne geändert wird. Durch die veränderte mechanische Konstellation der Fraktur (freies Kippmoment) wird jetzt Zugspannung auf das Regenerat frei, welche die Bildung von straffem, in der Zugrichtung organisiertem Bindegewebe, also einer Pseudarthrose zur Folge hat (Abb. 72, 75, 76).

Die laterale untere Ecke des Kopffragmentes (Abb. 73) hat in der Gegend des Trochanter minor bei O ein Auflager gefunden, wodurch eine weitere Verschiebung des Kopffragmentes nach abwärts unterbunden ist. Die Richtung

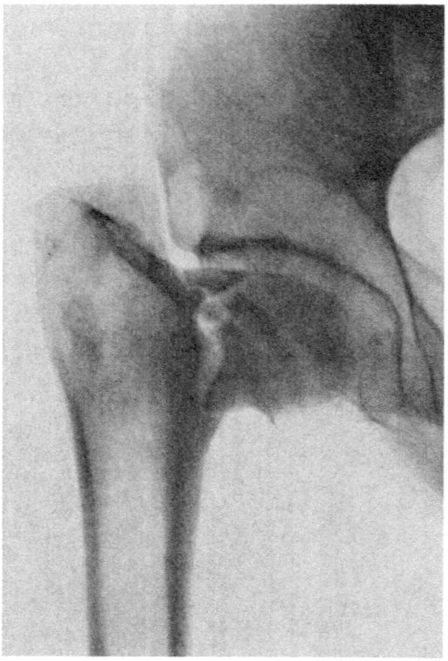

Abb. 72

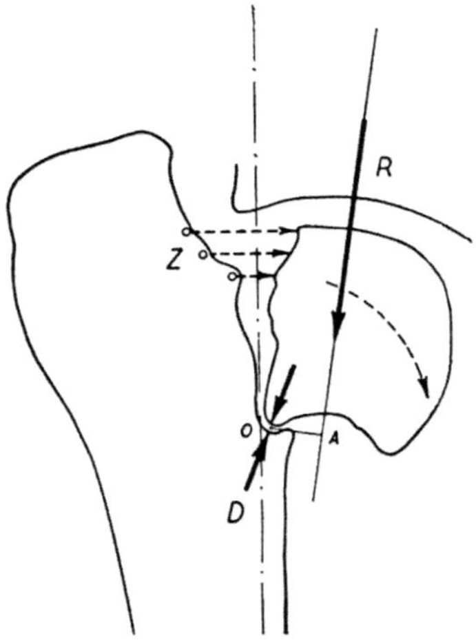

Abb. 73

Durch die „zusätzliche Stütze" des Kopffragmentes in der Gegend des Trochanter minor wird die freie Scherkraft ausgeschaltet. Das Regenerat steht infolge der Wirkung des freien Kippmomentes ($R \cdot OA$) unter Zugspannung, unter deren Wirkung die Pseudarthrose fortbesteht

der auf den Schenkelkopf wirkenden Druckkraft R trifft nicht die Auflagerstelle, sondern verläuft medial neben ihr. Hierdurch wird ein freies Kippmoment hervorgerufen, welches das Kopffragment im Sinne des Uhrzeigers zu drehen strebt (Abb. 74). Die Bruchflächen wollen auseinanderweichen, wodurch Zugkraft auf das Regenerat wirksam wird. Die Folge ist, daß in der Zugrichtung straff organisiertes Bindegewebe zur Ausbildung kommen muß, und da Zugspannung nicht nur *Bildungsreiz*, sondern gleichzeitig auch *Erhaltungsreiz* für das Bindegewebe ist, so kann dieser Zustand ein Endzustand bleiben. Auch die Auflagerstelle O kann, trotzdem auf sie funktioneller Druck wirkt, nicht konsolidieren, weil die elastische bindegewebige Verbindung der Bruchflächen beim Wechsel der Belastung federt. Hierdurch wird ein periodisches Kippen des Kopffragmentes bedingt und an dieser Auflagerstelle Scherbewegung unter hohem Druck hervorgerufen, die das zwischenliegende Gewebe zerreibt.

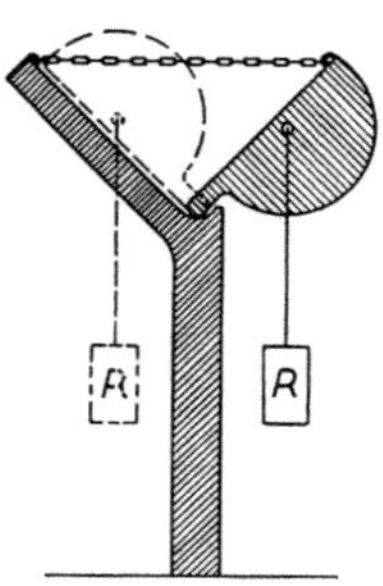

Abb. 74. Schematische Zeichnung, welche erkennen läßt, daß durch die Wirkung des freien Kippmomentes das Regenerat (Kette) auf Zug beansprucht wird (s. auch Abb. 145)

Auch eine zweite Art der „zusätzlichen Stütze“ wird hin und wieder beobachtet, deren Wirkung entgegengesetzt ist und Aufschluß über die bisher nicht recht verständliche Erscheinung gibt, daß eine Pseudarthrose noch spät

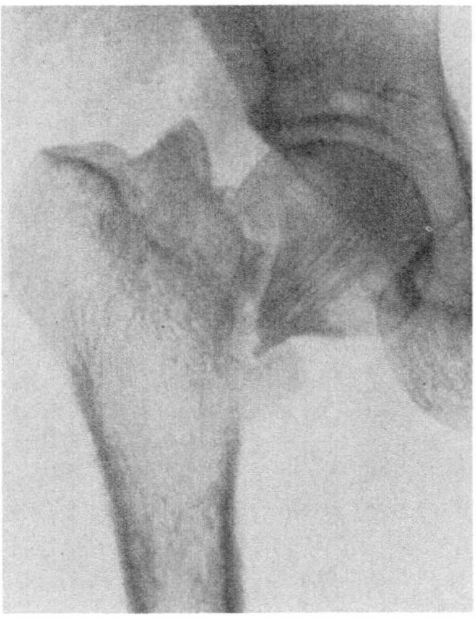

Abb. 75. 27. 3. 28. „Zusätzliche Stütze“ des Kopffragmentes in Höhe des Trochanter minor

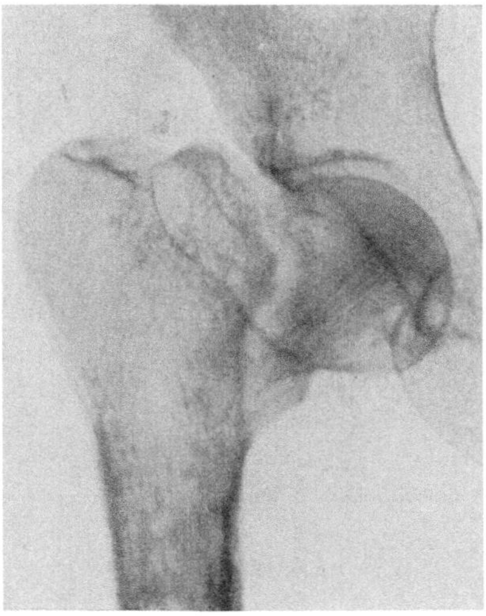

Abb. 76. 21. 6. 28. Unter der Wirkung von Zugspannung ist eine Verbreiterung der Aufhellungszone und eine Auflockerung der Fragmentendflächen eingetreten

ohne therapeutische Maßnahmen knöchern heilen kann. Sie kommt dann zustande, wenn der Trochanter major nach Schwund des Schenkelhalses am Pfannendach einen festen Halt findet (Abb. 81). Hierdurch wird ebenfalls eine veränderte mechanische Konstellation der Fraktur geschaffen, insofern als die Trochanter major-Spitze ein Hypomochlion R für das Becken bildet, um welches es sich im Sinne des Uhrzeigers zu drehen strebt. Infolgedessen wird das Kopffragment gegen seine Unterlage gepreßt und an Stelle von freier Scherkraft kommt jetzt reiner funktioneller Druck auf das zwischenliegende Gewebe zur Auswirkung; eine Art Nußknackerwirkung, wodurch knöcherne Heilung zustandekommt (Abb. 77).

Auf den Röntgenbildern (Abb. 78—80) kann der Erfolg der veränderten mechanischen Beanspruchung verfolgt werden. Solange freie Scherkraft wirkt, wird der Schenkelhals fortschreitend resorbiert. Nachdem der obere Pfannenrand auf der Trochanter major-Spitze ein Auflager gefunden hat, beginnt die knöcherne Heilung. In dieser Hinsicht kann der Schenkelhalsschwund ausnahmsweise eine günstige Vorbedingung für die knöcherne Heilung schaffen.

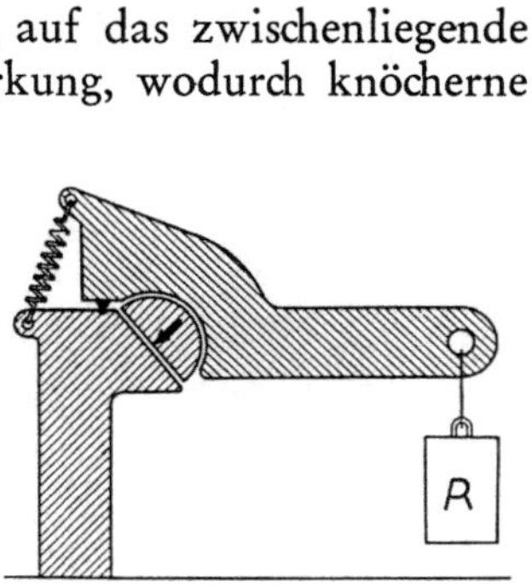

Abb. 77. Schematische Zeichnung, aus welcher die Beanspruchung des Regenerates bei „zusätzlicher Stütze“ am Pfannendach hervorgeht

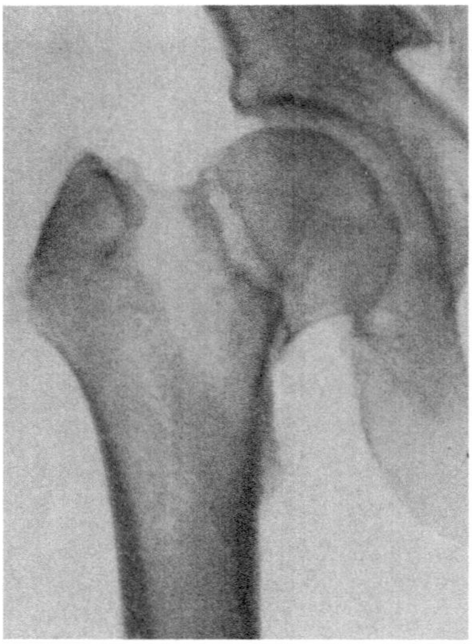
Abb. 78. (23. 6. 31)

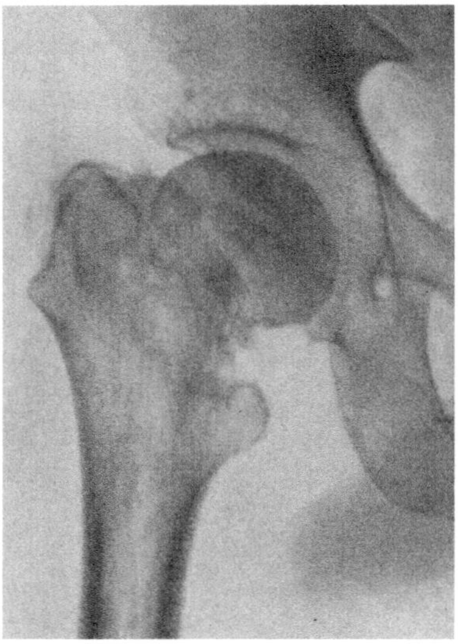
Abb. 79. (7. 4. 32)

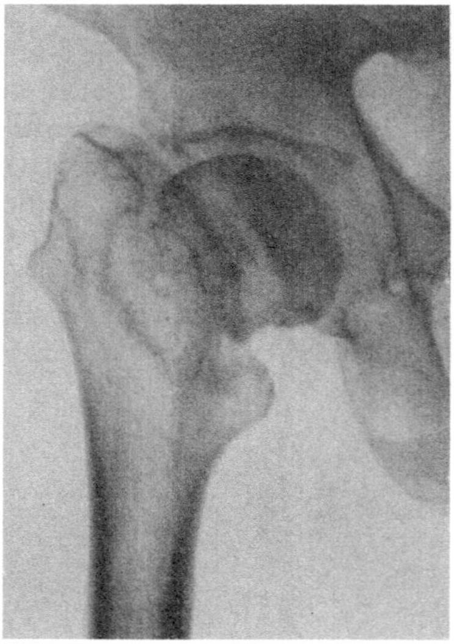
Abb. 80. (17. 9. 34)

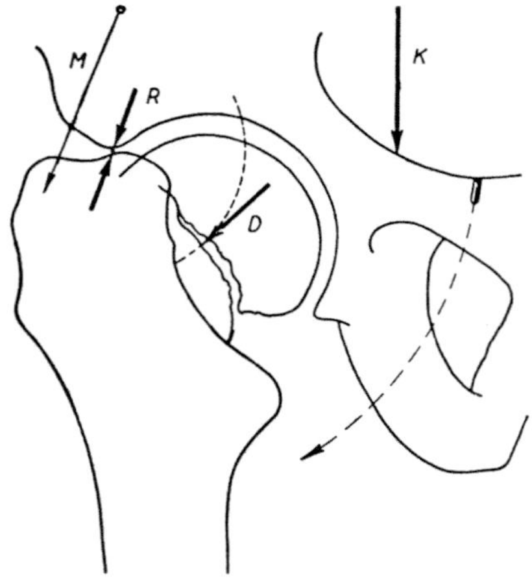

Abb. 81

Abb. 78—81. Die Unterstützung des Beckens durch den Trochanter major am Pfannendach bewirkt, daß an Stelle der freien Scherkraft funktionelle Druckkraft auf das Regenerat zur Auswirkung kommt, welche knöcherne Heilung herbeiführt

Bestätigung der gesetzmäßigen Wirkung mechanischer Kräfte auf den Heilungsvorgang des Schenkelhalsbruches durch die Wirkungsweise verschiedener Heilmethoden

Die Extensionsbehandlung

Die theoretischen Überlegungen finden eine weitere Bestätigung in der Wirkungsweise der bekannten Behandlungsmethoden. Unter ihnen gibt nach Ansicht der meisten Autoren und nach den Statistiken die Extensionsbehandlung die ungünstigsten Resultate. Analysiert man ihre Wirkungsweise unter den im Vorhergehenden gegebenen Gesichtspunkten, so kommt man zu der Erkenntnis, daß sie im allgemeinen gar nicht in der Lage sein kann, beim Schenkelhalsbruch die Bildung eines knöchernen Regenerates zu fördern.

Die mechanische Beanspruchung des Schenkelhalsbruches wird im Liegen durch die Spannung der Muskulatur hervorgerufen, welche vom Becken zum Femur und der Tibia verläuft und in Verbindung mit dem Iliopsoas in erster Linie eine längsverschiebende Wirkung auf den Femurschaft ausübt, so daß schon bei Eintritt der Fraktur das Trochanterfragment mit großer Kraft am Kopffragment vorbei nach oben gezogen wird. Durch die Extension wird die Muskulatur, die den Femurschaft nach oben zu verschieben trachtet, zwar gedehnt, aber ihr wechselnder Tonus wird nicht beseitigt. Das Wesen ihrer Wirkung besteht darin, daß sie der Spannung der Muskulatur, also der Muskelkraft, welche das periphere Fragment mit großer Energie nach oben zu verschieben trachtet, in dem Gewichtszug eine Kraft entgegenstellt, welche den Femurschaft in umgekehrter Richtung, also nach unten, verschieben will. Es ist nicht denkbar, daß diese beiden Kräfte sich absolut das Gleichgewicht halten und eine spannungsfreie Ruhigstellung der Fragmente gewährleisten können; vor allem nicht, weil der Extensionszug eine konstante Größe, die Muskulatur dagegen einen variablen Tonus aufweist, der durch die Extension nicht beseitigt wird, weil die steigende Zugbeanspruchung für den Muskel eine Steigerung seiner Aktivierung auf reflektorischem Wege bedeutet und nicht die Wiederherstellung seines durch die Fraktur gestörten Gleichgewichtes. Ein Überschuß an Kraft nach der einen oder anderen Seite muß deshalb bei größerer Schräglage der Bruchebene Scher- und Zugbeanspruchung des Regenerates von wechselnder Größe hervorrufen. Die günstige Wirkung der Extensionsbehandlung bei anderen Frakturen beruht gerade darauf, daß sie durch die wechselnde Spannung der Muskulatur die Fragmente evtl. erst unter dem Schutz des periostalen Kallus (Abb. 9 b), mit wechselnder Kraft gegeneinanderpreßt und auf diese Weise dem Regenerat funktionelle Druckbeanspruchung vermittelt. Umgekehrt wirkt sich die Extension beim Schenkelhalsbruch aus. Infolge der Schräglage der Bruchfläche und weil beim Schenkelhalsbruch die periostale Kallusmuffe fehlt, welche die Beanspruchung im günstigen Sinne ändern könnte, äußert sich die wechselnde Spannung der Muskulatur auf das werdende Knochenregenerat in Form von schädigender Scher- und Zugbeanspruchung, die um so größer ist, je größer der Neigungswinkel der Bruchebene ist. Da im Liegen die Muskulatur allein ohne das Körpergewicht wirkt, da die

Gesamtspannung der Muskulatur durch die Extension erniedrigt wird, so ist wohl die Kraftentfaltung und ihr schädigender Anteil wesentlich kleiner als beim Gehen.

Die Extensionsbehandlung ruft also im Bruchspalt Spannungen hervor, und sie kann nur dann heilend wirken, wenn sie infolge geringer Neigung der Bruchebene reine Druckspannung im Regenerat erzeugt; sie muß in der Mehrzahl der Fälle versagen, weil meistens die Bruchebene so stark geneigt ist, daß ihre Wirkung Scher- und Zugspannung im Regenerat hervorruft.

Hieraus geht hervor, daß die Extensionsbehandlung theoretisch eine ungeeignete Behandlungsmethode ist, daß sie andererseits aber doch in einem gewissen Prozentsatz der Fälle knöcherne Heilung herbeiführen muß, und zwar in den Fällen, in denen die Bruchebene einen kleinen Neigungswinkel aufweist und das Regenerat durch die Wirkung der Extension unter wirksamer Druckspannung steht; mit anderen Worten in den Fällen, die auch wohl ohne Streckverband geheilt wären. Auf die Möglichkeit einer Stellungsänderung der Fragmente in günstigem Sinne, die durch die Extension unter gewissen Voraussetzungen erreicht werden kann (SERRA) [17], soll an dieser Stelle nicht näher eingegangen werden.

Die Whitman-Methode

Die Whitman-Behandlung bedeutet fraglos einen Fortschritt in der Therapie des Schenkelhalsbruches. Auch diese Tatsache findet in der mechanischen Analyse dieser Behandlungsmethode ihre Bestätigung. Nach der Behandlungsvorschrift WHITMANS werden zunächst durch starken Zug in der Längsachse des Beines und Einwärtsrotation die Bruchflächen gegenübergestellt. Dann erst wird das Bein soweit abduziert, bis sich der Trochanter major gegen die Beckenwand stemmt, wobei ein Assistent einen Druck von oben her gegen den Trochanter ausübt [18].

Die Whitman-Behandlung schafft also einmal durch die exakte Adaptierung der Bruchflächen und ihren festen Schluß eine möglichst breite Basis für die Entwicklung des medullären Kallus; zweitens wird durch das Anstemmen des Trochanter major gegen die seitliche Beckenwand eine feste Strebe, der Femurschaft, zwischen den Ursprung und den Ansatz der verschiebend wirkenden Muskulatur gebracht (Abb. 82 und 83). Hierdurch kann sich die Spannung der Muskulatur nicht mehr in einer Verschiebung der Fragmente auswirken und ihr wechselnder Tonus keine Scherspannung im Regenerat hervorrufen. Durch die Ausschaltung der Scherkraft wird die latente Druckspannung zum größten Teil aktiviert; außerdem werden die Fragmente durch die Spannung der unteren Kapselhälfte gegeneinandergepreßt, so daß neben einer Ruhigstellung der Fragmente eine gewisse Druckbeanspruchung des Regenerates erreicht wird. Das Regenerat hat Zeit, sich in Ruhe zu bilden und es kann infolgedessen,

---

[17] SERRA: Zur Behandlung der Schenkelhalsfraktur durch Längszug in Adduktionsstellung. Der Chirurg, H. 5, 1933.

[18] WHITMAN: Ein weiterer Beitrag zur Abduktionsbehandlung der Schenkelhalsfraktur. Zeitschr. f. orthop. Chir. Bd. 24, 109. — WHITMAN: The Abduction treatment. The Lancet, 1931.

wenn die Behandlung lange genug durchgeführt wird, zur Entwicklung eines umfangreichen und kräftigen Markkallus kommen. Deshalb finden wir gerade bei der Whitman-Behandlung in vielen Fällen zunächst Heilung.

Die Entscheidung über den Dauererfolg bringt jedoch erst die Belastung beim Stehen und Gehen, wenn also eine durch die Neigung der Bruchebene bedingte, mehr oder weniger hohe Scher- und Zugkraft in voller Größe auf das junge und noch wenig widerstandsfähige Knochenregenerat zur Auswirkung kommt. Infolgdessen sieht man relativ häufig nach Beginn der Belastung das Auftreten einer Aufhellungszone und den allmählichen Übergang in Pseudarthrose. Trotz des anfänglichen guten Resultates ist doch in einer relativ hohen Zahl der Fälle das Endresultat unbefriedigend (Abb. 50, 51).

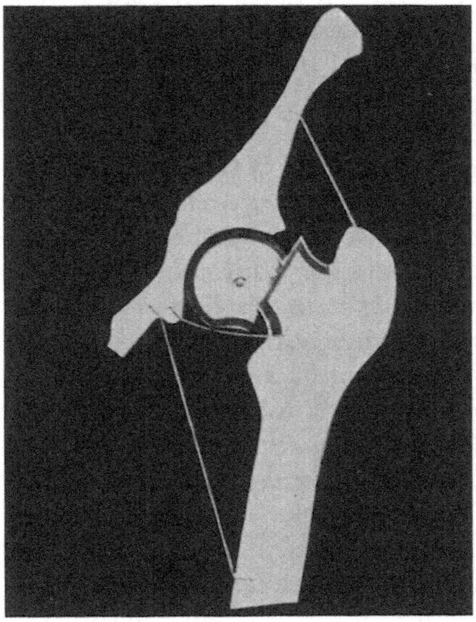

Abb. 82

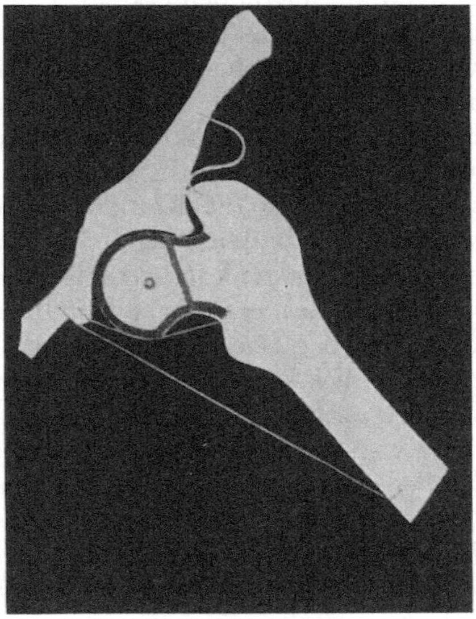

Abb. 83

Modell, welches die mechanische Wirkung der Whitman-Behandlung erkennen läßt

Gerade die Erfahrungen mit der Whitman-Behandlung, die fraglos durchaus geeignet ist, zunächst eine optimale Entwicklung des Regenerates zu gewährleisten, sprechen dafür, daß auch ein optimal entwickeltes junges Regenerat nicht in der Lage ist, hohe Grade von Scher- und Zugspannung auf die Dauer zu ertragen.

Die Verschraubung oder Nagelung der Fragmente

In den letzten Jahren mehren sich die Veröffentlichungen, die über ausgezeichnete Heilergebnisse durch Nagelung oder Verschraubung der Fragmente berichten (Henschen, Hillebrand, Hotz, Johansson) [19]. Andererseits geben

[19] Hillebrand: Beitrag zur Behandlung der Schenkelhalsfraktur: Femoropelvine Verschraubung nach Hotz. Bruns Beitr. z. klin. Chir. Bd. 157, 1933. — Hotz: Schraubung der Schenkelhalsfrakturen. Schweiz. med. Wochenschr. 1925, Nr. 22. — Johansson: Operative Behandlung von Schenkelhalsfrakturen. Leipzig 1934, Thieme.

Chirurgen, die mit dieser Behandlungsmethode größere Erfahrungen gesammelt haben, offen oder versteckt zu, daß auch die Nagelung und Verschraubung in einem gewissen Prozentsatz der Fälle versagt. Auch die uneinheitliche Wirkung dieser Methode ist keine rein zufällige. *Sowohl die ausgezeichneten Erfolge, als auch die bisher nicht recht verständlichen Versager sind eine gesetzmäßige Erscheinung.* Sie sind eine Bestätigung für die theoretischen Überlegungen und ein augenfälliger Beweis dafür, daß von mechanischen Reizen ausschließlich wirksame Druckspannung einen fördernden Einfluß auf die knöcherne Regeneratbildung beim Schenkelhalsbruch ausübt.

Ein Vergleich der Nagelung oder Verschraubung mit der vorgenannten Whitman-Methode läßt zunächst eine gewisse Analogie in der Wirkung beider Behandlungsmethoden erkennen. Wie bei der letzteren durch den Femurschaft, der als feste Strebe zwischen Ursprung und Ansatz der Muskulatur gestellt wird, die verschiebende Wirkung der Muskulatur auf das periphere Fragment aufgehoben wird, so sichert auch der Nagel die Bruchflächen gegen Verschiebung, so daß die Muskulatur im Liegen ihre schädigende Wirkung nicht mehr auf das Regenerat entfalten kann. Da durch regelrechte Nagelung oder Verschraubung auch die Bruchflächen in innigen Kontakt miteinander gebracht werden, so schaffen Nagel und Schraube zunächst ähnlich günstige Vorbedingungen für die knöcherne Regeneratbildung, wie die Whitman-Methode.

Auf der anderen Seite besteht aber von vorneherein ein bemerkenswerter Unterschied zwischen dieser und den vorgenannten Behandlungsmethoden, weil die Wirkung des Nagels oder der Schraube nicht zeitlich begrenzt ist, sondern auch bei aufrechter Körperhaltung fortbesteht, während die Wirkung der Extensionsbehandlung und Whitman-Behandlung nach Abnahme des Verbandes erschöpft ist und das weitere Schicksal des Schenkelhalsbruches allein davon abhängt, ob inzwischen die Bildung eines genügend widerstandsfähigen Knochenregenerates erreicht wurde, das der jetzt steigenden Beanspruchung bei aufrechter Körperhaltung gewachsen ist. Und gerade bei aufrechter Körperhaltung entfalten Nagel und Schraube ihre spezifische Wirkung; nicht etwa in der Weise, daß sie allein die endgültige Festigung der Fraktur gewährleisten könnten, wie vielfach angenommen wird. Nagel und Schraube sind nicht imstande, auf die Dauer allein die Stellung der Fragmente und die Tragfähigkeit des coxalen Femurendes zu garantieren, wie z. B. ein Nagel oder eine Schraube zwei Holzwürfel haltbar und fest miteinander verbindet; denn einerseits steht das Kopffragment unter dem Einfluß stoßweise wirkender Beanspruchung, die es beim Gehen mit großer Kraft gegen seine Unterlage und den Nagel zu verschieben und zu verdrehen trachtet, andererseits ist die Verbindung des Nagels mit dem Knochen keine unverrückbar feste, da weder die ihn umfassende Spongiosa noch der Nagel selbst absolut starr sind.

Die Wirkung des Nagels auf den Heilungsverlauf des Schenkelhalsbruches, und zwar seine spezifische Wirkung, beruht darauf, daß er gerade bei aufrechter Körperhaltung unter Wahrung der Fragmentlage die im einzelnen Falle gegebene mechanische Beanspruchung der Fraktur im günstigen Sinne ändert, indem er die Wirkung schädigender mechanischer Reize ausschaltet und dem Regenerat funktionelle Druckbeanspruchung vermittelt, welche die knöcherne Kallusbildung in hervorragender Weise fördert.

Der therapeutische Wert der Nagelung und Verschraubung sowie ihre spezifische Wirkung im einzelnen Falle tritt klar zutage, wenn man ihre Wirkung bei verschiedenen Frakturen verfolgt. Hierbei ist zu berücksichtigen, daß Nagel und Schraube selbst nur eine begrenzte Widerstandsfähigkeit mechanischer Beanspruchung gegenüber aufweisen. Beide sind eine gegebene technische Vorrichtung, um Scherbeanspruchung aufzunehmen und Scherspannung zwischen zwei Flächen auszuschalten; beide können aber nur ein geringes Maß von Biegungsbeanspruchung ertragen, ohne eine Verbiegung zu erleiden und nur eine unbedeutende Festigkeit gegen Zugbeanspruchung vermitteln. Sie sind deshalb keine geeignete Vorrichtung, um das Auseinanderweichen von Fragmenten zu verhindern, die unter Biegungs- und Zugbeanspruchung stehen. Ein einfacher Versuch illustriert diese Tatsache. Wenn man zwei Bretter aufeinanderlegt und durch einen dünnen Nagel miteinander verbindet, so lassen sie sich auch mit großer Kraft nicht mehr gegeneinander verschieben. Sie können dagegen mit Leichtigkeit auseinandergezogen werden, wobei sich der Nagel verkrümmt und aus der Unterlage herausgleitet. Selbstverständlich ist die Widerstandsfähigkeit des Nagels gegen Verbiegung und sein Halt in den Fragmentenden um so besser, je größer oder je geeigneter sein Querschnitt ist. In dieser Hinsicht ist der von SMITH-PETERSEN [20] angegebene Dreikantnagel besonders leistungsfähig.

Die Wirkung des Nagels auf die mechanische Beanspruchung des Regenerates soll jetzt unter Berücksichtigung seiner technischen Leistungsfähigkeit näher definiert werden, und zwar durch die Analyse seiner Aufgabe und seines Einflusses auf die mechanische Beanspruchung des Regenerates bei den oben näher bezeichneten Frakturtypen.

Bei den Frakturen 1. Grades steht die Bruchfläche in ganzer Ausdehnung unter wirksamer Druckspannung. Die wirksamen Kräfte pressen die Fragmente gegeneinander und es treten keine schädigenden Kräfte auf, welche die knöcherne Regeneratbildung oder die Stellung der Fragmente gefährden. *Der Nagel hat infolgedessen bei Frakturen 1. Grades keine spezifische Aufgabe zu erfüllen,* weil allein schon die mechanische Konstellation der Fraktur zur Folge hat, daß funktioneller Druck auf das Regenerat in ganzer Ausdehnung zur Auswirkung kommt. Dies gilt namentlich für die sogenannte Abduktionsfraktur, bei welcher meist noch durch Einkeilung der erforderliche Schluß der Bruchenden und genügende Festigkeit gegen zufällige äußere Gewalteinwirkung gewährleistet ist. Bei den nicht eingekeilten Frakturen 1. Grades, bei welchen die regelrechte Stellung der Fragmente evtl. erst durch Reposition erreicht wurde, hat der Nagel lediglich eine unspezifische Aufgabe zu erfüllen, die darin besteht, daß er bei ungenügendem Schluß die Bruchflächen in festen Kontakt miteinander bringt und die Stellung der Fragmente sichert. Klinische Erfahrungen beweisen denn auch, daß die Frakturen 1. Grades ohne Nagelung, ja selbst ohne jede Behandlung heilen können (Abb. 37—45).

Bei Frakturen 2. Grades ist die knöcherne Regeneratbildung durch die Wirkung der freien Scherkraft gefährdet oder unterbunden. Die Wirkung der

[20] SMITH-PETERSEN, CAVE and VANGORDER: Intracapsular fractures of the neck of the femur. Arch. of Surg. Vol. 23, 1931.

anpressenden Teilkraft P hat auf die Regeneratbildung keinen Einfluß, weil die in einem Teil der Bruchfläche durch sie hervorgerufene Druckspannung unwirksam, d. h. latent ist, wie oben näher ausgeführt wurde. Nagel und Schraube haben deshalb bei Frakturen 2. Grades die Aufgabe, dem Regenerat wirksame Druckspannung zu vermitteln. Sie tun dies, indem sie die Wirkung der verschiebenden Teilkraft S, welche die freie Scherkraft hervorruft, ausschalten. Hierdurch kann die anpressende Teilkraft P ihre Wirkung auf das Regenerat frei entfalten mit dem Erfolg, daß die bisher *latente* Druckspannung auf das Regenerat frei zur Auswirkung kommt. *Nagel und Schraube entfalten also bei der Fraktur 2. Grades eine spezifische Wirkung, indem sie in die gegebene Beanspruchung des Regenerates wirksam eingreifen und sie entscheidend ändern.* Sie können diese Wirkung ausüben, weil sie, wie schon hervorgehoben, eine technische Vorrichtung sind, welche Scherbeanspruchung aufnehmen und Scherspannung zwischen zwei Flächen ausschalten kann.

Wenn nun funktionelle Druckbeanspruchung die knöcherne Regeneratbildung hervorruft (ROUX), so muß die knöcherne Kallusbildung zunächst und vor allem in dem Abschnitt des Frakturspaltes erfolgen, der unter wirksamer Druckspannung steht. *Da bei Frakturen 2. Grades fast ausnahmslos der untere Abschnitt des Bruchspaltes schon vor der Nagelung unter latenter Druckspannung stand, so muß folgerichtig unter der Wirkung des Nagels, durch welchen ja die bisher latente Druckspannung aktiviert wird, das knöcherne Regenerat zunächst und vor allem in dem unteren Bereich der Bruchfläche zur Ausbildung kommen;* eine Annahme, die in klinischen Erfahrungen eine uneingeschränkte Bestätigung findet und deren Richtigkeit eindeutig aus dem Präparat einer durch Verschraubung geheilten Schenkelhalsfraktur 2. Grades hervorgeht, welches ich HILLEBRANDT verdanke (Abb. 84).

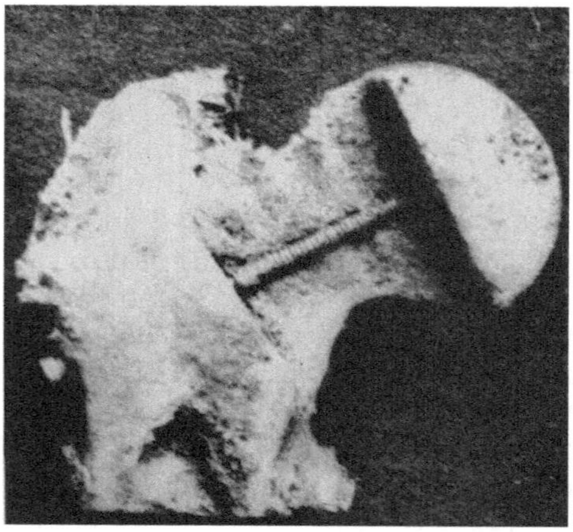

Abb. 84

Der 68jährige Patient kam zwei Jahre nach der Verschraubung durch eine interkurrente Erkrankung ad exitum. Die mechanische Analyse dieser Fraktur vor der Verschraubung (Abb. 85) läßt die Größe der freien Scherkraft, ferner die Verteilung und Größe der latenten Druckspannung und der Zugspannung in der Frakturfläche erkennen. Durch die Verschraubung wurde die Wirkung der verschiebenden Teilkraft S und damit die freie Scherkraft ausgeschaltet. Infolgedessen konnte die Teilkraft reinen Druckes P ihre Wirkung frei entfalten, wodurch die vor der Verschraubung latente Druckspannung D (Abb. 85, leeres Dreieck) auf das Regenerat wirksam wurde (Abb. 86, schraffiertes Dreieck). Der Erfolg der Verschraubung geht aus dem Röntgenbild des Präparates (Abb. 87) hervor, welches erkennen läßt, daß im Bereich der Druckspannung knöcherne Vereinigung mit

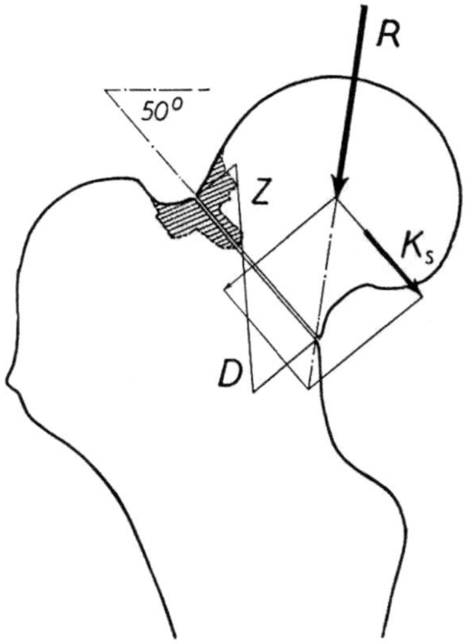

Abb. 85

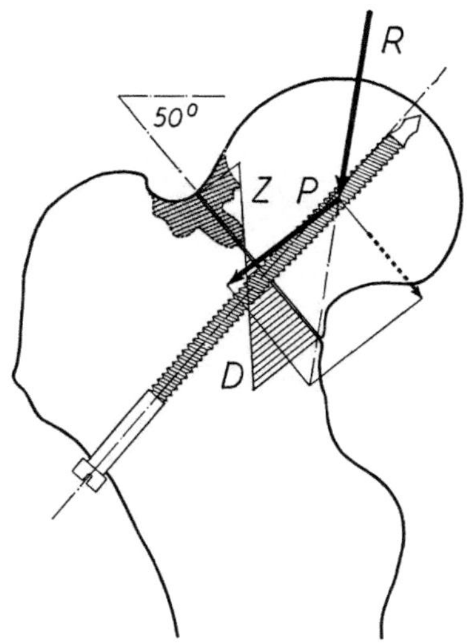

Abb. 86

Mechanische Analyse der verschraubten Schenkelhalsfraktur Abb. 84, 87. Das unregelmäßig begrenzte getönte Feld im oberen Abschnitt der Fraktur zeigt die Ausdehnung der Bindegewebsbildung

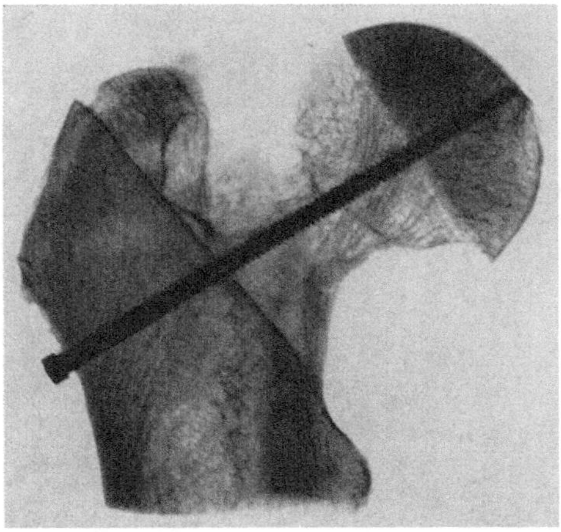

Abb. 87. Röntgenbild des Präparates Abb. 84, welches zeigt, daß im Bereich der Druckspannung knöcherne Vereinigung eintrat, dagegen im Bereich der Zugspannung keine Knochenbildung erfolgte

durchgehender Struktur eintrat; daß dagegen im Bereich der Zugspannung die Knochenbildung ausblieb und daß an dieser Stelle, wie das histologische Präparat (Abb. 88) ausweist, straffes, in der Zugrichtung orientiertes Bindegewebe zur Ausbildung kam.

Die geschilderte spezifische Wirkung der Nagelung oder Verschraubung auf die Regeneratbildung bei Frakturen 2. Grades kann ebenfalls an den von

JOHANSSON veröffentlichten Röntgenbildern 50 genagelter Schenkelhalsbrüche eindeutig verfolgt werden, aus denen zu erkennen ist, daß bei allen Frakturen

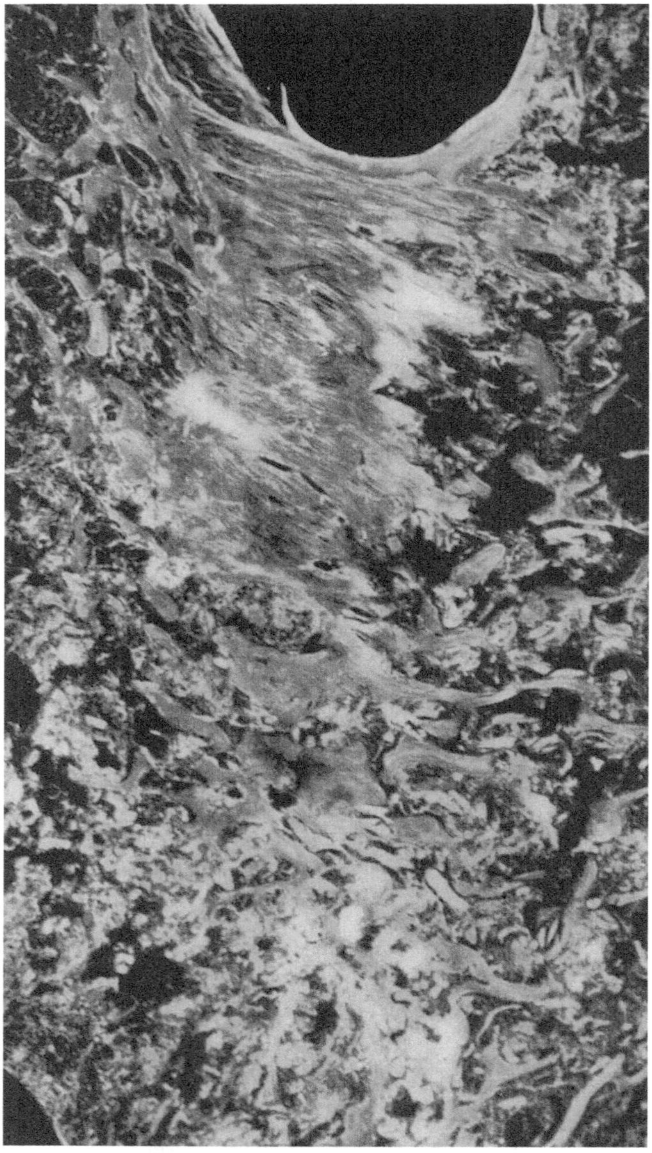

Abb. 88

2. Grades der dichteste Knochenschatten im unteren Abschnitt der Fraktur liegt. Lediglich drei der von JOHANSSON veröffentlichten Röntgenbilder schei-

nen zunächst den obigen Ausführungen zu widersprechen, und zwar deshalb, weil bei ihnen der dichteste Knochenschatten umgekehrt im oberen Bereich der Fraktur zu finden ist. Es sind dies die Röntgenbilder der Fälle 17, 22 und 28, deren zweites in der Abb. 89 wiedergegeben ist. In Wirklichkeit sind sie jedoch gerade eine Bestätigung für die geschilderte Wirkung des Nagels auf die Regeneratbildung, weil es sich in diesen Fällen um eine relativ seltene Form der

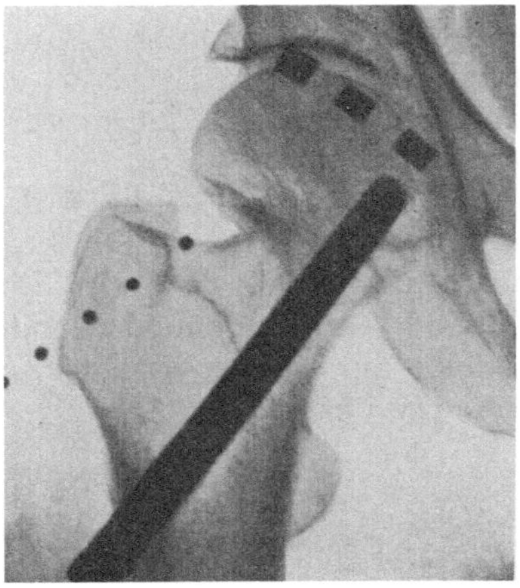

Abb. 89. (Aus JOHANSSON, Operative Behandlung von Schenkelhalsfrakturen, Leipzig 1934, Thieme.)

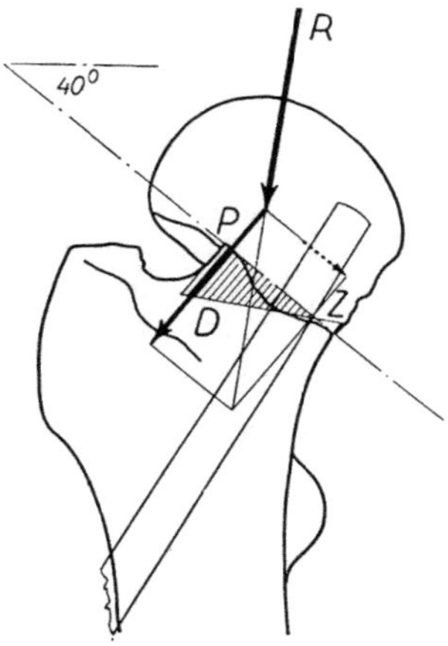

Abb. 90

Fraktur 2. Grades handelt, bei welcher infolge hochgradiger Verschiebung des Kopffragmentes nach lateral schon vor der Nagelung der obere Bereich der Bruchfläche unter latenter Druckspannung stand, wie die mechanische Analyse Abb. 90 erkennen läßt. Durch die Wirkung des Nagels, welcher die latente Druckspannung aktivierte, mußte deshalb in diesen Fällen auch die knöcherne Kallusbildung vornehmlich im oberen Teil der Fraktur erfolgen.

Die knöcherne Vereinigung bleibt nun im allgemeinen bei den Frakturen 2. Grades nicht nur auf den Abschnitt der Fraktur dauernd beschränkt, in welchem zunächst das Regenerat unter wirksamer Druckspannung steht; sie wird sich meist allmählich fortschreitend über den ganzen Querschnitt der Fraktur ausdehnen. Auch diese Erscheinung steht mit der Wirkung mechanischer Reize im Einklang, die jedoch nicht leicht zu übersehen sind und deren Erläuterung zu weit führen würde.

Bei Frakturen 3. Grades weicht die gegebene mechanische Beanspruchung des Regenerates in einem wesentlichen Punkte von seiner Beanspruchung bei Frakturen 2. Grades ab, weil die Wirkung der anpressenden Komponente auf das Regenerat fehlt, die bei Frakturen 2. Grades in einem beträchtlichen Abschnitt des Regenerates latente Druckspannung hervorruft. Dagegen wirkt ein freies Kippmoment auf das Kopffragment, unter dessen Einfluß, wenn es eine entsprechende Größe aufweist, sich die Bruchflächen voneinander zu entfernen streben und das Regenerat annähernd in ganzer Ausdehnung unter steigender

Zugspannung steht (Abb. 30, 33). Nur die untere Ecke des Halsfragmentes, welche das Hypomochlion für das Kopffragment bildet, steht noch unter Druckspannung, und zwar unter *latenter* Druckspannung, weil ja außerdem noch, wie bei Frakturen 2. Grades, freie Scherkraft auf das Kopffragment wirkt.

Infolgedessen haben Schraube und Nagel eine wesentlich umfangreichere, und zwar eine dreifache Aufgabe bei der Fraktur 3. Grades zu erfüllen. Sie müssen

1. die freie Scherkraft ausschalten, indem sie, wie bei Frakturen 2. Grades, die Wirkung der verschiebenden Teilkraft S vernichten;
2. die auf das Regenerat wirkenden Zugkräfte beseitigen, indem sie das Kippen des Kopffragmentes aufhalten; und
3. dem Regenerat wirksame Druckbeanspruchung schaffen, da die Wirkung der anpressenden Komponente P und infolgedessen latente Druckspannung in der Bruchfläche fehlt, die durch Ausschaltung der freien Scherkraft, wie bei Frakturen 2. Grades, aktiviert werden könnte. Dieser dreifachen Aufgabe sind Nagel und Schraube nur bedingt, d. h. bei entsprechender Lokalisation in der Fraktur gewachsen.

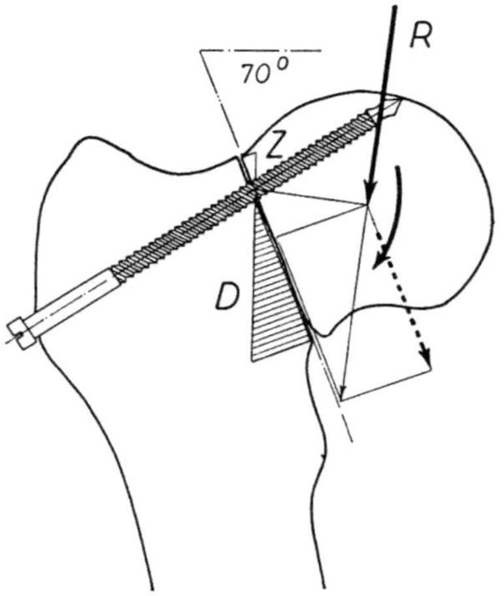

Abb. 91

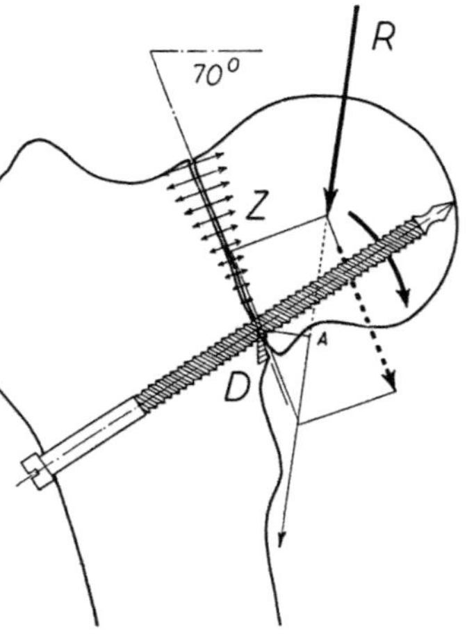

Abb. 92

Wenn Schraube oder Nagel tief unten im Schenkelhalse liegen, wie Henschen es fordert, weil sie im unteren Bereich des Kopffragmentes selbst festeren Halt finden, so werden sie bei Frakturen 3. Grades nicht nur auf Scherung, sondern vor allem in hohem Maße auf Biegung und ihre Verbindung mit dem Kopffragment auf Zug beansprucht, wenn das freie Kippmoment eine gewisse Größe überschreitet (Abb. 92). Da sie den beiden letzteren Beanspruchungsarten im allgemeinen nicht gewachsen sind, so müssen sie sich mit der Zeit lockern, verbiegen oder brechen (Abb. 93, 94, 95, 97). Sie können das Auseinanderweichen der Bruchflächen nicht verhindern und die Ausbildung des knöchernen Regenerates nicht unterstützen. *Deshalb mußte die Schraube im Falle Abb. 94 sich lockern und brechen, während eine gleich dimensionierte Schraube bei der Fraktur 2. Grades (Abb. 84 bis 87) standhielt und knöcherne Heilung vermittelte.*

Günstiger ist ihre mechanische Beanspruchung und günstiger ist ihre Wirkung auf die knöcherne Regeneratbildung bei Frakturen 3. Grades, wenn sie hoch oben im Schenkelhalse liegen und zwar aus folgendem Grunde. Schraube bzw. Nagel werden an ihrer Durchstoßstelle durch den Bruchspalt zunächst sozusagen zum Drehpunkt des freien Kippmomentes (Abb. 91, 96). Das Kippen des Kopffragmentes um ihre Durchstoßstelle können sie nie vollständig aufhalten, da sie weder selbst absolut starr sind, noch die sie umfassende Spongiosa und ihre Verbindung mit der Spongiosa unnachgiebig ist. Infolgedessen muß unter dem Einfluß des auf den Schenkelkopf beim Gehen stoßweise wirkenden Druckes in jedem Falle ein wenn auch minimales Nachgeben entweder von Schraube oder Nagel selbst oder des Kopffragmentes zu Schraube und Nagel (Kippen) in kurzer Zeit eintreten, wodurch der unterhalb des Nagels liegende Anteil der Bruchflächen gegeneinandergepreßt wird, während oberhalb sich die Bruchflächen voneinander zu entfernen streben. Hierdurch wird auf den unterhalb des Nagels liegenden Anteil des Regenerates wirksame Druckspannung frei, während oberhalb des Nagels das Regenerat unter Zugspannung steht. Da Schraube und Nagel gleichzeitig die Scherspannung ausschalten, so können sie also auch bei den Frakturen 3. Grades einen günstigen Einfluß auf die knöcherne Kallusbildung ausüben und dem Regenerat in großer Ausdehnung funktionelle Druckbeanspruchung vermitteln, *aber nur unter der Bedingung, daß sie im oberen Bereich der Fraktur liegen.*

Die beschriebene Wirkung und Leistungsfähigkeit von Schraube und Nagel bei Frakturen 3. Grades tritt besonders augenfällig in zwei Versuchen am Modell in die Erscheinung, die in Abb. 96 und 97 wiedergegeben sind.

Zu beiden Versuchen wurde derselbe Nagel verwandt. Im Versuch 1 (Abb. 96) lag der Nagel hoch oben im Schenkelhals. Die Belastung des Schenkelkopfes betrug 20 kg. Durch die Wirkung des Nagels, der an der Durchstoßstelle durch die Bruchebene den Drehpunkt des Kopffragmentes bildete, wurde der ganze unterhalb des Nagels liegende Anteil der Bruchflächen gegeneinander gepreßt. Das Regenerat (Schwammgummi) stand infolgedessen unter nach abwärts zunehmender Druckspannung, wie der nach unten hin enger werdende Bruchspalt erkennen läßt. Der Nagel wurde in erster Linie auf Scherung beansprucht und hielt stand, da er dieser Beanspruchungsart gewachsen ist. Im Versuch 2 (Abb. 97) lag derselbe Nagel tief unten im Schenkelhals. Trotzdem die Belastung des Schenkelkopfes nur 5 kg betrug, hielt der Nagel nicht stand, weil er fast ausschließlich auf Biegung beansprucht wurde und seine Verbindung mit dem Kopffragment auf Zug. Er verbog sich und die Bruchflächen wichen vollständig auseinander, weil er ungeeignet ist, Biegungsbeanspruchung aufzunehmen und Festigkeit gegen Zug zu vermitteln.

Die geschilderte Wirkung des Nagels bei Frakturen 3. Grades läßt sich ebenfalls bei einem von JOHANSSON mitgeteilten Fall verfolgen (Abb. 98—100). Auch bei dieser Fraktur 3. Grades, die zunächst nach der Nagelung festen Schluß der Frakturflächen in ganzer Ausdehnung aufwies (Abb. 98) hat sich unter der Belastung, wie das Röntgenbild (Abb. 99) erkennen läßt, oberhalb des Nagels ein Spalt bzw. eine nachgiebige, bindegewebige Verbindung gebildet, wohingegen unterhalb des Nagels folgerichtig knöcherne Heilung eintrat. Da der Nagel bei Frakturen 3. Grades stets an seiner Durchstoßstelle durch den Bruchspalt zunächst zum Drehpunkt des freien Kippmomentes wird, welches das Kopffragment im Sinne des Uhrzeigers zu verdrehen strebt, so stand, wie die mechanische Analyse des Falles Abb. 100 zeigt, auch in diesem Falle der unterhalb des Nagels liegende Bereich der Bruchflächen unter wirksamer Druckspannung und es trat hier folgerichtig knöcherne Heilung ein, während oberhalb des Nagels Zugspannung herrschte, unter deren Wirkung die Bruchflächen etwas auseinanderwichen und sich an dieser Stelle nur eine bindegewebige Verbindung entwickeln konnte.

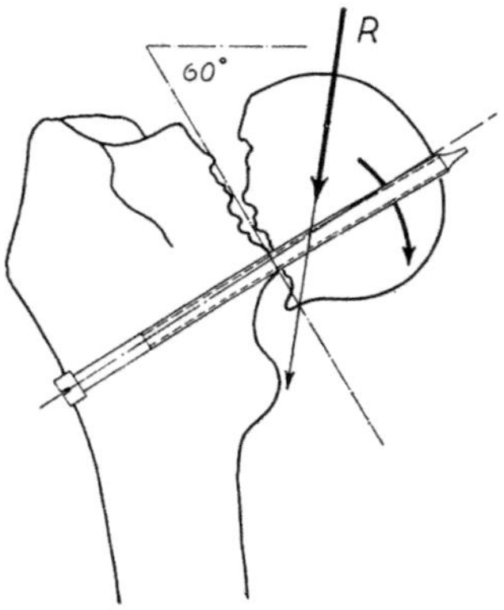

Abb. 93

Die Wirkung von Schraube und Nagel auf die mechanische Beanspruchung des Regenerates bei Frakturen 3. Grades zeigt also eindeutig, daß ihr Einfluß auf die knöcherne Heilung um so günstiger ist, je höher sie in der Fraktur liegen, weil zunächst nur in dem Abschnitt des Regenerates, der unterhalb von Schraube und Nagel liegt und unter wirksamer Druckspannung steht, knöcherne Kallusbildung erfolgen kann.

Auch die gelegentlich beobachtete Lockerung der Schraube und die im Röntgenbilde sichtbare Hofbildung in ihrer Umgebung dürfte in vielen Fällen mechanisch bedingt sein, und namentlich, wenn eine dünne Schraube verwandt wird, auf folgende Weise zustande kommen: Wenn bei Frakturen 3. Grades die Durchstoßstelle der Schraube in der Nähe der unteren Ecke des Kopf- oder Halsfragmentes liegt und die Druck-

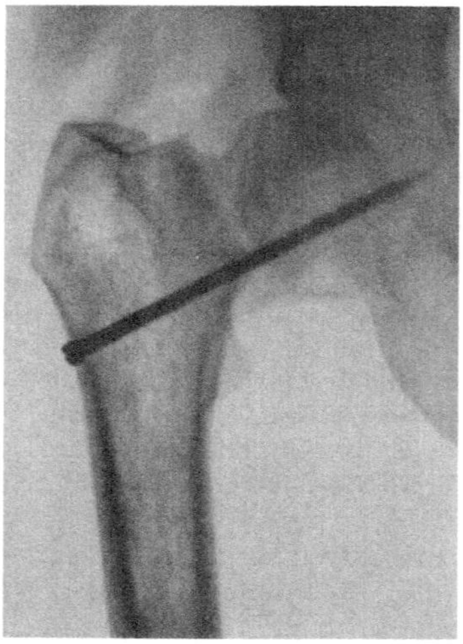

Abb. 94. (20. 6. 33)

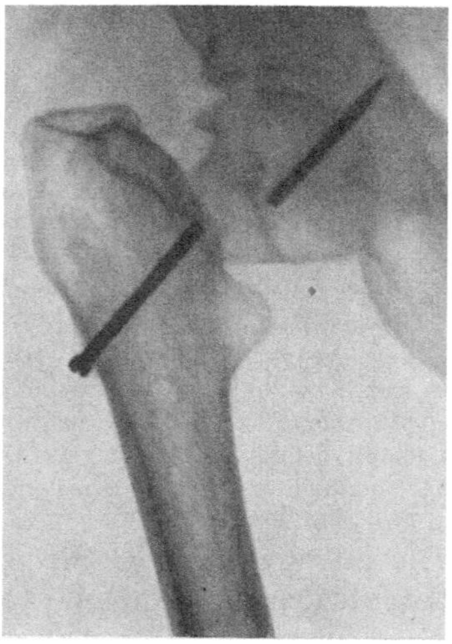

Abb. 95 (23. 8. 34)

beanspruchung des Schenkelkopfes ein Kippen des Kopffragmentes bewirkt, so wird die Schraube bei zunehmender Verbiegung durch die große Hebelwirkung, die durch das Anstemmen des Kopffragmentes gegen die untere Ecke des Trochanterfragmentes hervorgerufen wird, aus dem Kopffragment etwas herausgezogen bzw. das Kopffragment wird von der Schraube abgezogen. Dies ist aus der schematischen Zeichnung Abb. 102 ersichtlich, welche den Vorgang über-

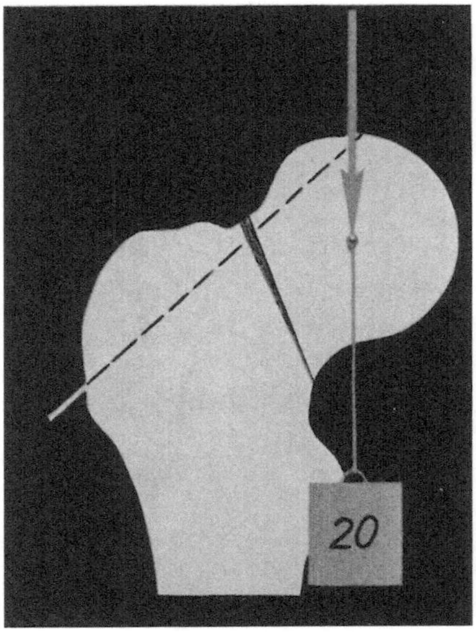

Abb. 96

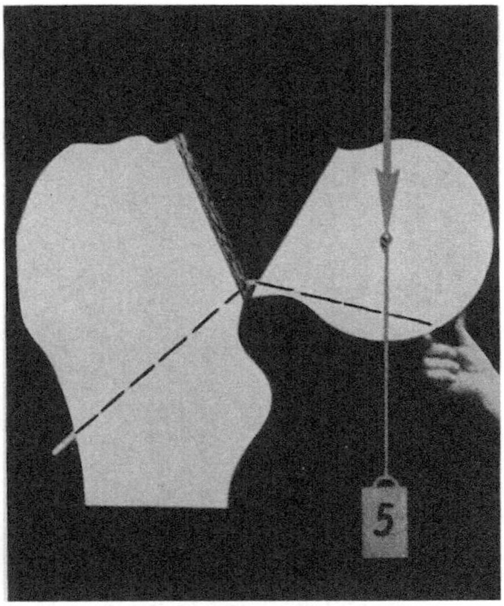

Abb. 97

Vereinfachtes Modell einer genagelten Fraktur 3. Grades

trieben darstellt. In Wirklichkeit wird bei dem Wechsel von Belastung und Entlastung beim Gehen eine wenn auch relativ sehr geringe Federung der Schraube eintreten, die aber genügt, um eine minimale Längsverschiebung des Kopffragmentes zur Schraube in wechselnder Richtung herbeizuführen. Hierdurch werden die zwischen den Schraubengängen liegenden Spongiosateile in wechselnder Richtung auf Biegung und Scherung beansprucht und deshalb, in Analogie zum akuten Knochenumbau, abgebaut. Die Schraube sägt sich also, grob gesagt, langsam nach oben in die Spongiosa des Kopfes hinauf. Das Röntgenbild einer verschraubten Fraktur 3. Grades (Abb. 101) zeigt in Übereinstimmung mit dieser Annahme eine parallele, strichförmige Aufhellung dicht oberhalb der Schraube und unterhalb der Schraube einen breiten durchlässigen Hof, also einen Spalt, den die Schraube hinterlassen hat.

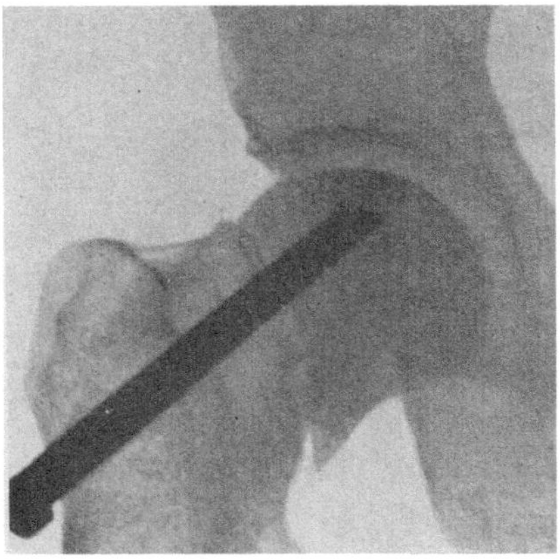

Abb. 98. (25. 1. 32) (Aus Johansson, Operative Behandlung von Schenkelhalsfrakturen, Leipzig 1934, Thieme.)

Gerade die Wirkung der Verschraubung oder Nagelung auf den Heilungsverlauf des Schenkelhalsbruches läßt eindeutig erkennen, daß mechanische Kräfte die entscheidende Rolle spielen und daß wirksame Druckspannung der den Schenkelhalsbruch heilende Faktor ist.

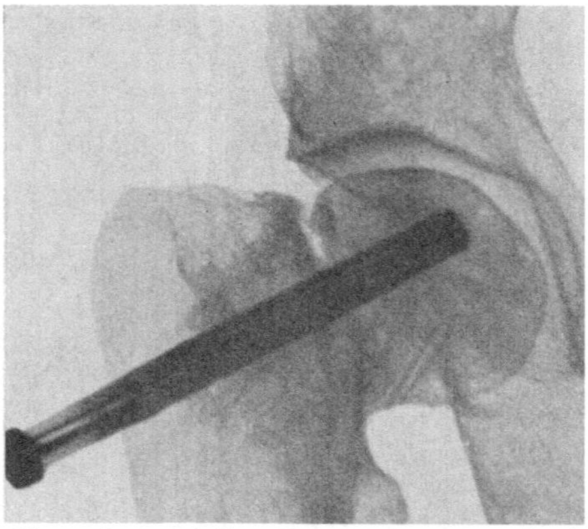

Abb. 99. (24. 8. 32) (Aus JOHANSSON, Operative Behandlung von Schenkelhalsfrakturen, Leipzig 1934, Thieme.)

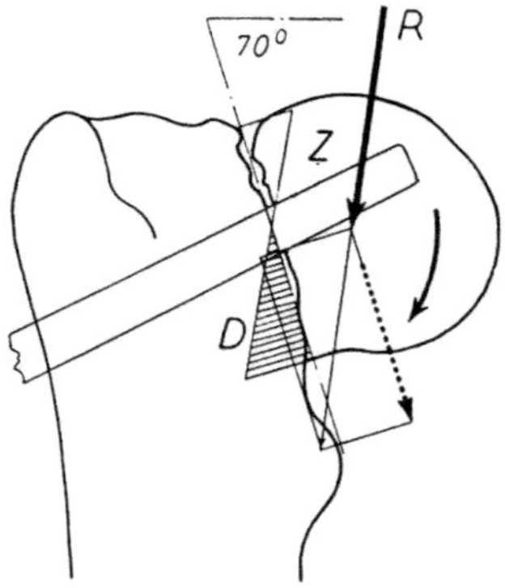

Abb. 100

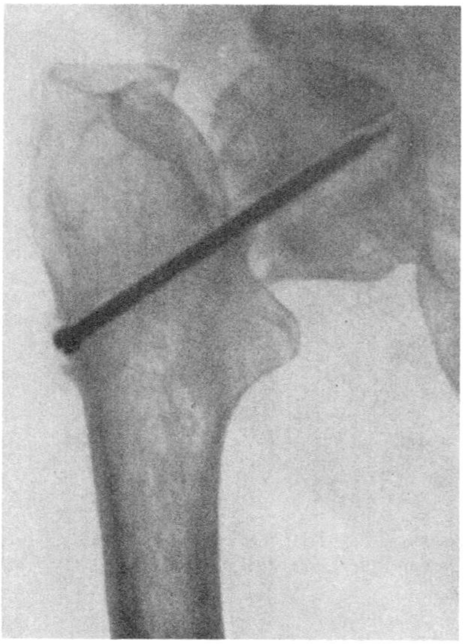

Abb. 101

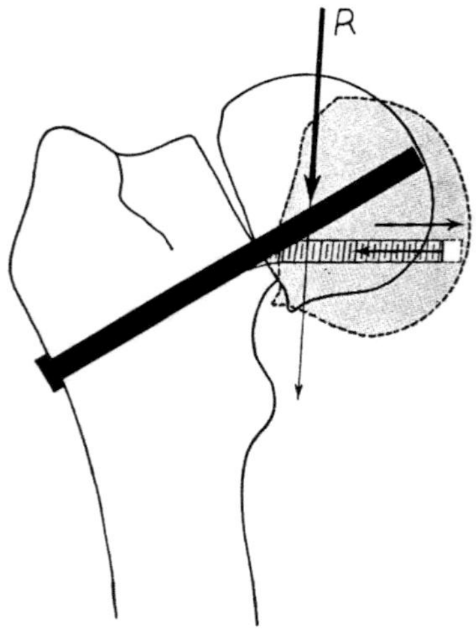

Abb. 102

Die „Umlagerung" (Reklination)

Der Beweis, daß mechanische Kräfte in der Pathophysiologie des Schenkelhalsbruches die ausschlaggebende Rolle spielen, wird durch die Tatsache geschlossen, daß selbst das schon fehlerhaft aufgebaute Regenerat der Schenkelhalspseudarthrose allein durch eine Änderung seiner mechanischen Beanspruchung im günstigen Sinne noch nachträglich in Knochengewebe übergeführt werden kann. Dies bestätigen die Erfolge, welche durch die von mir angegebene operative *„Umlagerung" (Reklination)* der Pseudarthrosenebene erzielt wurden (Abb. 108—144 u. 18 b—d). Die Umlagerung, auf die ich noch näher eingehen werde, besteht darin, daß nach einer subtrochanteren Osteotomie in Höhe des Trochanter minor das proximale Fragment so weit nach außen geneigt wird, der Neigungswinkel der Pseudarthrosenebene also so weit verkleinert wird, bis die auf den Schenkelkopf wirkenden Kräfte in voller Größe eine rein funktionelle Druckbeanspruchung des Pseudarthrosengewebes bedingen.

Richtlinien für die Prognose und kausale Therapie des frischen und des veralteten Schenkelhalsbruches

Aus der Erkenntnis heraus, daß mechanische Kräfte den Heilungsverlauf des Schenkelhalsbruches maßgebend beeinflussen, resultiert die Möglichkeit, für die Prognose und eine kausale Therapie des frischen und veralteten Schenkelhalsbruches feste Richtlinien aufzustellen.

Die Prognose des frischen Schenkelhalsbruches

Die Prognose des Schenkelhalsbruches wurde bisher in erster Linie nach seiner Lokalisation im Bereiche des coxalen Femurendes beurteilt, und es wurde den medialen und intrakapsulären Frakturen eine weit schlechtere Heilungstendenz zugesprochen, als den lateralen und extrakapsulären. Es lag also der Beurteilung der Heilungsaussichten eine Scheidung der Brüche nach rein anatomischen Gesichtspunkten zugrunde, die nach den obigen Ausführungen keinen zutreffenden Anhaltspunkt geben konnte und, wie klinische Erfahrungen lehren, auch nicht gab. *Nicht die Lage der Fraktur im Schenkelhalse, sondern lediglich ihre mechanische Konstellation ist im einzelnen Falle für die Heilungsaussichten von ausschlaggebender Bedeutung.* Deshalb kann auch letzten Endes nur eine Scheidung der einzelnen Brüche unter mechanischen Gesichtspunkten, wie sie oben gegeben ist, eine brauchbare Unterlage für die Prognose bilden.

Zunächst sind selbstverständlich in jedem Falle die Heilungsaussichten um so besser, je günstiger sich die Vorbedingungen für die Entwicklungsmöglichkeit des Regenerates gestalten lassen, d. h., je exakter das Aufeinanderpassen und der feste Schluß der Fragmente herbeigeführt werden kann. In dieser Hinsicht bietet die eingekeilte Fraktur optimale Vorbedingungen für die knöcherne Heilung. Der Heilungsverlauf wird jedoch endgültig durch die mechanische Beanspruchung der Fraktur bestimmt und die Heilungsaussichten sind um so günstiger, je größer die Ausdehnung der Bruchfläche ist, die infolge der gegebenen mechanischen Konstellation der Fraktur im einzelnen Falle unter wirksamer oder latenter Druckspannung steht.

Bei den Frakturen 1. Grades sind die Heilungsaussichten durchaus günstig, weil die wirksamen mechanischen Kräfte die knöcherne Kallusbildung in jeder Weise unterstützen und keine Kräfte auftreten, die die Regeneratbildung oder die Stellung der Fragmente gefährden, so daß knöcherne Heilung auch ohne therapeutische Maßnahmen eintreten kann.

Bei den Frakturen 2. Grades ist die Prognose zweifelhaft, weil mehr oder weniger große schädigende Kräfte auf das Regenerat zur Auswirkung kommen. Die Heilungsaussichten sind um so günstiger, je kleiner die wirksame freie Scherkraft und je größer die Ausdehnung der Bruchfläche ist, welche unter latenter Druckspannung steht, weil zunächst nur in diesem Bereich der Bruchfläche ein knöchernes Regenerat zur Ausbildung kommt, wenn durch entsprechende therapeutische Maßnahmen die freie Scherkraft wirksam ausgeschaltet wird.

Bei den Frakturen 3. Grades, bei welchen auf das Regenerat äußerst schädliche mechanische Kräfte zur Auswirkung kommen und nur die unterste Ecke der Bruchfläche unter latenter Druckspannung steht, ist die Prognose schlecht, sofern es nicht gelingt, durch entsprechende therapeutische Maßnahmen die mechanische Beanspruchung des Regenerates entscheidend zu ändern.

Richtlinien für die kausale Therapie des frischen Schenkelhalsbruches

Die Wahl der therapeutischen Maßnahmen muß zunächst auf der Erkenntnis fußen, daß beim Schenkelhalsbruch, im Gegensatz zu anderen Frakturen, eine Schwäche des Regenerates als gegeben vorausgesetzt werden muß und daß keine Mittel zur Verfügung stehen, seine Vitalität und mechanische Leistungsfähigkeit entsprechend zu steigern. *Deshalb fällt der Therapie des Schenkelhalsbruches, wenn sie kausal sein soll, die außergewöhnliche Aufgabe zu, an der mechanischen Beanspruchung anzugreifen und ihre Wirkung an die Schwäche des Regenerates anzugleichen.* Da Scher- und Zugbeanspruchung als die „*Noxe*“ angesehen werden müssen, welche die Pseudarthrose herbeiführen, und da funktionelle Druckbeanspruchung der den Schenkelhalsbruch heilende Faktor ist, wie aus allen Beobachtungen übereinstimmend hervorgeht, so folgt, daß die spezifische Aufgabe einer kausalen Therapie darin bestehen muß, das Regenerat vor schädigenden mechanischen Reizen zu schützen und ihm gleichzeitig funktionelle Druckbeanspruchung zu vermitteln, falls nicht schon infolge der gegebenen mechanischen Konstellation der Fraktur das Regenerat in genügend großer Ausdehnung unter wirksamer Druckspannung steht.

Als Voraussetzung für den Erfolg jeder Therapie muß dem Regenerat zunächst eine möglichst breite Entwicklungsbasis und Ruhe zur Ausbildung gesichert werden. Deshalb müssen zunächst die Grundforderungen, die für die Frakturbehandlung im allgemeinen gelten, also Reposition und Retention der Fragmente, mit besonderer Sorgfalt erfüllt werden. Gerade die exakte Adaptierung der Bruchflächen muß gewissenhaft durchgeführt und gegebenenfalls auf operativem Wege erzwungen werden, weil der Markzylinder im wesentlichen allein das verbindende Knochenregenerat hervorbringen muß, und der Markkallus, im Gegensatz zum periostalen Kallus, keine überbrückende Fähigkeit aufweist; ferner, weil für die Regeneratbildung zunächst nur der Querschnitt des sich deckenden Anteiles der Markräume zur Verfügung steht und der Querschnitt des wirksamen Regeneratmutterbodens und damit der Durchmesser der möglichen Knochenbrücke um so kleiner ist, je weiter die Fragmente ad latus verschoben sind. Bei der Beurteilung der Stellung der Fragmente im Röntgenbilde ist zu berücksichtigen, daß eine lineäre Verschiebung ad latus sich auf die Größe des für die Regeneratbildung zur Verfügung stehenden Querschnittes der Markräume unverhältnismäßig stark auswirkt,

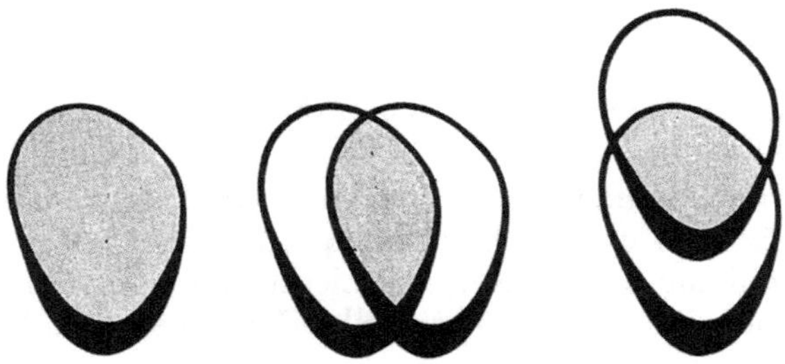

a b c

Abb. 103 a—c. Der sich deckende Anteil des Markes (getönte Fläche) a bei exakter Reposition der Fragmente; b und c bei mäßiger Verschiebung ad latus

wie aus der Abb. 103 hervorgeht. *Deshalb kann die Lage der Fragmente nur räumlich, d. h. im stereoskopischen Röntgenbilde, zuverlässig beurteilt werden*[21]. Eine weitere wesentliche Vorbedingung für die Entwicklungsmöglichkeit der Knochenbrücke, die in jedem Falle erfüllt sein muß, ist der innige Kontakt der Bruchflächen, weil ein geschädigter und durchtrennter Markzylinder nur dann ein verbindendes Knochenregenerat hervorbringen kann, wenn die Frakturenden unter festem Schluß stehen; denn das Markregenerat kann eine Diastase nicht überwinden, wie experimentelle Untersuchungen und klinische Erfahrungen lehren.

Die viel umstrittene Frage, ob eine Einkeilung der Fraktur gelöst werden soll, muß von Fall zu Fall entschieden werden. Auf der einen Seite ist zu bedenken, daß durch die Einkeilung die geforderte Vorbedingung — exakte Adaptierung und fester Schluß der Bruchflächen — im allgemeinen erfüllt ist; auf der anderen Seite lehrt die Erfahrung, daß auch die Einkeilung bei ungünstiger mechanischer Beanspruchung nicht standhalten und knöcherne Hei-

---

[21] Storck: Die Röntgenraumbildmessung in der Orthopädie. Fortschr. a. d. Geb. d. Röntgenstr., Bd. 51, II, 4, 1935.

lung nicht garantieren kann. Die Einkeilung ist deshalb im allgemeinen als günstige Vorbedingung für den Heilungsprozeß zu werten und soll nicht gelöst werden. Eine Ausnahme bilden diejenigen Fälle, in denen es möglich ist, durch Lösung der Einkeilung und entsprechende Reposition eine ungünstige mechanische Konstellation der Fraktur in günstigem Sinne entscheidend zu ändern.

Die spezifische Aufgabe einer kausalen Therapie des Schenkelhalsbruches besteht, wie oben schon angedeutet, in der zielbewußten

Regelung der mechanischen Beanspruchung

Der Weg zur Erfüllung dieser Aufgabe ist bei der variablen mechanischen Konstellation der einzelnen Schenkelhalsbrüche ein mannigfaltiger. *Die Richtschnur für die im einzelnen Falle erforderlichen therapeutischen Maßnahmen ergibt sich aus der mechanischen Analyse der vorliegenden Bruchform.* Die verschiedenen Bruchformen wurden im Vorhergehenden unter einem einheitlichen mechanischen Gesichtspunkte in drei Gruppen eingeteilt. Diese Einteilung dürfte auch für die Wahl der therapeutischen Maßnahmen im großen und ganzen maßgebend sein.

Die *erste Gruppe* umfaßt die Frakturen 1. Grades, also die Fälle, bei welchen die Bruchfläche in ganzer Ausdehnung unter wirksamer Druckspannung steht, weil sowohl die Muskelkraft im Liegen, als auch die Belastung beim Stehen und Gehen im Sinne funktioneller Druckbeanspruchung wirkt. *Bei diesen Brüchen hat die Therapie keine nennenswerte Aufgabe zu erfüllen.* Sie heilen bei jeder Behandlung und können auch ohne Behandlung heilen, wenn nur die adaptierten Frakturflächen unter festem Schluß stehen, weil die mechanische Beanspruchung eine reine, die knöcherne Kallusbildung fördernde Wirkung aufweist und der Einfluß schädigender Kräfte fehlt, welche die Bildung des Knochenregenerates oder die Stellung der Fragmente gefährden könnten.

Die *zweite Gruppe*, die Frakturen 2. Grades, umfaßt die Fälle, bei welchen die knöcherne Regeneratbildung durch freie Scherkraft gefährdet ist und die Wirkung der Teilkraft reinen Druckes latent bleibt, also nicht auf das Regenerat zur Auswirkung kommt. *Zur Behandlung dieser Fälle sind die therapeutischen Maßnahmen geeignet, welche neben exakter Fixierung, die wegen der langsamen Ausbildung des Markkallus besonders lange durchgeführt werden muß, die freie Scherkraft ausschalten und hierdurch die Wirkung der Teilkraft reinen Druckes aktivieren, also dem Regenerat wirksame Druckbeanspruchung vermitteln.* Infolgedessen dürfte die Verschraubung und vor allem die Nagelung der Fragmente mit dem Dreikantnagel die gegebene und kausale Therapie für die Frakturen 2. Grades sein, da Schraube und Nagel geeignete mechanische Hilfsmittel sind, um die Wirkung der freien Scherkraft auszuschalten und hierdurch dem Regenerat funktionelle Druckbeanspruchung zu vermitteln; vor allem auch deshalb, weil sie frühzeitige Belastung erlauben und gerade bei aufrechter Körperhaltung ihre spezifische Wirkung voll entfalten.

Für die technische Durchführung der Verschraubung und Nagelung, die im allgemeinen keine Eröffnung des Gelenkes erfordert, haben HENSCHEN,

Johansson und Nicklas [22] entsprechende Richtlinien gegeben. Bezüglich der Lokalisation des Nagels kann im Hinblick auf den Einfluß, den der Nagel bei verschiedener Lage im Schenkelhals auf die mechanische Beanspruchung des Regenerates ausübt, nach den vorhergehenden Ausführungen keine Meinungsverschiedenheit bestehen. Auch die Whitman-Behandlung ist, wenn sie nach den Anweisungen Whitmans regelrecht durchgeführt wird, eine relativ geeignete Behandlungsmethode für die Frakturen dieser Gruppe. Sie gewährt jedoch keinen so zuverlässigen Schutz gegen schädigende mechanische Beanspruchung wie der Nagel, erfordert monatelange Bettruhe und, was das Wesentliche ist, ihre Wirkung ist bei aufrechter Körperhaltung erschöpft, während der Nagel bei Fortdauer seiner Wirkung frühzeitige Belastung gestattet.

Die *dritte Gruppe,* die Frakturen 3. Grades, umfaßt diejenigen Fälle, bei welchen neben hoher freier Scherkraft noch Zugkraft von beträchtlicher Größe auf das Regenerat zur Auswirkung kommt. Bei diesen Frakturen ist nicht nur von vornherein die Bildung des knöchernen Regenerates äußerst gefährdet, sondern auch die Lebensfähigkeit des bei entsprechender Vorbehandlung schon mehr oder weniger weit ausgereiften knöchernen Kallus in Frage gestellt, wenn bei aufrechter Körperhaltung die schädigenden mechanischen Kräfte in voller Größe auf das Regenerat zur Auswirkung kommen. Deshalb kann endgültige Heilung durch die bisher geübten Behandlungsmethoden nur in seltenen Fällen erreicht werden. Eine gewisse Ausnahme bildet die Verschraubung oder Nagelung der Fragmente, die in günstig gelagerten Fällen zu knöcherner Heilung führen kann, aber im allgemeinen nur unter der Voraussetzung, daß Schraube und Nagel hoch oben im Schenkelhalse liegen und in der Spongiosa des Kopffragmentes genügend festen Halt finden. Nur bei dieser Lage vermitteln sie, wie oben näher ausgeführt wurde, bei Frakturen 3. Grades dem Regenerat funktionelle Druckbeanspruchung. Außerdem unterstützen sie bei aufrechter Körperhaltung die Tragfähigkeit des etwa schon gebildeten knöchernen Kallus.

Bei den Frakturen 3. Grades dürfte es also nur in Ausnahmefällen gelingen, die durch die äußerst ungünstige mechanische Konstellation der Fraktur bedingte schädliche mechanische Beanspruchung in eine, die knöcherne Regeneratbildung fördernde Beanspruchung umzuwandeln. *Deshalb muß die Therapie dieser Frakturen, wenn sie kausal sein soll, an der mechanischen Konstellation des Bruches angreifen und diese entsprechend ändern; d. h. die Fraktur 3. Grades muß in eine Fraktur 1. Grades umgewandelt werden, bei welcher die gegebene Beanspruchung eine reine, die knöcherne Regeneratbildung fördernde Wirkung ausübt.* Dieser Weg ist gangbar.

Zunächst kann es in einzelnen, günstig gelagerten Fällen gelingen, auf konservativem Wege die mechanische Konstellation der Fraktur dadurch entscheidend zu ändern, daß das Kopffragment möglichst weit nach lateral verschoben und über die äußere Ecke des Halsfragmentes verkeilt wird. Die Verschiebung und Verkeilung muß allerdings so weit getrieben werden, bis die

---

[22] Niklas: Technisches zur Behandlung des medialen Schenkelhalsbruches mit dem Dreilamellennagel nach Smith-Petersen. Zentralbl. f. Chir. 1934.

Fraktur nach der Reposition auch die typischen Merkmale der Abduktionsfraktur, also einer Fraktur 1. Grades aufweist und die ganze Frakturfläche unter wirksamer Druckspannung steht. Eine Verhakelung des oberen Kopfpoles über der äußeren Ecke des Halsfragmentes ist allein nicht imstande, die große freie Scherkraft zu eliminieren, wie aus den Röntgenbildern des Falles Abb. 62—66 hervorgeht.

Zuverlässig wird die erforderliche Änderung der mechanischen Konstellation nur durch die operative „Umlagerung" (Reklination) erreicht, die bei der Therapie des veralteten Schenkelhalsbruches noch näher besprochen werden soll. Erwähnt sei jedoch, daß es im allgemeinen nicht ratsam ist, bei der frischen Fraktur die Umlagerung gleich auszuführen, sondern es ist zweckmäßig, solange zuzuwarten, bis eine Verschiebung des Kopffragmentes nach abwärts eingetreten ist und bis eine etwa vorhandene Neigung der Bruchebene, außer ihrer Neigung gegen die Horizontalebene, ausgeglichen ist, da sich erfahrungsgemäß die Bruchebene infolge des Schenkelhalsschwundes meist senkrecht zur Frontalebene einstellt. Erst dann ist nach der Umlagerung eine Auflagerfläche für das Kopffragment vorhanden, die nur in frontaler Projektion eine Neigung gegen die Horizontalebene aufweist (s. S. 24). Ferner wird nur bei Tiefstand des Schenkelkopfes ein genügend weites Ausschwenken des Trochanter major durch die Umlagerung erreicht und infolgedessen die relative Insuffizienz der Muskulatur bzw. die Insuffizienz des Drehungsmomentes der Muskelkraft beseitigt (s. S. 74).

Deshalb dürfte die operative Umlagerung, im richtigen Zeitpunkt ausgeführt, namentlich für ungünstig gelagerte Frakturen 3. Grades die Methode der Wahl sein.

Die therapeutische Wirkung des orthopädischen Stützapparates

Zur Nachbehandlung der Schenkelhalsfraktur ist der orthopädische Stützapparat ein nicht zu entbehrendes Hilfsmittel. Kreuz [23] hat seine vorzügliche Wirkung immer wieder hervorgehoben. Von anderer Seite, namentlich von Versicherungsträgern, wird der Stützapparat in erster Linie wegen der relativ hohen Kosten in unberechtigter Weise bekämpft. Vielleicht leidet seine allgemeine Anerkennung auch unter der Tatsache, daß er hin und wieder wirkungslos bleibt, weil er entweder, wie nicht selten festgestellt werden kann, unzweckmäßig gebaut ist, oder weil er, in Verkennung seiner Wirkungsmöglichkeit, in Fällen verordnet wird, in denen er seiner Wirkung nach gar keine Heilung bringen kann, wie aus den folgenden Ausführungen hervorgeht.

Der orthopädische Stützapparat in Form des entlastenden Schienenhülsenapparates mit regelrecht gebauter Tuberstütze dient zur Entlastung des Hüftgelenkes. Er bewirkt eine weitgehende Entlastung der Fraktur, indem er den auf den Schenkelkopf wirkenden Druck reduziert und damit auch seine beiden auf die Bruchfläche wirkenden Komponenten gleichmäßig verkleinert; also

---

[23] Kreuz: Die Pathophysiologie des Schenkelhalsbruches und seine Behandlung. Verh. d. Deutsch. orthop. Ges. 1932.

die Komponente reinen Druckes (P) und die Komponente reiner Verschiebung (S). Der orthopädische Stützapparat ist aber nicht imstande, die Qualität der mechanischen Beanspruchung des Regenerates zu ändern, etwa in dem Sinne, daß er, wie der Nagel, ausschließlich die Wirkung der schädigenden Komponente reiner Verschiebung (S) vernichtet und hierdurch die Wirkung der die knöcherne Regeneratbildung fördernden Komponente reinen Druckes (P) wachruft. *Infolgedessen kann er auch keine spezifische Wirkung auf den Heilungsverlauf des Schenkelhalsbruches ausüben, weil sich seine Wirkung in der gleichmäßigen Verkleinerung beider Komponenten erschöpft, ohne die Qualität der Beanspruchung zu ändern.* Seine Wirkungsmöglichkeit und sein Indikationsgebiet sind daher fest umrissen und seine Verabreichung ist nur in den Fällen angebracht und erfolgversprechend, in denen es gilt, die Gesamtbeanspruchung und damit natürlich auch die Wirkung der schädigenden Komponente zu verringern; also zur Nachbehandlung der Fälle, in welchen durch eine geeignete Vorbehandlung, z. B. Whitman-Behandlung, das Knochenregenerat zwar gebildet, aber noch zu schwach ist, um die volle Belastung bei aufrechter Körperhaltung zu ertragen; ferner in den Fällen, in welchen sich der Schenkelkopf infolge von Nekrosen unter der vollen Wirkung der Belastung deformieren würde, weil die Zeitdauer der Restitutionsvorgänge etwa 18 Monate beträgt (KREUZ). Somit ist der Stützapparat in vielen Fällen zur Nachbehandlung des Schenkelhalsbruches nicht zu entbehren, wenn sekundärer Schenkelhalsschwund mit Pseudarthrosenbildung und eine Deformierung des Schenkelkopfes vermieden werden soll; also vor allem bei den Behandlungsmethoden, deren Wirkung bei aufrechter Körperhaltung erschöpft ist (Extensionsbehandlung, Whitman-Behandlung) und bei genagelten Frakturen 3. Grades, weil bei diesen der Halt des Nagels im Kopffragment bei voller Belastung gefährdet ist; ferner in allen Fällen, in denen eine Schädigung der Kopfspongiosa angenommen werden muß. Seine hohen Kosten werden durch die Verkürzung des Krankenhausaufenthaltes und ein günstigeres Heilergebnis reichlich ausgeglichen, ganz abgesehen davon, daß in ungünstig gelagerten Fällen durch den Stützapparat zum wenigsten die Tragfähigkeit des Beines gebessert und die subjektiven Beschwerden weitgehend gelindert werden.

Übersicht über die mechanische Wirkungsweise einzelner Behandlungsmethoden

Wenn man die verschiedenen Behandlungsmethoden des Schenkelhalsbruches ihrer mechanischen Wirkung nach unter einem einheitlichen Gesichtspunkte betrachtet, so lassen sich drei Gruppen unterscheiden:

1. *Behandlungsmethoden, welche die Druckbeanspruchung des Schenkelkopfes und damit die Gesamtbeanspruchung des Regenerates herabsetzen. Sie üben keine spezifische Wirkung auf den Heilungsverlauf aus, weil sie die Qualität der mechanischen Beanspruchung nicht ändern, da sie sowohl die Größe der Teilkraft reinen Druckes P, als auch die Größe der Teilkraft reiner Verschiebung S gleichmäßig reduzieren. Es sind dies in erster Linie der orthopädische Stützapparat und in gewisser Hinsicht die Extensionsbehandlung.*

2. *Behandlungsmethoden, welche die Qualität der mechanischen Beanspruchung des Regenerates ändern, indem sie die Wirkung der verschiebenden Teilkraft S ausschalten und hierdurch die Teilkraft reinen Druckes P auf das Regenerat zur Auswirkung bringen, die ihrerseits wieder in einem Teil der Bruchfläche wirksame Druckspannung hervorruft. Sie üben also eine spezifische Wirkung auf den Heilungsverlauf des Schenkelhalsbruches aus, weil sie einem größeren Abschnitt des Regenerates eine die knöcherne Kallusbildung fördernde Beanspruchung vermitteln. Zu ihnen zählt vor allem die Verschraubung oder Nagelung der Fragmente und in gewisser Hinsicht auch die Whitman-Methode.*
3. *Behandlungsmethoden, welche die Qualität der mechanischen Beanspruchung des Regenerates dadurch entscheidend ändern, daß sie die auf den Schenkelkopf wirkende Druckkraft R annähernd in voller Größe und in Form von reiner funktioneller Druckbeanspruchung auf das Regenerat in seiner ganzen Ausdehnung zur Wirkung bringen. Diese Behandlungsmethoden greifen an der mechanischen Konstellation des Bruches an, indem sie die gegebene Bruchform in eine Fraktur 1. Grades umwandeln und sie finden ihre Verwirklichung in der unblutigen und namentlich der operativen Umlagerung (Reklination) der Bruchfläche.*

Prognose des veralteten Schenkelhalsbruches

Die Prognose des veralteten Schenkelhalsbruches, der mehr oder weniger lockeren Pseudarthrose oder der echten Nearthrose, kann heute durchaus günstig gestellt werden, nachdem der Entstehungsmechanismus des veralteten Schenkelhalsbruches geklärt und der Beweis erbracht ist, daß durch entsprechende Änderung der mechanischen Beanspruchung — evtl. nach vorausgegangener Anfrischung der Bruchenden bei Nearthrose — auch nach Jahren noch zuverlässig knöcherne Heilung erzielt werden kann. Die Heilungsaussichten sind umso besser, die Behandlung umso einfacher, je günstiger die Fragmentlage und je fester die bindegewebige Verbindung ist. Gewisse technische Schwierigkeiten bestehen nur, wenn die Fragmentlage ungünstig, die Verbindung sehr locker ist, oder die Fragmentenden einen Knorpelüberzug tragen. Aber auch in diesen Fällen kann durch entsprechende Maßnahmen knöcherne Heilung zuverlässig erreicht werden.

Kausale Therapie des veralteten Schenkelhalsbruches

Die Therapie des veralteten Schenkelhalsbruches muß auf der Tatsache aufbauen, daß das Krankheitsbild der Schenkelhalspseudarthrose und Nearthrose eine *zweifache Störung* im Bereich des Hüftmechanismus umfaßt und zwar

1. die Insuffizienz des Traggerüstes, welche durch die lockere Verbindung der Fragmente bedingt ist, und
2. die Insuffizienz der abduktorisch wirkenden Muskulatur, richtiger gesagt, die Insuffizienz des Drehungsmomentes der Muskelkraft, welche durch den Hochstand des Trochanter major und die Verkürzung des Schenkelhalses bedingt ist.

Die Therapie des veralteten Schenkelhalsbruches hat infolgedessen eine doppelte Aufgabe zu erfüllen, indem sie erstens die knöcherne Vereinigung der Fragmente herbeiführen und zweitens die Insuffizienz des Drehmomentes der Muskelkraft beseitigen muß.

Bisherige Behandlungsmethoden des veralteten Schenkelhalsbruches

Zur Behandlung des veralteten Schenkelhalsbruches wurden die verschiedensten Methoden angegeben, die nach dem therapeutischen Wollen, das ihnen zugrundeliegt, im wesentlichen in drei Gruppen eingeteilt werden sollen:

Zur ersten Gruppe möchte ich diejenigen Behandlungsmethoden rechnen, welche die veraltete Schenkelhalsfraktur nach unblutiger oder blutiger Anfrischung wie eine frische Fraktur angehen; die Whitman-Methode, die Verschraubung oder Nagelung der Fragmente und die Lorenzsche Inversion.

Die zweite Gruppe umfaßt diejenigen Methoden, welche durch eine operative Formänderung des coxalen Femurendes die Pseudarthrose sozusagen aus dem Traggerüst ausschalten wollen und somit eine volle Entlastung der Pseudarthrose erstreben; also vor allem die Lorenzsche Gabelung und die tiefe Osteotomie nach SCHANZ. Die Lorenzsche Gabelung [24] besteht darin, daß nach einer queren, subtrochanteren Osteotomie das Schaftfragment so weit nach innen verschoben wird, bis es in ganzer Breite unter dem Schenkelkopf steht (Abb. 104). Die Belastung wird jetzt unter Umgehung der Pseudarthrose durch den Schenkelkopf direkt vom Becken auf das Schaftfragment übertragen. Hierdurch wird im Sinne von LORENZ die Belastung der Pseudarthrose oder Nearthrose ausgeschaltet [25]. Die tiefe Schanzsche Osteotomie hat ebenfalls eine Entlastung der Pseudarthrose durch Verklemmung des operativ abgewinkelten oberen Femurendes gegen den unteren Beckenrand zum Ziele.

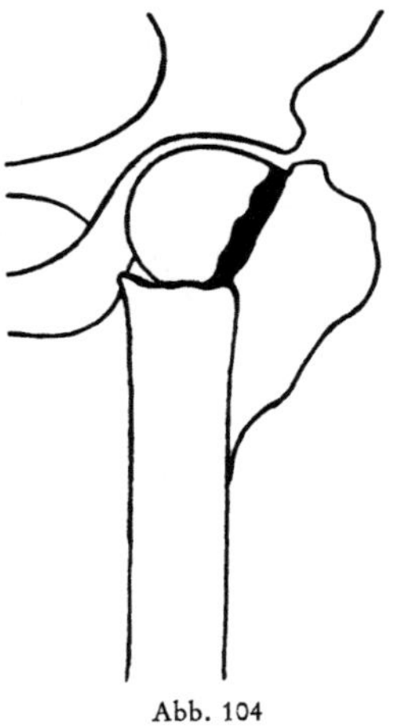
Abb. 104

Die dritte Gruppe umfaßt die Behandlungsmethoden, welche von der stillschweigenden Voraussetzung geleitet werden, daß knöcherne Heilung der Pseudarthrose oder Nearthrose wohl nicht mehr erreicht werden kann. Diese Methoden verzichten deshalb von vorneherein auf eine Heilung; der Schenkelkopf wird exstirpiert und entweder durch Implantation des Femurs in die Pfanne

---

[24] LORENZ: Über die Behandlung der irreponiblen angeborenen Hüftluxationen und der Schenkelhalspseudarthrosen mittels Gabelung (Bifurkation des oberen Femurendes). Wiener klin. Wochenschr. 1919, Nr. 14.

[25] HASS: Zur Technik der Lorenzschen Bifurkation. Zeitschr. f. orthop. Chir. Bd. 43, 1924. „Bei der Schenkelhalspseudarthrose muß das distale Fragment so weit medial verschoben werden, daß es unter den Schenkelhalskopf zu stehen kommt, so daß letzterer wie ein Kinn aufgestützt wird ... aber die Hauptsache ist, daß der Kopf jetzt direkt auf den Schaft aufgestützt wird, *während die Pseudarthrose von der Belastung vollkommen ausgeschaltet ist.* Die Belastungsrichtung geht jetzt vielmehr in gerader Linie auf den Schaft über und der Kopf ist wie ein Kugellager zwischen Becken und Femurschaft dazwischengeschaltet."

ein versteiftes Gelenk erstrebt oder durch eine mehr oder weniger komplizierte Arthroplastik ein teilweise bewegliches Gelenk geschaffen.

Die Behandlungsmethoden der ersten Gruppe sind also im Gegensatz zu den übrigen mehr oder weniger palliativen Behandlungsmethoden die einzigen, welche knöcherne Heilung in reponierter Stellung erstreben. Sie kranken aber daran, daß sie die schädigenden mechanischen Kräfte, welche die Pseudarthrose oder Nearthrose hervorriefen und unterhalten, unberücksichtigt lassen und lediglich mit den gleichen Mitteln, die schon bei der frischen Fraktur versagten, die veraltete Fraktur angehen. Diesen Behandlungsmethoden muß deshalb der Erfolg meist versagt bleiben, wie auch klinische Erfahrungen bestätigen.

Die „Umlagerung" (Reklination) als kausale Therapie des veralteten Schenkelhalsbruches

Die Therapie des veralteten Schenkelhalsbruches muß, wenn sie von Erfolg begleitet sein und knöcherne Heilung herbeiführen soll, kausal sein, d. h., sie muß, ebenso wie die kausale Therapie der frischen Fraktur, zielstrebend an der mechanischen Beanspruchung angreifen. Sie muß demnach die schädigende „Noxe", die freie Scherkraft oder Zugkraft ausschalten und an ihrer Stelle

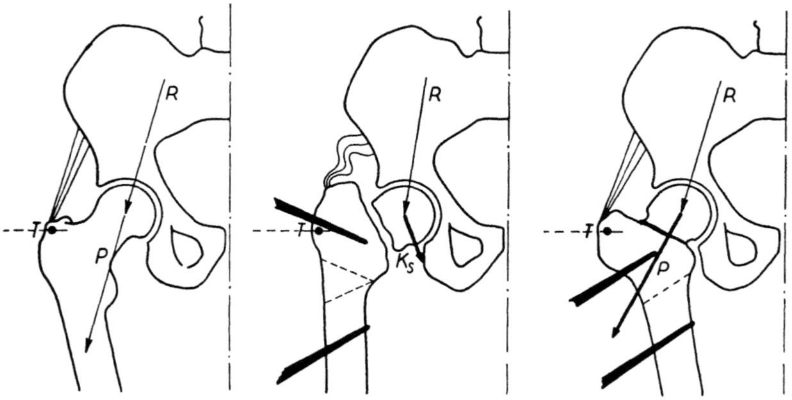

a b c

Abb. 105 a—c. Umlagerung (Reklination) der Pseudarthrosenebene: a normale Verhältnisse; b Schenkelhalspseudarthrose; K_s = freie Scherkraft; c nach der Umlagerung; P = reine Druckkraft; T = physiologische Lage der Trochanter major-Spitze

funktionelle Druckkraft, welche die Knochenbildung fördert, auf das degenerierte Regenerat in ganzer Ausdehnung zur Auswirkung bringen; denn, wie auch der im ersten Teil beschriebene Versuch MARTINS lehrt (Abb. 18), kann eine im Markregenerat durch mechanische Irritation hervorgerufene Pseudarthrose durch funktionelle Druckbeanspruchung zu knöcherner Heilung gebracht werden. Diese Forderung ist leicht zu erfüllen, nachdem klargestellt ist, daß die Qualität des auf das Regenerat wirkenden mechanischen Reizes durch den Neigungswinkel der Bruchebene bestimmt wird und daß bis zu einem Neigungswinkel der Bruchebene von etwa 25° gegen die Horizontale das Regenerat unter wirksamer Druckspannung steht. Sie wird erfüllt durch die *„Umlagerung“ (Reklination)* der Pseudarthrosenebene, die ich zur Behandlung der Schenkelhalspseudarthrose angegeben habe [26].

Das Wesen der Umlagerung besteht darin, daß bewußt und folgerichtig durch eine entsprechende Verkleinerung des Neigungswinkels der Pseudarthrosenebene die mechanische Beanspruchung der Pseudarthrose entscheidend geändert wird mit dem Erfolg, daß an Stelle von freier Scherkraft und Zugkraft reine funktionelle Druckkraft auf das Pseudarthrosengewebe in ganzer Ausdehnung wirkt; mit anderen Worten, daß die gegebene Bruchform in eine Bruchform umgewandelt wird, welche in mechanischer Hinsicht die spezifische Eigenart einer Fraktur 1. Grades aufweist. Sie wird praktisch durchgeführt, indem nach subtrochanterer Osteotomie in Höhe des Trochanter minor das proximale Osteotomieende so weit lateralwärts geneigt wird, bis die Pseudarthrosenebene einen Neigungswinkel von etwa 20° gegen die Horizontale aufweist. Durch die Umlagerung wird gleichzeitig und zwangsläufig auch die zweite Aufgabe der Therapie erfüllt, d. h. die relative Insuffizienz der pelvitrochanteren Muskulatur bzw. die Insuffizienz des Drehmomentes der Muskelkraft beseitigt, weil durch die Neigung des proximalen Osteotomieendes nach lateral der Trochanter major annähernd an seine zum Becken physiologische Stelle verbracht und damit die Spannung der pelvitrochanteren Muskulatur sowie die Größe ihres wirksamen Hebelarmes wieder hergestellt wird (Abb. 105, 115, 120). *Deshalb darf die „Umlagerung“ (Reklination) als die kausale Therapie der Schenkelhalspseudarthrose angesehen werden, wie auch die durch sie erreichten klinischen Erfolge einwandfrei bestätigen* (BRANDES, CAMITZ, HACKENBROCH, HILLEBRAND, PÀUWELS, SCHOEMAKERS, SICKMANN, WALTER) [27]. *Sie steht im Gegensatz zu den bisherigen Behandlungsmethoden, weil sie die Pseudarthrose nicht durch Entlastung zu heilen strebt, sondern im Gegenteil durch Belastung, d. h. durch funktionelle Druckbeanspruchung ihre knöcherne Heilung herbeiführt.*

Zur praktischen Durchführung der Umlagerung muß zunächst der Winkel bestimmt werden, um welchen das coxale Femurende lateralwärts geneigt

---

[26] Zentrabl. f. Chir. 1928, Nr. 37 und Zeitschr. f. orthop. Chir. Bd. 51.

[27] BRANDES: Verh. d. Deutsch. orthop. Ges. 1932. — BRANDES: Erfahrungen zur operativen Behandlung der Schenkelhalspseudarthrose nach PAUWELS. Chir. Congr. 1935 — BRANDES: Spätresultate nach der Pauwelsschen Operation der Schenkelhalspseudarthrose. Orthop. Congr. 1935. — CAMITZ: Die Pseudarthrosen (nebst wahrscheinlichen Vorstadien) nach medialen Frakturen des Collum femoris und deren Behandlung. Acta Chirurg. Scand. 1931. — HILLEBRAND: Ein weiterer Beitrag zur Behandlung der Schenkelhalspseudarthrose: Abwinkelung nach PAUWELS. Bruns Beitr. z. klin. Chir. Bd. 157, 1933. — PAUWELS: Eine neue Methode zur operativen Behandlung der Schenkelhalspseudarthrose. Zeitschr. f. orthop. Chir. Bd. 51, 1929. — SICKMANN: Ein Beitrag zur Pauwelsschen subtrochanteren Keilosteotomie bei der Schenkelhalspseudarthrose. Deutsch. Zeitschr. f. Chir. Bd. 229, 1930. — WALTER: Handbuch der gesamten Unfallheilkunde. Bd. III, 1933. — WIRTZ: Die Schenkelhalsfraktur und ihre Pseudarthrose unter besonderer Berücksichtigung der Pauwelsschen Abwinkelungsosteotomie. Inaug. Dissert. Münster 1934.

werden muß, damit die Pseudarthrosenebene nach erfolgter Umlagerung einen Neigungswinkel von etwa 20° gegen die Horizontale aufweist. Dieser Winkel kann leicht auf folgende Weise ermittelt werden (Abb. 106).

Auf einer Röntgenaufnahme, die zweckmäßig im Stehen unter Ausgleich der Beinverkürzung angefertigt wird, bzw. auf einer Pause dieser Röntgenaufnahme, wird zunächst eine die obere Ecke der Pfannendächer tangierende Linie A gezogen. An diese Linie wird nach unten ein zur gesunden Seite hin offener Winkel von 20° angelegt und sein freier Schenkel B über das erkrankte Hüftgelenk hinaus verlängert. Ferner wird durch den Pseudarthrosenspalt eine Linie C gelegt. Der Winkel, den die Linien B und C miteinander bilden

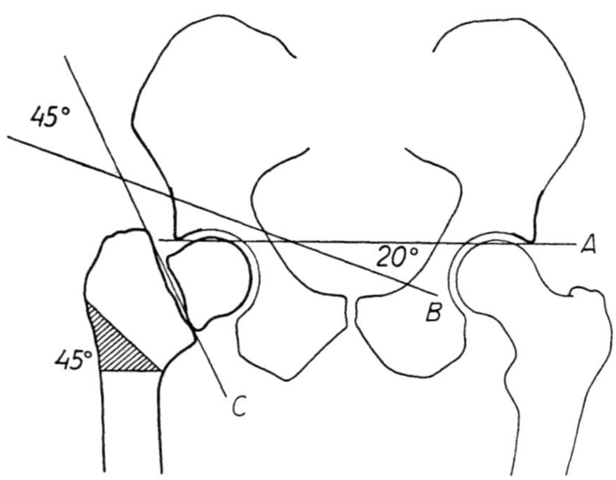

Abb. 106

(45° in der Zeichnung), gibt die Größe des Winkels an, um welchen das proximale Osteotomieende nach lateral geneigt werden muß, damit die Pseudarthrosenebene nach der Umlagerung einen Winkel von 20° gegen die Horizontale aufweist. Der gleiche Winkel ist maßgebend für die Neigung der Flächen des Keiles, welcher etwa in Höhe des Trochanter minor, mit der Spitze gegen diesen gerichtet, reseziert werden muß, wenn die Umlagerung durch Keilresektion ausgeführt werden soll. *In welcher Weise man die Abwinkelung des coxalen Femurendes vornimmt, ob durch lineare, bogenförmige oder Keilosteotomie, ist jedoch reine Geschmackssache; denn die Osteotomie ist lediglich der vorbereitende chirurgische Eingriff; die Methode, das orthopädische Handeln, beginnt erst nach der Osteotomie und besteht darin, daß die Bruchebene in die erforderliche Neigung zur wirksamen Druckrichtung gebracht wird.* Gibt man der Keilosteotomie den Vorzug, so ist es zweckmäßig, die untere Schnittfläche senkrecht zur Femurachse zu legen, damit beim Verdrehen der Osteotomieenden gegeneinander, die zur Beseitigung der Außenrotation des Beines erforderlich ist, die Osteotomieflächen in voller Ausdehnung in Berührung bleiben. Liegt dagegen die untere Osteotomiefläche schräg zur Femurachse, so kann sich das keilförmige distale Osteotomieende bei Änderung der Drehstellung hinter das proximale Osteotomieende hinaufschieben und eine

Beugestellung des oberen Osteotomieendes hervorrufen. Zweckmäßig wird die Umlagerung mit Hilfe der Schanzschen Schrauben ausgeführt, die eine exakte Einstellung und Fixierung der Fragmente unter dem vorher berechneten Winkel erlauben (Abb. 125). Bei der lockeren Pseudarthrose ist es erforderlich, daß die gewünschte gegenseitige Lage des Kopffragmentes zum Trochanterfragment vor der Umlagerung oder während der Umlagerung durch die Schanzsche Schraube oder durch einen gesondert eingeführten Nagel fixiert wird. Die Stellung der Osteotomieenden muß unbedingt so lange garantiert werden, bis die Osteotomiestelle fest knöchern konsolidiert ist, weil bei aufrechter Körperhaltung das Drehmoment der Körperschwere die Aufrichtung des proximalen Osteotomieendes mit großer Kraft erstrebt (Abb. 107 a—c).

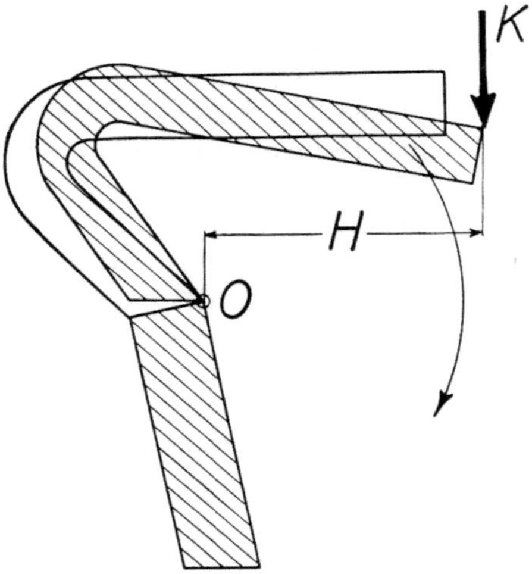

Abb. 107 a—c. Infolge der Spannung der pelvitrochanteren Muskulatur bilden coxales Femurende und Becken in mechanischer Hinsicht eine Einheit bei einseitiger Unterstützung des Beckens durch den Schenkelkopf des Standbeines. Sie sind einem Balken zu vergleichen, der mit seinem gebogenen lateralen Ende auf dem Schaftfragment ruht und auf dessen freies mediales Ende die Körperlast *K* wirkt, welche ihn um die Osteotomiestelle O als Drehpunkt mit großer Kraft (Hebelarm *H*) im Sinne des Uhrzeigers stoßweise zu drehen strebt. Ist die Osteotomiestelle noch plastisch und noch nicht vollständig starr, so muß diese Drehung langsam erfolgen und damit eine Aufrichtung des proximalen Osteotomieendes eintreten (Abb. b und c)

An Hand der Abb. 108—144 kann der Erfolg der „Umlagerung" bei drei Schenkelhalspseudarthrosen eindeutig verfolgt werden. Die nebenstehende mechanische Analyse der Fälle vor und nach der Umlagerung zeigt, daß die Pseudarthrosenbildung durch die freie Scherkraft K_S hervorgerufen wurde und daß unter ihrem Einfluß das Kopf-

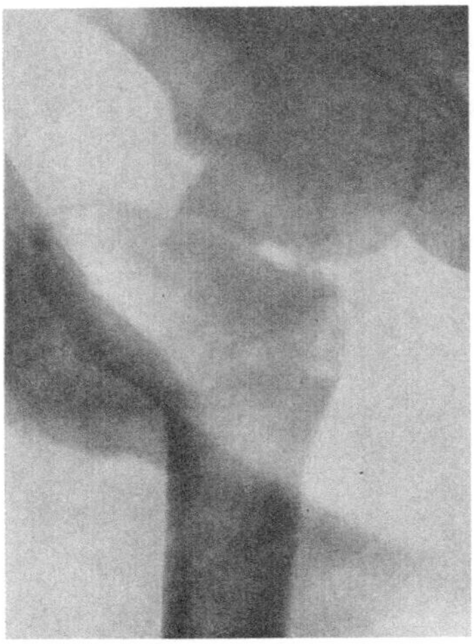

Abb. 107 b (14. 3. 29)

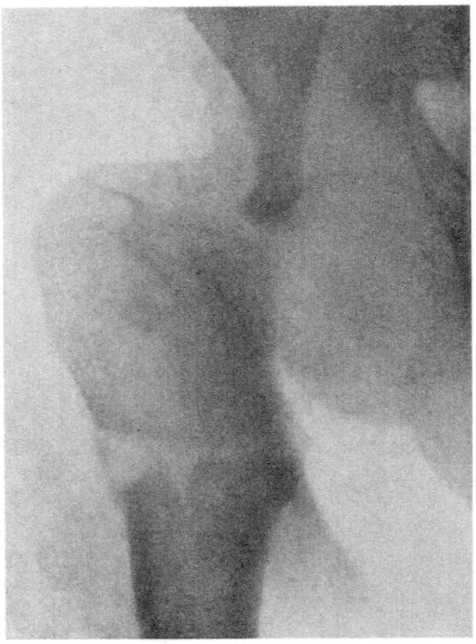

Abb. 107 c (12. 4. 29)

Umlagerung: 23. 1. 29. Beginn der Gehübungen: 14. 3. 29

fragment nach abwärts glitt; ferner, daß freie Scherkraft und Zugkraft die Pseudarthrose unterhielt. Weiter läßt sie erkennen, daß nach der Umlagerung die auf den Schenkelkopf wirkende Druckkraft R annähernd in ganzer Größe als funktionelle Druckkraft auf die Pseudarthrose zur Auswirkung kommt und das Pseudarthrosengewebe nahezu in ganzer Ausdehnung unter reiner wirksamer Druckspannung steht. Die in entsprechenden Zeitabständen nach der Umlagerung angefertigten Röntgenbilder zeigen deutlich die fortschreitende knöcherne Heilung der Pseudarthrose und die Rückverlagerung des Trochanter major an seine zum Becken physiologische Stelle. Die Gangbilder vor und nach der Umlagerung, welche kinematographischen Aufnahmen entnommen sind, zeigen, daß der Gang nach der Umlagerung frei von Hüfthinken ist; ein Beweis, daß beide Komponenten der Störung, die der veraltete Schenkelhalsbruch bedingt, also die Insuffizienz des Traggerüstes sowie die Insuffizienz des Drehmomentes der abduktorisch wirkenden Muskelkraft beseitigt sind (s. S. 72, 129).

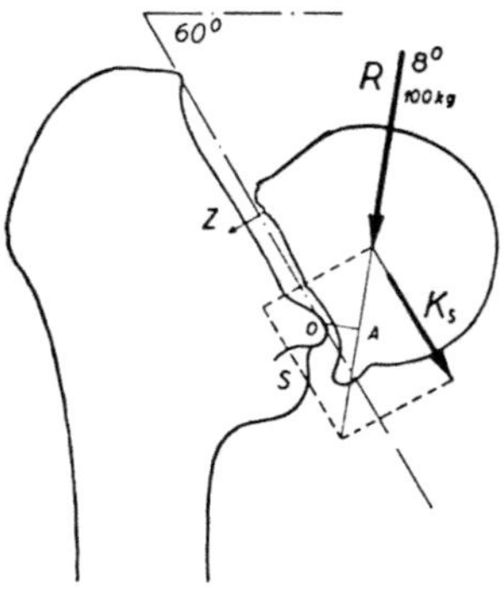

Abb. 108. (1. 12. 26)

In allen drei Fällen wurde durch die „Umlagerung" praktisch volle Arbeitsfähigkeit erreicht. Die Verletzten arbeiteten 10 bzw. 8 Monate bzw. 1 Jahr nach der Umlagerung wieder voll und regelmäßig in ihrem Beruf und hatten keine Klagen vorzubringen.

Fall 1 betrifft einen 19jährigen Dachdecker (P.N.), bei welchem die „Umlagerung" 8½ Monate nach der Fraktur ausgeführt wurde (Abb. 108 bis 120).

Unfalltag: 6. 6. 26. Umlagerung: 25. 2. 27

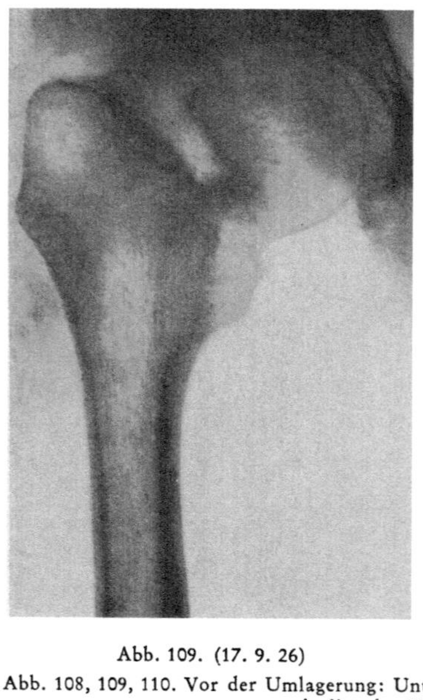

Abb. 109. (17. 9. 26)

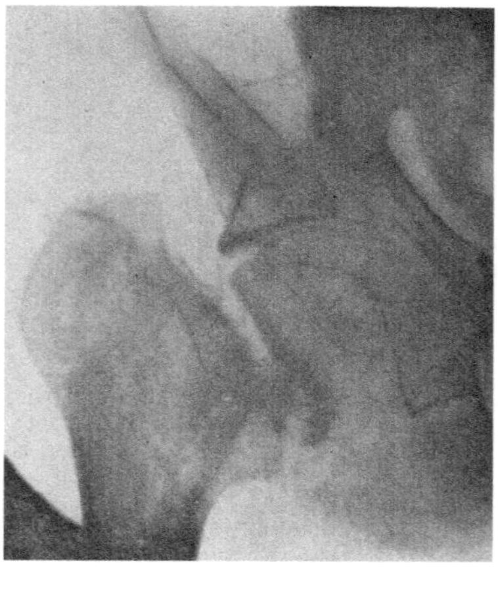

Abb. 110. (1. 12. 26)

Abb. 108, 109, 110. Vor der Umlagerung: Unter der Wirkung der freien Scherkraft (K_s) entstand die Pseudarthrose und glitt das Kopffragment fortschreitend nach abwärts

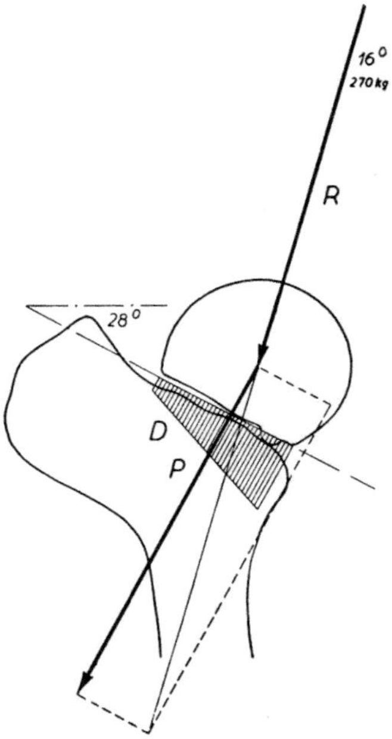

Abb. 111. (25. 2. 27)

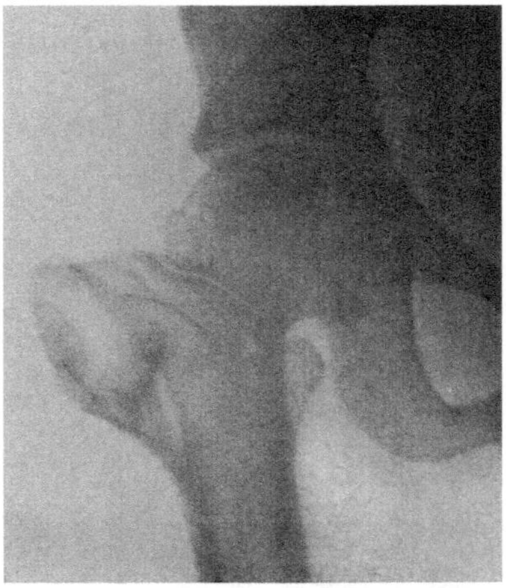

Abb. 112. (9. 8. 27)

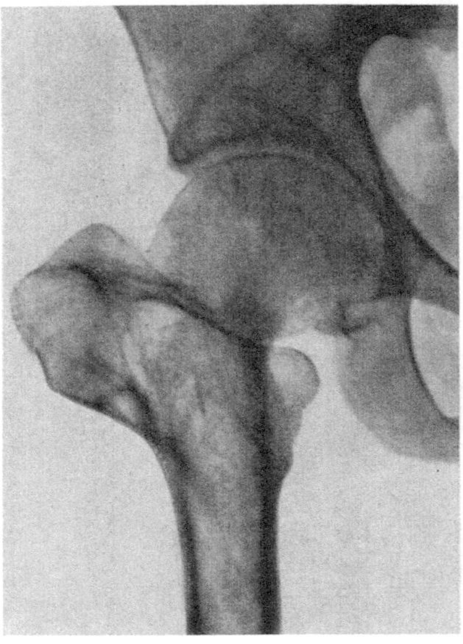

Abb. 113. (28. 11. 27)

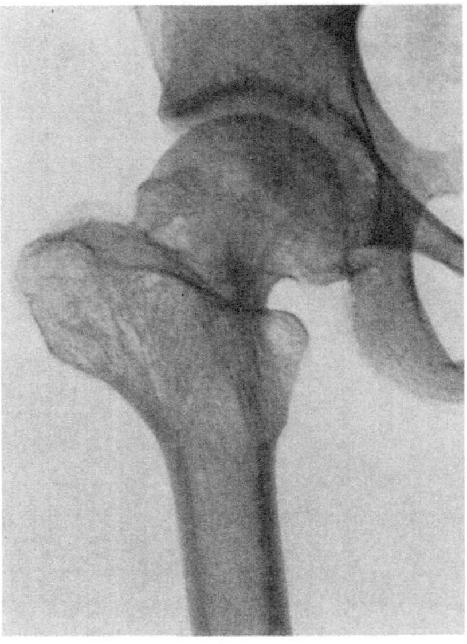

Abb. 114. (9. 3. 32)

Abb. 111, 112, 113, 114. Nach der Umlagerung: Unter der Wirkung der durch die reine Druckkraft (*P*) im Pseudarthrosengewebe hervorgerufenen Druckspannung (*D*) trat fortschreitend knöcherne Heilung ein

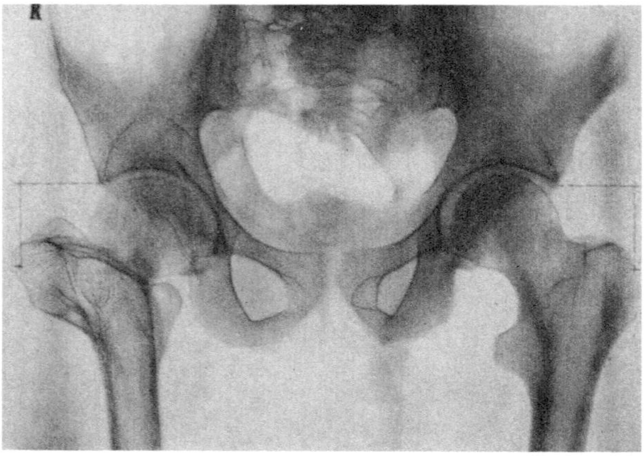

Abb. 115. (28. 11. 27)

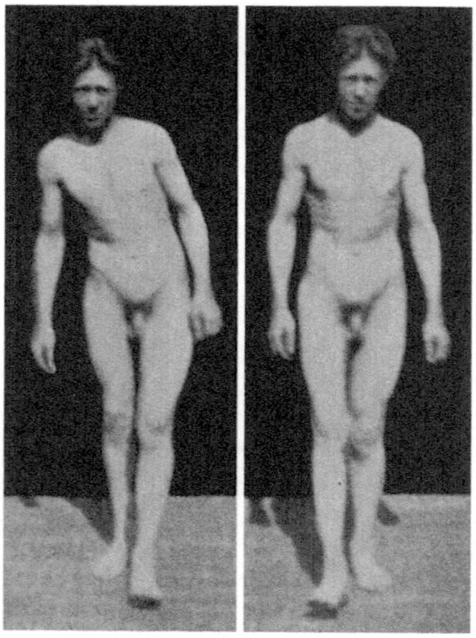

Abb. 116. (17. 9. 26)

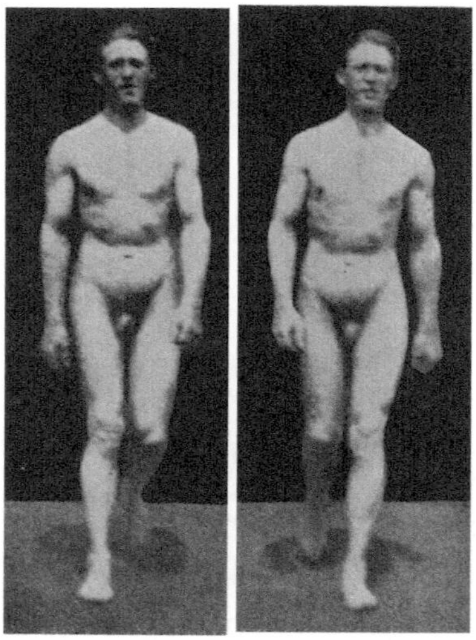

Abb. 117. (28. 11. 27)

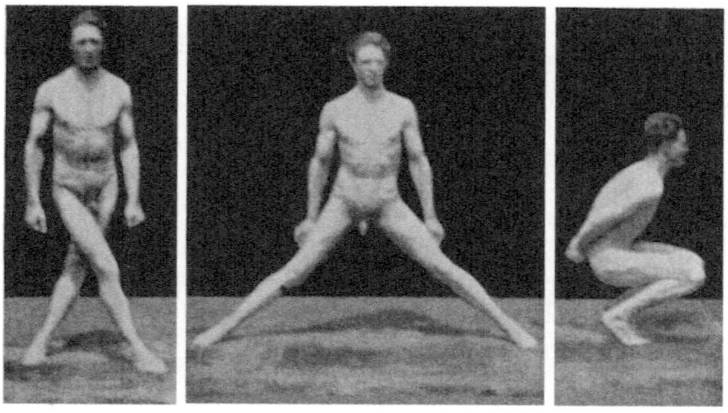

Abb. 118. (28. 11. 27)

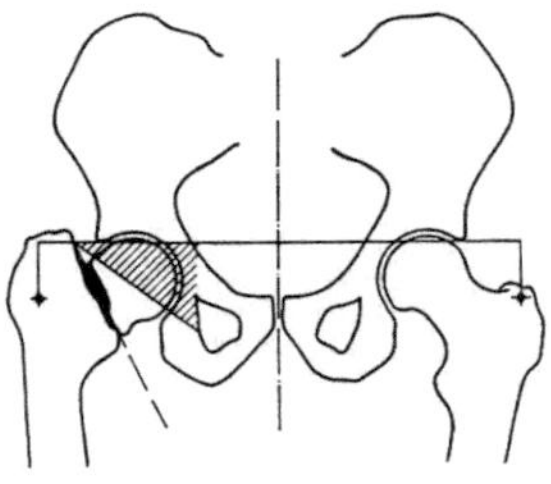

Abb. 119

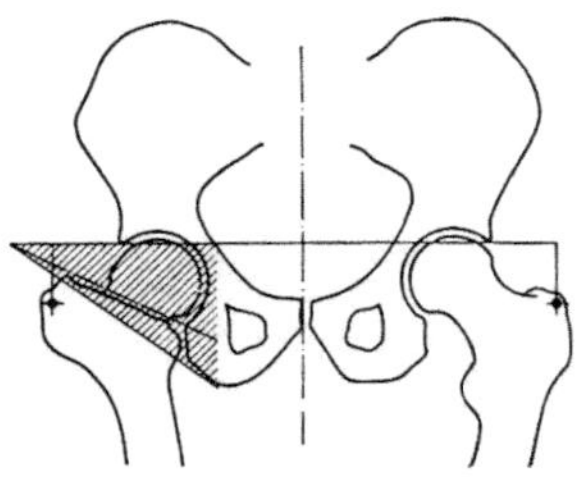

Abb. 120

Durch die Umlagerung wurde die Pseudarthrosenebene in das scherspannungsfreie Feld (schraffierte Fläche) verlagert und der Trochanter major an seine zum Becken physiologische Stelle verbracht

Fall 2 betrifft einen 23jährigen Autoschlosser (J.W.), bei welchem die „Umlagerung“ $1^3/_4$ Jahre nach der Fraktur ausgeführt wurde (Abb. 121 bis 132).

Unfalltag: 18. 3. 28. Umlagerung: 11. 12. 29

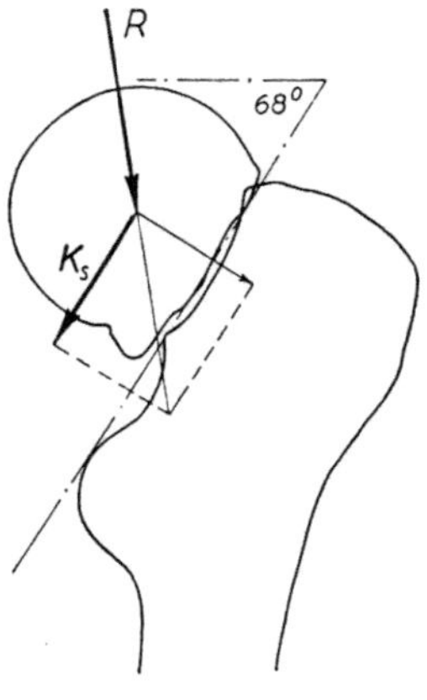

Abb. 121. (26. 4. 28)

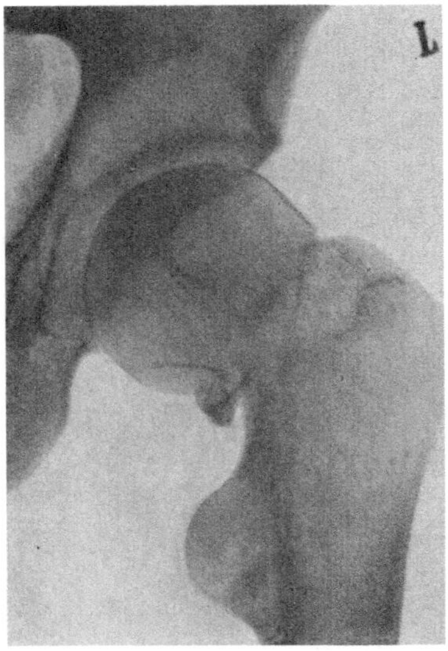

Abb. 122. (26. 4. 28)

Vor der Umlagerung

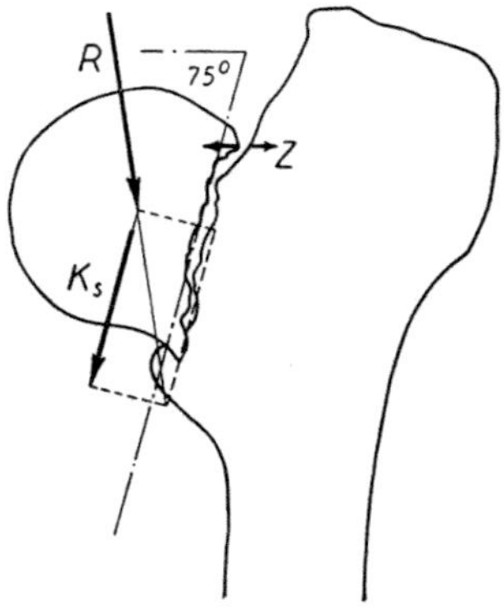

Abb. 123. (29. 11. 29)

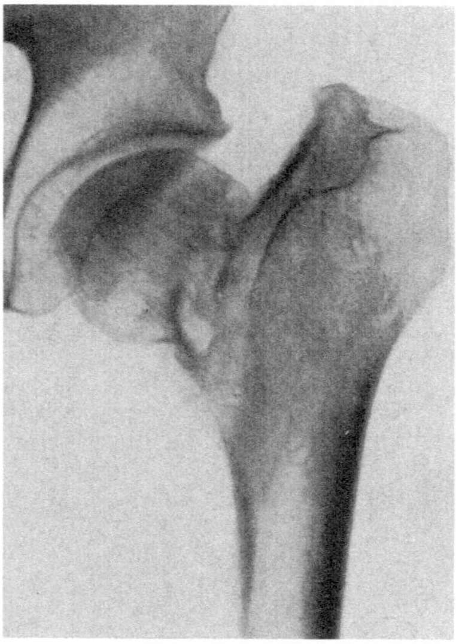

Abb. 124. (29. 11. 29)

Nach der Umlagerung

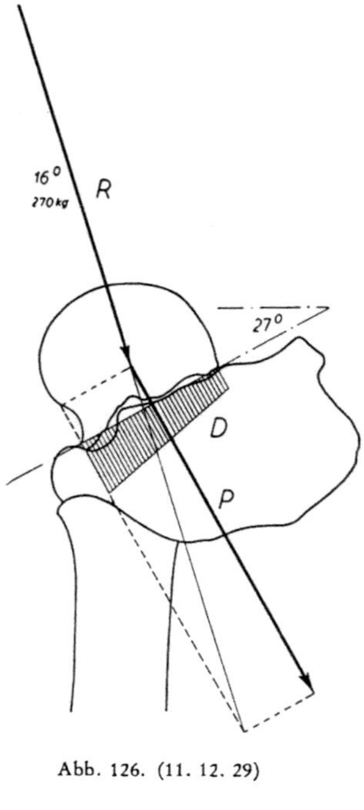

Abb. 126. (11. 12. 29)

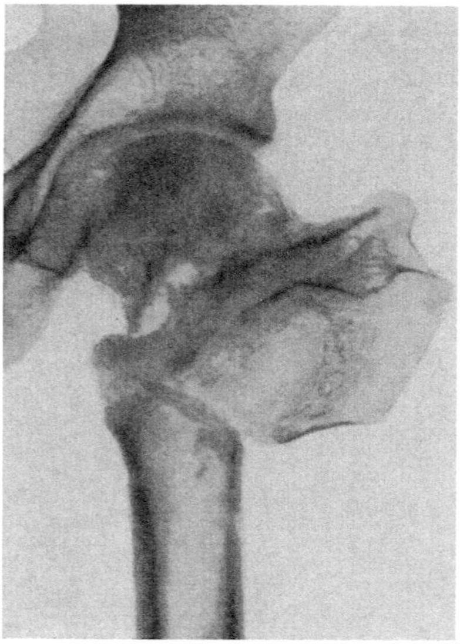

Abb. 27. (31. 1. 30)

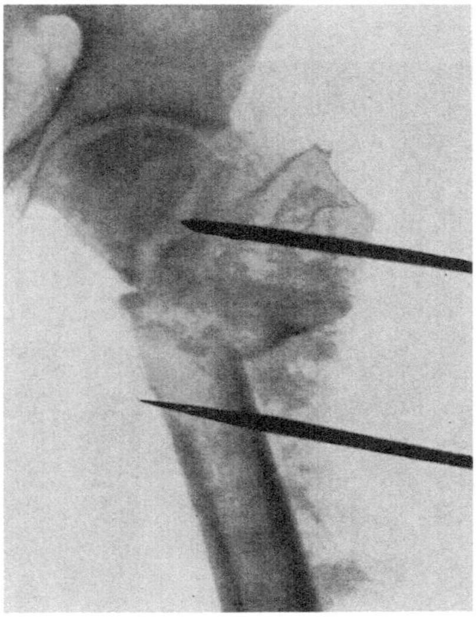

Abb. 125. 2. 1. 30. Die parallele Lage der Schanzschen Schrauben, die vor der Osteotomie unter dem errechneten Winkel eingeführt wurden, beweist, daß die beabsichtigte Neigung der Osteotomieenden zueinander erreicht ist

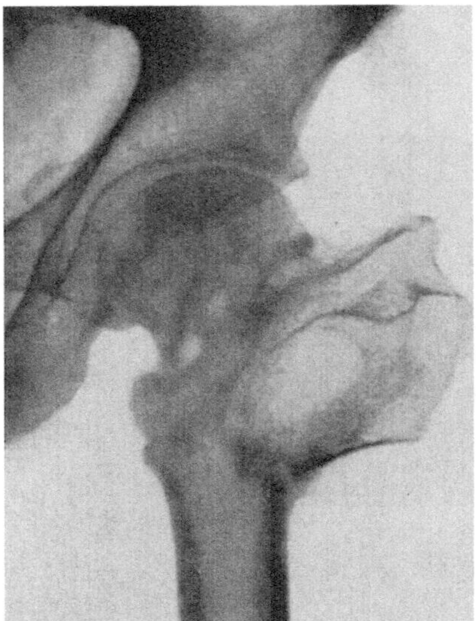

Abb. 128. (14. 4. 30)

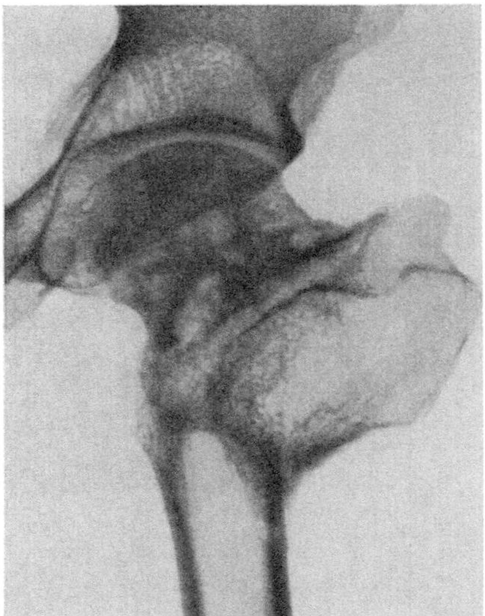

Abb. 129. (5. 9. 30)

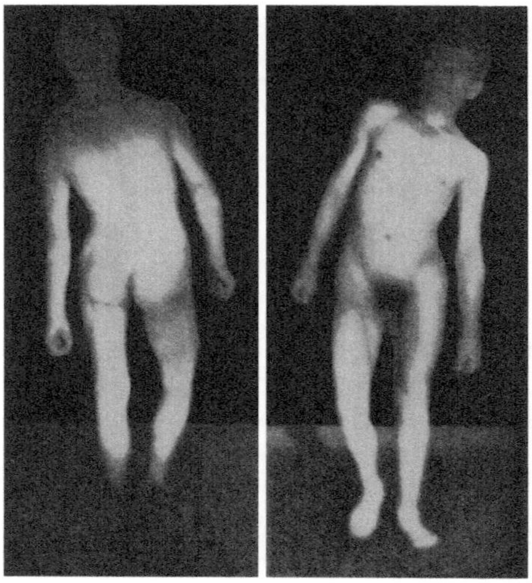

Abb. 130. (9. 11. 29)

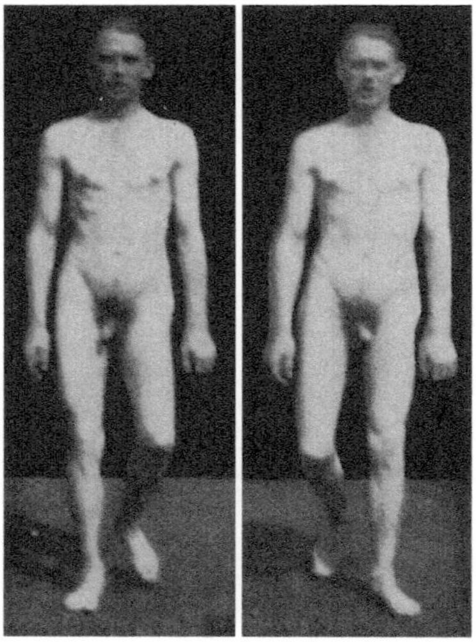

Abb. 131. (5. 9. 30)

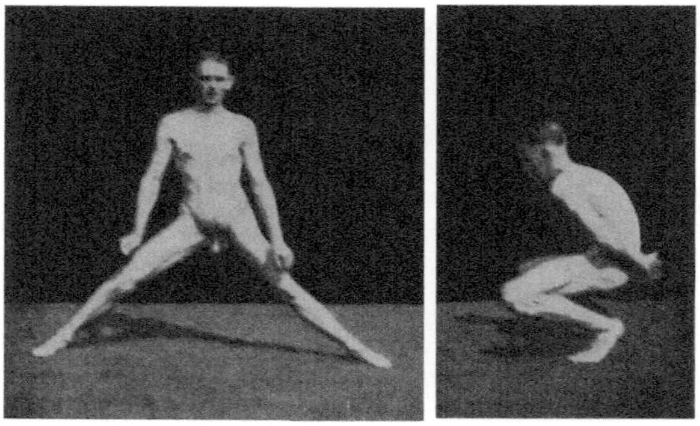

Abb. 132. (5. 9. 30)

Fall 3 betrifft einen 21jährigen landwirtschaftlichen Arbeiter (J.H.), bei welchem die „Umlagerung" 2 Jahre $7^1/_2$ Monate nach der Fraktur ausgeführt wurde (Abb. 133—144).

Unfalltag: 16. 6. 28. Umlagerung: 28. 1. 31

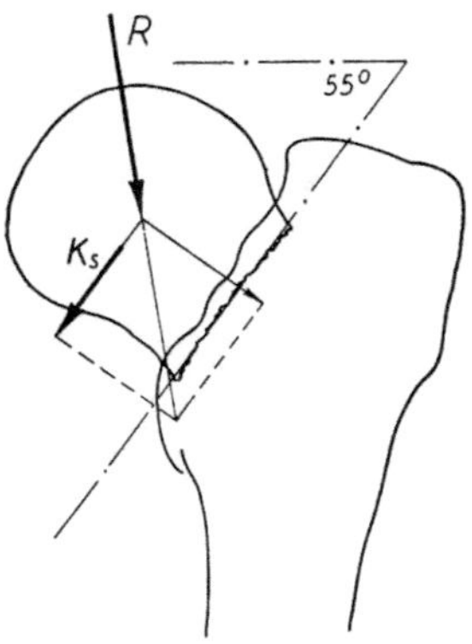

Abb. 133. (18. 7. 28)

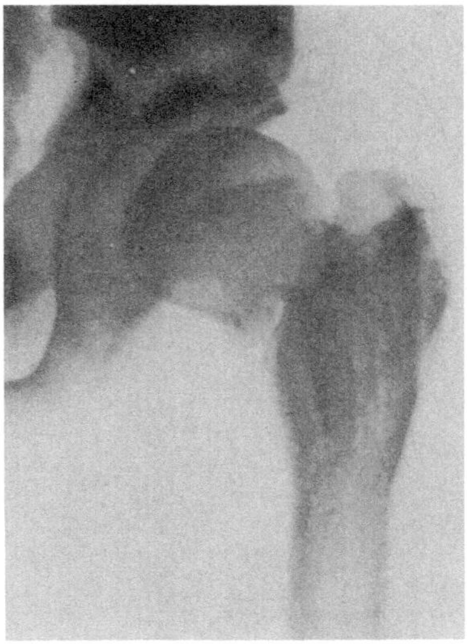

Abb. 134. (18. 7. 28)

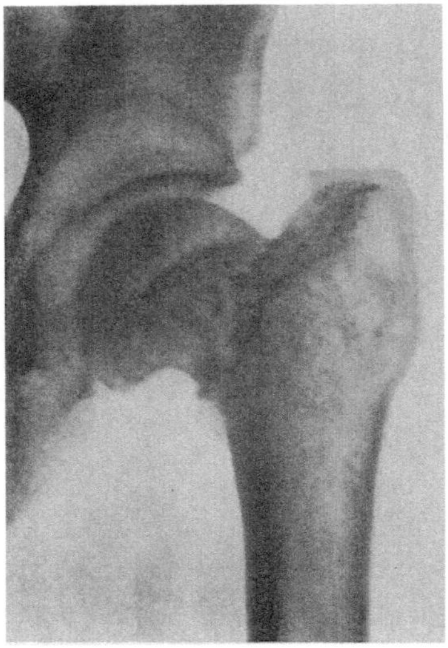

Abb. 135. (17. 5. 29)

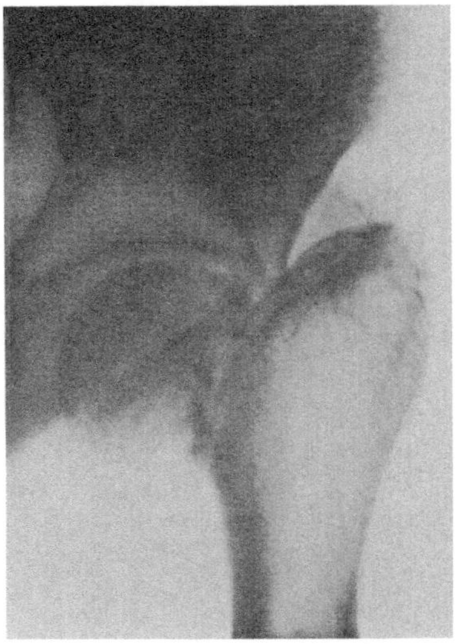

Abb. 136. (22. 6. 29)

Vor der Umlagerung

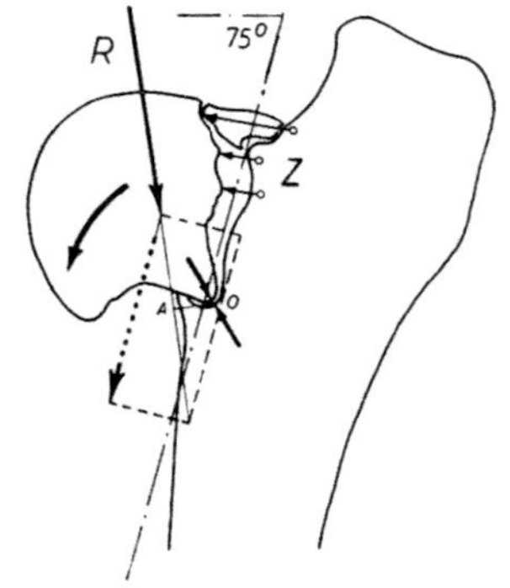

Abb. 137. (20. 1. 31)

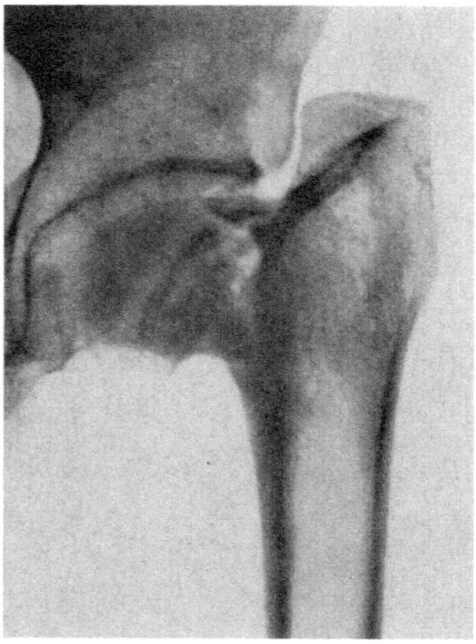

Abb. 138. (20. 1. 31)

Nach der Umlagerung

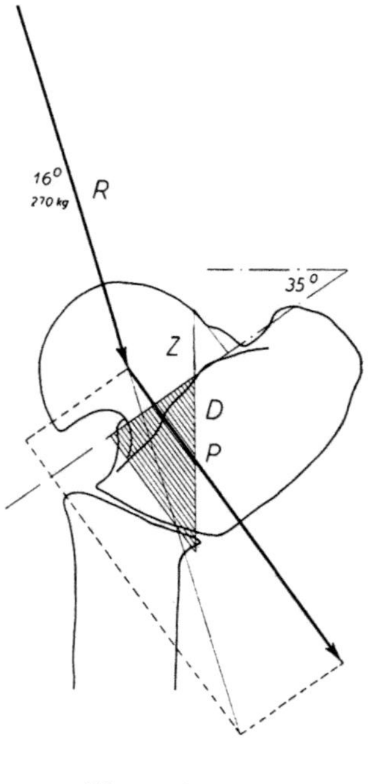

Abb. 139. (28. 1. 31)

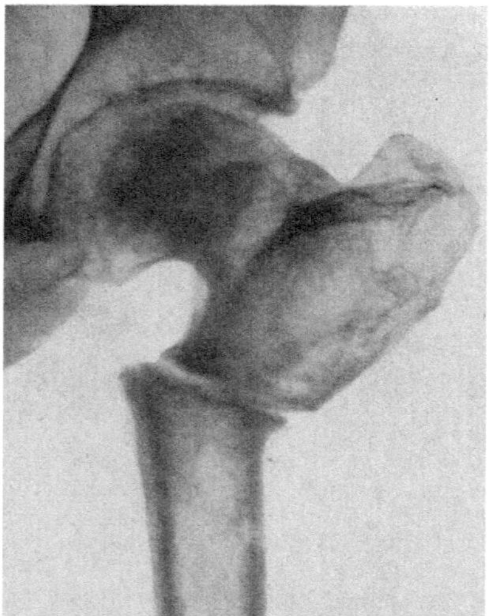

Abb. 140. (11. 7. 31)

Bei Schenkelhalsbrüchen mit zusätzlicher Stütze an der unteren Ecke des Kopffragmentes würde an und für sich meist eine wesentlich geringere Neigung des proximalen Osteotomieendes nach lateral genügen, um die erforderliche Umwandlung der Zugbeanspruchung in funktionelle Druckbeanspruchung und damit knöcherne Heilung herbeizuführen, weil das proximale Fragment zu diesem Zweck nur so weit nach lateral geneigt zu werden braucht, bis die Richtung der auf den Schenkelkopf wirkenden Druckkraft lateral von der Auflagerstelle des Kopffragmentes, also von seinem Drehpunkt, vorbeizieht (Abb. 145, 146). Der auf den Schenkelkopf wirkende Druck bewirkt dann nicht mehr eine Dehnung des Kopffragmentes nach medial, sondern nach lateral (in entgegengesetzter Richtung). Hierdurch klappen die Pseudarthrosenflächen zusammen, wodurch auf das Pseudarthrosengewebe funktioneller Druck zur Auswirkung kommt. Die geringe Neigung des proximalen Osteotomieendes, die zur Änderung der Beanspruchung genügt, reicht aber nicht aus, um den Trochanter major an seine zum Becken physiologische Stelle zurückzuverlagern und hierdurch die Größe des Drehmomentes der abduktorisch wirkenden Muskelkraft wieder herzustellen. Deshalb ist es zweckmäßig, auch bei diesen Fällen das coxale Femurende nach der Osteotomie so weit nach lateral zu neigen, bis der Trochanter major seine zum Becken physiologische Lage erreicht hat.

Daß die Umlagerung auch im vorgerückten Alter die Schenkelhalspseudarthrose ebenso zuverlässig heilt, beweisen u. a. mehrere Fälle von Bràndes und Camitz.

Während die Umlagerung selbst bei Pseudarthrosen, die schon länger als $2^1/_2$ Jahre bestanden und selbst bei Patienten vorgerückten Alters zuverlässig knöcherne Heilung herbeiführt, kann sie bei Nearthrosen, auch wenn sie jüngeren Datums sind, allein nicht die knöcherne Heilung garantieren. Dies ist verständlich, wenn man bedenkt, daß das ausgereifte Knorpelgewebe, welches bei der echten Nearthrose die Bruchflächen überzieht, unter dem Einfluß von Reibung entstanden ist, also unter dem Einfluß einer mechanischen Beanspruchung, deren Komponenten Druck und Verschiebung sind. Allein die Ausschaltung der Verschiebung, welche durch die Umlagerung erreicht wird, genügt nicht, um knöcherne Heilung herbeizuführen, wie das Röntgenbild Abb. 150 beweist, weil Knorpelgewebe schon ein an Druckspannung angepaßtes Gewebe ist. Deshalb muß bei Nearthrosen gleichzeitig die Anfrischung der Frakturflächen erfolgen, die leicht im Anschluß an die subtrochantere

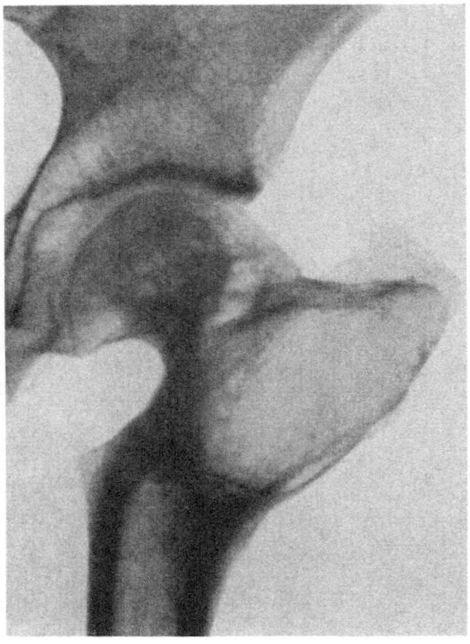

Abb. 141. (8. 2. 33)

Osteotomie ausgeführt werden kann, damit zuverlässig knöcherne Heilung erreicht wird.

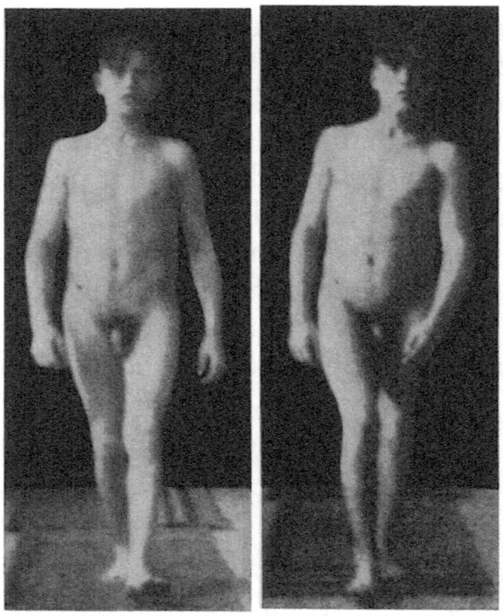

Abb. 142. (20. 1. 31)

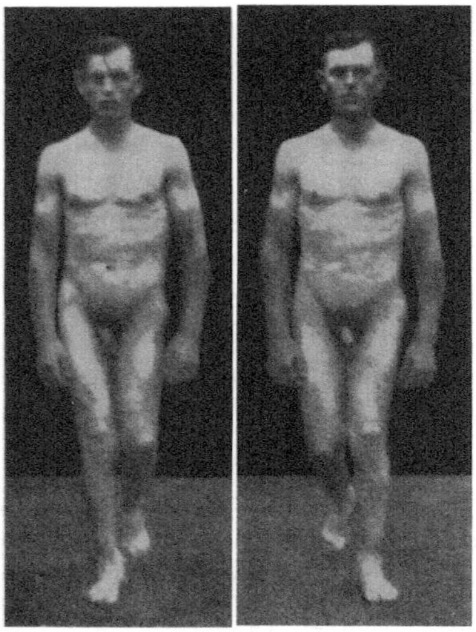

Abb. 143. (1. 3. 32)

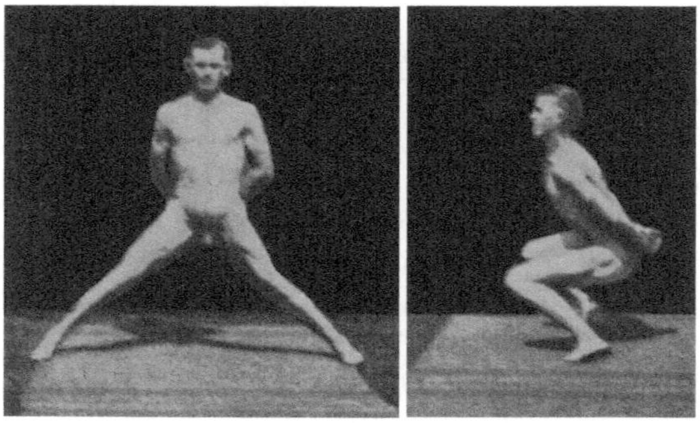

Abb. 144. (1. 3. 32)

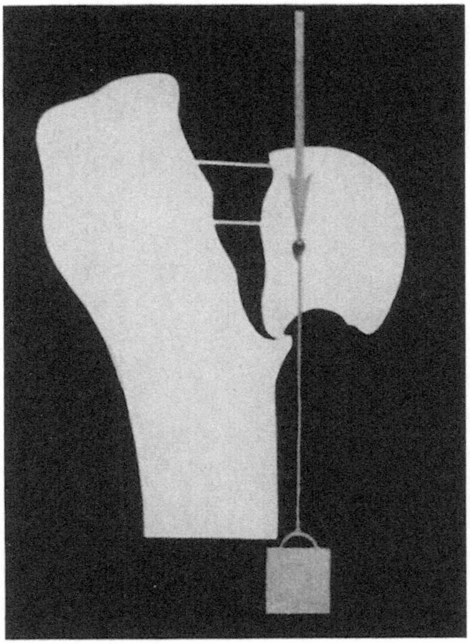

Abb. 145

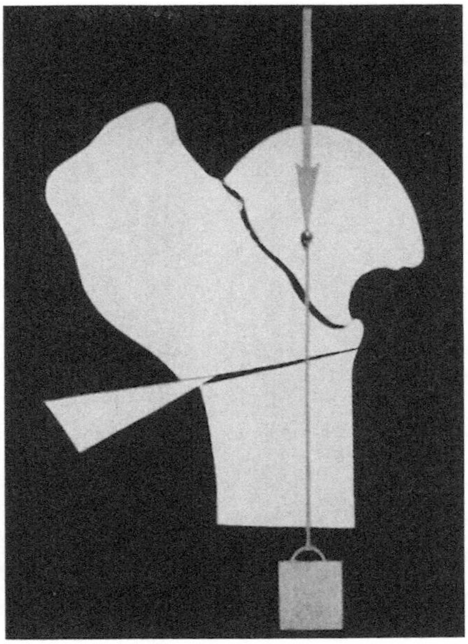

Abb. 146

Vereinfachtes Modell einer Schenkelhalsfraktur (Pseudarthrose) mit „zusätzlicher Stütze" an der unteren Ecke des Kopffragmentes

Abb. 145. Die auf das Kopffragment wirkende Druckkraft verläuft medial neben dem Auflager des Kopffragmentes. Infolgedessen bewirkt sie ein Kippen des Kopffragmentes nach medial. Die Bruchflächen klaffen und die Gummizüge sind gespannt. Das Regenerat steht unter Zugspannung (siehe auch Abb. 74)

Abb. 146. Die Entfernung eines Keiles, dessen Flächen nur einen Winkel von 20° miteinander bilden, die mithin nur eine Verringerung der Neigung der Bruchebene von 70° auf 50° herbeiführt, genügt, um zu bewirken, daß die auf den Schenkelkopf wirkende Druckkraft lateral vom Auflager des Kopffragmentes vorbeizieht. Infolgedessen bewirkt sie jetzt ein Kippen des Kopffragmentes in entgegengesetztem Sinne, also nach lateral gegen das Trochanterfragment hin. Die Bruchflächen klappen zusammen und die Gummizüge werden gepreßt. Das Regenerat steht unter reiner Druckspannung. Der Trochanter major ist nicht genügend tief und nach außen getreten, so daß das Drehmoment der Muskelkraft nicht wieder hergestellt ist

Unbewußte Änderung der mechanischen Beanspruchung im günstigen Sinne als Ursache der knöchernen Heilung bei verschiedenen Behandlungsmethoden

Die Erkenntnis, daß mechanische Kräfte den Heilungsverlauf und den Endausgang des Schenkelhalsbruches bestimmen, entschleiert auch die letzte Ursache so manchen Erfolges, der hin und wieder in der Literatur Behandlungsmethoden zugesprochen wurde, die ihrem Wesen nach nicht in der Lage waren, in dem betreffenden Falle knöcherne Heilung herbeizuführen.

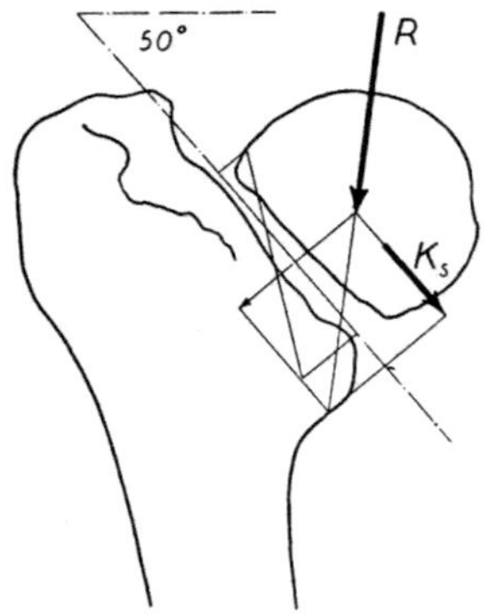

Abb. 147. (9. 3. 34)

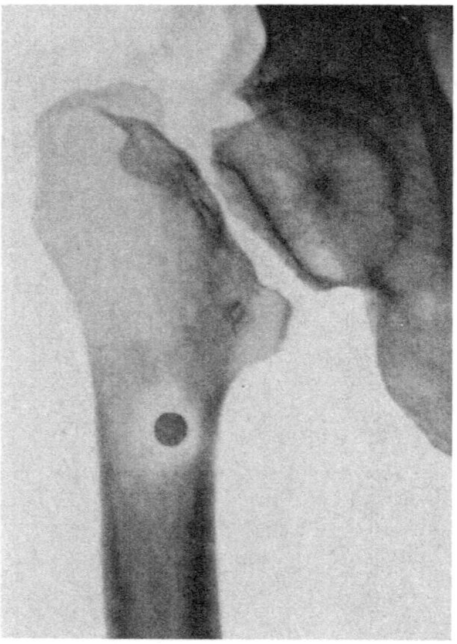

Abb. 148. (9. 3. 34)

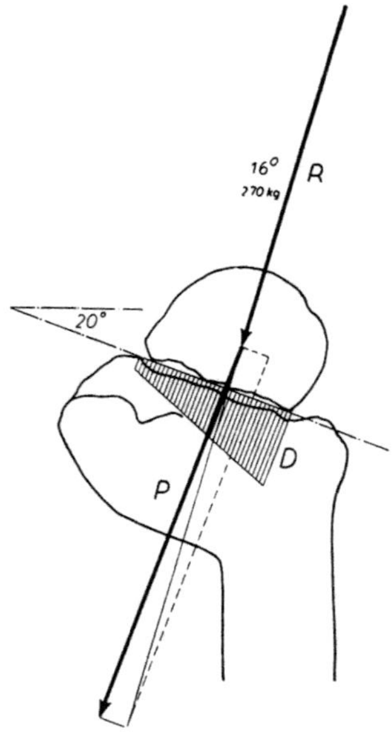

Abb. 149. (23. 3. 34)

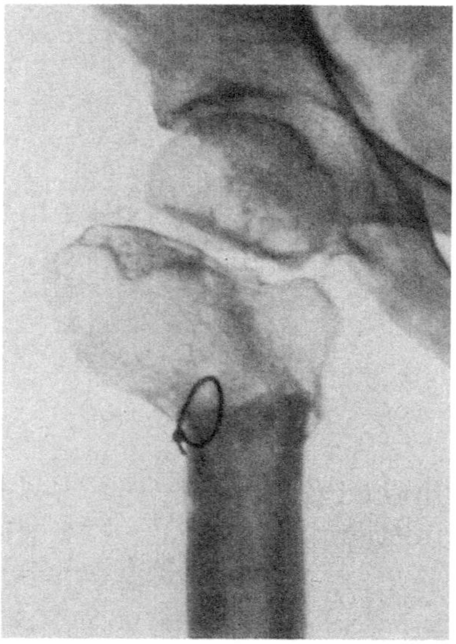

Abb. 150. (18. 9. 34)

Abb. 147—150. Durch die Umlagerung (23. 3. 34) hat das Kopffragment auf dem Trochanterfragment einen unverrückbaren Halt gefunden. Das Nearthrosengewebe steht unter reiner Druckspannung. Trotzdem ist keine knöcherne Vereinigung eingetreten, weil Knorpelgewebe ein an Druckspannung angepaßtes Gewebe ist

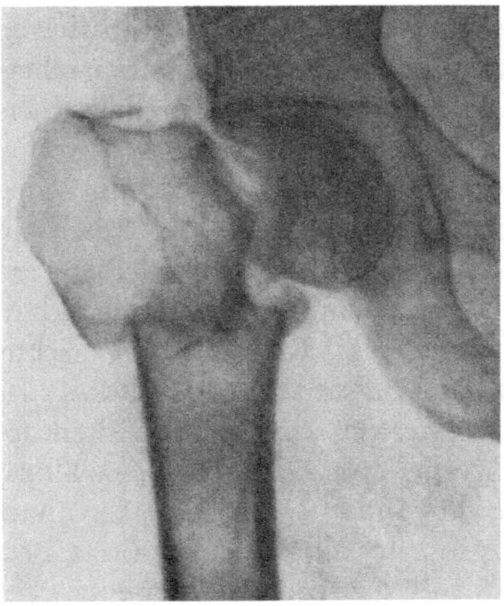

Abb. 151. (5. 10. 29)

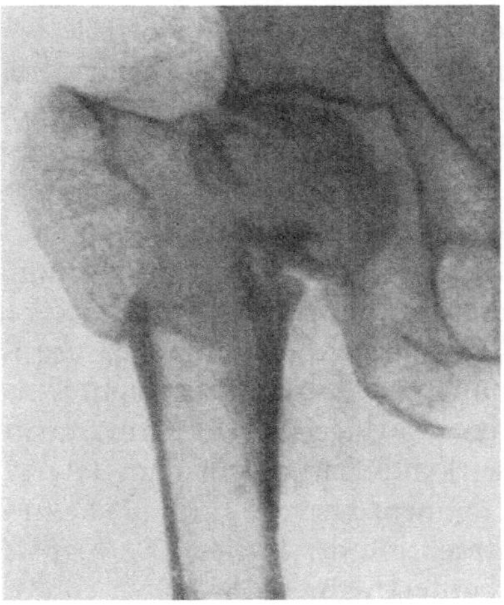

Abb. 152. (15. 9. 30)

(Aus CAMITZ, Die Pseudarthrosen [nebst wahrscheinlichen Vorstadien] nach medialen Frakturen des Collum Femoris und deren Behandlung, Acta Chir. Scand., Bd. 68, Suppl. 19.)

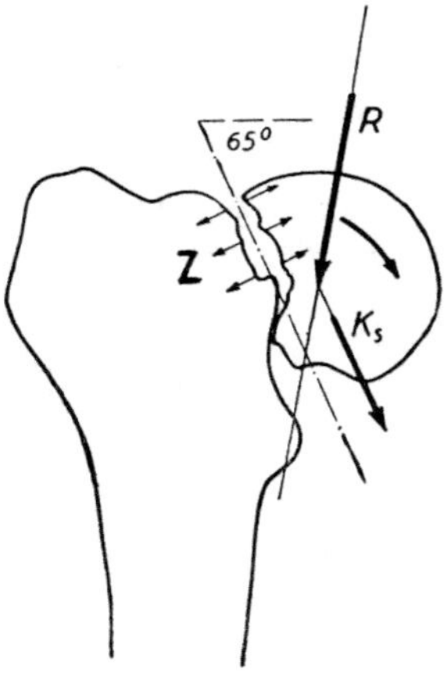

Abb. 153. Mechanische Analyse vor der Osteotomie

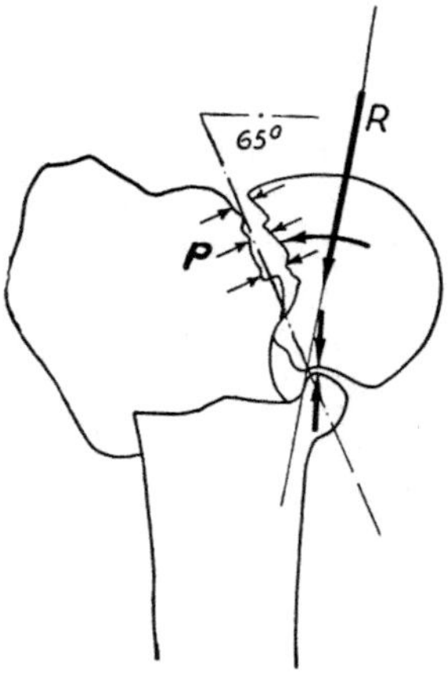

Abb. 154. Mechanische Analyse der Abb. 151

Von besonderem Interesse ist in dieser Hinsicht ein von CAMITZ veröffentlichter Fall, bei welchem knöcherne Heilung nach subtrochanterer Osteotomie eintrat, ohne daß die hochgradige Neigung der Pseudarthrosenebene (65°) durch die Osteotomie geändert worden wäre (Abb. 151—154). Der in diesem Falle erzielte Erfolg scheint meinen Ausführungen zunächst zu widersprechen; in Wirklichkeit ist er aber gerade ein besonders schöner Beweis für ihre Stichhaltigkeit. Durch die Osteotomie wurde zwar die Neigung der Pseudarthrosenebene nicht geändert, es kam aber, wohl durch Zufall, zur Bildung einer Knochenzacke an der medialen Ecke des distalen Fragmentes und durch die Parallelverschiebung dieses Fragmentes nach innen fand das Kopffragment auf dieser Knochenzacke eine Stütze. Hierdurch wurde zunächst die freie Scherkraft ausgeschaltet, und da die Richtung der Druckkraft R nach der Verschiebung des distalen Fragmentes nach innen lateral von der Knochenzacke, also dem Auflager des Kopffragmentes vorbeizog, so rief der auf den Schenkelkopf wirkende Druck ein nach lateral drehendes Moment in Bezug auf das Kopffragment hervor, ähnlich wie in dem Versuch am Modell (Abb. 145, 146) nach Resektion des Keiles. Das Kopffragment klappte infolgedessen gegen das Trochanterfragment, wodurch funktioneller Druck auf das Pseudarthrosengewebe wirksam wurde. Die Pseudarthrose mußte also heilen, obwohl die Neigung der Pseudarthrosenebene nach der Osteotomie nicht verringert worden war, weil auf einem anderen, und zwar dem beschriebenen Wege, erreicht wurde, daß an Stelle von freier Scherkraft reine funktionelle Druckkraft auf das Pseudarthrosengewebe zur Auswirkung kam.

Ferner ist in dem Falle Abb. 155, 156 die Heilung der Pseudarthrose wohl nicht allein auf die Wirkung der Whitman-Behandlung zurückzuführen, wie angenommen wurde, sondern sie wurde letzten Endes dadurch hervorgerufen, daß der Trochanter major am Pfannendach ein festes Gegenlager fand, daß also durch eine „zusätzliche Stütze“ die Scherbeanspruchung des Pseudarthrosengewebes in funktionelle Druckbeanspruchung umgewandelt wurde, wie aus den Ausführungen Seite 49, 50 hervorgeht. Ebenso kann die knöcherne Heilung in den Fällen Abb. 157 nicht als Folge des gewollten Eingriffes, der Lorenzschen Gabelung, angesehen werden, sondern sie kam, wie auch LINDEMANN[28] selbst schon vermutet, „durch die Umstellung der mechanischen Verhältnisse“ zustande. Die Röntgenbilder lassen erkennen, daß es zu einer „Umlagerung“ der Pseudarthrosenebene und nicht nur zu einer extrakapsulären Unterstützung des Kopffragmentes durch das Schaftfragemnt kam, also nicht zu einer *Entlastung*, wie LORENZ will, sondern zu einer *Belastung* im Sinne von funktioneller Druckbeanspruchung, wie die „Umlagerung“ sie erstrebt.

Ebenso erscheint es fraglich, ob die operative Anfrischung der Pseudarthrose oder Nearthrose in einem Falle von BADE (Abb. 158—161) zu knöcherner Heilung geführt hätte, wenn nicht die durch den Eingriff gleichzeitig herbeigeführte Verkleinerung des Neigungswinkels der Bruchebene (von 63° auf 45°) und Abflachung des Kopffragmentes die wirksame Zugbeanspruchung in ihr Gegenteil, also in funktionelle Druckbeanspruchung, umgewandelt hätte.

[28] LINDEMANN: Erfahrungen über die konservative Behandlung der medialen Schenkelhalsfraktur. Verh. d. Deutsch. orthop. Ges. 1932.

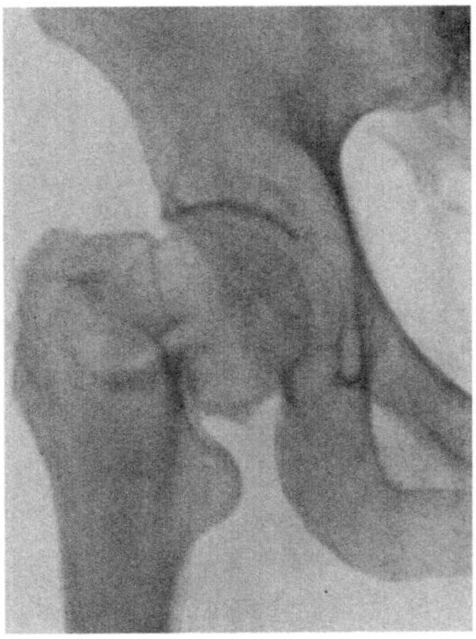

Abb. 155

(Aus LINDEMANN, Erfahrungen über die konservative Behandlung der medialen Schenkelhalsfraktur, Zeitschr. f. orth. Chir., Bd. 58, Beilageheft.)

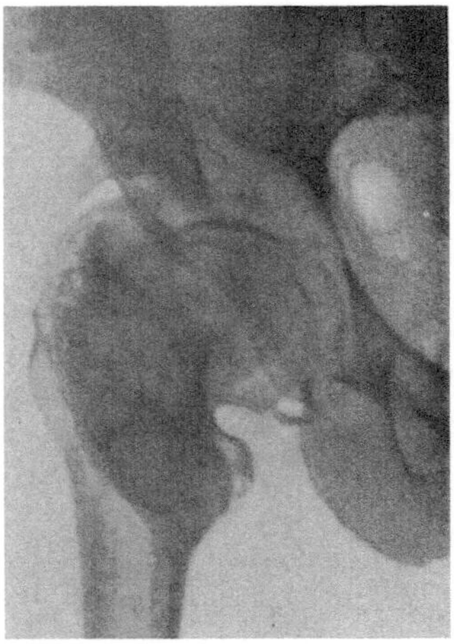

Abb. 156

(Aus LINDEMANN, Erfahrungen über die konservative Behandlung der medialen Schenkelhalsfraktur, Zeitschr. f. orth. Chir., Bd. 58, Beilageheft.)

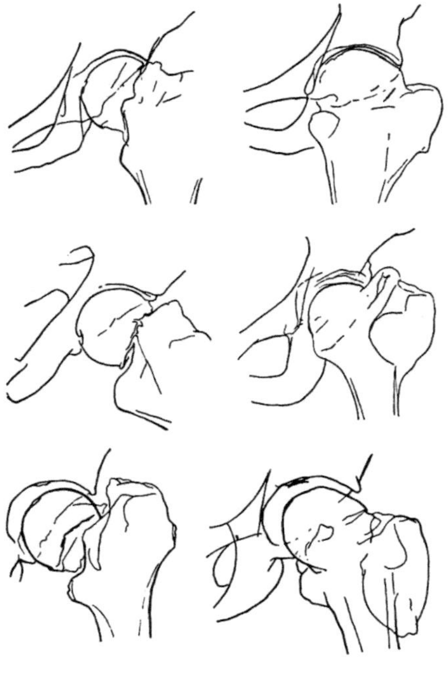

Abb. 157

(Aus LINDEMANN, Erfahrungen über die konservative Behandlung der medialen Schenkelhalsfraktur, Zeitschr. f. orth. Chir., Bd. 58, Beilageheft)

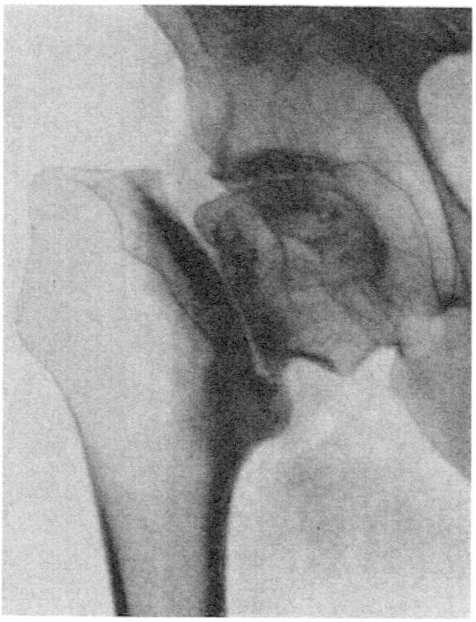

Abb. 158

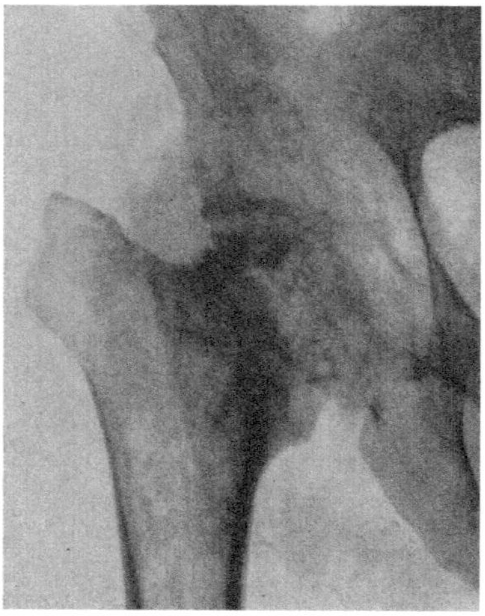

Abb. 159

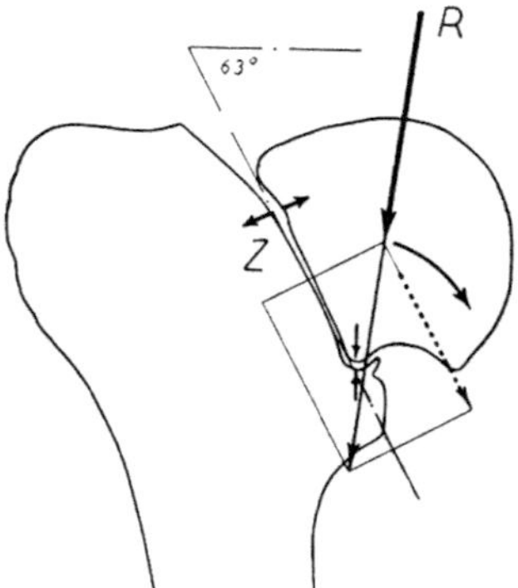

Abb. 160

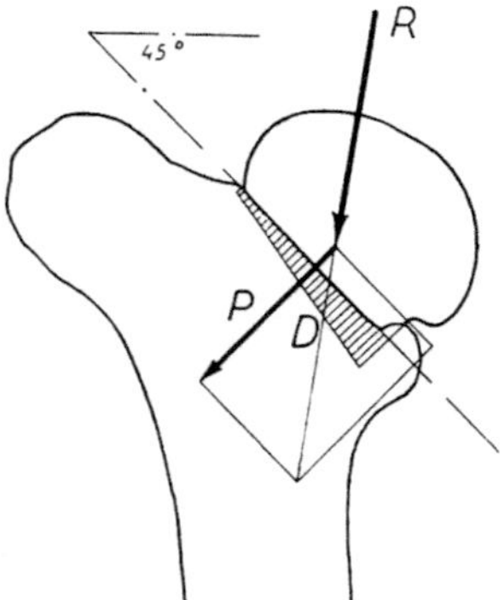

Abb. 161

Der Heilungsvorgang des Schenkelhalsbruches, ein mechanisches Problem

Alle Erfahrungen über den Heilungsverlauf und die Heilungsergebnisse des Schenkelhalsbruches, sowie über die Wirkung der verschiedenen Behandlungsmethoden beweisen übereinstimmend, daß mechanische Kräfte auf den Heilungsvorgang beim Schenkelhalsbruch einen entscheidenden Einfluß ausüben. Sie beweisen ferner, daß in Übereinstimmung mit der Erkenntnis von DUBOIS nur dem funktionellen Druck, d. h. wirksamer Druckspannung von wechselnder Größe, ein tropischer Einfluß auf die knöcherne Regeneratbildung zugesprochen werden kann, während Scher- und Zugkräfte, biegende und drehende Kräfte, bei entsprechender Größe die Entwicklung des knöchernen Bildungsgewebes in eine fehlerhafte Bahn leiten oder das schon ausgereifte Knochenregenerat rückbilden können. Sie beweisen vor allem, daß das dem Mark entstammende Regenerat im Gegensatz zum periostalen Kallus nur unter der Bedingung allein zur knöchernen Vereinigung der Fragmente ausreicht, daß seine Entwicklung nicht durch schädigende mechanische Reize gestört, sondern durch wirksame Druckspannung gefördert wird. *Infolgedessen muß wirksame Druckspannung von periodisch wechselnder Größe, frei von verschiebenden Spannungen, als der den Schenkelhalsbruch heilende Faktor angesprochen werden.*

Das Problem des Schenkelhalsbruches ist somit letzten Endes ein rein mechanisches. Deshalb ist es verständlich, daß die bisherige Forschung, die aus biologischen Gesichtspunkten heraus das problematische Verhalten des Schenkelhalsbruches zu klären versuchte, keinen vollen Aufschluß geben konnte, und daß infolgedessen bisher auch die Basis für die Prognose und eine kausale Therapie des Schenkelhalsbruches fehlte. *Erst die Erkenntnis, daß mechanische Kräfte das Schicksal des Schenkelhalsbruches bestimmen, bringt die Lösung für das Rätselhafte des Heilungsverlaufes und erlaubt gleichzeitig, für die Prognose und seine kausale Therapie feste Richtlinien aufzustellen. Die Wahl der therapeutischen Maßnahmen muß auf der mechanischen Konstellation der gegebenen Bruchform fußen. Eine erfolgreiche Behandlung des Schenkelhalsbruches, die nicht von Zufälligkeiten abhängig sein soll, muß deshalb die Kenntnis der im einzelnen Falle wirksamen Kräfte, ferner die mechanische Wirkungsmöglichkeit der verschiedenen Behandlungsmethoden zur Voraussetzung haben. Eine einheitliche Behandlungsmethode, die für alle Fälle gleich geeignet wäre, kann es nicht geben, weil die mechanische Konstellation der verschiedenen Brüche weitgehend variiert.* Jede einheitliche Behandlungsmethode muß in dem einen Falle ein Zuviel, in dem anderen Falle ein Zuwenig bedeuten, wie auch die wechselvollen Ergebnisse jeder Behandlungsmethode sowie die Heilungsmöglichkeit ohne Behandlung beweisen. Somit kann nur die klare Erkenntnis der im einzelnen Falle wirksamen Kräfte die entsprechende Wahl der therapeutischen Maßnahmen und des Zeitpunktes ihrer Anwendung knöcherne Heilung des Schenkelhalsbruches garantieren.

Zweiter Teil

Über die mechanische Beanspruchung des Schenkelkopfes und die Ermittlung der auf das Regenerat wirkenden Kräfte

Die mechanische Beanspruchung in der Bruchebene des Schenkelhalses wurde aus der Beanspruchung des Schenkelkopfes [29] abgeleitet, deren Richtung und Größe bis jetzt als bekannt vorausgesetzt wurde. Auf ihre Ableitung mußte im ersten Teil der Abhandlung verzichtet werden, weil die umfangreichen Errechnungen und graphischen Ableitungen die Übersicht gestört hätten. Sie soll deshalb an dieser Stelle nachgeholt werden, und zwar für die Beanspruchungsweisen, welche für den Heilungsvorgang beim Schenkelhalsbruch praktisch von Bedeutung sind.

Wenn man sich von der mechanischen Beanspruchung des Schenkelkopfes ein Bild machen will, soweit das überhaupt möglich ist, geht man zweckmäßig von einem statischen bzw. dynamischen Gleichgewichtszustand des Körpers aus, der die wesentlichen Merkmale der in Frage kommenden Beanspruchungsart aufweist. An diesem angenommenen Gleichgewichtszustand des Körpers können dann unter gewissen vereinfachenden Voraussetzungen die auftretenden äußeren und inneren Kräfte geprüft werden. Die äußeren Kräfte lassen sich mit hinreichender Genauigkeit ermitteln, wenn Maße, Gewichte, Körperform und die Bewegung, welche der Körper und seine Teile ausführen, bekannt sind; wenn man also die Ergebnisse der klassischen Untersuchungen Otto Fischer[S] zugrundelegt, der die Kinematik des Ganges durch eine aufs höchste verfeinerte photogrammetrische Methode erfaßt und die Ergebnisse seiner Untersuchungen in einem rechtwinkelig räumlichen Koordinatensystem festgelegt hat. Die inneren Kräfte, also die Muskelkräfte, können dagegen nicht errechnet werden. Sie lassen sich nur mit einer gewissen Annäherung ableiten, wenn sie antagonistisch wirkenden äußeren Kräften, die errechnet werden können, das Gleichgewicht halten; wenn mit anderen Worten ihre Arbeitsleistung bekannt ist. Aber selbst unter dieser Voraussetzung können sie nur mit einer gewissen Wahrscheinlichkeit ermittelt werden, weil wieder die Bestimmung ihrer Arbeitsbedingungen, die zur Ableitung ihrer Größe und Richtung bekannt sein müssen, also die räumliche Lage ihrer resultierenden Kraftrichtung, die Kenntnis der einzelnen Muskelkräfte zur Vorbedingung hat, die selbst unter vereinfachenden Voraussetzungen nur unzuverlässig geschätzt werden können. Im Liegen dagegen, wo jeder Anhaltspunkt für die Arbeitsleistung der Muskeln fehlt, ist eine Ermittlung der Muskelkräfte mit den uns zur Verfügung stehenden Mitteln nicht möglich. Wenn trotzdem der Versuch gemacht wird, die Druckbeanspruchung des Schenkelkopfes bei den wichtigsten in Frage kommenden Beanspruchungsweisen nach Richtung und Größe zu ermitteln, so liegt die Berechtigung hierzu darin begründet, daß die Ableitung der mechanischen Beanspruchung des Schenkelhalsbruches eine nach Richtung und Größe bekannte Beanspruchung des Schenkelkopfes zur Voraussetzung hat; daß andererseits

[29] Die auf den Schenkelkopf wirkende Druckkraft sei kurz „Beanspruchung des Schenkelkopfes“ genannt.

die trotz der unzulänglichen Mittel erreichbare Erkenntnis im Hinblick auf die zu lösende Aufgabe eine praktisch brauchbare Unterlage bilden dürfte.

Den folgenden Ableitungen wurden einheitlich die Ergebnisse der klassischen Untersuchungen O. FISCHERS[8] zugrundegelegt, die er in seinem Werk „Der Gang des Menschen" niedergelegt hat, sowie die Maße und Gewichte des zu seinen Versuchen herangezogenen gesunden Mannes. Die Ableitung der Muskelkräfte erfolgte unter Auswertung der Arbeit von A. FICK „Statische Betrachtung der Muskeln des Oberschenkels" und unter Berücksichtigung der von R. FICK in seinem Handbuch der Anatomie und Mechanik der Gelenke gegebenen Anleitungen.

Die mechanische Beanspruchung des Schenkelkopfes ist im wesentlichen eine Druckbeanspruchung, deren Richtung und Größe erheblichen Schwankungen unterworfen ist. Sie wird im Liegen fast ausschließlich durch Muskelkräfte, bei aufrechter Körperhaltung durch die Tätigkeit der Muskulatur im Verein mit äußeren statischen und dynamischen Kräften hervorgerufen. Aus praktischen Erwägungen heraus wird zunächst die physiologische Beanspruchung des Schenkelkopfes beim Stand auf beiden Beinen und beim Gehen untersucht, weil die Ableitung seiner physiologischen Beanspruchung auf der oben erwähnten, wissenschaftlich fundierten Basis aufgebaut werden kann, und weil die übrigen in Frage kommenden Beanspruchungsweisen des Schenkelkopfes nur im Vergleich zu seiner physiologischen Beanspruchung geprüft werden können, da zu ihrer Ableitung keine entsprechenden Unterlagen vorliegen und es mir bei der zur Verfügung stehenden Zeit auch nicht möglich war, diese zu schaffen.

Die Druckbeanspruchung des Schenkelkopfes beim Stand auf beiden Beinen

Beim Stand auf beiden Beinen wird die Druckbeanspruchung des Schenkelkopfes in erster Linie durch äußere Kräfte bestimmt. Das Becken ruht auf beiden Schenkelköpfen und da es an beiden Seiten unterstützt ist, so sind zur seitlichen Stabilisierung in der Frontalebene keine Muskelkräfte erforderlich. Auch zur Aufrechterhaltung des Gleichgewichtszustandes über der Hüftachse, also in sagittaler Richtung, sind nur unbedeutende Muskelkräfte erforderlich, weil bei aufrechter Oberkörperhaltung das Lot aus dem Oberkörperschwerpunkt S_4, in welchem man sich die Masse des Körperabschnittes Rumpf + Kopf + 2 Arme vereinigt denken kann, nur einen geringen Abstand von der Hüftachse hat; weil also nur ein relativ kleines Drehmoment der Körperschwere wirksam ist, dem Muskelkräfte das Gleichgewicht halten müssen. Deshalb darf man, ohne einen wesentlichen Fehler zu begehen, zur Charakterisierung der Beanspruchung des Schenkelkopfes beim Stand auf beiden Beinen den Körper als in Ruhe befindlich ansehen und den Betrachtungen die Normalstellung O. FISCHERS[8] zugrundelegen, bei welcher der Oberkörperschwerpunkt S_4 vertikal über der Mitte der Hüftachse im labilen Gleichgewicht liegt und (theoretisch) keine Muskelkräfte zur Aufrechterhaltung des Gleichgewichtes über der Hüftachse erforderlich sind.

Wenn man unter dieser einschränkenden Voraussetzung die mechanische Beanspruchung des Schenkelkopfes untersucht, so ergibt sich, daß das Gewicht der in S_4 vereinigt gedachten Körpermasse direkt und gleichmäßig auf beide Schenkelköpfe übertragen wird (Abb. 162). Das Becken ruht auf beiden Schenkelköpfen wie ein Balken, der an beiden Enden unterstützt ist. Das Körpergewicht ist einer Last zu vergleichen, die auf einen Träger wirkt, und die Übertragung der Last auf die Schenkelköpfe erfolgt in Gestalt des Auf-

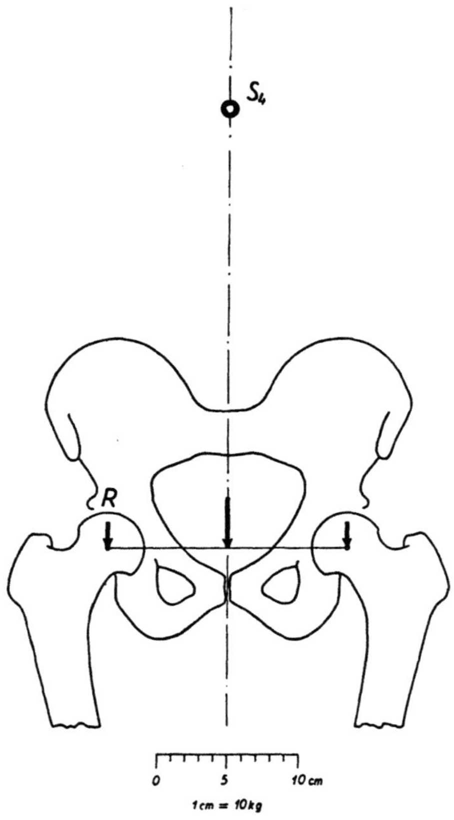

Abb. 162. Richtung und Größe der Druckbeanspruchung des Schenkelkopfes *R* beim symmetrischen Stand auf beiden Beinen

lagerdruckes derart, daß jeder Schenkelkopf die Hälfte des Oberkörpergewichtes übernimmt. Die Richtung des Druckes (R) ist vertikal, weil eine horizontale Komponente der Körperschwere nicht zur Auswirkung kommt, da das Becken des Erwachsenen ein in sich geschlossenes System bildet.

Beim symmetrischen Stand auf beiden Beinen, wie er oben gekennzeichnet ist, ist also die Richtung des auf den Schenkelkopf wirkenden Druckes vertikal und seine Größe beträgt unter Zugrundelegung eines Gesamtkörpergewichtes von 58,7 kg[30] *für jeden Schenkelkopf 18,41 kg; also etwa ein Drittel des Körpergewichtes.*

[30] Gewicht des von O. FISCHER zu seinen Versuchen herangezogenen Mannes.

Die Druckbeanspruchung des Schenkelkopfes während der Standbeinperiode des Ganges

Wesentlich anders liegen die Verhältnisse während des Ganges, weil während der Standbeinperiode des Ganges der Schenkelkopf des Standbeines allein die Körperlast übernimmt. Er hat also zunächst ein verhältnismäßig größeres Gewicht zu tragen, und zwar das ganze Gewicht des Oberkörpers, vermehrt um das Gewicht des Schwungbeines. Weiter ist zu bedenken, daß infolge der einseitigen Unterstützung des Beckens durch den Schenkelkopf des Standbeines Muskelkräfte wirksam sind, die das Herabsinken des Beckens zur Schwungbeinseite hin verhindern und daß ferner durch den Bewegungsablauf während der Standbeinperiode des Ganges dynamische Kräfte hervorgerufen werden, die seine Beanspruchung wesentlich beeinflussen. Auf den Schenkelkopf des Standbeines kommen infolgedessen äußere statische und dynamische sowie innere Muskelkräfte zur Auswirkung, durch deren Zusammenwirken die Größe und die Richtung seiner Druckbeanspruchung bestimmt wird. Schon aus dieser kurzen Übersicht ergibt sich, daß der Schenkelkopf beim Gehen eine charakteristische und wesentlich größere Beanspruchung erfährt als beim Stand auf beiden Beinen.

Die statische Druckbeanspruchung des Schenkelkopfes während der Standbeinperiode des Ganges

Wenn man die Druckbeanspruchung des Schenkelkopfes während der Standbeinperiode des Ganges analysieren will, so ist es zweckmäßig, zunächst einen Augenblickzustand aus dem Bewegungsablauf während der Standbeinperiode als bekannt vorauszusetzen, welcher in Bezug auf den Schenkelkopf des Standbeines eine für die Dauer der Standbeinperiode charakteristische mechanische Konstellation aufweist, und an ihm die wirksamen inneren und äußeren Kräfte sowie die Art ihrer Erfassung näher zu erläutern. In Abb. 163 ist ein für die Standbeinperiode charakteristischer Gleichgewichtszustand wiedergegeben und in Abb. 168 auf ein möglichst vereinfachtes mathematisches Schema zurückgeführt.

Aus der Zeichnung (Abb. 168) ist ersichtlich, daß die Masse des auf dem Schenkelkopf ruhenden Körperabschnittes (Rumpf + Kopf + 2 Arme + Schwungbein), die man sich im Schwerpunkt S_5 dieses Körperabschnittes vereinigt denken kann, medial zum Schenkelkopf des Standbeines liegt. Das Becken würde unter der Körperlast zur Schwungbeinseite hin absinken, wenn seine horizontale Lage nicht durch die Anspannung der abduktorisch wirkenden Muskulatur gesichert wäre. Es kommen deshalb zwei Kräfte auf den Schenkelkopf zur Auswirkung: auf der medialen Seite die Körperschwere K, auf der lateralen Seite die Spannung der abduktorisch wirkenden Muskulatur M. Die Druckbeanspruchung des Schenkelkopfes, welche durch das Körpergewicht ausgelöst wird, wird also durch zwei in entgegengesetztem Sinne drehende Kräfte, die sich das Gleichgewicht halten, bestimmt; auf der medialen Seite das Drehmoment der Körperschwere, auf der lateralen Seite das antagoni-

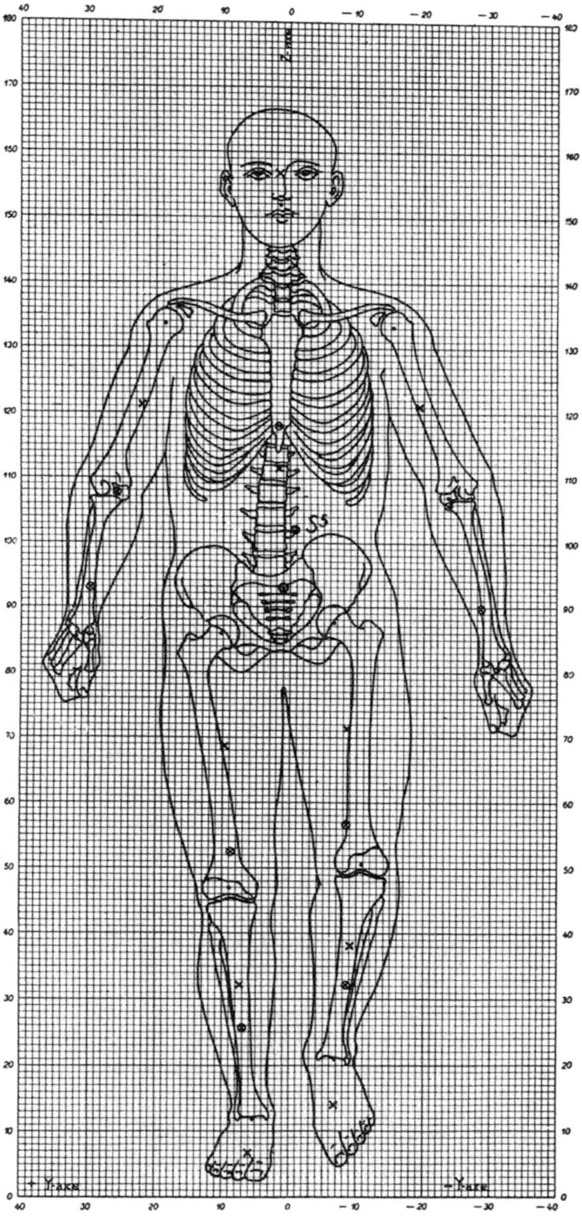

Abb. 163. Rekonstruktion der Frontalprojektion der 16. Phase des Versuches 1 von O. FISCHER

stisch wirkende Drehmoment der Muskelkraft. Die Größe dieser beiden Drehmomente sowie die Angriffslinie der wirksamen äußeren und inneren Kräfte sind für die Größe und Richtung der Druckbeanspruchung des Schenkelkopfes maßgebend und müssen deshalb zunächst bestimmt werden.

Das Drehmoment der Körperschwere, dessen Verhalten während der Standbeinperiode zunächst untersucht werden soll, ist gleich dem Produkt aus dem Körpergewicht und seinem wirksamen Hebelarm; also gleich dem Produkt aus dem im Schwerpunkt S_5 vereinigt gedachten Körpergewicht und dem senkrechten Abstand des Schenkelkopfdrehpunktes vom Lot aus S_5. Da das Gewicht des auf dem Schenkelkopf ruhenden Körperabschnittes während der Standbeinperiode nicht schwankt, so wird in jedem Augenblick der Standbeinperiode, wenn man die Wirkung dynamischer Kräfte zunächst unberücksichtigt läßt, die Größe des Drehmomentes der Körperschwere durch die jeweilige Länge seines Hebelarmes bestimmt. Seine Hebelarmlänge ist aber während der Standbeinperiode gewissen Schwankungen unterworfen und muß deshalb zunächst einer näheren Prüfung unterzogen werden.

Die Hebelarmlänge des Drehmomentes der Körperschwere ist für jeden Augenblick der Standbeinperiode durch die räumliche Lage des Schwerpunktes S_5 zum Schenkelkopfdrehpunkt gegeben, weil die in S_5 angreifende Körperschwere ihre vertikale Richtung nicht ändert. Die räumliche Lage des Schwerpunktes S_5 und des Hüftgelenkmittelpunktes kann für jeden Augenblick der Standbeinperiode aus den Bahnkurven dieser Punkte abgelesen werden. Die Bahnkurve des Schenkelkopfmittelpunktes läßt sich nach den von O. FISCHER errechneten rechtwinkelig räumlichen x-, y- und z-Koordinaten dieses Punktes ohne weiteres rekonstruieren. Die für die vorliegende Untersuchung maßgebende Bahnkurve des Schwerpunktes S_5 hat O. FISCHER jedoch nicht ermittelt. Die Koordinaten für seine Bahn mußten deshalb zunächst noch errechnet werden. Hierzu wurden analog den Errechnungen O. FISCHERS[S] die Schwerpunkte für die Gruppe Rumpf + Kopf + 2 Arme und der Schwerpunkt für das Schwungbein, deren Koordinaten von O. FISCHER angegeben sind, zusammengefaßt. Die Errechnung erfolgte nach den Momentengleichungen für die x-, y- und z-Achse; also für die z-Achse nach folgender Formel:

$$x_{S_5} \cdot G_{S_5} = x_1 \cdot G_1 + x_2 \cdot G_2$$

$$x_{S_5} = \frac{x_1 \cdot G_1 + x_2 \cdot G_2}{G_{S_5}}$$

x_{S_5} = gesuchte x-Koordinate des Schwerpunktes S_5
x_1 = gegebene x-Koordinate des Körperabschnittsschwerpunktes Rumpf + Kopf + 2 Arme
x_2 = gegebene x-Koordinate des Schwungbeinschwerpunktes
Index S_5 bezeichnet die Zugehörigkeit der Koordinate zu S_5
Index 1 bezeichnet die Zugehörigkeit zum Körperabschnittschwerpunkt Rumpf + Kopf + 2 Arme
Index 2 bezeichnet die Zugehörigkeit zum Schwungbeinschwerpunkt
G_{S_5} = Gewicht des Körperabschnittes Rumpf + Kopf + 2 Arme + Schwungbein (S_5)
G_1 = Gewicht der Gruppe Rumpf + Kopf + 2 Arme
G_2 = Gewicht des Schwungbeines

Die y- und z-Koordinaten des Schwerpunktes S_5 wurden auf die gleiche Art aus den Momentengleichungen für die x- und y-Achse errechnet.

In dieser Errechnung sind die für die Körperabschnitte eingesetzten Gewichte die gleichen, die O. FISCHER für die Errechnung seiner Schwerpunktskoordinaten verwandte. Die errechneten x-, y- und z-Koordinaten für den Schwerpunkt S_5 sind in der Tabelle 1 zusammengestellt, die somit eine kleine Ergänzung der Schwerpunktsarbeit O. FISCHER[s] darstellt.

Tabelle 1. *Koordination des Schwerpunktes S_5 (Rumpf + Kopf + 2 Arme + Schwungbein).*

Phasen	x	y	z
1	37,64	+0,50	98,75
2	44,37	+0,47	100,03
3	51,13	+0,48	101,29
4	57,66	+0,53	102,11
5	64,15	+0,55	102,34
6	70,49	+0,61	101,94
7	76,68	+0,70	100,96
8	83,25	+0,83	99,64
9	89,55	+1,05	98,67
10	96,03	+1,45	97,94
11	—	—	—
12	102,44	−1,47	98,28
13	109,68	−1,12	98,65
14	116,40	−0,88	99,57
15	123,35	−0,75	101,03
16	129,43	−0,71	102,09
17	136,16	−0,72	102,80
18	142,34	−0,82	102,76
19	148,89	−0,88	102,17
20	155,21	−1,00	101,19
21	161,45	−1,17	100,08
22	167,83	−1,50	99,25
23	174,26	−1,99	98,63
24	—	—	—
25	180,64	+0,78	98,21
26	187,99	+0,57	98,58
27	194,94	+0,35	99,26
28	201,93	+0,26	100,38
29	208,15	+0,28	101,38
30	214,44	+0,40	102,11
31	220,43	+0,53	102,18

Nachdem jetzt auch die Koordinaten für die Bahn des Schwerpunktes S_5 bekannt sind, kann die gesuchte Hebelarmlänge durch Projektion auf die Bodenebene (x-y-Ebene) für jede der 31 Phasen eines Doppelschrittes in wahrer Größe dargestellt werden, weil dieser Hebelarm parallel zur Bodenebene liegt. Diese Darstellung wurde folgendermaßen durchgeführt: Nach den vorliegenden x- und y-Koordinaten wurde die Bahnkurve des Schenkelkopfdrehpunktes sowie die Bahnkurve des Schwerpunktes S_5 in ihrer Projektion auf die Bodenebene für die einzelnen Phasen der Standbeinperiode graphisch festgelegt. Darauf wurde für jede Phase des Ganges der Schwerpunkt S_5 mit dem Schenkelkopfdrehpunkt durch eine Gerade verbunden. Die Verbindungslinie dieser Punkte geben für jede Phase die Länge und die Richtung des gesuchten Hebelarmes an. Der leichteren Übersicht wegen wurden dann die einzelnen

Hebelarme für die Standbeinperiode des rechten Beines (Phase 12—23) soweit parallel zu ihrer Richtung verschoben, bis die einzelnen Schenkelkopfdrehpunkte im Koordinatenursprung H zur Deckung gebracht waren. Diese Darstellung ist in Abb. 164 wiedergegeben.

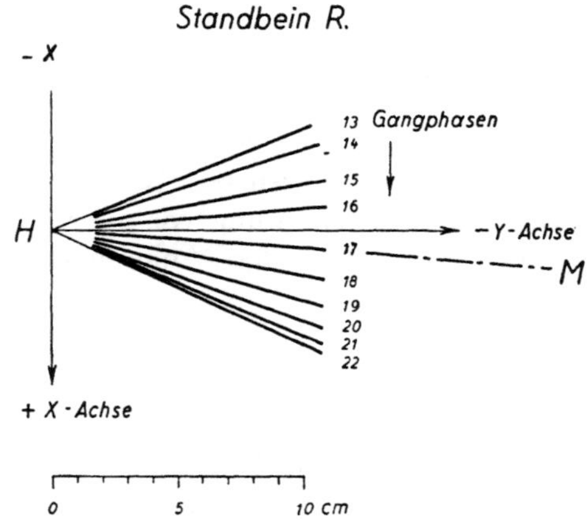

Abb. 164. Wahre Größe und Lage des Hebelarmes der Körperschwere (OC) zum Hüftgelenkdrehpunkt (*H*) in den einzelnen Phasen der Standbeinperiode rechts. (Projektion auf die Bodenebene)

Die absoluten Längen des Hebelarmes der Körperschwere c wurden weiter noch rechnerisch aus der geometrischen Beziehung: $c = \sqrt{a^2 + b^2}$ ermittelt und sind in der Tabelle 2 unter c angegeben. Außerdem wurden noch die Hebelarme des Drehmomentes der Körperschwere in ihrer Projektion auf die Frontalebene (y-z-Ebene) und auf die Sagittalebene (x-z-Ebene) maßstäblich dargestellt. Diese beiden Projektionen wurden aus den x- und y-Koordinaten des Schenkelkopfmittelpunktes des Standbeines und des Schwerpunktes S_5 nach folgender Gleichung errechnet:

$$a = y_H - y_{S_5} \quad [31]$$
$$b = x_H - x_{S_5}$$

y_H = y-Koordinate des Hüftgelenkmittelpunktes
y_{S_5} = y-Koordinate des Schwerpunktes S_5
x_H = x-Koordinate des Hüftgelenkmittelpunktes
x_{S_5} = x-Koordinate des Schwerpunktes S_5
a = Hebelarmlänge des Schwerpunktes S_5 in der Frontalebene
b = Hebelarmlänge des Schwerpunktes S_5 in der Sagittalebene

Ein Überblick über die Größe und die Größenänderung der in der Frontalebene (Abb. 166) und in der Sagittalebene (Abb. 167) liegenden Projektionen dieses Hebelarmes ist durch ihre maßstäbliche graphische Darstellung für die einzelnen Phasen der Standbeinperioden gegeben. Außerdem ist ihre

[31] Siehe Abb. 165.

Länge in der Tabelle 2 unter a für die Frontalebene und unter b für die Sagittalebene angegeben. Aus der maßstäblichen Darstellung und den errechneten Werten ergibt sich zunächst, daß die Hebelarmlänge des Schwerpunktes S_5 während der Dauer der Standbeinperiode annähernd konstant ist. Die größte Hebelarmlänge beträgt 12,13 cm, die kleinste 10,77 cm, so daß ihre Länge nur sehr wenig differiert. Ferner ist aus der graphischen Darstellung Abb. 164 ersichtlich, daß der Hebelarm in den einzelnen Phasen der Standbeinperiode mit der y-Achse einen mehr oder weniger großen Winkel bildet, der zu Beginn der Standbeinperiode seinen größten negativen Wert hat, in der Mitte der Standbeinperiode durch Null geht, sein Vorzeichen wechselt und am Ende der Standbeinperiode seinen größten positiven Wert hat, wenn man die Annahme trifft, daß ein in der Gangrichtung vor der y-Achse liegender Winkel positiv, ein hinter der y-Achse liegender Winkel negativ ist.

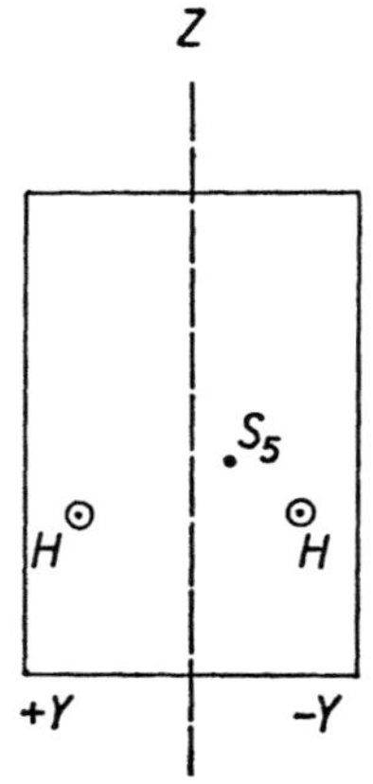

Abb. 165

Die mittlere Länge und die mittlere Richtung des Hebelarmes des Schwerpunktes S_5 darf als maßgebend für die während der Dauer der Standbeinperiode wirksame Größe des Drehmomentes der Körperschwere angenommen werden. Seine mittlere Länge beträgt 11,26 cm; seine mittlere Richtung (M—H in Abb. 164) weist nur eine geringe Abweichung von der y-Achse auf, indem sie mit ihr einen Winkel von $4^\circ\,20'$ bildet.

Aus diesen Feststellungen geht hervor, daß man, ohne einen wesentlichen Fehler zu begehen, die Wirkung des Drehmomentes der Körperschwere für die Dauer der Standbeinperiode als in der Frontalebene liegend annehmen darf.

Wenn man nun die Projektionen der einzelnen Phasen der Standbeinperiode auf die Frontalebene überprüft, so ergibt sich, daß die Projektion der 16. Phase auf die Frontalebene, die mit ihr nur einen sehr kleinen Winkel bildet, eine Hebelarmlänge des Drehmomentes der Körperschwere aufweist, welche mit seiner errechneten mittleren Länge praktisch als identisch angesehen werden darf. Sie beträgt 10,99 cm, ist also nur um 2% kürzer als die errechnete mittlere Hebelarmlänge von 11,26 cm.

Unter diesen einschränkenden Voraussetzungen weist also die Projektion der 16. Phase auf die Frontalebene die wesentliche Eigenart der Standbeinperiode in Bezug auf die Größe des Drehmomentes der Körperschwere auf und erlaubt deshalb im Hinblick auf die Prüfung der Druckbeanspruchung des Schenkelkopfes ein in mechanischer Hinsicht für die Dauer der Standbeinperiode charakteristisches Bild zeichnerisch festzulegen, welches den weiteren Ableitungen zugrundegelegt werden darf.

Tabelle 2. *Die absoluten Längen des Hebelarmes der Körperschwere in der Projektion auf die Frontalebene (a), auf die Sagittalebene (b) und Bodenebene (c)* [32].

Phasen	a Frontalebene	b Sagittalebene	c Bodenebene
1	−11,00	−2,26	11,19
2	−10,86	−1,07	10,89
3	−10,76	+0,33	10,77
4	−10,75	+1,59	10,85
5	−10,76	+2,75	11,10
6	−10,82	+3,72	11,45
7	−10,92	+4,42	11,80
8	−11,00	+4,92	12,05
9	−11,09	+4,94	12,13
10	(−11,14)	(+4,95)	(12,19)
11	—	—	—
12	(+ 9,82)	(−5,29)	(11,16)
13	+10,31	−4,24	11,15
14	+10,67	−3,50	11,21
15	+10,91	−2,03	11,10
16	+10,99	−0,97	11,04
17	+10,92	+0,77	10,97
18	+10,83	+1,93	11,00
19	+10,80	+3,02	11,20
20	+10,78	+3,89	11,45
21	+10,80	+4,55	11,71
22	+10,75	+4,92	11,81
23	(+10,70)	(+4,86)	(11,76)
24	—	—	—
25	(−10,54)	(−4,74)	(11,55)
26	−10,75	−3,71	11,37
27	−10,81	−3,01	11,22
28	−10,83	−1,92	11,00
29	−10,82	−1,15	10,88
30	−10,88	+0,14	10,89
31	−11,06	+1,11	11,10

Zur Rekonstruktion dieses Bildes wurde nach den von O. Fischer angegebenen und den neu errechneten Koordinaten für diese Phase die Lage der einzelnen Gelenkmittelpunkte, der Gliederschwerpunkte, des Gesamtschwer-

[32] Ein von vorne gesehen im Uhrzeigersinne drehendes Moment ist positiv. In der Seitenansicht ist ein Moment positiv, wenn es den Oberkörper nach vorn, also in der Gangrichtung zu drehen strebt.

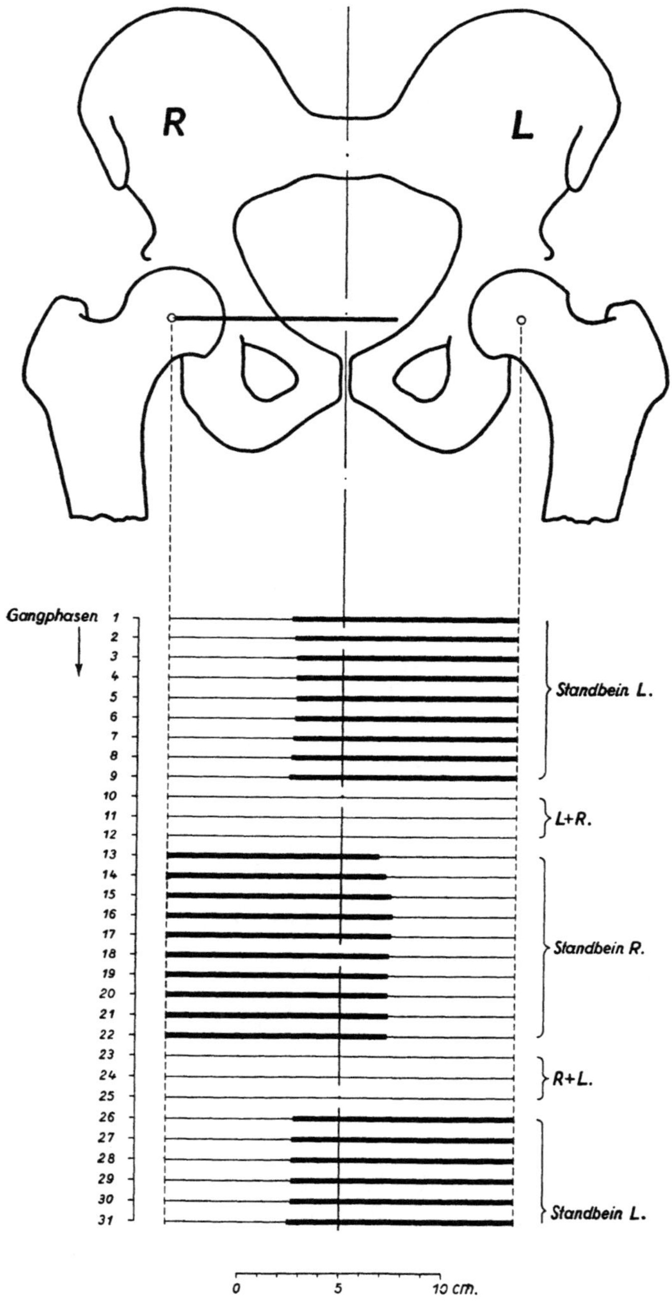

Abb. 166. Projektion des Hebelarmes der Körperschwere (OC) auf die Frontalebene in den einzelnen Phasen der Standbeinperiode

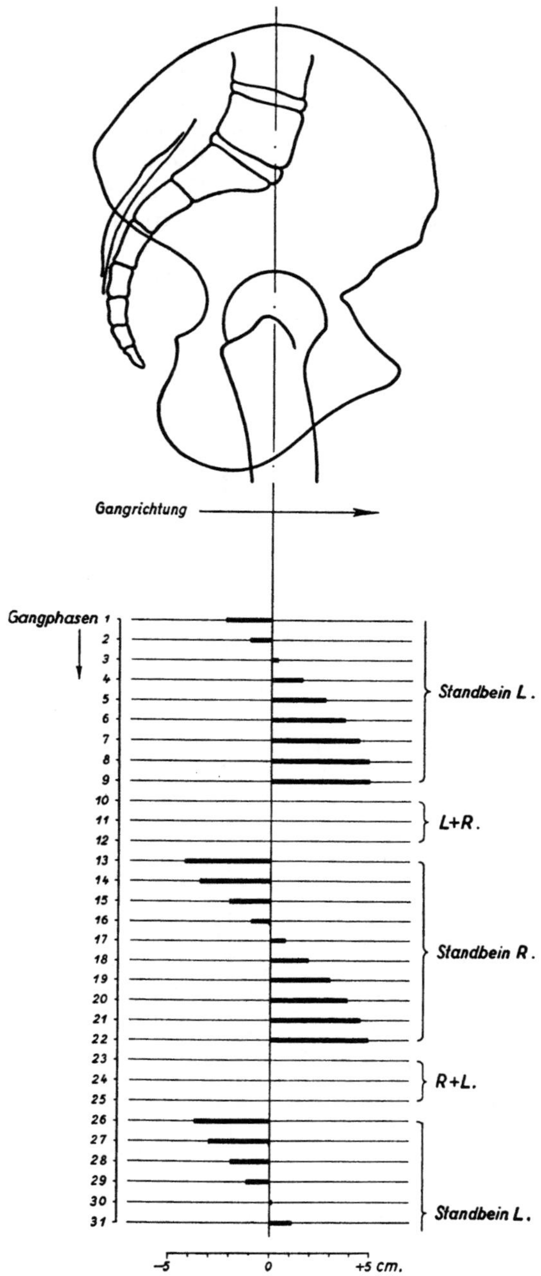

Abb. 167. Projektion des Hebelarmes der Körperschwere (OC) auf die Sagittalebene in den einzelnen Phasen der Standbeinperiode

punktes und des für die vorliegenden Untersuchungen maßgebenden Körperabschnittschwerpunktes S_5 auf Millimeterpapier übertragen und um sie herum das Skeletsystem und die Körperkontur ergänzt (Abb. 163).

Diese schematische Zeichnung soll nun zunächst einer rein statischen Betrachtungsweise zugrundegelegt werden. Auffallend ist bei oberflächlicher Betrachtung, daß das Lot aus dem Gesamtschwerpunkt des Körpers nicht in die durch die Fußsohle gebildete Unterstützungsfläche fällt, sondern dicht neben sie an der Fußinnenseite. Dieser scheinbare Widerspruch erklärt sich dadurch, daß während der Standbeinperiode kein rein statisches Gleichgewicht erreicht zu werden braucht. Namentlich beim schnellen Gehen bleibt es bei einem dynamischen Gleichgewichtszustand zwischen dem freien Kippmoment der Körperschwere und der Massenträgheit.

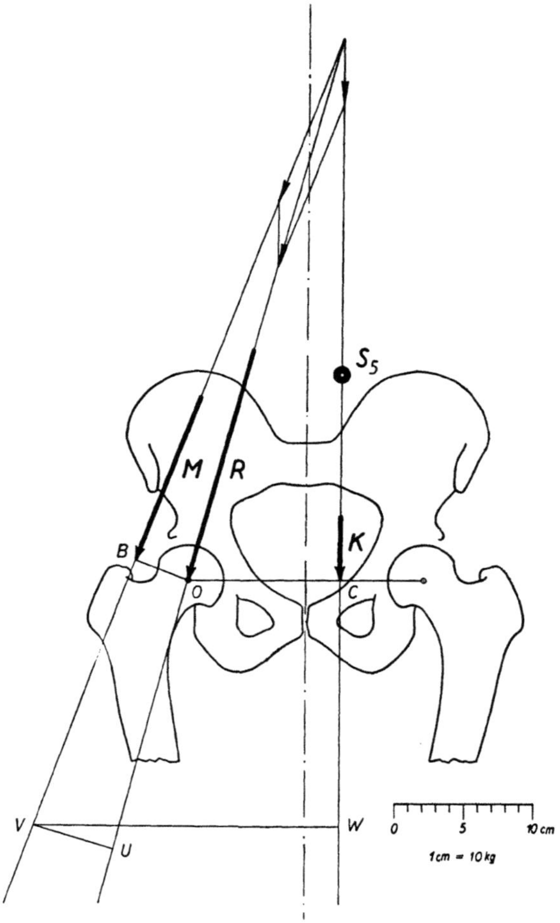

Abb. 168. Maßgebende Richtung und Größe der statischen Druckbeanspruchung des Schenkelkopfes *R* während der Standbeinperiode des Ganges und ihre Ermittlung aus Körperabschnittgewicht *K* und Muskelkraft *M*

Um die mechanischen Verhältnisse übersichtlicher zu gestalten, wurden sie auf ein möglichst vereinfachtes mathematisches Schema (Abb. 168) zurückgeführt. Durch die Lage des Partialschwerpunktes S_5 zum Schenkelkopf des Standbeines tritt in Bezug auf den Schenkelkopf ein zur Schwungbeinseite hin drehendes Moment auf, d. h. das auf dem Becken ruhende Körpergewicht sucht das Becken um den Mittelpunkt des Schenkelkopfes des Standbeines im Sinne des Uhrzeigers zu drehen, also nach der Schwungbeinseite hin zu senken. Diesem Drehmoment der Körperschwere wirkt die Muskelkraft M, die weiter unten näher definiert werden soll, entgegen. Durch den Kraftschluß zwischen coxalem Femurende, Muskelkraft und Becken bildet das System im Prinzip einen zweiarmigen Winkelhebel mit den wirksamen Hebelarmen BO und OC, an welchen im Punkte C die Schwerkraft, die dem Gewicht des auf dem Schenkelkopf ruhenden Körperabschnittes S_5 entspricht und im Punkte B die Muskelkraft M angreift.

Um die auf den Schenkelkopf des Standbeines wirkende Druckkraft R nach Richtung und Größe ableiten zu können, muß jetzt noch die Richtung der Muskelkraft M und ihr Abstand vom Schenkelkopfdrehpunkt bestimmt werden; also die Frontalprojektion der resultierenden Kraftrichtung der auf den Femur abduktorisch wirkenden Muskulatur. Hierzu muß zunächst die Frage geklärt werden, welche Muskeln während der Standbeinperiode im Sinne der Abduktion auf das Femur bzw. das Becken wirken, d. h. welche Muskeln ein abduktorisch wirkendes Moment für das Becken aufweisen. Ohne auf die sich teilweise widersprechenden Angaben in der Literatur näher einzugehen, habe ich mich lediglich auf die Untersuchungen von A. Fick gestützt, der in seiner Arbeit „Statische Betrachtung der Muskeln des Oberschenkels“ die Drehmomente der Hüftmuskeln in Bezug auf die drei Ebenen des Raumes für die Grundstellung beim aufrechten Stehen bestimmt hat. Die Ergebnisse seiner Arbeit dürfen für die vorliegende Untersuchung, ohne einen wesentlichen Fehler zu begehen, übernommen und auf die Darstellung der 16. Phase übertragen werden, weil bei der Versuchsanordnung A. Ficks die Lage des Oberschenkels zum Becken „seiner im Leben bei aufrechter Stellung normalen Lage völlig entsprach“. Wie aus den Ergebnissen seiner Arbeit hervorgeht, weisen folgende Muskeln eine abduktorisch wirkende Komponente auf; erstens eine pelvitrochantere Gruppe: Glutaeus medius, Glutaeus minimus und Piriformis; zweitens eine spino-crurale Gruppe: Tensor fasciae latae, Rectus femoris und Sartorius. Maßgebend für die in der Zeichnung abduktorisch wirkende Kraft M ist nun unter der Voraussetzung, daß alle diese Muskeln bei der seitlichen Stabilisierung des Beckens gleichmäßig in Aktion treten, die Resultierende der auf die Frontalebene projizierten abduktorisch wirkenden Komponenten dieser Muskeln. Ihre Bestimmung sei im folgenden kurz erwähnt.

Die Arbeit von A. Fick, in der neben der Beschreibung des Arbeitsganges nur das Endresultat der Untersuchungen angegeben ist, mußte zu diesem Zwecke in wesentlichen Teilen rekonstruiert werden. Dies war möglich, weil in einem Anhang zu dieser Arbeit die rechtwinklig räumlichen Koordinaten für den Ansatz und Ursprung der einzelnen Muskeln und für den Hüftgelenkmittelpunkt sowie die Vergleichswerte der absoluten Größe der Muskelkräfte gegeben sind. Zunächst wurde nach den angegebenen Koordinaten die räumliche Lage des Hüftgelenkmittelpunktes sowie des Ursprunges und des Ansatzes der einzelnen Muskeln zeichnerisch festgelegt, und zwar für die Frontalebene (y—z-Ebene) und Grundrißebene (x-y-Ebene). In diesen beiden Projektionen wurden die Grenzfasern jedes einzelnen Muskels verlängert, zum Schnitt gebracht und die Winkelhalbierende gezogen, welche die resultierende Kraftrichtung der einzelnen Muskeln darstellt. Auf diese Weise erhielt man ein System von 6 windschief im Raume liegenden Kraftlinien. Um die in der Fron-

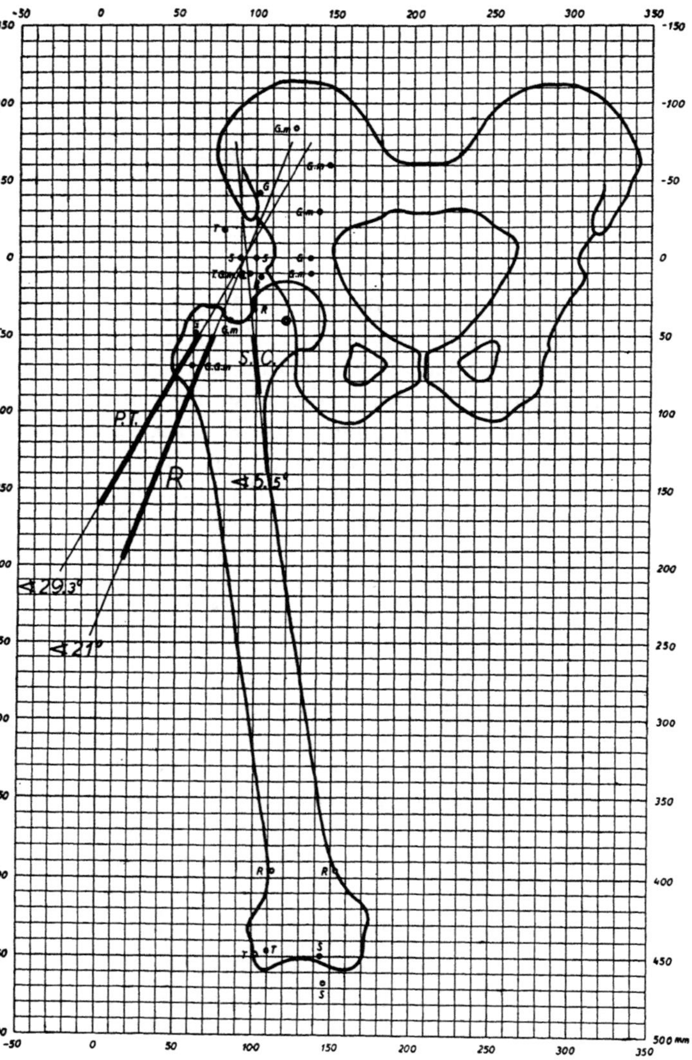

Abb. 169. Die Richtung der abduktorisch wirkenden Komponente der pelvitrochanteren Muskelgruppe (*P.T.*) und spino-cruralen Muskelgruppe (*S.C.*) sowie der Resultierenden beider Muskelgruppen (*R*) und ihre Lage zum Schenkelkopfdrehpunkt

talebene liegenden, also abduzierend wirkenden Komponenten der betreffenden Muskelkräfte zu einer Resultierenden zusammenfassen zu können, mußte noch die Größe der einzelnen abduzierend wirkenden Komponenten festgestellt werden an Hand der von A. FICK für die gleiche Arbeit angegebenen Vergleichswerte der einzelnen Muskelkräfte. Hierzu wurde folgender Weg gewählt: Zunächst wurde der Durchstoßpunkt der Muskelkraftrichtung durch eine in Höhe des Schenkelkopfmittelpunktes liegende Horizontalebene gesucht. Von diesem Durchstoßpunkte aus wurden dann die den einzelnen Muskeln zukommenden Kraftgrößen auf der Kraftrichtung abgetragen und im Durchstoßpunkte in ihre Komponenten für die x-, y- und z-Richtung zerlegt. Die in der Frontalebene liegenden y- und z-Komponenten der einzelnen Muskeln wurden wieder zu je einer Resultierenden für die pelvi-trochantere (P.T.) und spinocrurale Gruppe (S.C.) vereinigt und die Resultierenden der beiden Gruppen nochmals zu einer Resultierenden (R) zusammengefaßt, welche die Richtung der gesuchten Muskelkraft M und ihren Abstand vom Schenkelkopfdrehpunkt angibt.

Das gewonnene Resultat zeigt, daß die in der Frontalebene (y—z-Ebene) liegende Komponente der resultierenden Kraftrichtung der maßgebenden abduktorisch wirkenden Muskeln R von oben medial nach unten lateral verläuft, gegen die Vertikale einen Neigungswinkel von 21° aufweist und in einem Abstand von 40 mm lateral am Schenkelkopfmittelpunkt des Standbeines vorbeizieht (Abb. 169).

Bekannt sind jetzt in der Abb. 168 erstens die Angriffslinie der Kraft K und zweitens die Angriffslinie der Muskelkraft M. Die gesuchte Richtung der durch die beiden Kräfte K und M auf den Schenkelkopf hervorgerufenen Druckkraft R kann jetzt ermittelt werden. Da sich das System im Gleichgewicht befindet, müssen sich die drei auftretenden Kräfte K, M und R in einem Punkte schneiden; da ferner die Kraft R durch den Schenkelkopfdrehpunkt verlaufen muß, gibt die Verbindungslinie des Schnittpunktes der Kräfte M und K mit dem Schenkelkopfmittelpunkt die Richtung der auf den Schenkelkopf wirkenden Druckkraft R an.

Aus der Zeichnung ist zu ersehen, daß die während der Standbeinperiode auf den Schenkelkopf wirkende Druckkraft R von medial oben nach lateral unten gerichtet ist und gegen die Vertikale einen Neigungswinkel von etwa 16° aufweist.

Auch die Größe der auf den Schenkelkopf wirkenden Druckkraft R läßt sich aus der Zeichnung annähernd errechnen. Da es sich um einen Gleichgewichtszustand in Bezug auf den Schenkelkopfdrehpunkt handelt, müssen die Momente aller am Becken angreifenden äußeren und inneren Kräfte auch für jeden Bezugspunkt im Gleichgewicht sein. Als Bezugspunkt wird der Punkt V auf der Angriffslinie der Kraft M gewählt und von V auf die Angriffslinien der Kräfte R und K die Lote VU und VW gefällt. Es gilt die Gleichung:

$$R \cdot \overline{VU} = K \cdot \overline{VW}$$

$$R = \frac{K \cdot \overline{VW}}{\overline{VU}}$$

Aus dieser Gleichung ergibt sich die Größe der auf den Schenkelkopf wirkenden Druckkraft, indem man für K das Gewicht[33] des Körperabschnittes S_5 und für $\overline{VU}$ und $\overline{VW}$ die in der Zeichnung abgelesene Größe dieser Strecken einsetzt:

$$R = \frac{47{,}76 \cdot 22{,}2}{6{,}05} = 175 \text{ kg.}$$

Aus der vorstehenden statischen Ableitung ergibt sich, daß bei einem Gesamtkörpergewicht von 58,7 kg der während der Standbeinperiode auf den Schenkelkopf wirkende statische Druck 175 kg, also etwa das Dreifache des Gesamtkörpergewichtes beträgt.

Die dynamische Druckbeanspruchung des Schenkelkopfes während der Standbeinperiode des Ganges

Die obigen Ableitungen hatten, wie gesagt, eine rein statische Gleichgewichtslage zur Voraussetzung, und diese Gleichgewichtslage konnte unter einschränkenden Voraussetzungen als charakteristisch für die Dauer der Standbeinperiode des Ganges angesehen werden. Die während der Standbeinperiode wirkenden dynamischen Kräfte wurden bisher vernachlässigt, weil sie während des Ablaufes des Bewegungsvorganges großen Schwankungen unterworfen sind und deshalb ihre Betrachtung an einer einzelnen, aus dem Bewegungsvorgang herausgenommenen Gleichgewichtslage nicht möglich war. Sie müssen deshalb im Folgenden in ihrem Verlauf untersucht und dargestellt werden, weil sie auf die Druckbeanspruchung des Schenkelkopfes einen maßgebenden Einfluß ausüben.

Durch die Schwankungen des Gesamtschwerpunktes nach den drei Dimensionen des Raumes, welche durch den Bewegungsvorgang während der Standbeinperiode bedingt sind bzw. durch die hierbei auftretenden Beschleunigungen der Körpermasse werden dynamische Kräfte ausgelöst. Um sie zu erfassen, wird ihre Wirkung in Bezug auf die drei Ebenen des Raumes untersucht, indem in der Frontalebene ihre in vertikaler Richtung wirkende Komponente, in der Bodenebene ihre in der Gangrichtung und Seitenrichtung wirkenden Komponenten aus der Projektion des Bewegungsvorganges in Abhängigkeit von der Zeit auf diese beiden Ebenen geprüft werden.

Die vertikal gerichtete Komponente der dynamischen Kräfte, welche in die Wirkungslinie des Körpergewichtes fällt, hat je nach ihrer Richtung eine scheinbare Erhöhung oder Erniedrigung des Gesamtkörpergewichtes, also Schwankungen des Bodendruckes zur Folge. Der Verlauf der Bodendruckkurve während der Standbeinperiode des Ganges wurde von O. FISCHER ermittelt. Wie oben näher ausgeführt wurde, sind jedoch für die Druckbeanspruchung des Schenkelkopfes nicht die Kräfte maßgebend, welche auf die ganze Körpermasse, also auf den Gesamtschwerpunkt des Körpers wirken und in der Boden-

[33] Unter Zugrundelegung eines Gesamtkörpergewichtes von 58,7 kg (Versuchsindividuum von O. FISCHER) ist das Gewicht des Schwungbeines mit 10,94 kg zu bewerten. Das Gewicht des auf dem Schenkelkopf ruhenden Körperabschnittes (S_5) beträgt demnach 47,76 kg.

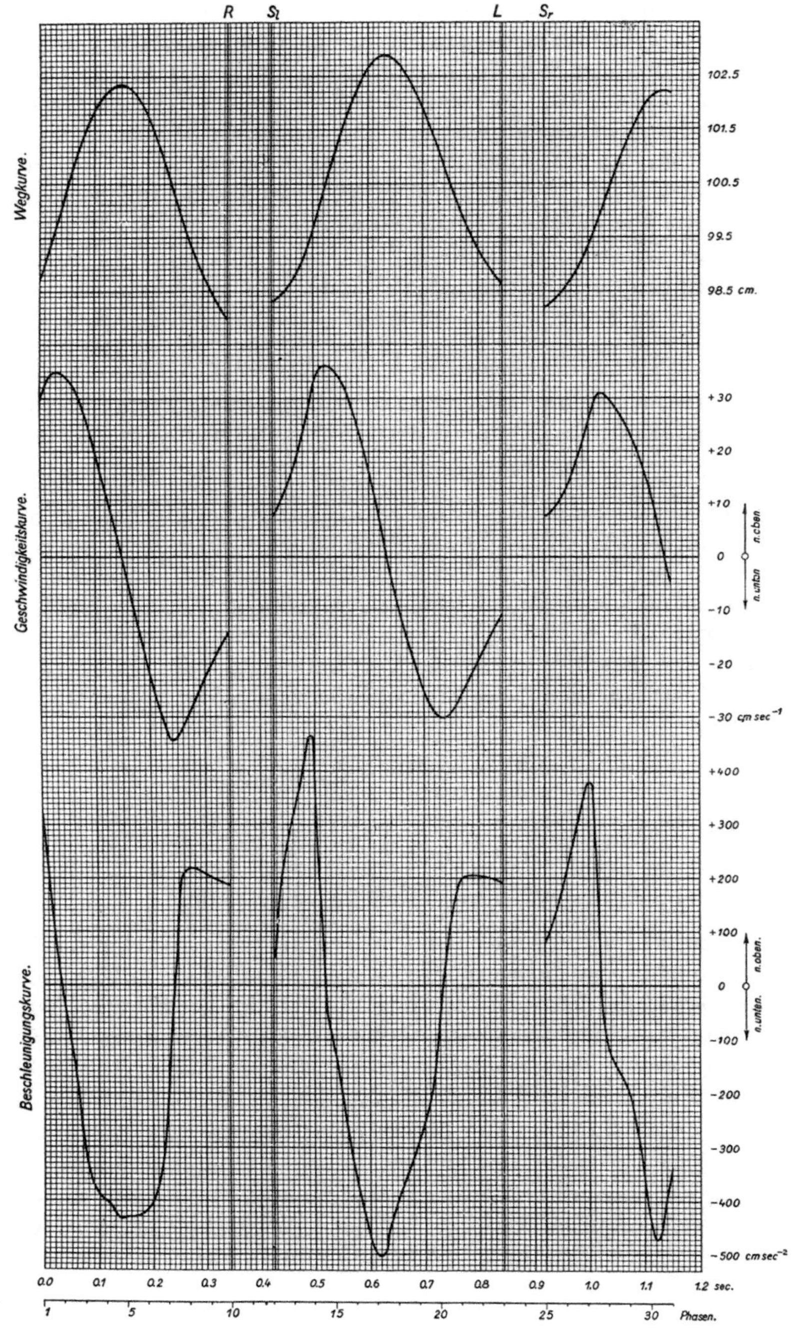

Abb. 170. Wegkurve, Geschwindigkeitskurve und Beschleunigungskurve des Schwerpunktes S_5 während der Standbeinperiode des Ganges in vertikaler Richtung (bezogen auf die Bodenebene)

druckkurve erfaßt sind, sondern vielmehr die Kräfte, welche während der Standbeinperiode auf den Körperabschnitt wirken, dessen Masse man sich im Schwerpunkt S_5 vereinigt denken kann. Nach den Gesetzen der theoretischen Mechanik kann man sich die dynamischen Kräfte als in dem Schwerpunkt dieses Körperabschnittes (S_5) angreifend vorstellen. Deshalb ist es zunächst erforderlich, die auf den Schwerpunkt S_5 wirkenden Beschleunigungskräfte für jede Phase der Standbeinperioden aus seiner Bewegung zu errechnen, wenn man den Einfluß der dynamischen Kräfte auf den Schenkelkopf des Standbeines ermitteln will. Diese Errechnung wurde in der gleichen Weise ausgeführt, nach welcher O. FISCHER die Bodendruckkurve ermittelte.

Zunächst wurde nach den z-Koordinaten des Schwerpunktes S_5 die Wegkurve für seine Bewegung in vertikaler Richtung aufgezeichnet. Aus seiner Wegkurve wurde durch graphische Differentiation $v = \frac{ds}{dt}$ [34] seine Geschwindigkeitskurve, welche in jeder Phase seine Geschwindigkeit in vertikaler Richtung angibt, ermittelt und aus seiner Geschwindigkeitskurve ergab sich ebenfalls durch graphische Differentiation $b = \frac{dv}{dt}$ seine Beschleunigungskurve, welche für jede Phase seine positive oder negative Beschleunigung in vertikaler Richtung angibt (Abb. 170). Die beiden Lücken, welche die Kurven aufweisen, beruhen auf der Tatsache, daß von der 10. bis 12. Phase und von der 23. bis 25. Phase sich beide Füße auf dem Boden befinden. Aus der Beschleunigungskurve wurden die Beschleunigungen abgelesen und weiter nach dem Gesetz: Kraft = Masse · Beschleunigung die Vertikalkomponente der Beschleunigungskräfte (B_V) für jede Phase der Standbeinperiode rechts nach folgender Formel errechnet:

$$\frac{\text{Körperabschnittsgewicht } (S_5)}{\text{Erdbeschleunigung}} \cdot \text{Beschleunigung} = B_V$$

$$B_V = \frac{47{,}76}{981}\left(\frac{\text{kg}}{\text{cm sec}^{-2}}\right) \cdot b = 0{,}0486\left(\frac{\text{kg sec}^2}{\text{cm}}\right) \cdot b$$

Ihre negativen Werte sind in der Tabelle 3 aufgezeichnet.

Die vertikal gerichteten dynamischen Kräfte treten als eine Erhöhung bzw. Verminderung des im Schwerpunkt S_5 angreifenden vertikal nach unten gerichteten Gewichtes dieses Körperabschnittes in die Erscheinung. Das Körpergewicht wirkt auf den Schenkelkopf unter Zwischenschaltung einer Art Winkelhebel, an dessen langem Hebelarm das Körpergewicht, an dessen kurzem Hebelarm die Muskelkraft angreift. Die Ableitung der statischen Beanspruchung des Schenkelkopfes unter Berücksichtigung der Hebelübersetzung wurde im Vorhergehenden näher beschrieben. Da die Vertikalkomponente der dynamischen Kräfte ebenfalls im Schwerpunkt S_5 angreift, so kann für die Ermittlung ihrer gemeinsamen Wirkung auf die Druckbeanspruchung des Schenkelkopfes die gleiche Zeichnung (Abb. 168) zugrundegelegt werden. Bei der

[34] s = Weg in vertikaler Richtung
v = Geschwindigkeit in Richtung des Weges
t = Zeit

Tabelle 3.

Größe der Vertikalkomponente der dynamischen Kraft [35].
+ nach oben gerichtet.
− nach unten gerichtet.

Phasen	kg
12	− 2,82
13	−15,78
14	−19,48
15	+ 6,08
16	+17,05
17	+24,35
18	+19,14
19	+13,64
20	+ 3,07
21	− 9,59
22	− 9,89
23	− 9,35

Ableitung muß lediglich für die Kraft K die Summe aus dem Körpergewicht und der für jede Phase der Standbeinperiode ermittelten Größe der Vertikalkomponente der dynamischen Kräfte eingesetzt werden. Die Länge des Hebelarmes der im Schwerpunkt S_5 angreifenden Summe K der statischen und vertikal gerichteten dynamischen Kräfte wurde als konstant in die Rechnung eingeführt mit dem der statischen Ableitung zugrundegelegten Wert von 10,99 cm. Weiter wurde die vereinfachende Annahme getroffen, daß sich die Richtung der Muskelkraft M während der Standbeinperiode nur unwesentlich aus der für die 16. Phase angenommenen Richtung verschiebt. Ihre Richtung wurde deshalb beibehalten. Damit wurde für die ganze Rechnung insofern eine Vereinfachung getroffen, als für die Dauer der Standbeinperiode eine konstante Hebelübersetzung in frontaler Ebene zugrundegelegt wurde, und zwar die gleiche Hebelübersetzung, die auch der statischen Betrachtung zugrundegelegt war.

Das Ergebnis dieser Ableitung, also die Größe der Druckbeanspruchung des Schenkelkopfes, wie sie durch die während der Standbeinperiode in der Frontalebene wirkenden statischen und die Vertikalkomponente der dynamischen Kräfte hervorgerufen wird, ist in Kurvenform Abb. 20 niedergelegt.

Aus der Kurve ist ersichtlich, daß der während der Standbeinperiode auf den Schenkelkopf wirkende Druck, soweit er durch die statischen und die vertikal gerichteten dynamischen Kräfte ausgelöst wird, einen Höchstwert von 258 kg und damit etwa das Viereinhalbfache des Körpergewichtes (58,7 kg) erreicht, während die vergleichsweise Errechnung ergibt, daß er beim Stand auf beiden Beinen nur 18,41 kg, also etwa ein Drittel des Körpergewichtes beträgt. Ferner zeigt die Kurve, daß die Druckbeanspruchung nicht nur bei der Übertragung der Körperlast auf das Standbein sehr schnell bis zu ihrem Höchstwerte ansteigt und beim Lösen des Standbeinfußes vom Boden auf Null abfällt, sondern daß sie auch während der Dauer der Standbeinperiode noch eine große Schwankung aufweist, welche durch die Wirkung der dynamischen Kräfte hervorgerufen wird. Das coxale Femurende ist demnach einer außer-

[35] Dynamische Kraft (d'Alembertsche Ergänzungskraft) = − Beschleunigungskraft.

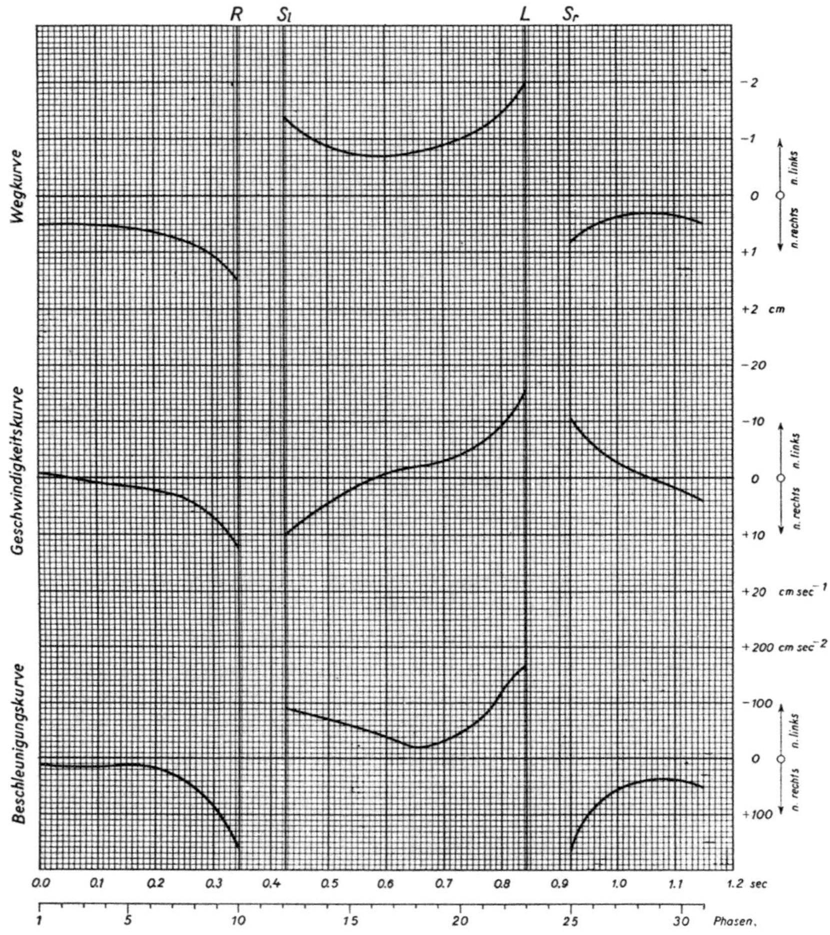

Abb. 171. Wegkurve, Geschwindigkeitskurve und Beschleunigungskurve des Schwerpunktes S_5 in horizontaler Ebene senkrecht zur Gangrichtung (bezogen auf die Sagittalebene)

ordentlich hohen, stoßweise wirkenden Druckbeanspruchung, gleichsam einer Verhämmerung während des Gehens ausgesetzt.

Die Richtung des Druckes ist schräg (Abb. 168); sie verläuft von medial oben nach lateral unten und weist gegen die Vertikale einen Neigungswinkel von 16° auf.

Die Druckbeanspruchung des Schenkelkopfes in horizontaler Ebene wird während des Ganges in erster Linie durch die *Horizontalkomponente der dynamischen Kräfte hervorgerufen.* Ihre Größe und Richtung wurde aus der Horizontalbeschleunigung des Schwerpunktes S_5 abgeleitet, die ihrerseits durch geometrische Addition ihrer beiden rechtwinklig zueinander liegenden Komponenten in der Gang- und Seitenrichtung ermittelt wurde.

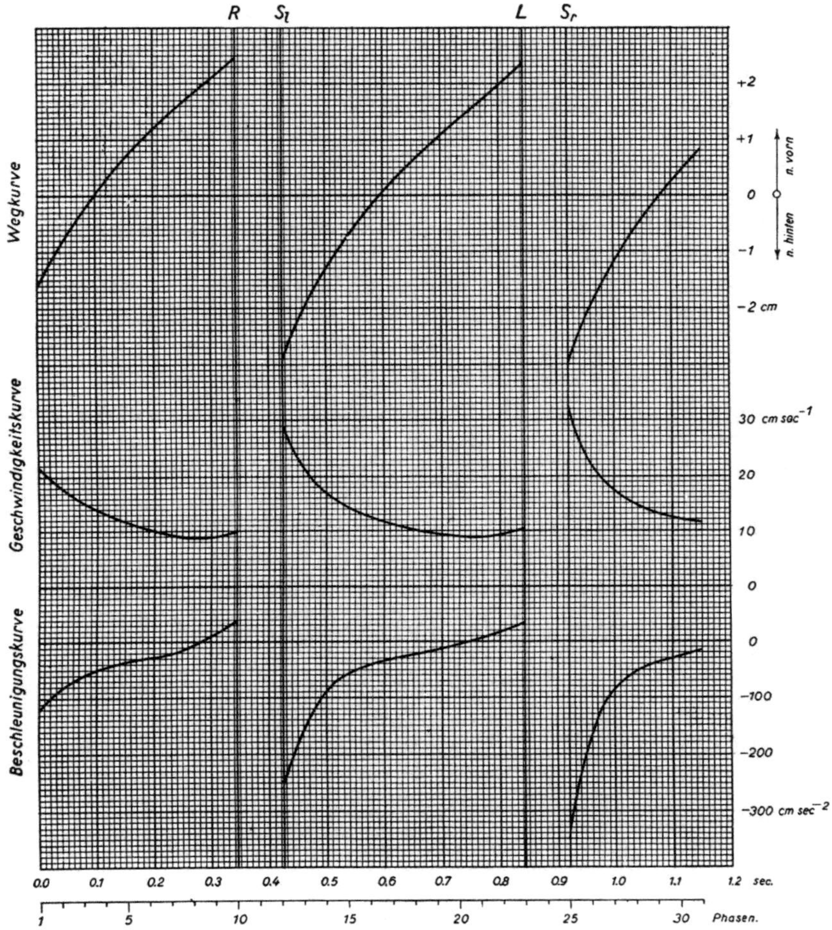

Abb. 172. Wegkurve, Geschwindigkeitskurve und Beschleunigungskurve des Schwerpunktes S_5 in der Gangrichtung (bezogen auf eine in der Gangrichtung mit der mittleren Ganggeschwindigkeit fortbewegte mittlere Frontalebene)

Zur Ermittlung der in der Seitenrichtung wirkenden Komponente der Horizontalkomponente der Beschleunigungen wurde zunächst die Wegkurve des Schwerpunktes S_5 für seine Fortbewegung rechtwinklig zur Gangrichtung aus seinen y-Koordinaten rekonstruiert. Durch graphische Differentiation seiner Wegkurve wurde dann weiter seine Geschwindigkeitskurve, und durch graphische Differentiation seiner Geschwindigkeitskurve seine Beschleunigungskurve ermittelt (Abb. 171). Aus der Beschleunigungskurve konnten die Beschleunigungen oder die Verzögerungen des Schwerpunktes S_5 in der Seitenrichtung für jede Phase der Standbeinperiode abgelesen werden.

Zur Ermittlung der in der Gangrichtung wirkenden Komponente der Horizontalkomponente der Beschleunigungen wurde mit Hilfe der errechneten x-Koordinaten des Schwerpunktes S_5 seine Wegkurve für die Fortbewegung in der Gangrichtung rekonstruiert. Die Wegkurve gibt für jeden Augenblick der Standbeinperiode den Abstand des Schwerpunktes S_5 von einer mit der mittleren Ganggeschwindigkeit fortbewegten mittleren Frontalebene an (s. O. Fischer, Bd. 2, S. 69). Es wurde demnach für jede Phase der Standbeinperiode die Differenz zwischen den x-Koordinaten des Schwerpunktes S_5 und der x-Koordinate dieser mit fortschreitenden mittleren Frontalebene als Ordinate aufgezeichnet und durch die Punkte eine Kurve gelegt. Aus der Wegkurve wurden wieder durch zweimalige graphische Differentiation die Geschwindigkeitskurve und die Beschleunigungskurve ermittelt (Abb. 172). Aus der Beschleunigungskurve konnten die Beschleunigungen oder Verzögerungen des Schwerpunktes S_5 in der Gangrichtung für jede Phase abgelesen werden. Die Werte für die Beschleunigung des Schwerpunktes S_5 in der Gangrichtung und in der Seitenrichtung wurden darauf für jede einzelne Phase der Standbeinperiode rechts (Phase 12 bis 23) durch geometrische Addition zur resultierenden Horizontalbeschleunigung für jede dieser Phasen zusammengefaßt. Aus der Horizontalkomponente der Beschleunigung wurde dann weiter nach der Formel: Kraft = Masse · Beschleunigung die Horizontalkomponente der Beschleunigungskraft für jede Phase berechnet, deren negativer Wert die gesuchte dynamische Kraft ist. Ihre Werte sind in der Tabelle 4 (Spalte a) niedergelegt. Ferner ist der Winkel, unter dem die Horizontalkomponente der dynamischen Kraft in jeder Phase zur y-Achse wirkt, in der gleichen Tabelle, Spalte b, angegeben.

Tabelle 4.
Größe (a) und Richtung (b) der im Schwerpunkt S_5 angreifenden Horizontalkomponente der dynamischen Kraft

	a	b
Phasen	kg	$\sphericalangle\ \delta$
12	13,4	−70° 55′
13	8,62	−63° 35′
14	5,48	−52° 55′
15	3,9	−45° 50′
16	2,96	−42° 20′
17	2,13	−45°
18	1,42	−51° 58′
19	1,46	−30°
20	2,21	− 7° 35′
21	3,61	+ 4° 38′
22	6,1	+ 9° 10′
23	8,22	+10° 55′

Um die Wirkung der Horizontalkomponente der dynamischen Kräfte auf die Druckbeanspruchung des Schenkelkopfes ableiten zu können, wurde zunächst die Horizontalprojektion des Beckens und des coxalen Femurendes aufgezeichnet und die Lage des Schwerpunktes S_5 vorerst für die 12. Phase in diese Zeichnung eingetragen (Abb. 173). Im Schwerpunkt S_5 wurde dann das Parallelogramm der Beschleunigungen eingezeichnet. Die Linie b_H gibt die

Richtung der resultierenden Horizontalbeschleunigung und ihre Größe für die 12. Phase an. Dann wurde auf der Richtung der Beschleunigung die dynamische Kraft D_H in entgegengesetzter Richtung in C angetragen. Die dynamische Kraft D_H strebt also das Becken um den Schenkelkopf im Sinne des Uhrzeigers zu drehen. Der Rotation des Beckens wirkt die Muskelkraft M_H entgegen,

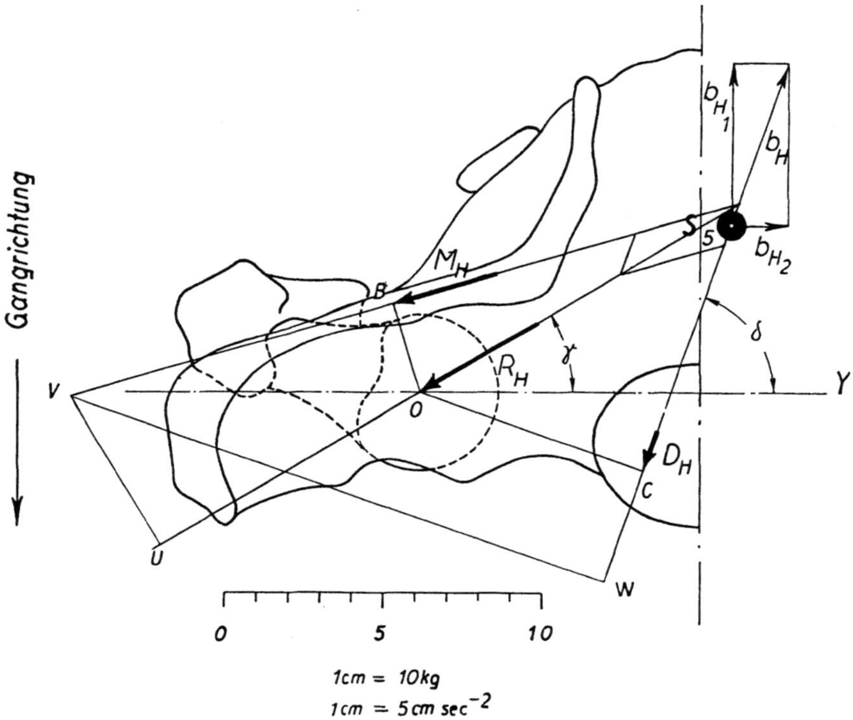

Abb. 173. Größe und Richtung der dynamischen Druckbeanspruchung des Schenkelkopfes des Standbeines in horizontaler Ebene R_H mit der zur Bestimmung erforderlichen Zusammensetzung der Kräfte. (Bezogen auf die 12. Phase des Versuches 1 von O. FISCHER.) b_{H_1} = Horizontalbeschleunigung in der Gangrichtung. b_{H_2} = Horizontalbeschleunigung in der Seitenrichtung. b_H = resultierende Horizontalbeschleunigung. D_H = dynamische Kraft in horizontaler Ebene. M_H = Muskelkraft. R_H = Dynamische Druckbeanspruchung des Schenkelkopfes in horizontaler Ebene

welche das Becken um den Schenkelkopf des Standbeines in entgegengesetztem Sinne zu drehen strebt. Um die Druckbeanspruchung des Schenkelkopfes durch die Horizontalkomponente der dynamischen Kräfte aus der Zeichnung ableiten zu können, muß also zunächst noch die Richtung der Muskelkraft M_H und der Abstand ihrer resultierenden Kraftrichtung vom Schenkelkopfdrehpunkt bekannt sein. Da der Drehungssinn der dynamischen Kräfte, wie die graphische Ableitung ergab, während der Standbeinperiode nicht wechselt, so sind es die Außenrotatoren des Femur, welche dem Drehmoment der dynamischen Kraft das Gleichgewicht halten; also in erster Linie die Muskeln: Glutaeus maximus, Piriformis, Quadratus femoris, Obturator ext. und int. und die

Gemelli. Die Projektion ihrer resultierenden Kraftrichtung auf die Bodenebene (x-y-Ebene) ist die Richtung der gesuchten Kraft M_H. Sie wurde in analoger Weise bestimmt, wie die resultierende Kraftrichtung der abduktorisch wirkenden Muskulatur, deren Ermittlung oben näher erläutert wurde.

Bekannt sind jetzt in der Zeichnung Abb. 173 die Wirkungslinie der dynamischen Kraft D_H sowie die Wirkungslinie der Muskelkraft M_H. Die gesuchte Richtung und Größe der durch die beiden Kräfte D_H und M_H auf den Schenkelkopf hervorgerufenen Kraft R_H ist jetzt leicht zu ermitteln. Da sich das System im Gleichgewicht befindet, muß R_H durch den Schnittpunkt der Wirkungslinien von D_H und M_H und gleichzeitig durch den Schenkelkopfmittelpunkt verlaufen. Die Verbindungslinie des Schnittpunktes der Kräfte D_H und M_H mit dem Schenkelkopfmittelpunkt gibt infolgedessen die Richtung der auf den Schenkelkopf wirkenden Kraft R_H an. Die Größe der Kraft R_H folgt aus der für den Bezugspunkt V gültigen Momentengleichung:

$$D_H \cdot \overline{VW} = R_H \cdot \overline{VU} \qquad R_H = \frac{D_H \cdot \overline{VW}}{\overline{VU}}$$

und unter Einsetzen des Wertes für D_H und der in der Zeichnung abgelesenen Werte für $\overline{VU}$ und $\overline{VW}$ folgt:

$$R_H = \frac{13{,}14 \cdot 17{,}75}{5{,}5} = 43{,}2 \text{ kg}.$$

Die Bestimmung der Größe und Richtung der durch die Horizontalkomponente der dynamischen Kräfte auf den Schenkelkopf wirkenden Kraft R_H, die in der Zeichnung für die 12. Phase dargestellt ist, in welcher R_H seinen größten Wert hat, wurde für alle Phasen der Standbeinperiode rechts (Phase 12—23) in der gleichen Weise graphisch durchgeführt. Die Größe der Kraft R_H und ihr Neigungswinkel γ zur y-Achse ist für die 12. bis 23. Phase (Standbeinperiode rechts) in der Tabelle 5 niedergelegt. Ferner ist ihre wechselnde Größe während der Standbeinperiode des rechten Beines in der Kurve Abb. 174 wiedergegeben.

Tabelle 5. *Größe (a) und Richtung (b) der dynamischen Druckbeanspruchung des Schenkelkopfes des Standbeines in horizontaler Ebene.*

	a	b
Phasen	kg	$\sphericalangle \gamma$
12	43,2	−30° 30′
13	27,6	−29° 10′
14	16,6	−27° 10′
15	12,0	−25° 10′
16	9,42	−24°
17	7,9	−23° 50′
18	5,87	−23° 20′
19	5,48	−19° 30′
20	6,18	−13°
21	7,9	− 7°
22	12,0	− 4°
23	15,4	− 2° 30′

Aus der Kurve ist zu ersehen, daß sie zu Beginn der Standbeinperiode ihren größten Wert hat (43,2 kg). Ihre Größe sinkt schnell ab und erreicht ihren kleinsten Wert von 5,4 kg in der 19. Phase. Gegen Ende der Standbeinperiode steigt ihre Größe wieder allmählich auf 15,4 kg an (Phase 23). Außerdem ist die Größe und Richtung der durch die Horizontalkomponente der dynamischen Kräfte bedingten Druckbeanspruchung des Schenkelkopfes im Polardiagramm Abb. 175 wiedergegeben. Aus dem Diagramm ist die maßgebende Richtung der durch die Horizontalkomponente der dynamischen Kräfte hervorgerufenen Druckbeanspruchung des Schenkelkopfes zu ersehen.

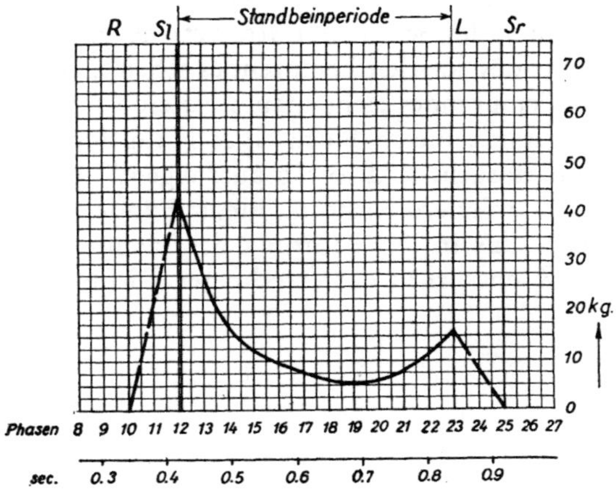

Abb. 174. Diagramm der dynamischen Druckbeanspruchung des Schenkelkopfes in horizontaler Ebene während der Standbeinperiode des Ganges

Da der Schwerpunkt S_5 etwas höher liegt als der Schenkelkopfdrehpunkt des Standbeines, so wird durch die Horizontalkomponente der dynamischen Kräfte auch noch ein unbedeutendes Drehmoment in frontaler und sagittaler Ebene hervorgerufen, das jedoch, ohne einen wesentlichen Fehler zu begehen, gegenüber dem ungleich größeren in frontaler Ebene wirkenden Drehmoment vernachlässigt werden darf, welches durch das Zusammenwirken der Vertikalkomponente der dynamischen Kräfte mit den statischen Kräften hervorgerufen wird. Bei der Ermittlung der dynamischen Kräfte wurde ferner die Summe der dynamischen Kräftepaare vernachlässigt, welche durch die Drehung der Körperteile um den Schwerpunkt hervorgerufen werden. Sie durften vernachlässigt werden, weil ihre Summe infolge des entgegengesetzten Drehungssinnes der in Frage kommenden Körperteile verschwindend klein ist. Deshalb war auch die Auswertung der Trägheitsmomente nicht erforderlich.

Aus den vorstehenden Untersuchungen geht also hervor, daß die weitaus größte Druckbeanspruchung des Schenkelkopfes während der Standbeinperiode des Ganges durch die in frontaler Ebene wirkenden statischen und dynamischen Kräfte hervorgerufen wird. Sie erreicht einen Höchstwert von etwa 258 kg, während die vergleichsweise Errechnung ergibt, daß die dynamischen Kräfte in horizontaler Ebene nur eine Druckkraft bedingen, deren Höchstwert etwa 43 kg erreicht. Ferner ist zu bedenken, daß die Druckbeanspruchung des Schenkelkopfes in horizontaler Ebene vor allem von der Geschwindigkeit des Gangablaufes abhängig ist, da sie ja in erster Linie durch dynamische Kräfte hervorgerufen wird, deren Größe bei Verlangsamung des Ganges sehr schnell abnimmt, während die Beanspruchung in frontaler Richtung durch eine Verringerung der Ganggeschwindigkeit nicht unter den Wert der statischen Beanspruchung (175 kg) absinken kann.

Hieraus ergibt sich, daß der Schenkelkopf seine maßgebende Beanspruchung in frontaler Ebene erfährt.

Eine Bestätigung dieses Ergebnisses, soweit es die Richtung der maßgebenden Druckbeanspruchung des Schenkelkopfes betrifft, glaube ich in der feineren anatomischen Struktur des coxalen Femurendes sehen zu dürfen. Auf Röntgenbildern des coxalen Femurendes sieht man stets eine streifenförmige Verdichtung der Knochensubstanz, die in Form eines Hauptlamellenbündels von der medialen Femurwand ausgeht und schräg aufsteigend in die Kappe des Schenkelkopfes mündet. Die mittlere Richtung dieses Bündels, welches nach Dubois als Druckliniensystem, das in der Richtung des Hauptdruckes verläuft, angesprochen werden muß, entspricht der errechneten Richtung der auf den Schen-

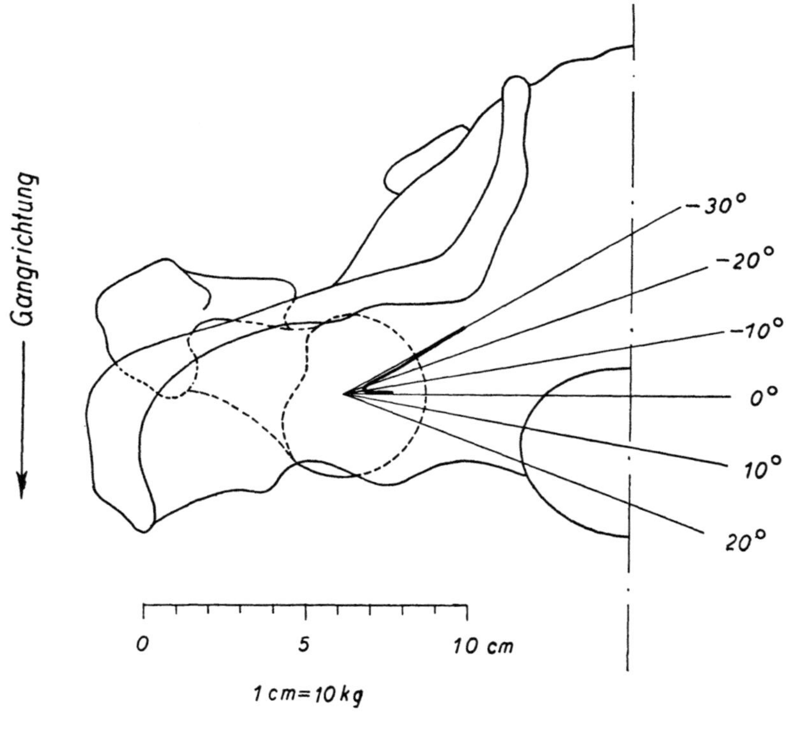

Abb. 175. Polardiagramm der dynamischen Druckbeanspruchung des Schenkelkopfes in horizontaler Ebene während der Standbeinperiode des Ganges

kelkopf während der Standbeinperiode wirkenden Druckkraft (Abb. 176, 177)[36]. Auch eine Überprüfung von 100 normalen Röntgenbildern ergab, daß die mittlere Richtung dieses Bündels mit der errechneten Richtung der Druckkraft übereinstimmt und daß nur in einem kleinen Prozentsatz der Fälle sein Neigungswinkel um wenige Grade größer oder kleiner ist; Variationen, die verständlich sind, wenn man bedenkt, daß sowohl die Muskelkräfte als auch die Beckenbreite, die seine Richtung beeinflussen, individuellen Schwankungen unterworfen sind.

Daß dieses Hauptlamellenbündel die Richtung des Hauptdruckes angibt, wird auch durch die Ausführungen von W. Roux[37] durchaus verständlich, die im folgenden kurz wiedergegeben sind.

„Denken wir uns einen Knochen von beliebiger äußerer Gestalt und einer aus unregelmäßigem Maschenwerk gebildeten Struktur. Dieser Knochen werde von einer bestimmten Fläche aus gedrückt und pflanze diesen stets in ein und derselben Richtung wirkenden Druck mit einer gleichfalls gegebenen Fläche auf einen anderen harten Teil fort, etwa so, wie das Schienbein den Druck vom Oberschenkel auf den Fuß überträgt. Dabei sei der gegebene Knochen aus einem Gewebe, dessen Bildungszellen die obige Eigenschaft besäßen, d. h. durch sie treffenden Druck oder Zug zur Ernährung und Knochenbildung angeregt werden, bei Druck- oder Zugmangel gewissen Grades aber keinen Knochen zu bilden vermöchten. Wird nun dieser Knochen gebraucht, so werden erstens die zufällig in der Richtung des Druckes gelegenen Knochenbälkchen stärker gedrückt, also auch stärker ausgebildet. Das gleiche gilt zweitens von den nur wenig von dieser Richtung abweichenden Balken. In dem Maße aber, als die in der Hauptdruckrichtung gelegenen Teile stärker ausgebildet werden, müssen sie drittens die anderen entlasten, so daß dieselben nach ihrem physiologischen Schwunde nicht wieder von neuem gebildet werden können. So bleiben schließlich bei der angenommenen Konstanz der Druckrichtung bloß Bälkchen von den Richtungen stärksten Druckes übrig. Diese Richtungen sind nach den Gesetzen der Elastizität zwei, von denen die eine, immer stärker ausgebildet, in der Richtung der direkten Einwirkung des Druckes gelegen ist, während die andere darauf senkrecht steht."

Ebenfalls stimmt hiermit die Ansicht von R. Fick überein, daß die Bälkchenanordnung „ein Durchschnittsergebnis der häufigsten Belastungsweisen ist", weil der Schenkelkopf beim Gehen seine maßgebende unter den häufigsten Beanspruchungsweisen erfährt. Auch die Tatsache, daß die Bälkchenanordnung nur auf Frontalschnitten bzw. in der Projektion auf die Frontalebene (Rönt-

---

[36] Das Röntgenbild eines Knochenabschnittes ist der Arbeit von A. Kolodny: „Die Architektur und Blutversorgung des Femurkopfes und des Schenkelhalses und ihre Bedeutung in der Pathologie der Schenkelhalsfraktur" entnommen. Journ. Bone and Joint Surg., 1925.

Röntgenaufnahmen, die wie üblich im Liegen bei in vertikaler Richtung geschlossener Fußstellung angefertigt sind, geben die Richtung der Bälkchen richtig wieder und mäßige Abweichungen der Fußstellung bedingen, wie experimentelle Untersuchungen ergaben, keine nennenswerte Richtungsänderung der Bälkchenstruktur.

[37] Roux, W.: Gesammelte Abhandlungen, Bd. 1, Nr. 5. Der züchtende Kampf der Teile im Organismus.

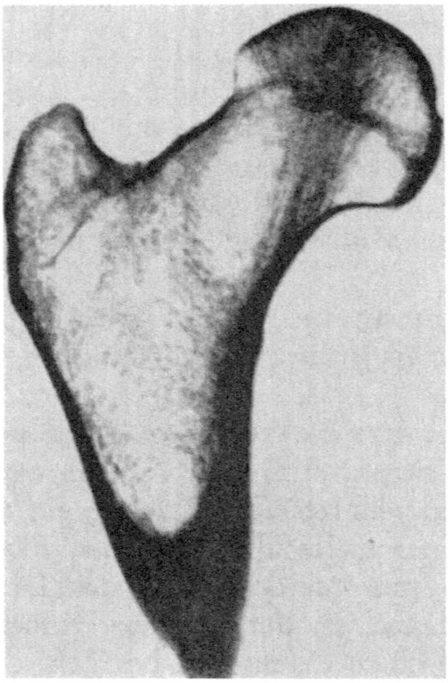

Abb. 176

(Aus Kolodny, Die Architektur und Blutversorgung des Femurkopfes und des Schenkelhalses und ihre Bedeutung in der Pathologie der Schenkelhalsfrakturen, Journ. Bone and Joint Surg., 23 (1925).)

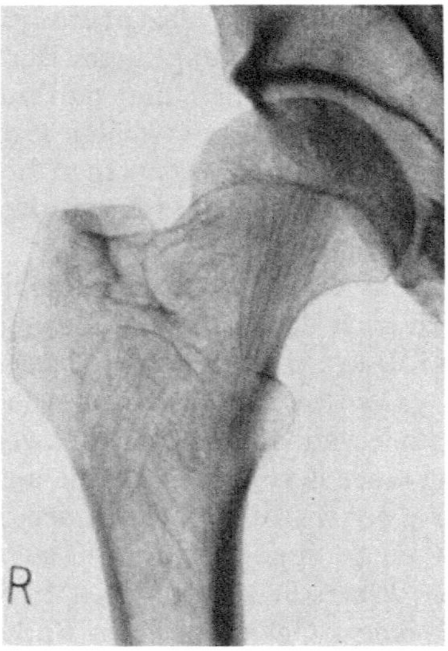

Abb. 177

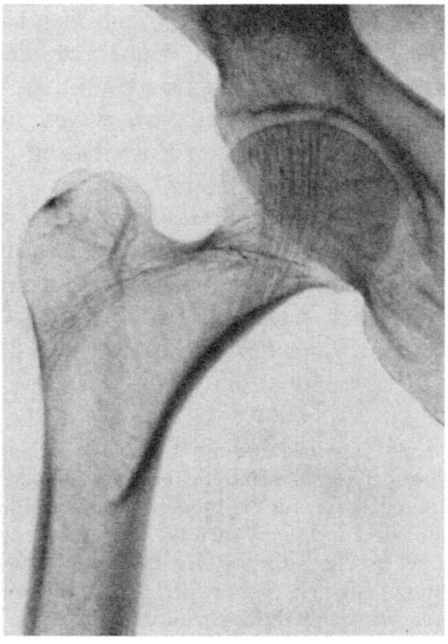

Abb. 178

genbild) zu sehen ist, spricht nicht gegen die Richtigkeit dieser Anschauung, weil, wie FICK ausdrücklich betont, „auch die graphisch statische Errechnung ergibt, daß die Hauptzug- und Drucklinien nur in Ebenen verlaufen, die der „Seelenachse" des Hebels, auf dem der Druck lastet, parallel sind. Die Seelenachse liegt aber für den Schenkelhals in einer Frontalebene bzw. in einer Ebene, die den Schenkelhals in eine vordere und hintere Hälfte teilt."

Eine weitere Bestätigung für die Annahme, daß dieses Hauptbälkchensystem die Richtung des Hauptdruckes angibt, glaube ich darin sehen zu dürfen, daß es bei einer wirksamen Richtungsänderung der Druckbeanspruchung des Schenkelkopfes einen der veränderten Druckrichtung entsprechenden Verlauf annimmt (Abb. 178). Das Röntgenbild stammt von einer Frau, die infolge von hochgradiger Beinverkürzung und O-Beinbildung seit frühester Kindheit an seitlichem Hüfthinken litt. Infolgedessen hatte die wirksame Druckbeanspruchung des Schenkelkopfes eine nahezu vertikale Richtung.

Der Einfluß des seitlichen Hüfthinkens auf die Druckbeanspruchung des Schenkelkopfes

Um einen Einblick in die mechanische Beanspruchung des Knochenregenerates beim Schenkelhalsbruch zu ermöglichen, muß vor allem noch der Einfluß des seitlichen Hüfthinkens auf die Druckbeanspruchung des Schenkelkopfes geklärt werden, also der für den nicht verheilten Schenkelhalsbruch pathognomonischen Gangart.

Das Gangbild des seitlichen Hüfthinkens kommt in erster Linie dadurch zustande, daß der Oberkörper während der Dauer der Standbeinperiode des verletzten Beines zur erkrankten Seite hin geneigt wird. Die seitliche Neigung des Oberkörpers wird von einer entgegengesetzt gerichteten Verschiebung des Hüftgelenkes des Standbeines gegen die Schwungbeinseite hin begleitet, die zwangsläufig zur Erhaltung des Gleichgewichtszustandes des Körpers über der Unterstützungsfläche des Fußes erfolgen muß. Bei oberflächlicher Betrachtung könnte nun angenommen werden, daß durch die Neigung des Oberkörpers zur Seite des erkrankten Standbeines hin die Belastung des Schenkelkopfes im Vergleich zu seiner Belastung während des physiologischen Gangablaufes vergrößert würde, weil der Verletzte ja scheinbar das Oberkörpergewicht ganz auf das erkrankte Bein verlegt. Das Gegenteil ist der Fall, wie sich aus der mechanischen Analyse der durch die pathologische Körperhaltung bedingten Schenkelkopfbeanspruchung ergibt.

Da zur Klärung dieser pathologischen Gangart keine entsprechenden Unterlagen vorlagen, habe ich zu ihrer Prüfung folgenden Weg eingeschlagen:

Aus einem kinematographischen Gangbild eines an Schenkelhalspseudarthrose leidenden Patienten wurde ein für die Dauer der Standbeinperiode der erkrankten Seite typisches Bild ausgewählt. Diese Aufnahme wurde auf photographischem Wege auf halbe Körpergröße gebracht und zeichnerisch festgelegt. Nach den Anweisungen von O. FISCHER wurden dann unter Berücksichtigung der Körpergröße und des Körpergewichtes die Schwerpunkte der Glieder und des Gliedersystems Rumpf + Kopf + 2 Arme + Schwungbein (S_5) errechnet und in die Zeichnung eingetragen. Auf diese Weise entstand eine Projektion

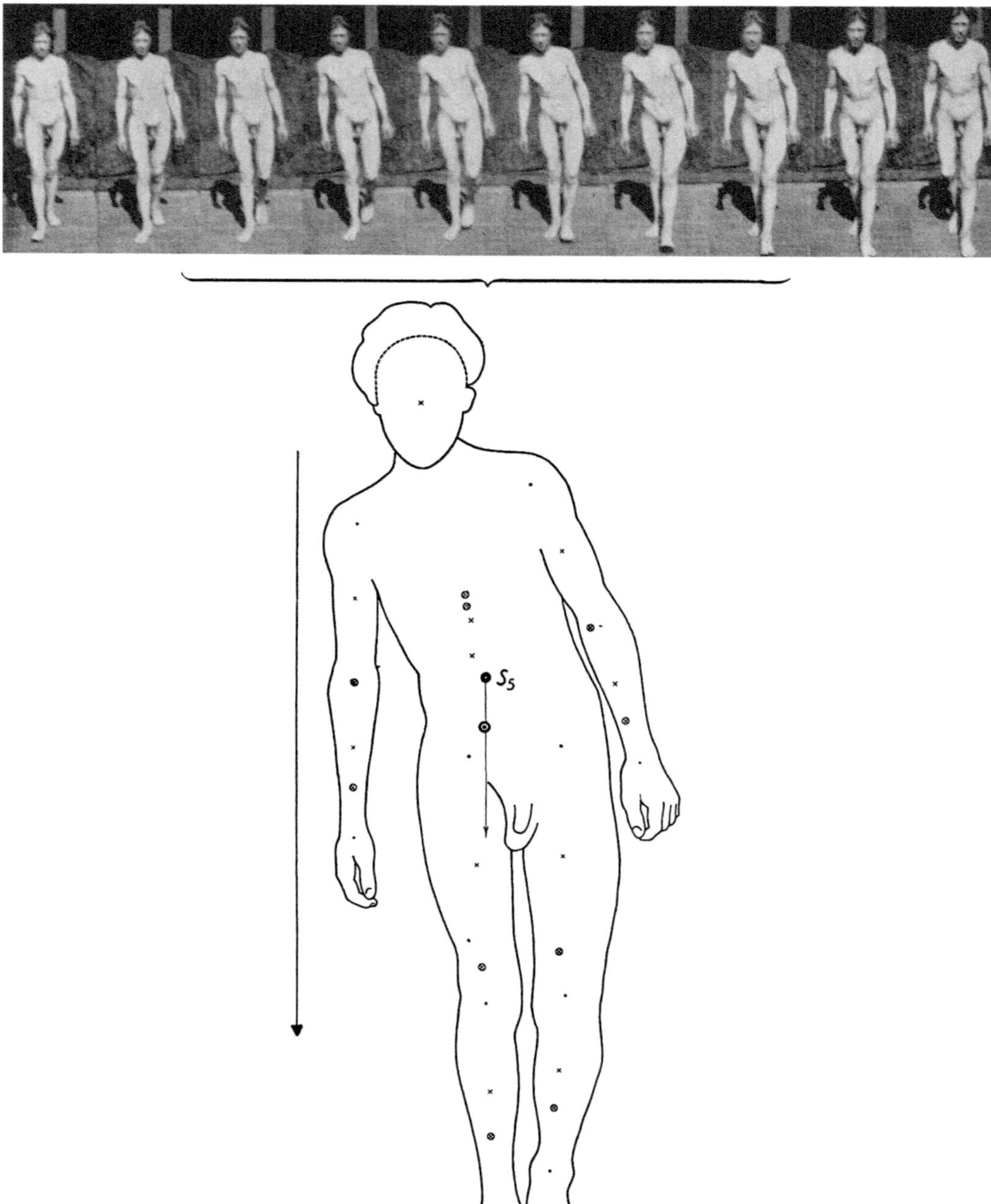

Abb. 179. Phase aus der Standbeinperiode des Ganges mit seitlichem Hüfthinken und die maßgebende Lage des Körperabschnittschwerpunktes S_5 zum Hüftgelenkdrehpunkt des Standbeines

der Körperform, der Gelenkmittelpunkte und der Schwerpunkte auf die Frontalebene (y-z-Ebene) (Abb. 179), die mit der für die Standbeinperiode des Gesunden gültigen Darstellung (Abb. 163) verglichen werden durfte. Der leichteren Übersicht wegen wurden wieder die wesentlichen Elemente dieser Darstellung in die schematische Zeichnung Abb. 180 maßstäblich übertragen. Die Richtung der resultierenden abduktorisch wirkenden Muskelkraft M und ihr Abstand vom Hüftgelenkmittelpunkt wurde in der für die Standbeinperiode des Gesunden errechneten Lage übernommen.

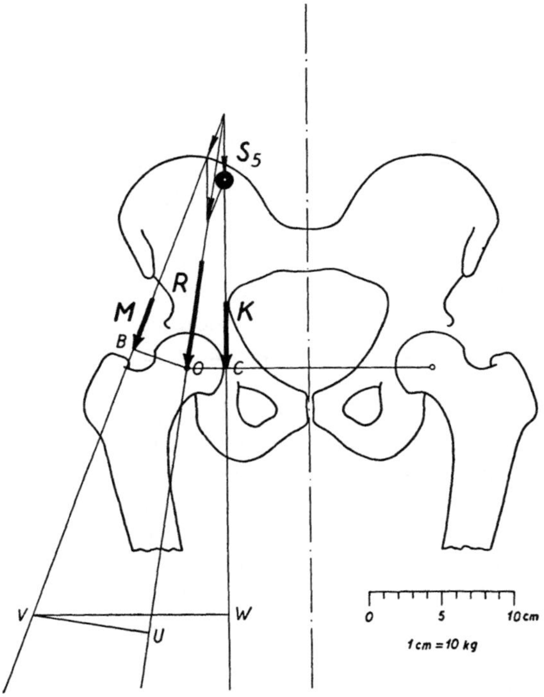

Abb. 180. Maßgebende Richtung und Größe der statischen Druckbeanspruchung des Schenkelkopfes (*R*) während der Standbeinperiode des Ganges mit seitlichem Hüfthinken und ihre Ermittlung aus Körperabschnittsgewicht *K* und Muskelkraft *M*

Aus der Zeichnung ist ersichtlich, daß durch die seitliche Oberkörperneigung „eine Umgruppierung in der Verteilung der Masse gegenüber dem Unterstützungspunkte" (STORCK)[38] hervorgerufen wird. Der maßgebende Körperabschnittsschwerpunkt S_5 ist beim seitlichen Hüfthinken nicht so weit zur Schwungbeinseite hin verschoben, wie beim physiologischen Gangbild, sondern er ist in die Nähe des Schenkelkopfes des Standbeines gerückt. Infolgedessen ist der Hebelarm, unter welchem das Körpergewicht auf den Schenkelkopf des

[38] STORCK: Coxa valga, ein Beitrag zur Frage der den Knochen formenden Kräfte. Arch. f. orthop. u. Unfallchir. Bd. 32, 1932.

Standbeines zur Auswirkung kommt, sehr klein. Dies hat zur Folge, daß die Druckbeanspruchung des Schenkelkopfes wesentlich kleiner ist, als beim Gang mit aufrechter Oberkörperhaltung und daß auch die Neigung der Druckrichtung einen kleineren Wert aufweist. Die Größe der statischen Druckbeanspruchung des Schenkelkopfes ergibt sich zahlenmäßig, wenn man analog der Berechnung für den Gang des Gesunden in die Gleichung

$$R \cdot \overline{VU} = K \cdot \overline{VW}; \qquad R = \frac{K \cdot \overline{VW}}{\overline{VU}}$$

das Gewicht des Körperabschnittes S_5 und die in der Zeichnung abgelesene Größe dieser Strecken einsetzt:

$$R = \frac{47{,}76 \cdot 13{,}6}{8{,}2} = 79 \text{ kg.}$$

Die Richtung des auf den Schenkelkopf wirkenden Druckes ist durch die Verbindungslinie des Schnittpunktes von Muskelkraftrichtung und dem nach oben verlängerten Lot aus S_5 mit dem Schenkelkopfdrehpunkt gegeben. Sie bildet mit der Vertikalen einen Winkel von etwa 8°, während sie beim physiologischen Gangablauf während der Standbeinperiode vergleichsweise eine Neigung von 16° gegen die Vertikale aufweist.

Die Größe der statischen Druckbeanspruchung des Schenkelkopfes beträgt nur etwa 79 kg im Vergleich zu 175 kg während des physiologischen Gangablaufes.

Für die Errechnung der dynamischen Kräfte, die durch den Bewegungsablauf während der Standbeinperiode hervorgerufen werden, fehlen entsprechende Unterlagen, und es war mir bei der zur Verfügung stehenden Zeit auch nicht möglich, dieselben durch langwierige experimentelle Untersuchungen zu schaffen. Ihre Bestimmung in einem einzelnen Falle würde auch kein allgemein gültiges Bild ergeben, da ihre Größe in erster Linie durch die Ganggeschwindigkeit bestimmt wird, diese aber gerade während der Heilung des Schenkelhalsbruches großen individuellen Schwankungen unterworfen ist. Die dynamischen Kräfte wurden deshalb geschätzt unter der Annahme, daß die Ganggeschwindigkeit etwa ein Drittel der Ganggeschwindigkeit beträgt, die den Errechnungen Otto FISCHER[S] zugrunde liegt, daß jedoch die Form des Bewegungsablaufes die gleiche ist, wie beim physiologischen Bewegungsablauf während der Standbeinperiode. Unter dieser einschränkenden Voraussetzung wird die statische Druckbeanspruchung des Schenkelkopfes während der Standbeinperiode des Ganges durch die angenommene Wirkung der dynamischen Kräfte auf etwa 100 kg erhöht.

Wenn man die für den physiologischen Gangablauf und für das seitliche Hüfthinken vergleichsweise ermittelte Größe und Richtung der Druckbeanspruchung des Schenkelkopfes gegenüberstellt, so ergibt sich, daß die Druckbeanspruchung des Schenkelkopfes beim seitlichen Hüfthinken wesentlich kleiner ist (100 kg zu 258 kg), und daß die Richtung der Druckbeanspruchung einen viel kleineren Neigungswinkel gegen die Vertikale aufweist (8° zu 16°).

Das Wesen und die Auswirkung des seitlichen Hüfthinkens weist darauf hin, daß die seitliche Oberkörperneigung zunächst als Folgeerscheinung eines gestörten Gleichgewichtszustandes über dem Schenkelkopfdrehpunkt aufgefaßt werden muß, weil durch Verkürzung des Hebelarmes die Größe des Drehmomentes der Körperschwere an ein geschwächtes Drehmoment der Muskelkraft angepaßt wird. Hierbei kann der Kraftausfall des Drehmomentes der Muskelkraft dadurch hervorgerufen sein, daß entweder die abduktorisch wirkende Muskulatur infolge einer mehr oder weniger hochgradigen Lähmung geschwächt ist (absolute Insuffizienz) oder daß durch Annäherung ihrer Insertionspunkte ihre Ausgangsspannung und ihre Aktionsbreite reduziert ist, z. B. bei Hochstand des Trochanter major (relative Insuffizienz). Das Drehmoment der Muskelkraft kann zweitens dadurch geschwächt sein, daß sein wirksamer Hebelarm pathologisch verkürzt ist, z. B. bei Coxa valga oder bei starker Verkürzung des Schenkelhalses. Das seitliche Hüfthinken als Anpassungserscheinung an ein geschwächtes Drehmoment der Muskelkraft ist also dadurch bedingt, daß die Muskulatur der Wirkung des Körpergewichtes bei aufrechter Oberkörperhaltung nicht mehr das Gleichgewicht halten kann; es ist also im Sinne eines „non potest“ aufzufassen.

Auf der anderen Seite kann aber auch das seitliche Hüfthinken bei erhaltener Größe des Drehmomentes der Muskelkraft eine intuitive, zielstrebige Maßnahme des Körpers sein, welche die Entlastung des Traggerüstes, also des insuffizienten coxalen Femurendes erstrebt und dementsprechend im Sinne eines „non vult“ gedeutet werden muß. Wir finden das seitliche Hüfthinken deshalb folgerichtig in den Fällen, bei welchen die Tragfähigkeit des coxalen Femurendes herabgesetzt ist, also bei Frakturen oder Erweichungsprozessen in seinem Bereiche auch dann, wenn keine Insuffizienz des Drehmomentes der Muskelkraft vorliegt; deshalb beim nicht dislociierten Schenkelhalsbruch, bei beginnender Osteochondropathie im Bereich des coxalen Femurendes, sowie nach Osteotomie bei coxa vara, wo durch die Abwinkelung des coxalen Femurendes die Größe des Drehmomentes der Muskelkraft wieder hergestellt wurde, wo aber andererseits das Drehmoment der Körperschwere eine Aufrichtung des proximalen Fragmentes an der Osteotomiestelle erstrebt und die Gefahr der Aufrichtung bei einer noch nachgiebigen Verbindung um so größer ist, je größer das Drehmoment der Körperschwere, also je länger sein Hebelarm ist (siehe Abb. 107 a—c).

Beim noch nicht fest verheilten Schenkelhalsbruch ist die seitliche Oberkörperneigung beim Gehen in erster Linie im Sinne eines „non vult“ des Körpers aufzufassen, weil beim reponierten Schenkelhalsbruch die relative Insuffizienz der abduktorisch wirkenden Muskulatur behoben ist. Das seitliche Hüfthinken liegt also in dem intuitiven Bestreben des Körpers begründet, das insuffiziente coxale Femurende zu entlasten, welches, wie oben näher ausgeführt, während des Ganges mit aufrechter Körperhaltung einer außerordentlich großen Druckbeanspruchung ausgesetzt ist. Bei der Schenkelhalspseudarthrose oder Nearthrose dagegen wird das seitliche Hüfthinken sowohl durch die Insuffizienz des Traggerüstes als auch durch die relative Insuffizienz der Muskulatur hervorgerufen, die ihrerseits durch den Trochanterhochstand bedingt ist; eine Tatsache, die für die Therapie der Schenkelhalspseudarthrose von maßgebender Bedeutung ist.

Der Einfluß der Stockstütze auf die Druckbeanspruchung des Schenkelkopfes beim Gehen

Durch die Benutzung eines Stockes in der gegenseitigen Hand wird zunächst rein äußerlich das Gangbild des Hüfthinkens wieder in das physiologische Gangbild übergeführt, d. h. die Neigung des Oberkörpers zur Standbeinseite hin tritt mehr oder weniger weit zurück oder kommt vollständig zum Verschwinden. Die mechanischen Verhältnisse werden also durch die Benutzung eines Stockes geändert, und zwar auf folgende Weise: Die Stockstütze wirkt der Körperschwere entgegen, indem die Körperlast durch die Hand mehr oder weniger auf den Stock übertragen wird. Hierdurch wird das Drehmoment der Körperschwere verkleinert, wie aus der Abb. 181 hervorgeht. Infolgedessen ist die Verkleinerung des Drehmomentes der Körperschwere durch die Neigung des Oberkörpers zur Standbeinseite, die instinktiv zielstrebig erfolgte, um die Größe des Drehmomentes der Körperschwere der Insuffizienz des Traggerüstes und der abduktorisch wirkenden Muskulatur anzugleichen, nicht mehr erforderlich. Die Oberkörperneigung kann rück-

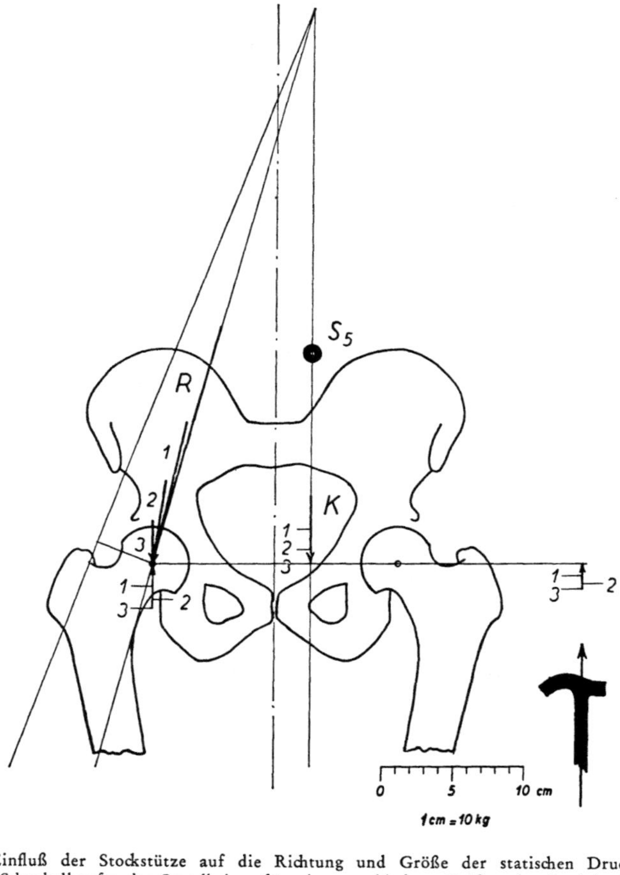

Abb. 181. Der Einfluß der Stockstütze auf die Richtung und Größe der statischen Druckbeanspruchung des Schenkelkopfes des Standbeines für vier verschiedene Größen des Stockdruckes

gängig gemacht werden, ohne daß hierdurch die Druckbeanspruchung des Schenkelkopfes vergrößert wird, weil die Vergrößerung des Hebelarmes durch die der Körperschwere entgegenwirkende Kraft der Stockstütze ausgeglichen wird. Die Stockstütze hat also die gleiche Wirkung auf die Druckbeanspruchung des Schenkelkopfes wie die Neigung des Oberkörpers zur Standbeinseite hin; sie verkleinert das Drehmoment der Körperschwere sowie das antagonistisch wirkende Drehmoment der Muskelkraft und durch beides die Druckbeanspruchung des Schenkelkopfes. Gleichzeitig wird durch die Wirkung der Stockstütze auch die Neigung des auf den Schenkelkopf wirkenden Drukkes gegen die Vertikale verkleinert, und zwar um so mehr, je größer die Wirkung der Stockstütze ist. Die Wirkung der Stockstütze auf die Größe und Richtung des auf den Schenkelkopf wirkenden Druckes ist in der schematischen Zeichnung (Abb. 181) graphisch dargestellt. Ferner ist der Einfluß der Stockstütze auf die Größe und Richtung der Druckbeanspruchung des Schenkelkopfes für 4 angenommene Kraftgrößen der Stockstütze aus den in der Tabelle 6 angegebenen Werten zu ersehen.

Zusammenfassend läßt sich sagen, daß die Stockstütze in ähnlicher Weise, wie das seitliche Hüfthinken, eine Herabsetzung der Druckbeanspruchung des Schenkelkopfes bei gleichzeitiger Aufrichtung der Beanspruchungsrichtung gegen die Vertikale bewirkt. Ihr Einfluß unterscheidet sich von dem Einfluß des seitlichen Hüfthinkens dadurch, daß bei gleich großer Entlastung des Schenkelkopfes die Aufrichtung der Beanspruchungsrichtung bei Benutzung eines Stockes geringer ist, als bei seitlicher Neigung des Oberkörpers. Deshalb ist in therapeutischer Hinsicht der Gang mit dem Stock dem freien Gang (seitliches Hüfthinken) vorzuziehen, weil die schädliche Wirkung der Belastung um so größer ist, je kleiner der Neigungswinkel des auf den Schenkelkopf wirkenden Druckes gegen die Vertikale ist.

Tabelle 6.

	Kraftgröße der Stockstütze in kg	Statische Druckbeanspruchung des Schenkelkopfes in kg	Neigungswinkel des auf den Schenkelkopf wirkenden Druckes gegen die Vertikale
R	0	175	16°
1	9	100	13°
2	15	51,2	8°
3	17,5	30,26	0°

Die Ermittlung der freien Scherkraft

Im ersten Teil dieser Abhandlung wurde gezeigt, daß die mechanische Beanspruchung des Knochenregenerates von dem Größenverhältnis der im Sinne reinen Druckes und im Sinne reiner Verschiebung wirkenden Komponenten P und S der auf den Schenkelkopf wirkenden Druckkraft R abhängig ist. Es wurde ferner darauf hingewiesen, daß das Verhältnis dieser beiden Komponenten zueinander eine Funktion des Neigungswinkels der Bruchebene ist.

Der Einfluß des Neigungswinkels der Bruchebene auf die Größe der freien Scherkraft sowie die Art ihrer Errechnung soll an dieser Stelle nachgeholt werden.

In der Abb. 183 gibt R die Richtung und Größe der auf den Schenkelkopf wirkenden Druckkraft an, wie sie nach obigen Ausführungen vergleichsweise für die Standbeinperiode beim Hüfthinken angenommen werden darf. Die Kraft R wird in zwei Komponenten zerlegt, deren erste P senkrecht auf der Bruchebene steht, also im Sinne reinen Druckes wirkt, deren zweite S parallel zur Bruchebene verläuft, also im Sinne reiner Verschiebung auf das Kopffragment wirkt. Die Zerlegung der Kraft R in ihre Komponenten P und S für die verschiedenen Neigungswinkel der Bruchebene erfolgt nach folgenden Gleichungen:

$$P = R \cdot \cos(\alpha\text{-}8)^\circ \qquad S = R \cdot \sin(\alpha\text{-}8)^\circ$$

in welchen α die Größe des Neigungswinkels der Bruchebene gegen die Horizontale angibt (Abb. 182). Die Größe der Druckkomponente P und der verschiebenden Komponente S ändert sich mit der Größe des Neigungswinkels der Bruchebene in gesetzmäßiger Weise, wie aus der graphischen Darstellung (Abb. 183) zu ersehen ist. In dieser Zeichnung wurde für jeden der angegebenen Neigungswinkel der Bruchebene gegen die Horizontale die auf den Schenkelkopf wirkende Druckkraft R in ihre Komponenten P und S zerlegt. Aus der maßstäblichen Darstellung ist ersichtlich, daß die Größe der Komponente P mit Vergrößerung des Neigungswinkels abnimmt; daß umgekehrt die Größe der Komponente S mit Vergrößerung des Neigungswinkels zunimmt. Die fortschreitende Größenänderung der beiden Komponenten bei Zunahme des Neigungswinkels ist besonders augenfällig bei ihrer graphischen Darstellung in Polarkoordinaten. Bei dieser Darstellung ist von einem Grundkreise aus die Größe der Druckkomponente P, von einem zweiten Grundkreise aus die Größe der verschiebenden Komponente S für jeden Neigungswinkel maßstäblich radial nach außen aufgetragen.

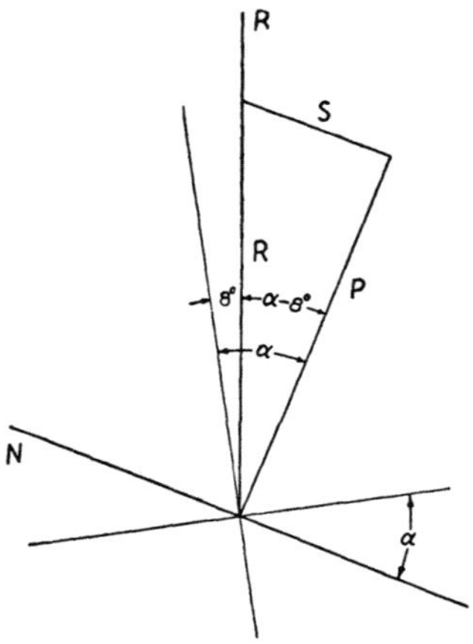

Abb. 182

Die Berechnung der freien Scherkraft K_S hat die Annahme eines Reibungskoeffizienten zur Voraussetzung, damit der Reibungswiderstand, den die Druckkomponente P in der Frakturfläche hervorruft, bestimmt werden kann. Die Größe des Reibungskoeffizienten wurde praktisch zu ermitteln versucht und darf im Vergleich zu bekannten Werten nach den Angaben der „Hütte“ auf 0,3 geschätzt werden. Die Errechnung der freien Scherkraft K_S erfolgte nach der Gleichung $K_S = S - P \cdot \mu$, indem in diese Gleichung die abgelesenen Werte für S und P eingesetzt wurden:

$$K_S = R \cdot \sin(\alpha - 8)^\circ - R \cdot \cos(\alpha - 8)^\circ \cdot 0{,}3$$

Ein negatives K_S bedeutet Überschuß an Festigkeit gegen Verschiebung. Die errechneten Werte für die freie Scherkraft sind in Tabelle VIII für die angegebenen Neigungswinkel der Bruchebene niedergelegt. Außerdem ist die Größe der freien Scherkraft in ihrer Abhängigkeit von der Größe des Neigungswinkels der Bruchebene in Polarkoordinaten graphisch dargestellt (Abb. 24). In dieser Zeichnung sind von einem Grundkreis aus die freien Scherkräfte für

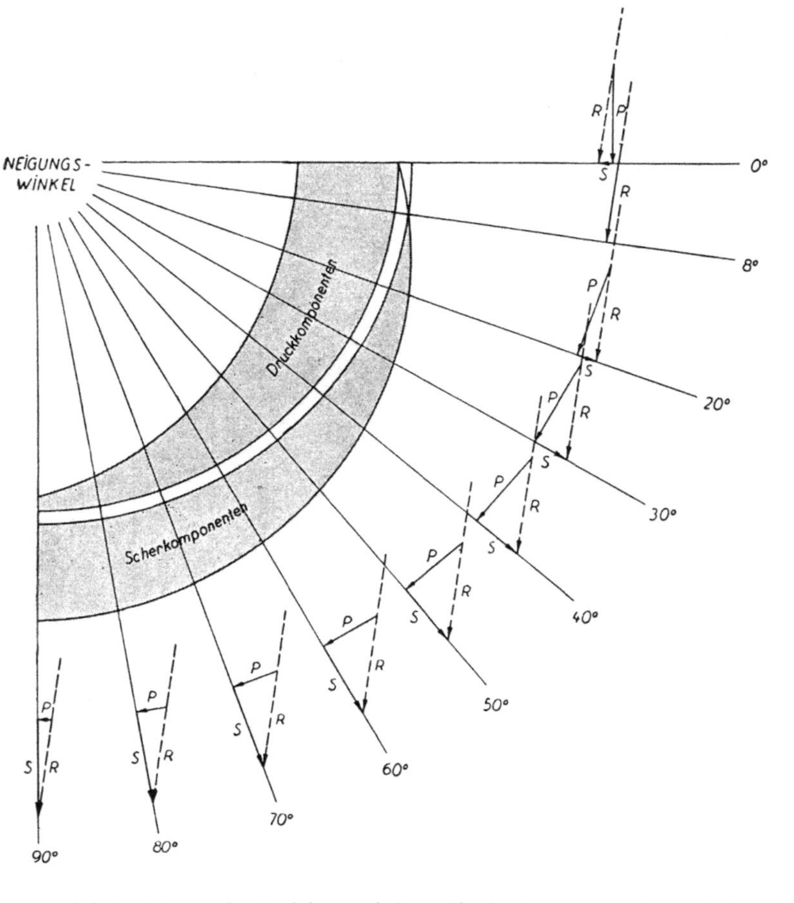

Abb. 183. Der Einfluß der Neigung der Bruchebene auf die Größe der Komponenten *P* und *S* der auf den Schenkelkopf wirkenden Druckkraft *R* und ihre graphische Darstellung in Polarkoordinaten für verschiedene Neigungswinkel der Bruchebene

jeden Neigungswinkel der Bruchebene unter dem zugehörigen Neigungswinkel radial nach außen aufgetragen. Der Bereich der Kurve, welcher vom Grundkreise aus nach außen liegt, gibt auf dem zugehörigen Neigungswinkel (Radius des Kreises) die Kraft in kg an, welche das Kopffragment noch nach abwärts zu verschieben trachtet. Der Bereich der Kurve, welcher vom Grundkreise aus nach innen liegt, gibt entsprechend die Kraft in kg an, mit welcher das Kopffragment einer Verschiebung Widerstand leistet, also den Überschuß an Festigkeit gegen Verschiebung. Am Schnittpunkt der Kurve mit dem Grundkreise hat der Reibungswiderstand die gleiche Größe wie die verschiebende Komponente S, so daß in diesem Falle die verschiebende Kraft S durch den Reibungswiderstand in der Bruchfläche gerade aufgehoben wird und die freie Scherkraft gleich Null ist.

Aus der graphischen Darstellung ergibt sich, daß bei gleichbleibender Richtung der auf den Schenkelkopf wirkenden Druckkraft R sowohl funktionelle Druckkraft als auch freie Scherkraft auf das Regenerat zur Auswirkung kommen kann und daß die Art seiner mechanischen Beanspruchung in erster Linie durch die Größe des Neigungswinkels der Bruchebene bestimmt wird. Ferner

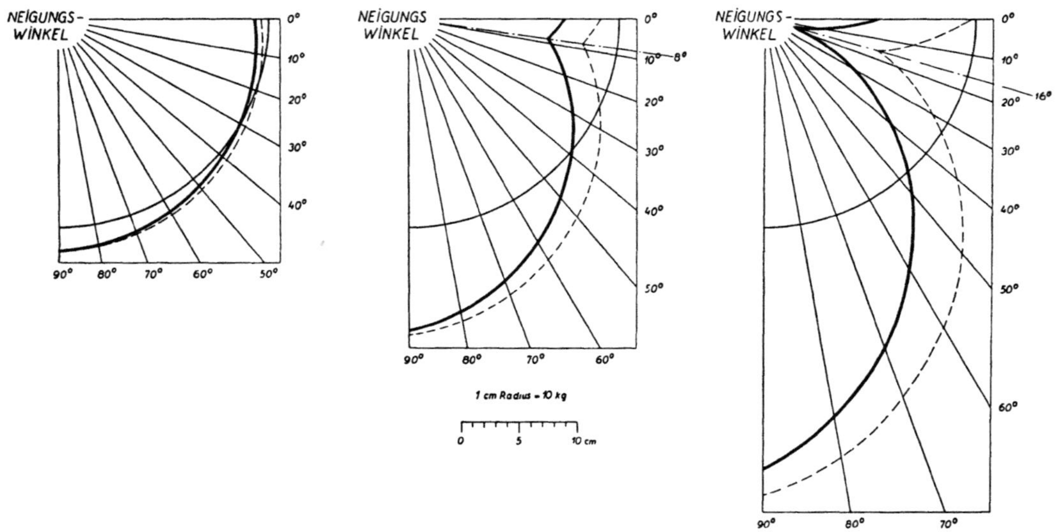

a b c

Abb. 184 a—c. Die Größe der freien Scherkraft K_s beim Stand auf beiden Beinen (a) beim Gang mit seitlichem Hüfthinken (b) und beim normalen Gang (c) in Abhängigkeit vom Neigungswinkel der Bruchebene und zwei verschieden großen Reibungskoeffizienten, dargestellt in Polarkoordinaten. Die gestrichelte Kurve bezieht sich auf einen Reibungskoeffizienten von 0,3; die ausgezogene Kurve auf einen Reibungskoeffizienten von 0,6

ist aus der Kurve zu ersehen, daß freie Scherkraft erstmalig bei einem Neigungswinkel der Bruchebene von 25° gegen die Horizontale in die Erscheinung tritt, daß ihre Größe bei Zunahme des Neigungswinkels sehr schnell steigt und bei einem Neigungswinkel von 90° annähernd den gleichen Wert aufweist, wie die auf den Schenkelkopf wirkende Druckkraft R.

Die Größe der freien Scherkraft ist außerdem von der Größe und Richtung des auf den Schenkelkopf wirkenden Druckes R sowie von der Größe des Reibungskoeffizienten abhängig. Deshalb wurde die freie Scherkraft in Analogie zu der obigen Errechnung unter Zugrundelegung der Vergleichswerte für die Größe und Richtung der auf den Schenkelkopf wirkenden Druckkraft R beim Stand auf beiden Beinen, beim normalen Gang und beim Gang mit seitlichem Hüfthinken, ferner unter der Annahme eines größeren Reibungskoeffizienten (0,6) und weiter unter der Voraussetzung, daß keine Reibung in der Bruchfläche auftritt, auf rechnerischem Wege ermittelt. Die Werte dieser Errechnung sind in den Tabellen 7, 8 und 9 zusammengestellt.

In der Abbildung 184 ist vergleichsweise die Größe der freien Scherkraft, wie sie durch die Druckbeanspruchung des Schenkelkopfes beim symmetrischen Stand auf beiden Beinen (a), während der Standbeinperiode beim Hüfthinken (b) und während der Standbeinperiode des physiologischen Gangablaufes (c) bei verschiedenen Neigungswinkeln der Bruchebene hervorgerufen wird, in Polarkoordinaten dargestellt. Der Errechnung wurde die für den Stand auf beiden Beinen, für das Hüfthinken und für den physiologischen Gangablauf vergleichsweise ermittelte Größe und Richtung der Druckbeanspruchung des Schenkelkopfes zugrundegelegt; also für den symmetrischen Stand auf beiden Beinen eine Druckgröße von 20 kg und eine vertikale Druckrichtung; für das Hüfthinken eine Druckgröße von 100 kg und eine Neigung der Druckrichtung von 8° gegen die Vertikale; für den physiologischen Gangablauf eine Druckgröße von 270 kg und eine Neigung der Druckrichtung von 16° gegen die Vertikale. Die ausgezogene Kurve bezieht sich auf einen Reibungskoeffizienten von 0,6, die gestrichelte Kurve auf einen Reibungskoeffizienten von 0,3.

Tabelle 7.

R = 20 kg Neigungswinkel 0°

Neigungswinkel der Fraktur α	K_s in kg		
	$\mu = 0$	$\mu = 0,3$	$\mu = 0,6$
0°	0	− 6,0	−12,0
10°	3,48	− 2,43	− 8,34
20°	6,84	− 1,20	− 3,54
30°	10,0	4,81	− 0,38
40°	12,86	8,26	3,67
50°	15,32	11,47	7,51
60°	17,32	14,30	11,32
70°	18,80	16,75	14,80
80°	19,70	18,65	17,62
90°	20,0	20,0	20,0

Tabelle 8.

R = 100 kg Neigungswinkel 8°

Neigungswinkel der Fraktur α	K_s in kg		
	$\mu = 0$	$\mu = 0,3$	$\mu = 0,6$
0°	13,9	−15,8	−45,50
8°	0	−30,00	−60,00
10°	3,5	−26,48	−56,50
20°	20,8	− 8,54	−37,9
30°	37,5	9,7	−18,1
40°	53,0	27,6	2,12
50°	66,9	44,6	22,3
60°	78,8	60,3	42,1
70°	88,3	74,2	60,1
80°	95,1	85,8	76,6
90°	99,0	94,8	90,7

Tabelle 9.

R = 270 kg Neigungswinkel 16°

Neigungswinkel der Fraktur α	K_s in kg		
	$\mu = 0$	$\mu = 0{,}3$	$\mu = 0{,}6$
0°	74,5	− 3,35	− 81,2
10°	28,4	−51,21	−132,82
16°	0	−81,0	−162,0
20°	18,9	−61,95	−142,8
30°	65,3	−13,3	− 91,9
40°	110,0	36,96	− 38,1
50°	151,0	84,5	18,9
60°	187,7	129,7	71,2
70°	218,4	170,7	123,1
80°	242,7	207,4	171,7
90°	259,9	237,2	214,8

Die Errechnung der im Regenerat wirksamen Druck- und Zugspannungen

Die Verteilung von Druck- und Zugspannung in der Bruchfläche und ihre Größe wurde auf zeichnerischem und rechnerischem Wege unter der einschränkenden Voraussetzung ermittelt, daß der Elastizitätsmodul für alle Teile der Bruchfläche den gleichen Wert hat und daß die angenommene Fläche eben bleibt.

Maßgebend für die Spannungsverteilung in der Bruchfläche ist die Lage des Auftreffpunktes der Druckkomponente P zum Mittelpunkt der Unterstützungsfläche; ferner die Größe der verschiebenden Komponente S und ihr Abstand von der Bruchebene. Die Errechnung der Spannungsverteilung in der Bruchfläche wurde nach folgenden Formeln aus der theoretischen Mechanik auf zusammengesetzte Festigkeit durchgeführt (Abb. 185).

Auf Druck nach der Formel:

$$\sigma_{Dr} = \frac{P}{F} \qquad \frac{kg}{cm^2}$$

σ_{Dr} = Druckspannung
P = anpressende Komponente in kg
F = Flächengröße in cm^2

Als Flächengröße $F = \pi \cdot a \cdot b$ wurde einheitlich eine Ellipse zugrunde gelegt mit der kleinen Halbachse b = 1,4 cm und der großen Halbachse a, die aus dem Röntgenbild im Vergleich zu einem konstanten Schenkelkopfdurchmesser von 50 mm jedesmal ermittelt wurde.

Auf Biegung durch P nach der Formel:

$$\sigma_{Bp} = \frac{P \cdot c}{W} \qquad \frac{kg}{cm^2}$$

σ_{Bp} = Biegebeanspruchung durch P
C = Abstand des Flächenmittelpunktes zum Auftreffpunkt von P in cm wahrer Größe
W = Widerstandsmoment der Fläche:

$$W = \frac{\pi\, a^2\, b}{4}\ cm^3$$

Auf Biegung durch S nach der Formel:

$$\sigma_{BS} = \frac{S \cdot d}{W} \qquad \frac{kg}{cm^2}$$

σ_{Bs} = Biegungsbeanspruchung durch die Komponente S
d = senkrechter Abstand der Bruchebene von der Komponente S in cm wahrer Größe
W = Widerstandsmoment der Fläche in cm^3

Durch Addition der auf diese Weise errechneten einzelnen Druck- und Zugspannungen unter Berücksichtigung des Vorzeichens ergibt sich die Größe der resultierenden Druck- und Zugspannung σ_{Res} und ihre Verteilung auf die Bruchfläche.

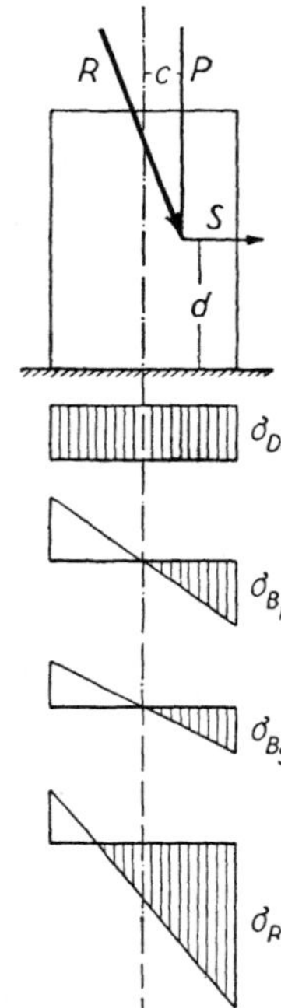

Abb. 185

Für die Beurteilung der Heilungsaussichten des Schenkelhalsbruches genügt im allgemeinen die Kenntnis der Spannungsverteilung in der Bruchfläche, d. h.

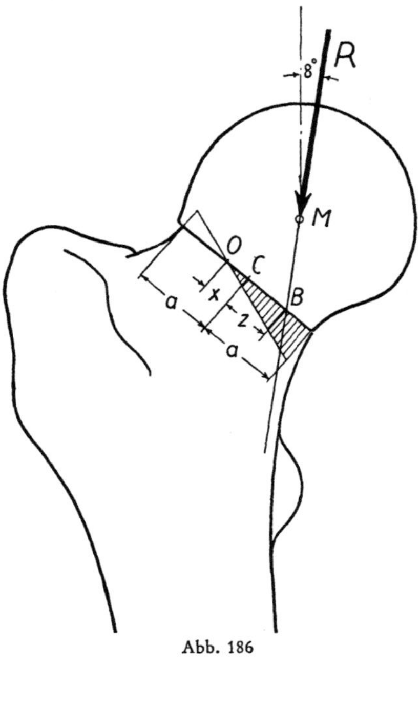

Abb. 186

die Ausdehnung und Lage ihres unter Druckspannung und Zugspannung stehenden Anteiles, während der Maßstab für den absoluten Wert, d. h. für die Größe der Spannung an den einzelnen Stellen der Bruchfläche keine entscheidende Bedeutung hat. Die Spannungsverteilung in der Bruchfläche ist durch die Lage des Spannungsnullpunktes O gegeben (Abb. 186). Seine Lage läßt sich nach einer vereinfachten Formel zeichnerisch und rechnerisch aus dem Röntgenbild ermitteln, und zwar auf folgende Weise:

Auf einer Pause des Röntgenbildes wird zunächst die Bruchebene durch eine Linie dargestellt und der Mittelpunkt des Schenkelkopfes M bestimmt. Dann wird durch den Schenkelkopfmittelpunkt M eine Linie gelegt, welche von medial oben nach lateral unten verläuft und mit der Vertikalen einen Winkel von 8° bildet. Der Schnittpunkt dieser Linie mit der Bruchlinie wird mit B bezeichnet und der Mittelpunkt der Bruchlinie bzw. der Mittelpunkt des sich deckenden Anteiles der Bruchflächen C genannt. Die Lage des gesuchten Spannungsnullpunktes O läßt sich dann nach folgender Formel leicht ermitteln:

$$x = \frac{a^2}{4\,z}$$

In dieser Formel bedeutet:

x = gesuchter Abstand des Spannungsnullpunktes O vom Mittelpunkt C der Bruchlinie

a = Hälfte der Bruchlinie

z = Abstand des Mittelpunktes C der Bruchlinie vom Schnittpunkt B der Linie M mit der Bruchlinie

Die Größe der Strecken a und z wird aus der Zeichnung in Millimeter abgelesen und die gefundene Größe x vom Punkte C aus stets in entgegengesetzter Richtung von z auf der Bruchlinie abgetragen. Der gefundene Punkt O ist der Nullspannungspunkt, welcher für die Verteilung der Druck- und Zugspannung in der Bruchfläche maßgebend ist.

Die Spannungsverteilung in der Bruchfläche kann nur so lange nach den obigen Formeln errechnet werden, als die Verlängerung der auf den Schenkelkopf wirkenden Druckkraft R die Unterstützungsfläche des Kopffragmentes trifft. Verläuft sie medial neben ihr, so wirkt ein freies Kippmoment auf das Kopffragment, welches dieses nach medial zu drehen strebt. Infolgedessen nimmt der Elastizitätsmodul an der Drehstelle, also am Hypomochlion des Kopffragmentes, ganz wesentlich an Größe zu, wodurch bedingt wird, daß das Regenerat annähernd in ganzer Ausdehnung unter Zugspannung steht, während nur noch die unterste Ecke des Halsfragmentes unter sehr hoher Druckspannung steht.

2. Grundriß einer Biomechanik der Frakturheilung*

Mit 42 Abbildungen

Die Frakturheilung stellt letzten Endes die Lösung einer mechanisch konstruktiven Aufgabe dar. Ihr Wesen besteht darin, daß aus der Zelle heraus der komplizierte Aufbau der knöchernen Brücke zwischen den Bruchenden verwirklicht und damit die Tragfähigkeit des Knochens wieder hergestellt wird. Die Eigenart der Bauweise ist im Groben dadurch gekennzeichnet, daß die knöcherne Brücke nicht unmittelbar von der Zelle gebildet wird, sondern daß in der Regel zunächst eine bindegewebige und knorpelige Verbindung entsteht. Über die Bedeutung des in den Heilungsvorgang eingeschalteten bindegewebigen und knorpeligen Stadiums des Kallus sind wir noch nicht entsprechend unterrichtet. Wir kennen weder die biologischen Grundlagen, welche die umwegige Bauweise des knöchernen Kallus erforderlich machen, noch das Konstruktionsprinzip, welches im Heilungsvorgang verwirklicht ist. Mit anderen Worten, die Biomechanik der Frakturheilung ist noch nicht erschlossen. Hier liegt noch ein großes Gebiet der weiteren Forschung offen, dessen Klärung meines Erachtens von grundsätzlicher Bedeutung für das Verständnis und die Therapie der Fraktur und Pseudarthrose ist.

Wenn ich heute versuchen will, einen Beitrag zur Klärung dieser Frage zu bringen, indem ich Ihnen meine Auffassung über die Bedeutung der biologischen Vorgänge bei der Frakturheilung vortrage, die ich, vorwiegend auf Grund eigener Untersuchungen und Überlegungen, gewonnen habe, so kann diese Darstellung in der zur Verfügung stehenden Zeit selbstverständlich keine ausführliche sein. Vieles werde ich nur andeuten können, zumal ich auf den ersten Abschnitt des Heilungsvorganges, den sogenannten Verkittungsprozeß, etwas näher eingehen muß, da dies zum Verständnis der Pseudarthrose erforderlich ist.

Nach den Forschungsergebnissen der letzten Jahre dürfte es außer Zweifel stehen, daß die Zellen des jungen Keimgewebes bei der Frakturheilung, die dem gesamten Mesenchym der Umgebung entstammen, eine mehrfache Potenz aufweisen; daß sie, mit anderen Worten, sowohl zu Knochengewebe als auch zu Bindegewebe und Knorpelgewebe ausreifen können. Nicht recht verständlich ist, daß die Keimgewebszellen beim normalen Heilungsverlauf nicht ihrer ererbten Fähigkeit entsprechend unmittelbar zu Knochengewebe ausreifen, sondern daß die Bildung des knöchernen Kallus in der Regel über ein bindegewebiges und meist auch knorpeliges Vorstadium geht. Am nächsten liegt

---

* Verh. dtsch. orthop. Ges. 34. Kongreß (1940).

noch die Vermutung, daß äußere Einflüsse die Differenzierungsrichtung der Keimgewebszellen bestimmen, zumal die Auffassung immer mehr an Boden gewinnt, daß für die vermeintliche Fehldifferenzierung des normalen Kallusgewebes beim gestörten Heilungsverlauf, bei der sogenannten gemeinen Pseudarthrose, mechanische Kräfte verantwortlich sind. Wenn aber überhaupt mechanische Kräfte einen entscheidenden Einfluß auf die Differenzierungsrichtung der pluripotenten Zellen auszuüben vermögen, so ist anzunehmen, daß sie dies auch beim ungestörten Heilungsverlauf tun. Denn es ist nicht zu bezweifeln, daß auch während des normalen Heilungsverlaufes auf das Blastem an der Frakturstelle mechanische Kräfte wirken. Allein die Tatsache, daß sich der gebrochene Knochen selbst im Gipsverband bei Bettruhe hin und wieder verbiegt, beweist, daß mechanische Kräfte auf ihn wirken. Vor allem hat aber REHN nachgewiesen, daß schon einige Tage nach der Fraktur ein intermittierender Tetanus der direkt und indirekt beteiligten Muskeln auftritt, der mehrere Wochen andauert. Und gerade diese, ich möchte sagen, physiologische Erscheinung hat mich in der Auffassung bestärkt, daß mechanische Kräfte am konstruktiven Aufbau der neuen knöchernen Brücke verantwortlich beteiligt sein müssen.

Will man dieser Frage nachgehen, so muß zunächst klargestellt werden, welche mechanischen Reize an der Frakturstelle auf das junge Keimgewebe generell und im einzelnen Falle zur Auswirkung kommen, weil ja nach der Lehre ROUX' verschiedenen mechanischen Reizen ein spezifischer Einfluß auf die Differenzierungsrichtung zugesprochen werden muß.

Der gebrochene Knochen erfährt im Prinzip die gleiche Beanspruchung wie der intakte Knochen, der durch die Muskulatur und das Körpergewicht von den Gelenkenden her auf Druck beansprucht wird. Infolgedessen kann die Beanspruchung des intakten Knochens im Groben mit der Beanspruchung einer Säule verglichen werden, auf die eine Druckkraft wirkt.

Ist die Säule gleichmäßig geformt, besteht sie aus homogenem Material und fällt die Druckrichtung genau mit der Achse zusammen, so wird sie rein auf Druck beansprucht (Abb. 1). Die Druckspannungen sind an jeder Stelle des Querschnittes gleich groß. Wirkt jedoch die Druckkraft exzentrisch, fällt die Kraftrichtung also nicht genau mit der Achse der Säule zusammen, so wird die Säule in jedem Falle nicht nur auf Druck, sondern gleichzeitig auf Biegung beansprucht. Da die Druckspannungen und die durch die biegende Komponente hervorgerufenen Druck- und Zugspannungen gleichzeitig im Querschnitt der Säule wirken, so müssen sie unter Berücksichtigung ihres Vorzeichens zueinander addiert werden. Es resultiert, grob gesehen, eine Biegebeanspruchung, durch welche die Säule an der Seite der Kraftwirkung auf Druck, an der Gegenseite auf Zug beansprucht wird.

Beim Knochen fällt die Richtung des auf ihn wirkenden Druckes nie genau mit seiner Achse zusammen, was leicht zu beweisen ist. Infolgedessen wird er in jedem Falle nicht nur auf Druck, sondern gleichzeitig auf Biegung beansprucht. Auch der gebrochene Knochen wird durch die Spannung der Muskulatur in der gleichen Art auf Biegung beansprucht. Dies hat zur Folge, daß auf das junge Keimgewebe an der Bruchstelle stets Biegebeanspruchung, also eine zusammengesetzte Beanspruchung zur Auswirkung kommt, deren Teilkräfte reiner Druck und Zug sind.

Wir haben uns weiter Rechenschaft zu geben, welche mechanische Wertigkeit den einzelnen Grundsubstanzelementen zukommt, die als Bauelemente der Stützgewebe aus den pluripotenten Blastemzellen hervorgehen können. Es sind dies: 1. die kollagene Bindegewebsfibrille. Sie ist praktisch nicht dehnbar und bildet, zur kollagenen Bindegewebsfaser zusammengeschlossen, ein zugfestes Bauelement. Die kollagene Fibrille kann aber nur *einer* Art der Be-

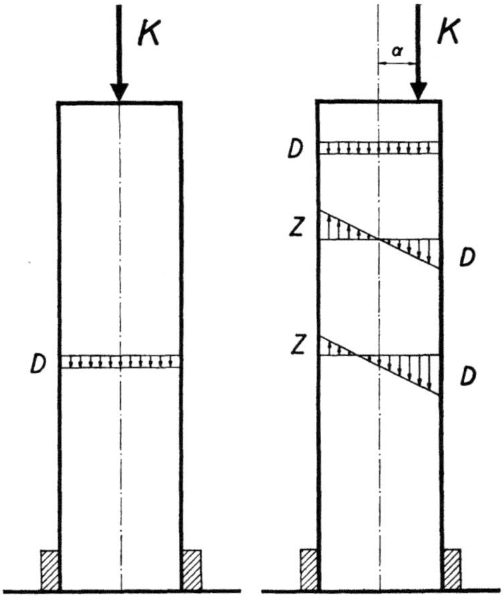

Abb. 1 a u. b. a Durch die Kraft *K*, deren Wirkungsrichtung mit der Achse der Säule zusammenfällt, wird die Säule zentrisch auf Druck beansprucht. Die Pfeile geben die Richtung und Größe der gleichmäßig auf den Querschnitt verteilten Druckspannungen *D* an. b Durch die Kraft *K*, deren Wirkungsrichtung im Abstand *a* neben der Achse der Säule liegt, wird die Säule exzentrisch auf Druck beansprucht. Die durch die exzentrische Druckbeanspruchung im Querschnitt hervorgerufenen Druckspannungen und Biegespannungen sind im oberen Abschnitt der Säule getrennt eingezeichnet. Ihre Zusammenfassung zeigt das unterste Spannungsdiagramm. *D* = Druckspannungen; *Z* = Zugspannungen

anspruchung, und zwar reinem Zug Widerstand leisten, der in ihre Richtung fällt; 2. die Knorpelkugel, d. h. die in eine zugfeste Hülle aus hyalinverkitteten kollagenen Fibrillen eingeschlossene Knorpelzelle. Sie ist das typische und spezifische Bauelement aller Knorpelarten. Die Knorpelkugel ist ein allseitig druckfestes Bauelement. Auch sie kann nur *einer* Art der Beanspruchung Widerstand leisten, und zwar allseitigem Druck[1]; 3. das Zytoosteon bzw. der zur Knochenzelle gehörige Würfel aus verkalkter Knochengrundsubstanz. In mechanischer Hinsicht ist der aus organischen und anorganischen Bestandteilen kristallinisch aufgebaute Knochengrundsubstanzwürfel ein Bauelement höherer

[1] Hydrostatischer Druck.

Ordnung, weil er allein zusammengesetzter Beanspruchung, d. h. jeder aus Zug, Druck und Schub kombinierten Beanspruchung Widerstand leisten kann. Das Zytoosteon ist der eigentliche Baustein des Knochens.

Der Kernpunkt des Problems ist nun die Frage, welche dieser Bauelemente unter direkter mechanischer Bewirkung der Zelle ausreifen können, vor allem, ob das Zytoosteon, also das einzige Bauelement, welches die an der Bruchstelle wirkende zusammengesetzte Biegebeanspruchung allein aufzunehmen imstande ist, unter direkter mechanischer Wirkung von der Zelle gebildet werden kann.

ROUX nimmt dies an, wie aus seinen Ausführungen einwandfrei hervorgeht. Gegen die Rouxsche Auffassung sprechen aber allein schon die zytologischen Vorgänge bei der Knochenbildung. Man kann sich nicht vorstellen, daß der komplizierte Aufbau der Knochengrundsubstanz zustandekommen kann, wenn Druck oder kleine Bewegungsinsulte unmittelbar auf die Zelle wirken.

Nach den anerkannten Untersuchungen KROMPECHERS[2] beginnt die Ausscheidung der weichen Knochengrundsubstanz zwischen der Zelle und ihrer Unterlage, an welcher ihr Protoplasma an zahlreichen Stellen fest haftet. Durch die Ausscheidung der weichen Grundsubstanz wird die Zelle von der Unterlage abgedrängt (Abb. 2). Ihr Protoplasma wird hierdurch an den Stellen, wo es an der Unterlage fest haftet, zu feinsten Zipfeln ausgezogen. Der gleiche Vorgang wiederholt sich bei der Bildung der Tochterzellen, die infolgedessen mit der Mutterzelle und unter sich durch feinste Protoplasmaausläufer verbunden bleiben. Man kann sich nicht vorstellen, daß dieser subtile Vorgang, daß vor allem der räumliche Aufbau der weichen Grundsubstanz zu einem Würfel, dem Zytoosteon (Abb. 3), einem Druck entgegen erfolgen kann. Dies ist ebensowenig möglich, wie weicher Zementbrei unter der Last eines Steines zum Würfel geformt werden kann. Er würde seitlich ausweichen. Würden die Zellen, die keinerlei Beanspruchung Widerstand leisten können, durch direkten Druck oder kleine Bewegungsinsulte auch nur wenig verformt, so würden die fadenförmigen Protoplasmaausläufer Schaden leiden. Und da die Zelle mit ihrer Grundsubstanz, die sie netzförmig umspinnt, nicht nur genetisch und morphologisch, sondern auch physiologisch eine Einheit bildet, da ferner die einzelnen Zellen hinsichtlich ihres Stoffwechsels aufeinander angewiesen sind, so würde durch irgendwelche Verformungen oder Verschiebungen, welche die Grundsubstanzgebiete erleiden, die Funktion der Zellen und damit ihre Grundsubstanz bildende und erhaltende Fähigkeit gestört oder vernichtet.

Die zytologischen Vorgänge bei der Knochengewebsbildung führen zu der Erkenntnis, daß die Ausreifung der Blastemzelle zum Zytoosteon nur an einer Stelle erfolgen kann, wo keine mechanischen Kräfte, auch kein Druck, unmittelbar auf die Zelle wirkt, wo also volle Ruhe herrscht. Die Bildung des Knochengewebes muß deshalb auf Selbstdifferenzierung beruhen, d. h. auf einer erblich fixierten Reaktionsfähigkeit, die irgendwie durch das Frakturtrauma oder am Ort der Fraktur wirkende Hormone aktiviert und gefördert wird. Man wird in dieser Auffassung bestärkt, wenn man die mechanische Be-

[2] KROMPECHER, ST.: Die Knochenbildung. Verlag Fischer, Jena 1937.

deutung der histologischen Vorgänge überprüft, welche die Knochenbildung beim embryonalen und postembryonalen Knochenwachstum begleiten. Hierauf werde ich noch zurückkommen.

Das einzige Grundsubstanzelement, von dem erwiesen ist, daß es in kausaler Abhängigkeit von mechanischer Beanspruchung entstehen kann, ist die kollagene Bindegewebsfibrille. Die Zelle antwortet mit der Bildung von kollagenen Fibrillen in der Grundsubstanz, wenn das Blastem gedehnt wird (meist durch Zug.)

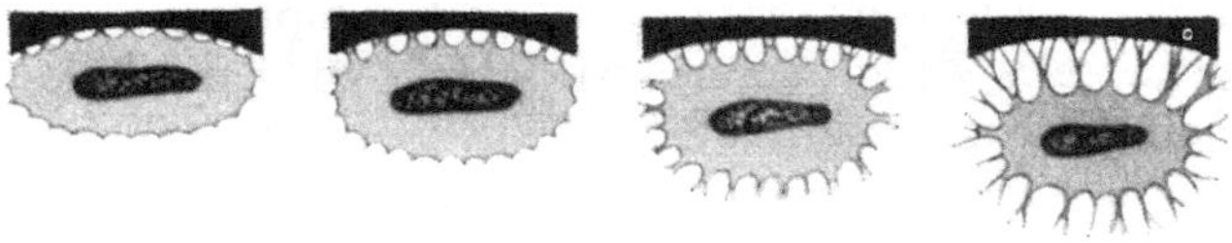

a

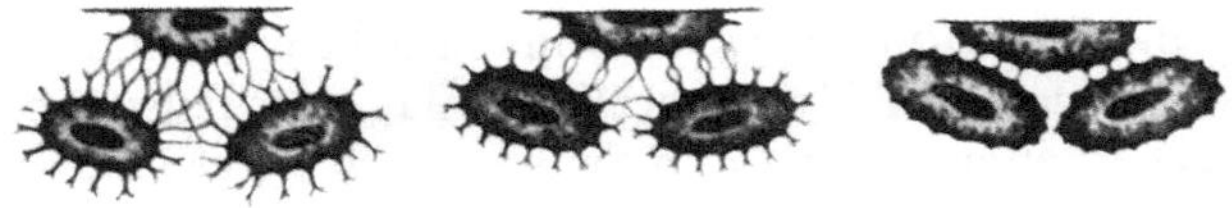

b

Abb. 2 a u. b. a Schema der Ausbildung der Osteoblasten zu Osteozyten (KROMPECHER). b Die Ausbildung der Zellverbindungen und Ausläufer zwischen benachbarten Knochenzellen (KROMPECHER)

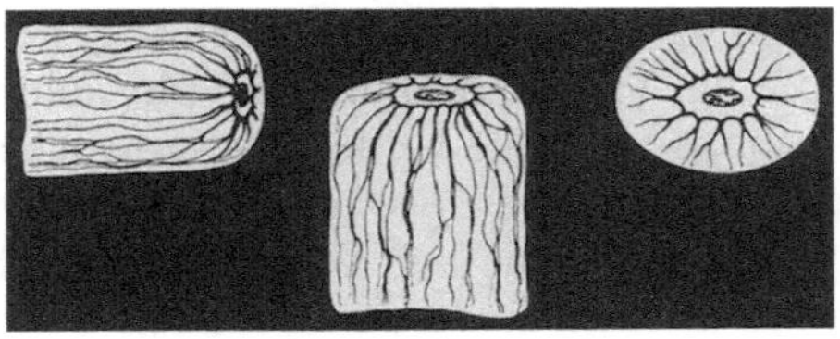

Abb. 3. Schema des Zytoosteons (KROMPECHER)

Als trophischen Reiz für die Bildung von Knorpelgewebe nennt ROUX „Druck mit starker Verschiebung“, also eine zusammengesetzte Beanspruchung. Dieser steht im Knorpel auch ein zusammengesetztes Gewebe gegenüber, dessen Formbestandteile stets Knorpelkugeln und kollagene Fibrillen sind. Da ROUX für die Bildung dieses zusammengesetzten Gewebes Druck und Abscherung als trophischen Reiz angibt, da Abscherung in einem Gewebsstreifen Zugspannungen hervorruft und Zug der Bildungsreiz für kollagene Fibrillen ist, so liegt die Vermutung nahe, daß die Bildung der druckfesten Knorpelkugeln auf die Wirkung des in der zusammengesetzten Beanspruchung enthaltenen reinen Druckes zurückzuführen ist[3].

Diese hypothetische Annahme gewinnt an Wahrscheinlichkeit, weil man sich auch theoretisch vorstellen kann, daß die Blastemzelle unter Druck mit der Bildung einer zugfesten Hülle antworten und zur Knorpelkugel werden

[3] Auf die kausalen Beziehungen, die zwischen Druck und Knorpelbildung angenommen werden müssen, werde ich in einer anderen Abhandlung näher eingehen.

kann. Wenn eine kugelförmige Zelle unter Druckwirkung, eine zähe Grundsubstanz ausscheidend, zu einem Ellipsoid verformt wird, so wird ihre Oberfläche größer, weil die Kugel die kleinste Oberfläche aller Körper gleichen Inhaltes hat und weil ihr Inhalt, die stark wasserhaltige Zelle, der gleiche bleibt. Infolgedessen wird auch die der Zelle unmittelbar anliegende zähe Grundsubstanzhülle gedehnt und damit ist wieder der Reiz für die Bildung kollagener Fibrillen in der Grundsubstanz gegeben. Da die Grundsubstanzhülle in allen Richtungen gedehnt wird, so müssen die Fibrillen die Zelle netzförmig umgeben, sie also in eine zugfeste Hülle einschließen. Da ferner der Inhalt der Kugel, die wasserhaltige Zelle, nicht kompressibel ist, so bildet das Ganze, die gekapselte Zelle oder Knorpelkugel, ein druckfestes Bauelement. Diese hypothetische Annahme findet im Tierexperiment und im Naturexperiment eine volle Bestätigung. Besonders beweiskräftig sind die experimentellen Untersuchungen von PLOETZ aus dem anatomischen Institut in Freiburg. PLOETZ hat bei Kaninchen eine reine Zugsehne um ein Hypomochlion geführt und ihr damit die Funktion einer Gleitsehne gegeben. Es bildeten sich in dem Bereich der Sehne, der dem Hypomochlion anlag, ein Polster mit massenhaft eingelagerten gekapselten Zellen; auch zwischen den Faserbündeln traten reichlich gekapselte Zellen auf, jedoch ausschließlich in dem Abschnitt der Sehne, der dem Hypomochlion zugekehrt war (Abb. 4 a). In einer zweiten Versuchsreihe wurde umgekehrt eine normale Gleitsehne durch Luxation funktionell in eine Zugsehne umgewandelt. Nach 20 Wochen war das physiologische von gekapselten Zellen durchsetzte Polster der Gleitsehne geschwunden; ebenso die gekapselten Zellen, die in Hypomochlionnähe physiologisch zwischen den Faserbündeln liegen (Abb. 4 b). Diese beiden Versuchsreihen beweisen, daß in kausaler Abhängigkeit von der Beanspruchung einmal in der Zugsehne dort gekapselte Zellen entstanden, wo sie auf Druck und Abscherung beansprucht wurde, daß auf der anderen Seite die in der normalen Gleitsehne vorhandenen gekapselten Zellen schwanden, wenn nach ihrer Luxation Druck- und Abscherungskräfte in Wegfall kamen. Es läßt sich nun leicht der exakte Beweis erbringen, daß die Bildung der gekapselten Zellen in der verlagerten Zugsehne ausschließlich auf die Wirkung von Druck zurückgeführt werden muß und nicht auf die Wirkung der gleichzeitig vorhandenen Abscherung, wie PLOETZ in Anlehnung an ROUX glaubt. Ohne auf die Beweisführung näher einzugehen, möchte ich nur erwähnen, daß die gekapselten Zellen ausschließlich im Wirkungsbereich des Druckes lagen, während sie im äußeren Abschnitt der Sehne fehlten, wo die Abscherung wirkt und kein Druck.

Auch die experimentellen Untersuchungen KROMPECHERS sind dafür beweisend, daß in einem Blastem von pluripotenten Zellen unter Druckwirkung Knorpelbildung erfolgt. Er konnte im Tierversuch beobachten, daß bei der Frakturheilung unter experimentell erzeugter Druckwirkung Knorpelgewebe entsteht, unter Zugwirkung dagegen Bindegewebe; ferner daß sich auch in einem unter reiner Zugwirkung entstandenen Bindegewebe unter Druck Knorpelgewebe bildet.

Wir dürfen also die interessante Tatsache registrieren, daß die Natur mit Hilfe des einfachsten Grundsubstanzelementes, der ausschließlich zugfesten kollagenen Fibrille, nicht nur ein zugfestes Bauelement, die Bindegewebsfaser, sondern unter Einbeziehung der Zelle auch ein druckfestes Bauelement, die Knorpelkugel, in kausaler Abhängigkeit von Zug- und Druckbeanspruchung zu bilden vermag; daß dagegen das hochwertigste Bauelement, das Zytoosteon, welches allein zusammengesetzte Beanspruchung aufnehmen kann, nur afunktionell, d. h. vor jeder direkten mechanischen Beanspruchung geschützt, ausreifen kann.

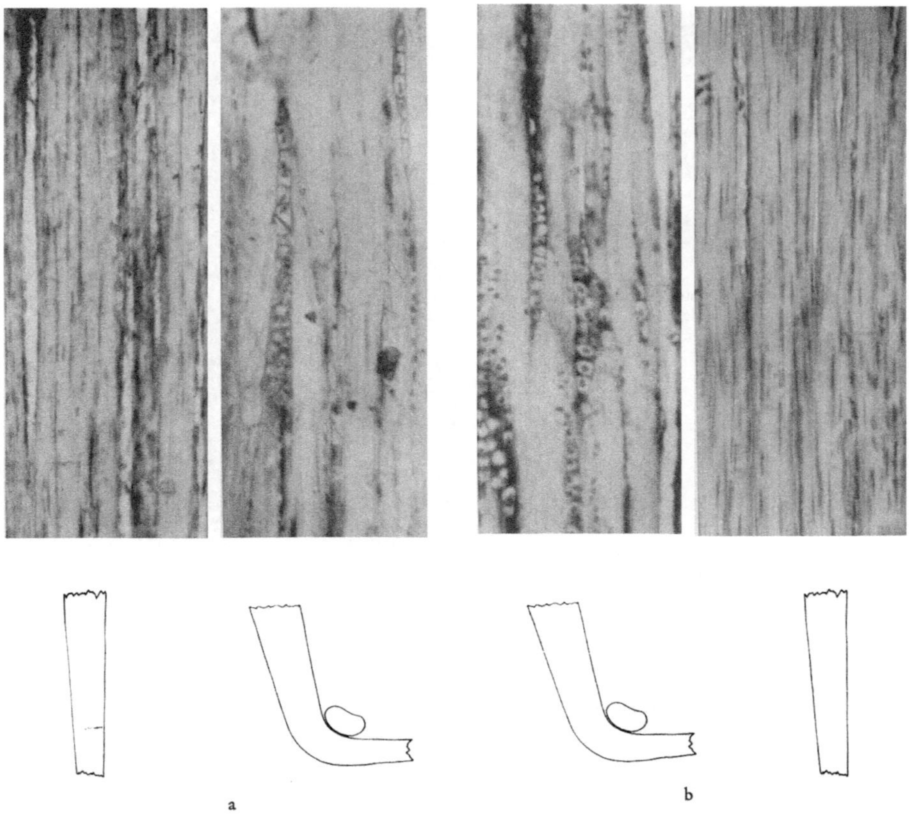

Abb. 4 a u. b. a Nach Umleitung der reinen Zugsehne (Abb. links) bildeten sich in Hypomochlionnähe zwischen den Faserbündeln zahlreiche gekapselte Zellen (Abb. rechts). b Nach Luxation der Gleitsehne (Abb. links) schwanden die physiologisch in Hypomochlionnähe zwischen den Fasern liegenden gekapselten Zellen. An ihrer Stelle liegen strichförmige Sehnenzellen (Abb. rechts) (Mikrophotographien aus den Präparaten von Ploetz)

Die gekapselte Zelle, deren höchstdifferenzierte Form wohl die Knorpelkugel ist, beansprucht aber unser Interesse in besonderem Maße, weil sie nicht nur als passiv fungierendes, druckfestes Bauelement gewertet werden muß, sondern außerdem das einzige Bauelement der passiv fungierenden Stützsubstanzen ist, welches aktiv Arbeit leisten kann. Da die Knorpelkugel unter ihrer zugfesten Hülle aus hyalinverkitteten Fibrillen eine semipermeable Außenhaut besitzt, so kann durch Osmose Wassertransport in die Zelle erfolgen. Hierdurch wird ihr Volumen vergrößert, ihr Turgor gesteigert. Durch den expandierenden Druck kann die Knorpelkugel Arbeit leisten. Da die Expansion nach allen Seiten hin gleichmäßig erfolgt, wie bei einem durch Wasser aufgepumpten Gummiball, so erfolgt auch die Energieentfaltung nach allen Richtungen des Raumes (Abb. 5). Ist dagegen die Ausdehnung der Knorpelkugel oder des Knorpelgewebes durch ein starrwandiges Rohr zur Seite hin unterbunden, so muß ihre Expansion einseitig und die hierdurch bedingte Arbeitsleistung in eine ganz bestimmte Richtung hin erfolgen (Abb. 6).

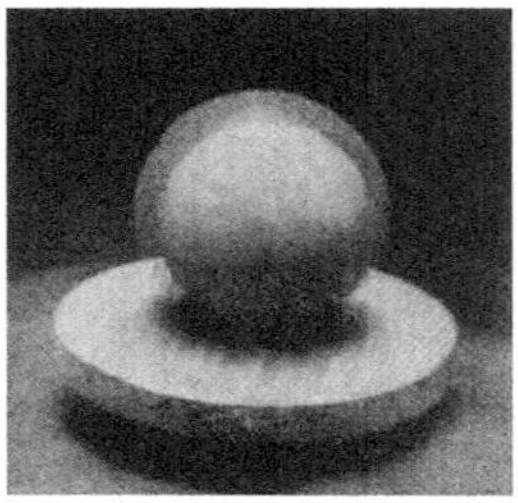

Abb. 5. Die Expansion eines durch Wasser aufgepumpten Gummiballes erfolgt nach allen Richtungen des Raumes (2 Aufnahmen auf einer Platte)

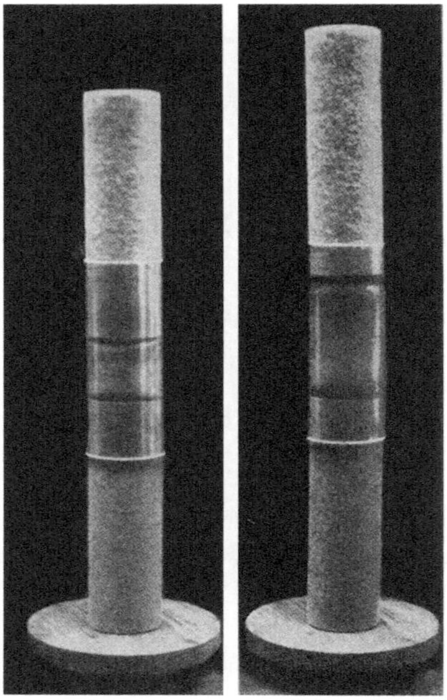

Abb. 6. Durch das Glasrohr wird die seitliche Expansion des mit Wasser aufgepumpten Gummiballes unterbunden. Infolgedessen kann sich die Expansion nur in axialer Richtung auswirken, wodurch der obere Stab vorgetrieben wird

Dieses Prinzip der hydraulischen Kraftentfaltung ist in der gerichteten Expansion des Knorpels in der Wachstumszone des Knochens verwirklicht. Die Richtung der Bewegung wird bestimmt durch die Knochenmanschette oder durch die Encoche, welche die Wachstumszone umschließt. Diese unterbindet die seitliche Expansion der Knorpelkugeln und gibt sie nur in axialer Richtung frei. Hierdurch kommt es auch zur Bildung von Zellsäulen (Abb. 7). Durch das expansive Wachstum der Zellsäulen in axialer Richtung werden die zugfesten Fibrillenzüge, die in den Grundsubstanzbalken zwischen den Zellsäulen längsverlaufen und in den Querbalken ihre Fortsetzung finden, in axialer Richtung gespannt. Wenn nun bei der enchondralen Ossifikation die Phalanx der Kapillaren vom Markraum gegen den Knorpel vordringt und die Knorpelkugeln von unten her sprengt, so würden die zwischen ihnen liegenden fibrillierten Grundsubstanzwände, die ausschließlich zugfest sind, unter der auftretenden Druckbelastung zusammensinken; denn durch die Zerstörung der Zelle fällt der hydrostatische Druck fort, der sie spannt. Hier sorgt die Natur jedoch vor, indem vor der Sprengung der Knorpelkapseln in die nur zugfesten

Grundsubstanzbalken Kalk eingelagert wird, wodurch sie an dieser Stelle zu druckfesten Streben werden. So finden die Kapillaren nach der Sprengung der Knorpelkugeln druckfeste Säulen vor, an welche sie die mesenchymalen Zellen anlegen, die nun in voller Ruhe, geschützt vor jeder direkten Beanspruchung, zu Knochengewebe ausreifen können. Gerade die Tatsache, daß die Verkalkung der Knorpelgrundsubstanzwände stets unmittelbar der Sprengung der Knorpelkugeln in der Zone des Säulenknorpels vorausgeht, deutet darauf hin, daß

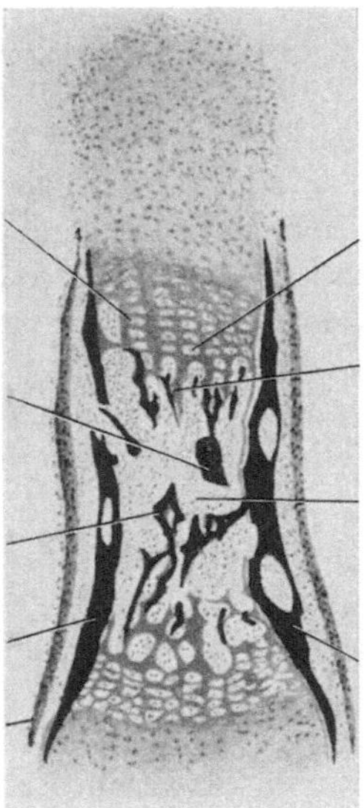

a

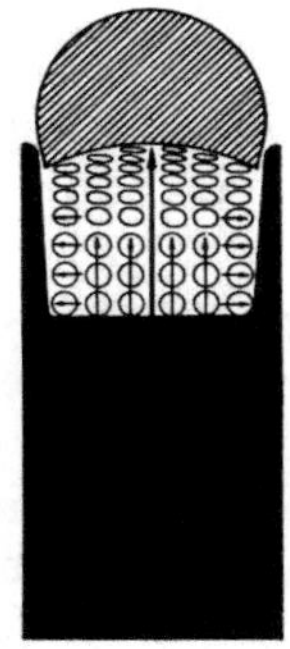

b

Abb. 7 a u. b. Dorsopalmarer Längsschnitt einer Mittelfingerphalanx eines 4monatigen menschlichen Foetus. (Aus Stöhr: Lehrbuch der Histologie.) b Vereinfachte schematische Zeichnung, welche das Vortreiben der Epiphyse durch die gerichtete Expansion des Knorpels veranschaulicht

die Ausreifung der Knochenzelle nur an einem Ort vor sich gehen kann, wo sie vor direkter mechanischer Bewirkung geschützt ist und daß die Knochenzelle sich nicht, wie Roux annimmt, durch Ausscheidung von Knochengrundsubstanz „selbst die Ruhe verschaffen kann, in der sie zu leben gewohnt ist".

Diese Erkenntnis zwingt zu der Vermutung, daß auch die biologischen Vorgänge zu Beginn der Frakturheilung auf ein übergeordnetes Ziel gerichtet sein müssen, und zwar auf die absolute Ruhigstellung der Bruchenden. Wir finden sie bestätigt, wenn wir die biologischen Vorgänge bei der Frakturheilung einmal von einer höheren Warte aus im Zusammenhang überblicken und in ihrer mechanischen Bedeutung zu werten trachten. Hierbei ergibt sich zwangsläufig eine Einteilung des Heilungsvorganges in vier Stadien.

Das Wesen des *ersten Stadiums* der Frakturheilung sehe ich darin, daß durch Vorgänge, die sich *außerhalb* der Frakturstelle abspielen, schon eine weitgehende Ruhigstellung der Bruchenden erreicht wird.

Da an der Frakturstelle die Widerstandsfähigkeit des Knochens auf Null sinkt, so kann sich die Spannung der Muskulatur frei auswirken. Die Folge davon ist, daß sich der Knochen an der Bruchstelle verbiegt und sich die Bruchenden eventuell längsverschieben. Der Vorgang der Dislokation kommt aber sehr bald zum Stillstand und die Bruchenden fangen sich. Einerseits läßt die Spannung der Muskeln nach, weil ihre Ausgangsspannung durch die Verbiegung oder Verschiebung an der Bruchstelle verkleinert und ihre physiologische Erregbarkeit durch den Frakturreiz zunächst stark herabgesetzt wird. Andererseits wird die Verbiegung oder Verschiebung abgebremst durch die passive Dehnung der Antagonisten und Bänder, durch die mit steigender Kraft entgegenwirkende Stauchung der Weichteile sowie durch das auftretende Ödem. Es resultiert also ein neuer Gleichgewichtszustand zwischen den Kräften, welche die Dislokation hervorrufen, und welche ihr entgegenwirken. Die Folge davon ist schon eine weitgehende Ruhigstellung der Bruchenden, die infolge des Schmerzes nicht durch willkürliche Bewegungen gestört wird.

Im ersten Stadium der Frakturheilung bildet sich ferner infolge des Blutergusses oder infolge der serösen Durchtränkung der Frakturgegend mit einer Art gelatinösem Ödem ein hydrostatischer Zustand. Da hydrostatische Kräfte nach allen Richtungen in gleicher Stärke wirken, so muß sich der Erguß oder die serofibrinöse Gewebsdurchtränkung, ebenso wie die Wucherung und Vergrößerung der Zellen des Blastems, dahin ausbreiten, wo die kleinsten Kräfte, d. h. die kleinsten Gewebsspannungen, entgegenwirken. Dies veranschaulicht in einfacher Weise folgender Versuch (Abb. 8):

Streift man über ein Rohr, das in der Mitte geteilt ist, einen dünnen Gummischlauch und pumpt dann Wasser in das an beiden Enden geschlossene Rohr, so bildet sich an der Trennstelle in der Mitte eine symmetrische, spindelförmige Ausweitung des übergezogenen Gummischlauches (Abb. 8 a). Gibt man dem Rohr an der Trennstelle eine Winkelstellung, bevor man Wasser unter Druck einfließen läßt, so bildet sich an der konkaven Seite eine sehr starke, an der konvexen Seite eine geringe Ausweitung des Gummischlauches (Abb. 8 b). Die Form und Lage dieser asymmetrischen, spindelförmigen Ausweitung des Gummischlauches zeigt das gleiche Bild, wie die bekannte Verteilung der Kallusmasse bei einer winkelig gestellten Fraktur. Der Versuch lehrt, daß die räumliche Verteilung der Kallusmasse an der Frakturstelle in erster Linie hydrostatisch bedingt ist. Selbstverständlich kann auch diese rein hydrostatisch bedingte Form der Kallusanordnung Variationen aufweisen, wenn z. B. durch Gewebszerreißung oder Überdehnung der Widerstand der umgebenden Weichteile lokal herabgesetzt ist.

Das hydrostatische Milieu, in dessen Bereich sich das erste Blastem entwickelt oder das durch dieses selbst gebildet wird, hat weiter zur Folge, daß die jungen Keimgewebszellen, wenn sie auf Druck beansprucht werden, vor grober Verformung geschützt sind, die ihre Lebensfähigkeit zerstören würde und nur kleine Verformungen von tragbarer Größe erleiden, die differenzierend wirken. Dies erklärt folgende Überlegung:

Übt man auf ein weichgekochtes geschältes Ei einen leichten Druck aus, so wird es zerquetscht. Legt man das Ei in einen unten verschlossenen Spritzenzylinder und gibt so viel Wasser zu, daß es eben bedeckt ist, so wird es auch bei stärkstem Druck mit dem Kolben nicht die geringste Verformung erleiden, was darauf beruht, daß hydrostatischer Druck nach allen Richtungen in gleicher Größe wirkt und das Ei, welches zum größten Prozentsatz aus Wasser besteht, nicht kompressibel ist. Denkt man sich weiter hauchdünne, mit Wasser gefüllte Gummibälle in einem, mit einer zäh elastischen Flüssigkeit gefüllten Zylinder suspendiert, so werden die Gummibälle auch bei sehr hohem Druck aus dem gleichen Grunde nicht deformiert (Abb. 9). Dies trifft allerdings nur unter der Voraussetzung zu, daß die Wandung des Zylinders starr ist. Ist sie nachgiebig, so wird die Wandung bei der Kompression der Flüssigkeit vorgewölbt und

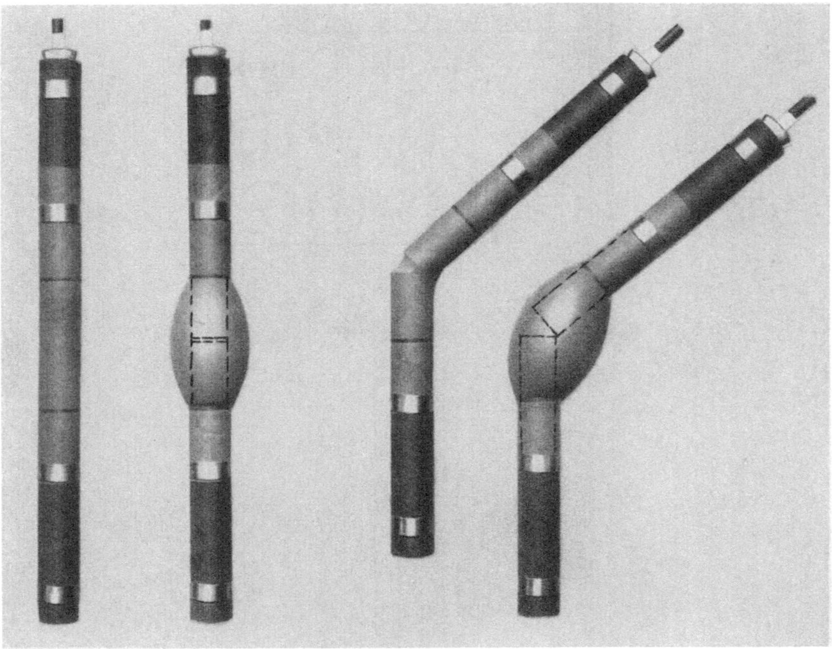

a b

Abb. 8 a u. b

auch der ganze Inhalt, die zäh elastische Flüssigkeit, elastisch verformt. Sie wird quer gedehnt, was weiter zur Folge hat, daß auch die kugelförmigen, wassergefüllten Gummiblasen zu Ellipsoiden verformt werden (Abb. 10). Da ein Ellipsoid eine größere Oberfläche hat als eine Kugel gleichen Inhalts, so wird die der Kugeloberfläche unmittelbar anhaftende Schicht der zähen Flüssigkeit hierbei zirkulär gedehnt. Auch eine gedachte Flüssigkeitshülle, die zwei oder mehrere nebeneinander liegende Gummibälle einschließt, wird im Ganzen gedehnt. Die übrige Masse der Flüssigkeit erfährt im wesentlichen eine Querdehnung in Richtung der Vorwölbung der Zylinderwand. Es treten also in der zähen Flüssigkeit den Ellipsoiden konzentrische, mehrere Ellipsoide umschlingende und in den Zwischenschichten durchgehende, quer gerichtete Dehnungen auf. Denkt man sich an Stelle des Zylinderinhaltes kugelförmige Zellen, die in einer halb flüssigen Grundsubstanz liegen, legt man weiter zugrunde, daß durch Dehnung in der Grundsubstanz Fibrillenbildung in der Dehnungsrich-

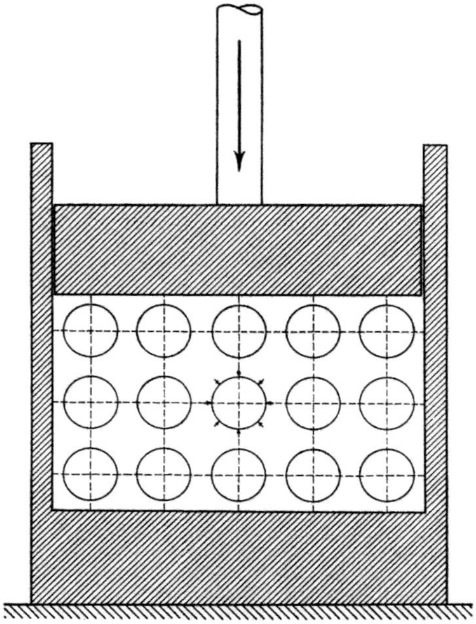

Abb. 9

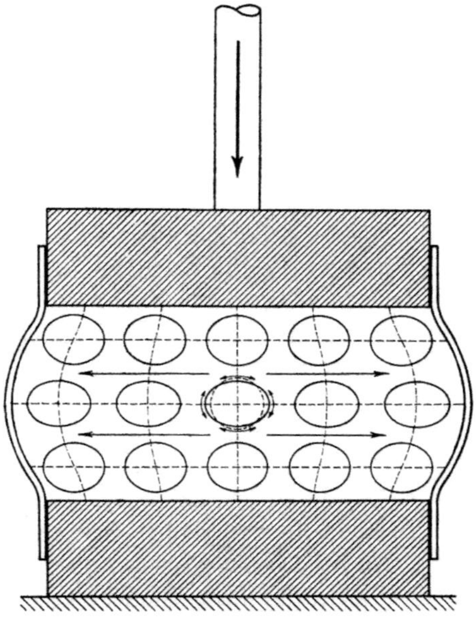

Abb. 10

tung erfolgt, so kann man sich die Bildung der Knorpelkugeln sowie der in den Grundsubstanzbalken längs verlaufenden und die Knorpelkugeln umschlingenden Fibrillenzüge auf diesem Wege zwanglos vorstellen, vor allem, wenn die Blastemzelle unter der Wirkung hydrostatischen Druckes eine zähere Grundsubstanz ausscheidet, wie die Ergebnisse der Gewebszüchtung in vitro lehren.

Das Wesen des *zweiten Stadiums* des Heilungsvorganges sehe ich darin, daß die Bruchenden jetzt *an Ort und Stelle* der Fraktur durch solche Gewebsarten verbunden und aktiv verspannt werden, die von der Blastemzelle in kausaler Abhängigkeit von der sie treffenden Beanspruchung gebildet werden.

Der Beginn des zweiten Stadiums muß in die Zeit verlegt werden, wo die Bildung des Blastems beendet ist, also etwa nach dem 5.—8. Tage. In die gleiche Zeit fällt nach REHN auch der Beginn des intermittierenden Tetanus, der bis zum Ende der 4. Woche ständig zunimmt und nach Ablauf der 5. Woche abnimmt. Diese unwillkürlichen Muskelzuckungen, welche als kleinste Beanspruchungsstöße auf die Fragmente wirken und dadurch an der Frakturstelle Biegespannungen im Gewebe hervorrufen, müssen meines Erachtens in erster Linie als Motor für die kausale Histogenese angesprochen werden. An Stellen, wo sie Dehnung des Keimgewebes (meist durch Zugwirkung) zur Folge haben, bilden sich kollagene Bindegewebsfasern; an Stellen, wo reiner Druck (hydrostatischer) wirkt, bildet sich Knorpelgewebe. Auf diese Weise entsteht in kausaler Abhängigkeit von der Beanspruchung auf dem Wege qualitativer Spannungsauslese eine erste Verbindung der Fragmente aus Bindegewebe und Knorpelgewebe, eine Art „Lehrgerüst oder Leitgerüst", welches die Bruchenden nicht nur verbindet, sondern, wie ich noch zeigen werde, auch aktiv verspannt. Erst nachträglich wird dann in dieses feststehende Lehrgerüst Knochengewebe eingelagert, ebenso, wie beim Betonbau der weiche Betonbrei in das zunächst aufgebaute Lehrgerüst aus Brettern eingegossen wird.

Der mechanischen Analyse der histologischen Vorgänge im zweiten Stadium des Heilungsvorganges, auf die ich etwas näher eingehen muß, sind die Untersuchungsergebnisse WURMBACHS[4] über die histologische Entwicklung des Kallus bei Mäusen zugrunde gelegt, die auch für den Menschen zutrifft.

Schon bald nach der Fraktur beginnen die Zellen der Kambiumschicht des Periosts sich stark zu vermehren, vor allem auf der konkaven Seite der Fraktur. Die Wucherung ist in Höhe der Fraktur am stärksten und nimmt gegen die Gelenkenden hin allmählich ab. Das Periost wird durch die Vergrößerung und Wucherung der Zellen entsprechend weit vom Knochen abgehoben. Die gewucherten Zellen reifen aber nur fern von der Bruchstelle unmittelbar zu Knochengewebe aus, also dort, wo fraglos Ruhe herrscht. Hier bilden sie zu beiden Seiten der Fraktur eine Auflagerung von spongiösem Knochen auf die Bruchenden von stets gleicher und typischer Form (Abb. 11). Diese steigt gegen die Bruchstelle hin an und fällt in einer gewissen Entfernung von ihr immer steil gegen den Knochen ab. Zwischen den keilförmigen Spongiosaauflagerungen kommen die gewucherten Zellen dagegen nicht zur Ausreifung zu Knochengewebe. Hier bilden sie ein Blastem, das auf der konkaven Seite in der Regel

[4] WURMBACH, H.: Histologische Untersuchungen über die Heilung von Knochenbrüchen bei Säugern. Ztschr. f. wiss. Zoologie Bd. 132, 1928.

viel mächigter ist, als auf der konvexen. Da zu Beginn der Frakturheilung an der Bruchstelle fraglos noch kleinste Bewegungen auftreten, so ist es verständlich, daß die gewucherten Zellen im weiteren Bereich der Bruchstelle nicht unmittelbar zu Knochengewebe ausreifen können. Etwa am 5. Tage ist die Bildung des Blastems und der aufgelagerten Spongiosakeile im wesentlichen abgeschlossen. Wir wissen, daß etwa in die gleiche Zeit der Beginn des intermittierenden Muskeltetanus fällt. Legen wir den weiteren Betrachtungen eine reine Querfraktur zugrunde, so haben die kleinsten Muskelkontraktionen zur Folge, daß sich der Knochen an der Bruchstelle stärker verbiegen will. Das obere Bruchende wird sich infolgedessen um die Stelle, wo seine Kortikalis auf der Kortikalis des unteren Fragmentes aufsteht, ein wenig nach rechts neigen. Da der Bruchspalt sich hierbei an der entgegengesetzten Seite keilförmig erweitert, so wird das Blastem und das Gewebe zwischen den Bruchenden und

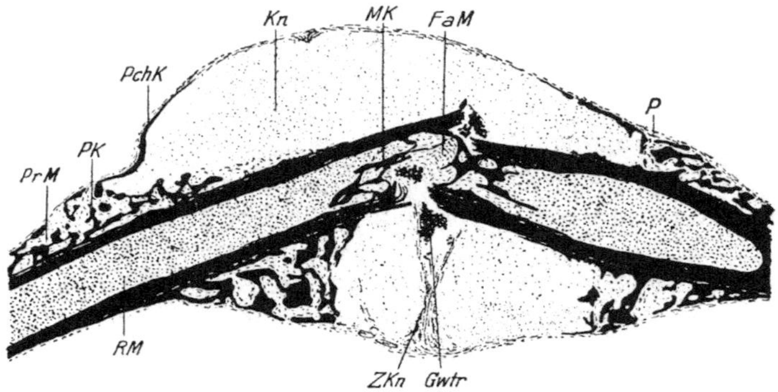

Abb. 11. 10 Tage alter Bruch des Unterarmes; weiße Maus (WURMBACH) [4]

an der konvexen Seite durch Zug gedehnt, während das Blastem, welches an der konkaven Seite zwischen den Bruchenden, den aufgelagerten Spongiosakeilen und dem Periost eingeschlossen ist, gestaucht wird. Hier steht das Blastem unter hydrostatischem Druck, der durch einachsigen Druck überlagert ist.

Bei den nun folgenden histologischen Vorgängen ist eine kausale Abhängigkeit der Gewebsbildung von der wirkenden mechanischen Beanspruchung nicht zu verkennen. Im Mark, das an der Bruchstelle nahezu in ganzer Ausdehnung des Bruchspaltes gedehnt wird, bilden sich Fibrozyten und längsverlaufende Fibrillen und Faserzüge, welche die Verbindung der Fragmente wiederherstellen und die Zugspannungen aufnehmen. An der konvexen Seite der Fraktur, wo das ganze Gewebe unter Zugspannung steht, nimmt nicht nur die Periostfaserschicht, sondern auch das parostale Bindegewebe durch Wucherung der Fibrozyten stark an Volumen zu, so daß an der Zugseite der Fraktur eine widerstandsfähige Zuggurtung zur Ausbildung kommt. Auf der konkaven Seite der Fraktur, wo hydrostatischer Druck auf die Blastemzellen wirkt, beginnt die Knorpelbildung. Die zunächst spindelförmigen und durch Fortsätze miteinander verbundenen Blastemzellen vergrößern sich und scheiden Grundsubstanz aus (Abb. 12 a). Dann trennen sie sich, runden sich vollständig zu Knorpelzellen ab und bilden die typischen Kapseln (Abb. 12 b). Die durch die Knorpelbildung hervorgerufene Vergrößerung des eingeschlossenen Blastems hat nun zur Folge, daß durch den steigenden Wachstumsdruck der Sack, in welchem es eingeschlossen ist, die Periostfaserschicht, gedehnt wird. Sie wird infolgedessen längs und zirkulär auf Zug beansprucht. Dieser Beanspruchung entsprechen wieder die histologischen Vorgänge. Durch Wucherung der Fibrozyten verdickt sich die Periostfaserschicht stark und bildet sich zu einem Perichondrium um, das, der Richtung der auftretenden Spannungen entsprechend, eine innen und außen liegende, längsverlaufende und eine dazwischen liegende, zirkulärverlaufende Längsfaserschicht aufweist.

Und nun beginnt ein *aktiver Verspannungsmechanismus* der Bruchenden seine Wirkung zu entfalten. Unter dem Einfluß des hydrostatischen Druckes

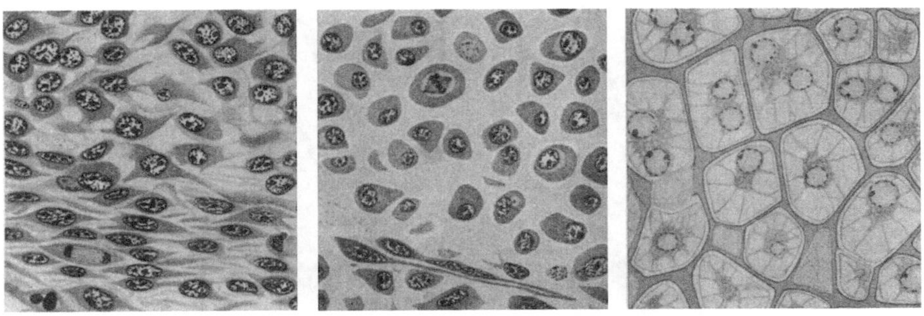

a b c

Abb. 12 a—c. (Aus Wurmbach)

nehmen die eingeschlossenen Knorpelzellen durch Wasseraufnahme eine ganz enorme Größe an (Abb. 12 c). Dieses expansive Wachstum der Knorpelzellhöhlen ruft einen erhöhten hydrostatischen Druck in der eingeschlossenen Knorpelmasse hervor, der nach allen Richtungen in gleicher Größe wirkt. Da aber der Knorpel bei seinem expansiven Wachstum nach innen auf die Knochenenden, nach unten und oben auf die Stirnflächen der aufgelagerten Spongiosakeile trifft und nur nach außen auf eine nachgiebige Wand, das Perichondrium, so kann sich seine Expansion auch nur in Richtung auf das Perichondrium entfalten. Hierdurch wird das Perichondrium, also der zugfeste Sack, in dem der expandierende Knorpel eingeschlossen ist, nach außen vorgewölbt und stark gespannt (Abb. 13). Das Perichondrium wirkt hierdurch in Art eines Kniehebelmechanismus auf die Bruchenden, welcher sie zu neigen strebt, und zwar mit einer Kraft, die um ein Vielfaches größer ist, als der durch die expandierenden Knorpelzellen hervorgerufene hydrostatische Druck (Abb. 14). Die Neigung des oberen Bruchendes hat wieder zur Folge, daß die Zuggurtung an der konvexen Seite so stark gespannt wird, bis sie dem entgegengesetzt gerichteten Zug des Perichondriums das Gleichgewicht hält. Die gleichen Vorgänge, die für die Knorpelbildung an der konkaven Seite der

Fraktur geschildert wurden, spielen sich auch in dem meist nur unbedeutenden Blastem ab, das an der konvexen Seite zwischen der Periostfaserschicht, dem Knochen und den Spongiosakeilen eingeschlossen ist und durch Anspannung der Zuggurtung quer zur Knochenachse auf Druck beansprucht wird. Aus dem Gegenspiel der Kräfte resultiert endlich ein fester Spannungszustand, der die Bruchenden mit großer Kraft aufeinanderpreßt und ihre Ruhigstellung gegenüber der wirkenden Beanspruchung zur Folge hat.

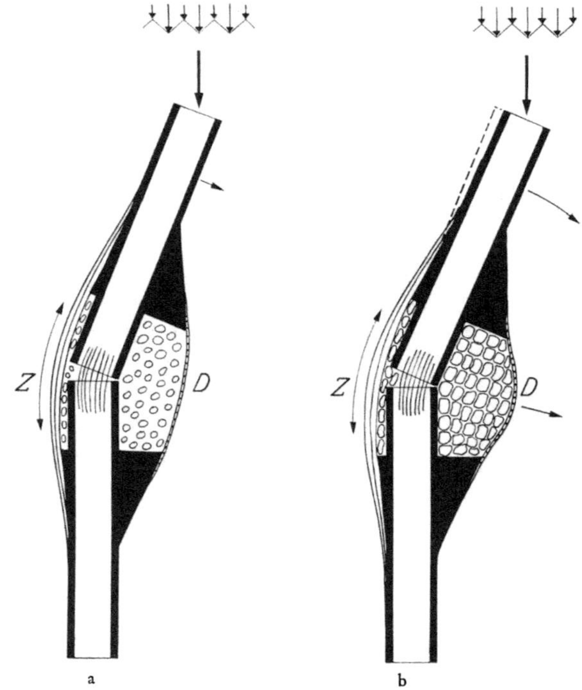

Abb. 13 a u. b. Schematische Darstellung des Verspannungsmechanismus der Bruchenden, der im periostalen Kallus verwirklicht ist. a An der Zugseite (Z) der Fraktur hat sich unter der Wirkung der Zugspannungen eine starke Zuggurtung ausgebildet. Das zwischen dieser, den Bruchenden und den aufgelagerten Spongiosakeilen eingeschlossene spärliche Blastem ist unter der Wirkung hydrostatischen Druckes zu Knorpelgewebe ausgereift. Die Markhöhlen sind durch gerichtete kollagene Fasern verbunden, die sich infolge der Dehnung des Blastems gebildet haben. Auf der Druckseite (D) der Fraktur ist auch die Hauptmasse des zwischen den Bruchenden, den Spongiosakeilen und der Periostfaserschicht eingeschlossenen Blastems unter der Wirkung des hydrostatischen Druckes zu Knorpelgewebe ausgereift. b Durch das Ansteigen des hydrostatischen Druckes in den Knorpelzellen, welches in erster Linie auf den erhöhten Widerstand der Periostfaserschicht zurückzuführen ist, die inzwischen funktionell zu einem nicht dehnbaren Perichondrium umgebaut wurde, ist es zu einer fortschreitenden Expansion der Knorpelzellen gekommen. Diese bedingt eine Vorwölbung und erhöhte Spannung des Perichondriums, welche ihrerseits wieder eine Zunahme der Neigung des oberen Bruchendes erstrebt, der auf der Zugseite (Z) die inzwischen verstärkte Zuggurtung entgegenwirkt. So kommt durch die fortschreitende Expansion der Knorpelzellen eine feste Verspannung der Bruchenden und ihre Ruhigstellung gegenüber der wirkenden Beanspruchung zustande

Wir sehen also im periostalen Kallus den gleichen aktiven Mechanismus verwirklicht, der auch an der Wachstumszone das Vorschieben der Epiphysen entgegen der Spannung der Muskulatur und dem Körpergewicht bewirkt (Abb. 7 b). Auch hieraus geht hervor, daß er mit großer Kraft arbeiten muß.

(An Hand von Lichtbildern wurden die geschilderten Vorgänge näher erläutert.)

Es liegt auf der Hand, daß die histologischen Vorgänge während des Verkittungsprozesses nicht in jedem Falle so eindeutig und in so reiner Form eine Verwirklichung dieses Konstruktionsprinzips zeigen können, wie ich es in der vereinfachten Darstellung zeigen konnte. Trotzdem aber die diesbezüglichen Bildungen im speziellen sehr vielgestaltig sein können, habe ich bei einer großen Zahl an Hand von mikroskopischen Präparaten und Röntgenserienaufnahmen [5] analysierter Fälle die aufgestellte Hypothese jedesmal voll bestätigt gefunden.

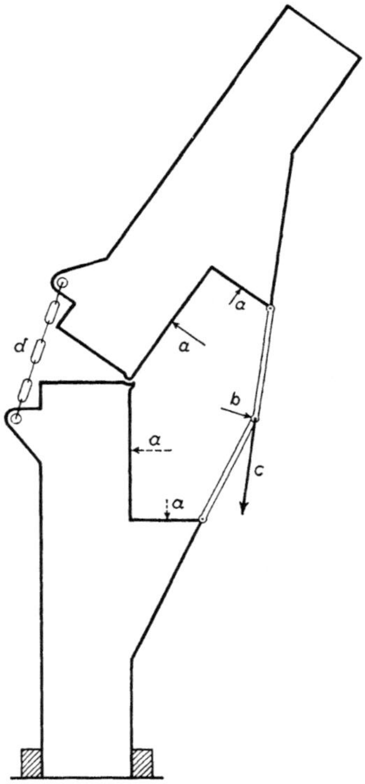

Abb. 14. Die auftretenden hydrostatischen Kräfte sind, auf die vereinfachte schematische Zeichnung (Schnitt) bezogen, maßstäblich wiedergegeben. Die Kräfte, welche gegen die Bruchenden und die Stirnflächen der aufgelagerten Spongiosakeile wirken, sind mit *a* bezeichnet. Diesen Kräften entgegen wirkt der gegen das Perichondrium gerichtete hydrostatische Druck *b*. Das Perichondrium ist, was seine mechanische Wirkung angeht, schematisch durch zwei gelenkig verbundene Stäbe dargestellt; der hydrostatische Druck durch die Kraft *b*, welche im Gelenk angreift. Zerlegt man die Kraft *b* in zwei Teilkräfte, welche in Richtung der Stäbe wirken, dann ergibt sich, daß die am oberen Fragment angreifende Zugkraft *c* (die allein eingezeichnet ist), welche dieses zu neigen strebt, eine um ein Vielfaches größere Wirkung hat, als die beiden am oberen Fragment angreifenden Druckkräfte *a*, welche dieses Fragment aufzurichten streben. Der Zugkraft *c* wirkt auf der Gegenseite der Fragmente die Kraft *d* in der Zuggurtung (Kette) entgegen. Da diese zugfest ist, so werden die Fragmente mit einer Kraft zusammengepreßt und in ihrer Lage fixiert, die etwa der geometrischen Summe der Zugkräfte *c* und *d* entspricht

Das *dritte Stadium* der Frakturheilung ist dadurch charakterisiert, daß jetzt die Einlagerung des Knochengewebes in das ruhigstehende Lehrgerüst aus Bindegewebe und Knorpelgewebe erfolgt. Die sekundären Mesenchymzellen, die entweder als Reservezellen zwischen den gespannten, ruhigstehenden Bindegewebsfasern der Zuggurtung liegen, oder die beim Knorpel durch die Ka-

[5] Die Röntgenserienaufnahme ist eine sehr brauchbare und außerdem die einzige Untersuchungsmethode, welche gestattet, die Entwicklung des knöchernen Kallus sowie den strukturellen Umbau der Spongiosa in vivo zu verfolgen und zu studieren. Voraussetzung ist, daß die Aufnahmen in bestimmten Zeitintervallen bei bester Strukturzeichnung stets in genau der gleichen Projektion angefertigt werden. Hierzu hat sich mir eine von Möhlmann erdachte Apparatur besonders bewährt, bei welcher die Einstellung mit Hilfe einer Untertischröhre und die Aufnahme gleich im Anschluß mit einer gekoppelten und entsprechend zentrierten Übertischröhre erfolgt.

pillaren zwischen die Streben aus verkalkter Knorpelgrundsubstanz vorgetragen werden, können nun, ihrer Determination entsprechend, in voller Ruhe zu Knochengewebe ausreifen, weil sie durch das Lehrgerüst vor jeder direkten Beanspruchung geschützt sind. Es entsteht die erste knöcherne Verbindung. Diese ist im Bereich der Zuggurtung trajektoriell gebaut infolge der trajektoriellen Ausrichtung der Fibrillen des Lehrgerüstes, die ihr zur Vorlage dienen. Im Bereich der chondralen Knochenbildung stellt die erste Spongiosa dagegen ein ganz unregelmäßiges Bälkchenwerk dar, weil das Lehrgerüst, das dem Knochengewebe hier als Vorlage dient, schon bei der Einlagerung des Knochengewebes weitgehend zerstört ist und ein ganz wirres Maschenwerk bildet. Es würde zu weit führen, auf Einzelheiten näher einzugehen. Ebensowenig kann ich die biologischen Vorgänge in dem nun folgenden *vierten Stadium* der Frakturheilung ausführlicher behandeln, in welchem der funktionelle Umbau des provisorischen Kallus erfolgt. Ich möchte nur kurz erwähnen, daß der funktionelle Umbau der ersten Spongiosa auf den gleichen Prinzipien beruht, die auch für den physiologischen Umbau des intakten Knochens unter normalen und veränderten statischen Verhältnissen maßgebend sind. Entscheidend ist, daß erst *nach* Bildung der ersten knöchernen Verbindung das Knochengewebe *selbst* die Beanspruchung übernimmt, so daß auch jetzt erst die Funktion ihren gestaltenden Einfluß auf seinen Aufbau geltend machen kann. Wieder ist die Zelle selbst vor jeder Beanspruchung geschützt. Auf sie werden lediglich die minimalen und begrenzten Verformungen übertragen, die der Knochen bei seiner physiologischen Beanspruchung erleidet[6]. Diese regen sie zur Knochenbildung an. Da die elastischen Verformungen des Knochens bei Zug- und Druckbeanspruchung durchaus den gleichen Charakter haben, so kann nicht die Qualität der Beanspruchung, sondern ausschließlich die Größe der Beanspruchung für den weiteren Ausbau und Umbau der knöchernen Brücke maßgebend sein. Dieser wird durch das Zusammenwirken der beiden Prinzipien herbeigeführt, daß an Stellen großer Spannungen Knochengewebe angebaut, an Stellen kleiner Spannungen oder von Entlastung Knochengewebe abgebaut wird, wobei es gleichgültig ist, ob Druck- oder Zugspannungen wirken. Diese Prinzipien führen zwangsläufig zu einem Aufbau der Spongiosa in Richtung eines räumlichen, trajektoriellen Rahmenfachwerkes (ohne Schrägstreben) und

[6] Die Verformungen, die eine dem Knochen anliegende Zelle bei der Beanspruchung des Knochens erfährt, gehören einer sehr kleinen Größenordnung an, weil die elastischen Verformungen des Knochens, die bei seiner Beanspruchung auftreten, äußerst klein sind, selbst wenn man seine größtmögliche Verformung an der Bruchgrenze zugrunde legt. Da die Proportionalitätsgrenze beim Knochen dicht an der Bruchgrenze liegt, so ist der für den Größtwert der Verformung maßgebende Proportionalitätsfaktor (Stauchung oder Dehnung) gleich dem Quotienten

$$\frac{\text{Bruchfestigkeit (bei Druckbeanspruchung)}}{\text{Elastizitätsmodul}} = \frac{15}{2000} = \frac{1}{133}\,.$$

Mit anderen Worten, die Stauchung kann an der Bruchgrenze höchstens $^1/_{133}$ der ursprünglichen Länge des Knochens betragen. Die größte Dehnung hat einen noch kleineren Wert. Dies gilt selbstverständlich sowohl für den ganzen Knochen als auch für jeden noch so kleinen Abschnitt des Knochens. Für Hohlräume im Knochen, z. B. für den Durchmesser eines Knochenkanälchens, kann der Proportionalitätsfaktor größer sein, aber höchstens die dreifache Größe ($^3/_{133}$) haben.

zu einer Materialverteilung im ganzen Knochen in Richtung eines Körpers gleicher Festigkeit. Der strukturelle Aufbau der Kortikalis erfolgt dagegen nicht durch die funktionelle Beanspruchung des Knochens. Die Osteonenzüge der Kortikalis werden durch die Fibrillenzüge der Knochenhaut ausgerichtet, die dem Knochengewebe als Vorlage dienen und ihrerseits durch den Verlauf der Hauptzugspannungen gerichtet werden, die 1. in der Knochenhaut beim Wachstum des Knochens, 2. an der Zugseite der Fraktur und außerdem infolge ihres eigenen Retraktionsvermögens wachgerufen werden. Infolgedessen stellen die Osteonenzüge der Kortikalis die „Verkörperung“ nur *einer* Spannungsqualität dar, und zwar der Zugspannungstrajektorien, die in einer gespannten Haut auftreten. Schon grundsätzliche Erwägungen lehren, daß diese im allgemeinen nicht mit dem Verlauf der Hauptzugspannungen übereinstimmen können, die im Knochen durch die Belastung hervorgerufen werden, wie BENNINGHOFF annimmt[7].

Die Eigenart der mechanischen Aufgabe, welche die Natur bei der Frakturheilung zu lösen hat, ist also dadurch gekennzeichnet, daß nicht gleich mit dem endgültigen Baustein, dem Zytoosteon gebaut werden kann, weil die Blastemzelle nicht an einem Ort zu Knochengewebe ausreifen kann, wo mechanische Beanspruchung unmittelbar auf sie wirkt. Infolgedessen kann zunächst nur eine Verbindung aus solchen Bauelementen entstehen, die in kausaler Abhängigkeit von der an der Bruchstelle wirkenden Beanspruchung von der Blastemzelle gebildet werden können. Dies sind die nur zugfeste kollagene Bindegewebsfaser und die nur druckfeste Knorpelkugel. *So entsteht zunächst in kausaler Abhängigkeit von der Beanspruchung ein Lehrgerüst, welches die an der Bruchstelle wirkende, aus Druck und Biegung zusammengesetzte Beanspruchung in ihren Normalspannungen reinen Zuges und Druckes auf dem Wege einer geweblich erzwungenen Spannungsauslese aufnimmt. In dieses ruhigstehende Lehrgerüst wird dann nachträglich erst das Knochengewebe eingelagert.*

Von grundsätzlicher Bedeutung ist nun die Tatsache, daß dieses Lehrgerüst in mechanischer Hinsicht eine große Schwäche aufweist. Denn jede Konstruktion, die aus *nur* zugfesten und *nur* druckfesten Bauelementen aufgebaut ist, hat auch nur eine *bedingte* Festigkeit. Sie steht nur fest und ruhig bei einer Beanspruchung, die ihre Richtung nicht ändert (Abb. 15). Infolgedessen steht

---

Das bedeutet, daß sich ein Knochenröhrchen höchstens um rund 2% des Rohrdurchmessers verengen kann. Die von PETERSEN im Handbuch der mikroskopischen Anatomie des Menschen vertretene Ansicht, daß selbst kleine Formänderungen des ganzen Knochens bei der geringen Größe der Knochenkanälchen schon Verzerrungen im Dimensionsbereich der Knochenkanälchen zur Folge haben, trifft nicht zu. Da ferner die Größe der physiologischen Beanspruchung des Knochens weit unterhalb der Bruchgrenze liegt — etwa bei $^1/_7$ der zum Bruch führenden Belastung —, so erfährt eine dem Knochen anliegende Zelle unter normalen Verhältnissen nur eine Stauchung oder Dehnung von rund $^1/_{1000}$ ihrer Länge. Die absolute Größe der trophisch wirkenden Verformung muß demnach bei einer angenommenen mittleren Länge der Zelle von 50 μ nur rund $^1/_{20}$ μ betragen. Hiermit steht die Anschauung ROUXs im Einklang, daß „molekulare Erschütterungen“ — eine nicht glücklich gewählte Bezeichnung — den funktionellen Reiz für die zum Osteoblasten determinierte Zelle darstellen.

[7] Ich werde diese Auffassung noch in einer ausführlichen Arbeit näher begründen (siehe 10. Beitrag).

auch das Lehrgerüst aus Bindegewebe und Knorpelgewebe nur fest und ruhig bei der Beanspruchung, unter welcher es gebaut wurde. Kommen dagegen Querkräfte, d. h. seitlich wirkende Schubkräfte auf das Lehrgerüst zusätzlich zur Auswirkung oder Kräfte umgekehrter Richtung, z. B. Druck an der Zugseite der Fraktur, so muß die erste Verbindung nachgeben und schwerwiegende Formänderungen erleiden. Es ist deshalb verständlich, daß bei intermittierender Scherbeanspruchung oder Stauchung an der Zugseite der Fraktur die Auffül-

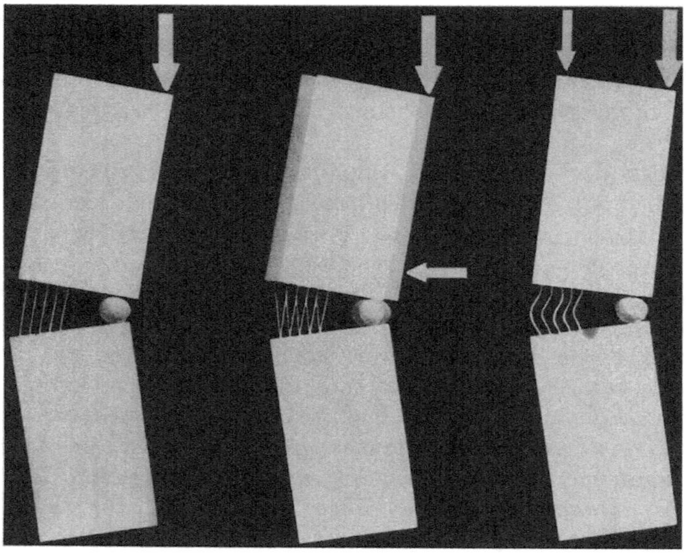

a b c

Abb. 15 a—c. Modellversuch, welcher die bedingte Festigkeit einer Verbindung aus nur zugfesten und nur druckfesten Bauelementen veranschaulicht. a Die beiden aufeinanderstehenden Blöcke, auf die exzentrisch eine Druckkraft wirkt, sind an der linken Seite durch Seile, an der rechten Seite durch eine zwischengelagerte Gummikugel verbunden. Der Biegung wird an der Zugseite durch die gespannten Seile, an der Druckseite durch die Gummikugel Widerstand geleistet. Die Verbindung steht fest und ruhig. b Wirkt zusätzlich eine Querkraft (Schub) auf den oberen Block, so wird die Verbindung der Blöcke nach links verzogen (2 Aufnahmen auf einer Platte). Beim Nachlassen der Querkraft federt die Verbindung wieder in ihre Ausgangsstellung zurück (Wechsel der Beanspruchungsrichtung). c Wirkt auf den oberen Block zusätzlich eine intermittierende Druckkraft an der Zugseite der Biegung, so werden die gespannten Seile intermittierend durch Stauchung verzerrt (Beanspruchung mit umgekehrtem Vorzeichen)

lung des Lehrgerüstes mit Knochengewebe nicht erfolgen kann. Scherkräfte sowie intermittierende Stauchung sind infolgedessen die Noxen, welche der Verknöcherung entgegenwirken. Kommen sie in entsprechender Größe zur Auswirkung, so muß die erste Verbindung der Bruchenden aus präformativen Geweben, das Lehrgerüst, zum Dauerzustand werden und *dieser Dauerzustand des Lehrgerüstes ist die Pseudarthrose.*

Wir haben demnach die gemeine Pseudarthrose aufzufassen als einen mechanisch erzwungenen Stillstand der Frakturheilung im Stadium der ersten Verbindung durch funktionelles Bindegewebe und Knorpelgewebe und nicht im Sinne einer Fehldifferenzierung. Hierbei bleibt jedoch — und das ist von entscheidender Bedeutung — *die Bereitschaft zum Einbau des Knochengewebes im Prinzip erhalten.* Deshalb muß auch die Heilung ihren Fortgang nehmen und der Einbau des Knochengewebes noch nachträglich einsetzen können, wenn die schädliche mechanische Beanspruchung ausgeschaltet wird, welche das Lehrgerüst intermittierend verformt.

Wenn diese Hypothese zu Recht besteht, dann muß sich

1. nachweisen lassen, daß gerade bei den Frakturen intermittierende Schubkräfte oder stauchende Kräfte an der Bruchstelle wirken, die eine besonders große Neigung zur Pseudarthrosenbildung aufweisen; also vor allem bei den Frakturen eines Parallelknochens. Dann muß

2. der histologische Aufbau des Pseudarthrosenstreifens in Bezug auf seine Architektur mit der Beanspruchung in Einklang stehen und die räumliche Anordnung der Bauelemente muß mit der Lokalisation der vorwiegenden Wirkung reinen Druckes (hydrostatischer Druck) oder reinen Zuges (Dehnung) im Gewebsstreifen übereinstimmen. Dann muß

3. auch die Entstehung und der histologische Aufbau der Nearthrose in den mechanischen Verhältnissen eine Erklärung finden. Es muß sich

4. nachweisen lassen, daß die Entstehung einer regelrechten Gelenkform bei Pseudarthrosen mechanisch bedingt ist, und

5. muß praktisch der Beweis erbracht werden, daß die Pseudarthrose ausheilen kann, wenn ausschließlich die mechanische Beanspruchung ausgeschaltet wird, welche das Lehrgerüst intermittierend verformt.

Zunächst der Nachweis, daß gerade bei den Frakturen eines Parallelknochens Kräfte wirken, welche das Lehrgerüst intermittierend verziehen.

Wenn man auf einen Stab, in dessen Mitte eine Gummischeibe eingesetzt ist, exzentrisch drückt, so verbiegt er sich (Abb. 16). Kann hierbei die Neigung der oberen Stabhälfte unbehindert zur Seite erfolgen, so wird die Gummischeibe an der konkaven Seite rein auf Druck, an der konvexen Seite rein auf Zug beansprucht. Stößt dagegen das obere Ende der Stabhälfte bei der Neigung gegen einen Widerstand, z. B. gegen einen zweiten Stab, so wird ihr unteres Ende in entgegengesetzter Richtung seitlich verschoben, und zwar mit der gleichen Kraft, mit welcher ihr oberes Ende gegen den Parallelstab drückt. In der theoretischen Mechanik wird diese Art der Biegung „geführte Biegung“ genannt. Da nun, vor allem bei den Frakturen der langen Röhrenknochen, die Neigung eines oder beider Bruchenden gegen den Widerstand des Muskelschlauches oder eines Parallelknochens erfolgt, so kommt bei diesen stets geführte Biegung zur Auswirkung. Die durch die Führung hervorgerufene Schubkraft ist um so größer, je größer der Widerstand ist, der der Neigung der Bruchenden entgegenwirkt. Deshalb treten bei Führung an einem Parallelknochen besonders große Schubkräfte an der Bruchstelle auf.

In einer anderen Art wird die Biegung bei einer isolierten Tibiafraktur durch die Fibula geführt. Der Tibiakopf ist durch das Fibulaköpfchen exzentrisch unterstützt und mit diesem federnd verbunden (Abb. 17, 18). Infolgedessen verhindert die Fibula zunächst, daß das Tibiakopffragment unter den Beanspruchungsstößen nach abwärts gleitet und sperrt damit den innigen Kontakt der Bruchflächen. Vor allem ruft aber die Muskelspannung oder die

Belastung infolge der exzentrischen Unterstützung des Tibiakopfes eine Drehung des oberen Fragmentes um das Fibulaköpfchen hervor. Bei dieser Drehung werden die Bruchflächen seitlich gegeneinander verschoben und federn nach jedem Beanspruchungsstoß wieder in die alte Lage zurück. Hierdurch wird das Lehrgerüst intermittierend verformt. Da der Sperrknochen außerdem den innigen Kontakt der Bruchflächen verhindert, so kann das obere Fragmentende

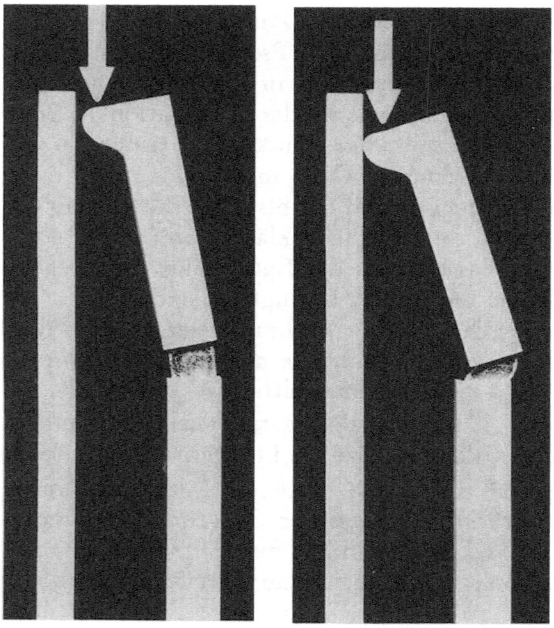

a b

Abb. 16 a u. b. Modellversuch, welcher die Wirkung „geführter" Biegung an der Frakturstelle veranschaulicht (Radiusbruch). Unter der Wirkung des exzentrischen Druckes neigt sich das obere Stabende nach links. Solange hierbei die Bewegung des oberen Stabendes nach links nicht behindert ist (a), wird die die Stäbe verbindende Schwammgummischeibe an der linken Seite rein auf Druck, an der rechten Seite rein auf Zug beansprucht. Wird dagegen die seitliche Bewegung des oberen Stabendes nach links durch den Parallelstab gehemmt (b), so wird das untere Ende des oberen Stabes mit der gleichen Kraft nach rechts verschoben, mit welcher sein oberes Ende gegen den Parallelstab drückt. Hierdurch wird die Schwammgummischeibe nicht nur an der linken Seite gestaucht und an der rechten Seite gedehnt, sondern gleichzeitig nach rechts verzerrt (Schub)

sozusagen frei durchschwingen und wird nicht durch Reibung an den Bruchflächen abgebremst, wie z. B. die Schiffsschaukel durch die Reibung am hochgehobenen Brett zum Halten gebracht wird. Die therapeutische Wirkung der Resektion aus dem Sperrknochen beruht demnach in erster Linie darauf, daß die Schubkräfte ausgeschaltet werden, welche das Lehrgerüst intermittierend verziehen. Die Herbeiführung des Kontaktes der Bruchflächen ist von untergeordneter Bedeutung.

Das Lehrgerüst kann weiter verformt werden, wie das Modell (Abb. 15 c) lehrt, wenn auf die gespannten Bindegewebsfibrillen der Zuggurtung eine Kraft umgekehrter Richtung, also Druck, intermittierend wirkt, welcher sie staucht. Auch dies will ich an einer isolierten Tibiafraktur zeigen (Abb. 19), bei welcher die Wirkung des Sperrknochens schon durch Resektion ausgeschaltet war und zur Förderung der Kallusbildung ein Unterschenkelstützapparat mit

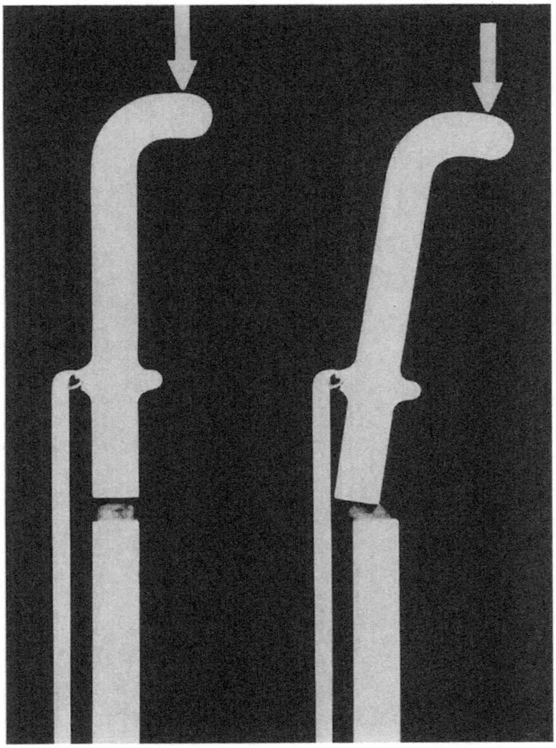

Abb. 17. In dem vereinfachten Modellversuch ist das Femur mit dem proximalen Bruchende der Tibia zusammen durch den gebogenen Balken schematisch dargestellt. (Dies ist erlaubt, weil das Kniegelenk gegen seitliche Ausbiegung durch Bänder gesichert ist.) Die Fibula, die mit dem Tibiakopf federnd verbunden ist, ist durch den feststehenden schmalen Balken dargestellt, der mit dem gebogenen Balken in Höhe des angedeuteten Kniegelenkes drehbar verbunden ist. Die auf den gebogenen Balken (Femurkopf) wirkende Druckkraft hat zur Folge, daß er sich um das obere Ende des die Fibula darstellenden schmalen Balkens dreht. Hierdurch verschieben sich die Bruchflächen seitlich gegeneinander, wobei die zwischengeschaltete Schwammgummischeibe (Kallus) nach links verzogen wird (Schub)

steifem Fußgelenk gegeben wurde: Im Liegen wirkt die Muskulatur, der Trizeps, im Sinne einer Ausbiegung der Tibia nach vorne (Abb. 20). Infolgedessen muß sich an der Vorderseite der Tibiafraktur eine Zuggurtung aus gespannten Bindegewebsfibrillen bilden. Beim Gang mit dem Stützapparat ohne Fußgelenk wird die Tibia während der Abwicklung des Fußes an der Bruchstelle nach hinten ausgebogen (Abb. 21). Hierdurch werden die gespannten kollagenen Fasern der Zuggurtung intermittierend auf Druck beansprucht. Sie werden gestaucht. Die intermittierende Verformung des Lehrgerüstes mußte zur Folge haben, daß das Knochengewebe nicht eingelagert werden konnte.

Ich habe weiter zu zeigen, daß der histologische Aufbau des Pseudarthrosenstreifens mit der an der Bruchstelle wirkenden Beanspruchung im Einklang steht. Auch hierzu will ich als Beispiel eine Tibiapseudarthrose wählen (Abb. 22): Der auf den Tibiakopf wirkende Druck hat zur Folge, daß sich die

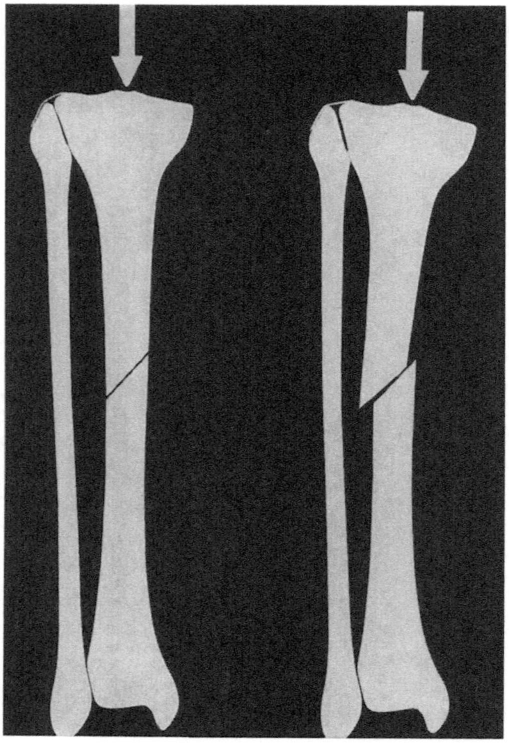

Abb. 18. Der vereinfachte Modellversuch zeigt, daß die auf den Tibiakopf wirkende, durch die Muskelspannung hervorgerufene Druckkraft die gleiche Wirkung hat, wie die auf den Schenkelkopf wirkende Belastung (Abb. 17). Auch die Spannung der Muskulatur hat zur Folge, daß sich das Tibiakopffragment um das Fibulaköpfchen im Sinne des Uhrzeigers dreht. Da das obere Bruchende gleichzeitig etwas nach abwärts gedrängt wird, so wird seine Bruchfläche gegen die untere Bruchfläche unter Druck seitlich verschoben. Infolge der Drehung des oberen Bruchendes um das Fibulaköpfchen als Zentrum muß sich hierbei der Bruchspalt an der rechten Seite schließen, an der linken Seite dagegen etwas öffnen. Bei der Entlastung federn die Bruchenden in ihre Ausgangsstellung zurück

Bruchfläche des oberen Fragmentes bei jedem Beanspruchungsstoß etwas nach links und nach unten bewegt (Abb. 18). Hierdurch wird das im Spalt liegende Blastem auf Schub und leichten Druck beansprucht. Die seitliche Verschiebung hat zur Folge, daß das Blastem in seitlicher Richtung gedehnt wird. Es müssen sich also durchgehende Fibrillenzüge bilden, welche die Bruchenden verbinden und in der Dehnungsrichtung verlaufen. Da infolge der Drehung des oberen Bruchendes um das Fibulaköpfchen bei der seitlichen Verschiebung seine Bruchfläche nach links ansteigt, der Spalt sich also an dieser Seite erweitert und bei der Rückfederung wieder verengt (Abb. 23), so werden die gebildeten Fibrillenzüge im linken Abschnitt des Bruchspaltes nicht nur seitlich verzogen,

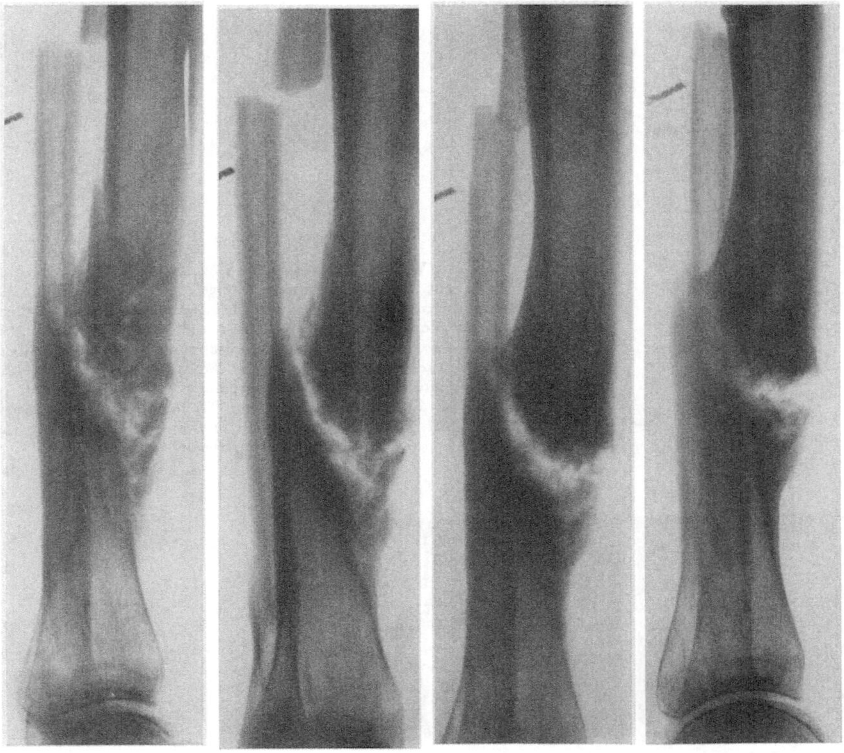

a 3. 7. 36 — b 24. 8. 36 — c 1. 7. 37 — d 26. 8. 37

Abb. 19 a—d. Das Röntgenbild (a) zeigt eine schräge Tibiafraktur, bei welcher vor 6 Wochen die Kirschnersche Aufsplitterung in Verbindung mit der Mattischen Operation ausgeführt wurde. Vorher waren schon folgende therapeutische Maßnahmen zur Anwendung gekommen, denen jedesmal „funktionelle Beanspruchung" im Unterschenkelgehgipsverband folgte: Extension 4 Wochen; Gipsverband 4 Wochen; funktionelle Beanspruchung im Unterschenkelgehgipsverband 6 Monate. Becksche Bohrung, Bettruhe 14 Tage; funktionelle Beanspruchung im Unterschenkelgehgipsverband 9 Monate. Resektion aus dem Sperrknochen, Gipsverband 4 Wochen; funktionelle Beanspruchung im Unterschenkelgehgipsverband 5 Monate. Durch die Kirschnersche Aufsplitterung in Verbindung mit der Mattischen Operation waren die günstigsten Vorbedingungen für die knöcherne Konsolidierung gegeben Wenn es trotzdem nicht zur Heilung, sondern zur erneuten Ausbildung einer Pseudarthrose kam, so kann hierfür nur die „funktionelle Beanspruchung" im Unterschenkelgehgipsverband verantwortlich gemacht werden, die 6 Wochen nach der Operation einsetzte und weiter die Verabreichung eines Unterschenkelstützapparates ohne Fußgelenk, die 5 Monate später erfolgte und die gleiche Beanspruchung an der Frakturstelle hervorrief (vgl. Abb. 21). Die Röntgenbilder (b—d) lassen deutlich die Auswirkung der durch die funktionelle Beanspruchung im Stützapparat hervorgerufenen intermittierenden Stauchung des Lehrgerüstes an der Zugseite der Fraktur erkennen. Charakteristisch ist die zunehmende Verbreiterung des Spaltes an der Vorderseite der Tibia. Die sich ausbildende Gelenkform der Pseudarthrose ist dafür beweisend, daß gleichzeitig auch eine intermittierende Verschiebung der Bruchenden (Drehgleiten) stattfand

sondern außerdem in vertikaler Richtung intermittierend gestaucht. Sie werden hier also ähnlich beansprucht, wie die Borsten eines Besens, die man mit der flachen Hand staucht. Dieser Beanspruchung entspricht die Architektur des

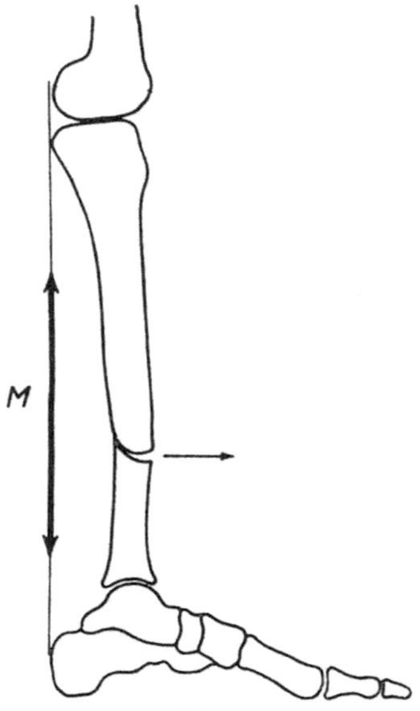

Abb. 20

Abb. 20. Die Spannung der Wadenmuskulatur *M* hat zur Folge, daß die Tibia an der Bruchstelle nach vorne ausgebogen wird. Hierdurch kommt es zum Klaffen des Bruchspaltes an der Vorderseite der Tibia. Da das Blastem hier auf Zug beansprucht wird, so muß sich im vorderen Bereich der Fraktur eine erste Verbindung (Lehrgerüst) aus Fibrillen bilden, die in der Zugrichtung eingestellt sind

Abb. 21. Wie der vereinfachte Modellversuch zeigt, wird beim Gang mit Stützapparat ohne Fußgelenk die Tibia nach hinten ausgebogen. Infolgedessen wird bei jedem Schritt das Lehrgerüst an der Vorderseite der Tibia jetzt auf Druck beansprucht. Hierdurch werden die in der Zugrichtung eingestellten Fibrillen des Lehrgerüstes längsgestaucht. (Das Modell zeigt den Einfluß des Stützapparates auf die Beanspruchung der Tibia richtig, wenn auch das Zustandekommen dieser Wirkung viel verzwickter ist, als es nach dem Modellversuch zu sein scheint. Einzelheiten werden in einer anderen Arbeit besprochen)

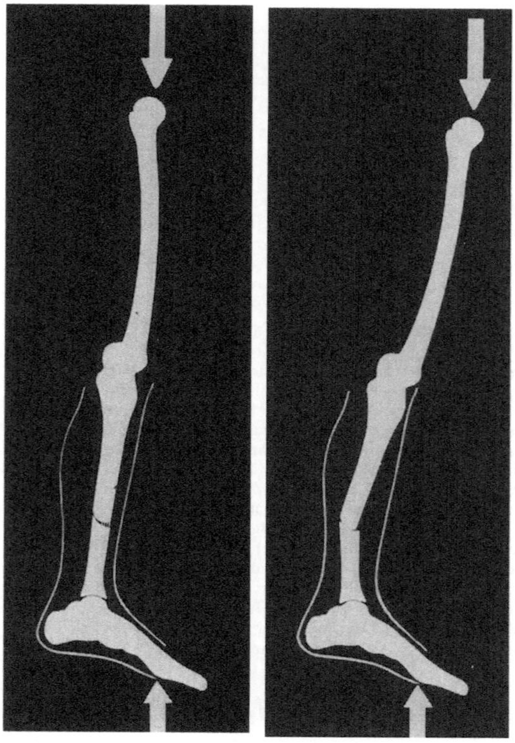

Abb. 21

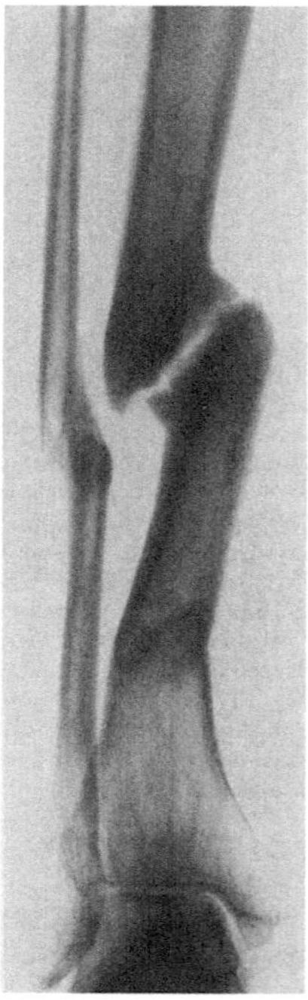

Abb. 22

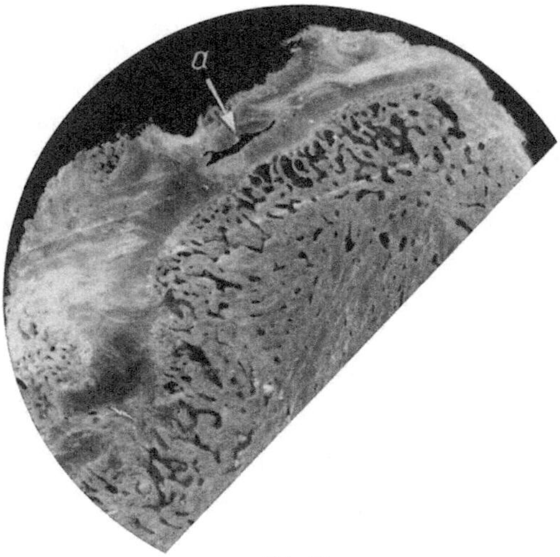

Abb. 23

a

b

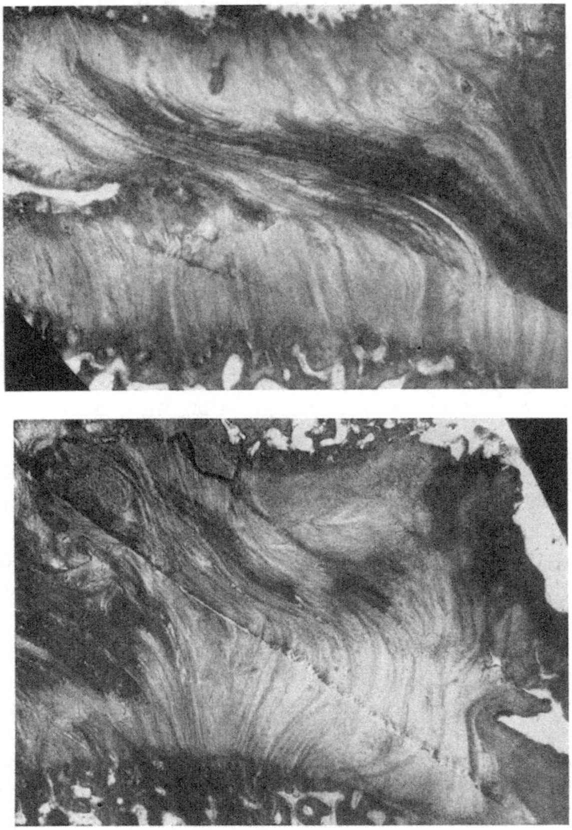

Abb. 24 a u. b

Streifengewebes. Die Bruchenden sind durch gerichtete Fibrillenzüge miteinander verbunden (Abb. 18). Im rechten Abschnitt des Bruchspaltes (Abb. 24 a), wo die Verschiebung nahezu parallel der unteren Bruchfläche erfolgt, bilden die Fibrillenzüge einen typischen S-Schlag, wobei sie im mittleren Abschnitt des Bruchspaltes nahezu parallel der Bruchfläche verlaufen. Im linken Anteil des Bruchspaltes (Abb. 24 b) zeigen die Fibrillenzüge außerdem deutlich die Wirkung der Stauchung. Sie sind nach beiden Seiten ausgebaucht.

In der Mitte des Streifengewebes ist die seitliche Verschiebung am größten, wie schon der S-förmige Verlauf der Fasern zeigt. Infolgedessen erfahren hier auch die Reservezellen starke Dehnungen. Das histologische Bild zeigt dementsprechend im mittleren Streifen des Gewebes ausschließlich strichförmige Bindegewebszellen zwischen den Fibrillenzügen (Abb. 25). Dicht über den Bruchenden ist dagegen die seitliche Verschiebung nahezu gleich Null, wie schon daraus hervorgeht, daß die Fibrillenzüge in die Bruchenden fast rechtwinklig einmünden. Infolgedessen wirkt sich auf die Reservezellen dicht über den Bruchenden die in der Beanspruchung enthaltene Teilkraft reinen Druckes stärker aus. Das histologische Bild zeigt im Streifengewebe dicht über den Bruchenden, wo es auch leicht bläulich verfärbt ist, dementsprechend reichlich gekapselte Zellen zwischen den Fibrillenzügen (Abb. 26). In Übereinstimmung mit der geschilderten kausalen Histogenese haben sich also an den Stellen des Streifengewebes, wo die Wirkung der in der zusammengesetzten Beanspruchung enthaltenen Teilkraft reinen Zuges überwiegt, strichförmige Bindegewebszellen und Fibrillen gebildet; dicht über den Bruchenden, wo die Teilkraft reinen Druckes in ihrer Wirkung überwiegt, typische gekapselte Zellen oder Knorpelkugeln. Da die beiden Bauelemente sich an einer Stelle gebildet haben, wo sie nach dem Bauplan des Körpers nicht hingehören, so kann nicht daran gezweifelt werden, daß sie in kausaler Abhängigkeit von der mechanischen Beanspruchung entstanden sind.

Ein Vergleich des Pseudarthrosenstreifens mit der experimentell erzeugten Gleitsehne zeigt eine auffallende Übereinstimmung im histologischen Aufbau. Denkt man sich den Pseudarthrosenstreifen in der Mitte längs halbiert, so erhält man zwei Gewebsstreifen, von denen jeder, im groben gesehen, die gleiche Beanspruchung erfährt, wie die experimentell erzeugte Gleitsehne (Abb. 27). Am Hypomochlion und über den Bruchenden ist die Druckwirkung im Gewebe vorherrschend; gegen den freien Rand hin nimmt sie bei beiden ab. Nur in dem Bezirk, wo die Druckwirkung vorherrschend ist, liegen sowohl in der Gleitsehne, als auch im Pseudarthrosenstreifen gekapselte Zellen. Während bei der Gleitsehne in diesem Bereich außer Druck auch noch „Abscherung“ [8] wirkt,

---

[8] Im Sinne Roux’: „Verschiebung in parallel zueinander liegenden Schichten.“ Die kausalen Beziehungen, die Roux zwischen „Abscherung“ und Gewebsbildung zu erkennen glaubt, beruhen auf einer Vorstellung, die nicht mit den Gesetzen der theoretischen Mechanik im Einklang steht. Maßgebend für die Gewebsbildung ist letzten Endes weder die Qualität der äußeren Kräfte, die auf das Blastem wirken, noch die Qualität in bestimmter Richtung wirkender Spannungen, sondern allein der gesamte Spannungs- bzw. Verzerrungszustand, den diese bei der Blastemzelle hervorrufen. Hierauf werde ich in einer anderen Arbeit näher eingehen (s. 10. Beitrag).

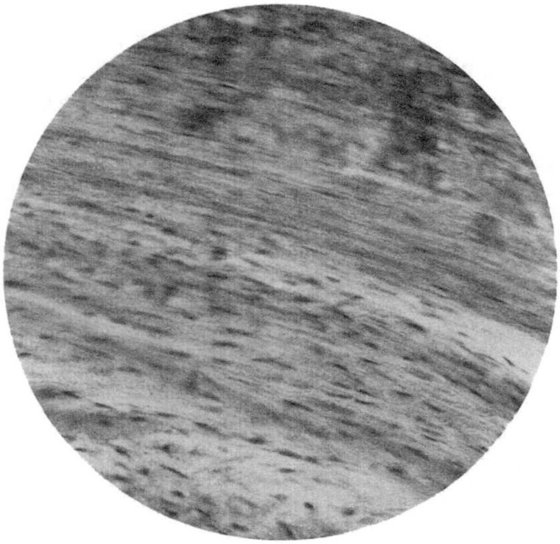

Abb. 25

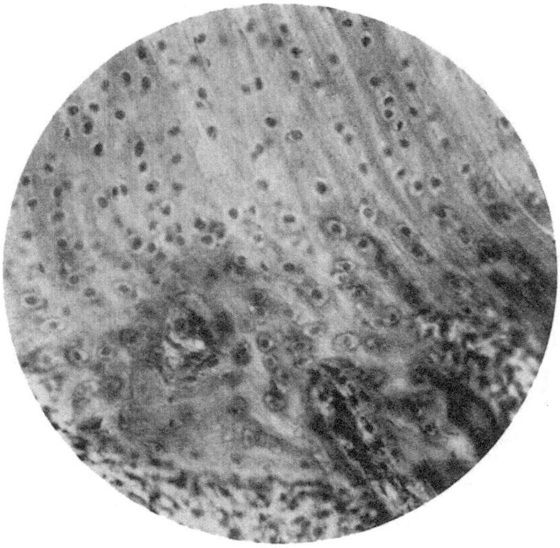

Abb. 26

wirkt im Pseudarthrosenstreifen, dicht über den Bruchenden, keine „Abscherung“, sondern nur Druck auf die Zellen. Hieraus geht auch hervor, daß die Bildung der gekapselten Zellen ausschließlich auf Druckwirkung zurückgeführt werden muß, und nicht auf „Abscherung“, wie PLOETZ in Anlehnung an ROUX annimmt.

Wenn die Hypothese zu Recht besteht, daß bei zusammengesetzter Beanspruchung nur diejenige Komponente (Druck oder Zug), welche in ihrer Wirkung auf die Zellen überwiegt, einen gestaltenden Einfluß auf die Gewebsbildung ausübt, dann muß eine Änderung der Spannungsverteilung im

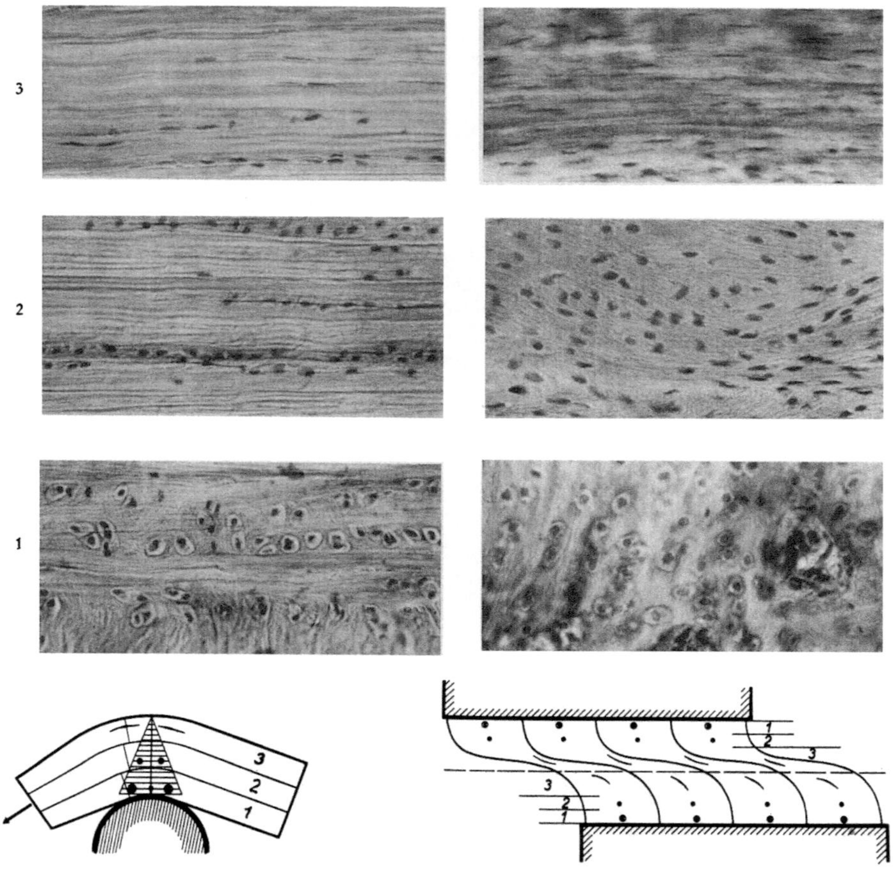

Abb. 27. Die schematischen Zeichnungen geben die Lage der mikroskopischen Bilder in der um ein Hypomochlion geleiteten Zugsehne (links) und im längs halbierten Pseudarthrosenstreifen (rechts) an. Dicht über dem Hypomochlion und über den Frakturenden (1), wo hydrostatische Druckspannungen ihre Wirkung entfalten, liegen sowohl in der Sehne (links) als auch im Pseudarthrosenstreifen (rechts) typische gekapselte Zellen. Am freien Rande der Sehne und in der Mitte des Pseudarthrosenstreifens, wo keine hydrostatische Druckspannungen, sondern nur Zugspannungen wirksam sind, liegen strichförmige Sehnenzellen (3). Zwischen diesen beiden Bereichen weisen die zwischen den Fibrillenzügen liegenden Zellen analoge Übergangsformen auf (2). Die Vergrößerung ist bei Sehne und Pseuarthrosenstreifen die gleiche

Gewebsstreifen auch ein entsprechendes Umschlagen der Gewebsbildung zur Folge haben: Der Zwischenstreifen zeigt im oberen Bereich einen Spalt, der fraglos erst nachträglich entstanden ist, da man noch deutlich die zerrissenen Faserzüge erkennen kann (Abb. 23). Die Spaltbildung hat zur Folge, daß in seiner Ausdehnung die Gewebsmassen bei der Verschiebung der Bruchenden aufeinandergleiten, und da sich im Spalt stets eine das Gleiten begünstigende

Flüssigkeit befindet, so ist auch die beim Gleiten auftretende Reibung äußerst klein. Infolgedessen werden die den Spalt begrenzenden Gewebsmassen sich bei der Verschiebung nicht mehr „mitnehmen“, was zur Folge hat, daß auf sie keine seitlich verziehende Kraft, also keine Dehnung mehr wirkt, sondern nur noch die Komponente reinen Druckes der zusammengesetzten Beanspruchung. Die den Spalt begrenzenden Gewebsmassen stehen infolgedessen unter der Wirkung reinen Druckes, der damit auch seinen gestaltenden Einfluß auf die Zellen gewinnen muß. Dieser Hypothese entspricht der histologische Befund in vollem Maße (Abb. 28). Die ganzen, aus kollagenen Fasern zusammengesetzten Gewebsmassen am Spalt, die vor der Spaltbildung unter dem Reiz der Zugspannungen entstanden waren, zeigen hyaline Entartung. An Stelle

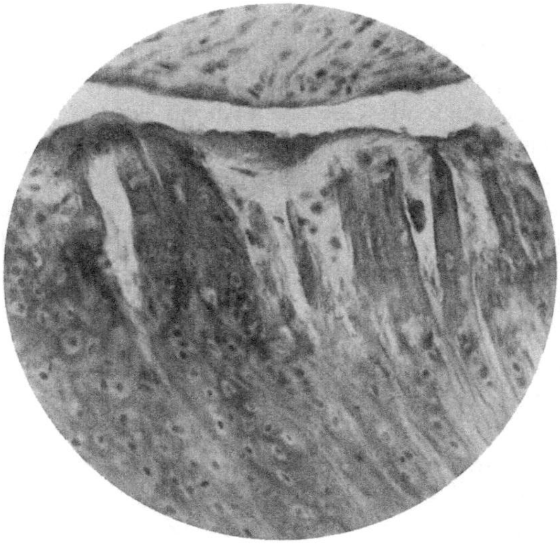

Abb. 28. Spiegelbild

der strichförmigen Sehnenzellen liegen in Ausdehnung des Spaltes in den Gewebsmassen bis zur Spaltgrenze hinauf reichlich gekapselte Zellen oder Knorpelkugeln. An einzelnen Stellen liegt dem Gewebe am Spalt ein regelrechtes, mit gekapselten Zellen durchsetztes „Polster“ auf, wie es bei der normalen und experimentell erzeugten Gleitsehne stets gefunden wird und in einem kleinen Bezirk am Spalt ist das Knorpelgewebe schon weitgehend verkalkt. Der histologische Befund beweist also, daß nach der Spaltbildung die Gewebsbildung umschlug und in kausaler Abhängigkeit von Druckwirkung die ihr adäquaten Bauelemente, gekapselte Zellen oder Knorpelkugeln, entstanden. Damit dürfte der Entstehungsmechanismus der Nearthrose, also die Bildung einer die Bruchenden überziehenden Schicht aus hyalinem Knorpel geklärt sein. Das Primäre ist der Spalt, der durch die Verschiebung an der Bruchstelle zustande kommen kann. Die Folge dieses Spaltes ist, daß nur noch die in der zusammengesetzten Beanspruchung enthaltene Teilkraft reinen Druckes auf das Gewebe am Spalt zur Auswirkung kommt, welche die Bildung

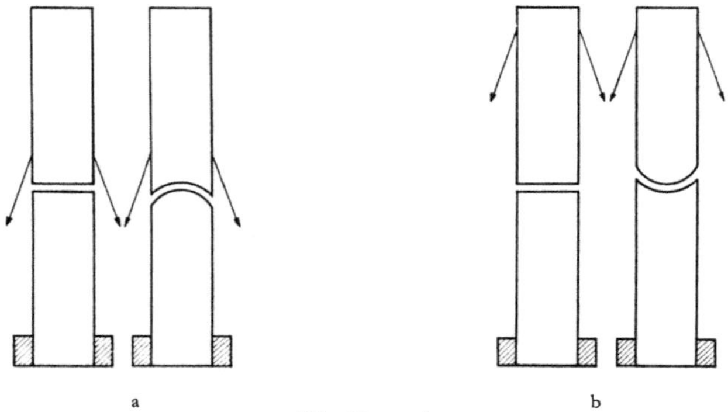

Abb. 29 a u. b

von Knorpelgewebe zur Folge hat, während sich die Teilkraft reinen Zuges in der Gleitbewegung erschöpft und keine nennenswerte Wirkung mehr auf das den Bruchspalt begrenzende Gewebe ausüben kann.

Ich habe weiter den Beweis zu erbringen, daß auch die Entstehung der Gelenkform bei Pseudarthrosen mechanisch bedingt ist. Hierauf muß ich etwas näher eingehen, weil Bier die mechanische Theorie ablehnt und die Gelenkbildung bei Pseudarthrosen nach seiner Ansicht „jeder Erklärung spottet"; weil ferner die Form der Pseudarthrosengelenke in vielen Fällen dem Fickschen Gesetz widerspricht:

Die Erklärung für die mechanische Entstehung der anatomischen Gelenkformen bringt das Gesetz, welches Fick auf Grund seiner Schleifversuche an Gipsstäben aufgestellt hat. Fick stellte zwei Gipsstäbe aufeinander und neigte den oberen mit Hilfe von zwei Schnüren abwechselnd nach beiden Seiten. Waren die Zugschnüre dicht oberhalb des Gelenkes am Gipsstabe befestigt, so bildete sich am oberen bewegten Stab die Pfanne, am unteren feststehenden Stab der Gelenkkopf (Abb. 29 a). Waren die Zugschnüre fern vom Gelenk befestigt, so bildete sich umgekehrt am bewegten oberen Gipsstab der Gelenk-

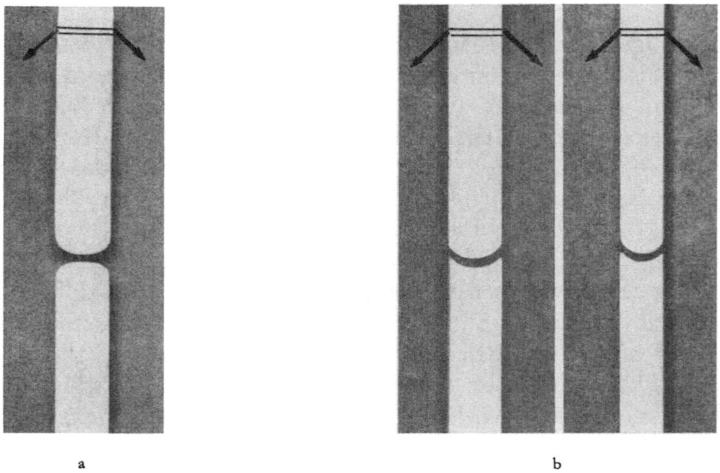

Abb. 30 a u. b

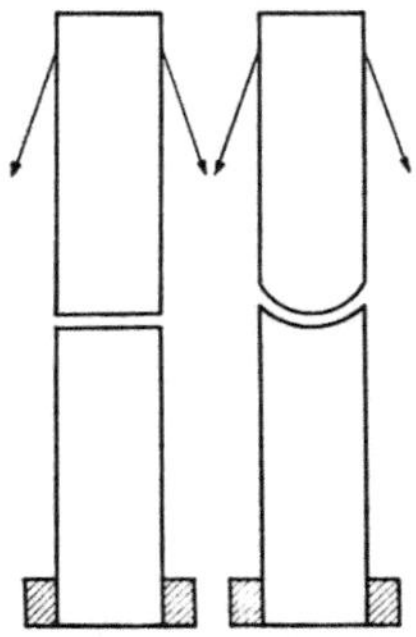

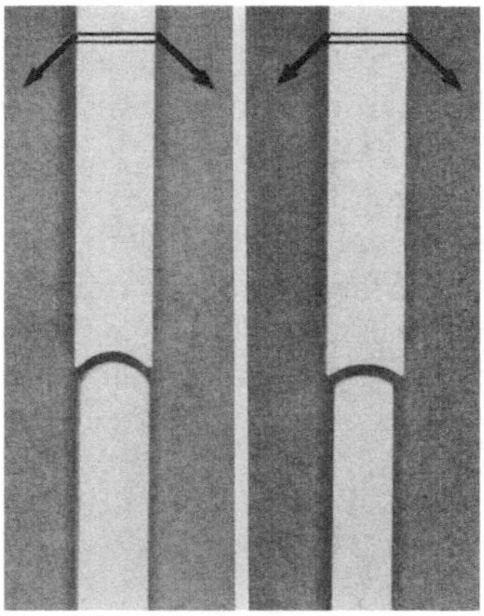

Abb. 30 c

kopf, am unteren die Pfanne (Abb. 29 b). Der Widerspruch, der zwischen dem Fickschen Gesetz und der Form der Pseudarthrosengelenke häufig besteht, hat mich veranlaßt, die Fickschen Schleifversuche zu wiederholen und zu überprüfen. Das Ergebnis war bei der Versuchsanordnung, bei welcher die Zugschnüre fern vom Gelenk angebracht waren, überraschend und aufschlußreich.

In einer ersten Versuchsreihe bildete sich überhaupt kein regelrechtes Gelenk mit Kopf und Pfanne, sondern ein Gelenk mit zwei Gelenkköpfen (Abb. 30 a). In einer zweiten Versuchsreihe schob ich dann eine weiche Gummihülse über das Gelenk, wie Fick es bei allen Versuchen tat, um eine Verstellung der Stäbe bei Bewegung am Gelenk zu verhindern. Jetzt bildete sich jedesmal ein regelrechtes Gelenk mit Kopf und Pfanne aus, welches dem Fickschen Gesetz entsprach (Abb. 30 b).

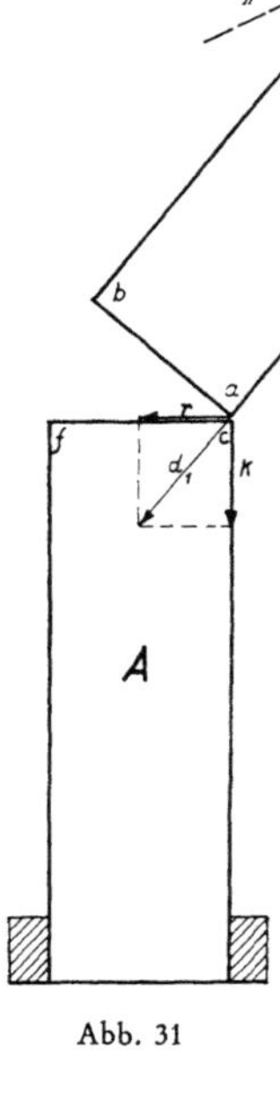

Abb. 31

Die Erklärung für dieses zunächst überraschende Ergebnis bringt folgende theoretische Überlegung (Abb. 31): Der schräge Zug p wirkt mit einer drehenden Komponente s und einer Druckkomponente d. Die stauchende Teilkraft d wirkt am Gelenk auf das Stabende mit einer Teilkraft reinen Druckes k und mit einer Teilkraft r, welche das untere Stabende nach links zu verschieben trachtet. Die Wirkung der verschiebenden Teilkraft r wird in der ersten Versuchsreihe durch die Reibung aufgehoben. Infolgedessen kommt es nur zu einer Wackelbewegung des Stabes ohne seitliche Verschiebung. Hierdurch werden alle vier Kanten gleichmäßig abgenutzt; es entsteht ein Gelenk mit zwei Köpfen. In der zweiten Versuchsreihe wird durch die übergezogene Gummihülse die Wirkung der verschiebenden Teilkraft r vergrößert. Hierdurch kommt es jetzt bei der Neigung auch zu einer Verschiebung des Stabendes auf der Stirnfläche des unteren Stabes. Da die aufstehende Kante des oberen Gipsstabes unter steigendem Druck auf der Stirnfläche des unteren Stabes zur Mitte hin gleitet, so wird sie abgerieben und gleichzeitig die Fläche des gegenüberliegenden Stabendes ausgehöhlt. Durch die Abreibung während des Gleitens entsteht also bei der alternierend gerichteten Bewegung am oberen Stabende der Gelenkkopf, am unteren Stabende die Pfanne.

In einer dritten Versuchsreihe habe ich den unteren feststehenden Gipsstab etwas schmäler gewählt im Gegensatz zu Fick, der nur gleich breite Gipsstäbe

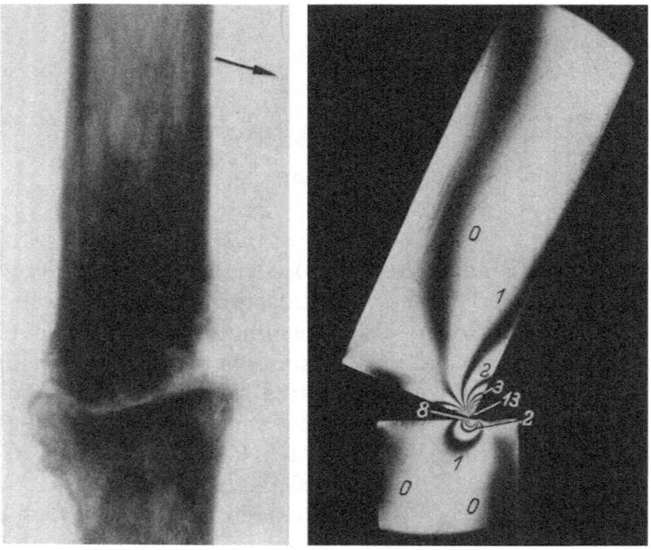

a b

Abb. 32 a u. b. a Im Röntgenbild ist deutlich der Abbau der rechten Ecke des oberen Fragmentenendes zu erkennen, die bei der intermittierenden Neigung nach rechts auf der Stirnfläche des unteren Fragmentendes aufsteht und in hohem Maße durch Druck auf Biegung beansprucht wird. b Der spannungsoptische Versuch zeigt, daß in der aufstehenden Ecke sehr hohe Spannungen auftreten, die weit höher sind als die Spannungen, die durch den Druck der aufstehenden Ecke in der Stirnfläche des unteren Fragmentes hervorgerufen werden. Die Ordnung der Farbgleichen (schwarze Linien) gibt die Größe der auftretenden Spannungen an

bei seinen Versuchen verwandte. Jetzt bildete sich überraschenderweise umgekehrt am oberen Stab die Pfanne und am unteren der Gelenkkopf; also eine dem Fickschen Gesetz direkt entgegengesetzte Gelenkform (Abb. 30c). Die Ausbildung der umgekehrten Gelenkform kommt dadurch zustande, daß sich bei dieser Versuchsanordnung die Fläche des oberen Stabes über die Kanten des unteren Stabes seitlich verschiebt.

Die Ergebnisse meiner Schleifversuche lehren also, daß 1. überhaupt nur dann ein regelrechtes Gelenk mit Kopf und Pfanne gebildet wird, wenn eine seitliche Verschiebung der Stäbe gegeneinander am Gelenk stattfindet; daß 2. stets dasjenige Gelenkende zum Gelenkkopf wird, dessen Kante bei der alternierenden Neigung auf der Stirnfläche des anderen Gipsstabes gleitet, unabhängig davon, ob die bewegenden Kräfte fern oder nahe vom Gelenk angreifen und daß 3. eine dem Fickschen Gesetz entgegengesetzte Gelenkform nicht ihrer mechanischen Entstehung widerspricht.

Bei der Fraktur liegen die Verhältnisse im allgemeinen sehr ähnlich wie bei den Schleifversuchen. Das obere Bruchende steht sehr oft mit einer Ecke auf der unteren Bruchfläche auf. Die aufstehende Ecke wird infolge von „geführter Biegung" bei den Beanspruchungsstößen auch auf der unteren Bruchfläche etwas verschoben. Trotzdem kann der Mechanismus der Schleifversuche nicht unmittelbar auf die Fraktur übertragen werden, weil die Bruchenden nicht aus einem schleifbaren Material bestehen, weil die Verschiebung an der Bruchstelle nur minimal ist und weil außerdem meist ein weicher Gewebsstreifen zwischen den Bruchenden liegt, der das Abreiben verhindert. Die aufstehende Fragmentecke wird aber in jedem Falle in hohem Maße durch Druck auf Biegung beansprucht, so daß sehr hohe Spannungen in ihr auftreten (Abb. 32). Abnorm große Beanspruchung hat bekanntlich Abbau von Knochengewebe zur Folge. Es ist deshalb verständlich, daß an der aufstehenden Ecke Knochengewebe abgebaut wird und daß sie sich infolgedessen allmählich rundet (Abb. 32). In ähnlicher Weise kann auch die andere Ecke des aufstehenden Fragmentes beansprucht werden. Durch die Faserbündel der Zuggurtung, die an ihr haften, wird sie bei fortschreitender Neigung des Fragmentes in hohem Maße durch Zug auf Biegung beansprucht (Abb. 33). Somit findet die Bildung des Gelenkkopfes durch Substanzverlust an den Ecken eine zwanglose Erklärung in der erwiesenen Reaktion des Knochengewebes auf abnorm große Beanspruchung.

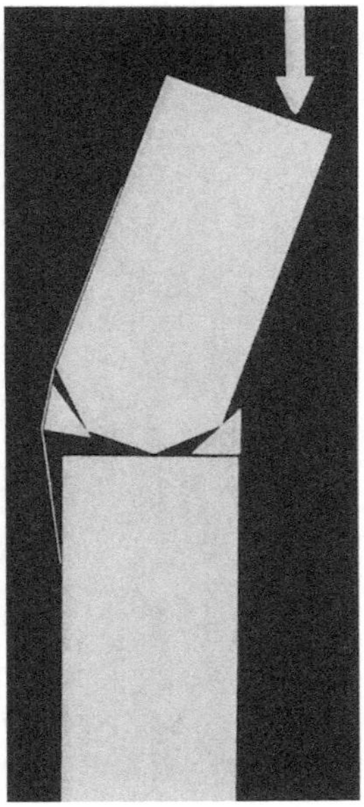

Abb. 33. Vereinfachter Modellversuch, welcher veranschaulichen soll, daß die aufstehende rechte Ecke durch Druck, die hochstehende linke Ecke durch die Zuggurtung auf Biegung beansprucht wird

Im Gegensatz zur Bildung des Gelenkkopfes kann die Bildung der Pfanne nicht auf Substanzverlust in der Mitte zurückgeführt werden. Zunächst sind die Spannungen, die in der unteren Bruchfläche durch den Druck der aufstehenden Ecke hervorgerufen werden, wesentlich kleiner als die Spannungen in der Ecke selbst. Dies beweist auch die spannungsoptische Untersuchung (Abb. 32). Außerdem wird der Druck der aufstehenden Ecke beim Gleiten auf einen kleinen Bezirk der unteren Bruchfläche verteilt. Da ferner der weiche Zwischenstreifen die Verschiebung aufnimmt, so wirkt auf die untere Bruchfläche keine Reibung, sondern nur reiner funktioneller Druck von tragbarer Größe. Funktioneller Druck führt aber nicht zu einem Abbau von Knochengewebe, sondern hat Anlagerung von Knochengewebe an die tragenden Knochenbälkchen des unteren Bruchendes zur Folge. Hierdurch kommt es zur Bildung einer sogenannten Druckaufnahmeplatte und zum Verschluß der Markhöhle. Die Gelenkpfanne kann also nicht durch Abbau von Knochengewebe in der Mitte der Bruchfläche entstehen. Es bleibt deshalb nur die Möglichkeit, daß sie durch Aufbau von Knochengewebe am Rande zustande kommt. Diese Vermutung findet eine Bestätigung in der Analyse der an der Bruchstelle auf den periostalen Kallus wirkenden Beanspruchung. Infolge der geführten Biegung kommt es bei der Neigung des oberen Bruchendes nach links an der Bruchstelle zu einem Drehgleiten des aufstehenden Fragmentes um ein Zentrum, das etwa bei Z liegt (Abb. 34 a). Hierbei wird der dem oberen Fragment aufgelagerte Anteil des periostalen Knorpelkallus nach rechts oben geführt, sozusagen an

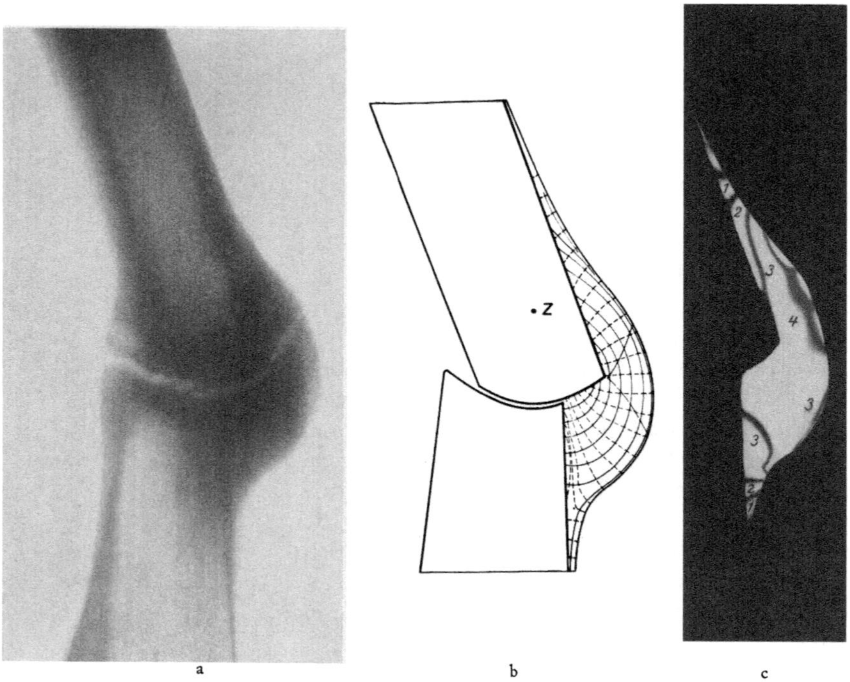

a b c

Abb. 34 a—c. a Gelenkförmige Pseudarthrose nach einer Femurfraktur, die frühzeitig funktionell belastet wurde. b Der spannungsoptisch ermittelte Verlauf der Hauptspannungslinien (Druck- und Zugtrajektorien) sowie der beiden Hauptschublinien im Kallus. c Das Bild der Farbgleichen zeigt, daß im Bereich der oberen Hauptschublinie höhere Spannungen auftreten, als im Bereich der unteren Hauptschublinie. Die obere Hauptschublinie schneidet die Farbgleiche vierter Ordnung, die untere die Farbgleiche dritter Ordnung

dem unteren Fragment anhaftenden Kallus vorbei. Infolgedessen wird bei jedem Beanspruchungsstoß das Lehrgerüst in dieser bogenförmigen Hauptschublinie verzogen. Da in diese schmale Zone kein Knochengewebe eingelagert werden kann, so kommt es zu einer Teilung des knöchernen Kallus derart, daß sein unterer Anteil den Pfannenrand aufbaut, während sein oberer Anteil den durch Abbau in Bildung begriffenen Gelenkkopf ergänzt.

Die spannungsoptische Untersuchung [9] bestätigt diese Überlegung: Zunächst wurde bei einem Vergleichsmodell des Kallus aus Zelluloid unter analoger Be-

[9] Das spannungsoptische Untersuchungsverfahren ist ein ausgezeichnetes Hilfsmittel, um sich über die Größe und Richtung der im Knochen bzw. Knorpel auftretenden Spannungen zu orientieren. GEBHARDT hat dieses Verfahren als erster angewandt, um die Trajektorien, d. h. die Hauptspannungslinien im Epiphysenknorpel zu bestimmen, mußte aber infolge fehlerhafter Versuchsauswertung zu falschen Schlüssen kommen. Hierauf werde ich noch an anderer Stelle

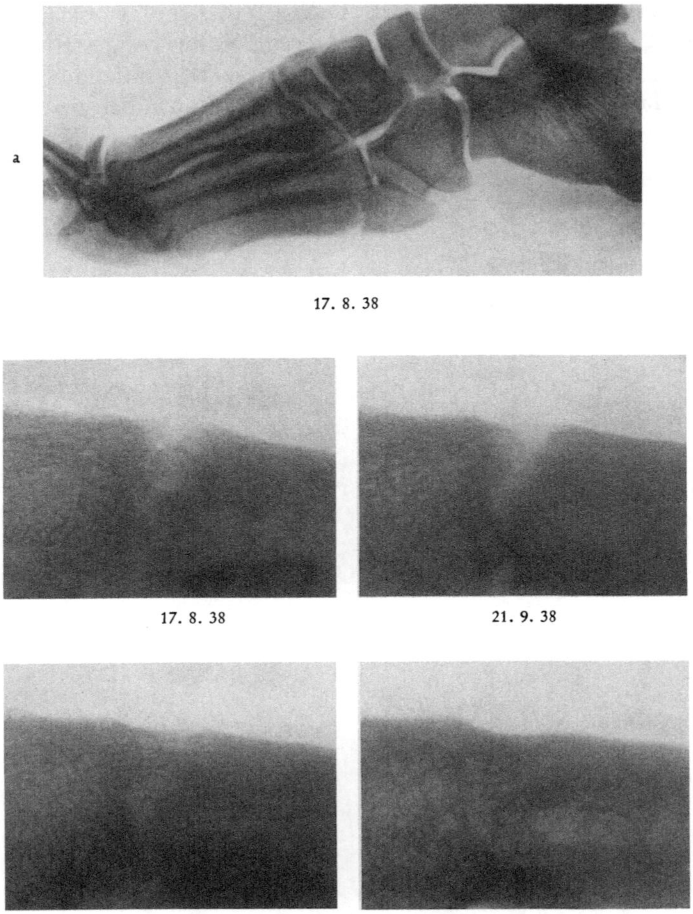

a 17. 8. 38

b 17. 8. 38 c 21. 9. 38

d 9. 11. 38 e 6. 2. 39

Abb. 35 a—e. a Querfraktur des V. Metatarsale an der Basis, 8 Monate nach dem Unfall. Die Fraktur wurde nur 3 Wochen im Gipsverband ruhiggestellt. b Der Kallus ist wolkig und nicht durchgehend. c Nach 5wöchiger Ruhigstellung im Gipsverband bei Bettruhe wurde das Lehrgerüst (Zuggurtung) nicht mehr verzerrt, so daß die Einlagerung von Knochengewebe zwischen die gerichteten Fibrillen erfolgen konnte. d u. e Die jetzt folgende funktionelle Beanspruchung der ersten knöchernen Verbindung hatte weiteren Anbau von Knochengewebe zur Folge

anspruchung in linear polarisiertem Licht die Richtung der im Kallus auftretenden Hauptspannungsverläufe festgestellt, also der Verlauf der Druck- und Zugtrajektorien. In dieses Trajektorienbild wurden die beiden Hauptschublinien eingezeichnet, welche von der Bruchstelle ausgehen und die Trajektorienscharen unter 45 Grad schneiden (Abb. 34 b). Dann wurde durch Untersuchung

---

näher eingehen (s. 10. Beitrag). Ein gewisser Nachteil des Verfahrens besteht darin, daß es nicht unmittelbar die Größe der Hauptspannungen anzeigt, sondern lediglich die Hauptachsendifferenz der Spannungs- bzw. Verformungsellipsen. Aber gerade dieser Mangel wirkt sich günstig aus für die Klärung der grundsätzlichen Frage, inwiefern mechanische Beanspruchung einen gestaltenden Einfluß auf pluripotente Zellen auszuüben vermag.

eines Vergleichskörpers aus Kunstharz (Dekorit) in zirkular polarisiertem Licht die Verteilung der größten Schubspannungen im Kallus festgestellt (Abb. 34 c). Es ergab sich, daß die Aufhellungszone im Röntgenbild nicht nur dem Verlauf der oberen Hauptschublinie entspricht, sondern daß auch bei weitem die größ-

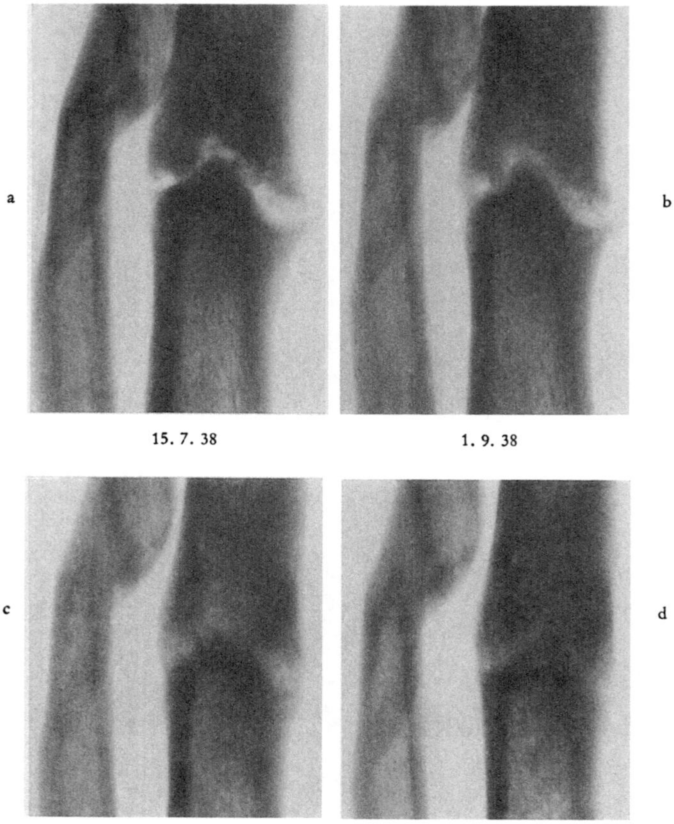

Abb. 36 a—d. a Komplizierte Unterschenkelfraktur, 2 Jahre nach dem Unfall. Die mit Drahtextension behandelte Fraktur wurde frühzeitig funktionell beansprucht, zunächst im Unterschenkelgehgipsverband, dann im Unterschenkelstützapparat ohne Fußgelenk. b Nach 6wöchiger Ruhigstellung im Beingipsverband bei Bettruhe hat sich auf der Beugeseite (Druckgurtung) eine die Fragmente verbindende zarte Knochenspange gebildet. c Nach weiterer 6wöchiger Ruhigstellung ist der Bruchspalt auf der Beugeseite mit Knochengewebe ausgefüllt und auf der Streckseite (Zuggurtung) hat sich eine zarte, durchgehende Knochenspange gebildet. d Die nun folgende funktionelle Beanspruchung ohne Verband förderte die knöcherne Konsolidierung

ten Schubspannungen im Bereich der oberen Hauptschublinie auftreten. Damit ist der Nachweis erbracht, daß in der oberen Hauptschublinie die Verschiebung stattfinden muß und nicht in der unteren. Und indem sich der Schub in der oberen Hauptschublinie frei auswirkt, wird der übrige Teil des Kallus von Schub entlastet, so daß die Einlagerung des Knochengewebes beiderseits der oberen Hauptschublinie erfolgen kann.

Und nun zum Schluß noch einige klinische Fälle, die beweisen, daß die Frakturheilung ihren Fortgang nehmen, die Pseudarthrose ausheilen kann, wenn *ausschließlich* die schädliche Beanspruchung ausgeschaltet wird, die das Lehrgerüst intermittierend verzieht.

Bei den ersten beiden Fällen (Abb. 35 u. 36), die als typische Beispiele für eine Reihe ähnlich gelagerter Fälle ausgewählt wurden, und bei welchen die verzögerte Konsolidation oder Pseudarthrose fraglos durch „funktionelle Be-

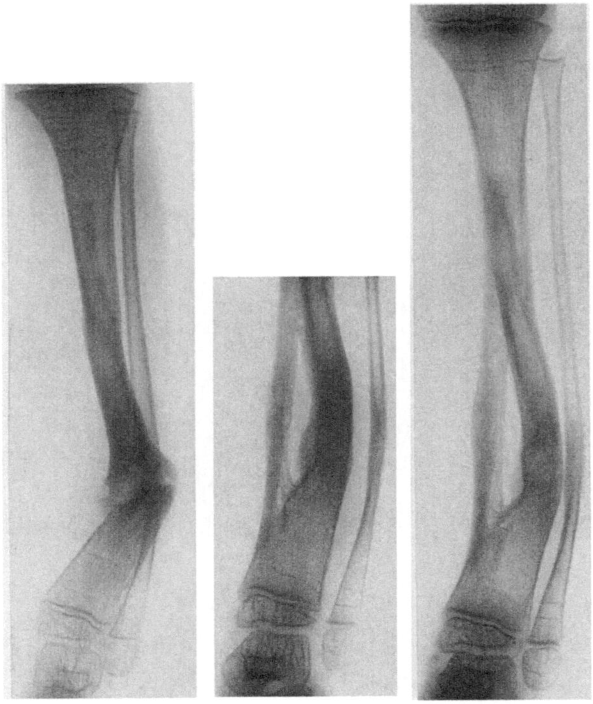

a 26. 11. 24 b 30. 9. 25 c 29. 7. 35

Abb. 37 a—c

anspruchung“ hervorgerufen und unterhalten wurde, bestand die Behandlung ausschließlich in Anlegung eines Beingipsverbandes und Bettruhe. Nach 1 bis 3 Monaten hatte sich nicht nur bei den abgebildeten Fällen, sondern auch bei allen übrigen die erste durchgehende knöcherne Verbindung gebildet. Die darauf folgende „funktionelle Beanspruchung“ führte schnell zu voller Heilung, weil jetzt eine knöcherne Brücke die Beanspruchung übernahm und funktionelle Beanspruchung Anbau von Knochengewebe an eine tragende knöcherne Verbindung zur Folge hat.

Bei den weiteren 2 Fällen (Abb. 37 u. 38), die SCHLÖSSMANN, Bochum, mir zur Verfügung stellte, wurde die schädliche Beanspruchung der Pseudarthrose auf operativem Wege ausgeschaltet. SCHLÖSSMANN führte die Spanüberbrükkung erstmalig bei dem Fall Abb. 37 aus, weil er glaubte, daß diese kindliche Unterschenkelpseudarthrose, die schon zweimal ohne jeden Erfolg operativ angegangen wurde, nicht heilbar sei. Deshalb sollte die Funktion der Tibia durch ein Transplantat aus der gegenseitigen Tibia ersetzt werden. Bei der Operation wurde die Pseudarthrose nicht angegriffen. Sie kam nicht einmal zu Gesicht. Der Eingriff brachte den überraschenden Erfolg, wie SCHLÖSSMANN sich gelegentlich eines Vortrages äußerte, daß nach Einheilung des Transplan-

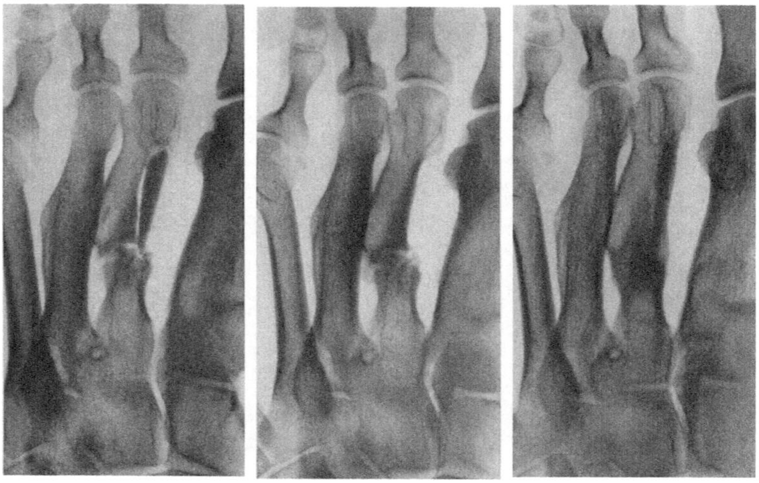

a 2. 1. 36 — b 6. 2. 36 — c 12. 4. 37

Abb. 38 a—c

tates die Tibiapseudarthrose, die bis dahin jeder Behandlung getrotzt hatte, spontan knöchern verheilte.

Die spontane Ausheilung der Tibiapseudarthrosen wird verständlich, wenn man die mechanische Wirkung des verpflanzten Tibiaprügels berücksichtigt. Diese ist in dem vereinfachten Modellversuch Abb. 41 veranschaulicht. An der Bruchstelle der Tibia kam „geführte Biegung“ zur Auswirkung, wofür auch die beginnende Ausbildung einer Gelenkkonfiguration beweisend ist (Abb. 37 a); denn da eine regelrechte Gelenkkonfiguration mit Kopf und Pfanne nur an einer Stelle zur Ausbildung kommen kann, wo seitliche Verschiebung der Bruchenden gegeneinander stattfindet, wie die Schleifversuche lehren, so ist allein schon das im Röntgenbild erkennbare Anfangsstadium einer regelrechten Gelenkkonfiguration dafür beweisend, daß an der Bruchstelle Drehgleiten stattgefunden haben muß. Die linke Ecke des unteren Fragmentendes ist schon weitgehend abgebaut, wie es der aufgestellten Hypothese entspricht, da sie auf der Fläche des gegenüberliegenden Fragmentes während der Verschiebung aufsteht und in hohem Maße durch Druck auf Biegung beansprucht wird. Am oberen Fragmentende hat sich, ebenfalls im Einklang mit der aufgestellten Hypothese, durch Anbau von periostalem Kallus schon eine flache Gelenkpfanne gebildet. Der überpflanzte Tibiaprügel, der die Konkavität überbrückt, ist in die Richtung des auf die Tibia wirkenden Druckes eingestellt und übernimmt diesen. Hierdurch verlor die Druckkraft ihre biegende Wirkung auf die Tibia bzw. ihre drehende Wirkung auf das obere Bruchende. Infolgedessen

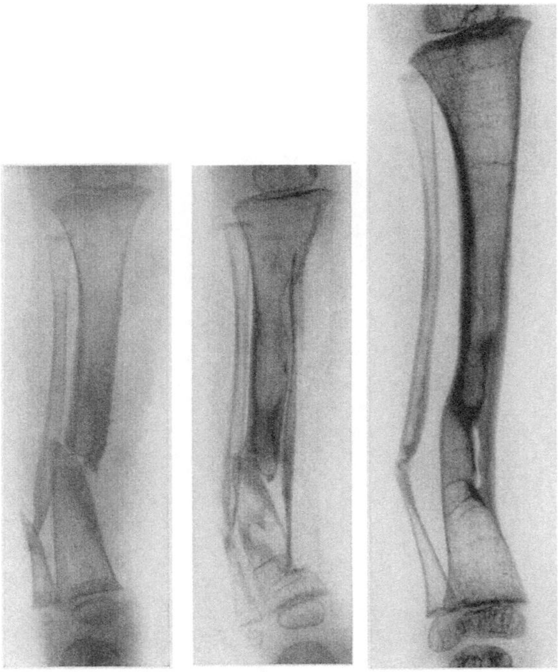

a 10. 5. 38 — b 23. 11. 38 — c 10. 12. 40

Abb. 39 a—c

stand das Lehrgerüst ruhig und es konnte jetzt, nach 3 Jahren, die Heilung ihren Fortgang nehmen und Knochengewebe eingelagert werden. Es bildete sich die erste knöcherne Brücke. Nach der knöchernen Verbindung der Fragmente wurde die Tibia mit zum Träger der Funktion, die nun auch ihren trophischen Einfluß auf die weitere Ausbildung der knöchernen Brücke gewann (Abb. 37 b, c).

Der 2. Fall (Abb. 38), den Schlössmann nach dem gleichen Prinzip operierte, ist eine weitere Bestätigung für die aufgestellte Hypothese, zumal bei diesem die Heilung der Pseudarthrose nach absoluter Ruhigstellung durch den eingepflanzten Span noch $6^1/_2$ Jahre nach der Fraktur erfolgte.

Die nächsten Bilder (Abb. 39) zeigen eine Pseudarthrose bei Crus varum congenitum, die mit Recht so gefürchtet ist, „weil jeder Versuch einer Korrektur dieser Deformität sicher mit unheilbarer Pseudarthrose und infolgedessen mit Amputation des Unterschenkels endet" (SCHERB 1937). Bei diesem Falle habe ich auf Grund der vorgetragenen Überlegungen die Pseudarthrose durch einen langen relativ starken Span aus der gegenseitigen Tibia überbrückt. Die Pseudarthrose blieb vollständig unberührt. Die beiden Enden des Spans wurden nach vorsichtiger Anfrischung der Tibia unter das Periost geschoben. Trotz weitgehendster Schonung der Gewebe kam es in der Tibia in Höhe des unteren Spanendes zu einem herdförmigen Abbau von Knochengewebe. Der Span

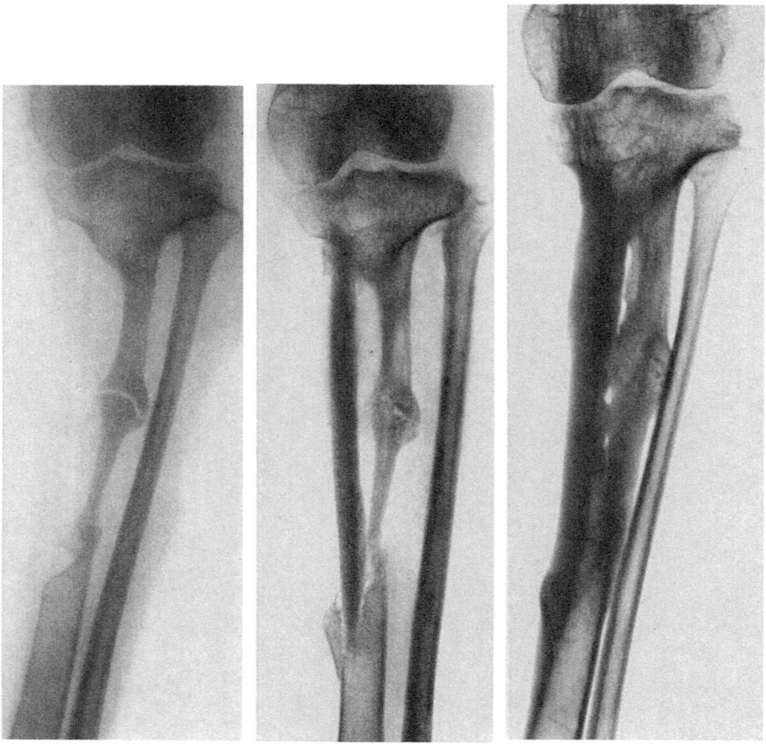

a 16. 3. 33 b 16. 5. 33 c 19. 4. 35

Abb. 40 a—c

heilte nach $2^1/_2$monatiger absoluter Ruhigstellung im Beckenbeingipsverband bei Bettruhe knöchern ein, wenn er sich auch, besonders am unteren Ende, stark verjüngte und die knöcherne Verbindung mit der Tibia nur äußerst schmal war (Abb. 39 b). Nach Einheilung des Spanes an beiden Enden, also nach vollständiger Ruhigstellung der Bruchstelle, kam auch die Pseudarthrose der Tibia und Fibula spontan zur Ausheilung. Die 4 Wochen später einsetzende, vorsichtig gesteigerte funktionelle Beanspruchung im Beingipsverband mit Abroller hatte eine wesentliche Verdickung des überbrückenden Spans zur Folge und eine Verdichtung des äußerst spärlichen Markkallus an der Bruchstelle, wogegen nicht die geringste äußere Kallusbildung zu erkennen war (Abb. 39 c). Auch diese, im allgemeinen jeder konservativen und operativen Behandlung trotzende Pseudarthrose kam also ausschließlich durch absolute Ruhigstellung des Lehrgerüstes zu knöcherner Heilung.

Der weitere Fall, der mir von NOVOTELNOV, Leningrad, zur Verfügung gestellt wurde (Abb. 40), ist deshalb besonders beweiskräftig, weil eine doppelte Nearthrose der Tibia noch nach 38 Jahren auf eine Spanüberbrückung

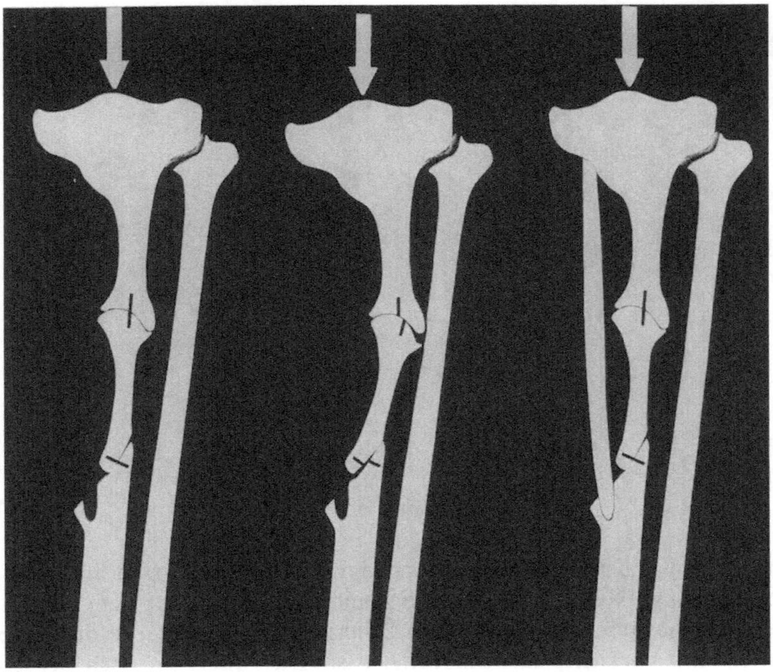

a b c

Abb. 41 a—c. Modellversuch, welcher die Auswirkung des die Pseudarthrosen überbrückenden Knochenspans veranschaulicht. Der auf die Tibiagelenkfläche wirkende Druck ruft im Bereich der oberen Pseudarthrose Drehgleiten hervor, im Bereich der unteren Pseudarthrose reine Verschiebung. Der Art der Beanspruchung entspricht die Form der Pseudarthrosen (a u. b). Durch den die beiden Pseudarthrosen überbrückenden Knochenspan (c) wird die auf die Tibiagelenkfläche wirkende Druckkraft vom oberen Tibiafragment auf das untere übertragen. Hierdurch wird die Möglichkeit einer Verbiegung und damit auch die Wirkung der „geführten" Biegung auf die beiden Pseudarthrosen ausgeschaltet. Die Pseudarthrosen werden durch den überbrückenden Knochenspan ruhiggestellt und das Lehrgerüst vor jeder Verzerrung geschützt

hin zur Ausheilung kam. Der verpflanzte Tibiaprügel hatte in mechanischer Hinsicht die gleiche Wirkung, wie bei den von SCHLÖSSMAN und mir operierten Fällen. Unter der mechanischen Beanspruchung (geführte Biegung), deren Wirkung aus dem Modellversuch (Abb. 41 a, b) ohne weiteres hervorgeht, hatte sich folgerichtig eine regelrechte gelenkförmige Nearthrose an der oberen Grenze des vor 38 Jahren verpflanzten Tibiaspans gebildet und eine spaltförmige Pseudarthrose an seinem unteren Ende. Durch den verpflanzten Tibiaprügel wurden die beiden Falschgelenke ruhiggestellt, wie aus dem Modellversuch (Abb. 41 c) ersichtlich ist. Und wenn auch die obere Nearthrose nach Beck gebohrt wurde, so bin ich doch überzeugt, daß die absolute Ruhigstellung das Ausschlaggebende der Therapie war und daß der gleiche Erfolg auch ohne Bohrung erzielt worden wäre, wie bei den von Schlössman und mir nach derselben Methode operierten Fällen, bei welchen die Pseudarthrose vollständig unberührt blieb.

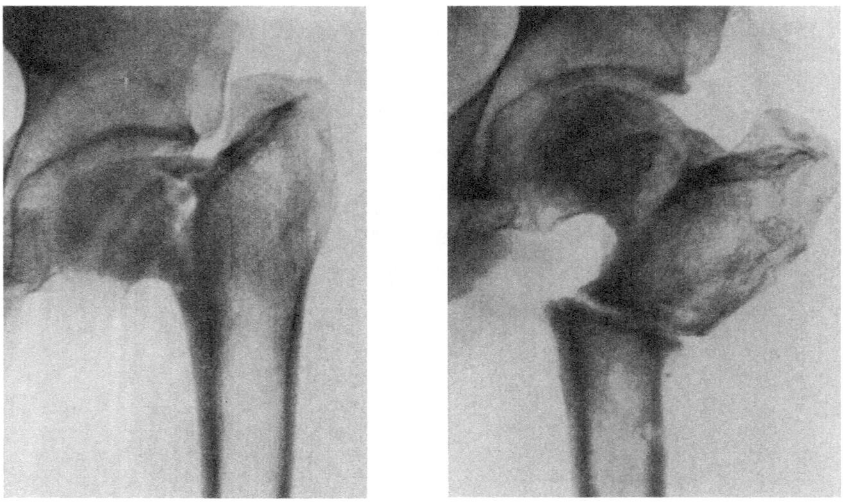

Abb. 42

Zum Schluß möchte ich noch einmal darauf hinweisen, daß auch der Erfolg der Umlagerung (Reklination) bei Schenkelhalspseudarthrosen ausschließlich auf der Ausschaltung der schädlichen Scherbeanspruchung, die das Lehrgerüst intermittierend verzieht, zurückzuführen ist. Da außerdem nach der Umlagerung reine Druckbeanspruchung auf den Pseudarthrosenstreifen wirkt, so muß die Heilung auf dem Wege chondraler Knochenbildung schnell erfolgen. Der abgebildete Fall (Abb. 42), bei welchem die Umlagerung nahezu 3 Jahre nach der Fraktur ausgeführt wurde, ist ein augenfälliger Beweis hierfür, da die Pseudarthrose sogar eher verheilt war, als die subtrochantere Osteotomie.

3. Beitrag zur Klärung der Beanspruchung des Beckens, insbesondere der Beckenfugen*

(Briefliche Mitteilung an den Herausgeber)

Mit 17 Abbildungen

Sie haben mich gefragt, sehr verehrter Herr Kollege, ob ich die Ausführungen von LÜHKEN über die Statik des menschlichen Beckens für richtig oder falsch, vielleicht schon im Ansatz für verfehlt halte. Darauf möchte ich folgendes erwidern:

Keine der bisherigen Ableitungen kann befriedigen, weil die vertretenen Auffassungen, insbesondere die Zerlegung der Kräfte, nicht mit den Regeln der Statik im Einklang stehen.

In den früheren Ableitungen von v. MEYER, BRAUS und FICK wurde ausschließlich die Beanspruchung des Beckens beim symmetrischen Stand auf beiden Beinen untersucht, bei welchem der Oberkörperschwerpunkt über der Mitte der Hüftachse im labilen Gleichgewicht liegt und keine Muskelkräfte wirken. Alle Ableitungen ergaben übereinstimmend, daß die Symphyse auf *Zug* beansprucht wird. Diese Feststellung ist nach LÜHKEN nicht zu vereinbaren mit zwei Tatsachen und zwar:

1. mit dem Vorhandensein von Knorpelgewebe in der Symphyse und
2. mit der charakteristischen Deformation des osteomalazischen Beckens (Schnabelform), die seiner Ansicht nach nur zustande kommen kann, wenn auf die Schambeine und damit auch auf die Symphyse Druck wirkt.

LÜHKEN hat in seiner ausführlichen Darstellung[1], in welcher er außer der Beanspruchung des Beckens beim Stand auf beiden Beinen auch noch die Beanspruchung beim Stand auf einem Bein und im Sitzen behandelt, nachzuweisen versucht, daß die Symphyse beim Stehen und Gehen auf *Druck* beansprucht ist und nur im Sitzen auf Zug, so daß nach seinem Ergebnis die Gewebsbildung sowie die Verformung des osteomalazischen Beckens mit der maßgebenden Beanspruchung der Symphyse im Einklang steht.

Im folgenden will ich Ihnen zunächst kurz begründen, weshalb die bisherigen Auffassungen über die Beanspruchung des Beckens nicht befriedigen können und darlegen, wie die Kräftezerlegung hätte durchgeführt werden müssen. Im Anschluß daran will ich versuchen, noch durch eine andere Art der Ableitung, welche keine besonderen Vorkenntnisse in der Statik erfordert, das Verständnis für die Beanspruchung der Beckenfugen zu erleichtern und zu vertiefen.

---

* Z. Anat. Entwickl. Gesch. **114**, 167—180 (1948).

[1] LÜHKEN, H.: Die Statik des menschlichen Beckens. Z. Anat. u. Entw.gesch. **104**, (1935).

v. MEYER und BRAUS haben in ihrer Ableitung das Becken unbewußt oder bewußt als Gewölbe aufgefaßt. Hiergegen wäre nichts einzuwenden, wenn sie der Eigenart der Gewölbekonstruktion des Beckens Rechnung getragen und die Kräfte dementsprechend zerlegt hätten.

Bei jedem Gewölbe, dessen Scheitel belastet wird, treten Kräfte auf, welche den Gewölbefuß (die Bogenenden) nach außen zu verschieben trachten (Horizontalschub). Dieser Horizontalschub kann beim Gewölbe auf zweifache Weise aufgenommen werden:

1. durch Auflager, welche im Boden fest verankert und derart geformt oder gestellt sind, daß sie nicht nur den Gewölbefuß tragen, sondern auch ein Auseinanderweichen der Bogenenden verhindern (Schema Abb. 1).

Dem Horizontalschub *H* wird durch den seitlichen Druck der Auflager D_H Gleichgewicht gehalten, dem vertikalen Druck *V* durch den Bodendruck D_V.

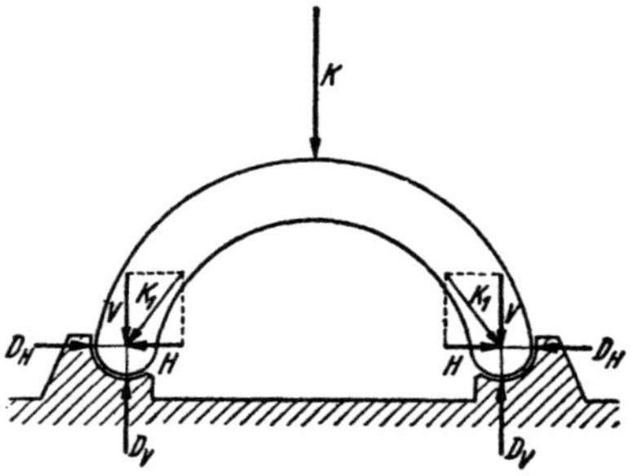

Abb. 1

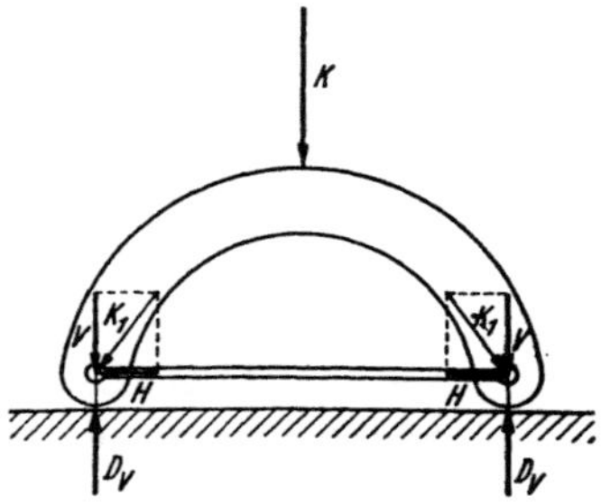

Abb. 2

2. durch eine Zugstange (Verklammerung des Gewölbebogens) (Siehe Abb. 2.)

Dem Horizontalschub *H* wird durch die Kraft in der Zugstange Gleichgewicht gehalten, während dem Vertikaldruck *V* durch den Bodendruck D_V Widerstand geleistet wird.

In der Ableitung von BRAUS ist das Becken als Gewölbekonstruktion nach Abb. 1 aufgefaßt, wie aus seinen Worten im Lehrbuch hervorgeht:

„Das Gewölbe ist aus beiden Hüftbeinen und dem Kreuzbein zusammengesetzt; außerdem aber ist der Gewölbefuß durch die Schambeine in der Schoßfuge so zusammengehalten, daß die Last des Oberkörpers, welche die Pfeiler auseinander zu drängen sucht, hier einen Gegenhalt findet. ... Der Beckenring ist durch diese Anordnung in sich gespannt, wie ein Hut, welchen der Hutmacher durch das bekannte Instrument, mit dem er die Kopfweite vergrößert, von innen her dehnt. *Dieser Spannung wirken die beiden Femurköpfe mit dem gleichen Gegendruck von außen entgegen.* Die Last des Oberkörpers, welche sich in der Dehnung der drei Beckenfugen äußert, ist die gleiche Kraft, welche den Gegendruck der Beine im Hüftgelenk erzeugt."

Die Auffassung von BRAUS würde nur dann zutreffen, wenn die Femora ebenso unverrückbar im Boden eingemauert wären, wie die Auflager (Kämpfer) in Abb. 1. Dies ist aber keineswegs der Fall, denn der Femurkopf bildet das obere Ende einer Stütze (des Beines), die sich nach Art einer „Pendelstütze" frei zur Seite neigen kann. Infolgedessen kann dem Horizontalschub des Beckengewölbes nicht durch die Femurköpfe Widerstand geleistet werden. Der

Horizontalschub muß durch das Becken selbst aufgenommen werden und zwar durch die Schambeinäste bzw. deren Verbindung, die Symphyse. Das Becken kann demnach nur wie ein Gewölbe nach Abb. 2 aufgefaßt werden, bei welchem der Horizontalschub durch eine Zugstange aufgenommen wird. Aber auch in dieser Abbildung ist eine wesentliche Eigenart der Gewölbekonstruktion des Beckens noch nicht enthalten, weil beim Becken der Gewölbefuß nicht unmittelbar auf den Femurköpfen ruht, sondern die Auflagerstellen des Gewölbes (Hüftpfannen) nach aufwärts verschoben liegen, so daß die Zugstange (Schambeinäste) tiefer liegt, als die Auflagerstellen des Gewölbes. Trägt man dieser Eigenart noch Rechnung, so ergibt sich als Grundschema für die Gewölbekonstruktion des Beckens das Schema Abb. 3.

Bei dieser Gewölbekonstruktion wird der Druck, die Vertikalkomponente der Last *(V)*, durch die seitlichen Ausladungen des Gewölbes auf die beiden Stützen übertragen, die auch nur einer Kraft Widerstand leisten können, die in ihrer mechanischen Achse wirkt, also in dem Schema Abb. 3 nur einer *vertikal* wirkenden Kraft. Der Horizontalschub *H* wird allein durch die Zugstange aufgenommen.

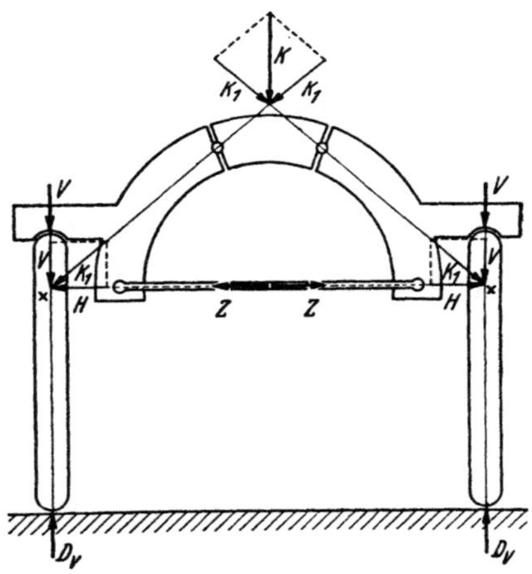

Abb. 3

Aus diesem Schema ergibt sich auch, auf welchem Wege die Richtung, Lage und Größe der beiden schrägen Komponenten K_1 der Last K abgeleitet werden muß. Weil die Kreuzdarmbeinverbindung sowie die Symphyse im Vergleich zum knöchernen Becken sehr nachgiebig sind, können sie keine Biegebeanspruchung von nennenswerter Größe zwischen den knöchernen Teilen des geschlossenen Beckenringes übertragen, müssen also in mechanischer Hinsicht als Gelenke aufgefaßt werden. Deshalb muß die Wirkungsrichtung der schrägen Komponente K_1 einmal durch das Drehzentrum bzw. Druckzentrum der Kreuzdarmbeinfuge verlaufen[2]. Der zweite Punkt, durch den die Wirkungsrichtung von K_1 bestimmt wird, ist der Punkt X, weil der Vertikalkomponente V und dem Horizontalschub H nur in ihrem Schnittpunkt X durch eine schräge Kraft Gleichgewicht gehalten werden kann.

Aus dem Grundschema für die Beanspruchung des Beckens beim symmetrischen Stand auf beiden Beinen ergibt sich, daß die Ableitung von Braus und die Zerlegung der Kräfte in der Ableitung von v. Meyer nicht mit den Regeln der Statik im Einklang steht, in erster Linie, weil die Schenkelköpfe keiner nach außen gerichteten Kraft standhalten können, es also keine horizontale von außen auf den Schenkelkopf wirkende Gegenkraft gibt; ferner,

[2] Die Lage der Kraftübertragungszentren in den Beckenfugen, die exakt nur experimentell ermittelt werden kann, ist in den Zeichnungen nach grober Schätzung eingetragen. Das Ergebnis der Ableitungen wird hierdurch nicht nennenswert beeinflußt und höchstens quantitativ geringfügig verändert.

weil im Schema von v. MEYER die Körperschwere S in falscher Höhe zerlegt ist, die schrägen Komponenten S_1 nicht durch die Kreuzdarmbeinfugen verlaufen und ihre Zerlegung im Schenkelkopfzentrum vorgenommen wurde. Auch in der Ableitung von LÜHKEN für die Beanspruchung des Beckens beim symmetrischen Stand auf beiden Beinen ist die Zerlegung der Kräfte unzutreffend, allein schon, weil die schrägen Komponenten K_1 eine fehlerhafte Richtung und Größe haben und es die im Schenkelkopf angreifenden Gegenkräfte H_1 und H_2 nicht gibt (vgl. Abb. 3 von LÜHKEN).

In der Abb. 4, welcher das Schema des Beckens von LÜHKEN zugrundegelegt ist, ist die Kräftezerlegung angegeben, wie sie für den symmetrischen Stand auf beiden Beinen hätte durchgeführt werden müssen.

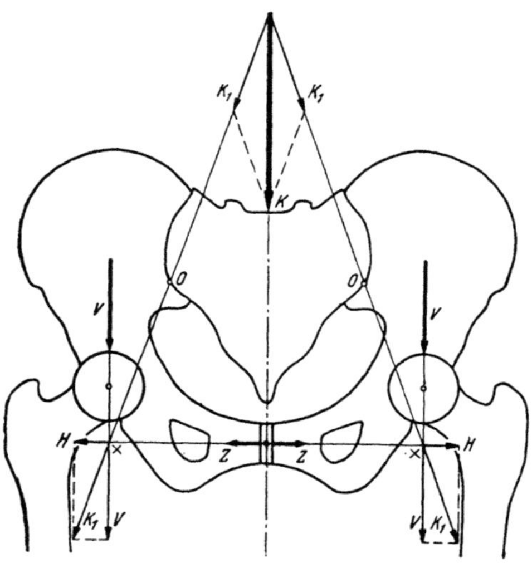

Abb. 4

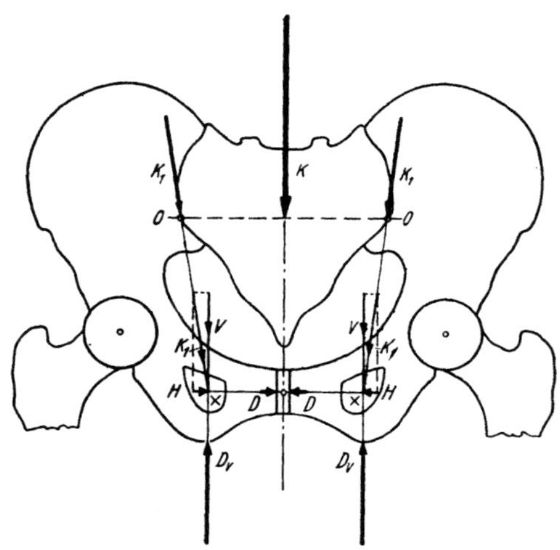

Abb. 5

Die Wirkungsrichtung der schrägen Komponente K_1 ist durch den Punkt O (Druckzentrum der Kreuzdarmbeinfuge) und den Punkt X (Schnittpunkt der Vertikalkomponente V und des Horizontalschubes H) gegeben. Die Größe von K_1 ergibt sich durch Zerlegung der Körperschwere K im Schnittpunkt der Wirkungslinien der beiden schrägen Komponenten K_1. Die Größe der Vertikalkomponente V und des Horizontalschubes Z ergibt sich durch die Zerlegung von K_1 im Punkte X.

Aus der berichtigten Ableitung geht hervor, daß die Symphyse beim symmetrischen Stand auf beiden Beinen auf *Zug* beansprucht wird.

Auch für die Ableitung der Beanspruchung des Beckens im Sitzen kann das Becken als Gewölbekonstruktion aufgefaßt werden. Die Kräftezerlegung, die LÜHKEN in seiner Abb. 10 hierfür angibt, ist jedoch unzutreffend und muß in der Abb. 5 dargestellten Art durchgeführt werden.

Der Vertikalkomponente V von K_1 kann nur am Tuber ischii durch den Bodendruck D_V Widerstand geleistet werden, der Horizontalkomponente H nur in der Symphyse. Infolgedessen ist die Wirkungslinie von K_1 wieder durch den Schnittpunkt X der beiden Komponenten und die Lage des Druckzentrums der Kreuzdarmbeinfuge O bestimmt. Die Größe der

Horizontalkomponente H und des Vertikaldruckes V ergibt sich durch Zerlegung von K_1 im Punkte X. Wenn, wie im Schema von LÜHKEN Abb. 10, die Entfernung der Aufstützpunkte der Sitzbeine kleiner ist, als der Abstand der Druckzentren der Kreuzdarmbeinfugen, so verläuft die Wirkungsrichtung von K_1 von oben außen nach unten innen, so daß die Horizontalkomponente H als Druck (D) auf die Symphyse wirkt, die Symphyse also im Sitzen auf *Druck* beansprucht wird und nicht auf Zug, wie die Ableitung von LÜHKEN ergibt. (Die Auffassung von LÜHKEN würde nur dann zutreffen, wenn die Entfernung der Aufstützpunkte größer wäre, als der Abstand der Druckzentren der Kreuzdarmbeinfugen. Dann würde die Wirkungsrichtung der Komponente K_1 von oben innen nach unten außen verlaufen und die Symphyse auf Zug beansprucht sein.)

Die Beanspruchung der Symphyse beim Stand auf beiden Beinen kann auch noch auf andere Art abgeleitet werden und zwar aus dem Drehmoment der äußeren Kräfte um den Schenkelkopfmittelpunkt, wie LÜHKEN es in seiner Abb. 3 versucht hat. LÜHKEN ist hierbei vom Drehmoment der Horizontalkomponente H_1 der Kraft K_1 ausgegangen. Selbst wenn K_1 die richtige Lage und Größe hätte, wäre sein Weg nicht gangbar, weil es die äußeren Kräfte H_1 und H_2 nicht gibt, die zur Aufrechterhaltung des Gleichgewichtes im Schenkelkopf erforderlich wären. Zudem erhalten die von ihm angegebenen Drehmomente $H_1 \cdot a$ und $H_2 \cdot b$ infolge der fehlerhaften Lage von K_1 einen der Wirklichkeit entgegengesetzten Drehsinn, weil die Richtung von K_1 in seiner Abb. 3 rechts anstatt links vom Schenkelkopf vorbeizieht. Die Beanspruchung der Symphyse kann dagegen wohl aus der Wirkung der auf jede Beckenhälfte wirkenden vertikalen Kraft abgeleitet werden, weil der Schenkelkopf einer vertikalen Kraft Widerstand leisten kann (Abb. 6).

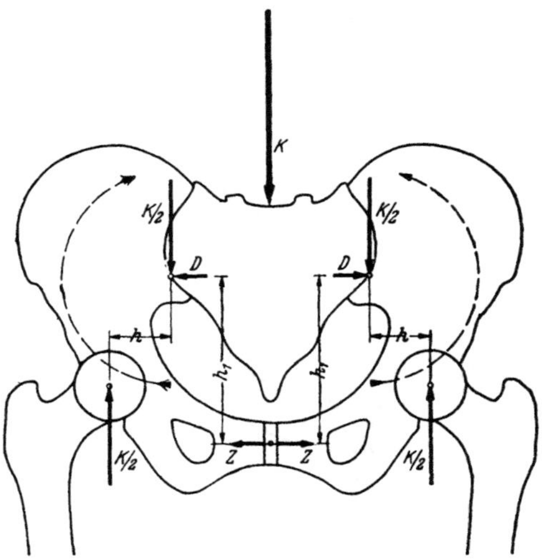

Abb. 6

Die Größe der auf jede Beckenhälfte wirkenden vertikalen Kraft ist aus Symmetriegründen gleich dem halben Körpergewicht ($K/2$). Dieser wird durch eine Reaktionskraft von gleicher Größe im Schenkelkopf Gleichgewicht gehalten. In jeder Beckenhälfte bildet $K/2$ mit ihrer Reaktionskraft ($K/2$) ein Kräftepaar, dessen Drehmoment $K/2 \cdot h$ ist. Dem Drehmoment der Vertikalkräfte muß ein gleich großes Drehmoment von Horizontalkräften das Gleichgewicht halten. Die beiden Horizontalkräfte D und Z greifen im Druckzentrum der Kreuzdarmbeinfuge bzw. in der Symphyse an. Aus Gleichgewichtsgründen müssen in jeder Beckenhälfte die beiden Horizontalkräfte gleich groß und umgekehrt gerichtet sein und stellen ein Kräftepaar dar mit den Hebelarmen h_1. Aus dem Drehsinn des Momentes von $K/2$ ergibt sich, daß in der Symphyse Zug wirkt und im Kreuzdarmbeingelenk Druck. Die Größe des Zuges in der Symphyse ergibt sich aus der Größe des Drehmomentes von $K/2$ nach folgender Formel:

$$K/2 \cdot h = Z \cdot h_1$$
$$Z = \frac{K/2 \cdot h}{h_1}$$

Auch aus dieser Ableitung ergibt sich, daß beim Stand auf beiden Beinen in der Symphyse Zug wirkt, der selbstverständlich die gleiche Größe hat, wie in der Ableitung Abb. 4.

Lühken hat als Erster die Beanspruchung des Beckens beim Stand auf einem Bein untersucht. Seine Schlußfolgerung, daß die Symphyse während der Standbeinperiode des Ganges auf Druck beansprucht wird, ist zwar zutreffend, doch ist seine Ableitung hierfür nicht beweisend, da sie u. a. auch dieselben Fehler aufweist, wie seine Ableitung für den Stand auf beiden Beinen.

Wenn man die Beanspruchung des Beckens beim Stand auf einem Bein untersuchen will, so darf das Becken nicht mehr als Gewölbe aufgefaßt werden. Die Kräftezerlegung muß unter anderen Gesichtspunkten erfolgen. Maßgebend für diese ist, daß in den Beckenring drei nachgiebige Fugen eingeschaltet sind, die in mechanischer Hinsicht als Gelenke aufgefaßt werden müssen; ferner, daß das Becken nur an einer Seite unterstützt, also einseitig eingespannt ist. Beim Stand auf einem Bein ist das Becken demnach einem in sich geschlossenen einseitig getragenen Rahmen zu vergleichen, in welchen, der Lage der Beckenfugen entsprechend, drei Gelenke eingeschaltet sind und dessen freie Seite gegen die symmetrische Lage zur Kraftrichtung leicht angehoben ist (Abb. 7—9). Die Beanspruchung des Rahmens erfolgt erstens durch eine vertikale Last K (Oberkörpergewicht) und zweitens durch ein an seiner freien Seite hängendes Gewicht Sch (Schwungbein). Um das Verständnis zu erleichtern, ist in Abb. 7 und 8 zunächst die Beanspruchung der Rahmengelenke durch jede einzelne Last getrennt abgeleitet und erst in Abb. 9 ihre gemeinsame Wirkung gezeigt.

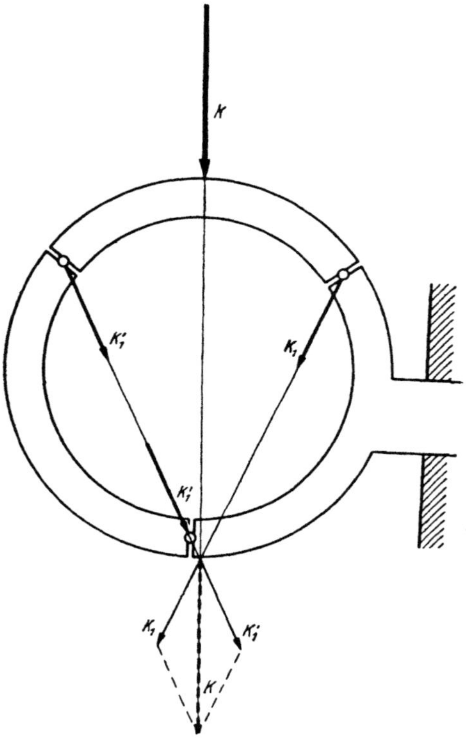

Abb. 7

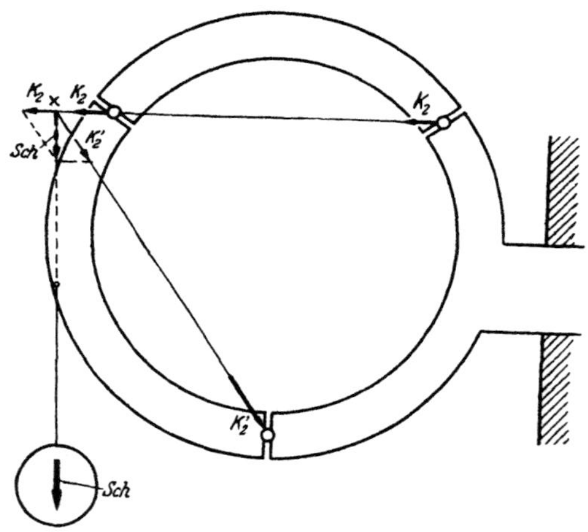

Abb. 8

Die Kraft K (Oberkörpergewicht) wirkt in vertikaler Richtung auf den oberen Rahmenteil (Abb. 7). Da die Kraft K durch die beiden oberen Gelenke auf den übrigen Rahmen vollständig übertragen wird, so zerlegt sie sich in die beiden Komponenten K'_1 und K_1, die in diesen Gelenken wirken. Bekannt ist zunächst nur die Richtung von K'_1. Denn diese muß mit der Verbindungslinie der beiden Gelenke des linken Rahmenteiles zusammenfallen, weil der linke Rahmenteil überhaupt nur in Richtung der Verbindungslinie seiner Gelenke eine Kraft aufnehmen und weiterleiten kann, da an ihm keine weitere Kraft angreift. Die Richtung von K'_1 schneidet die Wirkungslinie der Last K im Punkte X. Durch den Schnittpunkt X muß auch die zweite Komponente K_1 verlaufen, die im rechten oberen Gelenk übertragen wird, weil die Resultierende aus den beiden Komponenten K'_1 und K_1 wieder die Kraft K nach Richtung und Größe ergeben muß, was nur möglich ist, wenn die Resultierende von K'_1 und K_1 (gestrichelte Linie K) auf der Wirkungslinie von K liegt. Der Punkt X ist deshalb auch der Punkt, in welchem die Zerlegung der Kraft K in ihre beiden Komponenten K'_1 und K_2 erfolgen muß. Diese Zerlegung ist in dem unteren Diagramm durchgeführt. Die Komponente K_1 wirkt in der ermittelten Größe und Richtung im rechten oberen Gelenk. Die Komponente K'_1 wirkt dagegen nicht nur im linken oberen Gelenk, sondern in gleicher Größe und Richtung auch im unteren Gelenk, weil am linken Rahmenteil keine weitere Kraft angreift, welche die an seinem oberen Gelenk eingeleitete Komponente K'_1 verändern könnte. K'_1 ist demnach auch die Komponente, mit welcher die Last K auf das untere Gelenk (Symphyse) wirkt.

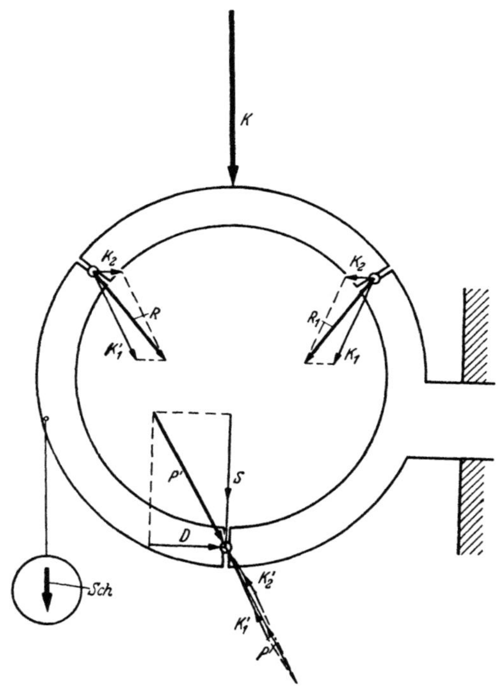

Abb. 9

Die Abb. 8 zeigt die Beanspruchung der Rahmengelenke, wenn der rechts eingespannte Rahmen nur durch das an der linken Seite hängende Gewicht *Sch* (Schwungbein) beansprucht wird.

Die Kraft *Sch* zerlegt sich in die beiden Komponenten K_2 und K'_2, weil durch die beiden Gelenke der linken Rahmenseite die ganze Kraft *Sch* auf den übrigen Rahmen übertragen werden muß. Der unbelastete obere Rahmenteil kann eine Kraft nur in Richtung der Verbindungslinie der beiden oberen Gelenke übertragen. Durch diese Verbindungslinie ist die Richtung der in den beiden oberen Gelenken wirkenden Komponente K_2 gegeben. Durch den Schnittpunkt X der Verbindungslinie der oberen Gelenke mit der Wirkungslinie von *Sch* muß auch die Wirkungslinie der Komponente K'_2 verlaufen, die im unteren Gelenk angreift, aus demselben Grunde wie in der Ableitung Abb. 7. Deshalb muß auch im Schnittpunkt X die Zerlegung von *Sch* in die Komponenten K_2 und K'_2 erfolgen, wie in dem Parallelogramm dargestellt ist. Während die Kraft K'_2 nur auf das untere Gelenk wirkt, wirkt die Komponente K_2 auf die beiden oberen Gelenke in gleicher Größe und Richtung, weil auf den oberen Rahmenteil keine zusätzliche äußerste Kraft wirkt. K'_2 ist also die Komponente, mit welcher das Gewicht *Sch* (Schwungbein) auf das untere Gelenk (Symphyse) wirkt.

Wenn nun beide äußeren Kräfte K und *Sch* gleichzeitig auf den Rahmen wirken (Abb. 9), dann wirken auch die in den Abb. 7 und 8 ermittelten Komponenten von K bzw. von *Sch* gleichzeitig auf die Gelenke und müssen demgemäß in jedem Gelenk zu je einer Resultierenden zusammengefaßt werden.

Die für das rechte obere und das untere Gelenk in Abb. 7 und 8 ermittelten Komponenten K_1 und K_2 bzw. K'_1 und K'_2 wurden unmittelbar in die Zeichnung Abb. 9 übertragen und nach dem Parallelogramm der Kräfte zu den Resultierenden R_1 bzw. P zusammengesetzt. Am linken oberen Gelenk durften dagegen die in Abb. 7 und 8 gefundenen Komponenten K_2 und K'_1 nicht unmittelbar zu einer Resultierenden zusammengesetzt werden, weil die Komponente K'_1 in Abb. 7 vom oberen Rahmenteil auf den linken Rahmenteil wirkt, während die Komponente K_2 in Abb. 8 umgekehrt vom linken Rahmenteil auf den oberen übertragen wird, wie sich aus der Lage der äußeren Kräfte K und *Sch* ohne weiteres ergibt. Um die Zusammensetzung der Komponenten zu ermöglichen, mußte deshalb eine der beiden Kräfte im umgekehrten Wirkungssinne wie in der Abb. 7 oder 8 eingezeichnet werden. In Abb. 9 ist deshalb die Richtung von K_2 umgekehrt worden, so daß die ermittelte Resultierende R den Druck angibt, den der obere Rahmenteil auf den linken Rahmenteil ausübt. In dem unteren Parallelogramm sind alle

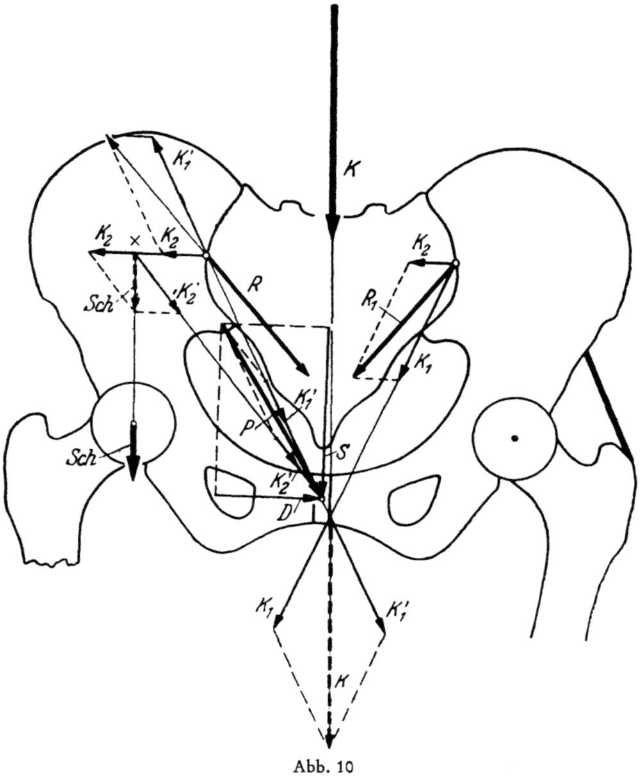

Abb. 10

Kräfte im umgekehrten Wirkungssinne eingetragen und zusammengesetzt, um eine übersichtliche Darstellung zu ermöglichen. Der auf diese Weise ermittelte resultierende Gelenkdruck P ist außerdem noch in seinem eigentlichen Wirkungssinne als P' eingezeichnet, wie er vom linken Rahmenteil auf den rechten übertragen wird.

Die aus den beiden Lasten K und *Sch* resultierende Kraft P' wirkt auf das untere Gelenk (Symphyse) mit einer Komponente reinen Druckes D und einer Schubkomponente S.

In der gleichen Weise, wie der Dreigelenkrahmen, muß auch das Becken behandelt werden, wenn man für den Stand auf einem Bein die in den Fugen wirkenden Kräfte ermitteln will. Diese Ableitung ist in Abb. 10 durchgeführt.

Zunächst werden die in den beiden Kreuzdarmbeinfugen wirkenden Komponenten des Körpergewichtes K ermittelt, also die Komponente K_1, die im rechten, und die Komponente K'_1, die gleichzeitig im linken Kreuzdarmbeingelenk und in der Symphyse wirkt. Von diesen Komponenten ist, wie beim Dreigelenkrahmen, nur die *Richtung* von K'_1 bekannt, weil die

Komponente K'_1 gleichzeitig durch die beiden Fugen der linken Beckenhälfte, also durch die linke Kreuzdarmbeinfuge und die Symphyse verlaufen muß. Der Schnittpunkt der Wirkungsrichtung von K'_1 mit der Wirkungslinie des Körpergewichtes K ist der Punkt, durch welchen auch die im rechten Kreuzdarmbeingelenk angreifende Komponente K_1 verlaufen und die Zerlegung des Körpergewichtes K in seine beiden Komponenten K'_1 und K_1 erfolgen muß, wie in dem untenstehenden Diagramm durchgeführt ist. In analoger Weise, wie beim Dreigelenkrahmen wird weiter die Richtung und Größe der Komponente K_2 gefunden, mit welcher das Schwungbein auf die Kreuzdarmbeinfugen wirkt, sowie die Größe und Richtung von K'_2, mit welcher das Schwungbein (*Sch*) auf die Symphyse wirkt. Da das Körpergewicht K und das Gewicht des Schwungbeines *Sch* gleichzeitig auf das Becken wirken, so müssen im Druckzentrum jeder Fuge die dort wirkenden Komponenten von K und *Sch* zu einer Resultierenden zusammengesetzt werden, im rechten Kreuzdarmbeingelenk also die Komponenten K_1 und K_2 zur Resultierenden R_1, im linken Kreuzdarmbeingelenk die Komponenten K'_1 und K_2 zur Resultierenden R und in der Symphyse die Komponenten K'_1 und K'_2 zur Resultierenden P. (Die Zusammensetzung der Resultierenden R ist der besseren Übersicht wegen mit den umgekehrt gerichteten Gegenkräften durchgeführt.) Die Resultierende P wirkt auf die Symphyse mit der Komponente reinen Druckes D und mit der Schubkomponente S.

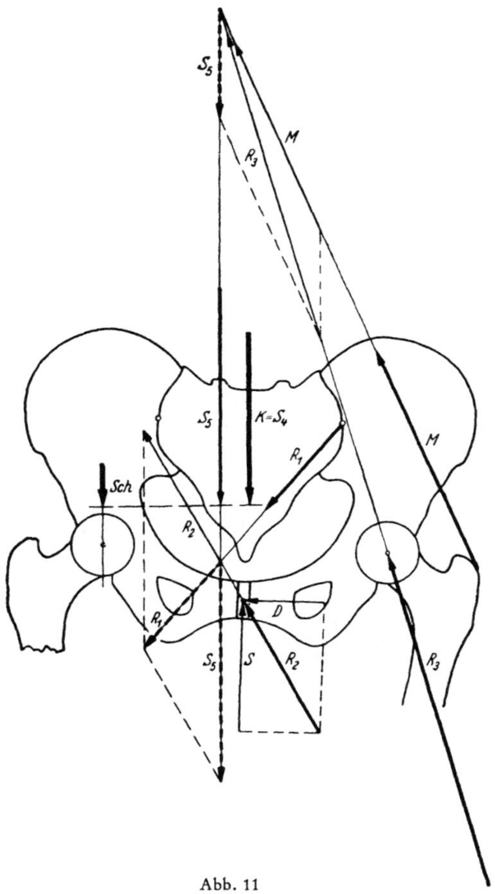

Abb. 11

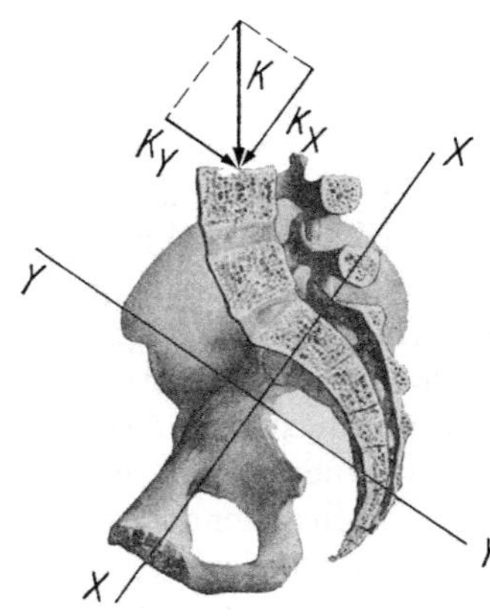

Abb. 12

Aus der Ableitung ergibt sich, daß die Symphyse während der Standbeinperiode des Ganges auf Druck und Schub beansprucht wird.

Will man, wie Lühken es in seiner Ableitung Abb. 7 versucht hat, die Beanspruchung des Symphyse nur aus den Kräften ableiten, die auf die Standbeinseite des Beckens wirken, so kann dies nur geschehen, wenn die im Kreuzdarmbeingelenk der Standbeinseite wirkende Resultierende R_1 schon bekannt ist. Die Richtung und Größe von R_1 muß also schon vorher ermittelt werden; am einfachsten auf dem in der vorstehenden Ableitung gezeigten Wege. Zunächst wird jetzt R_1 in der ermittelten Richtung und Größe im Druckzentrum der rechten Kreuzdarmbeinfuge eingezeichnet (Abb. 11). Dann wird die Lage und Größe des um das Schwungbein (*Sch*) vermehrten Oberkörpergewichtes *K*, die Kraft S_5, nach dem Hebelgesetz ermittelt und in die Zeichnung eingetragen. Im Schnittpunkt der Wirkungslinie von S_5 und R_1 wird die Größe und Richtung der Resultierenden R_2 gefunden, also der Kraft, welche durch die gemeinsame Belastung des Beckens von Oberkörper und Schwungbein in der Symphyse wachgerufen wird. Die auf diesem Wege gefundene Kraft R_2 muß mit der in der vorigen Ableitung (Abb. 10) gefundenen Kraft *P* nach Richtung und Größe übereinstimmen. R_2 wirkt ebenso wie *P* mit einer Komponente reinen Druckes *D* und einer Schubkomponente *S* auf die Symphyse, wobei in dieser Ableitung *D* den Druck angibt, der vom standbeinseitigen Ufer der Symphyse auf das schwungbeinseitige Ufer übertragen wird.

Die gleiche Abb. 11 wurde dazu benutzt, um die Kräfte darzustellen, welche das Becken über dem Hüftgelenk des Standbeines feststellen und vom Becken auf den Schenkelkopf des Standbeines übertragen werden. Hierzu wurde die Resultierende aus Körpergewicht *K* und Schwungbein *Sch* (S_5) im Schnittpunkt mit der Wirkungslinie der Abduktoren (*M*) in die Muskelkraft *M* und den Gelenkdruck R_3 zerlegt. (S_5, *M* und R_3 sind in halber Größe gezeichnet, um die Darstellung in der vorliegenden Größe zu ermöglichen.)

Alle bisherigen Ableitungen kranken daran, daß stets nur die Wirkung des Körpergewichtes in der Ringebene des Beckens verfolgt wurde. Da die Ringebene des Beckens *X—X*, deren Lage durch die drei Fugen bestimmt wird, gegen die Vertikale geneigt liegt (Abb. 12), die Körperschwere dagegen vertikal wirkt, so wirkt das Körpergewicht nur mit der Komponente K_x in der Ringebene *X—X*, während es mit einer zweiten Komponente K_y in der *Y—Y*-Ebene wirkt, die senkrecht auf der Ringebene steht[3]. Die Wirkung der Komponente K_y des Körpergewichtes ist aber ebenfalls von Bedeutung für die Beanspruchung der Fugen und darf nicht vernachlässigt werden. Aus diesem Grunde und außerdem, um die Beanspruchung des Beckens noch auf eine grundsätzlich andere Art zu untersuchen, die den Vorzug der Anschaulichkeit hat und ohne besondere Vorkenntnisse in der Statik verständlich ist, wurde noch die nachstehende Ableitung durchgeführt (Abb. 13—16).

Das Wesen dieser Ableitung besteht darin, daß aus den Verformungen, die das Becken bei *durchtrennter Symphyse* durch die äußeren Kräfte erleidet, auf die Beanspruchung der Fugen rückgeschlossen wird, die bei *geschlossener Symphyse* auftreten. Hierzu wird das Becken als ein auf Biegung beanspruchter Balken aufgefaßt, der entweder an beiden Enden unterstützt und in der Mitte belastet wird (Stand auf beiden Beinen) oder einseitig eingespannt ist (Stand auf einem Bein). Die Untersuchung wird durchgeführt für die Beanspruchung in der Ringebene *X—X* und in der Ebene senkrecht zur Ringebene *Y—Y* und in jeder Ebene erstens für den Stand auf beiden Beinen und zweitens für den Stand auf einem Bein.

In den Abb. 13 und 14 sind die Verformungen dargestellt, welche das Becken in der Ringebene erleidet. (In diesen sowie in allen folgenden Abbil-

[3] *K*, *Sch*, S_4 und S_5 stellen also in den vorhergehenden Ableitungen der Fugenkräfte nur die in die Ringebene des Beckens fallenden Komponenten dieser Kräfte dar.

dungen sind die Kräfte eingezeichnet, die bei geschlossener Symphyse, also auf die Fugen des nicht verformten Beckens wirken, dessen Kontur gestrichelt ist).

1. Beim Stand auf beiden Beinen treten in der Ringebene $X—X$ folgende Verformungen auf (Abb. 13):

Das Kreuzbein tritt tiefer und die beiden Beckenhälften verkanten sich in den Kreuzdarmbeinfugen derart, daß sich die Fugen oben verengen, unten erweitern. Die Schnittufer der Symphysenfuge weichen auseinander, ohne sich in vertikaler Richtung gegeneinander zu verschieben.

Aus den Verformungen ergibt sich, daß bei nicht durchtrennter Symphysenfuge in der Symphyse Zug auftritt, dem durch Druck in den Kreuzdarmbeinfugen Gleichgewicht gehalten wird.

2. Beim Stand auf einem Bein treten in der Ringebene $X—X$ die nachstehenden Verformungen auf (Abb. 14):

Die rechte Beckenhälfte steht fest. Das Kreuzbein, welches unmittelbar durch das Körpergewicht K_x und mittelbar durch das Gewicht des Schwungbeines belastet wird, verschiebt sich

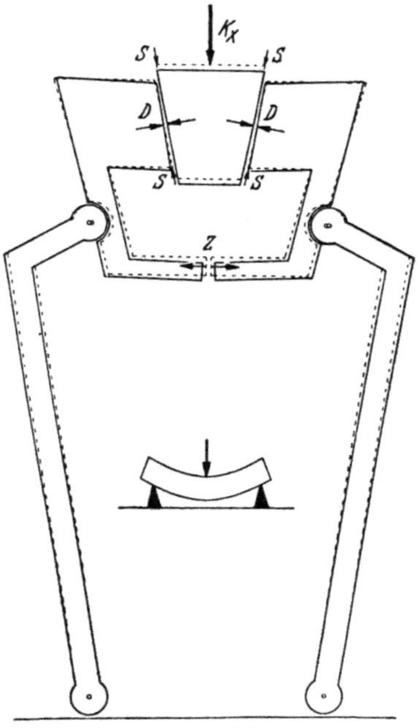

Abb. 13

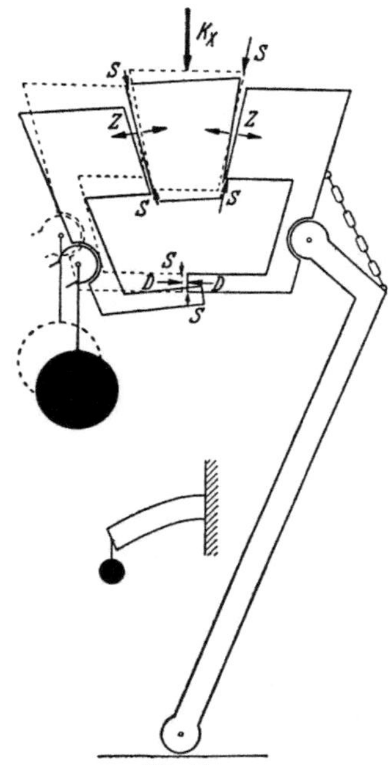

Abb. 14

gegen die feststehende rechte Beckenhälfte nach unten und verkantet sich gleichzeitig derart, daß sich die rechte Kreuzdarmbeinfuge oben öffnet und unten schließt. Die linke Beckenhälfte, die allein durch das Gewicht des Schwungbeines beansprucht wird, verschiebt sich gegen das Kreuzbein nach unten und verkantet sich im linken Kreuzdarmbeingelenk derart, daß sich die Fuge oben öffnet und unten schließt. Der linke Schambeinast tritt infolgedessen nach unten und wird nach rechts über den rechten Schambeinast hinausgeschoben.

Aus der Verformung ergibt sich, daß bei nicht durchtrennter Symphyse die Symphyse auf Druck und Schub beansprucht wird. Auch die Kreuzdarmbeinfugen werden auf Schub beansprucht und außerdem auf Zug, der aus Gleichgewichtsgründen die gleiche Größe haben muß, wie der Druck in der Symphysenfuge.

In den Abb. 15 und 16 sind die Verformungen dargestellt, welche das Becken in der Ebene senkrecht zur Ringebene $Y—Y$ erleidet.

1. Beim Stand auf beiden Beinen treten in der $Y—Y$-Ebene folgende Verformungen auf (Abb. 15):

Das Kreuzbein verschiebt sich nach unten und die Beckenteile verkanten sich in allen Fugen derart, daß sich sowohl die Kreuzdarmbeinfugen als auch die Symphysenfuge oben schließen und unten öffnen. In der Symphysenfuge tritt keine gegenseitige Verschiebung der Schnittufer auf.

Bei nicht durchtrennter Symphyse wird dementsprechend die Symphyse nur auf Biegung beansprucht, die im oberen Abschnitt Druckspannungen, im unteren Abschnitt Zugspannungen hervorruft. Die Symphyse wird nicht auf Schub beansprucht. Die Kreuzdarmbeinfugen werden ebenfalls auf Biegung beansprucht, die im oberen Abschnitt Druckspannungen, im unteren Abschnitt Zugspannungen bedingt; außerdem werden die Kreuzdarmbeinfugen auf Schub beansprucht.

2. Beim Stand auf einem Bein treten in der Y—Y-Ebene die nachstehenden Verformungen auf (Abb. 16):

Die rechte Beckenhälfte steht fest. Das Kreuzbein tritt nach unten und verkantet sich unter der gemeinsamen Last von Körpergewicht und Schwungbein derart gegen die festgestellte rechte

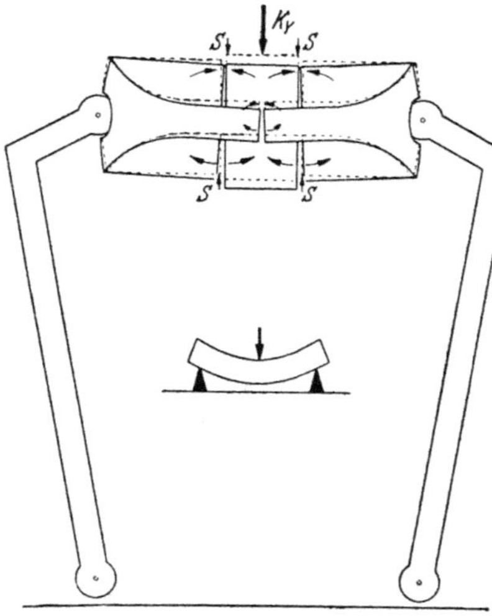

Abb. 15

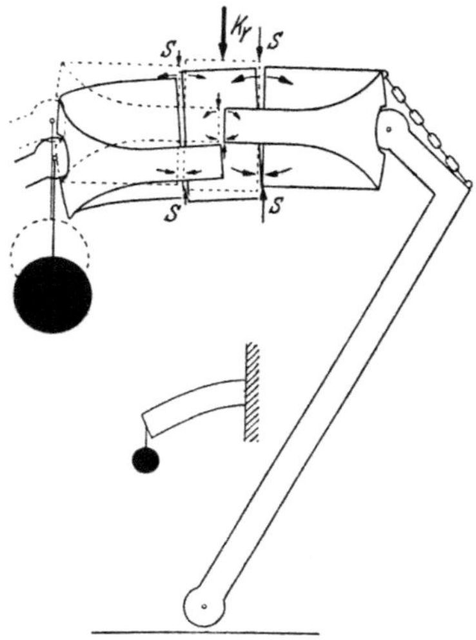

Abb. 16

Beckenhälfte, daß sich die rechte Kreuzdarmbeinfuge oben öffnet und unten schließt. Die linke Beckenhälfte verschiebt sich unter der Last des Schwungbeines gegen das Kreuzbein nach unten und verkantet sich derart, daß sich die linke Kreuzdarmbeinfuge oben öffnet und unten schließt. Da das Schwungbein räumlich vor den beiden Kreuzdarmbeingelenken liegt, so tritt in diesen außerdem noch eine Verdrillung in sagittaler Ebene auf, und zwar in der Art, daß sich das linke Ufer jeder Kreuzdarmbeinfuge oben nach vorne und unten nach hinten verdreht. Die Verschiebung, Verkantung und Verdrillung in den Kreuzdarmbeinfugen hat zur Folge, daß sich das linke Symphysenufer gegen das rechte stark nach unten verschiebt. Außerdem tritt infolge der Verkantung in den Kreuzdarmbeinfugen eine entsprechende Verkantung der Symphysenufer gegeneinander auf, wodurch die Symphysenufer oben auseinanderweichen und sich unten nähern.

Bei geschlossener Symphyse wird infolgedessen das Symphysengewebe in hohem Maße auf Schub beansprucht und außerdem auf Biegung, wobei jetzt aber die Zugspannungen im oberen, die Druckspannungen im unteren Abschnitt auftreten. In geringerem Maße werden auch die Kreuzdarmbeinfugen auf Schub beansprucht, ebenso auf Biegung, die auch hier im oberen Abschnitt Zugspannungen und im unteren Abschnitt Druckspannungen hervorruft. Eine Verdrillungsbeanspruchung in den Kreuzdarmbeinfugen wird dagegen durch den Schluß der Symphyse verhindert. In keiner Fuge tritt eine Zug- oder Druckkraft auf.

Ein vollständiges Bild der in den Fugen auftretenden Beanspruchungen ergibt sich erst aus der Überlagerung der durch die gleichzeitige Beanspruchung in beiden Ebenen hervorgerufenen Beanspruchungsarten:

1. Beim Stand auf beiden Beinen tritt in der Symphysenfuge Zug- und Biegebeanspruchung auf. Infolge der Überlagerung der Zugbeanspruchung durch Biegebeanspruchung ist es möglich, daß auch beim Stand auf beiden

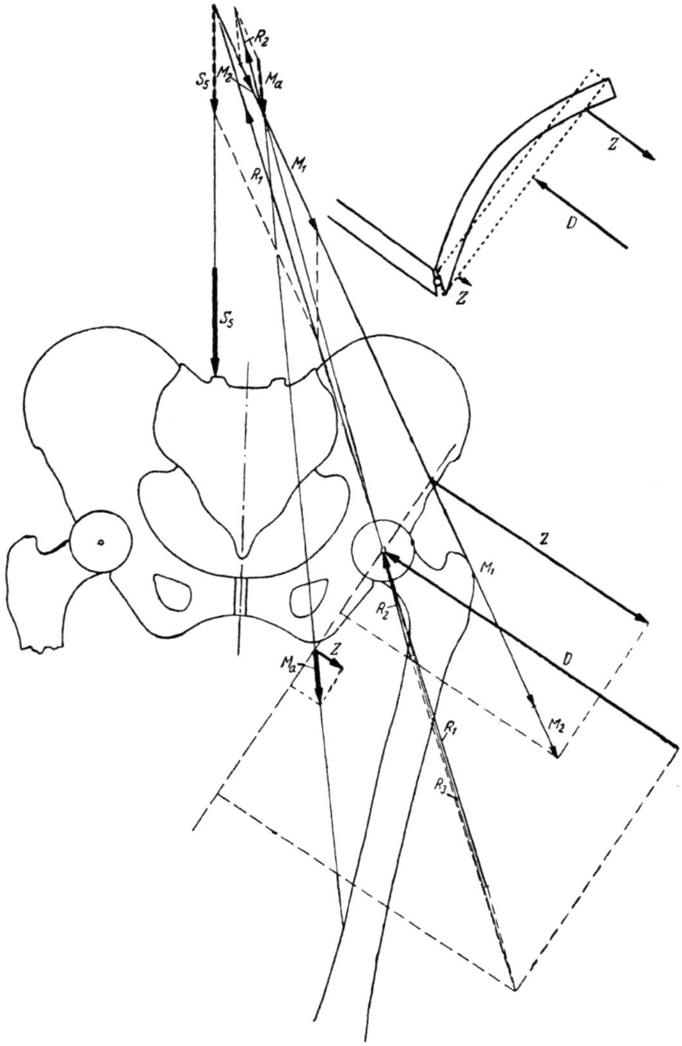

Abb. 17

Beinen trotz der Zugbeanspruchung im oberen Abschnitt der Symphyse Druckspannungen auftreten.

2. Während der Standbeinperiode des Ganges tritt in der Symphyse hoher Schub in zwei aufeinander senkrecht stehenden Richtungen gleichzeitig auf; ferner Druck- und Biegebeanspruchung, die zu Zugspannungen im oberen, zu Druckspannungen im unteren Abschnitt führt. Infolge der Überlagerung der

Druckbeanspruchung mit Biegebeanspruchung können im oberen Teil der Symphyse auch Zugspannungen auftreten, also in dem Teil der Symphyse, in welchem beim Stand auf beiden Beinen Druckspannungen auftreten können.

Die Ableitung lehrt demnach, daß die Symphyse auf Schub beansprucht wird und infolge des Wechsels der Beanspruchungsarten beim Stehen und Gehen außerdem überall abwechselnd auf Druck und auf Zug.

Im histologischen Bild der Symphyse ist auf Grund der ermittelten Art der Beanspruchung folgende Gewebsbildung zu erwarten:

1. Fibrillenzüge, die schräg von einem Ufer zum gegenüberliegenden Ufer nach allen Richtungen des Raumes verlaufen und zur Aufnahme der Schubspannungen dienen.
2. Fibrillenzüge, die vorwiegend in horizontaler Richtung die beiden Symphysenufer verbinden und zur Aufnahme der Zugspannungen dienen.
3. Knorpelgewebe zur Aufnahme der Druckspannungen.

Da das histologische Bild dem entspricht, so besteht kein Widerspruch zwischen der ermittelten Beanspruchung und der Gewebsbildung.

Der zweite Einwurf von LÜHKEN, daß die Verformung des osteomalazischen Beckens nicht zu verstehen sei, wenn die Symphyse auf Zug beansprucht ist, ist nicht stichhaltig, weil er auf der unzutreffenden Voraussetzung fußt, daß die Beanspruchung der Symphyse und die Verformung des erweichten Beckens durch die gleichen Kräfte, also durch seitlichen Druck, hervorgerufen wird.

Die Beanspruchung der Symphyse, auch ihre Druckbeanspruchung beim Stand auf einem Bein, wurde in sämtlichen Ableitungen unabhängig von der Beanspruchung des Beckens durch den Schenkelkopf gefunden. Sie ist auch unabhängig von der Beanspruchung des Beckens durch den Schenkelkopf, weil der seitliche Druck des Schenkelkopfes gegen das Becken durch eine Kräftegruppe hervorgerufen wird, die auf eine Hälfte des Beckens beschränkt ist und nicht auf die andere Beckenhälfte übergreift, infolgedessen auch keinen Einfluß auf die Beanspruchung der Symphyse hat. Diese Kräftegruppe wird gebildet von den Muskeln, welche das Becken während der Standbeinperiode des Ganges über dem Schenkelkopf des Standbeines feststellen und der Reaktionskraft im Hüftgelenk, wie aus der graphischen Darstellung Abb. 17 hervorgeht.

Der Körperschwere S_5 wird Gleichgewicht gehalten durch die Abduktoren M_1 und die Reaktionskraft im Hüftgelenk R_1. Da bei der Stabilisierung des Beckens über dem Hüftgelenk in der Sagittalebene auch noch die Adduktoren M_a mitwirken, so wird der Druck im Hüftgelenk noch erhöht um die Größe R_2, so daß der gesamte Gelenkdruck in der Standbeinperiode des Ganges die Größe R_3 erreicht. Dieser hohe Gelenkdruck wirkt mit der Komponente D als Druck gegen die beiden Zugkomponenten Z auf das Becken, ohne die Symphyse irgendwie zu beanspruchen und muß das erweichte Becken in der gleichen Art verformen, wie oben an einem Balken vereinfacht dargestellt ist. In ähnlicher Weise wirkt auch der Muskeltonus im Liegen, wo der Druck im Hüftgelenk durch die antagonistische Wirkung der Abduktoren M_1 und Adduktoren M_a hervorgerufen wird, der allerdings wesentlich kleiner ist, aber ununterbrochen wirkt.

Hieraus ergibt sich, daß die Verformung des erweichten Beckens durch Kräfte erfolgt, die keinen Einfluß auf die Beanspruchung der Symphyse haben und daß infolgedessen auch kein direkter Zusammenhang zwischen der Verformung des erweichten Beckens und der Beanspruchung der Symphyse besteht.

4. Die Bedeutung der Bauprinzipien des Stütz- und Bewegungsapparates für die Beanspruchung der Röhrenknochen*

Erster Beitrag zur funktionellen Anatomie und kausalen Morphologie des Stützapparates

Mit 38 Abbildungen

In der Lehre von der funktionellen Gestalt und Struktur des Knochens hat Roux abgeleitet, daß der Knochen mit größter Materialersparnis gebaut ist, so daß beim menschlichen Stützapparat die gleiche Grundforderung erfüllt ist, wie bei den Bewegungsmaschinen der Technik. Die Bedeutung der Leichtbauweise für Bewegungsmaschinen besteht, abgesehen von der Kostenersparnis, darin, daß durch eine Gewichtsverminderung jener Energiebedarf reduziert wird, der allein zur Überwindung des Eigengewichtes, der Massenkräfte und Reibung erforderlich ist und für die Leistung der Maschine verloren geht. Die Leichtbauweise ist für den menschlichen Stütz- und Bewegungsapparat von erhöhter Bedeutung, weil bei diesem der unproduktive Energieaufwand weit größer ist, als bei technischen Maschinen und zwar deshalb, weil der Muskel nicht nur bei der Bewegung der Glieder Energie verbraucht, sondern auch beim Halten von Lasten, was bei einem Kran z. B. nicht der Fall ist; ferner, weil auch die Erhaltung des Knochenmaterials mit Energieverbrauch verbunden ist im Gegensatz zu den Baustoffen der Technik.

Nach der Rouxschen Lehre ist der Knochen mit größter Materialersparnis gebaut, weil seine Gestalt und innere Struktur bis ins Feinste an seine maßgebende Beanspruchung angepaßt ist. Aber selbst, wenn der Nachweis voll gelungen wäre, daß beim Knochen die geforderte Festigkeit für seine maßgebende, also für eine ganz bestimmte Beanspruchung, mit einem Minimum an Material erreicht ist, so ist damit noch keineswegs erwiesen, daß das Skelet einen ausgesprochenen Leichtbau darstellt, weil für den Materialbedarf eines Bauelementes nicht nur seine eigene Bauweise ausschlaggebend ist, vielmehr ebenso die Größe der Beanspruchung, die das Bauelement innerhalb der Gesamtkonstruktion erfährt. Es ist ja ohne weiteres verständlich, daß ein Maschinenelement bei jeder, auch der günstigsten Bauart, um so leichter ausgeführt werden kann, je kleiner die Beanspruchung ist, die es bei der Funktion der Maschine erfährt. Die Größe der Beanspruchung der einzelnen Maschinenelemente kann aber, unbeschadet der Leistung der Maschine, durch die Anwendung entsprechender Konstruktionsprinzipien beim Aufbau der Maschine

---

* Vortrag auf der Anatomentagung zu Bonn (1946). — Z. Anat. Entwickl. Gesch. **114**, 129—166 (1948).

weitgehend reduziert werden. Infolgedessen wird der Materialbedarf eines Maschinenelementes nicht nur durch seine eigene Bauweise, sondern ebenso durch die Bauart der ganzen Maschine bestimmt. Zur Klärung der Frage, ob der Stütz- und Bewegungsapparat einen Leichtbau darstellt, müssen deshalb zwei Fragen beantwortet werden, und zwar 1. ob der einzelne Knochen für seine maßgebende, d. h. für eine bestimmte Beanspruchung mit einem Minimum an Material gebaut ist und 2. ob die Beanspruchung des Knochens durch die spezielle Bauart des Stütz- und Bewegungsapparates möglichst klein gehalten ist.

Während die erste Frage durch die grundlegenden Rouxschen Untersuchungen bereits in bejahendem Sinne beantwortet wurde, ist die zweite Frage bisher noch nicht aufgeworfen worden. Sie bildet den Gegenstand der weiteren Ausführungen.

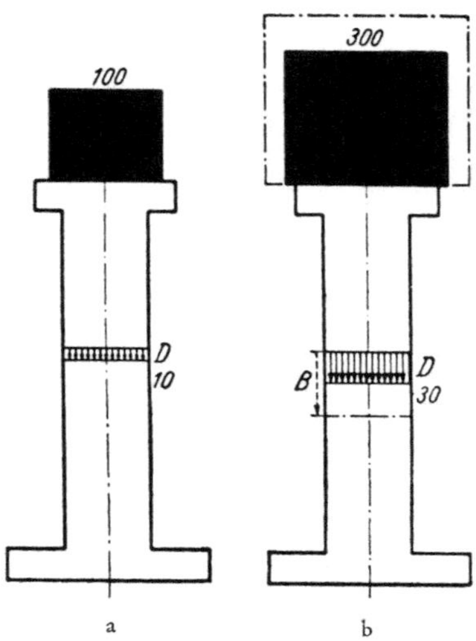

Abb. 1 a u. b. Erhöhung der Beanspruchung durch Vergrößerung der Last

Da die diesbezügliche Untersuchung auf theoretischen Überlegungen aufgebaut werden muß, die dem Mediziner im allgemeinen weniger geläufig sind, so will ich zunächst auf einige Grundtatsachen kurz eingehen, die die Voraussetzung für das Verständnis der Ableitung bilden und versuchen, durch eine möglichst vereinfachte und anschauliche Darstellung die Vorstellung zu erleichtern. Von den Grundtatsachen ausgehend, werde ich dann die entsprechenden Prinzipien ableiten, darauf ihre praktische Auswertung an einer technischen Konstruktion zeigen und zuletzt ihre Verwirklichung im Stütz- und Bewegungsapparat erläutern.

Wenn eine Säule belastet wird, so treten Spannungen in ihr auf, welche der Last Gleichgewicht halten. Die Spannungen sind um so größer, je größer die Last ist. Wird das Gewicht der Last immer weiter erhöht, so erreichen die Spannungen die Größe der Bruchspannung und die Säule bricht. Die Spannungen, die bei einer tragenden Säule praktisch auftreten, müssen deshalb in jedem Falle viel kleiner sein, als die Bruchspannung und sie müssen um so kleiner sein, je größer die Bruchsicherheit sein muß. Soll die Säule z. B. mit sechsfacher Sicherheit gebaut sein, so darf die bei der Belastung auftretende Spannung, d. h. die „zulässige" Spannung, nur $^1/_6$ der Bruchspannung betragen.

In der Abb. 1 ist die Größe der gleichmäßigen Druckspannungen, die durch die Last hervorgerufen werden, vom Querschnitt aus nach unten aufgetragen und durch die Größe der Pfeile für jede Stelle des Querschnittes maßstäblich angegeben. Bei einer Last von 100 kg beträgt bei den gewählten Abmessungen der Säule die Größe der gleichmäßigen Druckspannungen 10 kg/cm², bei einer Last von 300 kg beträgt sie 30 kg/cm². Die Bruchspannung, die bei 60 kg/cm² liegen soll, ist durch die gestrichelte Linie angegeben. Die Säule Abb. 1 a ist demnach mit sechsfacher Sicherheit, die Säule Abb. 1 b mit zweifacher Sicherheit gebaut. Bei erforderlicher sechsfacher Sicherheit hat die „zulässige" Spannung die Größe von 10 kg/cm².

Für die Bruchgefährdung ist allein die größte, an irgendeiner Stelle der Säule auftretende Spannung maßgebend. Die Größenverteilung der Spannungen über den Querschnitt hat keinen Einfluß auf die Bruchgefährdung. Deshalb ist bei den beiden Säulen Abb. 2a und 2b die Bruchgefährdung gleich groß, obschon bei der auf Biegung beanspruchten Säule Abb. 2b nur die höchste Randspannung an der Druckseite die Größe von 30 kg/cm² hat, während bei der Säule Abb. 2a die Druckspannungen an jeder Stelle des Querschnittes 30 kg/cm² betragen. Die höchste Randspannung ist deshalb für die Bruchgefährdung allein maßgebend, weil durch den ersten kleinen Einriß in der Randfaser der tragende Querschnittsdurchmesser verkleinert wird und gleichzeitig eine wesentliche Spannungserhöhung an der Kerbspitze auftritt. Infolgedessen übersteigen die Spannungen am Kerbgrund die Größe, die zum ersten Einriß führte. Hierdurch dringt der Riß weiter vor und je weiter er fortschreitet, um so kleiner wird der Durchmesser, um so höher werden die Spannungen am Kerbgrund, um so schneller schreitet die Zusammenhangstrennung fort. Die spannungserhöhende Wirkung des ersten Einrisses in der Randfaser, die „Kerbwirkung", ist im spannungsoptischen Versuch Abb. 3 veranschaulicht.

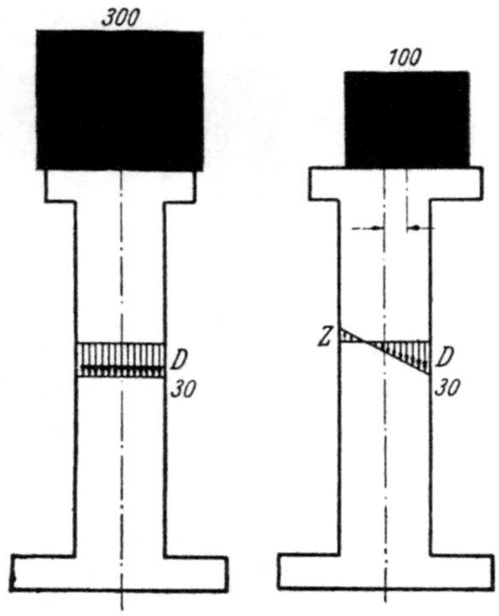

Abb. 2a u. b. Gleiche Größe der Beanspruchung trotz ungleicher Spannungsverteilung

Das spannungsoptische Verfahren beruht auf der Möglichkeit, mit Hilfe von zirkular polarisiertem Licht die Größe und die Verteilung der Spannungen in durchsichtigen Modellen direkt sichtbar zu machen. In den Abbildungen entspricht jeder schwarzen Linie eine bestimmte Spannungsgröße. In der mit Null bezeichneten Linie wirken keine Spannungen; sie gibt also die Lage der neutralen Faser an. In der ersten Linie neben der Null-Linie haben die Spannungen eine bestimmte Größe. In jeder folgenden Linie beträgt die Größe der Spannungen ein Vielfaches der Spannungsgröße in der ersten Linie, und zwar haben die Spannungen in der zweiten Linie die doppelte Größe, wie in der ersten Linie, in der dritten Linie die dreifache und in der fünften Linie die fünffache Größe. Durch einfaches Abzählen der Linien von der Null-Linie beginnend läßt sich also die Größe der in den einzelnen Linien auftretenden Spannungen ohne weiteres ermitteln. Entspricht z. B. der ersten Linie neben der Null-Linie eine Spannungsgröße von 10 kg/cm² und liegt am Rande des Modells die fünfte Linie von der Null-Linie aus gerechnet, so hat die höchste Randspannung die Größe von 50 kg/cm². Bei dem für das Modell Abb. 3 gewählten Material ist, wie bei Gußeisen, die Zugfestigkeit wesentlich kleiner als die Druckfestigkeit, so daß bei Biegebeanspruchung nach Überschreiten der Bruchgrenze der erste Einriß in der Randfaser an der Zugseite auftritt. Um den Einfluß der Kerbe verfolgen zu können, wurde der exzentrische Druck so klein gewählt, daß die höchste Spannung bei allen vier Versuchen auch am Kerbgrund unterhalb der Bruchgrenze blieb. Die Abb. 3a zeigt den Stab ohne Kerbe. Die größte Randspannung beträgt an der Zugseite etwa 45 kg/cm², an der Druckseite etwa 73 kg/cm². Die kleine Kerbe an der Zugseite (Abb. 3b) hat zur Folge, daß die Zugspannung am Kerbgrund auf über 70 kg/cm² steigt, während die höchste Randspannung an der Druckseite durch die Kerbe auf etwa 80 kg/cm² erhöht wird. Die Vertiefung der Kerbe (Abb. 3c) erhöht die Spannung an der Kerbspitze auf über 90 kg/cm², in der Randfaser der Druckseite auf 97 kg/cm² und bei einer weiteren Vertiefung der Kerbe (Abb. 3d) steigt die Spannung am Kerbgrund auf über 120 kg/cm², an der Druckseite auf etwa 123 kg/cm². Würde die Kerbe in der Randfaser nicht künstlich mit einer Laubsäge angebracht worden sein, sondern infolge einer Erhöhung der Beanspruchung über die Bruchgrenze hinaus aufgetreten sein, so würde sich der Einriß sofort über den ganzen Querschnitt ausgedehnt und augenblicklich zur völligen Zusammenhangstrennung geführt haben.

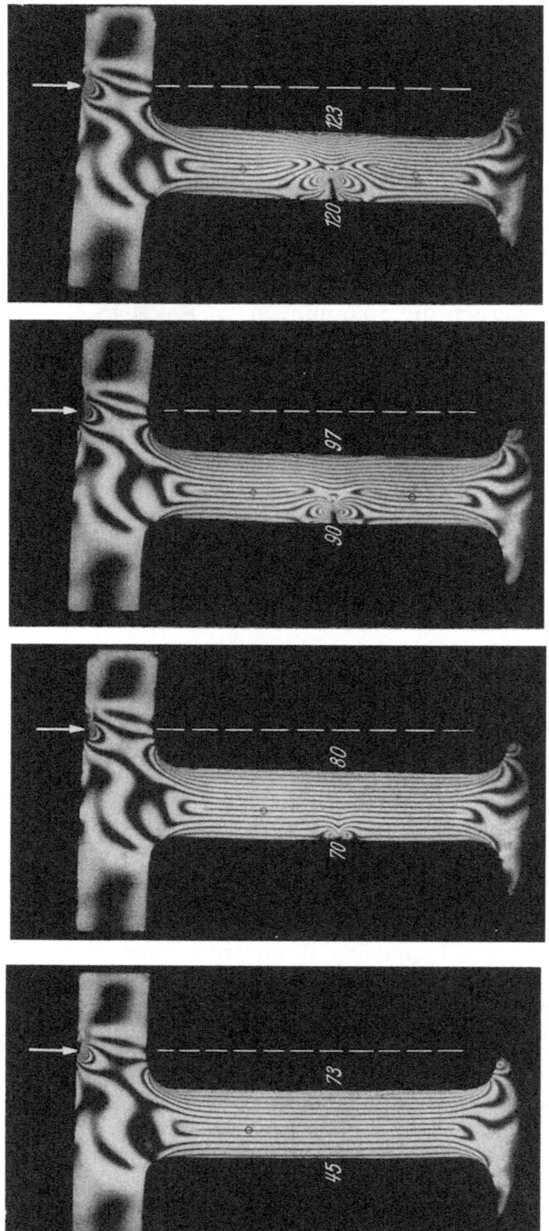

a b c d

Abb. 3 a—d. Spannungserhöhung infolge von Kerbwirkung, veranschaulicht im spannungsoptischen Versuch

Bei der gleichen Last sind die Spannungen um so kleiner, je größer der Durchmesser der Säule ist, weil die Größe der Spannungen durch den Quotienten Kraft : Fläche bestimmt wird. Infolgedessen können zu große Spannungen durch eine Vergrößerung des Durchmessers verkleinert und auf die Größe der „zulässigen“ Spannung gesenkt werden. Je größer die Spannungen sind, die durch die Last in der Säule hervorgerufen werden, um so dicker muß also die Säule sein, um so mehr Material ist bei der gleichen Bruchsicherheit erforderlich.

Bei der Säule Abb. 4 a werden durch die Last von 300 kg Druckspannungen von 30 kg/cm² hervorgerufen. Durch eine entsprechende Vergrößerung des Durchmessers der Säule (Abb. 4 b) werden die Spannungen auf die Größe der zulässigen Spannung von 10 kg/cm² gesenkt.

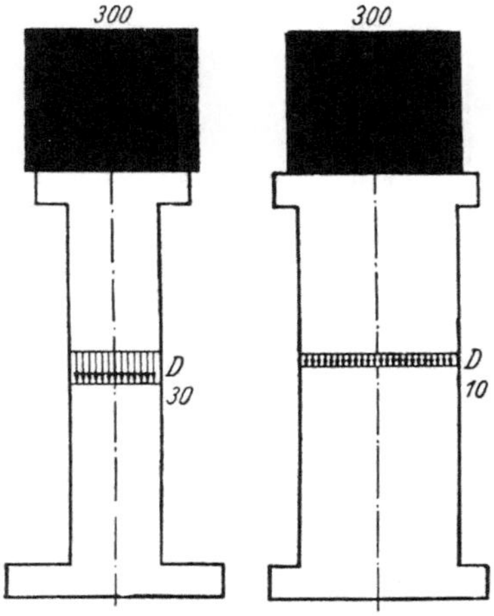

a b

Abb. 4 a u. b. Verkleinerung der Beanspruchung durch Querschnittsvergrößerung

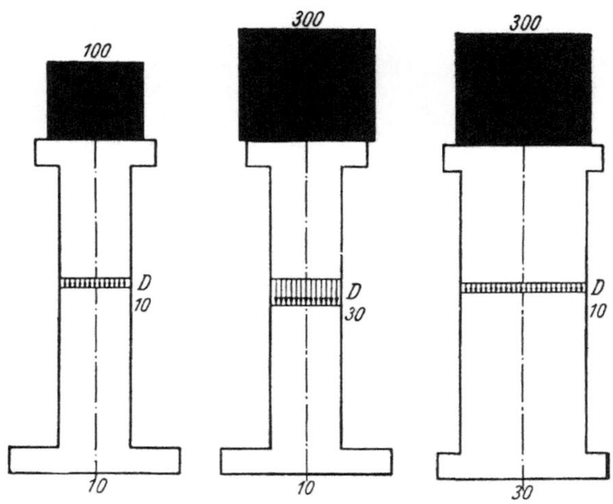

a b c

Abb. 5 a—c. Reduzierung der durch eine größere Last bedingten Erhöhung der Beanspruchung auf ihre alte Größe durch Vergrößerung des Querschnittes

Die Größe der Spannungen und damit des Materialbedarfs wird also erstens durch die *Größe der Last* bestimmt. Je größer die Last ist, um so größer sind die Spannungen. Wird das Gewicht der Last verdreifacht (Abb. 5 b), so haben auch die Spannungen die dreifache Größe und steigen von 10 kg/cm² auf 30 kg/cm². Um die Spannungen wieder auf die Größe der zulässigen Spannung von 10 kg/cm² zu senken, muß der Durchmesser der Säule entsprechend vergrößert werden (Abb. 5 c). Hierdurch steigt das Gewicht der Säule von 10 kg auf 30 kg.

Die Größe der Spannungen wird zweitens bestimmt durch die *Lage der Last*. Liegt die Last genau über der Mitte der Säule, so daß ihre Wirkungslinie mit der Säulenachse zusammenfällt, so wird die Säule rein auf Druck beansprucht (Abb. 6 a). Die Druckspannungen sind gleichmäßig über den Querschnitt verteilt und haben überall dieselbe Größe. Liegt die gleiche Last aber nur ein wenig seitlich gegen die Säulenachse verschoben (Abb. 6 b), so steigt die höchste Randspannung schon auf den dreifachen Wert, von 10 kg/cm² auf 30 kg/cm², also auf die gleiche Höhe, wie bei der dreifachen Last ohne Verschiebung (Abb. 5 b). Bei etwas größerer Verschiebung steigt die höchste Randspannung schon auf den zwölffachen Wert, von 10 kg/cm² auf 120 kg/cm² (Abb. 6 c). Allein die Verschiebung der Last hat eine so rapide Spannungserhöhung zur Folge, weil die Säule durch die exzentrisch gelagerte Last nicht nur auf Druck, sondern gleichzeitig auf Biegung beansprucht wird und weil die Biegespannungen mit Vergrößerung des Abstandes der Last, also mit

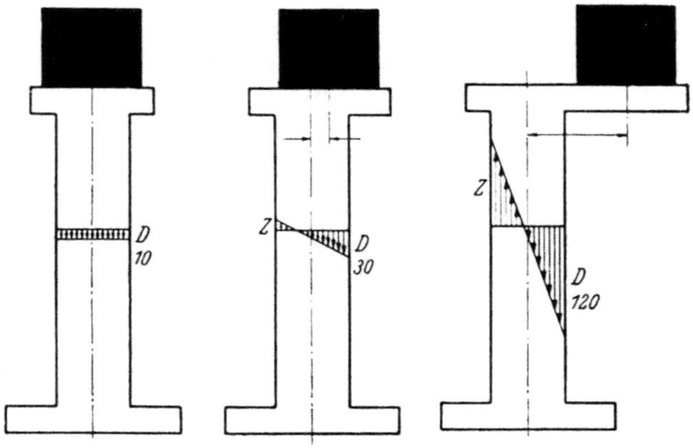

a b c

Abb. 6 a—c. Vergrößerung der Beanspruchung durch exzentrische Lage der Last (überlagerte Biegung)

zunehmender Länge des Hebelarmes, unter welchem die Last auf die Säule wirkt, sehr schnell und sehr stark an Größe zunehmen. Und da die höchste Spannung für die Bruchgefährdung maßgebend ist, so steigt allein schon durch die kleine Verschiebung der Last das Gewicht der Säule von 10 kg auf 23 kg bei der gleichen Bruchsicherheit (Abb. 7 b) und bei einer etwas stärkeren

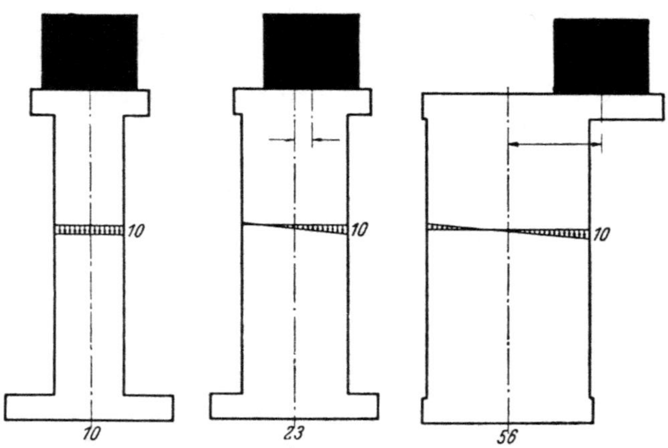

a b c

Abb. 7 a—c. Reduzierung der Beanspruchung auf die ursprüngliche Größe durch Vergrößerung des Querschnittes

Verschiebung der Last muß eine Säule von gleicher Bruchsicherheit schon ein Gewicht von 56 kg, also nahezu das sechsfache Gewicht der ursprünglichen Säule haben (Abb. 7 c).

Rückschließend ergibt sich aus dem Gesagten, daß der Materialbedarf auf zweifache Weise verringert werden kann und zwar erstens durch Verkleinerung des Gewichtes der Last und zweitens durch Verkleinerung des Hebelarmes der Last, d. h. durch eine entsprechende Änderung der Lage der Last. Beide Möglichkeiten, den Materialbedarf zu verringern, haben aber nur theoretische

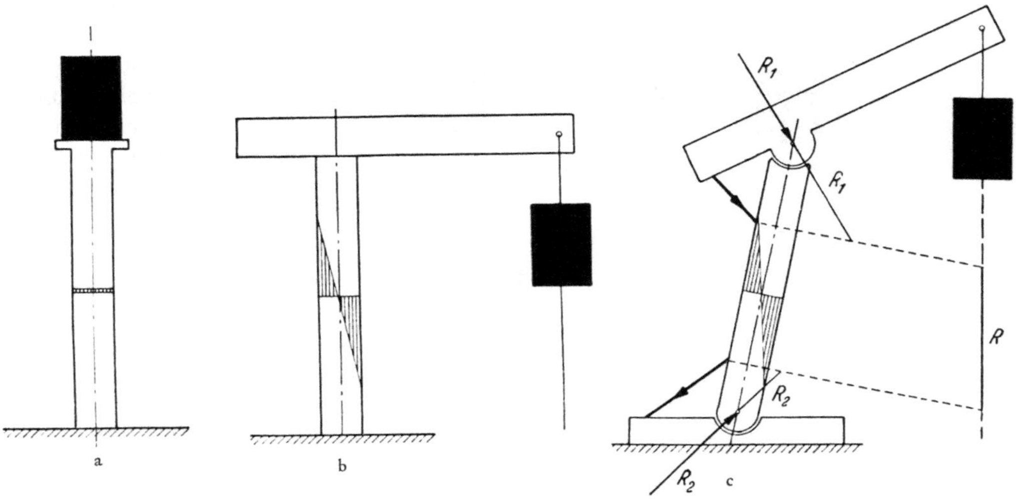

Abb. 8 a—c. Beispiel für die Abhängigkeit der Beanspruchungsart vom Zweck der Konstruktion

Bedeutung und können praktisch nicht ausgenutzt werden, weil Größe und Lage der Last durch den Zweck der Maschine bestimmt werden, so daß bei allen Tragkonstruktionen die Größe und Lage der Last gegeben ist und zu den

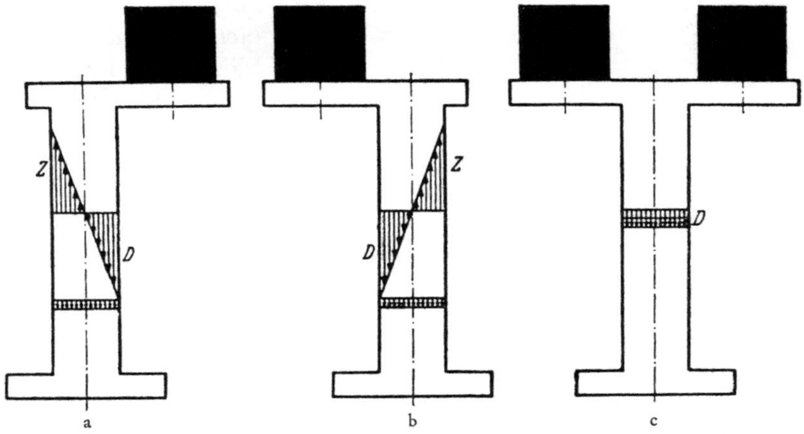

Abb. 9 a—c. Herabsetzung der Beanspruchung durch eine zusätzliche Last (Gegenbiegung)

Voraussetzungen gehört, denen die Konstruktion angepaßt sein muß. So kann z. B. nur bei einer Säule, die lediglich zum Tragen einer Last dient, die Last über der Mitte der Säule liegen und diese rein auf Druck beanspruchen (Abb. 8 a). Beim Kran dagegen, der zum Heben einer Last bestimmt ist, muß der Querbalken einseitig verlängert sein, allein schon, damit die Last neben der Säule des Krans Platz hat (Abb. 8 b) und je nach dem Verwendungszweck des Kranes muß die Ausladung eine verschiedene und stets bestimmte Größe haben. Das Gleiche gilt noch in erhöhtem Maße für die einfachste Maschine zum Verlagern einer Last, z. B. einem Wippkran mit beweglichen Bauelementen (Abb. 8 c). Die große Biegebeanspruchung, welche die Säule des Krans beim starren und beweglichen System durch die Last erfährt, ist also unabänderlich, weil die Lage der Last durch den Zweck des Krans bestimmt wird.

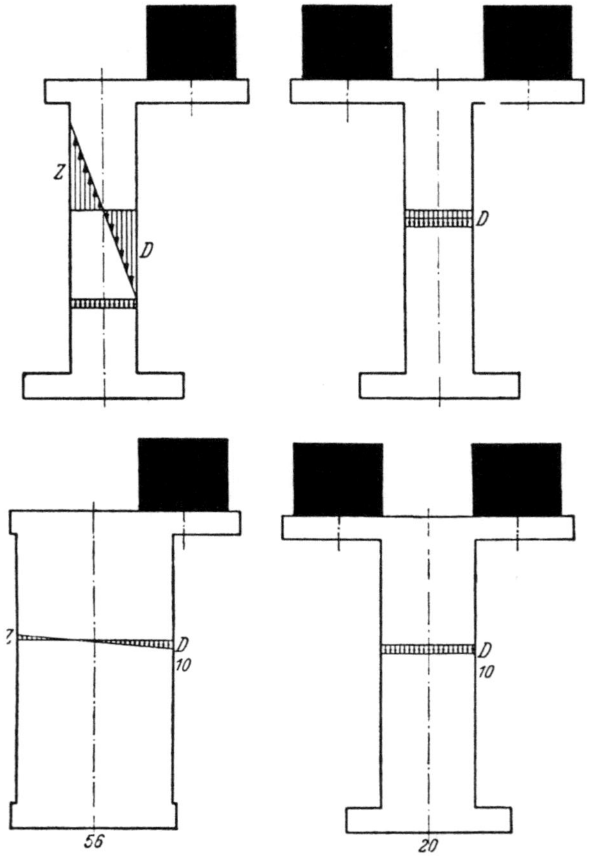

Abb. 10 a u. b. Verkleinerung der Beanspruchung durch eine Gegenlast und die hierdurch bedingte Materialersparnis

Aber auch, wenn die Größe und Lage der Last und damit die Art der Beanspruchung nicht geändert werden kann, gibt es doch eine Möglichkeit, die Spannungen, die durch die Biegebeanspruchung hervorgerufen werden, herabzusetzen und dadurch den Materialbedarf zu verringern, und zwar deshalb, *weil Biegung durch Gegenbiegung verkleinert werden kann.* Diese Möglichkeit liegt in der Eigenart der Spannungsverteilung bei Biegebeanspruchung begründet, und zwar darin, daß bei Biegebeanspruchung in der einen Hälfte des Querschnittes Druckspannungen, in der anderen Zugspannungen auftreten. Liegt die Last, wie bei der Säule Abb. 9 a nach rechts von der Säulenachse verschoben, so treten die Druckspannungen aus der Biegung in der rechten Hälfte, die Zugspannungen in der linken Hälfte des Querschnittes auf. Liegt die Last umgekehrt links von der Säulenachse, so treten die Druckspannungen aus der Biegung in der linken Hälfte, die Zugspannungen in der rechten Hälfte auf (Abb. 9 b). Werden nun beide Lasten gleichzeitig aufgelegt, so heben sich in jeder Hälfte der Säule die Druck- und Zugspannungen aus der Biegung auf und es bleiben nur die kleinen gleichmäßigen Druckspannungen übrig, die durch beide Lasten hervorgerufen werden (Abb. 9 c). Die Summe dieser reinen Druckspannungen ist aber wesentlich kleiner, als die höchste Druckspannung, die bei einer einzigen Last infolge der Biegung und des Druckes auftritt[1]. Infolgedessen wird auch der Materialbedarf durch das Gegengewicht stark herabgesetzt. Obschon die Last doppelt so groß ist, kann die Säule wesentlich

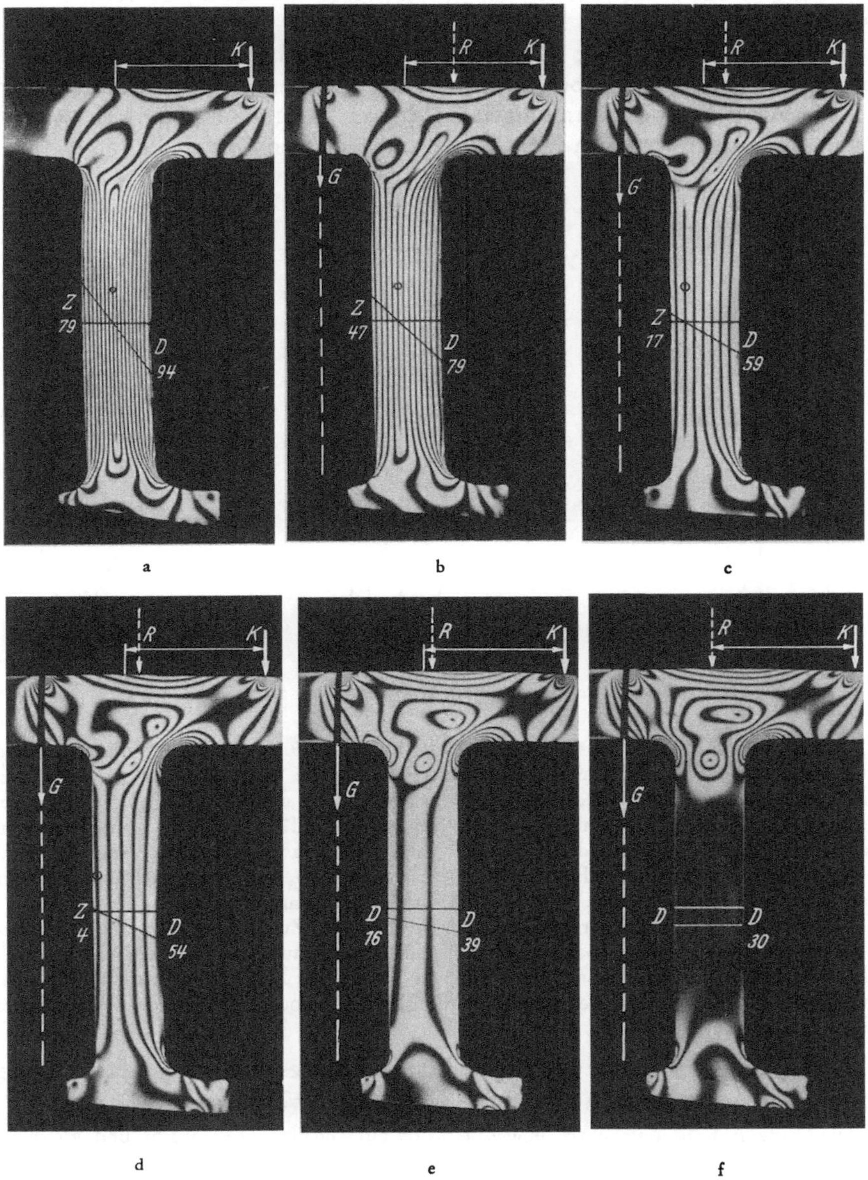

Abb. 11 a—f. Die beanspruchungsherabsetzende Wirkung einer Zuggurtung, veranschaulicht in einer spannungsoptischen Versuchsreihe

[1] Um die Wirkung der Gegenbiegung möglichst anschaulich darzustellen, wurde für das Gegengewicht die gleiche Größe und der gleiche Abstand von der Säulenachse gewählt, so daß Biegung und Gegenbiegung die gleiche Größe haben und sich vollständig gegeneinander aufheben.

schwächer dimensioniert werden bei der gleichen Bruchsicherheit. Bei einer zulässigen Spannung von 10 kg/cm² hat die Säule, die durch *eine* Last beansprucht wird, ein Gewicht von 56 kg (Abb. 10 a), während sie bei der Beanspruchung durch *beide* Lasten nur ein Gewicht von 20 kg zu haben braucht (Abb. 10 b).

Eine analoge Wirkung wie das Gegengewicht hat eine *Zuggurtung*, d. h. ein Zugseil, das an derselben Stelle mit der gleichen Kraft nach unten wirkt. Die Herabsetzung der Spannungen durch eine Zuggurtung läßt sich besonders gut im spannungsoptischen Versuch veranschaulichen (Abb. 11).

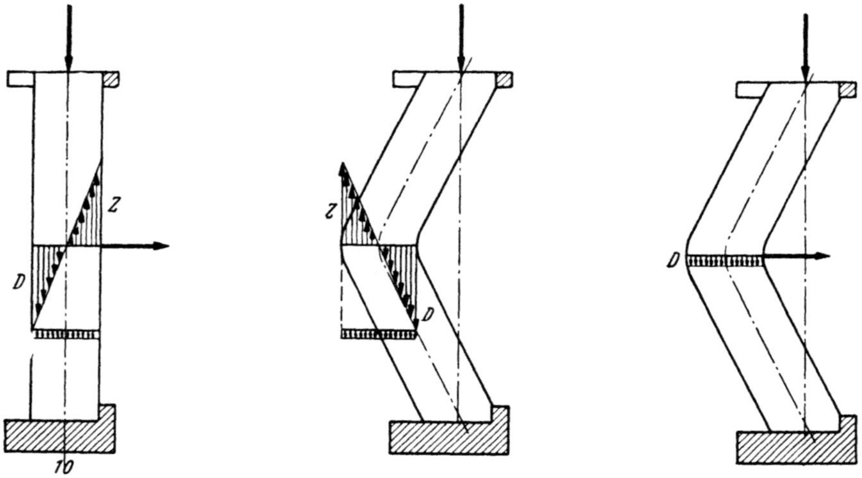

a b c

Abb. 12 a—c. Verkleinerung der Beanspruchung durch Krümmung der Säulenachse (Gegenbiegung)

Die erste Säule Abb. 11 a wird durch die exzentrische Kraft *K* auf Druck und Biegung beansprucht. Die mit Null bezeichnete neutrale Faser, in der keine Spannungen wirken, liegt aus der Mitte nach links gegen die Zugseite verschoben, weil die Biegespannungen durch reine Druckspannungen überlagert sind. Die größte Spannung, die für die Größe der Beanspruchung allein maßgebend ist, tritt an der Druckseite in der Randfaser auf und hat die Größe von 94 kg/cm². Vom zweiten Versuch ab wirkt eine Zuggurtung *G*, und zwar zunächst mit geringer Kraft (Abb. 11 b). Durch diese wird die höchste Druckspannung schon von 94 kg/cm² auf 79 kg/cm² herabgesetzt. Mit Vergrößerung der Kraft in der Zuggurtung (Abb. 11 c—f) nimmt die Größe der höchsten Druckspannung fortschreitend ab bis auf 30 kg/cm², ein Wert, der nicht mehr unterschritten werden kann, weil bei diesem Versuch die Biegung durch die Gegenbiegung der Zuggurtung ganz aufgehoben wird und die Säule nur noch gleichmäßig auf Druck beansprucht ist (Abb. 11 f).

Auch noch auf eine zweite Art können Biegespannungen durch Gegenbiegung verringert werden und zwar durch eine *Krümmung der Säule.*

Die Säule Abb. 12 a ist durch eine Querkraft auf Biegung beansprucht und gleichzeitig durch eine axial wirkende Druckkraft auf reinen Druck. Die Druckspannungen aus der Biegung treten in der linken Hälfte der Säule, die Zugspannungen in der rechten Hälfte auf. Auf die zweite gekrümmte Säule (Abb. 12 b) wirkt nur die Druckkraft. Infolge der Krümmung wird die Säule allein durch die Druckkraft auf Biegung beansprucht. Im Gegensatz zu der ersten Säule (Abb. 12 a) treten jetzt umgekehrt die Druckspannungen aus der Biegung in der rechten, die Zugspannungen in der linken Hälfte der Säule auf. Auf die dritte gekrümmte Säule Abb. 12 c wirken wieder die gleichen Kräfte, wie auf die erste Säule, also eine Querkraft und eine Druckkraft. Da aber die durch die Krümmung einerseits und die durch die Querkraft andererseits bedingten Biegespannungen ein entgegengesetztes Vorzeichen haben, so heben sie sich gegeneinander auf und es bleiben nur die kleinen gleichmäßigen Druckspannungen wirksam [2]. Infolgedessen wird das Gewicht der Säule bei der gleichen Bruchsicherheit allein durch die Krümmung der Achse von 53 kg auf 12,5 kg reduziert (Abb. 13 a und b).

Im Folgenden soll nun an einem praktischen Beispiel, und zwar wieder an dem Schema eines Krans gezeigt werden, daß und auf welche Weise in der Konstruktionstechnik die beiden Möglichkeiten, Biegung durch Gegenbiegung zu verkleinern, ausgewertet werden, um den Materialbedarf herabzusetzen.

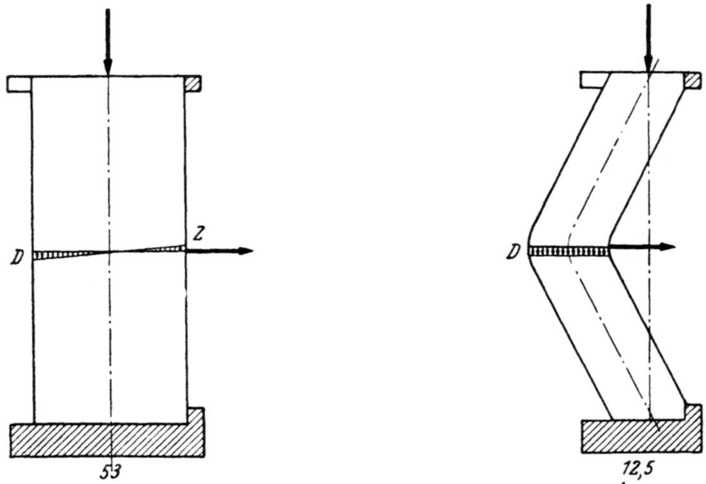

Abb. 13 a u. b. Die durch die Krümmung der Säulenachse ermöglichte Materialersparnis

Die Abb. 14 a zeigt das Schema eines Krans bei primitivster Ausführung. Das berechnete Gewicht des Krans beträgt 218 kg. Das zweite Bild, Abb. 14 b, zeigt das Schema eines Turmkrans. Der Unterschied besteht allein darin, daß auf dem Querbalken am entgegengesetzten Ende der Last ein Gewicht aufgesetzt ist. Das aufgesetzte Gewicht trachtet die vertikale Säule des Krans nach der entgegengesetzten Seite auszubiegen wie die Last und hat damit eine Zuggurtung. Dadurch wird die hohe Biegebeanspruchung, welche die Säule durch die Last erfährt, wesentlich herabgesetzt. Infolgedessen kann die Säule des Krans, obschon sie eine größere Last trägt, wesentlich schwächer ausgeführt werden, wodurch das Eigengewicht des Krans von 218 kg auf 189 kg reduziert wird. Das dritte Schema Abb. 14 c zeigt den gleichen Turmkran mit einer Zuggurtung für den Querbalken, welche diesen in entgegengesetzter Richtung auszubiegen trachtet wie die Last. Durch die Zuggurtung wird die hohe Biegebeanspruchung, welche der Querbalken durch die Last erfährt, stark herabgesetzt. Er kann infolgedessen wesentlich schwächer dimensioniert werden, so daß das Gewicht des Krans nur noch 164 kg beträgt. Im vierten Schema

[2] Die Größe der Querkraft und der Achsenkrümmung wurde zur Erleichterung der Vorstellung derart gewählt, daß die durch jede der beiden hervorgerufenen Biegespannungen genau die gleiche Größe haben und sich bei der Überlagerung vollständig gegeneinander aufheben.

Abb. 14 d hat der Querbalken eine gekrümmte Form. Durch die Krümmung des Balkens in Verbindung mit dem Zugseil werden die Biegespannungen in analoger Weise durch Gegenbiegung herabgesetzt, wie bei dem geraden Balken durch die aufgesetzte Zuggurtung. Das Gewicht des Krans wird bei dieser Ausführung nur deshalb noch weiter reduziert und zwar auf 155 kg, weil infolge

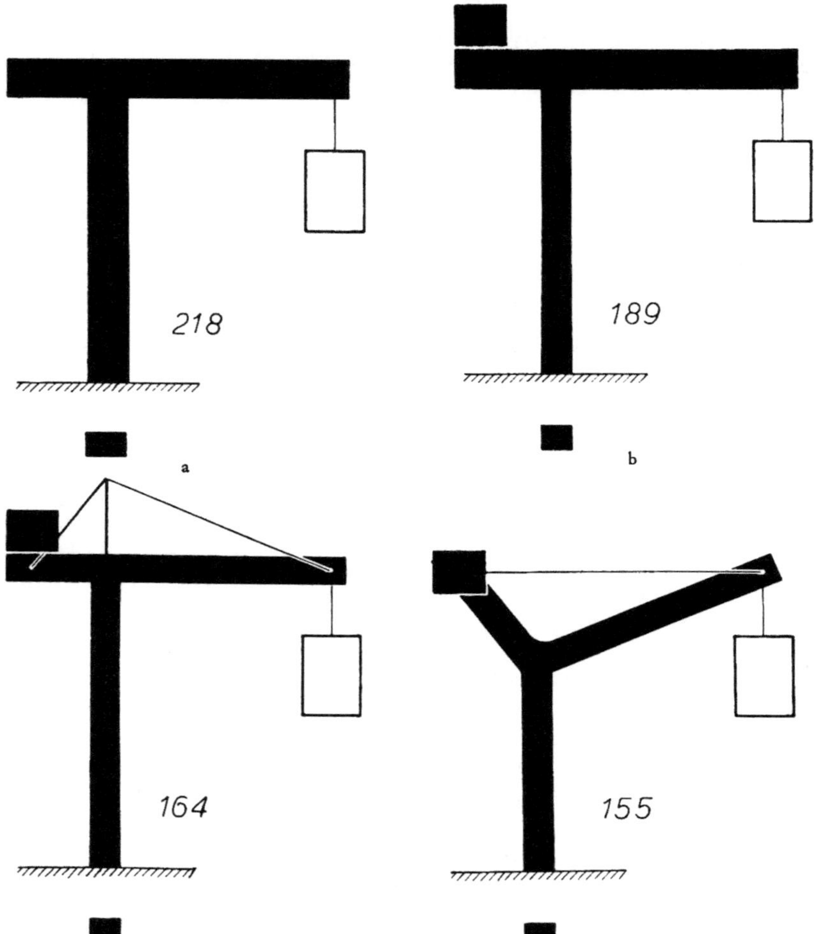

Abb. 14 a—d. Die Anwendung der Zuggurtung beim Schema eines Krans und die hierdurch erreichte Materialersparnis

der Krümmung des Querbalkens die vertikale Säule bei der gleichen Hubhöhe kürzer ist.

Der Materialbedarf kann aber nicht nur durch eine Herabsetzung der Querschnittsbeanspruchung, sondern auch noch auf eine grundsätzlich andere Art reduziert werden und zwar dadurch, daß bei einer gegebenen Größe der Biegebeanspruchung das Material zur Widerstandsleistung bestmöglich ausgenutzt wird. Dies kann erstens dadurch geschehen, daß der Querschnitt an jeder Stelle des Balkens nur so groß gewählt wird, daß die höchsten Randspannungen an jeder Stelle die gleiche und zwar die Größe der zulässigen Spannung haben, der Balken also einen Körper gleicher Festigkeit darstellt, zweitens dadurch, daß das Material im Querschnitt dort konzentriert wird, wo die größten Spannungen auftreten. Bei zentrischer Druckbeanspruchung haben die Spannungen im Querschnitt überall die gleiche Größe (Abb. 15 a). Infolgedessen ist bei einem massiven Querschnitt das Material an jeder Stelle gleich gut zur Widerstandsleistung ausgenutzt. Bei Biegebeanspruchung sind die Spannungen dagegen ganz ungleichmäßig über den Querschnitt verteilt (Abb. 15 b). Sie sind am Rande am höchsten und fallen gegen die neutrale Faser auf Null ab. Infolgedessen ist das Material bei einem massiven Querschnitt in der neutralen Faser überhaupt nicht zur Widerstandsleistung ausgenutzt, in der Nähe der neutralen Faser sehr schlecht und nur in den Randpartien sehr gut, wo die höchsten Spannungen auftreten. Bei Biegebeanspruchung besteht deshalb die Möglichkeit, das Material besser auszunutzen, indem man es dorthin legt, wo die höchsten Spannungen wirken und da fortläßt, wo keine oder nur kleine Spannungen auftreten, mit anderen Worten, indem man z. B. an Stelle eines massiven Stabes einen I-Träger oder ein Rohr verwendet (Abb. 15 c). So kann bei der Röhrenform das Gewicht der Säule im Vergleich zur massiven Ausführung z. B. in dem dargestellten Fall von 10 kg auf 6 kg bei gleicher Bruchsicherheit erniedrigt werden.

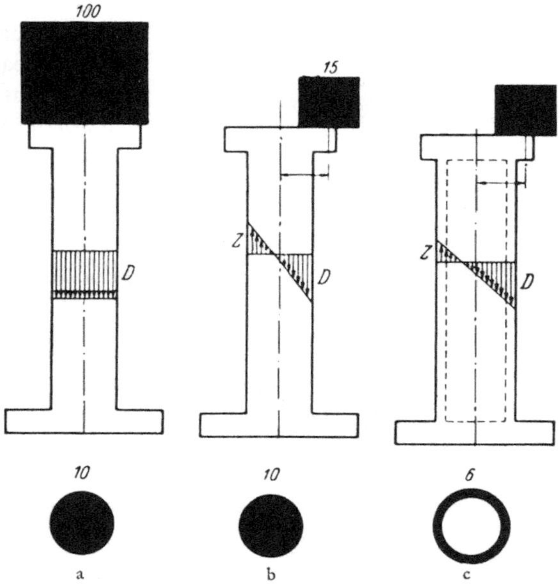

Abb. 15 a—c. Beispiel für die Materialersparnis bei Biegebeanspruchung durch zweckmäßige Materialanordnung im Querschnitt (Rohrform)

Auch die praktische Auswertung dieses zweiten Prinzips läßt sich an dem schon gezeigten Kran verfolgen. Im ersten Schema (Abb. 16 a) ist nochmals die leichteste Ausführung des Kranes aus massivem Material dargestellt, wenn der Querbalken überall den gleichen Durchmesser hat. Da aber die Spannungen von den freien Enden gegen die Säule hin ansteigen, so hat der Querbalken nur an der Einspannstelle den gerade erforderlichen Durchmesser und ist im übrigen zu stark dimensioniert. Das zweite Schema (Abb. 16 b) zeigt die massive Ausführung, wenn der Querbalken an jeder Stelle nur die gerade erforderliche Stärke hat, so daß überall als höchste Spannung die „zulässige" Spannung auftritt und er einen Körper gleicher Festigkeit darstellt. Durch diese Ausführung wird das Gewicht des Krans von 155 kg auf 115 kg herabgesetzt. In dem dritten Schema (Abb. 16 c) ist der Leichtbau dadurch noch weiter getrieben, daß die Säule des Krans nicht massiv, sondern als I-Träger ausgeführt ist, bei welchem das Material nach außen verschoben liegt, also dorthin, wo die höchsten Spannungen wirken und es zur Widerstandsleistung am besten ausgenutzt ist; ferner dadurch, daß der Querbalken als Fachwerk ausgebildet ist[3]. Das Gewicht des Kranes kann hierdurch auf 50 kg erniedrigt werden.

Den beiden am Schema des Kranes erläuterten Prinzipien zur Reduzierung des Materialbedarfs ist gemeinsam, daß sie nur bei Biegebeanspruchung angewandt werden können. Infolgedessen können auch beide Prinzipien nur dann im Stütz- und Bewegungsapparat verwirklicht sein, wenn die maßgebende Beanspruchung des Röhrenknochens Biegebeanspruchung ist. Dem widerspricht aber die bisherige Auffassung. Triepel ist der Ansicht, daß die Röhrenknochen über-

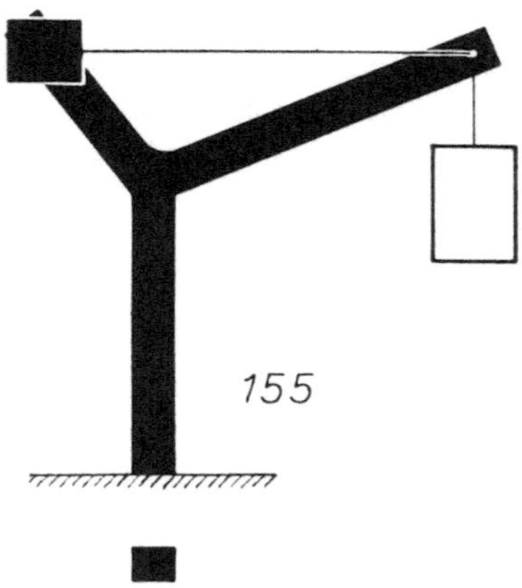

a

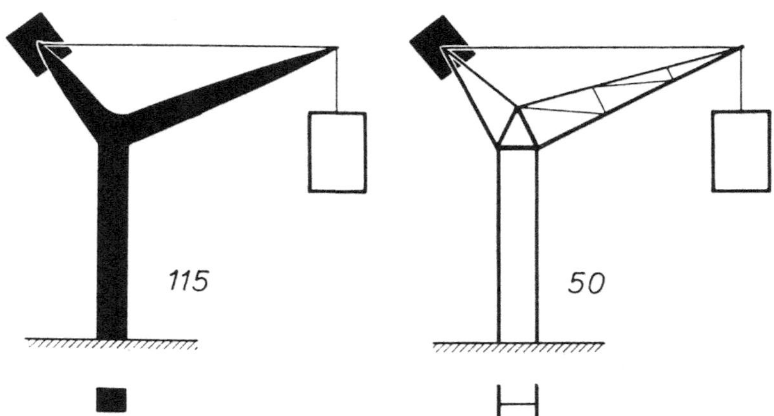

b c

Abb. 16 a—c. Beispiel der Materialersparnis beim Schema eines Krans durch Anpassung des Querschnittsdurchmessers an die örtliche Beanspruchung bzw. durch günstige Materialanordnung im Querschnitt (Fachwerk)

haupt nicht auf Biegung beansprucht sind bzw. daß sie nur unter bestimmten Umständen einmal auf Biegung beansprucht werden können. Roux, Gebhardt und die meisten Autoren sind der Auffassung, daß die Röhrenknochen auf Knickfestigkeit beansprucht werden, d. h. auf axialen Druck, der nur „wegen ihrer verhältnismäßig großen Länge im Vergleich zur Breite nicht überall genau mit der Achse zusammenfällt". Danach wäre anzunehmen, daß die Röhrenknochen in erster Linie auf Druck beansprucht sind und daß Biegebeanspruchung nur eine untergeordnete Rolle spielt. Daß diese Auffassung

[3] Auf die Bedeutung des Fachwerkes für den Leichtbau werde ich in einer Arbeit über die Spongiosaarchitektur und deren kausale Erklärung näher eingehen.

nicht zutreffen kann und im Gegenteil Biegebeanspruchung die maßgebende und gefährliche Beanspruchung für den Knochen darstellt, soll zunächst durch eine einfache Ableitung erhärtet werden, wobei ich zur Erleichterung der Vorstellung von der Beanspruchung der Säule einer Waage ausgehen will.

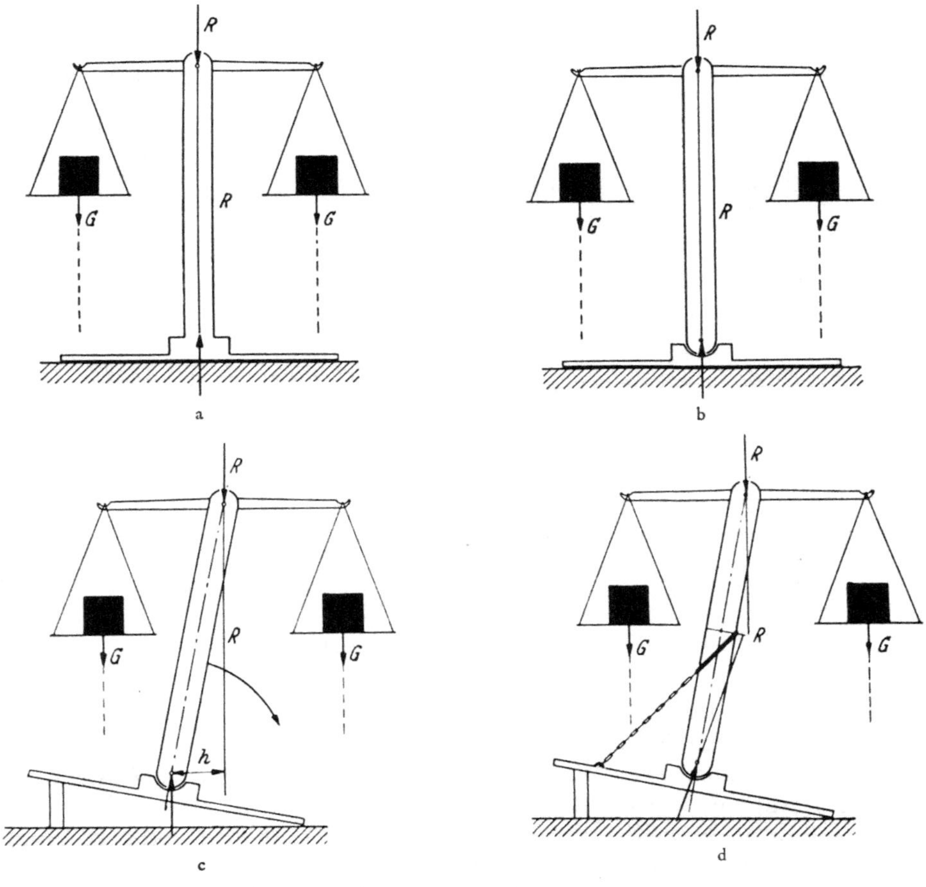

Abb. 17 a—d. Ableitung der Eigenart der Beanspruchung des Röhrenknochens am Schema einer Waage

Bei einer Waage halten sich die beiden Lasten im Drehpunkt das Gleichgewicht (Abb. 17 a). Infolgedessen muß die aus den beiden Lasten *G* resultierende Druckkraft *R* durch den Drehpunkt verlaufen. Würde sie neben dem Drehpunkt liegen, so würde sich der Waagebalken drehen. Weil die Säule der Waage lotrecht steht und die Schwere der Gewichte lotrecht wirkt, so muß auch die Resultierende *R* aus beiden Gewichten in ganzer Länge mit der Säulenachse zusammenfallen. Infolgedessen wird die Säule axial auf Druck, d. h. überall rein auf Druck beansprucht. Wenn aber die resultierende Druckkraft *R* mit der Achse der Säule zusammenfällt, dann kann auch am unteren Säulenende ein Gelenk eingeschaltet werden, dessen Drehpunkt auf der Achse liegt (Abb. 17 b). In diesem Falle besteht auch am unteren Gelenk der Säule Gleichgewicht und die Säule bleibt in labilem Gleichgewicht stehen. Anders, wenn die ganze Waage schräg gestellt wird (Abb. 17 c). Dann wirkt die Schwere der Gewichte weiter lotrecht. Da am oberen Drehpunkt Gleichgewicht besteht, muß die Resultierende aus den beiden Gewichten auch wieder durch den oberen

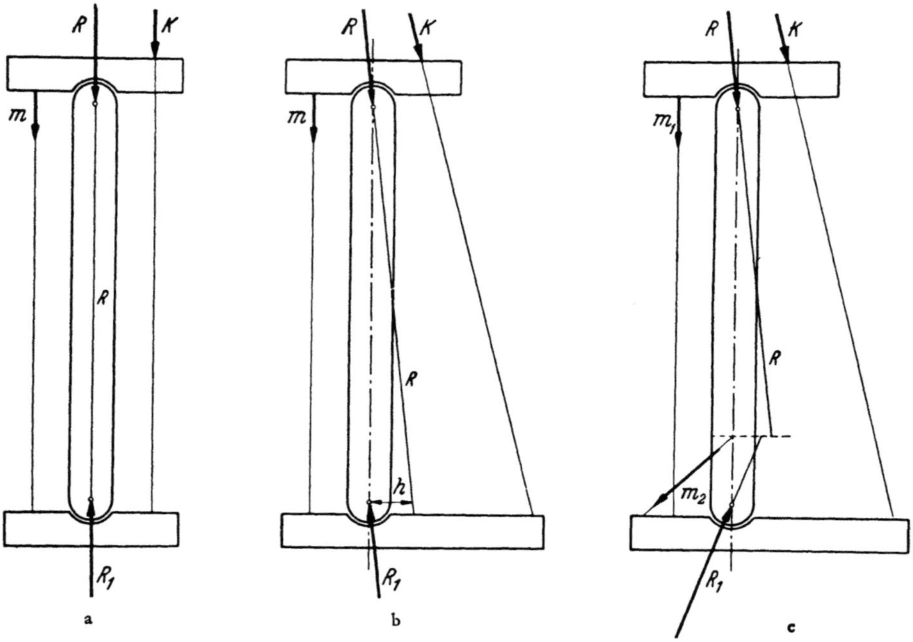

Abb. 18 a—c. Grundschema der Röhrenknochenbeanspruchung

Drehpunkt verlaufen. Weil aber die Resultierende lotrecht wirkt, während die Achse der Säule schräg steht, so muß die Resultierende aus beiden Gewichten mit der Säulenachse einen Winkel bilden und in einem gewissen Abstand am unteren Drehpunkt vorbeiziehen. Infolgedessen ruft sie am unteren Gelenk ein Drehmoment wach, welches zur Folge hat, daß die Säule nach rechts umkippt. Die Drehung der Säule kann nur dadurch unterbunden werden, daß ein Zug, z. B. eine Kette, an der Säule selbst angebracht wird, welche sie in der schrägen Lage festhält, so daß am unteren Gelenk durch den Zug dem Drehmoment der Resultierenden ein gleich großes in entgegengesetzter Richtung drehendes Moment entgegenwirkt (Abb. 17 d). Hierdurch ist wieder Gleichgewicht am unteren Gelenk hergestellt. Wenn aber im unteren Drehpunkt wieder Gleichgewicht besteht, so muß auch die Resultierende aus allen Kräften durch den Drehpunkt verlaufen, d. h. die Resultierende *R* muß von der Höhe, wo die Wirkung des Seilzuges beginnt, geradlinig auf den Drehpunkt des unteren Gelenkes zu laufen und diesen schneiden. Die Resultierende *R* liegt also überall, mit Ausnahme der Drehpunkte, außerhalb der Achse und wirkt unter einem mehr oder weniger großen Hebelarm auf die Säule. Infolgedessen wird die Säule nicht nur auf Druck, sondern auch in hohem Maße auf Biegung beansprucht.

Der Beanspruchung der Säule Abb. 17 b analog ist die Beanspruchung des Röhrenknochens, wenn man den einfachsten Fall zugrunde legt, daß der Körperschwere *K* durch einen zweigelenkigen Muskel *m* über beiden Gelenken Gleichgewicht gehalten wird (Abb. 18 a). Wirken Körpergewicht *K* und Muskelzug *m* genau parallel der Knochenachse, wie die Gewichte bei der Säule der Waage, so fällt die Resultierende *R* aus Körpergewicht und Muskelkraft in ganzer Länge mit der Knochenachse zusammen. Diese Voraussetzung ist aber im Stütz- und Bewegungsapparat nicht gegeben, weil in der Regel weder das Körpergewicht noch die Muskelkräfte parallel der Knochenachse wirken. Wenn aber auch nur eine dieser beiden Kräfte einen Winkel mit der Knochenachse bildet, z. B. das Körpergewicht *K* in Abb. 18 b, so bildet auch die Resultierende *R* aus beiden Kräften einen Winkel mit seiner Achse, muß also in einem gewissen Abstand am unteren Gelenk vorbeiziehen. Deshalb ist ebenso, wie bei der Waage, wenigstens noch ein Zug erforderlich, der am Knochen selbst angreift, also wenigstens noch ein eingelenkiger Muskel m_2, um das Gleichgewicht am unteren Gelenk herzustellen und damit überhaupt erst die Belastung des Knochens zu ermöglichen (Abb. 18 c). Hieraus folgt, daß auch beim Knochen die aus Körpergewicht und Muskelkräften resultierende Druckkraft überall mehr oder weniger weit außerhalb der Knochenachse liegen muß mit Ausnahme der Gelenkzentren, so daß *der Röhrenknochen in jedem Falle physiologisch in hohem Maße auf Biegung beansprucht ist.*

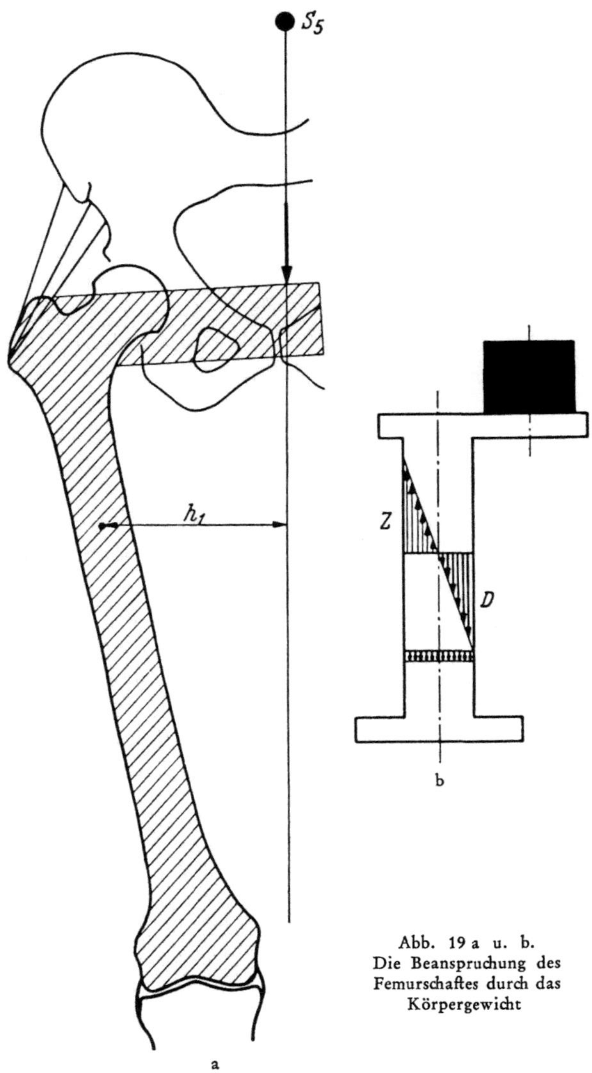

Abb. 19 a u. b. Die Beanspruchung des Femurschaftes durch das Körpergewicht

Mit dem Nachweis, daß Biegespannungen im Querschnitt auftreten, ist die Vorbedingung dafür erfüllt, daß durch eine entsprechende Bauweise des einzelnen Knochens Material gespart werden kann. Und daß und auf welche Weise das Minimum-Maximum-Prinzip im Aufbau des einzelnen Knochens verwirklicht ist, hat, wie gesagt, Roux in seiner Lehre von der funktionellen Gestalt und Struktur des Knochens abgeleitet und in groben Zügen — wenn auch nicht in allen Einzelheiten zutreffend — nachgewiesen. Ebenso sind die Vorbedingungen dafür erfüllt, daß im Stütz- und Bewegungsapparat, wie auch beim Kran, durch besondere Konstruktionsprinzipien die Querschnittsbeanspruchung des Röhrenknochens möglichst klein gehalten werden kann und zwar deshalb, weil Körpergewicht und Zusatzlasten stets mehr oder weniger stark exzentrisch zum Knochen liegen, so daß der Röhrenknochen in analoger Weise auf Biegung beansprucht wird, wie die Säule des Krans durch die Last (Abb. 14 a). Daß auch dieses zweite Prinzip zur Reduzierung des Materialbedarfs im Stütz- und Bewegungsapparat verwirklicht ist und auf welche Weise, soll im Folgenden an einigen Beispielen näher erläutert werden.

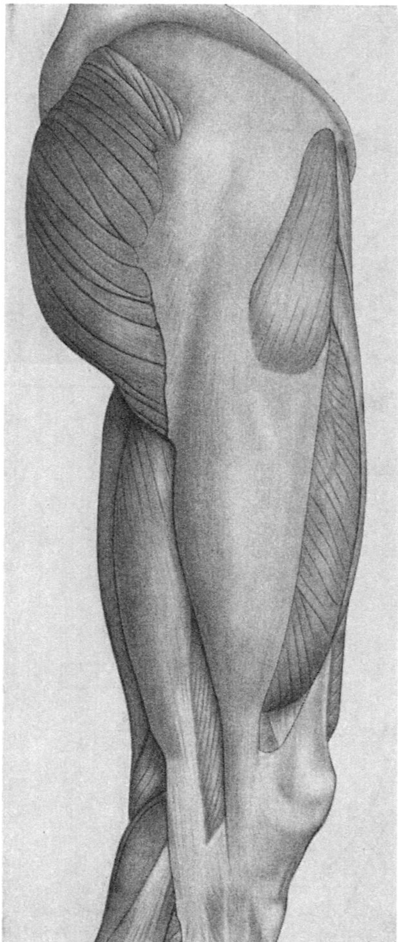

Abb. 20. Tractus iliotibialis

Betrachten wir zunächst das Femur. Bei seiner maßgebenden Inanspruchnahme während der Standbeinperiode des Ganges liegt der Schwerpunkt des auf dem Femur ruhenden Körperabschnittes aus der Mitte der Hüftachse gegen das Schwungbein hin verschoben. Die Wirkungslinie des maßgebenden Körperabschnittsschwerpunktes S_5 liegt infolgedessen stark exzentrisch zum Femurschaft (Abb. 19 a). Da das Becken durch die Abduktoren über dem Hüftgelenk des Standbeines in horizontaler Lage gehalten wird, so bildet es mit dem Femur zusammen ein starres Tragsystem in der Art eines Krans, wie durch die Schraffierung angedeutet ist. Infolgedessen wird der Femurschaft durch das Körperabschnittsgewicht S_5 in analoger Weise in hohem Maße auf Biegung beansprucht, wie die nebenstehende Säule Abb. 19 b. An der lateralen Seite des Femur liegt das Sehnenband des Tractus iliotibialis (Abb. 20, 21 a und b). *Wenn der Tractus gespannt wird, ruft er als Zuggurtung Gegenbiegung hervor*, da er in der gleichen Art auf den Femurschaft wirkt, wie das Gewicht auf die nebenstehende Säule Abb. 21 c. Und der Tractus wird gespannt und zwar automatisch gerade in dem Augenblick, in dem das Femur des Standbeines das Körpergewicht übernimmt. Denn die Spannung des Tractus erfolgt durch die gleichen Muskeln, welche das Becken bei einseitiger Unterstützung durch das Standbein in frontaler und sagittaler Richtung feststellen und während der Standbeinperiode halten, also durch die gleichen Muskeln, deren Spannung überhaupt erst die Übernahme des Körpergewichtes durch das Femur ermög-

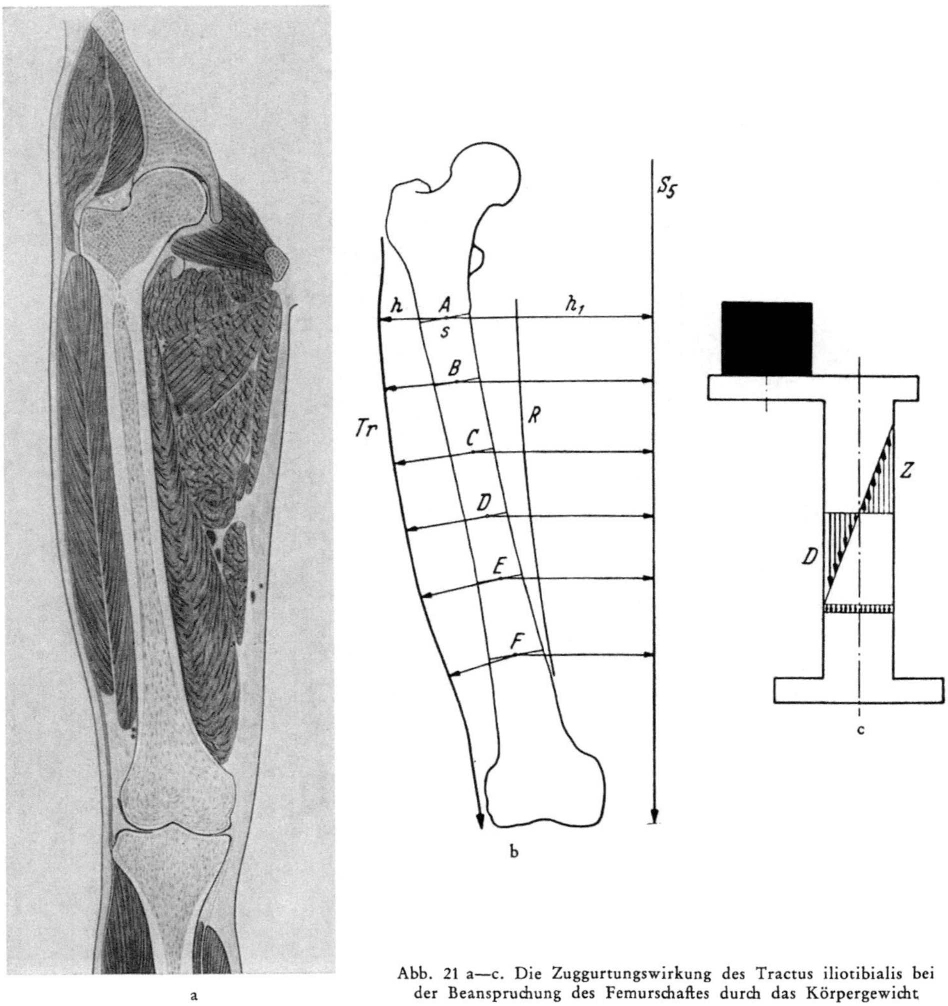

Abb. 21 a—c. Die Zuggurtungswirkung des Tractus iliotibialis bei der Beanspruchung des Femurschaftes durch das Körpergewicht

licht. Die Wirkung des Tractus wird noch dadurch erhöht, daß er durch die Kontraktion des Vastus lateralis bzw. durch dessen Durchmesservergrößerung weiter vom Femurschaft abgedrängt wird. Hierdurch wird der Hebelarm *h* verlängert, unter welchem er auf den Femurschaft biegend wirkt und damit seine entlastende Wirkung noch wesentlich gesteigert. Somit wird auch das Höchstmaß seiner Wirkung wieder durch einen Muskel erzwungen, der durch die Feststellung des leicht gebeugten Kniegelenkes erst die Übertragung des

Körpergewichtes auf das Standbein ermöglicht. Die entlastende Wirkung des Tractus iliotibialis auf den Femurschaft setzt also im entscheidenden Augenblick automatisch ein und hält solange an, wie die hohe Biegebeanspruchung des Femurschaftes durch das Körpergewicht andauert. Im spannungsoptischen

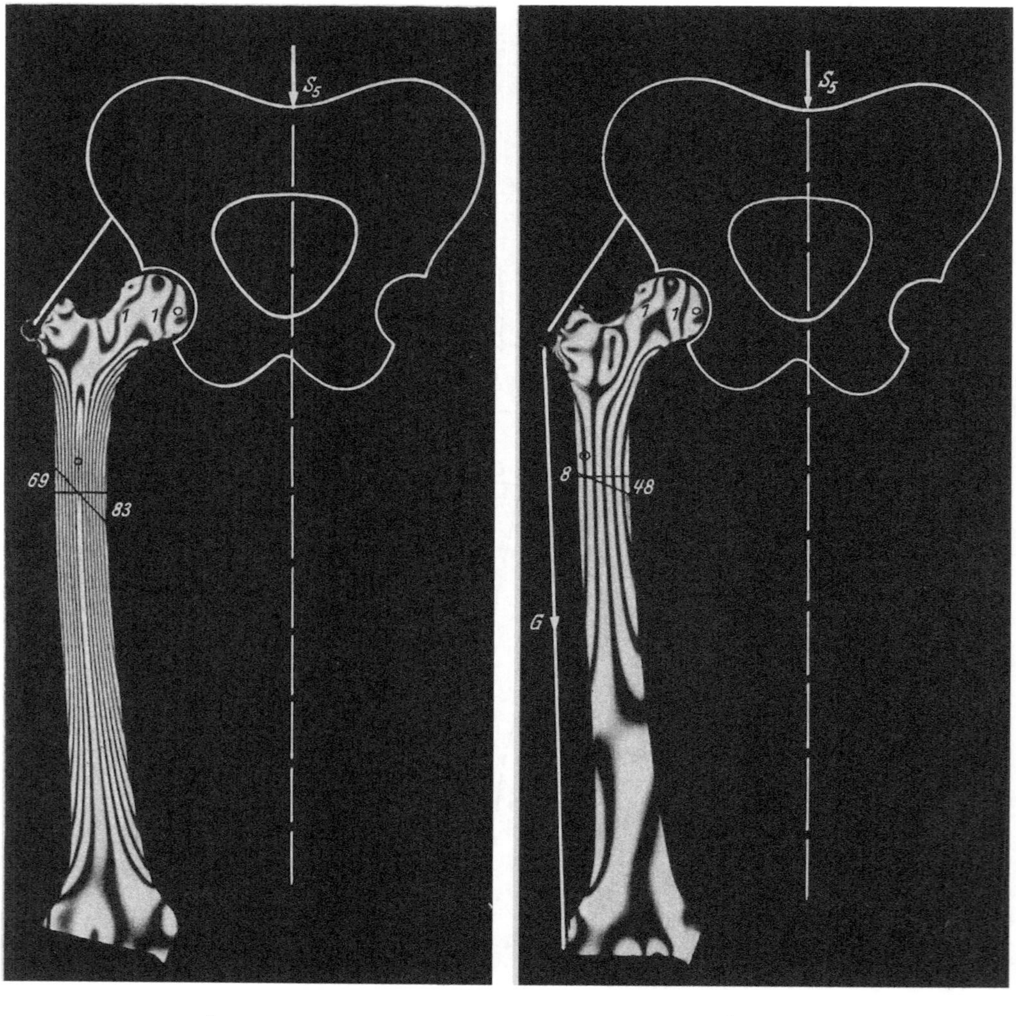

Abb. 22 a u. b. Schematische Darstellung der Beanspruchungserniedrigung des Femurschaftes durch die Zuggurtungswirkung des Tractus iliotibialis im spannungsoptischen Versuch

Versuch läßt sich die grundsätzliche Wirkung des Tractus iliotibialis auf die Beanspruchung des Femurschaftes besonders gut verfolgen.

Das erste Bild Abb. 22a ist charakteristisch für die alleinige Wirkung des Körpergewichtes S_5, durch welches der Femurschaft sehr stark auf Biegung beansprucht wird. Die höchste Randspannung an der Druckseite hat der Ordnungszahl der schwarzen Linien (Farbgleichen) entsprechend die Größe von 83 kg/cm², an der Zugseite die Größe von 69 kg/cm². Die neutrale

Faser (O) ist aus der Mitte leicht gegen die laterale Zugseite verschoben, weil die Biegespannungen durch gleichmäßige Druckspannungen überlagert sind. Wird jetzt die Zuggurtung *G* (der Tractus iliotibialis) zunehmend gespannt, so nimmt die Zahl der schwarzen Linien fortschreitend ab und bei einer Spannung der Zuggurtung, deren Größe in Abb. 22 b im Vergleich zum Körpergewicht durch die Länge des Pfeiles *G* angegeben ist, ist die größte Druckspannung von 83 auf 48 kg/cm^2 und die größte Zugspannung von 69 auf 8 kg/cm^2 gesunken. Der Versuch lehrt gleichzeitig, daß durch die Spannung des Tractus, ebenso wie durch jede Zuggurtung, die Zugspannungen verhältnismäßig stärker reduziert werden als die Druckspannungen. Hierin tritt ein weiterer Vorteil der Tractuswirkung zutage, weil auf der einen Seite die Zugfestigkeit des Knochenmaterials kleiner ist als die Druckfestigkeit, auf der anderen Seite die durch das Körpergewicht allein bedingten Biegespannungen an der Druck- und Zugseite des Femurschaftes annähernd die gleiche Größe haben, weil das Körpergewicht unter einem großen Hebelarm auf den Femurschaft wirkt. Da nun durch den Tractus iliotibialis die Zugspannungen stärker herabgesetzt werden als die Druckspannungen, so resultiert ein Größenverhältnis der höchsten Randspannungen, das der unterschiedlichen Größe der Druck- und Zugfestigkeit des Knochenmaterials von vorneherein besser angeglichen ist. Dies geht auch aus den beiden Diagrammen der Abb. 23 hervor. Bei der Beanspruchung des Femurschaftes durch das Körpergewicht S_5 allein (oberes Diagramm) verhält sich die Größe der höchsten Druck- und Zugspannungen wie D 337 : Z 310, also wie 1,09 : 1, bei gleichzeitiger Wirkung des Tractus dagegen wie D 232 : Z 179, also wie 1,3 : 1 (unteres Diagramm).

Im Gegensatz zu dem für den spannungsoptischen Versuch gewählten Schema ist in der graphischen Darstellung Abb. 23 die spannungserniedrigende Wirkung des Tractus iliotibialis unter Berücksichtigung der anatomischen Verhältnisse abgeleitet und zwar für eine unterschiedliche Größe der Tractusspannung.

Die Abmessungen der Zeichnung entsprechen dem Präparat Abb. 21 a und die Lage der Wirkungslinie des während der Standbeinperiode auf das Femur wirkenden Körperabschnittsgewichtes S_5 ist auf Grund der Ergebnisse der Arbeit von Braune und Fischer über den Gang des Menschen in die Zeichnung maßstäblich eingetragen. Die punktierte Linie an der Außenseite des Oberschenkels entspricht etwa der Kontur des Tractus bei schlaffer Muskulatur. Die durchgezogene dicke Linie Tr. entspricht seiner Kontur, wenn die zwischen dem Tractus und dem Femurschaft liegenden Muskeln, wie im Schnitt Abb. 21 a, maximal gespannt sind. Infolge der Durchmesservergrößerung des Vastus lateralis ist der Tractus vom Knochen abgedrängt und dadurch sein Hebelarm auf die Größe von h_1 verlängert. Die auf der unteren Querlinie aufstehenden Pfeile geben die Lage der Resultierenden aus Körpergewicht und Tractusspannung an, wenn die Kraft im Tractus die neben jedem Pfeil angegebene Größe hat. In dem mittleren Diagramm ist für jede Lage der Resultierenden die Größe der höchsten Druck- und Zugspannungen angegeben, die durch die Resultierende aus beiden Kräften in dem bezeichneten Querschnitt hervorgerufen werden. In dem oberen der nebenstehenden Diagramme ist die Größe der höchsten Druck- und Zugspannungen angegeben, wenn das Körpergewicht allein auf das Femur wirkt. In dem unteren Diagramm sind die höchsten Druck- und Zugspannungen angegeben, wenn der Tractus mit der gleichen Kraft wirkt wie das Körpergewicht (60 kg), was etwa den wirklichen Verhältnissen entsprechen dürfte, wie sich aus anderen Ableitungen ergibt. Aus dem Vergleich der beiden Diagramme ergibt sich, daß die Beanspruchung, die das Femur während der Standbeinperiode durch das Körpergewicht allein erfährt, durch die Tractusspannung in dem betreffenden Querschnitt etwa um die Hälfte erniedrigt wird.

Daß der Tractus iliotibialis tatsächlich die theoretisch abgeleitete spannungserniedrigende Wirkung hat, läßt sich aus dem physiologischen Bau des Femur, insbesondere der Querschnittsform und Massenverteilung im Querschnitt sowie dem Anpassungsgeschehen in pathologischen Fällen rückschließend beweisen. Der erste Beweis geht von der doch wohl berechtigten Annahme aus, daß der Knochen zweckmäßig gebaut ist und daß die Ebene, in welcher der Querschnitt die größte Biegefestigkeit aufweist, auch die Ebene ist, in welcher er die größte Biegebeanspruchung erfährt. Andererseits wird aber die Richtung der Ebene, in welcher der Femurschaft seine größte Biegebeanspruchung erfährt, durch die Wirkung des Tractus maßgeblich bestimmt. Fällt nun die Ebene der größten Biegefestigkeit des Querschnittes mit der Ebene zusammen, in

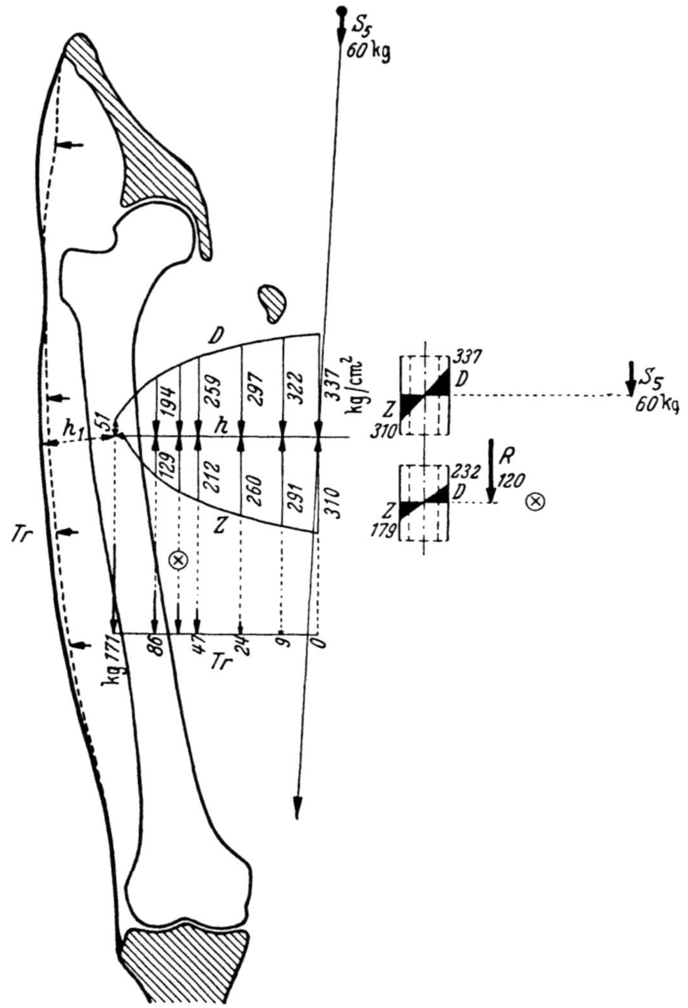

Abb. 23. Die Abhängigkeit der Beanspruchung des Femurschaftes von der Spannung des Tractus iliotibialis

welcher der Querschnitt seine größte Biegebeanspruchung erfährt, was in Wirklichkeit der Fall ist, wie sich aus einer Festigkeitsberechnung für 6 Querschnitte desselben Femur aus verschiedener Höhe ergab, so darf hierin ein Beweis dafür erblickt werden, daß der Tractus die abgeleitete entlastende Wirkung auf den Femurschaft hat (Abb. 24). Ebenso ergab eine exakte Analyse, daß in pathologischen Fällen, in denen der Tractus entweder eine größere oder kleinere

Wirkung entfaltete, der Femurschaftquerschnitt einen der veränderten Spannungsverteilung entsprechenden Umbau erfahren hatte.

Grundsätzlich die gleiche Zuggurtungswirkung, wie der Tractus iliotibialis sie auf den Femurschaft hat, hat jeder Muskel auf den Röhrenknochen, nur mit

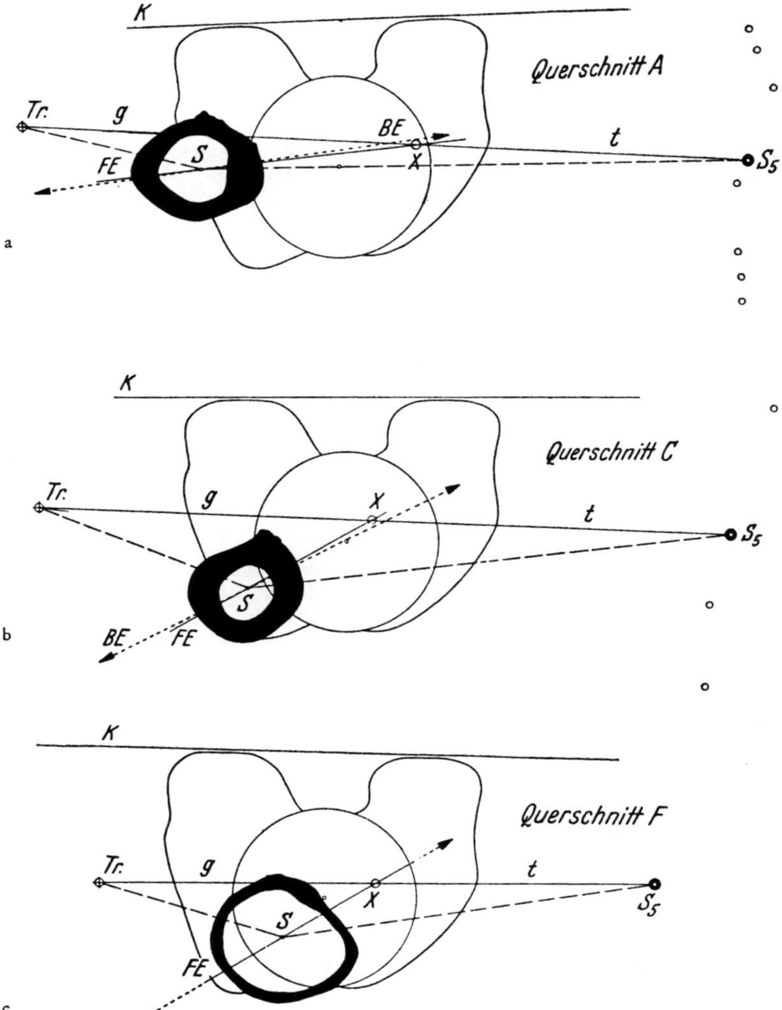

Abb. 24 a—c. Beweis für die abgeleitete Zuggurtungswirkung des Tractus iliotibialis durch die gute Übereinstimmung der rechnerisch ermittelten Ebene der größten Festigkeit der Femurquerschnitte (*FE*) mit der Ebene *BE*, in welcher die Resultierende aus Tractuskraft und Körpergewicht biegend auf das Femur wirkt. S_5 Durchstoßpunkt der Wirkungslinie des Körpergewichtes S_5 durch die Querschnittsebene; *Tr* Durchstoßpunkt der Wirkungslinie des Tractus iliotibialis durch die Querschnittsebene; *X* Punkt, der die Strecke $Tr—S_5$ in allen Querschnitten im gleichen Verhältnis $g : t$ teilt; $X—S$ Richtung, in welcher der Femurquerschnitt durch die Resultierende aus S_5 und *Tr* beansprucht wird

dem Unterschied, daß die Kraft im Tractus theoretisch jede Größe haben kann, während die Kraft des Muskels eine ganz bestimmte Größe haben muß, weil die Muskeln dem Körpergewicht am Gelenk das Gleichgewicht halten und infolgedessen ihr Drehmoment dieselbe Größe hat, wie das Drehmoment der Körperschwere. Und weil das Drehmoment der Muskeln am Gelenk genau so groß ist, wie das Drehmoment der Körperschwere, wird auch am Gelenk die biegende Wirkung der Körperschwere durch die Gegenbiegung der Muskeln vollständig aufgehoben. In jeder anderen Höhe des Knochens wird die Größe der Gegenbiegung durch den jeweiligen Abstand des Muskels von der Knochenachse, also durch die jeweilige Länge seines Hebelarmes bestimmt. Beim eingelenkigen Muskel ist die Hebelarmlänge an seiner Ansatzstelle an der Dia-

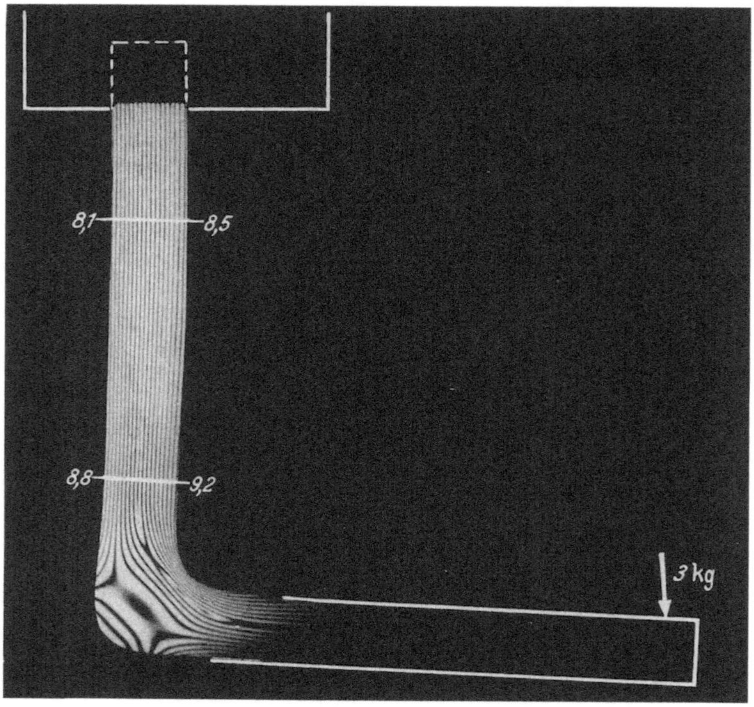

Abb. 25. Schema der Beanspruchung des Humerus durch die Last allein

physe am kleinsten und nimmt gegen das Gelenk hin an Größe zu. Infolgedessen ist auch die Gegenbiegung, d. h. die spannungsverkleinernde Wirkung des eingelenkigen Muskels an seiner Ansatzstelle am Knochen sehr klein, nimmt gegen das Gelenk hin zu und erreicht in Höhe des Gelenkzentrums ihren höchsten Wert, wo sie die Biegung durch das Körpergewicht ganz aufhebt, so daß im Querschnitt des Gelenkzentrums keine Biegespannungen, sondern nur kleine Druckspannungen auftreten. In dem spannungsoptischen Versuch Abb. 25—27 tritt diese spannungserniedrigende Wirkung des Muskels eindeutig in die Erscheinung.

Im ersten Bild (Abb. 25) ist die reine Wirkung der Körperschwere bzw. einer äußeren Last auf den Knochen dargestellt, wenn die Gelenke versteift sind und keine Muskelkräfte wirken. Das vereinfachte Modell wird in analoger Weise beansprucht, wie der rechtwinkelig gebeugte Arm bei ankylotischem Schulter- und Ellenbogengelenk, wenn mit der Hand ein Gewicht getragen wird. Der Humerus wird durch das Gewicht in seiner ganzen Länge nahezu gleichmäßig sehr stark auf Biegung beansprucht. Die höchste Randspannung tritt an der inneren Zugseite auf und hat oben die Größe von 85 kg/cm², unten die Größe von 92 kg/cm², wenn jeder Farbgleiche eine Spannungsgröße von 10 kg/cm² entspricht.

In dem zweiten Bild (Abb. 26) ist am Ellenbogen ein Gelenk eingefügt, das durch einen eingelenkigen Beugemuskel festgestellt ist. Die Wirkung des Muskels, dessen Kraftgröße durch das Drehmoment des Gewichtes bestimmt wird, erstreckt sich nur auf den Abschnitt des Humerus, der vom Muskel überbrückt wird und nicht, wie GRUNEWALD annimmt, auf den ganzen Humerus. Die Wirkung des Muskels auf die Beanspruchung des unteren Abschnittes

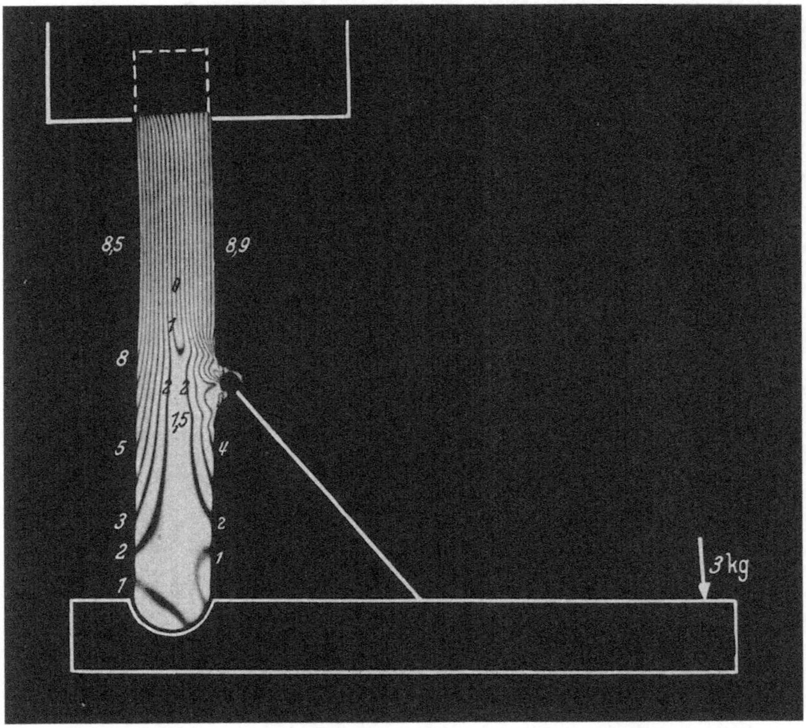

Abb. 26. Die Herabsetzung der Beanspruchung des Humerus durch eine Muskelkraft (M. brachialis)

des Humerus besteht darin, daß entsprechend der Längenzunahme seines Hebelarmes die Gegenbiegung von oben nach unten fortschreitend zunimmt, wodurch die Biegebeanspruchung durch die Last gegen das Gelenk hin zunehmend verkleinert wird. Dementsprechend werden durch die Wirkung des eingelenkigen Muskels die höchsten Randspannungen von seiner Ansatzstelle gegen das Gelenk hin fortschreitend niedriger und sinken an der Zugseite von 90 kg/cm² auf weniger als 10 kg/cm².

Im dritten Bild (Abb. 27) ist auch am oberen Ende des Humerus ein Gelenk eingefügt, das durch einen eingelenkigen Schultermuskel festgestellt ist. Der eingelenkige Schultermuskel hat eine analoge spannungserniedrigende Wirkung auf den von ihm überbrückten oberen Abschnitt des Humerus, wie der Beugemuskel des Ellenbogengelenkes auf den unteren Abschnitt, indem er von seiner Ansatzstelle am Humerus gegen das Schultergelenk hin die höchsten Randspannungen zunehmend herabsetzt, und zwar von 90 kg/cm² auf unter 10 kg/cm². Durch das Zusammenwirken der beiden eingelenkigen Muskeln wird die Größe der Biegebeanspruchung des Humerus durch die Last über die ganze Länge des Knochens herabgesetzt, und zwar am stärksten gegen die Gelenkenden hin, während die verbleibenden Biegespannungen in Höhe der Ansatzstelle der beiden Muskeln ihren größten Wert behalten, also dort, wo der Hebelarm der Muskeln am kleinsten ist.

Dieser einfache Versuch beweist, daß durch die Muskelkräfte die Beanspruchung des Knochens nicht vergrößert wird, wie GRUNEWALD bewiesen zu haben glaubt, sondern daß im Gegenteil die Beanspruchung, die der Röhrenknochen durch das Körpergewicht erfährt, durch die Muskelkräfte stark herabgesetzt wird.

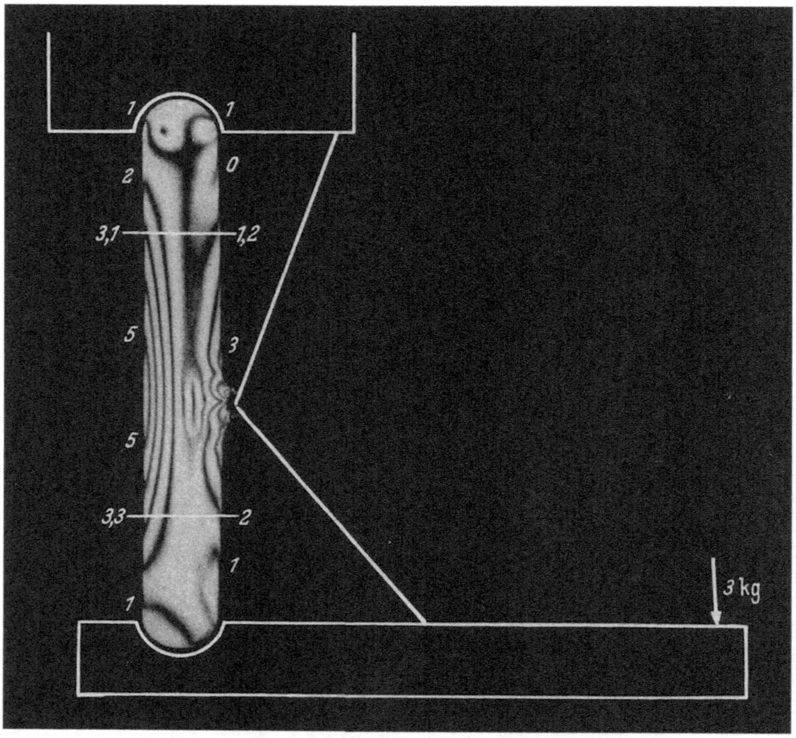

Abb. 27. Die Herabsetzung der Beanspruchung des Humerus durch das Zusammenwirken von zwei Muskelkräften (M. deltoides und M. brachialis)

Abb. 25—27. Die Herabsetzung der Beanspruchung des Röhrenknochens durch die Muskelkräfte, dargestellt in einer spannungsoptischen Versuchsreihe

Wenn man die Wirkung weiterer Bauprinzipien auf die Größe der Querschnittsbeanspruchung des Röhrenknochens überprüfen will, so muß man von der einfachsten Konstruktion ausgehen, die ein Stütz- und Bewegungsapparat von der Art des menschlichen Stütz- und Bewegungsapparates haben kann. Diese ist im Schema der Grundbeanspruchung des Röhrenknochens (Abb. 28) wiedergegeben und dadurch gekennzeichnet, daß zur Feststellung und Bewegung jedes Gelenkes das Minimum an Kräften, also für jedes Gelenk nur ein eingelenkiger Muskel vorhanden ist [4]. Die Querschnittsbeanspruchung, die bei

[4] Hierbei ist vereinfachend zugrunde gelegt, daß es sich im Stütz- und Bewegungsapparat nur um Gelenke mit einem Freiheitsgrad der Bewegung handelt.

diesem Schema der Grundbeanspruchung des Knochens auftreten, sind in den nachstehenden Diagrammen maßstäblich angegeben [5]. Diese lehren, *daß die Biegespannungen (M_σ) bei weitem am größten sind und infolgedessen die gefährliche Beanspruchung des Knochens darstellen,* während die Schubspannungen (S_σ) und reinen Druckspannungen (D_σ) verhältnismäßig klein sind. Ferner ist im Schema der Grundbeanspruchung die Wirkung der eingelenkigen Muskeln auf die Lage der Resultierenden und damit auf die Größe der Biege-

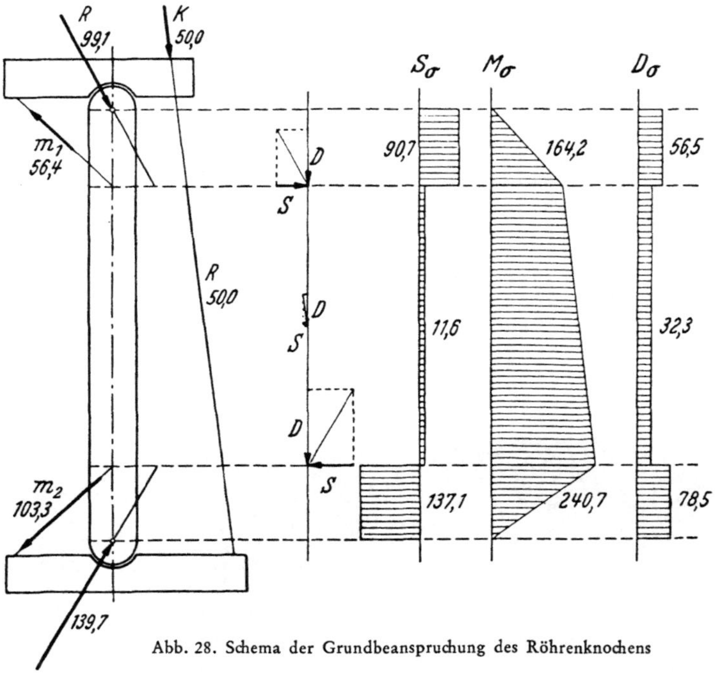

Abb. 28. Schema der Grundbeanspruchung des Röhrenknochens

spannungen eindeutig zu erkennen. Weil an beiden Gelenken Gleichgewicht bestehen muß, haben am Gelenk die Drehmomente des Körpergewichtes und der Muskelkraft die gleiche Größe. Infolgedessen verläuft die Resultierende *R* durch beide Gelenkzentren und es treten in den Querschnitten der Gelenkzentren keine Biegespannungen auf. Ferner ist zu erkennen, daß die Biegespannungen von der Ansatzstelle des Muskels gegen das Gelenk hin zunehmend kleiner werden entsprechend der fortschreitenden Längenzunahme seines Hebelarmes. Da aber die eingelenkigen Muskeln in Gelenknähe inserieren, so bleibt ihre Wirkung bei den Knochen, an welchen sie ansetzen, auch nur auf die Gelenkenden beschränkt und hohe Biegebeanspruchung als die Grundbeanspruchung des Röhrenknochens bestehen.

[5] Die Diagramme Abb. 28, 29 und 31 geben die Größe der Bruchgefährdung maßstäblich an, die durch die einzelnen Beanspruchungsarten bedingt ist. Hierzu wurden die Schubspannungen, die wesentlich gefährlicher sind, wie Druck- und Biegespannungen, in doppelter Größe aufgetragen.

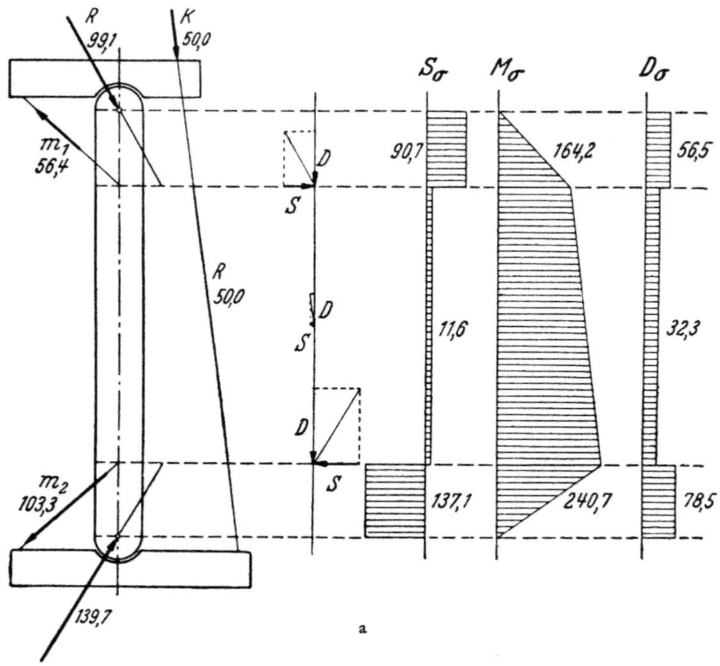

a

Abb. 29 a u. b. Zusätzliche Verkleinerung der Knochenbeanspruchung

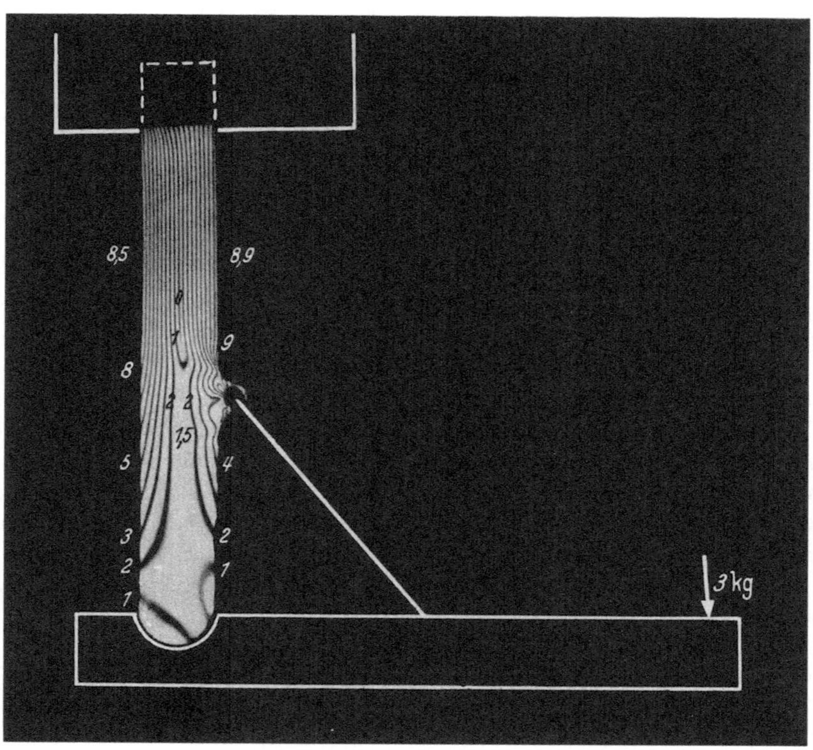

a

Abb. 30 a u. b. Die spannungserniedrigende Wirkung des

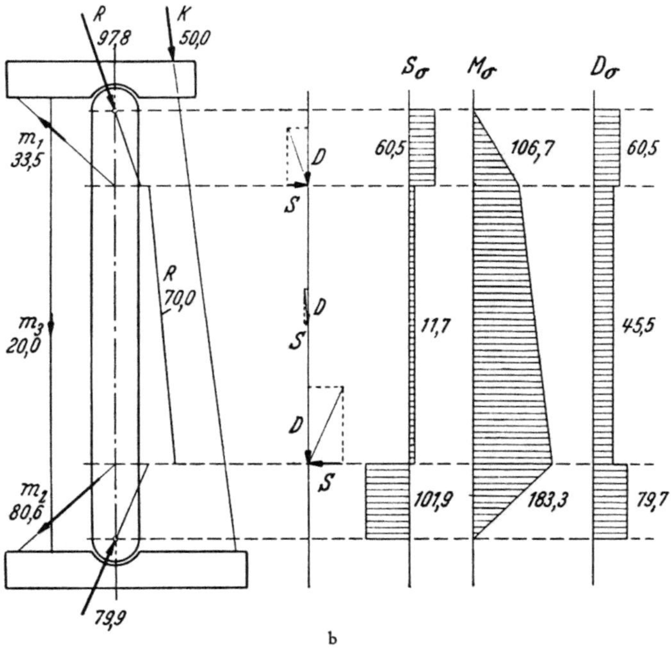

b

durch die Zuggurtungswirkung eines zweigelenkigen Muskels

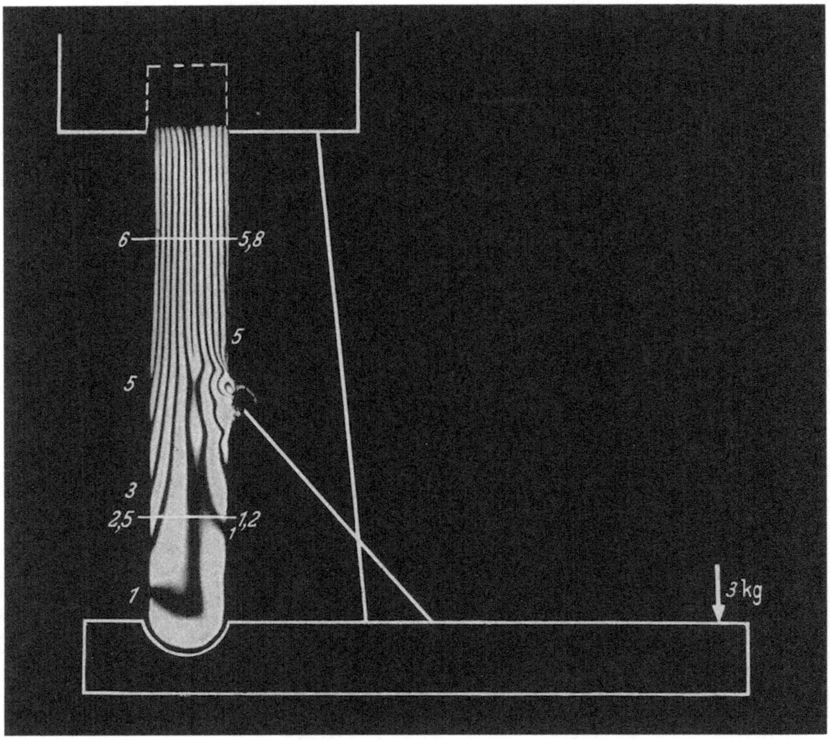

b

zweigelenkigen Muskels, veranschaulicht im spannungsoptischen Versuch

Zur Verkleinerung der Biegespannungen aus der Grundbeanspruchung dienen nun weitere Bauprinzipien und zwar zunächst der zweigelenkige Muskel. Im Gegensatz zum eingelenkigen Muskel überbrückt der zweigelenkige Muskel den ganzen Knochen. Infolgedessen wirkt er auch in der ganzen Länge des

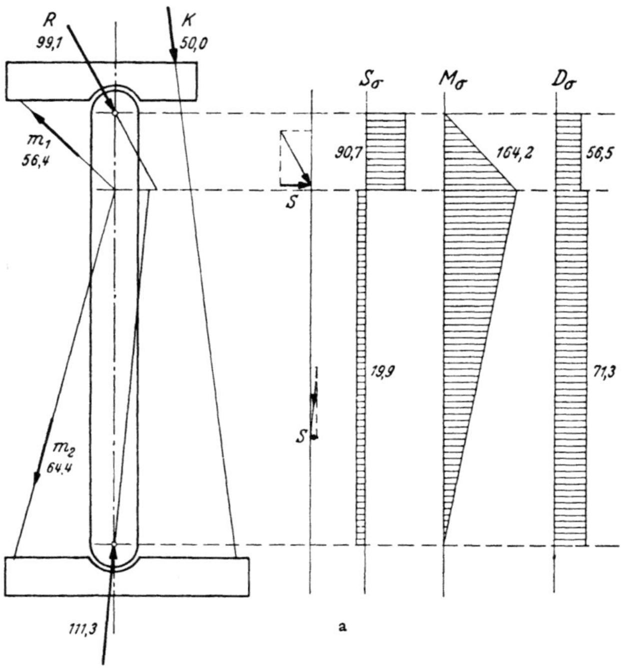

a

Abb. 31 a u. b. Schematische Darstellung der Herabsetzung der Tibiabeanspruchung

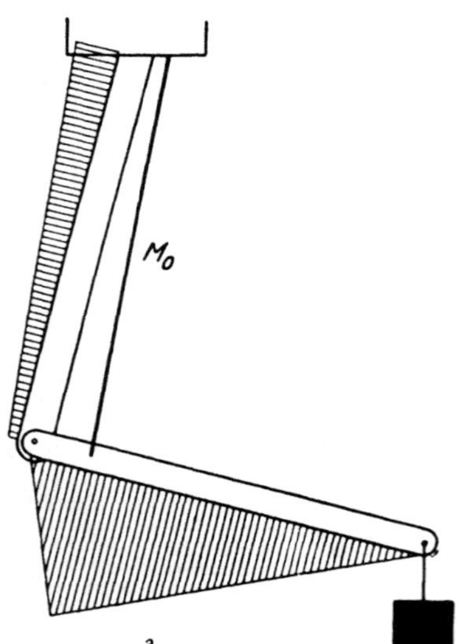

a

Knochens als Zuggurtung und setzt in jeder Höhe die Biegespannungen nahezu gleichmäßig herab. Seine Wirkung auf die Grundbeanspruchung des Röhrenknochens ist im Schema Abb. 29 b graphisch dargestellt. Durch den zweigelenkigen Muskel m_3 werden die höchsten Biegespannungen, deren Größe im Diagramm M_σ maßstäblich angegeben ist, über die ganze Länge des Knochens herabgesetzt und von 164,2 auf 106,7 kg/cm² bzw. von 240,7 auf 183,3 kg/cm² im Vergleich zum Schema der Grundbeanspruchung des Knochens Abb. 29 a erniedrigt. Auch die Größe der höchsten Schubspannungen wird durch den zweigelenkigen Muskel verkleinert (Diagramm S_σ), während die gleichmäßigen Druckspannungen nur ganz unwesentlich erhöht werden (Diagramm D_σ). Die spannungserniedrigende Wirkung des zweigelenkigen Muskels ist ferner im spannungsoptischen Versuch Abb. 30 b veranschaulicht und beim Vergleich mit Abb. 30 a ohne weiteres aus der Ordnungszahl der Farbgleichen im oberen muskelfreien Abschnitt des Humerus abzulesen. Recht eindrucksvoll tritt auch im Schema der Tibiabeanspruchung die Bedeutung der Zweiteilung der Waden-

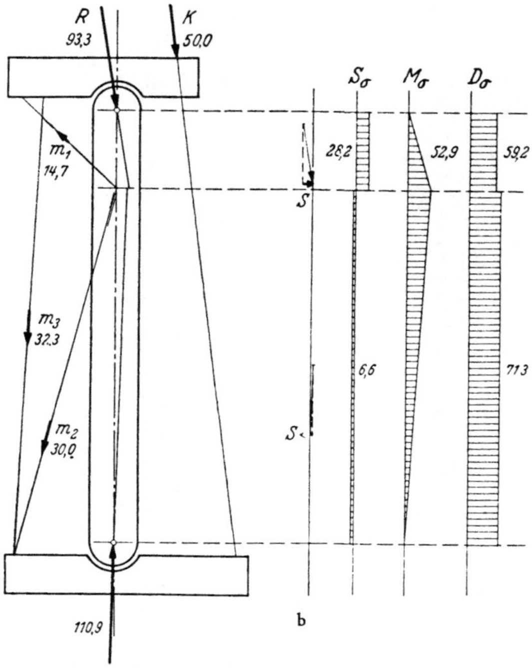

durch die Wirkung des zweigelenkigen Muskels (M. gastrocnemius)

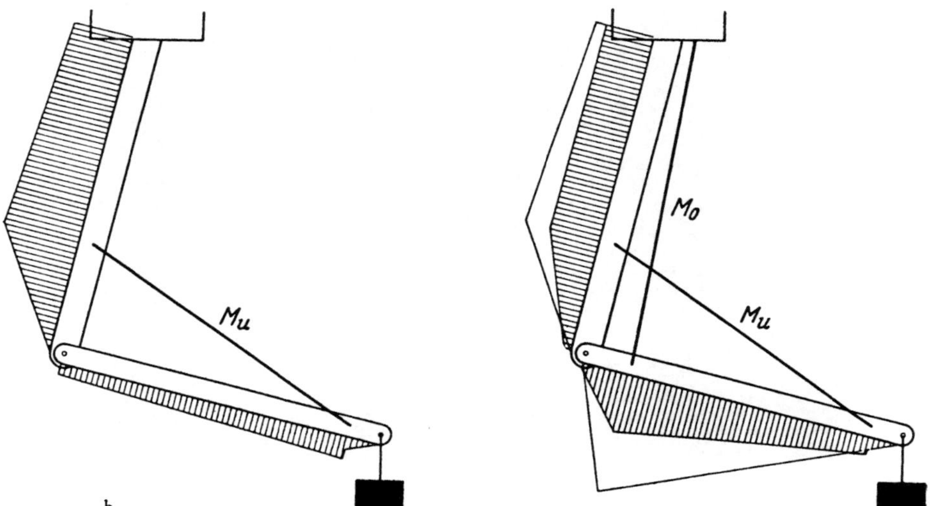

Abb. 32 a—c. Die Herabsetzung der Beanspruchung durch eine bestimmte Kombination mehrerer Muskeln (Doppelbesetzung), dargestellt am Schema des Armskeletes muskulatur für die Größe der Beanspruchung in die Erscheinung (Abb. 31). Dieses Schema unterscheidet sich vom Schema der Grundbeanspruchung des

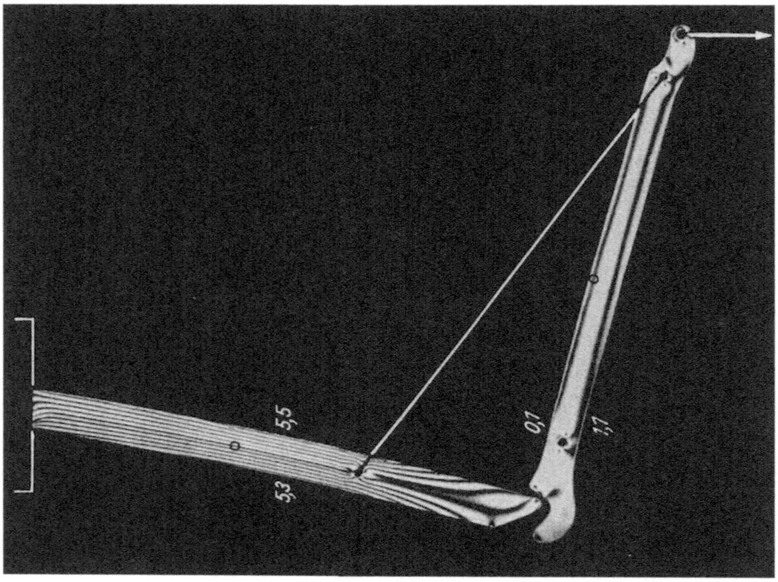

b

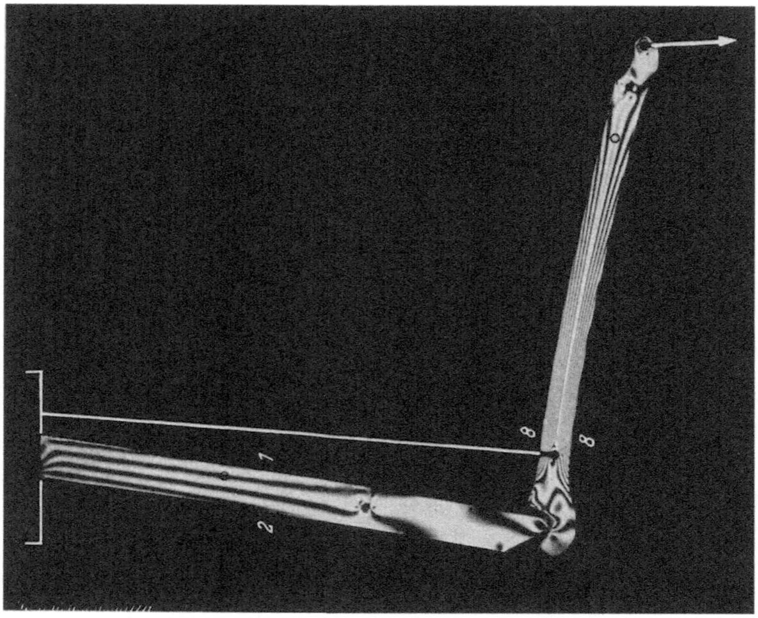

a

Röhrenknochens nur dadurch, daß die Ansatzstelle des unteren eingelenkigen Muskels bis an die Ansatzstelle des zum oberen Gelenk gehörenden Muskels hinaufgerückt ist (Abb. 31 a). Wirkt am Sprunggelenk nur der eingelenkige Muskel m_2 (M. soleus), so wird die Tibia durch das Körpergewicht K noch stark auf Biegung beansprucht. Durch die gleichzeitige Wirkung des zweigelenkigen Muskels m_3 (M. gastrocnemius) werden die höchsten Biegespannungen (M_σ) von 164,2 auf 52,9 kg/cm² erniedrigt, so daß in diesem Schema (Abb. 31 b) durch den M. gastrocnemius die gefährliche Beanspruchung der Tibia auf etwa $^1/_3$ herabgesetzt wird.

Die Größe der Querschnittsbeanspruchung kann ferner herabgesetzt werden durch eine entsprechende Anordnung der Muskeln, wie sie z. B. beim Arm in der Kombination von Ober- und Unterarmmuskeln zur Beugung des Ellenbogengelenkes gegeben ist. Diese „Doppelbesetzung“, die zur Erfüllung der kinematischen Aufgabe allein nicht erforderlich wäre, hat zur Folge, daß so-

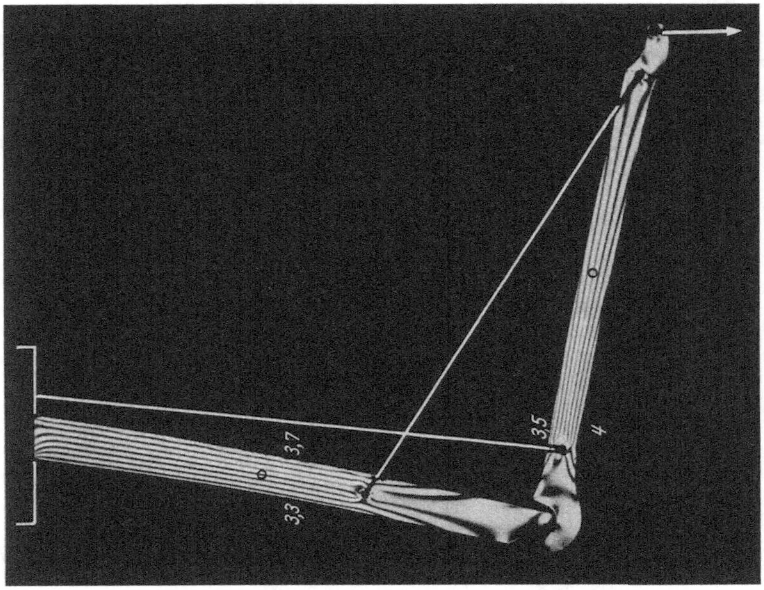

c

Abb. 33 a—c. Veranschaulichung der beanspruchungserniedrigenden Wirkung der Doppelbesetzung im spannungsoptischen Versuch

wohl im Humerus, als auch im Unterarmskelet die durch die Last hervorgerufene Biegebeanspruchung über die ganze Länge der Knochen erniedrigt wird. Denn der M. biceps allein würde als Zuggurtung nur den Humerus in ganzer Länge entlasten, während er beim Radius die durch die Last bedingte hohe Biegebeanspruchung nicht bzw. nur am Ellenbogengelenkende vermindert (Abb. 32 a). Der M. brachioradialis allein würde dagegen als Zuggurtung nur den Radius entlasten, während er die hohe Biegebeanspruchung des Humerus durch die Last unvermindert läßt bzw. nur am Ellenbogengelenkende verkleinert (Abb. 32 b). Erst durch die Kombination der beiden Muskeln wird in beiden Knochen die hohe Biegebeanspruchung durch die Last über die ganze Länge herabgesetzt und bei entsprechender Spannung der Muskeln wird außerdem die Größe der Beanspruchung des Oberarm- und Unterarmskeletes weitgehend aneinander angeglichen (Abb. 32 c). Im spannungsoptischen Versuch

Abb. 33 ist die graphisch dargestellte Wirkung der beiden Muskelgruppen auf die Größe der Beanspruchung des Oberarm- und Unterarmskeletes belegt und eindeutig zu erkennen.

Durch ein anderes Bauprinzip, den breiten Muskelansatz, werden die Spannungsspitzen abgerundet, die besonders gefährlich sind, weil ja ausschließlich die größte, an irgendeiner Stelle auftretende Spannung für die Bruchgefährdung maßgebend ist. Und da die spannungserniedrigende Wirkung des Muskelansatzes um

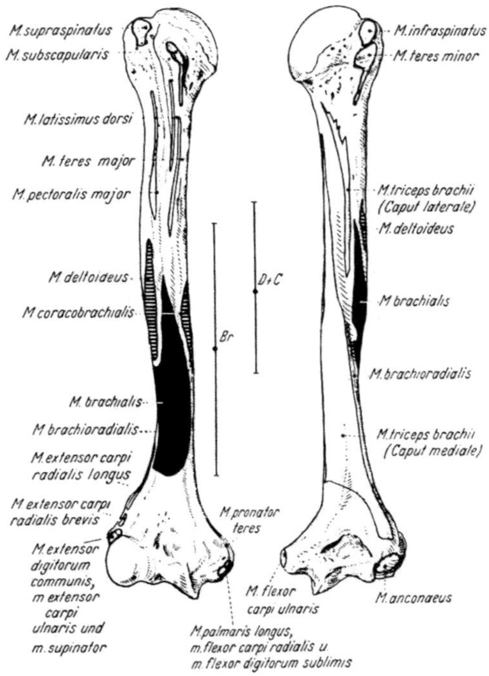

Abb. 34. Die Ausdehnung der Ansatzfelder des M. brachialis und M. deltoideus über die Länge des Humerus

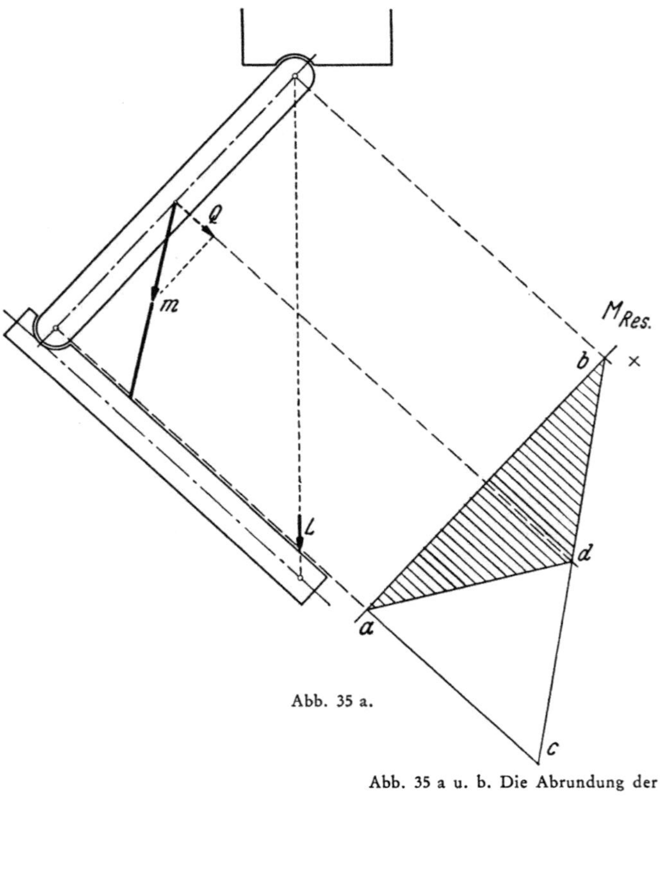

Abb. 35 a.

Abb. 35 a u. b. Die Abrundung der

so größer ist und um so weiter reicht, je größer seine Ausdehnung in der Längsrichtung des Knochens ist und sich diese oft über die halbe Länge der Diaphyse erstreckt (Abb. 34), so kann seine spannungserniedrigende Wirkung an der Spannungsspitze recht erheblich sein. Eine analoge Bedeutung, wie der breite Muskelansatz, haben die Knochenaufbauten an den Sehnenansatzstellen. Durch diese werden ebenfalls die hier auftretenden Spannungsspitzen abgeflacht.

In dem Schema Abb. 35 a und b ist die Wirkung des breiten Muskelansatzes graphisch dargestellt für den Humerus, wenn der Last *L* durch einen eingelenkigen Oberarmmuskel *m* am Ellenbogengelenk das Gleichgewicht gehalten wird und keine weiteren Muskelkräfte auf den Humerus wirken. Aus den Spannungsdiagrammen ist ersichtlich, daß durch den breiten Ansatz des Muskels am Humerus die Spannungsspitze bei *d* stark abgerundet wird und die verbleibenden höchsten Biegespannungen auf eine größere Strecke mehr gleichmäßig verteilt werden.

Auch die zweite Möglichkeit, Biegespannungen durch Gegenbiegung herabzusetzen, ist im Stütz- und Bewegungsapparat verwirklicht und zwar durch die Achsenkrümmung mancher Röhrenknochen. Diese hat, wie schon näher ausgeführt, grundsätzlich den gleichen Einfluß auf die Herabsetzung der Biegespannungen wie eine Zuggurtung. In dem vereinfachten Schema Abb. 36, in welchem die Größe der höchsten Biegespannungen in dem Diagramm $M_{Res.}$

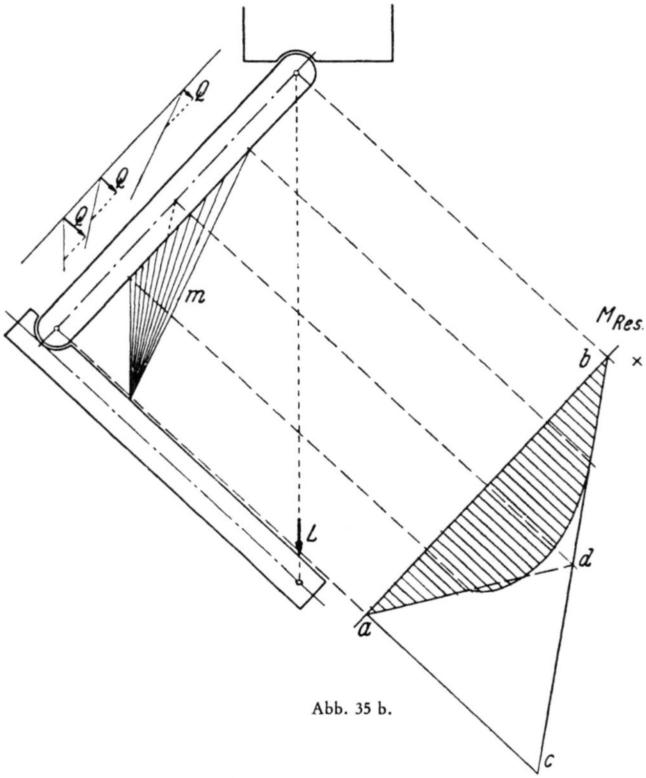

Abb. 35 b.

Spannungsspitze durch den breiten Muskelansatz

maßstäblich angegeben ist, ist die spannungserniedrigende Wirkung der Achsenkrümmung auf die Grundbeanspruchung des Röhrenknochens graphisch dargestellt. In analoger Weise werden z. B. beim Femur durch die sagittale Krümmung die Biegespannungen herabgesetzt, die durch das Körpergewicht hervorgerufen werden, wenn seine Wirkungslinie vor dem Femurschaft liegt und mit einer großen Komponente in sagittaler Richtung biegend wirkt. Dies ist regelmäßig der Fall während der zweiten Hälfte der Standbeinperiode, wo die Wirkung des Körpergewichtes noch durch dynamische Kräfte überhöht ist (Abb. 37 d). Die spannungserniedrigende Wirkung der Achsenkrümmung ist besonders groß, wenn, wie beim Femur, gleichzeitig zweigelenkige Muskeln wirken,

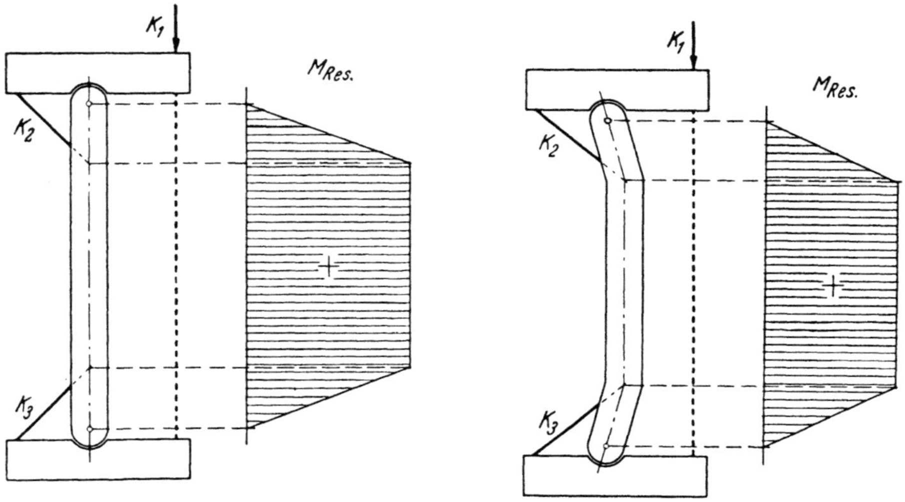

Abb. 36 a u. b. Schematische Darstellung der beanspruchungserniedrigenden Wirkung der Achsenkrümmung eines Röhrenknochens (Femur)

weil durch die Achsenkrümmung der Hebelarm des Körpergewichtes verkleinert und gleichzeitig der Hebelarm der Gegenbiegung des zweigelenkigen Muskels vergrößert wird, wie in den vereinfachten Schemata Abb. 37 a—c nacheinander abgeleitet ist.

Zum Schluß möchte ich noch die Auswirkung einer Kombination verschiedener Bauprinzipien auf den Materialbedarf bei einem speziellen Fall, einem Unterarmknochen, ableiten, und zwar auf dem Umweg über die Lösung einer entsprechenden technischen Konstruktionsaufgabe, da nur bei einer solchen eine exakte rechnerische Behandlung möglich ist. Um die Bedeutung der einzelnen Prinzipien möglichst klar herauszustellen, wird ihr Einfluß nacheinander bei einem analog beanspruchten Stab analysiert.

Der Stab Abb. 38 a wird durch die Gegenwirkung von Seilzug m_1 und Gewicht L in der gleichen Art auf Biegung beansprucht, wie ein Unterarmknochen durch einen Oberarmmuskel, der bei rechtwinkelig gebeugtem Ellenbogengelenk dem Eigengewicht des Unterarmes bzw. einer mit der Hand getragenen Last das Gleichgewicht hält. In den einzelnen Abbildungen 38 a—c ist jeweils neben *a* die Momentenfläche, d. h. die Größe des Biegemomentes für jede Stelle des Stabes maßstäblich angegeben. Neben *b* ist das Diagramm der höchsten Druck- und Zugspannungen von der Kontur des Stabes aus aufgetragen und neben *c* ist die Dimensionierung des Stabes dargestellt, wenn die höchsten Spannungen in jedem Querschnitt die gleiche Größe, und zwar die Größe der zulässigen Spannung aufweisen, der Stab also einen Körper gleicher Festigkeit darstellt.

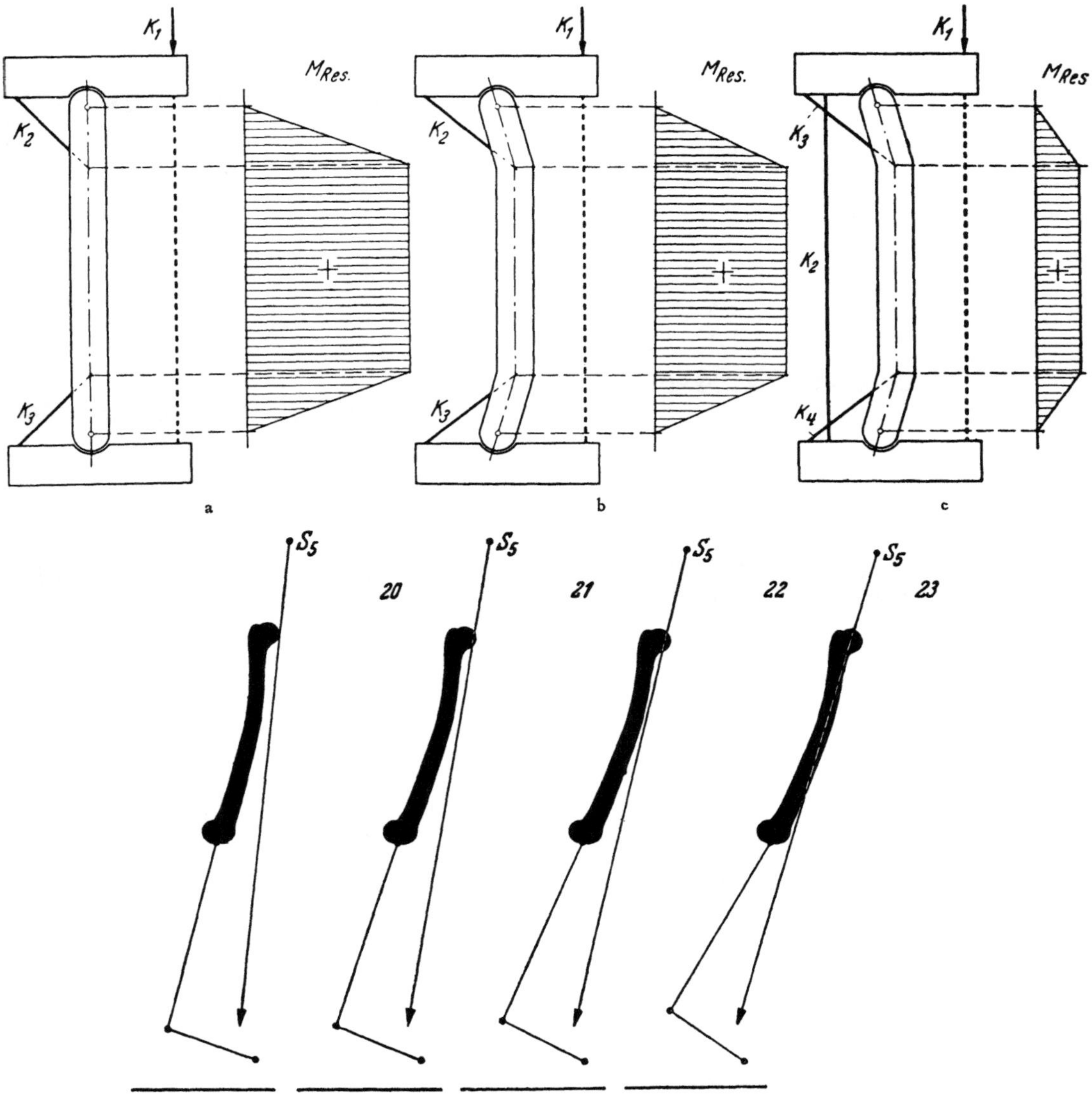

Abb. 37 a—d. a—c Verstärkung der beanspruchungserniedrigenden Wirkung der Achsenkrümmung durch einen zweigelenkigen Muskel, dargestellt am Schema der Femurbeanspruchung in der Sagittalebene; d Die Lage der Wirkungslinie des Körperabschnittsgewichtes S_5 zum Femur in der 20.—23. Phase der Standbeinperiode des Ganges (nach O. Fischer, Versuch I)

Aus der Abb. 38 a ist zu ersehen, daß der Stab sehr schwer gebaut sein muß, wenn er bei der vorliegenden Beanspruchung an jeder Stelle die gefor-

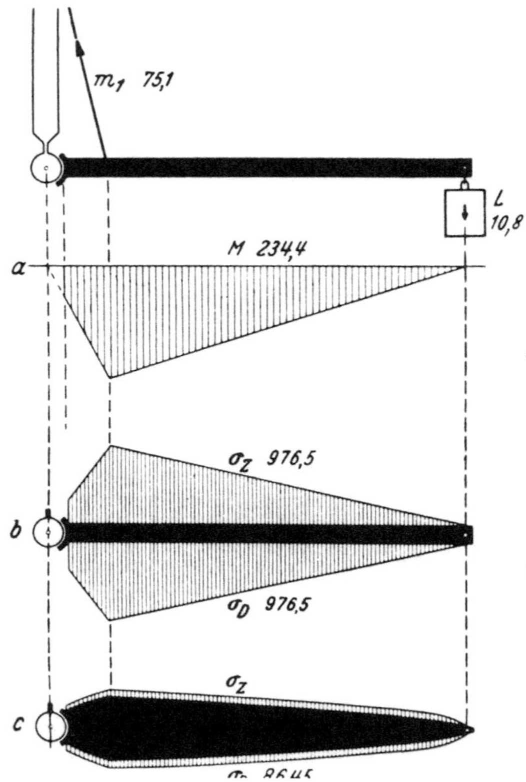

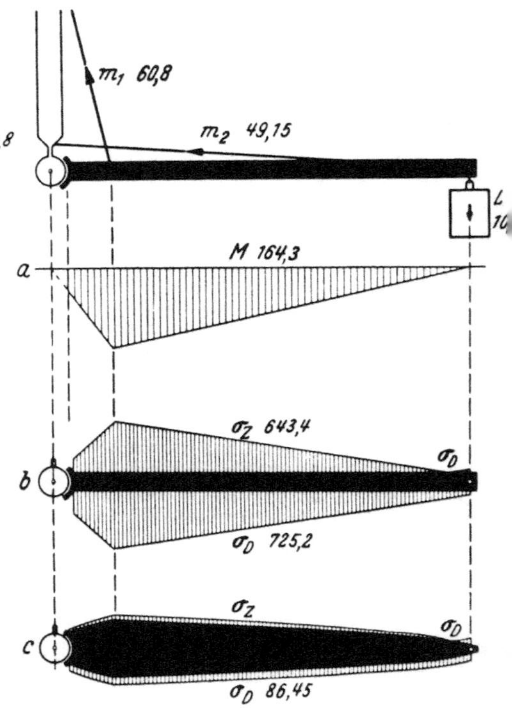

b

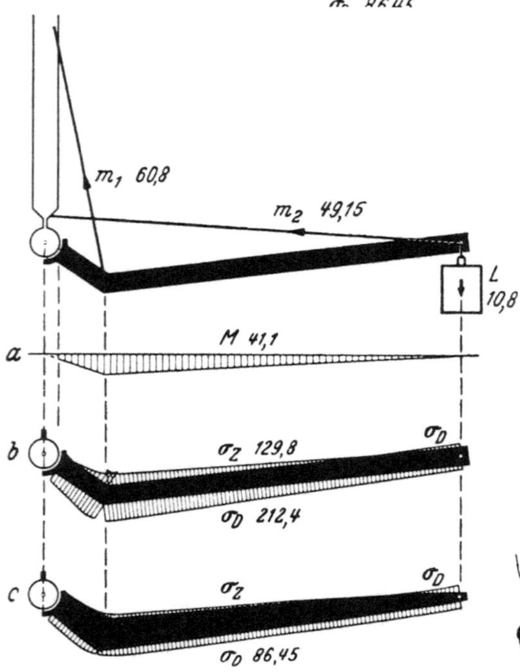

c

Abb. 38 a—d. Die Auswirkung der verschiedenen Bauprinzipien zur Herabsetzung der Beanspruchung und des Materialbedarfs bei einem Balken, der in analoger Weise beansprucht ist, wie die Ulna und ein Vergleich der sich hierbei ergebenden Balkenform mit der Ulna

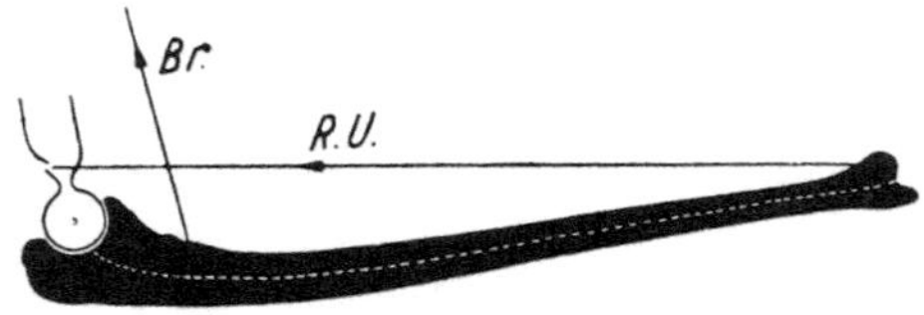

d

derte Festigkeit aufweisen soll, d. h. die höchsten Spannungen überall die Größe der zulässigen Spannungen haben. Durch die Anbringung eines zweiten Seilzuges (Abb. 38 b), der in seiner Wirkung den zweigelenkigen Unterarmmuskeln entspricht und als Zuggurtung wirkt, werden die höchsten Randspannungen von 976 auf 725 kg/cm^2 herabgesetzt. Infolgedessen kann der Stab bei gleicher Bruchsicherheit schon bedeutend schwächer ausgeführt werden. Noch weit stärker werden die Spannungen herabgesetzt durch eine Ausbiegung des Stabes nach unten an der Ansatzstelle des Seilzuges (Abb. 38 c). Hierdurch werden die höchsten Randspannungen auf 212 kg/cm^2, also auf etwa $^1/_5$ der Ausgangsspannung erniedrigt und der Materialbedarf wird weitgehend herabgesetzt. Vergleicht man nun diese letzte Ausführung mit der Ulna und ihrer Beanspruchung (Abb. 38 d), so ergibt sich eine weitgehende Übereinstimmung in allen wesentlichen Punkten, insbesondere, was die Achsenkrümmung an der Ansatzstelle des M. brachialis sowie die gegen das Handgelenk hin sich verjüngende Form betrifft. Die abweichende Verbreiterung des Gelenkanteiles der Ulna findet dagegen ihre Erklärung einmal darin, daß der Gelenkknorpel eine weit geringere Druckfestigkeit aufweist, als der Knochen, infolgedessen der Gelenkdruck auf eine größere Fläche verteilt sein muß und weiter darin, daß die Streckmuskulatur an einem Hebelarm angreifen muß.

Kurz zusammengefaßt, lehrt die quantitative mechanische Analyse, daß im Stütz- und Bewegungsapparat Konstruktionsprinzipien verankert sind, durch welche die gefährliche Komponente der Beanspruchung des Röhrenknochens — die Biegebeanspruchung — möglichst klein gehalten ist. Wenn man überdies das Ergebnis der Rouxschen Lehre berücksichtigt, daß das Knochenmaterial zur Widerstandsleistung gegen Biegebeanspruchung bestmöglichst ausgenutzt ist infolge seiner Anordnung im Querschnitt über die Länge des Knochens und in der trajektoriellen Architektur der Spongiosa, so dürfte nunmehr die Frage, ob das Skelet einen idealen Leichtbau darstellt, eine umfassende Beantwortung in bejahendem Sinne gefunden haben.

5. Über die mechanische Bedeutung der gröberen Kortikalisstruktur beim normalen und pathologisch verbogenen Röhrenknochen*

Mit 13 Abbildungen

Nach der Rouxschen Lehre vom funktionellen Bau des Knochens ist nicht nur die Spongiosa, sondern ebenfalls der Knochen als ganzes Gebilde mit größter Materialersparnis gebaut. Wenn diese bisher noch nicht bewiesene Auffassung zutreffen soll, so müssen folgende drei Forderungen erfüllt sein. Es muß

1. der Röhrenknochen in jeder Höhe die gleiche Festigkeit für seine maßgebende Beanspruchung aufweisen,
2. muß diese Festigkeit mit der kleinstmöglichen Materialmenge erreicht sein und
3. muß die gröbere Struktur der Kortikalis derart ausgerichtet sein, daß die Osteone der Beanspruchung den größtmöglichen Widerstand entgegenstellen.

Eigene quantitative Untersuchungen lassen erkennen, daß die beiden ersten Forderungen erfüllt sind. Auf Einzelheiten der recht umfangreichen Ableitungen kann ich wegen der Kürze der zur Verfügung stehenden Zeit heute leider nicht eingehen. Ich will mich deshalb darauf beschränken, nur die dritte Frage, ob auch die Kortikalis eine funktionelle Struktur hat, kurz zu beantworten.

Nach dem Schrifttum der letzten Jahrzehnte wird diese Frage bejaht, weil die Osteone angeblich für die funktionelle Beanspruchung trajektoriell ausgerichtet sind und eine trajektorielle Struktur auch bei der Kortikalis als ideale Anpassung an die Funktion angesehen wird. Ich glaube nicht, daß diese Theorie zu Recht besteht und will zu ihrer Überprüfung zunächst einmal dem Gedankengang nachgehen, der ihr zugrundeliegt und diesen kurz skizzieren.

Der Periostschlauch wird beim Wachstum durch das Vordringen der Epiphysen in der Längsrichtung gedehnt. Infolge dieser Dehnung und des eigenen Retraktionsbestrebens treten Zugspannungen in ihm auf, die in der Längsrichtung etwa parallel der Knochenachse verlaufen. Durch die Zugspannungen werden die Fibrillenzüge der Periostfaserschicht ausgerichtet und da die Osteone, wie Herr Benninghoff nachgewiesen hat, die gleiche Richtung haben, wie die Periostfasern, so verlaufen auch die Osteone in der Längsrichtung parallel der Knochenachse.

---

* Vortrag auf der 47. Versammlung der Anatomischen Gesellschaft in Bonn 1949. Anat. Nachr. 1, 53—67 (1949).

Wird jetzt der Röhrenknochen von den Gelenken her auf Druck beansprucht, so verlaufen die Drucktrajektorien ebenfalls in der Längsrichtung parallel der Achse, also in der gleichen Richtung, wie die Zugtrajektorien aus dem Wachstum. Und da die Osteone dieselbe Richtung haben, wie die Wachstumstrajektorien, so sind sie auch für die Funktion trajektoriell ausgerichtet.

Diese Überlegung würde zutreffen, wenn tatsächlich beim Röhrenknochen die Drucktrajektorien aus der Funktion parallel der Knochenachsen verlaufen, die Funktionstrajektorien also mit den Wachstumstrajektorien zusammenfallen würden. Dem widersprechen aber nicht nur theoretische Überlegungen, sondern ich glaube Ihnen auch zeigen zu können, daß die Befunde hierzu im Gegensatz stehen.

Um das Verständnis für die etwas ungewohnte Materie zu erleichtern, will ich zunächst am Schema einer Säule den Einfluß verschiedenartiger Beanspruchung auf den Verlauf der Spannungstrajektorien kurz erläutern (Abb. 1).

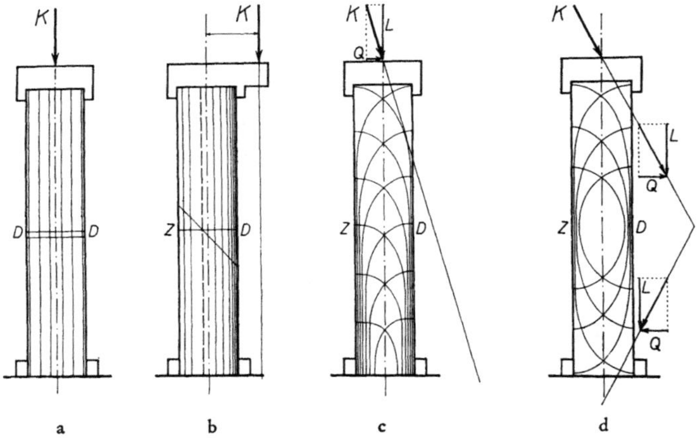

Abb. 1 a—d

Im ersten Schema (a) wird die Säule durch die Kraft K axial auf Druck beansprucht. Die Drucktrajektorien verlaufen geradlinig parallel der Achse und Kontur.

Im zweiten Schema (b) wird die Säule durch die exzentrische Druckkraft K, die parallel der Achse wirkt, auf Biegung beansprucht. Sie sehen, daß trotz der Biegebeanspruchung die Trajektorien wieder in der Längsrichtung parallel der Achse verlaufen. Der einzige Unterschied zum vorigen Schema (a) besteht darin, daß die Trajektorien jetzt in der rechten Hälfte der Säule Druckspannungen, in der linken Zugspannungen führen.

Im dritten Schema (c) wird die Säule durch eine schräge Druckkraft auf Biegung beansprucht. Jetzt zeigen die Trajektorien die charakteristischen, sich rechtwinkelig kreuzenden Bögen. Der gekrümmte Verlauf der Trajektorien ist dadurch bedingt, daß die Druckkraft jetzt infolge ihrer Neigung gegen die Säulenachse mit der Querkraft Q auf die Säule wirkt. Denn die charakteristischen Trajektorienbögen müssen stets auftreten, wenn Biegung durch eine Querkraft, also durch Schub, überlagert ist. Charakteristisch ist ferner, daß die Spitzen der Bögen nach oben weisen, also in die gleiche Richtung, in welcher die Biegung kleiner wird.

Wirkt, wie im 4. Schema (d), auch noch eine schräge Druckkraft auf das untere Säulenende, so müssen die Spitzen der Trajektorienbögen in entgegengesetzte Richtung weisen, weil jetzt die Biegung nach oben und unten, also nach entgegengesetzter Richtung hin abnimmt.

Überträgt man diese Überlegungen auf das Skelet, so ergibt sich, daß auch beim Röhrenknochen die Drucktrajektorien nur unter der Voraussetzung in der Längsrichtung parallel der Achse verlaufen können, daß der an den Gelenken auf ihn übertragene Druck entweder in der Achse oder parallel der Achse wirkt. Ich habe aber in meinem Vortrag auf dem ersten Kongreß 1946 [1] am Schema der Grundbeanspruchung des Röhrenknochens zeigen können, daß die resultierende Druckkraft stets gegen die Knochenachse geneigt sein muß. Und weil die Druckrichtung schräg zur Knochenachse liegt, wird der Röhrenknochen in jedem Falle nicht nur auf Biegung, sondern gleichzeitig auch durch Querkräfte auf Schub beansprucht. Infolge der überlagerten Schubbeanspruchung müssen aber die Spannungstrajektorien aus der Funktion die charakteristischen, sich rechtwinklig kreuzenden Bögen aufweisen, wie ich im Schema Abb. 1 c u. d gezeigt habe. Und da die resultierende Druckkraft aus Gleichgewichtsgründen durch beide Gelenkzentren verlaufen muß, die Biegebeanspruchung also gegen beide Gelenke hin kleiner wird, so müssen die Spitzen der Trajektorienbögen gegen die Gelenke hinweisen, d. h. im oberen und unteren Knochenabschnitt entgegengesetzt gerichtet sein.

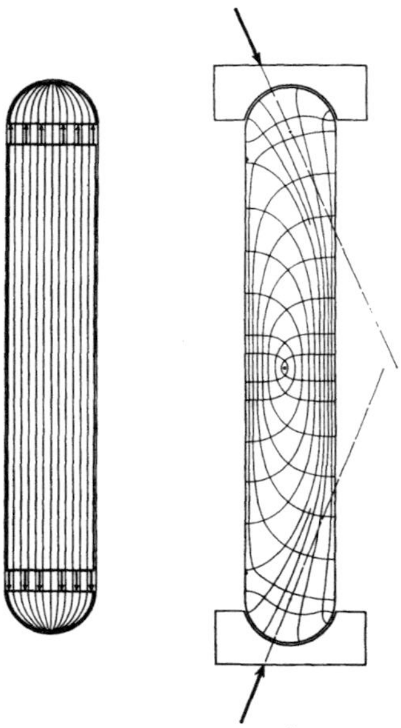
a b

Abb. 2 a u. b

Es besteht also beim Röhrenknochen ein grundsätzlicher Unterschied zwischen dem Kraftfeld des Wachstums und dem Kraftfeld der Funktion, wie ein Vergleich der beiden schematischen Darstellungen in Abb. 2 beweist. Das linke Bild (a) zeigt grobschematisch das Kraftfeld des Wachstums, in dem die Spannungstrajektorien stets in der Längsrichtung, also in der Richtung der Knochenachse verlaufen und sich niemals kreuzen. Das rechte Schema (b) zeigt das Kraftfeld der Funktion, in welchem die Spannungstrajektorien die charakteristischen, sich rechtwinkelig kreuzenden Bögen aufweisen, deren Spitzen gegen die Gelenke hin gerichtet sind.

Beim Röhrenknochen sind die Trajektorien aus der Funktion

1. in den Hauptspongiosazügen verkörpert (obschon diese nicht durch die Spannungstrajektorien ausgerichtet werden!);

---

[1] Pauwels, Fr.: Die Bedeutung der Bauprinzipien des Stütz- und Bewegungsapparates für die Beanspruchung der Röhrenknochen. Z. f. Anat. u. Entw. Gesch. Bd. 114, 1948.

2. lassen sich die Spannungstrajektorien der Funktion, die in der Außenschicht der Kortikalis auftreten, durch das von KÜNTSCHER angewandte Lackverfahren von DIETRICH und LEHR am Knochen selbst darstellen und

3. können sie an Vergleichsmodellen des Knochens aus Kunstharz spannungsoptisch ermittelt werden.

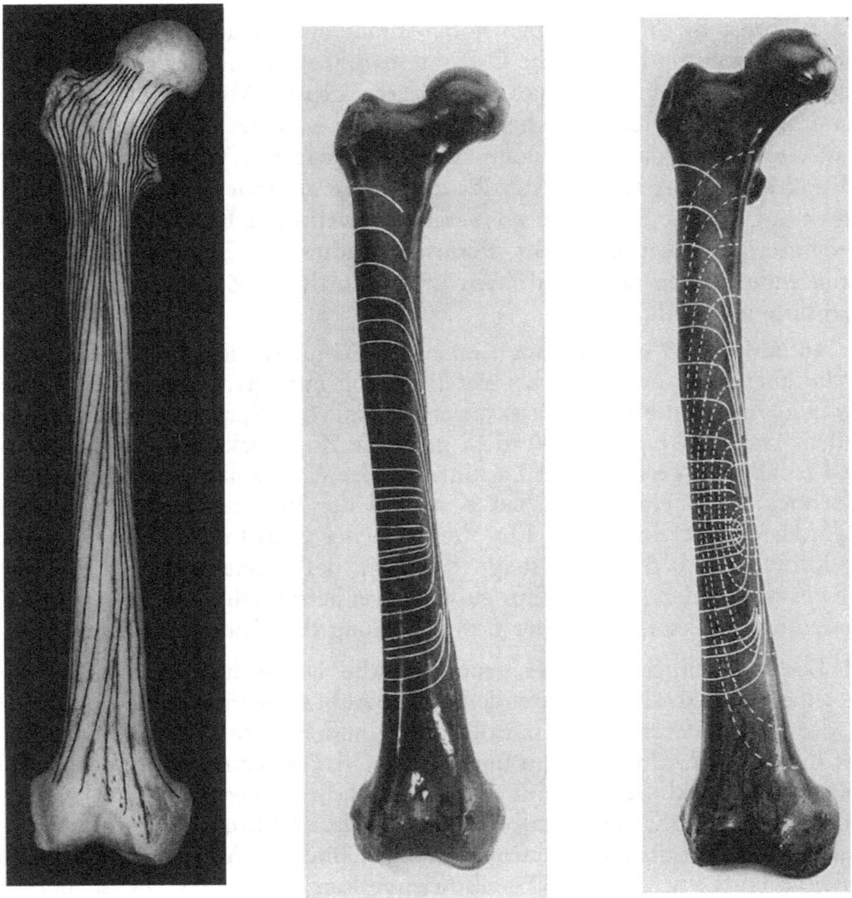

a b c

Abb. 3 a—c

Die Wachstumstrajektorien der Kortikalis sind dagegen in den Osteonenzügen verkörpert, deren Verlauf, wie Herr BENNINGHOFF gezeigt hat, durch die Spaltmethode dargestellt werden kann.

Es besteht also die Möglichkeit, durch einen Vergleich des Spaltlinienverlaufes mit dem Verlauf der Lacklinien oder den Spongiosazügen am Knochen selbst festzustellen, ob die Osteone für die Funktion trajektoriell ausgerichtet sind, die Kortikalis also eine funktionelle Struktur in Analogie zur Spongiosa hat.

Um diesen Vergleich durchführen zu können, habe ich bei einer Reihe von Röhrenknochen zunächst die Spannungstrajektorien durch das Lackverfahren dargestellt, darauf, an denselben Knochen die Spaltlinien gestochen und außerdem noch an Vergleichsmodellen den Trajektorienverlauf spannungsoptisch ermittelt. Das Ergebnis dieser Untersuchungen möchte ich Ihnen an einigen Beispielen demonstrieren.

Zunächst möchte ich Ihnen noch einmal ins Gedächtnis zurückrufen, daß die Spaltlinien und damit die Osteone sowohl während der embryonalen Entwicklung (Abb. 11 a), als auch im späteren Leben (Abb. 3 a und 10 a) stets in der Längsrichtung des Knochens verlaufen, also eine Verkörperung der Zugtrajektorien aus dem Wachstum darstellen, wie ein Vergleich mit der grobschematischen Darstellung Abb. 2 a zeigt. Hieran ändert nichts, daß die Spaltlinien auf manche Stellen zu konvergieren, weil diese Erscheinung lediglich auf circumscripte Haftstellen des Periostschlauches am Knochen bzw. auf einstrahlende Sehnen zurückzuführen ist, wodurch die Zugspannungen aus ihrer Richtung abgelenkt werden.

In der Abb. 3 sind die Spaltlinien des Femur (a) den Lacklinien, d. h. den Spannungstrajektorien, die bei der Funktion auftreten, gegenübergestellt und zwar in Abb. b die Drucktrajektorien, die mit den Spaltlinien übereinstimmen sollen. Die Abb. c zeigt außerdem noch die Zugtrajektorien (gestrichelt). Zunächst läßt ein Vergleich der Lacklinienbilder Abb. 3 mit dem Schema Abb. 2 b erkennen, daß beim Femur das Kraftfeld der Funktion mit dem theoretisch geforderten übereinstimmt. Ein Vergleich der Spaltlinien (Abb. 3 a) mit den Lacklinien (Abb. 3 b u. c) zeigt dagegen, daß diese beiden Liniensysteme wesensverschieden sind, woraus einwandfrei hervorgeht, daß die Osteone nicht spannungstrajektoriell für die Beanspruchung des Knochens ausgerichtet sind.

Ebenso deutlich tritt der grundsätzliche Unterschied der beiden Liniensysteme beim coxalen Femurende zutage. Abb. 4. Während die Spaltlinien (a) in der Längsrichtung etwa parallel der Knochenachse verlaufen und nur auf der hinteren Ansichtsfläche im Bereich der Crista intertrochanterica quer hierzu, zeigen die Lacklinien (b) auf beiden Ansichtsflächen die charakteristischen Trajektorienbögen, die überall eine ganz andere Richtung haben, als die Spaltlinien. Auch am oberen Tibiaende (Abb. 5) sind die Abweichungen des Spaltlinienverlaufes (a, b) vom Trajektorienverlauf (c) wieder ebenso hochgradig und charakteristisch.

Durch diese wenigen Beispiele, die noch beliebig vermehrt werden können, dürfte in voller Übereinstimmung mit den theoretischen Überlegungen bewiesen sein, daß die Osteone nicht für die Funktion trajektoriell ausgerichtet sind und es auch nicht sein können, weil die Kortikalis eine Wachstumsstruktur hat und das Kraftfeld des Wachstums grundsätzlich verschieden ist vom Kraftfeld der Funktion.

Nachdem wir erkannt haben, daß die Kortikalis keine trajektorielle Struktur aufweist, erhebt sich die Frage, ob sie trotzdem für die Funktion zweckmäßig gebaut ist. Diese Frage läßt sich anhand eines Modells in anschaulicher Form beantworten.

Die Abbildung 6 a zeigt einen durchsichtigen Glaszylinder, auf dem durch die längsverlaufenden Linien die Verlaufsrichtung der Osteonenzüge im Kortikalisrohr schematisch dargestellt ist. Die Abb. 6 b und c zeigen zwei um 90° gegeneinander verdrehte Ansichtsflächen eines zweiten, undurchsichtigen Zylinders, auf welchem der Verlauf der Spannungstrajektorien (Hauptspannungs-

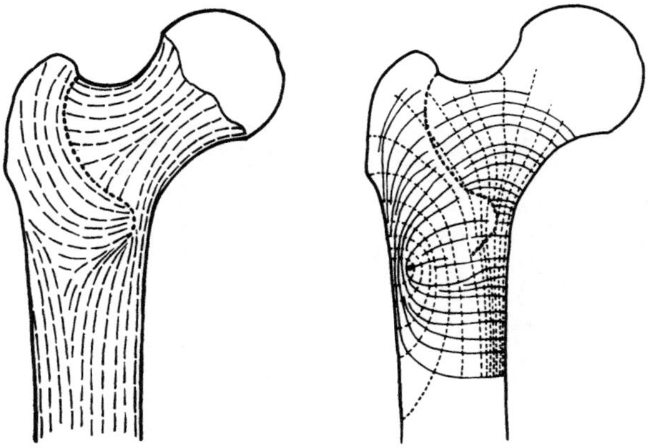

a b

Abb. 4 a u. b

richtungen) aufgezeichnet ist, die bei der Belastung im Kortikalisrohr auftreten. Die aufgesetzte Scheibe gibt die Richtung der Ebene an, in welcher der Röhrenknochen auf Biegung beansprucht wird. Das auf der Scheibe aufgezeichnete Diagramm zeigt die Art der Größenverteilung der Spannungen in

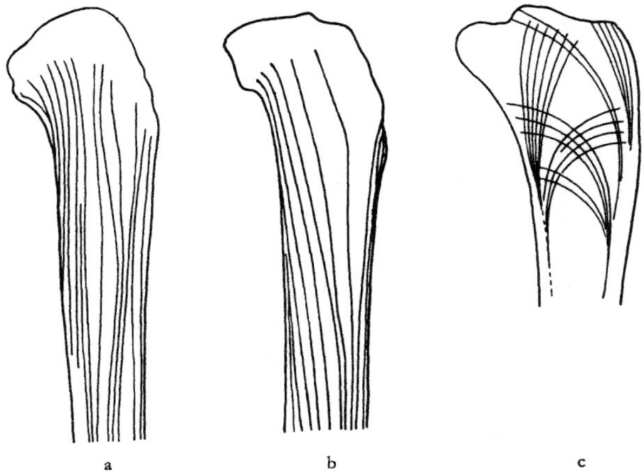

a b c

Abb. 5 a—c

der Biegungsebene und der Pfeil mit seiner Verlängerung gibt die Lage und Richtung der resultierenden Druckkraft an, die von den Gelenken her auf den Röhrenknochen wirkt.

In der Abb. 6 b sind die Abschnitte der Spannungstrajektorien sichtbar, die in Ebenen parallel zur Biegungsebene im Kortikalisrohr auftreten. Diese Abschnitte zeigen die charakteristischen, sich rechtwinkelig kreuzenden Bögen, deren Spitzen gegen die Gelenke weisen. Die Abb. 6 c zeigt die Abschnitte der gleichen Spannungstrajektorien, die bei der Betrachtung des Zylinders in Richtung der Biegungsebene sichtbar werden. Auf dieser Ansichtsfläche fehlen die charakteristischen Bögen und die Spannungstrajektorien verlaufen in einem Streifen rechts und links neben der zentralen Biegungsebene nahezu geradlinig und parallel der Kontur.

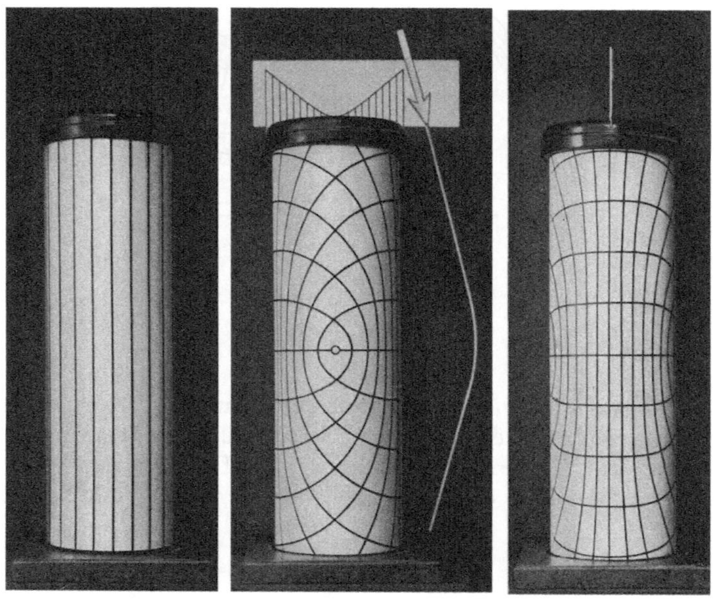

a b c

Aus dem aufgezeichneten Diagramm geht hervor, daß die stark gekrümmten Abschnitte der Trajektorien in Abb. 6 b nur kleine Spannungen führen, daß dagegen in den längsverlaufenden Trajektorien der Abb. 6 c die höchsten Spannungen wirken.

Schiebt man jetzt den durchsichtigen Glaszylinder mit der aufgezeichneten Richtung der Osteonenzüge über den zweiten Zylinder, auf welchem die bei der Belastung im Kortikalisrohr auftretenden Spannungstrajektorien aufgezeichnet sind, so lassen sich, wie die Abb. 6 d und e zeigen, beide Liniensysteme gleichzeitig überblicken und ihre Richtungen an jeder Stelle miteinander vergleichen.

Aus der Abb. 6 d geht hervor, daß die auf dieser Ansichtsfläche liegenden gekrümmten Abschnitte der Spannungstrajektorien überall eine ganz andere Richtung aufweisen, als die längsverlaufenden Osteonenzüge; daß dagegen in der Abb. 6 e die Richtung der längsverlaufenden Spannungstrajektorien mit der Richtung der Osteonenzüge sehr gut übereinstimmt. Wenn man berücksichtigt, daß die gebogenen Spannungstrajektorien nur kleine Spannungen führen, daß dagegen in den längsverlaufenden Spannungstrajektorien die höchsten Spannungen auftreten, so ergibt sich, daß die Osteonenzüge bei der gewählten Lage der Biegungsebene für die höchsten Spannungen sehr günstig ausgerichtet sind, da sie ja mit der Richtung der längsverlaufenden Spannungstrajektorien zusammenfallen (Abb. 6 e). Zur Aufnahme der kleinen Spannungen in den gebogenen Spannungstrajektorien weisen die Osteonenzüge dagegen eine ungünstige Richtung auf (Abb. 6 d). Die Kortikalisstruktur ist demnach bei Beanspruchung in der angegebenen Ebene denkbar günstig gebaut zur

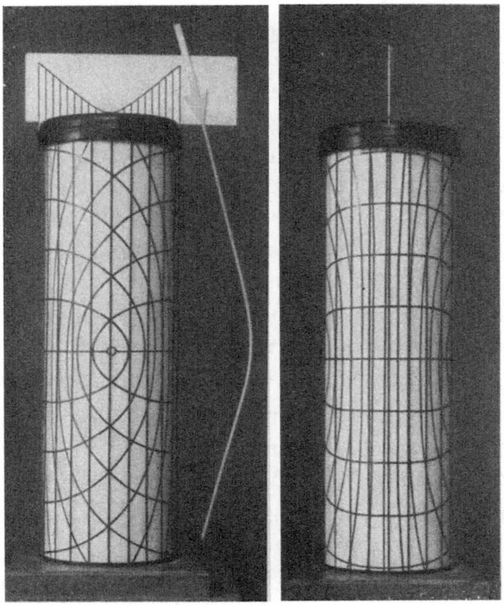

d e

Abb. 6 a—e

Aufnahme der hohen Spannungen und weniger geeignet zur Aufnahme der kleinen Spannungen.

Für die Beantwortung der Frage, ob die Kortikalisstruktur zweckmäßig gebaut ist, ist von ausschlaggebender Bedeutung, daß *die Ebene, in der der Röhrenknochen auf Biegung beansprucht wird, keine konstante Lage hat,* sondern bei der Bewegung der Glieder ihre Richtung wechselt. Bei jeder Drehung der Biegungsebene dreht sich aber im gleichen Sinne auch der Spannungsfluß, also das Netz der im Kortikalisrohr auftretenden Hauptspannungsrichtungen (Spannungstrajektorien). Am Modell läßt sich dies dadurch veranschaulichen, daß der innere Zylinder, auf dem die Spannungstrajektorien aufgezeichnet sind, die im Kortikalisrohr auftreten, in verschiedene Drehstellungen gegen den äußeren Zylinder gebracht wird, auf dem die Osteonenzüge aufgezeichnet sind. Dann ergibt sich, daß bei jeder beliebigen Drehstellung immer wieder die längsverlaufenden Spannungstrajektorien, welche die höchsten Spannungen führen, die gleiche Richtung aufweisen wie die Osteonenzüge, da diese ja rundherum in der Längsrichtung verlaufen. Infolgedessen sind die Osteonenzüge *bei jeder Lage der Biegungsebene* zu Aufnahme der höchsten Spannungen denkbar günstig angeordnet.

Würde dagegen die Kortikalis eine trajektorielle Struktur haben, die Osteonenzüge also den gleichen Verlauf nehmen, wie die auf dem Zylinder 6 b und c aufgezeichneten Spannungstrajektorien, dann würde die Struktur für die Beanspruchung in dieser bestimmten Ebene sowohl für die hohen, als auch für die niedrigen Spannungen zweckmäßig gebaut sein. Bei jeder anderen Richtung der Biegungsebene würde dagegen die Richtung der trajektoriell ausgerichteten Osteonenzüge mit der Richtung der auftretenden Spannungstrajektorien an keiner Stelle mehr übereinstimmen. So würden z. B. bei einer Drehung der Biegungsebene um 90° die längs verlaufenden Spannungstrajektorien dort im Kortikalisrohr auftreten, wo die gekrümmten Osteonenzüge liegen und die gekrümmten Spannungstrajektorien würden dort auftreten, wo die trajektoriellen Osteonenzüge nahezu parallel der Achse verlaufen. Eine trajektorielle Struktur der Kortikalis wäre also denkbar ungünstig. *Nur dadurch, daß die Osteonenzüge im Kortikalisrohr überall in der Längsrichtung verlaufen, ist erreicht, daß bei jeder Lage der Biegungsebene die höchsten Spannungen, auf die es ankommt, in optimaler Weise aufgenommen werden.*

Es zeigt sich also, daß die anatomische Kompaktastruktur, die nur längsgerichtete Osteone aufweist, sogar zweckmäßiger ist, als eine nur auf eine bestimmt gerichtete Biegebeanspruchung trajektoriell ausgerichtete Struktur.

Es erhebt sich jetzt weiter die Frage, ob bei pathologischen Form- und Beanspruchungsverhältnissen, z. B. beim rhachitisch verbogenen Knochen, wo die Spaltlinien einen abweichenden Verlauf aufweisen, die Architektur der pathologischen Funktion derart angepaßt ist, daß die Osteone jetzt in Richtung der neuen Trajektorien verlaufen.

Ich zeige Ihnen zunächst ein rhachitisch verbogenes Femur (Abb. 7 u. 8). In Abb. 7 a ist der Spaltlinienverlauf auf der lateralen Ansichtsfläche des Femur dargestellt. Die beiden nebenstehenden Bilder b und c zeigen die Lacklinien, also den Verlauf der Funktionstrajektorien auf der gleichen, lateralen Ansichtsfläche und zwar sind in Abb. b die Drucktrajektorien und in Abb. c die Zugtrajektorien dargestellt. Die Spaltlinien verlaufen in der Längsrichtung und beiden Rändern nahezu parallel. Die Drucktrajektorien (b) verlaufen dagegen in der Querrichtung. Die Zugtrajektorien (c) zeigen zwar bei oberflächlicher Betrachtung eine gewisse Ähnlichkeit mit dem Spaltlinienverlauf, bei genauerem Hinsehen erkennt man jedoch einen grundsätzlichen Unterschied, der darin besteht, daß die Zugtrajektorien rechtwinkelig in den konkaven Rand einmünden, während die Spaltlinien nahezu parallel zu ihm verlaufen. Auf der medialen Ansichtsfläche desselben Femur (Abb. 8) verlaufen die Spaltlinien (a) wieder in der Längsrichtung und nahezu parallel der Kontur. Auf dieser Ansichtsfläche haben die Drucktrajektorien (b), im Gegensatz zur lateralen Ansichtsfläche, eine gewisse Ähnlichkeit mit dem Spaltlinienverlauf. Aber auch hier besteht wieder der gleiche grundsätzliche Unterschied zwischen den beiden Liniensystemen, nur mit der Abweichung, daß die Trajektorien auf der medialen Ansichtsfläche in den konvexen Rand rechtwinkelig einmünden. Auf dieser Ansichtsfläche verlaufen die Zugtrajektorien (c) in der Querrichtung, also in der gleichen Richtung, wie die Drucktrajektorien auf der lateralen Ansichtsfläche. Die Erscheinung, daß die Funktionstrajektorien auf

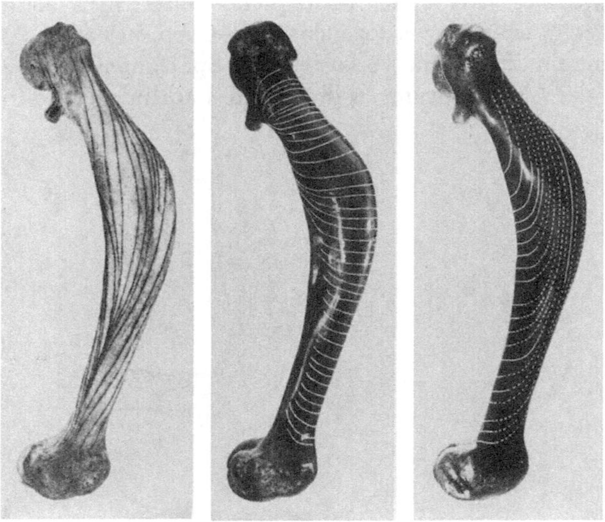

a b c

Abb. 7 a—c

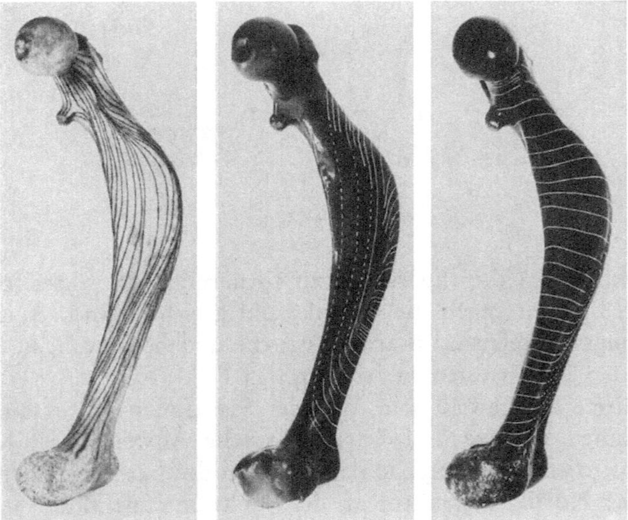

a b c

Abb. 8 a—c

beiden Ansichtsflächen des Femur einen unterschiedlichen Verlauf haben, beruht darauf, daß das Femur nicht in der Krümmungsebene, also nicht in der Richtung des größten Querschnittsdurchmessers auf Biegung beansprucht wird, sondern daß die Biegungsebene gegen die Krümmungsebene stärker verdreht liegt. Deshalb darf zu einem Vergleich der Funktionstrajektorien mit dem Spaltlinienverlauf jeweils nur die gleiche Ansichtsfläche des Femur herangezogen werden.

Ebenso eindeutig tritt dieser prinzipielle Unterschied der beiden Liniensysteme bei der rhachitisch verbogenen Tibia (Abb. 9) zutage. Auf den beiden geraden Schenkeln der Tibia verlaufen die Spaltlinien auf beiden Ansichtsflächen (a) in der Längsrichtung, während die Lacklinien, also die Trajektorien

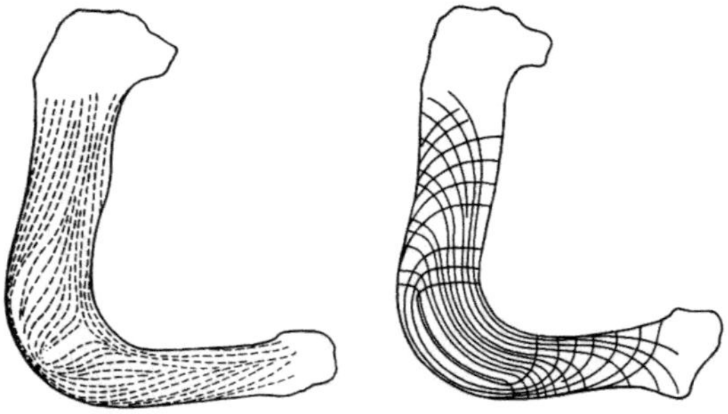

a b

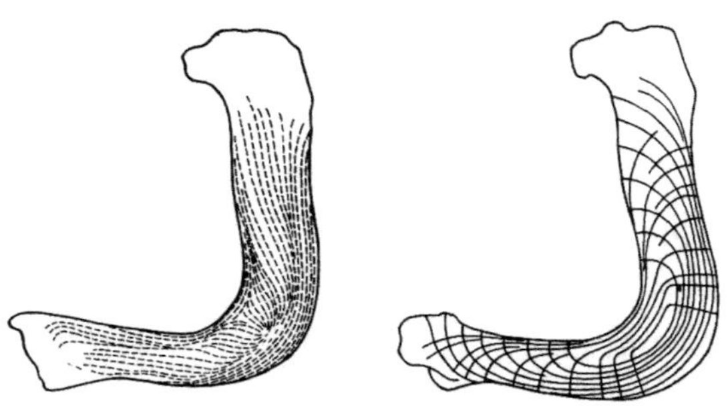

a b

Abb. 9 a u. b

aus der Funktion (b) die theoretisch zu fordernden charakteristischen Bögen zeigen, deren Spitzen gegen die Gelenke hin gerichtet sind. Auch im Bereich des Krümmungsscheitels sind charakteristische und hochgradigste Unterschiede zwischen beiden Liniensystemen festzustellen.

Damit dürfte klargestellt sein, daß der Spaltlinienverlauf auch beim verbogenen Knochen stärkste und charakteristische Abweichungen vom Verlauf der Funktionstrajektorien zeigt, so daß auch bei der pathologischen Form keine Anpassung der Kortikalisstruktur an die Funktion stattfindet.

Es bleibt noch die Frage zu klären, wodurch beim verbogenen Knochen der abweichende Verlauf der Spaltlinien bedingt ist. Vergleicht man den Spaltlinienverlauf beim normalen und rhachitisch verbogenen Knochen, so läßt sich zunächst feststellen, daß die Verlaufsrichtung der Spaltlinien durch die Verbiegung des Knochens eine charakteristische Änderung erfährt, die in allen Fällen wiederkehrt. Je stärker die Verbiegung des Knochens ist, umso stärker und plötzlicher werden die Spaltlinien von beiden Gelenkenden her gegen den Krümmungsscheitel hin abgelenkt, so daß beim stark gekrümmten Knochen in Höhe des Krümmungsscheitels ein Bereich mit nahezu rechtwinkelig zur Knochenachse verlaufenden Spaltlinien liegt (Abb. 10). Eine identische Ab-

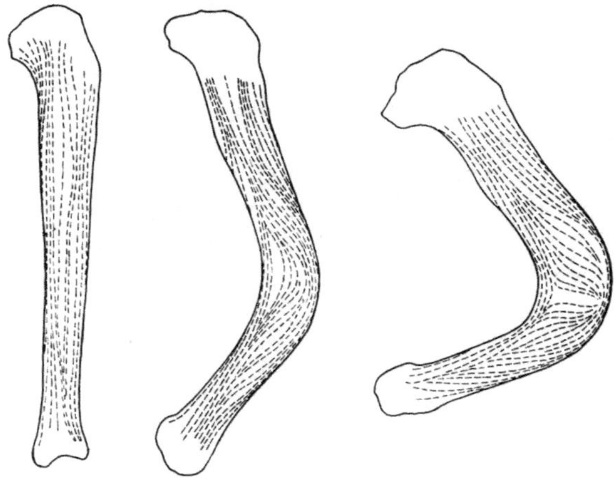

a b c

Abb. 10 a—c

weichung vom normalen Osteonenverlauf sehen wir auch bei der Verbiegung der Knorpelanlage während der embryonalen Entwicklung des Röhrenknochens, wie die Befunde von Murray und Selby, Landauer und Studitzky beweisen (Abb. 11 [2]). Hieraus dürfte geschlossen werden, daß ein

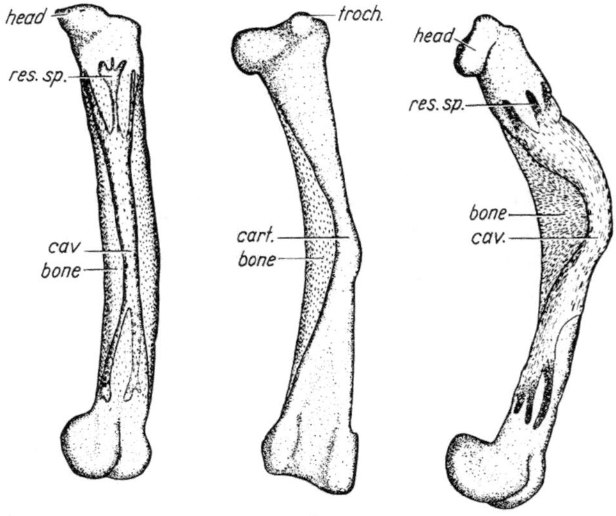

a b c

Abb. 11 a—c

[2] Die Abbildungen 11 sind der Arbeit von Murray and Selby entnommen: Intrinsic and extrinsic factors in the primary development of the skeleton. Arch. f. Entw. Mech. Bd. 122, 1930.

gesetzmäßiger und kausaler Zusammenhang des Spaltlinienverlaufes mit der Formänderung des Knochens besteht. Um hierüber Klarheit zu schaffen, habe ich versucht, den Einfluß einer Krümmung des Knochens auf den Spaltlinienverlauf experimentell zu klären. Ich bin davon ausgegangen, daß der Periostschlauch in mechanischer Hinsicht eine elastische Haut darstellt, die in der Längsrichtung stärker gespannt sein muß, als in der Querrichtung, weil die Hauptfibrillenzüge in der Längsrichtung verlaufen. Um für das Experiment gleichartige Verhältnisse zu schaffen, habe ich einen Streifen einer durchscheinenden Gummihaut derart auf einen rechteckigen Rahmen gespannt, daß die Spannung in der Längsrichtung größer war, als in der Querrichtung und darauf den Einfluß einer fortschreitenden seitlichen Krümmung des Rahmens auf den Verlauf der Zugspannungen in der Haut spannungsoptisch ermittelt. Das Ergebnis dieser Untersuchungen zeigen die Abb. 12 a—d. Die erste Ab-

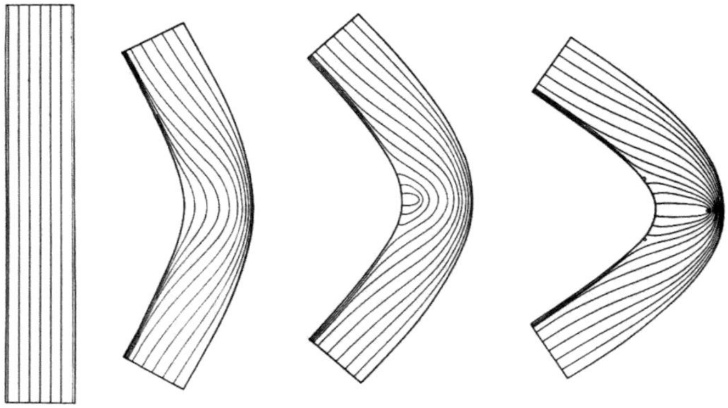

a b c d

Abb. 12 a—d

bildung (a) läßt erkennen, daß die Zugtrajektorien infolge der überwiegenden Längsspannung der Haut geradlinig in der Längsrichtung parallel der Achse und Kontur verlaufen. Dann wurde der Gummistreifen zunehmend gekrümmt und zwar dadurch, daß der Rahmen an der konkaven Seite fortschreitend verkürzt wurde, während an der konvexen Seite seine Länge unverändert blieb in Analogie zum Vorgang bei der rhachitischen Verbiegung des Röhrenknochens. Durch die fortschreitende Verbiegung des Rahmens wurde die Längsspannung der Haut auf der konkaven Seite zunehmend verkleinert, während die Längsspannung am konvexen Rand sowie die Querspannung in der ganzen Streifenbreite ihre Größe beibehielt. Die Folge hiervon war, daß die Zugtrajektorien mit Verstärkung der Krümmung immer mehr gegen den konvexen Rand abgelenkt wurden und sich hier zusammendrängten, wie die beiden folgenden Bilder b und c zeigen. Im letzten Versuch (d) ist infolge der hochgradigen Krümmung im Bereich des Krümmungsscheitels die Querspannung nahezu in der ganzen Streifenbreite größer geworden als die Längsspannung und zwar bis zu dem eingezeichneten singulären Punkt, in welchem Längs- und Querspannungen gleich groß sind. Infolgedessen müssen in Höhe des Krümmungsscheitels die Zugtrajektorien nicht mehr in der Längsrichtung, sondern quer zur Streifenachse verlaufen.

Vergleicht man jetzt die Trajektorienbilder der gespannten Haut mit den Spaltlinienbildern entsprechend gekrümmter Röhrenknochen (Abb. 13), so zeigt sich, abgesehen von unwesentlichen Störungen, eine vollständige Übereinstimmung.

Damit ist zunächst experimentell der Nachweis erbracht, daß die Spaltlinien, wie Herr BENNINGHOFF schon betont hat, in Richtung der Zugtrajektorien einer überwiegend längsgespannten Haut, des Periostschlauches, verlaufen. Weiter ist durch den Versuch erwiesen, daß die abweichende Verlaufsrichtung der Osteone beim verbogenen Knochen nicht durch die Änderung der

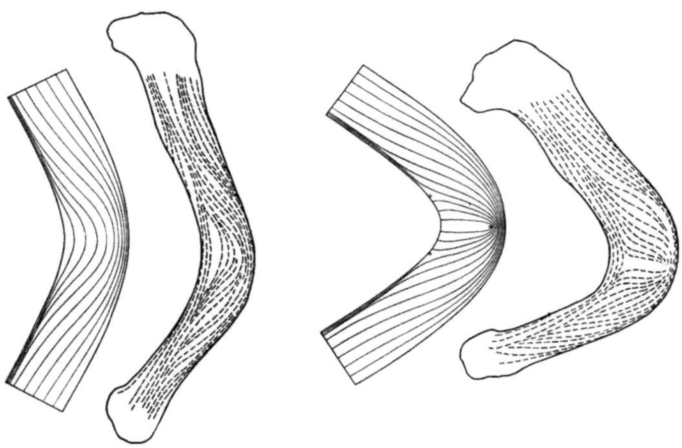

Abb. 13

Funktion, sondern allein durch die Änderung der Form bedingt ist, so daß der abweichende Osteonenverlauf keine durch die Funktion bedingte und an die neue Beanspruchung angepaßte Architektur darstellt, sondern eine durch die Krümmung des Knochens hervorgerufene nachträgliche Änderung der Wachstumsstruktur, die den veränderten Verlauf der Wachstumstrajektorien im Periostschlauch entspricht.

Die Anpassung der Kortikalis an veränderte Beanspruchung erfolgt demnach nicht durch die Anpassung ihrer gröberen Struktur, sondern, wie ich noch an anderer Stelle näher begründen werde, durch Anpassung der Querschnittsform und Materialverteilung im Querschnitt.

6. Die Bedeutung der Bauprinzipien der unteren Extremität für die Beanspruchung des Beinskeletes

Zweiter Beitrag zur funktionellen Anatomie und kausalen Morphologie des Stützapparates *

Mit 18 Abbildungen

In meinem ersten Beitrag habe ich die grundsätzliche Bedeutung der Muskeln und Bänder sowie der Achsenform des Knochens für die Beanspruchung des Röhrenknochens abgeleitet. Im Folgenden soll nun gezeigt werden, in welcher Weise diese Bauprinzipien bei einem Gliedersystem, und zwar beim

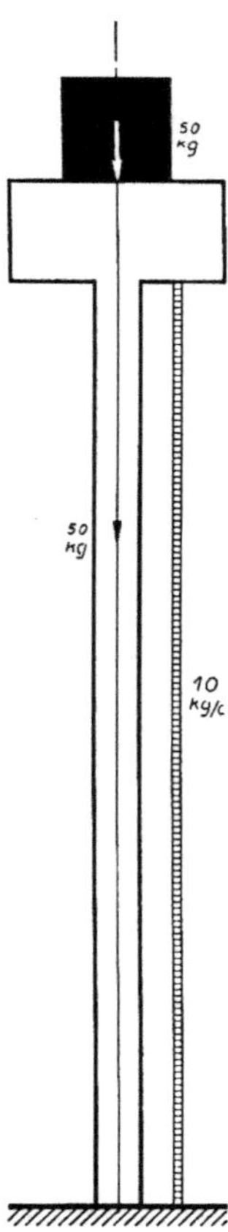

Abb. 1

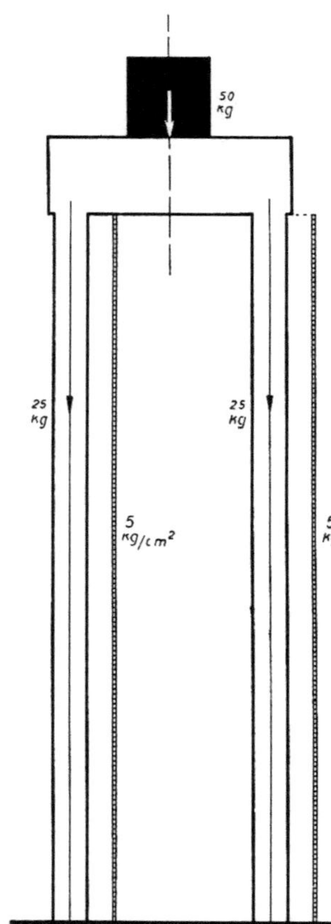

Abb. 2

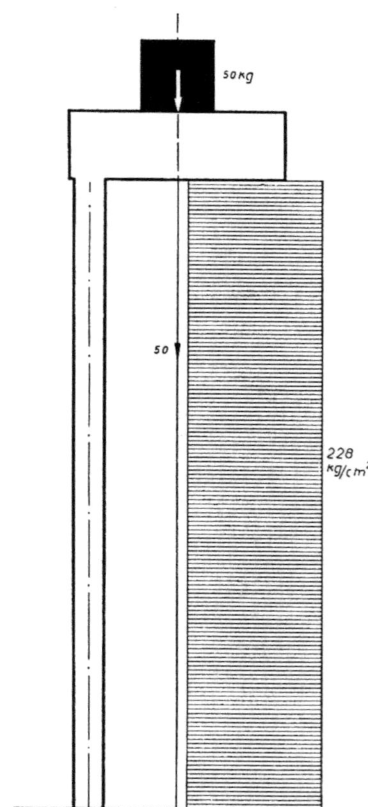

Abb. 3

* Z. Anat. Entwickl. Gesch. **114**, 525—538 (1950).

Beinskelet, verwirklicht sind und welche Bedeutung ihnen für die mechanische Beanspruchung von Femur und Tibia sowie der großen Gelenke zukommt. Ich wähle hierzu eine schematische Darstellung, in welcher das Beinskelet zunächst als durchgehende belastete Säule aufgefaßt ist, auf welche nacheinander die statisch bedeutungsvollen Baueigenarten der unteren Extremität übertragen

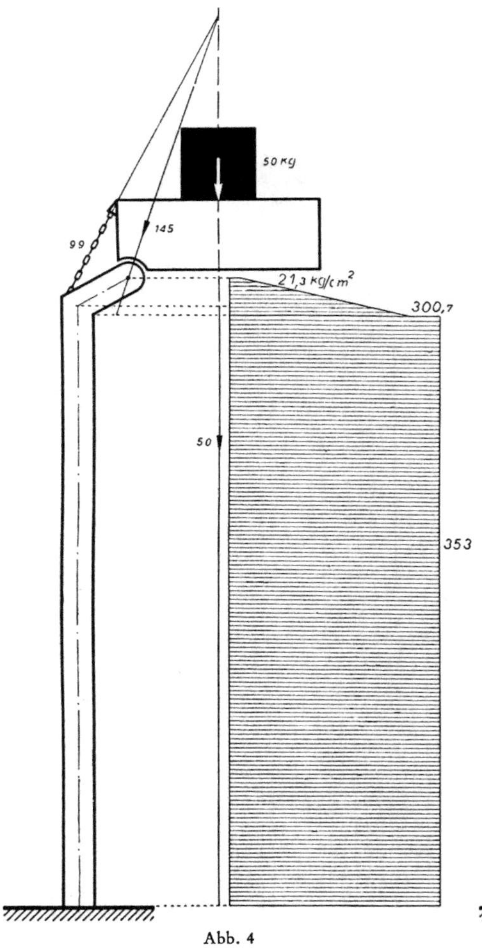

Abb. 4

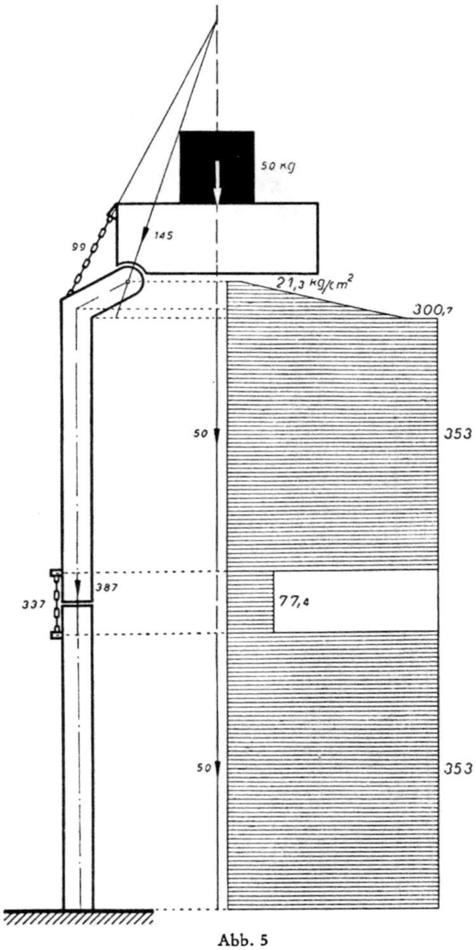

Abb. 5

werden, wobei ihr Einfluß auf die Beanspruchung der Säule jeweils quantitativ analysiert und graphisch dargestellt wird.

Für das erste Schema (Abb. 1) ist vereinfachend angenommen, daß das Beinskelet eine ungeteilte Säule darstellt, die durch das Körpergewicht axial auf Druck beansprucht wird. Bei den gewählten Abmessungen beträgt die Größe der Druckbeanspruchung 10 kg/cm². Das Spannungsdiagramm gibt, wie auch in allen folgenden Abbildungen, die Größe und Verteilung der Beanspruchung über die Länge der Säule maßstäblich an.

Im zweiten Schema (Abb. 2), das für die Beanspruchung des Beinskeletes durch das Körpergewicht beim symmetrischen Stand auf beiden Beinen charakteristisch ist, liegt die Last über der Mitte des Querbalkens (Becken) und ist auf zwei Säulen gleichmäßig verteilt. Die Beanspruchung jeder einzelnen Säule ist infolgedessen nur halb so groß wie die Beanspruchung der Säule im ersten Schema, beträgt also nur 5 kg/cm².

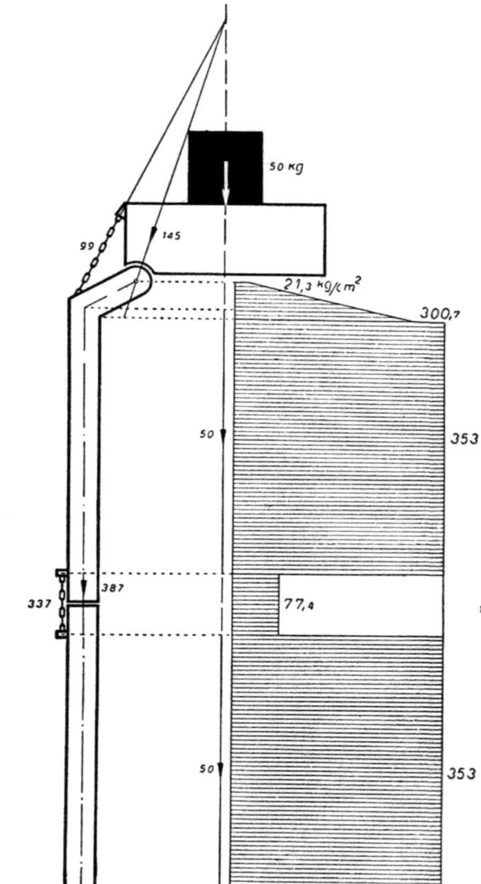

Abb. 5 (wiederholt)

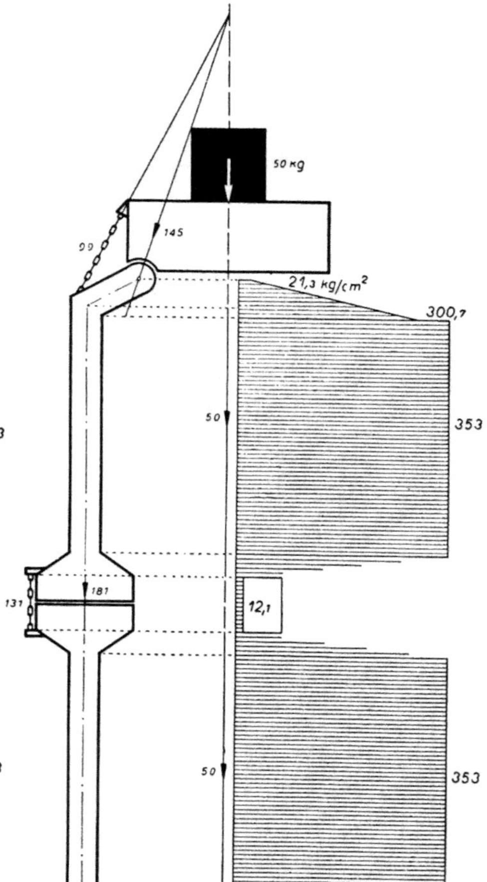

Abb. 6

Im dritten Schema (Abb. 3) ist die rechte Säule weggenommen. Infolgedessen wird die verbliebene linke Säule wieder durch die ganze Last beansprucht. Weil aber die Last jetzt exzentrisch zur Säule liegt, so steigt die Beanspruchung der Säule nicht auf die doppelte Größe (10 kg/cm²), sondern nahezu auf das 45fache (228 kg/cm²). Diese außerordentliche Erhöhung der Beanspruchung ist dadurch bedingt, daß die Säule durch die Last jetzt nicht nur auf Druck, sondern gleichzeitig sehr stark auf Biegung beansprucht wird (grundsätzlich die gleiche Art der Beanspruchung erfährt das Beinskelet durch das exzentrisch gelagerte Körpergewicht während der Standbeinperiode des Ganges).

Im vierten Schema (Abb. 4) ist das erste der für den Bewegungsapparat erforderlichen Gelenke am oberen Säulenende angebracht (Hüftgelenk). Da jetzt

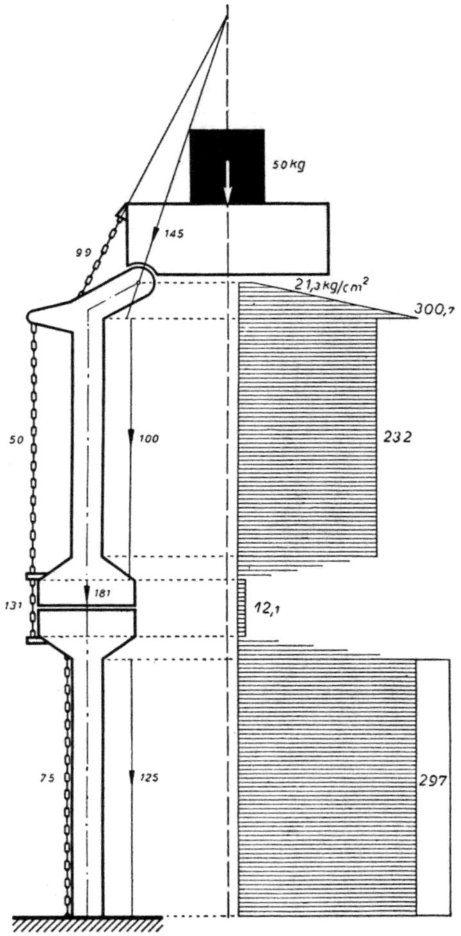

Abb. 7

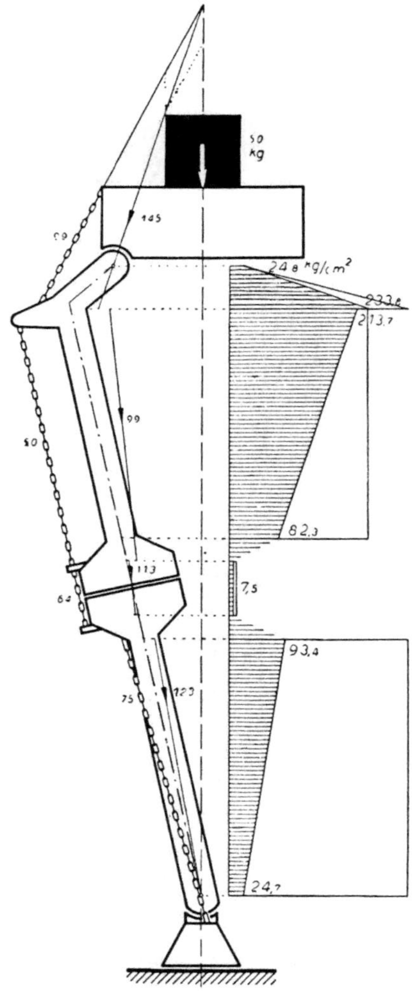

Abb. 8

der Querbalken unter der Last nach rechts abzukippen trachtet, so muß zusätzlich ein Kettenzug angebracht werden (Abductoren), der ihn mit der gleichen Kraft im Gelenk nach links zu drehen strebt. Um die Drehwirkung der Kette möglichst günstig zu gestalten, muß ihr Abstand vom Gelenkdrehpunkt, d. h. ihr Hebelarm, möglichst groß gewählt werden, wozu die Säule an der Ansatzstelle der Kette nach außen abgewinkelt wird. Die Einschaltung des Gelenkes hat zur Folge, daß auf das obere Säulenende, soweit es durch die

Kette überbrückt ist (Schenkelhals), zwei Kräfte wirken, und zwar einmal die Last (50 kg) und zweitens der Kettenzug (99 kg). Die Resultierende aus beiden Kräften, die für die Beanspruchung des oberen Säulenendes maßgebend ist, verläuft einmal durch den oberen Schnittpunkt dieser Kräfte und muß zweitens

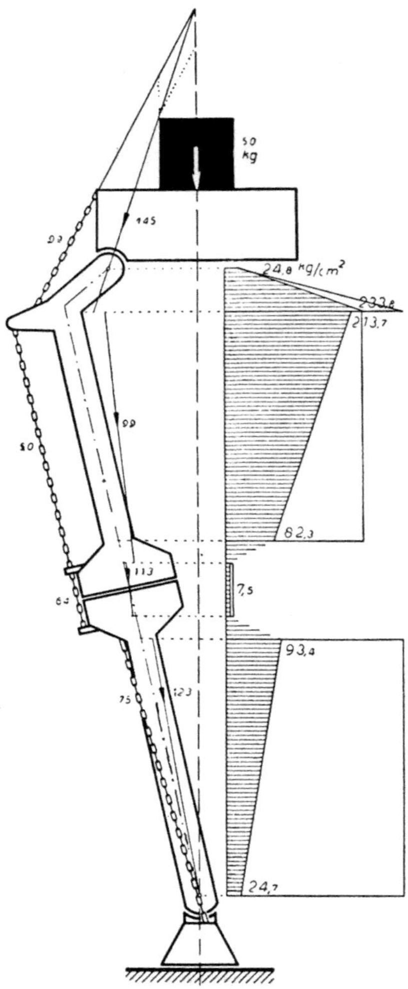

Abb. 8 (wiederholt)

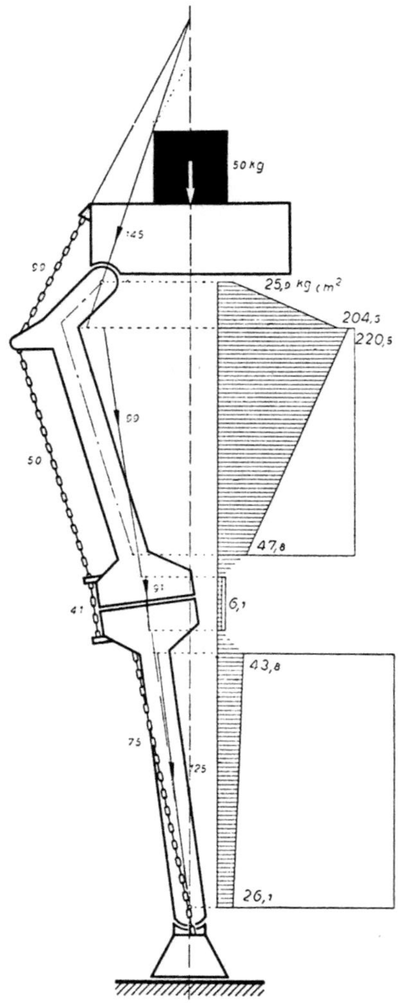

Abb. 9

das Drehzentrum des Gelenkes schneiden, weil sich der Querbalken über dem Gelenk im Gleichgewicht befindet. Die Größe der resultierenden Druckkraft ergibt sich aus der geometrischen Summe der beiden Einzelkräfte und beträgt 145 kg. Durch die Einschaltung des Gelenkes wird also die *Druckkraft*, die auf das obere Säulenende wirkt, annähernd auf den dreifachen Wert erhöht (von 50 kg auf 145 kg); trotzdem wird die *Beanspruchung* des oberen Säulenendes wesentlich kleiner, weil die resultierende Druckkraft unter einem viel kleineren

Hebelarm wirkt als die Last allein und infolgedessen eine viel kleinere biegende Wirkung hat. Da der Abstand der Resultierenden von der Säulenachse von der unteren Ansatzstelle der Kette gegen das Gelenk hin immer kleiner wird und im Gelenkzentrum gleich Null ist, so nimmt auch ihre biegende Wirkung und damit die Größe der Beanspruchung gegen das Gelenkzentrum

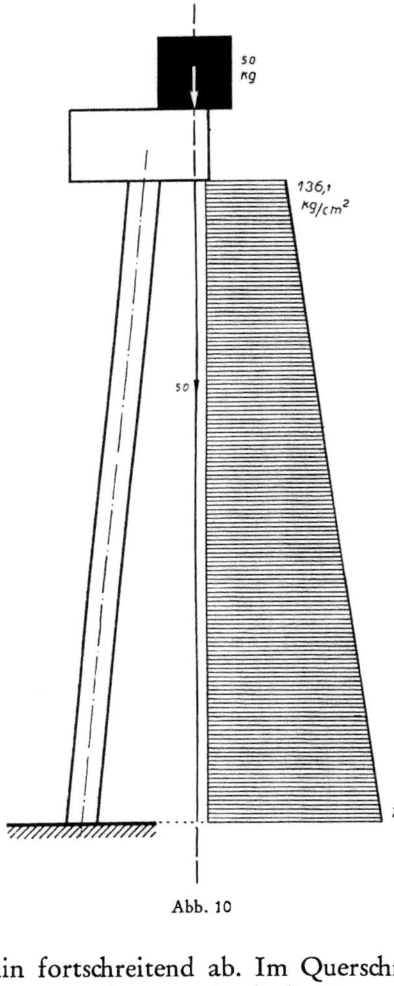

Abb. 10

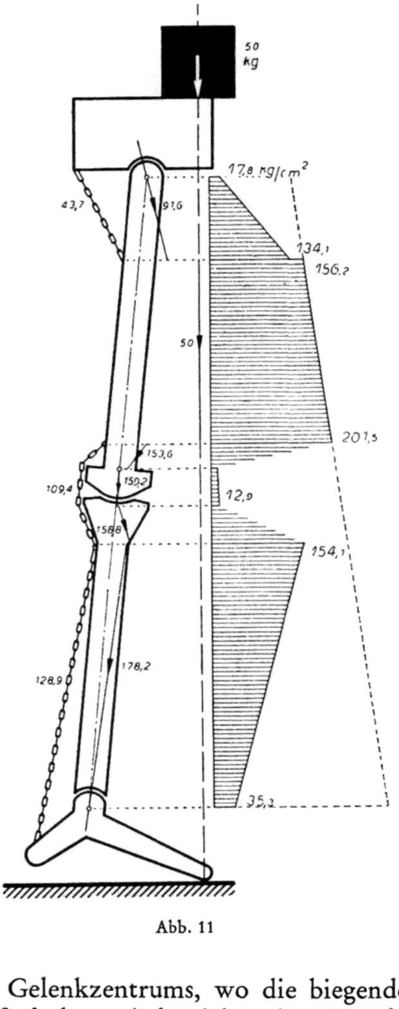

Abb. 11

hin fortschreitend ab. Im Querschnitt des Gelenkzentrums, wo die biegende Wirkung der Last durch die Kette ganz aufgehoben wird, wirkt reiner Druck, so daß die Beanspruchung im Gelenk von 228 kg/cm² auf 21,3 kg/cm², also auf etwa 1/10 reduziert wird. Im unteren Abschnitt der Säule steigt dagegen die Beanspruchung von 228 kg/cm² auf 353 kg/cm², weil durch die seitliche Ausladung des oberen Säulenendes der ganze untere Säulenabschnitt weiter von der Wirkungslinie der Last abrückt, so daß der Hebelarm, unter welchem sie biegend auf diesen Säulenabschnitt wirkt, wesentlich größer wird. Durch den Kettenzug, der als Zuggurtung wirkt und die Biegebeanspruchung herabsetzt, die das obere Säulenende durch die Last erfährt, wird also die Beanspruchung des abgewinkelten Säulenendes gegen das Gelenk hin zunehmend verkleinert.

Im fünften Schema (Abb. 5) ist das zweite der erforderlichen Gelenke und zwar ein Scharniergelenk, eingeschaltet, dessen Achse in der Papierebene liegt (Kniegelenk). Um die Tragfähigkeit der geteilten Säule zu erhalten, muß an der linken Seite des Gelenkes ein Kettenzug angebracht werden, der den obe-

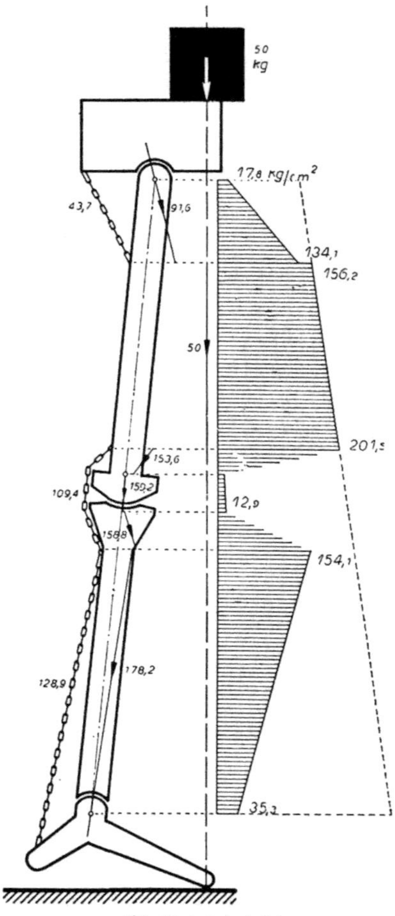

Abb. 11 (wiederholt)

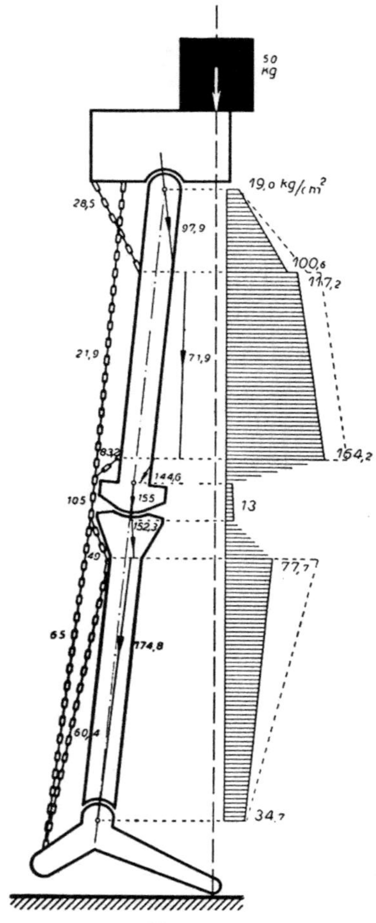

Abb. 12

ren Säulenabschnitt mit der gleichen Kraft nach links zu neigen trachtet, mit welcher die Last ihn nach rechts zu drehen strebt. Durch den Kettenzug (Lig. fibulare), der als Zuggurtung wirkt, wird die biegende Wirkung der Last am Gelenk ganz aufgehoben, so daß die Resultierende aus Last und Kettenzug in der Säulenachse wirkt und das Gelenk rein auf Druck beansprucht wird. Die Zugkraft in der Kette ist sehr hoch (337 kg), weil die Kette unter einem viel kürzeren Hebelarm wirkt als die kleinere Last (50 kg). Der resultierende Gelenkdruck entspricht der Summe der beiden Einzelkräfte (387 kg). Trotzdem ist die Druckbeanspruchung am Gelenk von 353 kg/cm² auf 77,4 kg/cm² gesunken, weil durch die Zuggurtung am Gelenk die Biegung, die durch die Last hervorgerufen wird, ganz ausgeschaltet ist.

Im sechsten Schema (Abb. 6) ist das Gelenk verbreitert, um seine Festigkeit gegen seitliches Einknicken zu erhöhen. Durch die Verbreiterung wird gleich-

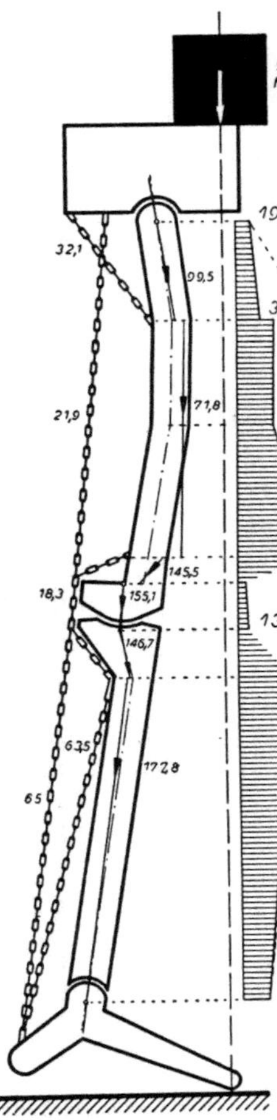

Abb. 13

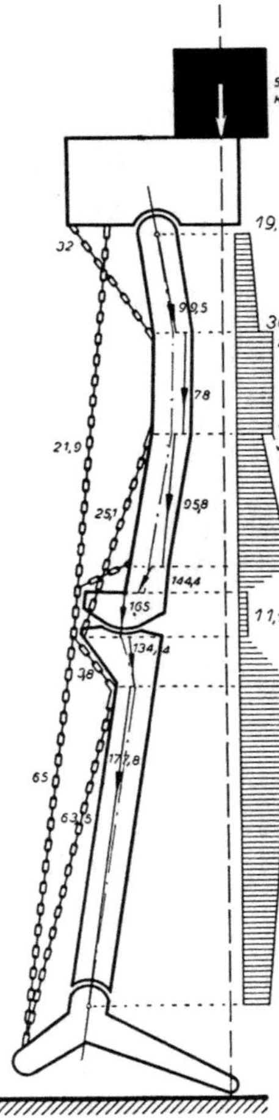

Abb. 14

zeitig der Gelenkdruck wesentlich herabgesetzt und die Spannung des Kettenzuges erniedrigt. Bei der gewählten Abmessung der Verbreiterung, die etwa der Breite des Kniegelenkes entspricht, sinkt im Schema die Druckbeanspruchung des Gelenkes von 77,4 kg/cm² auf 12,1 kg/cm². Ebenso wird die Spannung des Kettenzuges von 337 kg/cm² auf 131 kg/cm² reduziert. Auf das Beinskelet übertragen, wird durch die Verbreiterung am Kniegelenk der Gelenkdruck auf eine für den Knorpel erträgliche Größe reduziert und die Zugbeanspruchung des Seitenbandes entsprechend herabgesetzt.

Im siebenten Schema (Abb. 7) ist die hohe Beanspruchung, die jetzt noch im oberen Abschnitt der Säule verbleibt, durch die Anbringung einer weiteren Kette (Tractus iliotibialis) herabgesetzt. Um der Kette eine größere gegenbiegende Wirkung zu geben, ist am oberen Säulenende eine Ausladung angebracht (Trochanter major), wodurch der Hebelarm, unter welchem die Kette

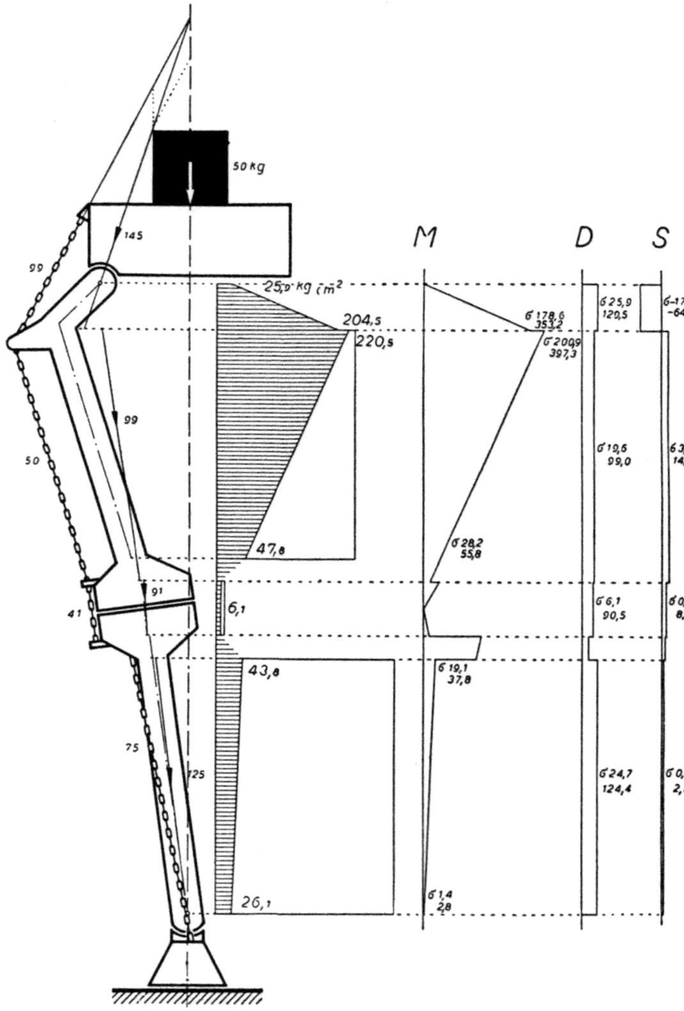

Abb. 15

auf die Säule biegend wirkt, vergrößert wird. Durch die Spannung der Kette wird die Beanspruchung dieses Säulenabschnittes von 353 kg/cm² auf 232 kg/cm² erniedrigt. In analoger Weise wird auch die hohe Beanspruchung des unteren Säulenabschnittes durch die Anbringung einer Kette (Resultierende der Beugemuskeln) von 353 kg/cm² auf 297 kg/cm² herabgesetzt.

Im achten Schema (Abb. 8) ist auch noch das letzte Gelenk am unteren

Säulenende angebracht. Wenn die ganze Säule jetzt nicht nach rechts umkippen soll, so muß sie im unteren Gelenk so weit nach links geneigt werden, bis die Wirkungslinie der Last durch den Drehpunkt dieses Gelenkes verläuft. Die Neigung der Säule hat zur Folge, daß ihr Abstand von der Wirkungslinie der Last von oben nach unten hin zunehmend kleiner wird, so daß der Hebelarm, unter welchem die Last biegend auf die Säule wirkt, nach unten zu immer

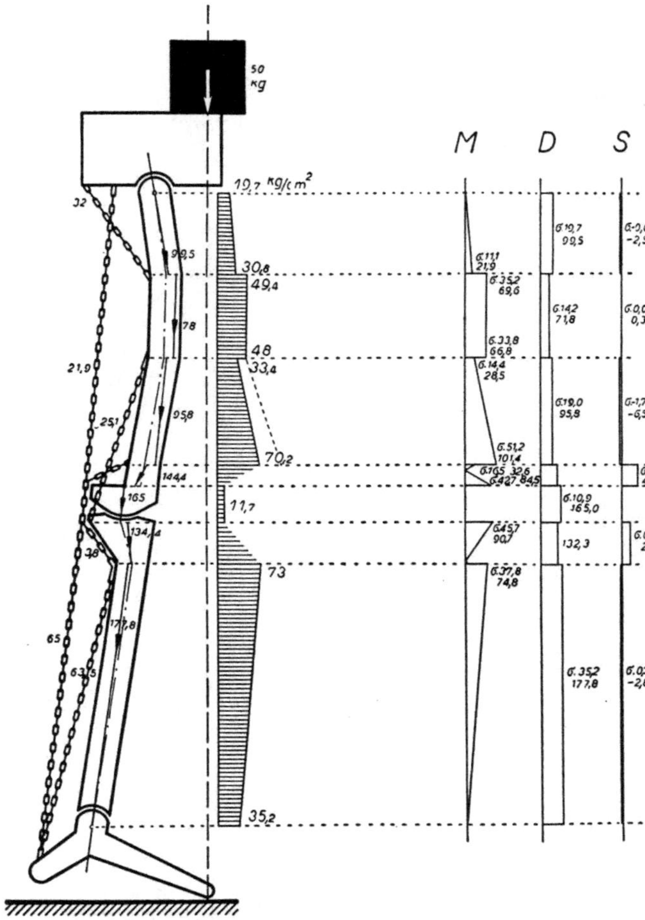

Abb. 16

kürzer wird und in Höhe des Gelenkzentrums gleich Null ist. Die Beanspruchung der Säule wird also durch die Neigung wesentlich verkleinert; insbesondere wird im mittleren Gelenk der Gelenkdruck von 181 kg auf 113 kg, die Druckbeanspruchung des Gelenkes von 12,1 kg/cm² auf 7,4 kg/cm² erniedrigt und die Spannung seiner Kette von 131 kg auf 64 kg reduziert.

Im neunten Schema (Abb. 9) ist noch dargestellt, daß durch eine Ausknickung der Säule in Höhe des mittleren Gelenkes nach rechts (physiologisches

X-Bein) ihre Beanspruchung sowie die Beanspruchung des mittleren Gelenkes und seiner Kette noch weiter herabgesetzt wird. Die Druckbeanspruchung des Gelenkes sinkt von 7,5 kg/cm² auf 6,1 kg/cm² und die Spannung der Kette von 64 kg auf 41 kg.

Während sich die vorstehende Ableitung auf die Beanspruchung des Beinskeletes durch die in frontaler Ebene wirkenden Kräfte bezieht, ist in der folgenden Ableitung eine analoge Untersuchung durchgeführt für die Kräfte, welche in sagittaler Ebene wirken. Dieser Ableitung wird das Schema einer feststehenden Säule zugrunde gelegt, welche annähernd die gleiche Neigung gegen die Lastrichtung hat, wie das Beinskelet gegen die Wirkungslinie des Körpergewichtes in einem entscheidenden Augenblick der Standbeinperiode des Ganges [1].

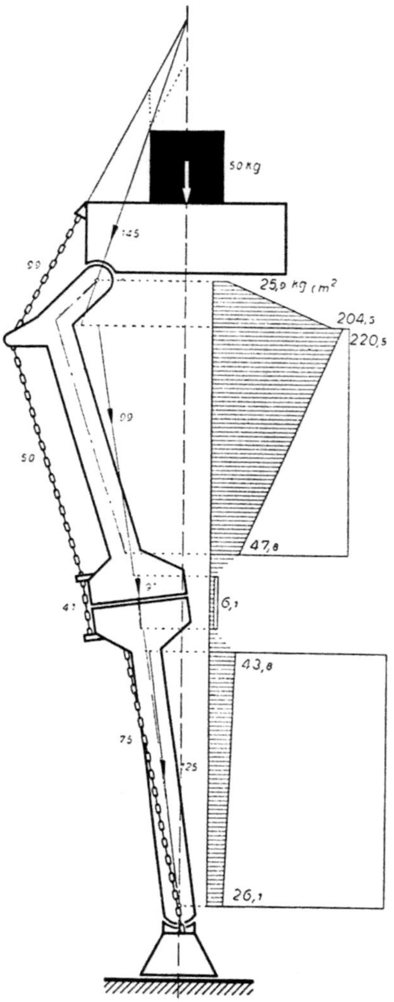

Abb. 17

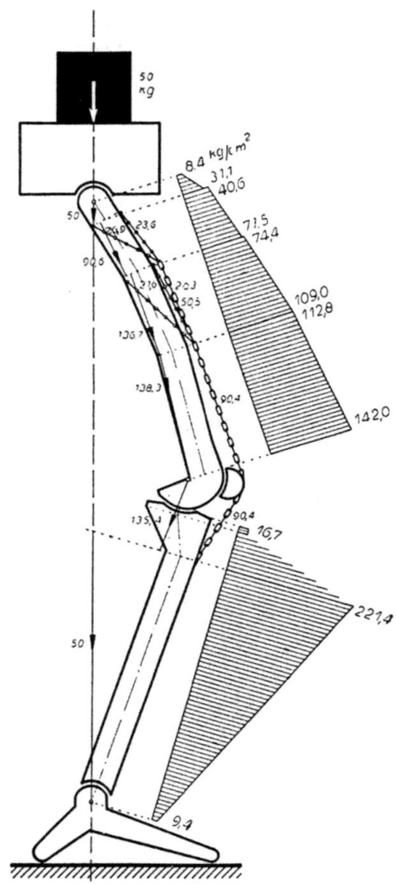

Abb. 18

---

[1] Phase 20 des ersten Versuches von O. FISCHER während der Abwicklung des Fußes.

Im ersten Schema (Abb. 10) wird die Säule durch die Last auf Druck und gleichzeitig auf Biegung beansprucht. Da infolge ihrer Neigung der Abstand der Wirkungslinie der Last von der Säulenachse, also der Hebelarm, unter welchem die Last auf die Säule wirkt, von oben nach unten an Größe zunimmt, so nimmt auch die Größe der Beanspruchung nach unten hin entsprechend zu und steigt von 136,1 kg/cm² auf 288,8 kg/cm².

Im zweiten Schema (Abb. 11) sind alle drei Gelenke in die Säule eingeschaltet. Jedes Gelenk ist auf die einfachste Art, d. h. durch *eine* Kette (eingelenkiger Muskel) festgestellt, deren drehende Kraft die gleiche Größe am Gelenk hat, wie das Drehmoment der Last. Das untere Säulenende ist als Fuß ausgebildet, durch dessen vorderen Stützpunk die Wirkungslinie der Last verläuft, so daß die Säule in labilem Gleichgewicht auf dem Boden steht. Jede einzelne Kette wirkt als Zuggurtung und verkleinert in dem von ihr überbrückten Säulenabschnitt die Beanspruchung zunehmend gegen das Gelenk hin. Am Gelenk selbst ist die Biegung ganz ausgeschaltet, weil Gleichgewicht herrscht, so daß die Gelenke rein auf Druck beansprucht werden. Trotzdem die *Druckkraft*, die auf die Gelenke wirkt, durch den Kettenzug stark vergrößert wird, und zwar im oberen Gelenk von 50 kg auf 91,6 kg, in mittleren Gelenk von 50 kg auf 159,2 kg und im unteren Gelenk von 50 kg auf 178,2 kg, wird die *Beanspruchung* der Gelenke durch den Kettenzug wesentlich herabgesetzt, und zwar im oberen Gelenk von 136,1 kg/cm² auf 17,8 kg/cm², im mittleren Gelenk von 215,9 kg/cm² auf 12,9 kg/cm² und im unteren Gelenk von 288,8 kg/cm² auf 35,3 kg/cm².

Im dritten Schema (Abb. 12) sind zwei weitere Ketten angebracht, von denen die eine den ganzen oberen Abschnitt der Säule, die andere den ganzen unteren Abschnitt der Säule einschließlich der Gelenke überbrückt (zweigelenkige Muskeln). Durch diese Ketten wird die Beanspruchung der beiden Säulenabschnitte noch weiter über die ganze Länge reduziert, obschon die resultierende Druckkraft durch den Kettenzug vergrößert wird.

Im vierten Schema (Abb. 13) ist durch eine entsprechende Krümmung der Achse des oberen und unteren Säulenabschnittes eine weitere Herabsetzung der Beanspruchung erreicht (sagittale Krümmung des Femurschaftes, Reklination des Tibiakopfes). Durch die Krümmung wird die Knochenachse näher an die Wirkungslinie der Last herangeführt, also der Hebelarm, unter welchem sie auf die Säulenachse wirkt, verkürzt.

Im fünften Schema (Abb. 14) ist noch eine weitere Kette am oberen Säulenabschnitt angebracht, die aber nur dessen untere Hälfte einschließlich des Gelenkes überbrückt (kurzer Bicepskopf). Durch diese Kette wird der starke Anstieg der Beanspruchung gegen das mittlere Gelenk hin gemildert. Wenn man weiter berücksichtigt, daß die Sprünge in den Diagrammen, die allein durch den punktförmigen Ansatz der Ketten bedingt sind, beim Röhrenknochen durch die breiten Muskelansätze ausgeglichen werden, so zeigt die Beanspruchung des Femur nach Wegfall der Spannungsspitzen einen stetigen leichten Anstieg gegen das Kniegelenk hin.

In den Abb. 15 und 16 ist außer der Größenverteilung der höchsten Beanspruchung auch noch die Qualität der Beanspruchung und ihre Größenverteilung über die Länge der Säule graphisch dargestellt, und zwar in der Abb. 15

für die Beanspruchung in der Frontalebene und in der Abb. 16 für die Beanspruchung in der Sagittalebene. In beiden Abbildungen gibt das schraffierte Diagramm wieder die Größenverteilung der absolut höchsten Beanspruchung ohne Berücksichtigung der Qualität an. In den nebenstehenden drei nicht schraffierten Diagrammen ist dagegen die Qualität der Beanspruchung, und zwar unter *M* die Größe der Biegebeanspruchung, unter *D* die Größe der axialen Druckbeanspruchung und unter *S* die Größe der Schubbeanspruchung maßstäblich dargestellt.

In diesen Diagrammen geben die Zahlen ohne σ die Größe der Kräfte an und die darüberstehenden Zahlen mit vorgesetztem σ die durch diese Kräfte hervorgerufenen Höchstspannungen, also die Beanspruchung. Das Diagramm der Schubspannungen ist in doppelter Größe aufgetragen, weil die Schubspannungen doppelt so gefährlich sind wie Druck- und Biegespannungen, so daß die Diagramme unmittelbar die Größe der Bruchgefährdung, die durch die einzelnen Beanspruchungsarten hervorgerufen wird, veranschaulichen.

Aus diesen Diagrammen ist zunächst zu ersehen, daß die Biegebeanspruchung *(M)* am größten ist und deshalb die gefährliche Komponente der Beanspruchung beim Röhrenknochen darstellt. Ferner lehren die Diagramme, daß größere Schubbeanspruchung *(S)* nur an bestimmten Stellen des Röhrenknochens auftritt und außerdem bei der Beanspruchung in den beiden Ebenen an verschiedener Stelle. So tritt bei der Beanspruchung des Beinskeletes in der Frontalebene nur am coxalen Femurende größere Schubbeanspruchung auf, bei Beanspruchung in der Sagittalebene dagegen nur am Kniegelenkanteil des Femur und am Tibiakopf.

Diese Feststellung ist von großer Bedeutung für die Beurteilung der Spongiosaarchitektur und ein bisher nicht beachtetes Hauptargument für ihren trajektoriellen Bau. Denn die charakteristischen gebogenen und sich kreuzenden Spannungstrajektorien treten nur an Stellen auf, wo Biegebeanspruchung durch Schubbeanspruchung überlagert ist. Und da sich die gebogenen Spongiosazüge auf Frontalschnitten nur am coxalen Femurende finden, auf Sagittalschnitten dagegen nur am Kniegelenkende des Femur und am Tibiakopf, also in beiden Ebenen nur an Stellen, wo größere Schubbeanspruchung auftritt, so ist schon allein diese Übereinstimmung dafür beweisend, daß die Spongiosazüge spannungstrajektoriell ausgerichtet sind.

Diese vereinfachte Art der Ableitung ist auch geeignet, um eine klare Vorstellung von der Beanspruchungsgröße zu gewinnen, die für den Bau und die Anpassung des Röhrenknochens maßgebend ist.

So gibt das letzte Schema für die Ableitung der Beanspruchung in der Frontalebene (Abb. 17) gleichzeitig auch mit guter Annäherung die *maßgebende* Beanspruchung in dieser Ebene wieder, insbesondere was den Anstieg der Beanspruchung über die Knochenlänge und ihre unterschiedliche Größe bei Femur und Tibia betrifft.

Für die Ermittlung der maßgebenden Beanspruchung in der Sagittalebene muß dagegen eine andere Stellung zugrunde gelegt werden als die für die vorstehende Ableitung gewählte; denn in der Sagittalebene wechselt die Größe der Beanspruchung während der Dauer der Standbeinperiode im Gegensatz zur Frontalebene sehr stark. Dies liegt darin begründet, daß erstens der maßgebende Körperschwerpunkt in der Sagittalebene aus seiner Lage hinter dem Hüftgelenk zu Beginn der Standbeinperiode nach vorne wandert und am Ende annähernd im gleichen Abstand vor dem Hüftgelenk liegt, daß zweitens die Lage der Gliedabschnitte zur Wirkungslinie des Körpergewichtes stark wechselt infolge der Streckung des zunächst gebeugten Hüft- und Kniegelenkes des Standbeines. Eine Überprüfung hat ergeben, daß in der Sagittalebene die Art der Beanspruchung, die für die höchsten Spannungen maßgebend ist, bei einer Beugestellung des Kniegelenkes auftritt, die dadurch gekennzeichnet ist, daß die Wirkungslinie der Körperschwere gleichzeitig durch Hüft- und Kniegelenkdrehpunkt verläuft, also keine Beugemuskeln zur Erhaltung des Gleichgewichtes in Aktion treten müssen. Diese Stellung ist der letzten Analyse (Abb. 18) zugrunde gelegt, die somit die Größenverteilung der höchsten Beanspruchung des Beinskeletes in der Sagittalebene mit guter Annäherung wiedergibt und zu einem Vergleich mit dem Schema für die maßgebende Beanspruchung in der Frontalebene herangezogen werden kann.

Ein Vergleich der beiden Schemata 17 und 18 lehrt, daß das Femur seine größte Beanspruchung in der Frontalebene erfährt, und daß ihr Maximum etwa in Höhe des Trochanter major liegt und von dort gegen Hüft- und Kniegelenk abfällt. In der Sagittalebene ist die Beanspruchung des Femur kleiner, am Hüftgelenk am kleinsten und nimmt gegen das Kniegelenk stetig an Größe zu. Bei der Tibia ist dagegen die Beanspruchung in der Sagittalebene bei weitem am größten. Das Maximum liegt etwa in Höhe der Tuberositas und von dort fällt sie gegen Hüft- und Sprunggelenk auf einen sehr kleinen Wert ab. In der Frontalebene ist die Beanspruchung der Tibia recht klein und nimmt nur wenig gegen das Sprunggelenk hin ab.

Trotz der weitgehenden Vereinfachung, die dieser quantitativen mechanischen Analyse zugrunde liegt, vermittelt sie doch ein allgemeingültiges Bild von der statischen Bedeutung der Muskeln und Bänder sowie der Achsenform der Röhrenknochen. Sie lehrt insbesondere, daß

1. der Röhrenknochen seine höchste Beanspruchung durch die Körperschwere (zuzüglich eventueller Zusatzlasten) erfährt, weil die Körperschwere stets mehr oder weniger stark exzentrisch zur Knochenachse liegt und infolgedessen hohe Biegebeanspruchung hervorruft; daß

2. durch die für den Bewegungsapparat erforderlichen Muskeln und Bänder zwar die Druckkräfte, die auf den Röhrenknochen wirken, stark erhöht, seine Beanspruchung dagegen nicht vergrößert, sondern im Gegenteil wesentlich verkleinert wird, weil Muskeln und Bänder als Zuggurtung wirken und die hohe Biegebeanspruchung, die durch die Körperschwere bedingt ist, wesentlich herabsetzen, und daß

3. das Femur seine maßgebende, d. h. größte Beanspruchung in der Frontalebene erfährt, die Tibia dagegen in der Sagittalebene.

7. Die Bedeutung der Muskelkräfte für die Regelung der Beanspruchung des Röhrenknochens während der Bewegung der Glieder

Dritter Beitrag zur funktionellen Anatomie und kausalen Morphologie des Stützapparates *

Mit 14 Abbildungen

In den beiden ersten Beiträgen zur funktionellen Anatomie habe ich abgeleitet, daß im Aufbau des Stütz- und Bewegungsapparates Bauprinzipien verankert sind, durch welche die mechanische Beanspruchung des Röhrenknochens möglichst klein gehalten wird. Insbesondere wurde die statische Bedeutung der Muskeln geklärt und an einigen Beispielen nachgewiesen, daß die Muskeln als Zuggurtung wirken und dadurch die hohe Biegebeanspruchung, die der Röhrenknochen durch das Körpergewicht und eventuelle Zusatzlasten erfährt, wesentlich herabsetzen.

In den folgenden Ausführungen soll die Frage untersucht werden, ob dieser zunächst nur für einen Sonderfall, also für eine bestimmte Stellung der Glieder abgeleiteten statischen Wirkung der Muskeln eine allgemeingültige Bedeutung zukommt. Dann müssen die Muskeln auch bei jeder anderen Stellung der Glieder, also auch während der Bewegung, die gleiche statische Wirkung haben. Und wenn das Prinzip der größtmöglichen Energieersparnis im Stütz- und Bewegungsapparat verwirklicht sein soll, dann muß außerdem die statische Wirkung der Muskeln mit ihrer kinetischen gekoppelt sein, d. h. es müssen dieselben Muskeln die gerade erforderliche Zuggurtungswirkung haben, welche ohnehin zur Feststellung der Gelenke jeweils angespannt sind. Auf ein spezielles Beispiel, die Tibia bezogen, bedeutet dies, daß in dem Augenblick der Standbeinperiode, wo die Wirkungsrichtung des Körpergewichtes hinter der Tibia liegt, ein vor der Tibia liegender Muskel die Zuggurtung gegen das Körpergewicht bilden muß und zwar der gleiche Muskel, der auch das Sprunggelenk feststellt; daß dagegen in dem Augenblick der Standbeinperiode, wo das Körpergewicht vor der Tibia wirkt, die Zuggurtung durch die Wadenmuskeln gebildet werden muß, die bei dieser Stellung auch zur Feststellung des Sprunggelenkes dienen. Weil außerdem bei der Bewegung der Glieder die Art der durch das Körpergewicht bedingten Biegebeanspruchung der Tibia ständig wechselt und bei den einzelnen Stellungen des Beinskelets grundverschieden ist, sowohl was den Biegungssinn als auch die Größenverteilung der Biegebeanspruchung über die Knochenlänge betrifft, so muß außerdem noch die

---

* Z. Anat. Entwickl. Gesch. **115**, 327—351 (1950).

Wirkungsart der muskulären Zuggurtung ständig wechseln und der unterschiedlichen Wirkungsart des Körpergewichtes jeweils angepaßt sein.

In den folgenden Ausführungen soll untersucht werden, ob diese Forderungen erfüllt sind. Hierzu muß zunächst die Beanspruchung geklärt werden, die der Röhrenknochen durch das Körpergewicht erfährt, wobei es zweckmäßig ist, zur Erleichterung der Vorstellung einige theoretische Überlegungen vorauszuschicken.

Das Gewicht eines Körpers, dessen Masse man sich in seinem Schwerpunkt vereinigt denken kann, wirkt in der Ruhelage stets lotrecht nach unten. Infolgedessen hat bei der vertikal gestellten Säule Abb. 1 a, die durch die exzentrische Last auf Biegung beansprucht wird, die Wirkungslinie der Last in jeder

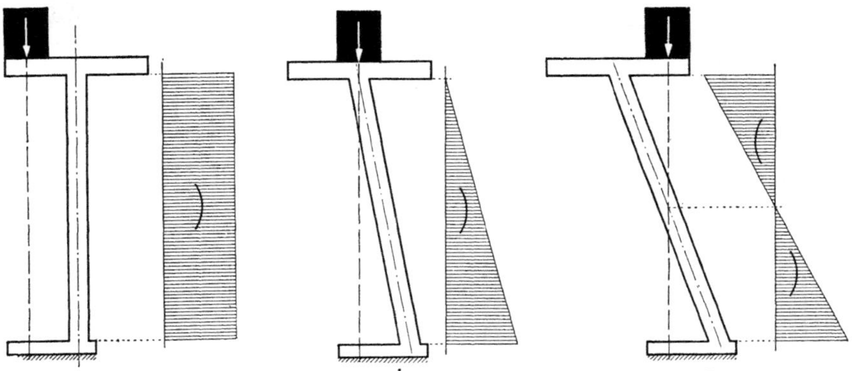

Abb. 1 a—c. Drei verschiedene Arten von Biegebeanspruchung durch die gleiche Last

Höhe den gleichen Abstand von der Säulenachse. Die Last wirkt also auf jeden Querschnitt der Säule unter einem gleich langen Hebelarm, so daß die Biegebeanspruchung in jeder Höhe die gleiche Größe hat. Die Größenverteilung der Biegebeanspruchung über die Länge der Säule ist in dem nebenstehenden Spannungsdiagramm dargestellt, in welchem die Länge der horizontalen Strecken für jede Stelle der Säule die Größe der Biegebeanspruchung maßstäblich angibt. Das Diagramm als Ganzes stellt die Biegemomentenfläche dar, die bei dieser Säule die Form eines Rechteckes hat, weil die Biegebeanspruchung in jeder Höhe gleich groß ist. Der Biegungssinn der Last ist durch den kleinen eingezeichneten Bogen gekennzeichnet, der angibt, daß die Last die Säule nach rechtskonvex auszubiegen trachtet.

Bei der zweiten, schräg gestellten Säule Abb. 1 b bildet die vertikale Kraftrichtung mit der Säulenachse einen Winkel. Am oberen Säulenende, wo die Wirkungslinie der Last die Säulenachse schneidet, tritt keine Biegebeanspruchung auf. Nach unten zu wird der Abstand der Druckrichtung von der Säulenachse und damit die Biegebeanspruchung fortschreitend größer. Die nebenstehende Momentenfläche hat infolgedessen die Form eines Dreieckes, dessen Spitze am oberen Säulenende liegt. Der Biegungssinn der Last ist der gleiche wie in Abb. 1 a.

Bei der dritten, noch stärker geneigten Säule Abb. 1 c liegt die Last außerdem nach rechts verschoben. Ihre Wirkungslinie schneidet infolgedessen die

Säulenachse in der Mitte der Länge. Die Biegebeanspruchung ist jetzt an beiden Säulenenden am größten und nimmt gegen die Mitte der Säule, wo die Druckrichtung die Achse schneidet, auf Null ab. Die Momentenfläche hat die Form eines Doppeldreiecks (Sanduhrform) und, wie aus den eingezeichneten Bögen zu ersehen ist, trachtet die Last das obere Säulenende nach linkskonvex, das untere nach rechtskonvex, also nach entgegengesetzter Richtung hin auszubiegen.

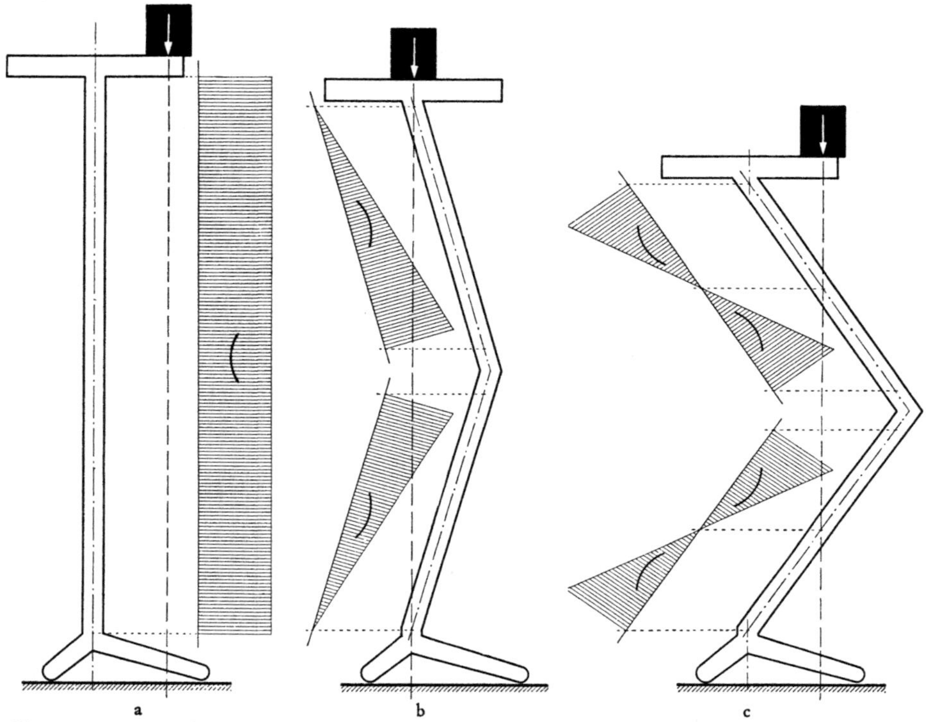

Abb. 2 a—c. Die in Abb. 1 dargestellten drei verschiedenen Arten der Biegebeanspruchung können bei bestimmten Stellungen des Beinskelets durch das Körpergewicht hervorgerufen werden

Diese einfachen Beispiele sollen nur veranschaulichen, daß eine Säule durch die gleiche Last in grundverschiedener Art auf Biegung beansprucht werden kann und daß die Größenverteilung der Biegebeanspruchung über die Säulenlänge sowie der Biegungssinn der Last durch die Lage der Wirkungslinie der Last zur Säulenachse bestimmt wird; ferner, daß die Biegemomentenfläche in einfachster Weise ein Bild von der speziellen Art der Biegebeanspruchung, d. h. von der Größenverteilung der Biegebeanspruchung über die Säulenlänge vermittelt.

In der folgenden Ableitung sind diese Überlegungen auf das Beinskelet übertragen. In den Abb. 2 a—c sind drei charakteristische Stellungen des Beinskelets grobschematisch dargestellt und in den nebenstehenden Diagrammen ist die Art, d. h. die Größenverteilung der Biegebeanspruchung angegeben, die bei den verschiedenen Stellungen durch das Körpergewicht in Femur und Tibia hervorgerufen wird.

Beim Schema des gestreckten Beines (Abb. 2 a) hat die Momentenfläche die Form eines Rechteckes für beide Röhrenknochen. Beim Schema des leicht gebeugten Beines (Abb. 2 b) hat die Momentenfläche für jeden der beiden Röhrenknochen die Form eines Dreieckes und beim Schema des stark gebeugten Beines (Abb. 2 c) hat die Momentenfläche für jeden Röhrenknochen die Form eines Doppeldreieckes. Während in Schema 2 a und b das Körpergewicht die beiden Knochen in ganzer Länge jeweils nach einer Richtung hin auszubiegen trachtet, strebt es im Schema 2 c bei jedem der beiden Knochen die obere und untere Hälfte nach entgegengesetzter Richtung hin zu verbiegen.

Diese Darstellung lehrt, daß die in den vorhergehenden Abb. 1 a—c näher definierten drei grundverschiedenen Arten der Größenverteilung der Biegebeanspruchung über die Säulenlänge sowohl beim Femur als auch bei der Tibia während der Bewegung des Beines nacheinander auftreten können. Es wechselt also während der Bewegung des Beines nicht nur der Biegungssinn des Körpergewichtes bei Femur und Tibia, sondern er kann auch bei jedem einzelnen Röhrenknochen im oberen und unteren Abschnitt ein umgekehrtes Vorzeichen haben. Ebenso kann die Größenverteilung der Biegebeanspruchung über die Knochenlänge grundverschieden sein, so daß die Momentenfläche einmal die Form eines Rechteckes, ein anderes Mal die Form eines Dreieckes oder Doppeldreiecks annimmt.

Nimmt man zunächst einmal an, das Körpergewicht würde allein auf den Röhrenknochen wirken, so würde also seine Beanspruchung nicht nur sehr groß sein infolge der dem Druck überlagerten Biegung, sondern er würde auch während der Bewegung der Glieder in stets wechselnder und grundverschiedener Art beansprucht werden. Die Aufgabe, die den Muskeln zufällt, wenn sie bei der Bewegung der Glieder jeweils als Zuggurtung gegen die Biegebeanspruchung durch das Körpergewicht wirken sollen, ist infolgedessen äußerst kompliziert, denn sie besteht, auf die graphische Darstellung bezogen, darin, daß die nacheinander auftretenden grundverschiedenen Formen der durch das Körpergewicht bedingten Momentenflächen jeweils durch entsprechend geformte Muskelmomentenflächen aufgehoben bzw. wie später noch ausführlich dargelegt wird, in eine bestimmte Form umgewandelt werden müssen.

Wenn man überprüfen will, ob diese Aufgabe durch Muskelkräfte überhaupt gelöst werden kann, so muß zunächst einmal festgestellt werden, welche Formen von Momentenflächen allein durch Muskelwirkung beim Röhrenknochen theoretisch bedingt sein können. Auch diese Frage läßt sich an Hand einer schematischen Darstellung beantworten (Abb. 3 a—c).

Beim ersten Stab (Abb. 3 a) ist ein Zugband am Querbalken befestigt, das parallel der Stabachse wirkt. Das Zugband wirkt also in der gleichen Art biegend auf den Stab, wie ein zweigelenkiger Muskel auf den Röhrenknochen. Da das Zugband überall den gleichen Abstand von der Stabachse hat, so ist auch seine biegende Wirkung in jeder Höhe gleich groß. Deshalb hat die Momentenfläche die Form eines Rechtecks, also eine analoge Form, wie die Momentenfläche der Last (Körpergewicht) beim Schema des gestreckten Beines (Abb. 2 a).

Im zweiten Schema (Abb. 3 b) ist das Zugband an der Vorderfläche des Stabes befestigt. Der Abstand seiner Wirkungslinie von der Stabachse nimmt von oben nach unten zu, so daß auch die Biegebeanspruchung von oben nach unten stetig größer wird. Das Zugband wirkt in der gleichen Art wie ein eingelenkiger Muskel, der auf der Vorderfläche des Röhrenknochens seinen Ursprung hat. Die Momentenfläche hat die Form eines Dreiecks, also eine analoge Form, wie die Momentenfläche der Last für jeden der beiden Röhrenknochen im Schema des leicht gebeugten Beines (Abb. 2 b).

Beim dritten Stab (Abb. 3 c) ist das Zugband an der Hinterfläche des Stabes befestigt, hat also eine analoge Wirkung, wie ein eingelenkiger Muskel, der auf der Hinterfläche des Röhrenknochens seinen Ursprung hat. Bei dieser Befestigungsart tritt nur in der unteren Hälfte des Stabes größere Biegebeanspruchung auf, die von der Mitte des Stabes, wo sie gleich Null ist, gegen das

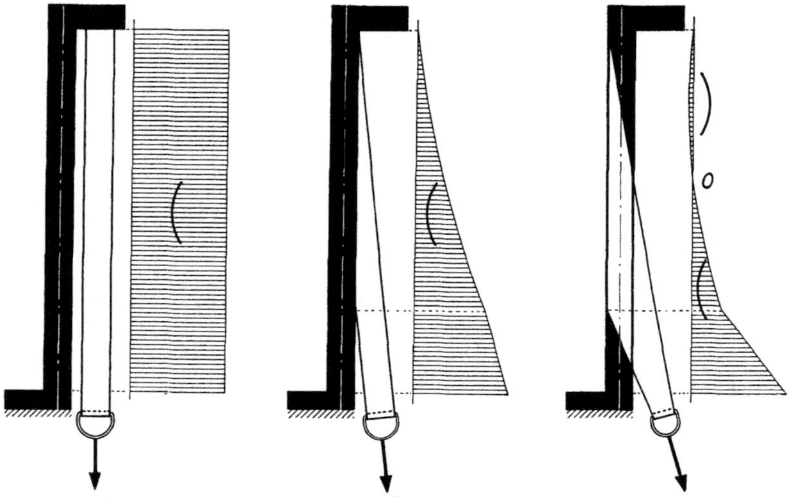

a b c

Abb. 3 a—c. Schematische Darstellung verschiedener Muskeltypen und der durch sie bedingten Biegebeanspruchung des Röhrenknochens

untere Stabende stark ansteigt. In der oberen Hälfte des Stabes ist dagegen die Biegebeanspruchung sehr klein und der Biegungssinn hat außerdem ein umgekehrtes Vorzeichen. Die Momentenfläche für die untere Stabhälfte hat in etwa die Form eines Dreiecks, entspricht also im groben der Form der unteren Hälfte der Momentenfläche für jeden der beiden Knochen im Schema des stark gebeugten Beines (Abb. 2 c).

Diese vereinfachte Ableitung lehrt, daß auch der Muskel den Röhrenknochen in ganz verschiedenartiger Weise auf Biegung beanspruchen kann und daß die Größenverteilung der Biegebeanspruchung über die Knochenlänge durch die Lage der Muskelkraft zur Knochenachse bestimmt wird und grundverschieden ist, je nachdem ob der Muskel als zweigelenkiger Muskel den ganzen Knochen überbrückt oder ob er als eingelenkiger Muskel auf der Vorderfläche bzw. Hinterfläche des Knochens seinen Ursprung hat. Ein Vergleich mit den Abb. 2 a—c der vorhergehenden Ableitung zeigt insbesondere, daß die Momentenflächen der verschiedenen Muskeltypen analoge Formen aufweisen, wie die Momentenflächen des Körpergewichtes bei den verschiedenen Stellungen des Beinskelets. Danach besteht als theoretisch die Möglichkeit, daß jede Art der durch das Körpergewicht bedingten Biegebeanspruchung durch einen entsprechenden Muskel oder durch die Kombination verschiedener Muskeltypen weitgehend aufgehoben bzw. modifiziert werden kann.

Wenn nun diese theoretische Möglichkeit im Stütz- und Bewegungsapparat verwirklicht sein soll, dann muß nicht nur die Verteilung der einzelnen Muskeltypen auf die Glieder dem entsprechen, d. h., es müssen nicht nur die zum Ausgleich des Lastmomentes bei den verschiedenen Stellungen erforderlichen Muskeltypen vorhanden sein, sondern es muß auch der jeweils zum Ausgleich des Lastmomentes erforderliche Muskel im gegebenen Augenblick automatisch angespannt werden. Und wenn außerdem das Prinzip der Energieersparnis verwirklicht sein soll, dann müssen außerdem die jeweils zum Ausgleich des Lastmomentes erforderlichen Muskeln dieselben sein, welche dem Körpergewicht bei der betreffenden Stellung an den Gelenken Gleichgewicht halten bzw. diese feststellen.

In der folgenden Ableitung (Abb. 4 a—d) soll zunächst für das Femur überprüft werden, ob die genannten Forderungen erfüllt sind und zwar am Schema eines einfachen Gliedersystems, das in der Art seines Aufbaues dem Beinskelet entspricht.

Im ersten Schema des gestreckten Beines (Abb. 4 a) wirkt die Last (Körpergewicht) links vom oberen Stab (Femur). Das Zugband, welches die beiden Gelenke des oberen Stabes feststellt, ist am Querbalken (Becken) befestigt, so daß seine Wirkung dem zweigelenkigen Streckmuskel des Kniegelenkes (Rectus femoris) entspricht. Sowohl die Momentenfläche der Last M_g, als auch die Momentenfläche des Zugbandes M_m haben die gleiche rechteckige Form und die gleiche Größe. Da das Biegemoment der Last und das Biegemoment des Zugbandes den Stab nach entgegengesetzter Richtung hin auszubiegen trachtet, wie durch die kleinen Bögen angedeutet ist, so wird die Biegebeanspruchung, die der Stab durch die Last erfährt, durch die Zuggurtungswirkung des Zugbandes vollständig aufgehoben. In analoger Weise kann die biegende Wirkung des Körpergewichtes, wenn es vor dem Femur wirkt, durch einen zweigelenkigen Beugemuskel des Kniegelenkes aufgehoben werden.

Im zweiten Schema des leicht gebeugten Beines (Abb. 4 b) liegt die Last über dem Drehpunkt des oberen Gelenkes im labilen Gleichgewicht. Das untere Gelenk ist durch ein Zugband festgestellt, das an der Vorderfläche des Stabes befestigt ist, dessen Wirkung also dem Vastus intermedius entspricht. Die Momentenfläche des Zugbandes M_m hat annähernd die gleiche dreieckige Form, wie die Momentenfläche der Last und ist nur ein wenig schmäler als diese, so daß wieder das Biegemoment des Körpergewichtes durch den gleichen Muskel nahezu aufgehoben wird, der das gebeugte Kniegelenk feststellt. Es bleibt nur eine minimale Biegebeanspruchung übrig, deren Größe und Verteilung in dem Diagramm des resultierenden Biegemomentes M_r maßstäblich angegeben ist.

Im dritten Schema des stark gebeugten Beines (Abb. 4 c) liegt die Last nach rechts verschoben. Infolgedessen ist jetzt auch zur Feststellung des oberen Gelenkes ein Zugband (M_2) erforderlich, das links vom Gelenk liegt und dem Glutaeus maximus entspricht. Das untere Gelenk ist wieder durch das gleiche Zugband festgestellt (Vastus intermedius) wie im vorigen Schema Abb. 4 b. Da die Wirkungslinie der Last den oberen Stab etwa in der Mitte schneidet, so hat die Momentenfläche der Last M_g die Form eines Doppeldreiecks und der Biegungssinn hat in der oberen und unteren Stabhälfte ein umgekehrtes Vorzeichen. Die Momentenfläche *a b c* des Zugbandes m_1 (Vastus intermedius) hat eine dreieckige Form und am unteren Gelenk aus Gleichgewichtsgründen dieselbe Breite wie die Momentenfläche des Körpergewichtes M_g. Die Momentenfläche *c d e* des Zugbandes m_2 (Glutaeus maximus) hat ebenfalls die Form

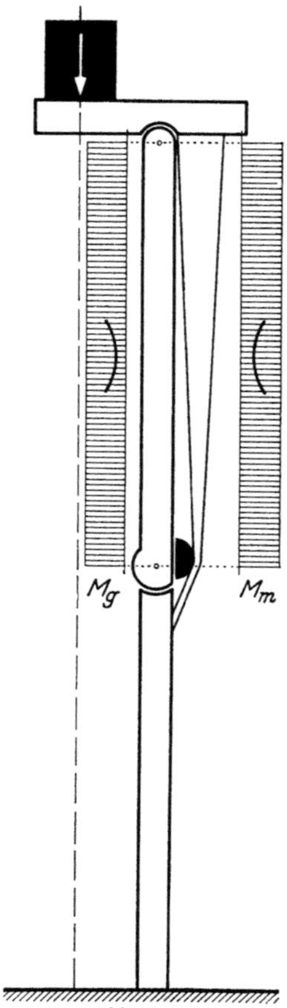

Abb. 4 a

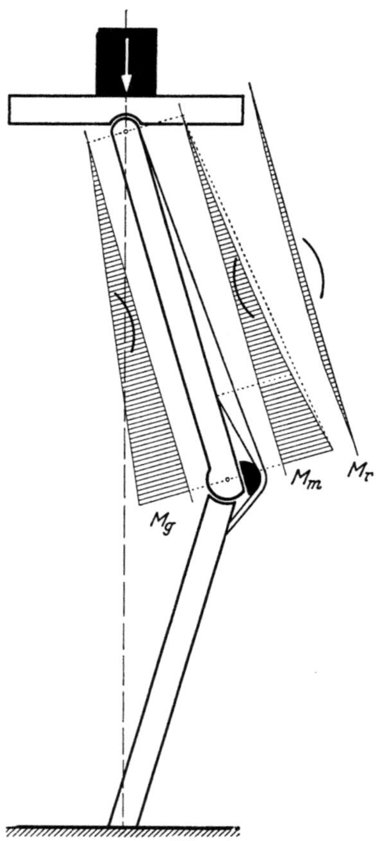

Abb. 4 b

eines Dreiecks, dessen Spitze etwa in halber Höhe des Stabes liegt, also in gleicher Höhe, wo bei der Momentenfläche des Körpergewichtes M_g die Spitze der beiden Dreiecke liegt. Durch Überlagerung der Momentenfläche der beiden Muskeln entsteht eine Momentenfläche M_m, die im Groben die Form eines Doppeldreieckes hat, also eine ähnliche Form, wie die Momentenfläche des Körpergewichtes M_g, die gestrichelt eingezeichnet ist (Linien *b-d* und *a-c*). Da die Biegemomente der beiden Muskeln m_1 und m_2 ein umgekehrtes Vorzeichen haben wie die Biegemomente des Körpergewichtes für die beiden Stabhälften, so wird durch die gemeinsame Wirkung der beiden Muskeln das gesamte Biegemoment des Körpergewichtes M_g weitgehend aufgehoben. Nur im mittleren

Abschnitt des Stabes bleibt noch beträchtliche Biegebeanspruchung übrig, wie aus dem dritten Diagramm M_r ersichtlich, in welchem die Größe und Verteilung der resultierenden Biegebeanspruchung maßstäblich angegeben ist.

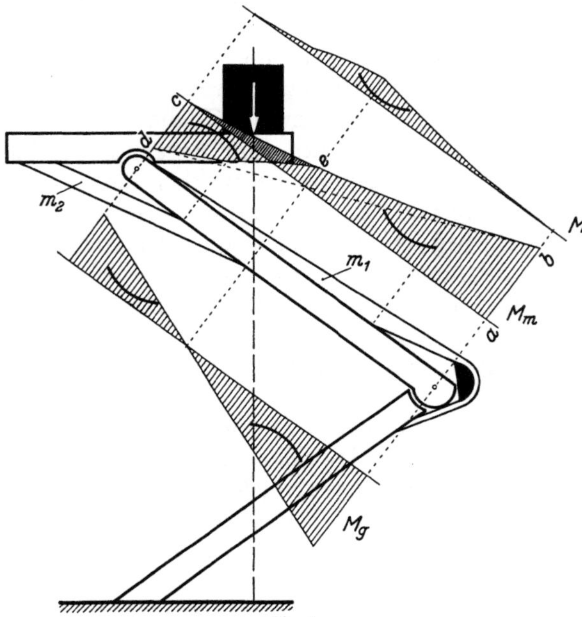

Abb. 4 c

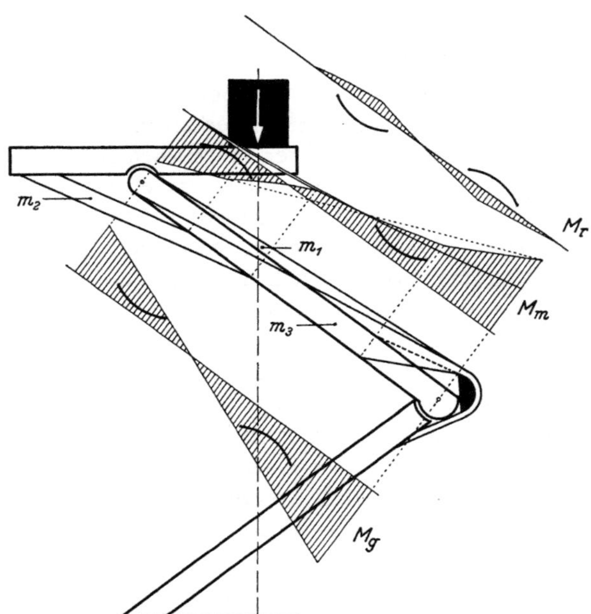

Abb. 4 d

Abb. 4 a—d. Schematische Darstellung des Ausgleiches der durch das Körpergewicht bedingten Biegebeanspruchung des Femur durch die Wirkung bestimmter Muskeltypen bei verschiedenen Stellungen des Beinskelets

Im nächsten Schema (Abb. 4 d) ist gezeigt, daß durch die Anbringung eines weiteren Zugbandes (m_3) zur Feststellung des unteren Gelenkes (Kniegelenk), das an der Hinterfläche des Stabes befestigt ist, die noch verbleibende Biegebeanspruchung wesentlich verkleinert werden kann. Das Zugband m_3 entspricht den Vasti tib. und fib. Auf seine Wirkung ist zurückzuführen, daß jetzt nur noch eine minimale Biegebeanspruchung im oberen und unteren Abschnitt des Stabes übrigbleibt, wie aus der resultierenden Momentenfläche M_r zu ersehen ist. Aufschlußreich ist, daß das zweite Zugband m_3 erst bei starker Beugung des Kniegelenkes noch zusätzlich zum Ausgleich des Lastmomentes erforderlich ist, also erst bei der Stellung, bei welcher auch die Vasti tib. und fib., die ihm entsprechen, ihre volle Kraft entfalten können. Letzteres liegt in der Bauart dieser Muskeln begründet; denn infolge der Art ihrer Fiederung sind sie erst bei starker Beugung des Kniegelenkes, also erst nach entsprechender passiver Dehnung und Einschwenken der Muskelfasern in die Zugrichtung zu voller Kraftentfaltung befähigt.

Die vorstehende Ableitung läßt trotz der weitgehenden Vereinfachung schon erkennen, daß

1. am Oberschenkel die Muskeltypen vorhanden sind, welche bei den verschiedenen Stellungen des Beines jeweils zu einem weitgehenden Ausgleich des Biegemomentes des Körpergewichtes erforderlich sind, daß

2. dieselben Muskeln, welche bei den einzelnen Stellungen die erforderliche Zuggurtungswirkung haben, auch zur Feststellung der Gelenke bei den betreffenden Stellungen dienen und daß es

3. Muskeln am Oberschenkel gibt, die infolge ihrer Bauart auch erst bei der Gelenkstellung, bei welcher ihre Zuggurtungswirkung zum Ausgleich des Lastmomentes zusätzlich erforderlich wird, ihre volle Kraft entfalten können.

Aus dieser an und für sich zu stark vereinfachten Ableitung ist also schon ersichtlich, daß die Muskeln auch bei der Bewegung der Glieder die jeweils erforderliche Zuggurtung für den Röhrenknochen bilden können und daß die statische Wirkung der Muskeln mit ihrer kinetischen irgendwie gekoppelt ist. Weitere Rückschlüsse, insbesondere in quantitativer Hinsicht, also in Bezug auf die absolute Größe der trotz der Zuggurtungswirkung der Muskeln noch verbleibenden Biegebeanspruchung können jedoch aus dieser Ableitung nicht gezogen werden. Denn das vereinfachte Schema gibt nicht die statischen Eigenheiten des Femur richtig wieder, insbesondere was die Lage des Kniegelenkdrehpunktes betrifft, der im Schema auf der Stabachse, beim Femur dagegen hinter seiner Achse liegt. Allein durch die abweichende Lage des Kniegelenkdrehpunktes beim Femur ist aber bedingt, daß die Muskeln die Biegebeanspruchung des Körpergewichtes nicht vollständig aufheben können und daß trotz ihrer Zuggurtungswirkung noch eine, wenn auch relativ kleine Biegebeanspruchung übrigbleibt, deren Größe von oben nach unten zunimmt[1].

Einen viel weitgehenderen Aufschluß über die statische Bedeutung der Muskeln gibt eine analoge Ableitung für die Beanspruchung der Tibia, da diese trotz der starken Vereinfachung die mechanischen Verhältnisse im groben

[1] Vgl. Abb. 18 meines zweiten Beitrages zur funktionellen Anatomie, in welcher die statischen Eigenheiten der Femurform weitgehend berücksichtigt sind. Z. Anat. u. Entwickl. Gesch. **114**, H. 5 (1950).

richtig wiedergibt, insbesondere, was die Art der Größenverteilung der resultierenden Biegebeanspruchung über die Länge der Tibia und den Biegungssinn betrifft. Die dieser Ableitung zugrunde gelegten verschiedenen Stellungen des Beinskelets sind nicht willkürlich gewählt, wie in der vorhergehenden Ableitung, sondern sie sind charakteristisch für die während der Standbeinperiode des Ganges auftretenden grundverschiedenen Beanspruchungsarten der Tibia durch das Körpergewicht[2].

Zunächst zeigt ein Vergleich der Abb. 5 a—d, daß bei der Tibia, ebenso wie beim Femur, die Größenverteilung der durch das Körpergewicht bedingten Biegebeanspruchung über die Knochenlänge bei den verschiedenen Stellungen grundverschieden ist und daß die Biegemomentenfläche des Körpergewichtes M_g auch bei der Tibia sowohl die Form eines Trapezes, als auch eines Dreieckes oder Doppeldreieckes haben kann.

In dem Schema (Abb. 5 a), das der Stellung des Beinskelets zu Beginn der Standbeinperiode entspricht, ist das Kniegelenk leicht gebeugt und der Fuß steht nur mit der Ferse auf dem Boden auf. Die Wirkungslinie des Körpergewichtes liegt hinter der Tibia und verläuft durch den Unterstützungspunkt der Ferse. Das Körpergewicht trachtet die Tibia nach vornekonvex auszubiegen und seine Momentenfläche M_g hat die Form eines Trapezes, das oben etwas breiter ist als unten, weil das Biegemoment des Körpergewichtes gegen das Sprunggelenk hin kleiner wird. Das Sprunggelenk wird bei erhobener Fußspitze durch die vor der Tibia wirkenden Muskeln festgestellt, also in erster Linie durch den eingezeichneten Tibialis anterior. Dieser Streckmuskel trachtet die Tibia nach hintenkonvex auszubiegen, also in umgekehrter Richtung wie das Körpergewicht. Seine Momentenfläche M_m hat die Form eines Trapezes, das am Sprunggelenk aus Gleichgewichtsgründen die gleiche Breite hat, wie die Momentenfläche des Körpergewichtes M_g, nach oben hin dagegen wesentlich schmäler wird als diese. Infolgedessen überwiegt nach oben hin das Biegemoment der Körperschwere zunehmend das Biegemoment des Streckmuskels. Die resultierende Momentenfläche M_r erhält hierdurch die Form eines Dreieckes, dessen Spitze am Sprunggelenk liegt und die verbleibende resultierende Biegebeanspruchung trachtet die Tibia nach vornekonvex auszubiegen, so daß die Druckspannungen hinten im Querschnitt, die Zugspannungen vorne auftreten.

Im zweiten Schema (Abb. 5 b) wird die Tibia durch das Körpergewicht allein beansprucht, weil in dieser Phase der Standbeinperiode, in welcher der Fuß mit ganzer Sohle auf dem Boden aufsteht, die Wirkungslinie des Körpergewichtes durch das Drehzentrum des Sprunggelenkes verläuft, also keine Muskeln zur Feststellung des Sprunggelenkes erforderlich sind. Die Wirkungslinie des Körpergewichtes liegt hinter der Tibia und ihr Abstand von der Tibiaachse wird von oben, d. h. von der Ansatzstelle des Lig. patellae nach unten zu stetig kleiner und ist am Sprunggelenk gleich Null. Die Momenten-

[2] Die einzelnen Schemata der Abb. 5 a—d wurden nach den Koordinaten gezeichnet, die O. Fischer in seiner klassischen Arbeit über den Gang des Menschen für die räumlichen Bahnkurven der Körperabschnittsschwerpunkte und Gelenkmittelpunkte angegeben hat. Sie entsprechen der Stellung des Beinskelets in der 12., 14., 15. und 22. Phase der Standbeinperiode.

fläche des Körpergewichtes hat infolgedessen die Form eines Dreieckes, dessen Spitze in Höhe des Sprunggelenkdrehpunktes liegt. Da keine Muskelkräfte wirken, so wird in diesem Augenblick der Standbeinperiode die Tibia durch das Körpergewicht allein beansprucht und die Beanspruchung durch Muskelkräfte nicht modifiziert. Auch bei dieser Stellung ist die Biegebeanspruchung

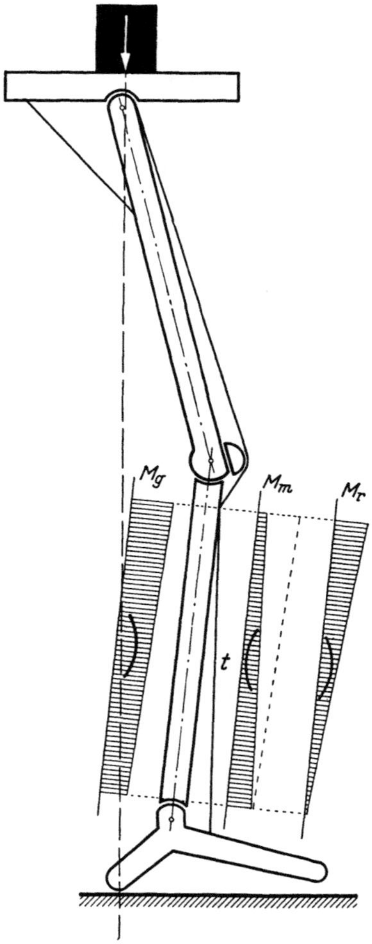

Abb. 5 a

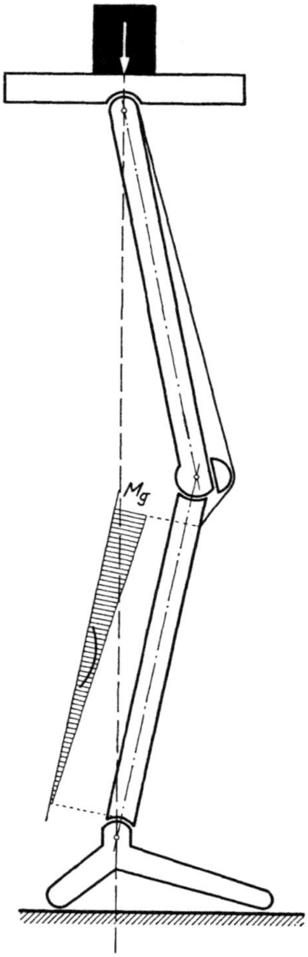

Abb. 5 b

wieder am oberen Tibiaende am größten und nimmt gegen das Sprunggelenk hin auf Null ab, so daß die Momentenfläche wieder die Form eines Dreieckes hat, dessen Spitze am Sprunggelenk liegt. Die Biegebeanspruchung trachtet die Tibia wieder nach vorne auszubiegen, so daß auch der Biegungssinn der gleiche ist, wie im ersten Schema (Abb. 5 a).

Das dritte Schema des im Kniegelenk leicht gebeugten Beines (Abb. 5 c) ist dadurch gekennzeichnet, daß der Fuß mit ganzer Sohle aufsteht und die Wirkungslinie des Körpergewichtes vor dem Sprunggelenk vorbeizieht und die

Tibia etwa in der Mitte schneidet. Das Biegemoment der Körperschwere M_g hat am oberen und unteren Ende der Tibia seinen größten Wert und fällt gegen die Mitte der Länge von beiden Enden her auf Null ab. Die Momentenfläche hat infolgedessen die Form eines Doppeldreieckes. In der oberen Hälfte trachtet das Körpergewicht die Tibia nach vornekonvex, in der unteren Hälfte nach

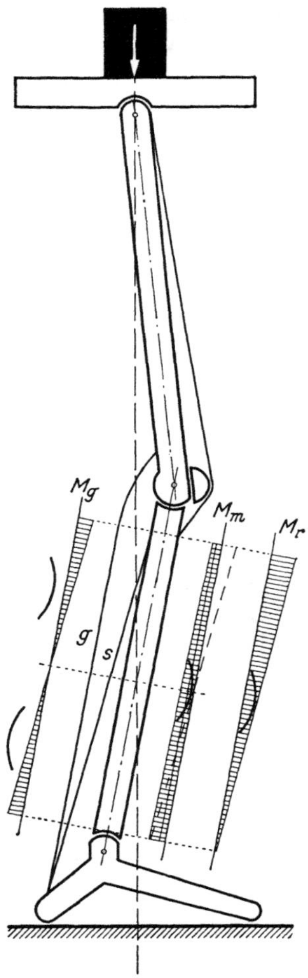

Abb. 5 c

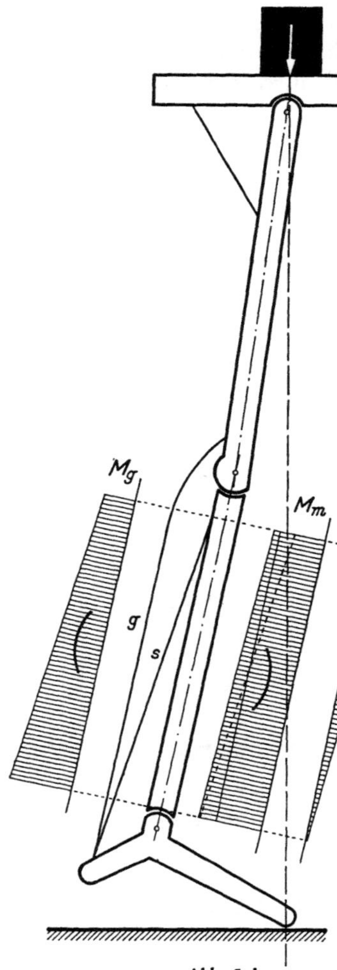

Abb. 5 d

hintenkonvex auszubiegen. Die Feststellung des Sprunggelenkes erfolgt bei dieser Stellung durch die Wadenmuskeln, weil die Wirkungslinie des Körpergewichtes vor dem Sprunggelenkdrehpunkt liegt. Die Muskelkraft trachtet also die Tibia nach vornekonvex auszubiegen und die Momentenfläche der Wadenmuskeln M_m hat die Form eines Trapezes, das am Sprunggelenk aus Gleichgewichtsgründen wieder die gleiche Breite hat wie die Momentenfläche des Körpergewichtes M_g, nach oben hin dagegen etwas schmäler wird als diese. Die Momentenfläche des resultierenden Biegemomentes M_r, die sich aus der Überlagerung der Momentenfläche des Körpergewichtes (gestrichelt) und der Momentenfläche der Muskelkraft ergibt, hat wieder die Form eines Dreieckes, dessen Spitze am Sprunggelenk liegt, also wieder die gleiche Form, wie die resultierende Momentenfläche in den beiden ersten Abbildungen (5 a *und* b). Ebenso trachtet die resultierende Biegebeanspruchung M_r die Tibia wieder nach vornekonvex auszubiegen.

Im vierten Schema des am Ende der Standbeinperiode nahezu gestreckten Beines (Abb. 5 d) liegt die Wirkungslinie des Körpergewichtes vor der Tibia und verläuft durch den Vorderfußballen, auf dem der Fuß ruht. Das Körper-

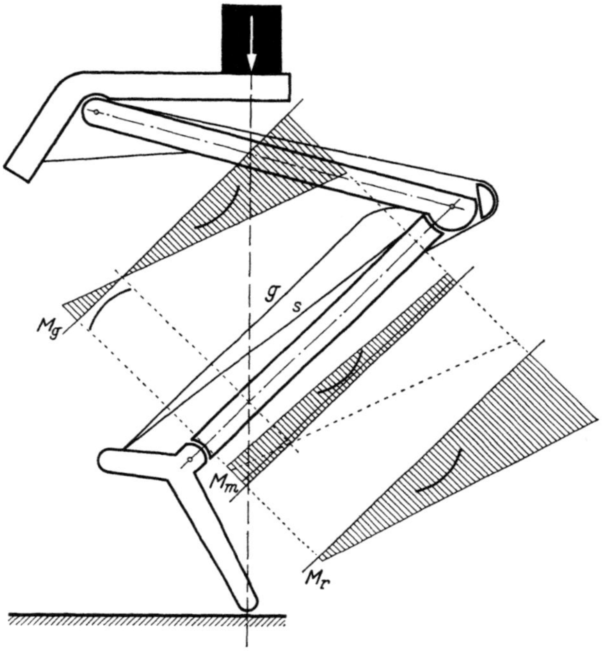

Abb. 5 e

Abb. 5 a—e. Schematische Darstellung der Vereinheitlichung der Tibiabeanspruchung, die durch die Zuggurtungswirkung der Muskeln bei verschiedenen Stellungen des Beinskelets erreicht wird

gewicht trachtet jetzt die Tibia nach hintenkonvex auszubiegen. Seine Momentenfläche M_g hat die Form eines Trapezes, das bei dieser Stellung oben schmäler ist als unten, weil die Größe des Biegemomentes der Körperschwere von oben nach unten zunimmt. Die Feststellung des Sprunggelenkes wird auch bei dieser Stellung durch die Wadenmuskeln gewährleistet, die dem Körpergewicht am Sprunggelenk Gleichgewicht halten. Die Wadenmuskeln trachten die Tibia nach vornekonvex auszubiegen, also in umgekehrter Richtung wie das Körpergewicht. Die Momentenfläche der beiden Wadenmuskeln M_m hat die Form eines ähnlichen Trapezes wie die Momentenfläche des Körpergewichtes M_g. Am Sprunggelenk haben beide Momentenflächen aus Gleichgewichtsgründen wieder dieselbe Breite, während nach oben hin die Momentenfläche der Muskelkraft breiter wird als die Momentenfläche des Körpergewichtes. Infolgedessen hat die resultierende Momentenfläche M_r wieder die Form eines Dreieckes, dessen Spitze am Sprunggelenk liegt und die resultierende Biegebeanspruchung trachtet auch hier wieder die Tibia nach vornekonvex auszubiegen.

Das letzte Schema (Abb. 5 e) zeigt eine extreme Beugestellung des Kniegelenkes, wie bei dem im Lehrbuch von BENNINGHOFF abgebildeten Bogenschützen (Bd. 1, Abb. 166). Der Fuß ruht bei hoch erhobener Ferse auf dem Ballen und die Wirkungslinie des Körpergewichtes, die durch den Ballen verläuft, schneidet die Tibiaachse etwa an der Grenze des unteren Drittels. Die Momentenfläche des Körpergewichtes M_g hat die Form eines Doppeldreieckes und das Körpergewicht trachtet den oberen größeren Abschnitt der Tibia nach vornekonvex, den unteren kleinen Abschnitt nach hintenkonvex auszubiegen. Das Sprunggelenk wird durch die Wadenmuskeln festgestellt und die Momentenfläche der Muskelkraft M_m hat die Form eines Trapezes, das unten etwas breiter ist als oben. Auch bei dieser extremen Beugestellung des Kniegelenkes hat die resultierende Momentenfläche M_r wieder die Form eines Dreieckes, dessen Spitze am Sprunggelenk liegt, und wieder trachtet das resultierende Biegemoment die Tibia nach vornekonvex auszubiegen. Der einzige Unterschied gegenüber der Beanspruchung der Tibia bei den bisherigen Stellungen besteht darin, daß die resultierende Biegebeanspruchung im ganzen größer ist.

Bei der Ermittlung der resultierenden Biegebeanspruchung für die drei letzten Stellungen 5 c—e wurde berücksichtigt, daß die Wadenmuskeln eine unterschiedliche statische Wirkung haben und daß das Größenverhältnis der beiden Muskelkräfte bei den einzelnen Stellungen verschieden ist. Die diesbezügliche Ableitung wurde der leichteren Übersicht wegen in der vorstehenden Analyse nicht an entsprechender Stelle gebracht und soll jetzt nachgeholt werden. In den beiden Abb. 6 und 7 ist die statische Wirkung des Gastrocnemius bzw. des Soleus getrennt dargestellt, und zwar einmal beim gestreckten Kniegelenk und zweitens bei stark gebeugtem Kniegelenk.

In der Abb. 6 c ist die statische Wirkung des Soleus bei gestrecktem Kniegelenk dargestellt. Die resultierende Momentenfläche M_r hat die Form eines Dreieckes, dessen Spitze am Sprunggelenk liegt, jedoch trachtet die resultierende Biegebeanspruchung die Tibia nach hintenkonvex auszubiegen, also in umgekehrter Richtung, wie bei gleichzeitiger Wirkung der beiden Wadenmuskeln in Abb. 6 a und in allen übrigen Ableitungen (Abb. 5 a—e).

In Abb. 6 b ist die Wirkung des Gastrocnemius bei gestrecktem Kniegelenk dargestellt. Auch jetzt hat die resultierende Momentenfläche M_r die Form eines Dreieckes. Von maßgebender Bedeutung ist aber, daß das resultierende Biegemoment bei alleiniger Wirkung des Gastrocnemius die Tibia nach vornekonvex, also nach der gleichen Richtung hin auszubiegen trachtet, wie bei gleichzeitiger Wirkung der beiden Wadenmuskeln und bei allen übrigen Ableitungen. Wenn man berücksichtigt, daß dem einheitlichen Biegungssinne eine entscheidende Bedeutung zukommt, wie später noch ausgeführt wird, so hat also bei gestrecktem Kniegelenk der Soleus keine günstige statische Wirkung im Gegensatz zum Gastrocnemius.

Bei tiefer Kniebeuge liegen die Verhältnisse umgekehrt (Abb. 7). Jetzt hat der Soleus eine günstigere statische Wirkung, als der Gastrocnemius. Aus den

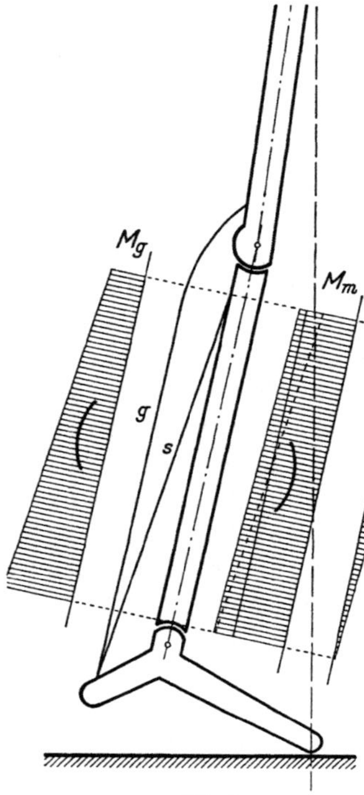

Abb. 6 a

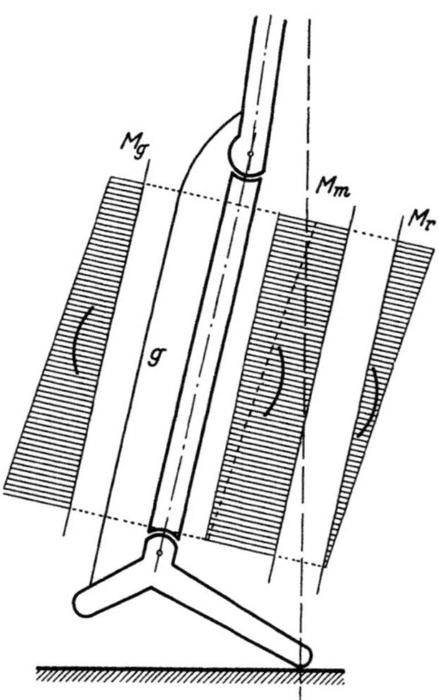

Abb. 6 b

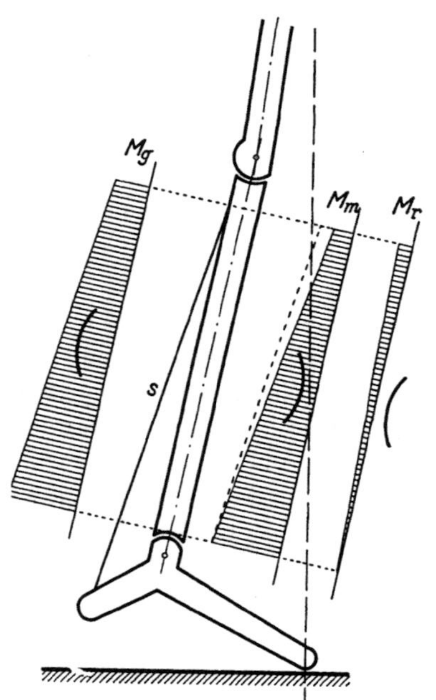

Abb. 6 c

Abb. 6 a—c. Die isolierte und gemeinsame statische Wirkung von Gastrocnemius und Soleus auf die Beanspruchung der Tibia bei gestrecktem Kniegelenk

Abb. 7b und c geht hervor, daß die resultierende Biegemomentenfläche M_r sowohl bei isolierter Wirkung des Soleus als auch des Gastrocnemius die typische Dreiecksform aufweist und daß der Biegungssinn in beiden Fällen

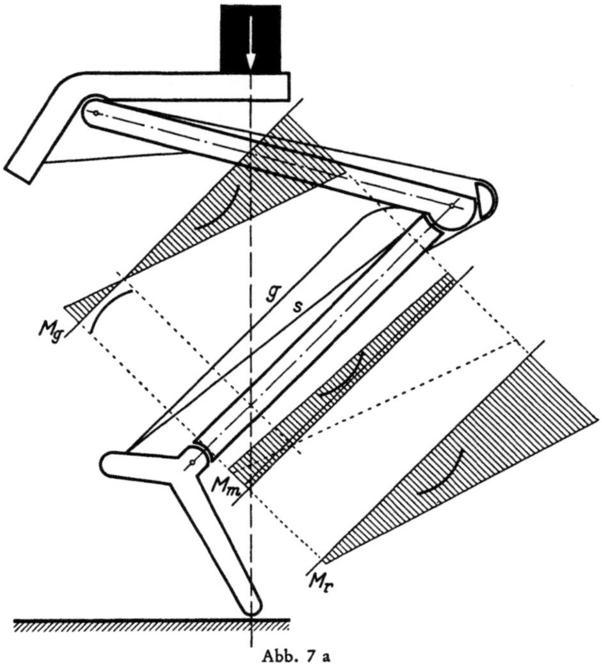

Abb. 7 a

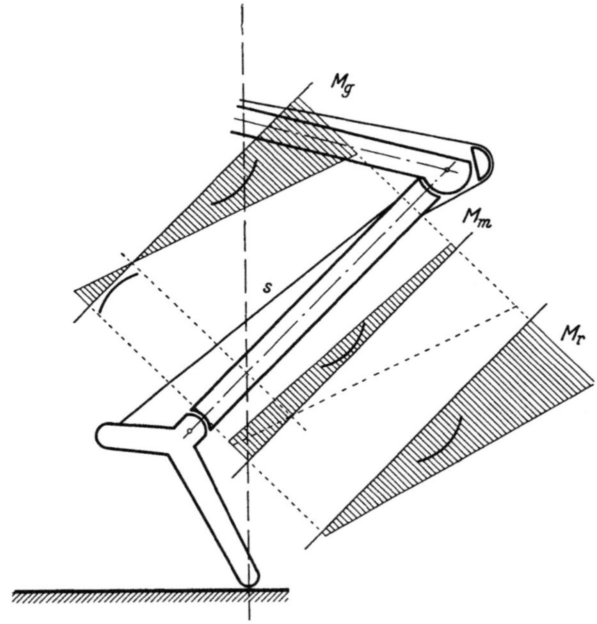

Abb. 7 b

der gleiche ist, wie bei gemeinsamer Wirkung der beiden Wadenmuskeln (Abb. 7 a) und in allen übrigen Ableitungen. Bei isolierter Wirkung des Gastrocnemius (Abb. 7 c) ist aber die resultierende Biegebeanspruchung M_r wesentlich größer als bei isolierter Wirkung des Soleus. Deshalb hat bei gebeugtem Kniegelenk der Gastrocnemius eine ungünstigere statische Wirkung als der Soleus.

Wenn nun die günstigste statische Wirkung der Wadenmuskulatur erreicht werden soll, muß also bei gestrecktem Kniegelenk die Kraft des Gastrocnemius, bei gebeugtem Kniegelenk dagegen die Kraft des Soleus überwiegen;

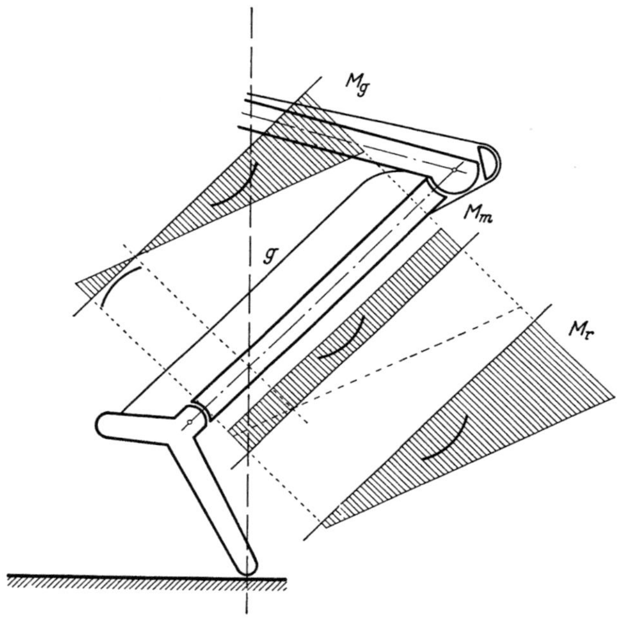

Abb. 7 c

Abb. 7 a—c. Die isolierte und gemeinsame statische Wirkung von Gastrocnemius und Soleus auf die Beanspruchung der Tibia bei stark gebeugtem Kniegelenk

eine Forderung, die auch erfüllt ist, wie aus den folgenden Überlegungen hervorgeht.

Bei gestrecktem Kniegelenk und mittlerer Stellung des Sprunggelenkes sind die Muskelfasern des zweigelenkigen Gastrocnemius verhältnismäßig stärker gedehnt, als die des eingelenkigen gefiederten Soleus. Außerdem inseriert der Soleus teilweise an der Fibula, wodurch er nicht mit voller Kraft biegend auf die Tibia wirkt. Hiernach ist der Schluß berechtigt, daß bei gestrecktem Kniegelenk der Gastrocnemius mit weit größerer Kraft biegend auf die Tibia wirkt als der Soleus, also die Kraft des statisch günstigeren Muskels überwiegt. Bei tiefer Kniebeuge, bei welcher der Soleus die günstigere statische Wirkung aufweist, ist dagegen der zweigelenkige Gastrocnemius entspannt, wodurch seine mögliche Kraftentfaltung stark herabgesetzt ist im Gegensatz zum eingelenkigen Soleus, der seine volle Kraft entfalten kann, so daß auch bei gebeugtem Kniegelenk wieder die Kraft des statisch günstigeren Muskels überwiegt.

Faßt man das Ergebnis der einzelnen Ableitungen kurz zusammen, so konnte am Beispiel der Tibia nachgewiesen werden, daß die Muskeln auch bei der Bewegung der Glieder eine Zuggurtung für den Röhrenknochen bilden und daß insbesondere durch ihre statische Wirkung die mechanische Beanspruchung des Röhrenknochens derart vereinheitlicht wird, daß

1. *die Größenverteilung der Biegebeanspruchung über die Knochenlänge auch während der Bewegung der Glieder stets von der gleichen Art ist* und daß

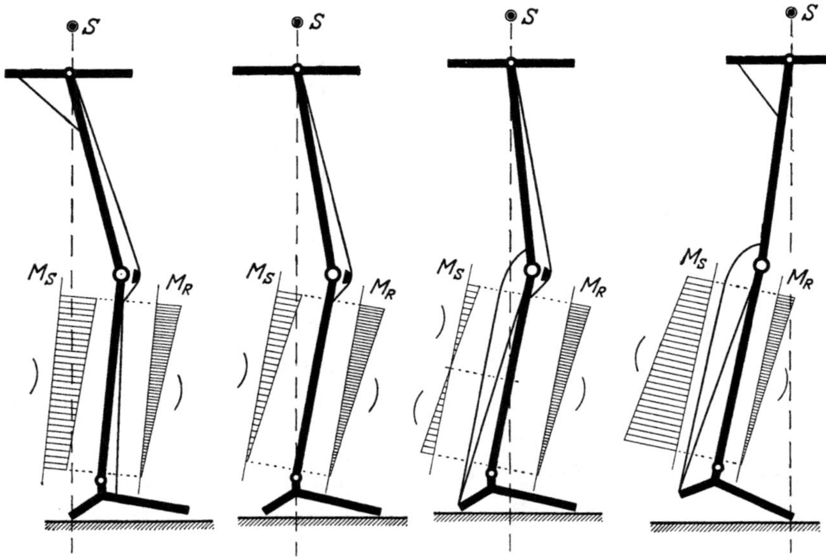

Abb. 8. Vereinfachte Darstellung der Größenverteilung der Biegebeanspruchung über die Länge der Tibia während der Standbeinperiode des Ganges. *S* Körperschwerpunkt. M_S Momentenfläche der durch das Körpergewicht allein bedingten Biegebeanspruchung der Tibia. M_R Momentenfläche der durch das Zusammenwirken von Körpergewicht und Muskelkraft bedingten resultierenden Biegebeanspruchung der Tibia. Die Biegebeanspruchung der Tibia ist bei allen Stellungen von der gleichen Art, sowohl was die Größenverteilung der Biegebeanspruchung über die Tibialänge als auch den Biegungssinn und die absolute Größe der Biegebeanspruchung betrifft, obschon 1. die Wirkungsrichtung des Körpergewichtes einmal vor, ein anderes Mal hinter der Tibia liegt bzw. die Tibia schneidet, 2. das Körpergewicht die Tibia abwechselnd in ganzer Länge oder in ihrem oberen und unteren Abschnitt nach entgegengesetzter Richtung hin auszubiegen trachtet, 3. die Momentenfläche des Körpergewichtes die verschiedensten Formen und unterschiedliche Größe aufweist

2. *auch der Biegungssinn bei allen Stellungen der Glieder stets der gleiche ist*[3].

In der Abb. 8 ist dieses Ergebnis der Ableitung der leichteren Übersicht wegen noch einmal in stärker vereinfachten Schemata zusammengefaßt. Ferner ergab die Ableitung, daß *die statische Wirkung der Muskeln mit ihrer kinetischen in zweckmäßigster Weise gekoppelt ist.*

[3] Das Ergebnis der Ableitung von Hirsch, wonach die in sagittaler Richtung wirkende Biegebeanspruchung die Tibia alternierend nach entgegengesetzter Richtung hin auszubiegen trachtet (bei gebeugtem Kniegelenk nach vorne, bei gestrecktem Kniegelenk nach hinten) ist unzutreffend und beruht darauf, daß Hirsch in seiner Ableitung der Muskelkraft eine falsche Richtung, und zwar die Richtung der Achillessehne gegeben hat. Ebenso unzutreffend ist die Auffassung von Hirsch, daß der Tibiaquerschnitt besonders günstig für alternierend entgegengesetzte Biegebeanspruchung gebaut sei, wie noch kurz belegt werden soll. — Hirsch, H.: Die mechanische Bedeutung der Schienbeinform. Berlin: Springer 1895.

Diese Erkenntnis ist von weittragender Bedeutung, weil sie darüber Aufschluß gibt, daß und auf welche Weise im Stütz- und Bewegungsapparat die Vorbedingungen erfüllt sind, die für die Verwirklichung der größtmöglichen Energieersparnis die Voraussetzung bilden. Zunächst ist es ohne weiteres verständlich, daß durch die Koppelung der statischen und kinetischen Wirkung der Muskeln, also durch Einsparung besonderer Muskeln zur Erfüllung der statischen Aufgabe unmittelbar Energie gespart wird. Nicht so offensichtlich ist dagegen die Bedeutung der statischen Muskelwirkung für die Materialersparnis und die dadurch indirekt erreichte Energieersparnis. Deshalb soll im folgenden noch die Bedeutung jeder einzelnen Komponente der statischen Muskelwirkung für die Materialersparnis näher definiert und an theoretischen Beispielen veranschaulicht werden.

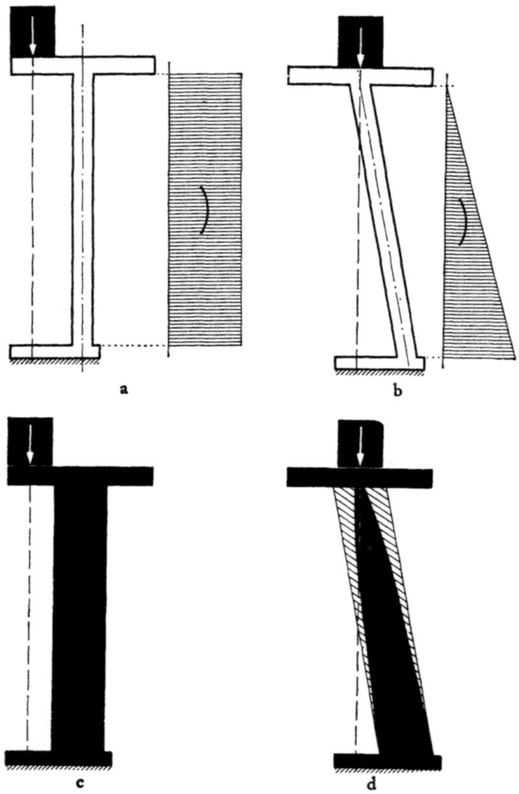

Abb. 9 a—d. Der Materialaufwand wird bei gleicher Last durch die Art der Biegebeanspruchung bestimmt

Erstens wird durch die statische Muskelwirkung, wie durch jede Zuggurtung, der für die Bruchgefährdung maßgebende Höchstwert der Biegebeanspruchung, die der Röhrenknochen durch das Körpergewicht erfährt, wesentlich herabgesetzt. Daß hierdurch Material gespart werden kann, ist ohne weiteres verständlich, weil eine Säule um so schwächer dimensioniert werden kann, je kleiner ihre höchste Beanspruchung ist.

Zweitens wird durch die statische Muskelwirkung eine Größenverteilung der Biegebeanspruchung über die Knochenlänge erzwungen, die für die Materialersparnis besonders günstig ist; denn dadurch, daß die Muskeln über Gelenke wirken, muß die Größe der Biegebeanspruchung gegen die Gelenke hin zwangsläufig mehr oder weniger steil auf Null abfallen. Infolgedessen kann auch die Festigkeit des Knochens gegen die Gelenke hin entsprechend kleiner werden, wodurch Material gespart werden kann, wie aus der Ableitung (Abb. 9) hervorgeht.

Bei der linken Säule (Abb. 9 a) hat die Biegebeanspruchung in jeder Höhe die gleiche Größe, wie die rechteckige Momentenfläche veranschaulicht. Infolgedessen muß die Säule in jeder Höhe den gleichen Durchmesser haben (Abb. 9 c). Bei der Säule 9 b hat die Momentenfläche dagegen die Form eines Dreieckes. Sie kann infolgedessen bei der gleichen Last und Bruchsicherheit viel schwächer gebaut werden (Abb. 9 d), weil die Biegebeanspruchung nur an ihrer Basis den gleichen Höchstwert aufweist, wie bei der linken Säule (Abb. 9 a), nach oben hin aber zunehmend kleiner wird. Allein durch die Art der Größenverteilung der Biegebeanspruchung über die Säulenlänge ist also bedingt, daß

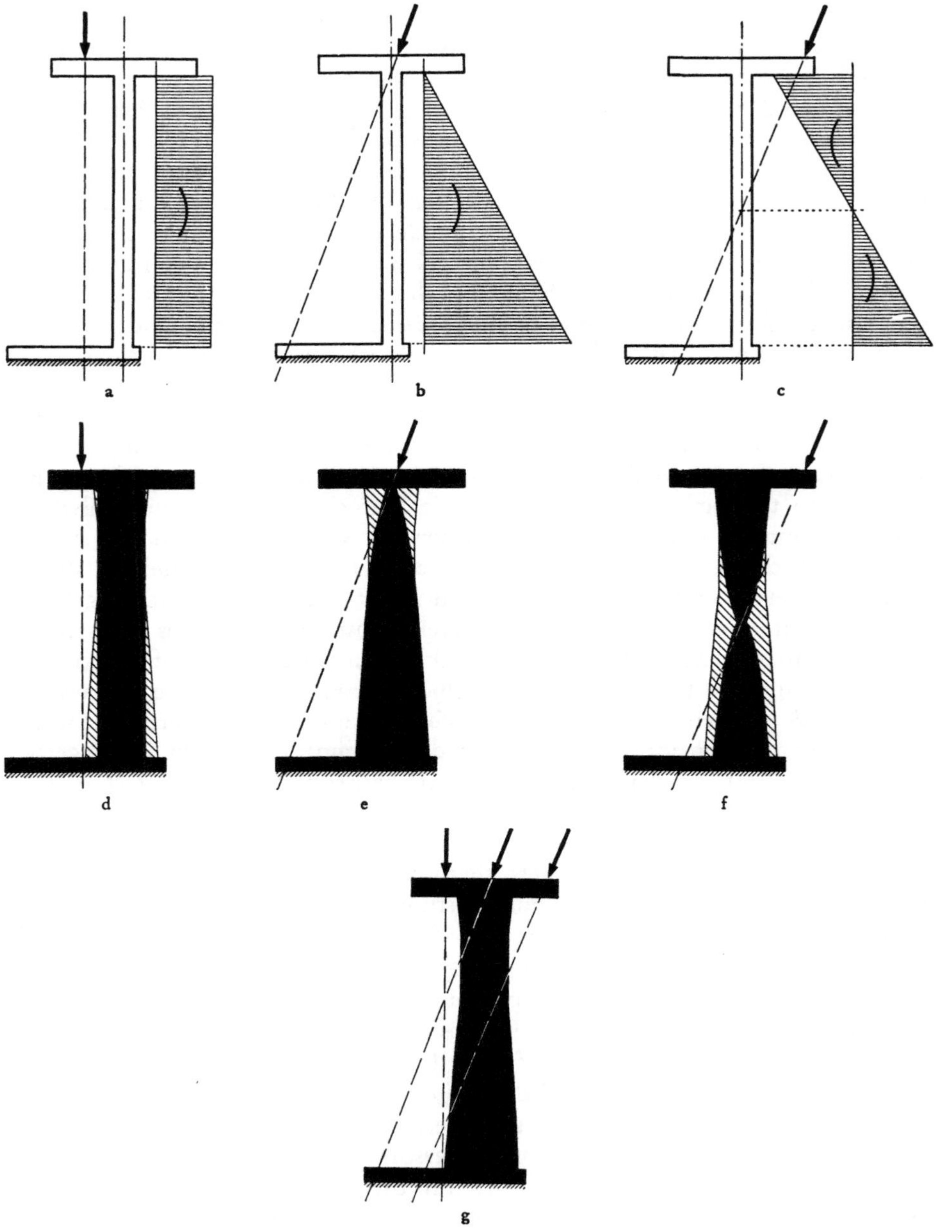

Abb. 10 a—g. Bei gleicher Bruchsicherheit ist der Materialaufwand für eine Säule, die nur in einer Art auf Biegung beansprucht wird, kleiner, als für die gleiche Säule, wenn sie durch dieselbe Last nacheinander in verschiedener Art auf Biegung beansprucht wird

die rechte Säule (9 d) bei der gleichen Bruchsicherheit um 30% leichter gebaut sein kann wie die linke Säule (9 c). Das eingesparte Material ist durch die Schraffierung angedeutet.

Drittens ist auf die statische Muskelwirkung zurückzuführen, daß die Größenverteilung der Biegebeanspruchung über die Knochenlänge trotz der Bewegung der Glieder stets von der gleichen Art ist. Auch durch diese Vereinheitlichung der Biegebeanspruchung kann Material gespart werden, wie in der theoretischen Ableitung (Abb. 10) veranschaulicht ist.

Von den 3 Säulen (Abb. 10 a—c) wird jede in einer anderen Art auf Biegung beansprucht. Wenn bei gleicher Bruchsicherheit in jeder Höhe die Säulen möglichst leicht gebaut sein sollen, so muß jede einzelne die darunterstehende (Abb. 10 d—f) Dimensionierung aufweisen. Wirken dagegen die drei verschiedenen Beanspruchungsarten nacheinander auf dieselbe Säule, so muß sie bei der gleichen Bruchfestigkeit stärker gebaut sein als jede der nur in einer Art auf Biegung beanspruchten Säule und die in Abb. 10 g dargestellte Dimensionierung haben, weil die größte Biegebeanspruchung nacheinander in verschiedener Höhe auftritt. Diese letztere Säule ist aber wesentlich schwerer als jede der nur in einer Art beanspruchten Säulen (Abb. 10 d—f).

Viertens hat die statische Wirkung der Muskeln zur Folge, daß der Biegungssinn auch bei der Bewegung der Glieder der gleiche bleibt, also die Beanspruchung den Röhrenknochen (Tibia) stets nach der gleichen Richtung hin auszubiegen trachtet. Auch dies ist für die Materialersparnis von großer Bedeutung, denn ein Rohr, das in der gleichen Art wie der Knochen und stets in derselben Richtung auf Biegung beansprucht wird, kann bei gleicher Bruchsicherheit viel leichter gebaut sein als ein Rohr, bei welchem die Biegebeanspruchung alternierend in entgegengesetzter Richtung wirkt. Dies liegt letzten Endes darin begründet, daß der Röhrenknochen gleichzeitig auf Druck und Biegung beansprucht ist. Infolge der Überlagerung der Biegebeanspruchung durch Druck werden die bei reiner Biegebeanspruchung gleich großen Druck- und Zugspannungen an der Druckseite der Biegung durch den überlagerten Druck vergrößert, an der Zugseite dagegen verkleinert. Deshalb treten beim Röhrenknochen an der Druckseite der Biegung stets größere Spannungen im Querschnitt auf als an der Zugseite. Bei ungleicher Spannungsgröße in beiden Randfasern kann aber nur bei stets gleichbleibendem Biegungssinn das Material im Querschnitt zur Widerstandsleistung voll ausgenutzt, also Material gespart werden und zwar dadurch, daß die Druckseite des Querschnittes, wo die höheren Spannungen auftreten, entsprechend stärker dimensioniert wird als die Zugseite, wo die kleineren Spannungen wirken.

Der elliptische Querschnitt des Rohres (Abb. 11 a), das in der gleichen Art auf Druck und Biegung beansprucht wird wie der Röhrenknochen, zeigt die günstigste Massenverteilung, weil die biegende Kraft *D* das Rohr nach rechtskonvex auszubiegen trachtet, die größeren Druckspannungen also links, die kleineren Zugspannungen rechts im Querschnitt auftreten. Wird die Säule dagegen in entgegengesetzter Richtung auf Biegung beansprucht (Abb. 10 b), so muß die Hauptmasse des Materials rechts im Querschnitt liegen, wo jetzt die größeren Druckspannungen auftreten. Wirkt die Biegebeanspruchung nacheinander in entgegengesetzter Richtung (Abb. 10 c), so müssen beide Seiten des

Querschnittes entsprechend verstärkt sein, weil jetzt die größeren Druckspannungen abwechselnd rechts und links im Querschnitt auftreten. Bei alternierend entgegengesetzt gerichteter Biegebeanspruchung muß also das Rohr bei gleicher Bruchsicherheit viel stärker gebaut sein als bei einseitig gerichteter Biegebeanspruchung. Bei der Tibia wirkt sich der einheitliche Biegungssinn noch viel weitgehender auf die Materialersparnis aus, weil ihr dreieckiger Querschnitt viel ausgesprochener an die ungleiche Größe der Druck- und Zugspannungen angepaßt ist als der dargestellte Rohrquerschnitt.

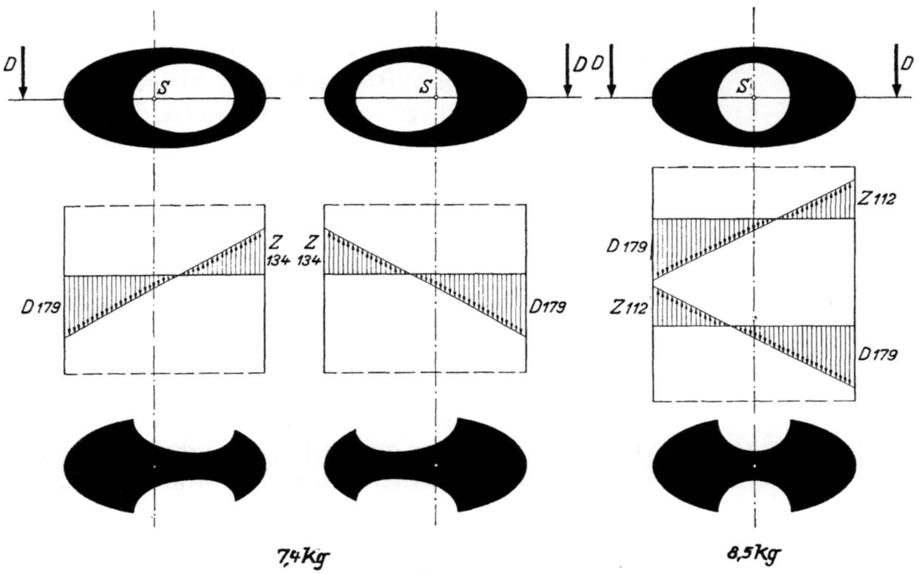

a b c

Abb. 11 a—c. Ein Rohr, das nur in einer Richtung auf Biegung beansprucht wird, kann bei gleicher Bruchsicherheit leichter gebaut sein, als ein Rohr, das alternierend in entgegengesetzter Richtung auf Biegung beansprucht wird

Aus dieser Zusammenstellung ist zu ersehen, daß *die Beanspruchung des Röhrenknochens durch die statische Wirkung der Muskeln nicht nur möglichst klein gehalten, sondern auch ihrer Art nach für die Materialersparnis möglichst günstig gestaltet wird.*

Damit sind alle Vorbedingungen dafür erfüllt, daß der Röhrenknochen für seine statische Aufgabe mit größtmöglicher Materialersparnis gebaut sein kann. Der Nachweis, daß diese Möglichkeit im Aufbau des Knochens verwirklicht ist, muß jedoch noch erbracht werden, da die Begründung, die Roux, Gebhardt u. a. m. für die Lehre vom funktionellen Bau des Knochens bringen, nicht überzeugen kann, weil sie zum Teil auf fehlerhaften Vorstellungen und unzureichenden theoretischen Kenntnissen aufgebaut ist. Ich werde in einem weiteren Beitrag auf diese Frage noch ausführlich eingehen und möchte an dieser Stelle nur kurz vorwegnehmen, daß die Tibia für die abgeleitete Beanspruchung nachweisbar mit größter Materialersparnis gebaut ist.

In dem Diagramm M der Abb. 12 ist die Größenverteilung der Biegebeanspruchung über die Länge der Tibia dargestellt. In dem Diagramm W ist die Verteilung der Biegefestigkeit über die Länge der Tibia angegeben, die sich aus einer exakten Ermittlung der Festigkeitseigenschaften der 5 eingezeichneten Querschnitte *A—B* ergab. Ein Vergleich der beiden Diagramme lehrt, daß die Biegefestigkeit der Tibia (*W*) in analoger Weise von oben nach unten abnimmt, wie die Größe der Biegebeanspruchung (*M*), so daß die erforderliche Festigkeit in jeder Höhe mit kleinstmöglichem Materialaufwand erreicht ist und die Tibia im Groben einen Körper gleicher Festigkeit darstellt.

Aus der Darstellung (Abb. 13) ist ersichtlich, daß auch der Tibiaquerschnitt in ausgesprochener Weise an die stets gleichgerichtete Biegebeanspruchung angepaßt ist. Die Hauptmasse des Knochenmaterials liegt infolge der dreieckigen Querschnittsform hinten im Querschnitt, wo auch die größeren Druckspannungen auftreten und die kleinere Knochenmasse liegt vorne an der Spitze des Dreieckes, wo die kleineren Zugspannungen wirken. Diese der Größendifferenz der Spannungen entsprechende Materialverteilung tritt besonders augenfällig in der Kontraktion des Querschnittes in die Erscheinung, die dadurch zustande kommt, daß das Material in Richtung der neutralen Faser zusammengeschoben wird.

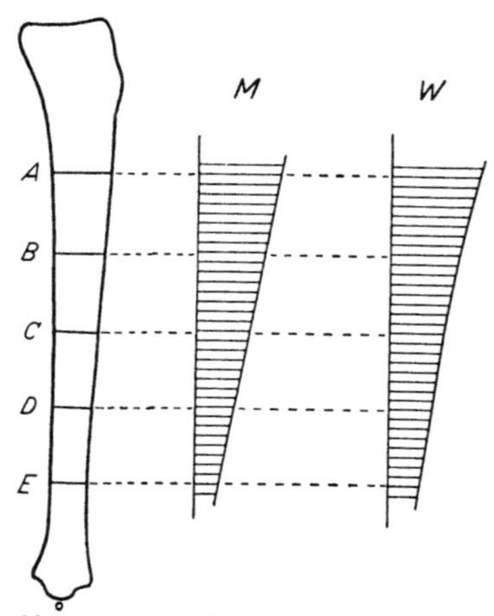

Abb. 12. *M* Größenverteilung der Biegebeanspruchung über die Länge der Tibia. *W* Größenverteilung der Biegefestigkeit über die Länge der Tibia

In der Abb. 14 ist die Größe und Verteilung der Biegespannungen angegeben, die in einem mittleren Querschnitt der Tibia (Abb. 13) auftreten, und zwar in Abb. 14 a, wenn die Biegebeanspruchung, wie es der Wirklichkeit entspricht, die Tibia nach vornekonvex auszubiegen strebt und in Abb. 14 b, wenn die Biegebeanspruchung in umgekehrter Richtung wirkt. Jede der beiden Abbildungen zeigt in drei Diagrammen die Biegespannungen, die bei verschiedener Stellung des Beines, also bei verschiedenem Abstand der beanspruchenden Kraft *R* von der Tibiaachse im Querschnitt auftreten können.

Trachtet die Biegebeanspruchung die Tibia nach vornekonvex auszubiegen (Abb. 14 a), so sind die höchsten Spannungen an der hinteren Druckseite stets wesentlich größer als an der vorderen Zugseite. Bei den beiden größten der drei angegebenen Beanspruchungen beträgt das Verhältnis der höchsten Druckspannungen zu den höchsten Zugspannungen im Mittel 4 : 3, ist also das gleiche, wie das Verhältnis der Druckfestigkeit zur Zugfestigkeit des Knochenmaterials. Dies besagt, daß der Querschnitt auch materialgerecht gebaut ist.

Bei umgekehrter Biegungsrichtung (Abb. 14 b) ist die Beanspruchung der Tibia 54% größer, weil die höchsten Druckspannungen jetzt vorne im Querschnitt auftreten, wo die kleinere Knochenmasse liegt. Hierdurch steigen die höchsten Druckspannungen bei der größten der drei eingezeichneten Beanspruchungen von 100 kg/m^2 auf 154 kg/m^2. Bei umgekehrter Biegungsrichtung müßte also die Tibia bei gleicher Bruchsicherheit viel stärker gebaut sein, wodurch sie um 35% schwerer würde. Außerdem wäre der Querschnitt nicht

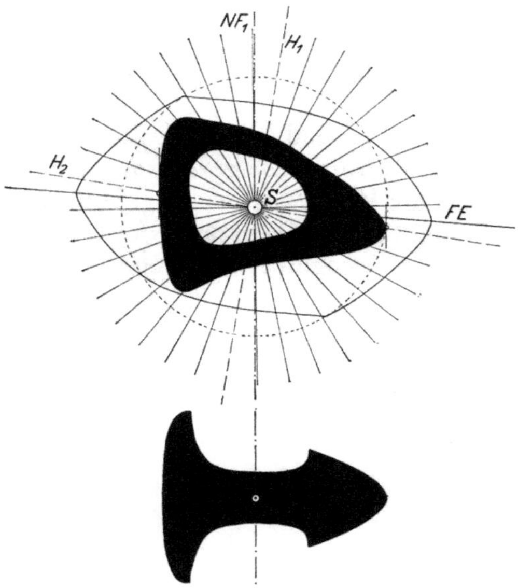

Abb. 13. Graphische Darstellung der Festigkeitseigenschaften eines normalen Tibiaquerschnittes aus der Mitte der Länge. *S* Schwerpunkt des Querschnittes. Der Abstand des Schwerpunktes von der hinteren Kante verhält sich zum Abstand des Schwerpunktes von der vorderen Kante wie 1 : 1,5. H_1 und H_2 Hauptträgheitsachsen. NF_1 Parallele durch den Schwerpunkt zur neutralen Faser. *FE* Richtung der größten Biegefestigkeit des Querschnittes. Der Abstand der ausgezogenen Kurve vom Schwerpunkt gibt die Größe der Biegefestigkeit des Querschnittes in jeder gemessenen Richtung an. Die untenstehende Kontraktion des Querschnittes in Richtung der neutralen Faser zeigt besonders eindeutig, daß an der hinteren Druckseite des Querschnitts wesentlich mehr Material liegt als an der vorderen Zugseite

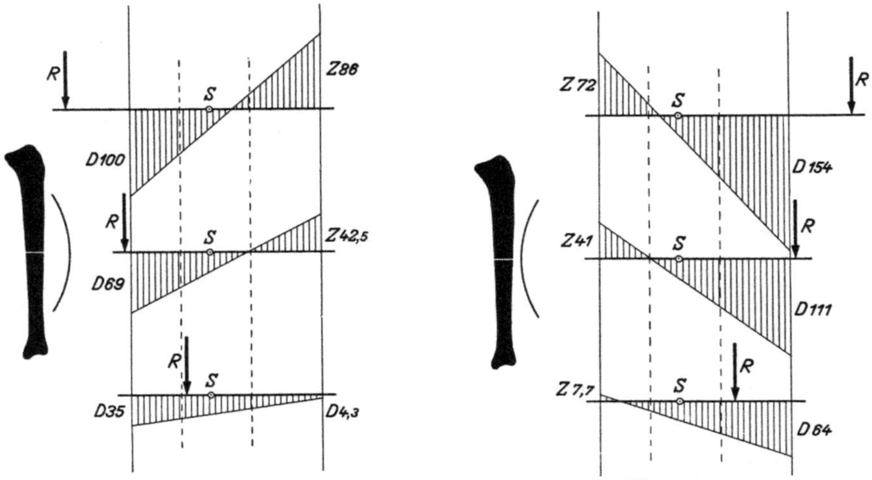

Abb. 14 a

Abb. 14 b

Abb. 14 a. In den drei Diagrammen ist die Größenverteilung der Spannungen angegeben, die in einem mittleren Querschnitt (Abb. 13) auftreten bei drei der vorkommenden Lagen der resultierenden Druckkraft *R*. An der hinteren Druckseite des Querschnittes sind die Spannungen stets viel größer als an der vorderen Zugseite

Abb. 14 b. Analoge Darstellung wie Abb. 14 a, wenn der Querschnitt in umgekehrter Richtung auf Biegung beansprucht wird. Es zeigt sich, daß 1. die auftretenden Spannungen höher sind, und zwar sind die höchsten Druckspannungen bei der größten der drei Beanspruchungen 54 % größer, als in Abb. 14 a; 2. daß das Verhältnis der höchsten Druckspannungen zu den höchsten Zugspannungen im Mittel 7 : 3 beträgt und nicht mehr den Festigkeitseigenschaften des Knochenmaterials für Druck und Zug (4 : 3) entspricht wie in Abb. 14 a mehr materialgerecht gebaut, weil sich die höchsten Druckspannungen zu den höchsten Zugspannungen jetzt im Mittel wie 7 : 3 verhalten, also nicht mehr den Festigkeitseigenschaften des Knochenmaterials für Druck und Zug (4 : 3) entsprechen würden[4].

Ein Vergleich der Abb. 14 a und b beweist also, *daß der Tibiaquerschnitt ausgesprochen an einseitig gerichtete Biegebeanspruchung angepaßt ist, so daß die Tibia nicht nur, was die Verteilung der Biegefestigkeit über die Länge des Knochens, sondern ebenso, was die Querschnittsform und Massenverteilung im Querschnitt betrifft, mit größtmöglicher Materialersparnis gebaut ist.*

---

[4] Hirsch vertritt die Auffassung, daß der Tibiaquerschnitt gerade für alternierend entgegengesetzt gerichtete Biegebeanspruchung zweckmäßig gebaut sei, und zwar auf Grund der folgenden Überlegungen: Der Schwerpunkt des Querschnittes liege infolge der Verstärkung der Spitze des Dreieckes schätzungsweise in der Mitte des sagittalen Durchmessers. Da bei dieser Lage die Druck- und Zugspannungen aus der Biegung die gleiche Größe haben, so würden beim Wechsel der Biegungsrichtung stets gleich große Spannungen vorne und hinten im Querschnitt auftreten, für beide Biegungsrichtungen also das Material im Querschnitt zur Widerstandsleistung gleich gut ausgenutzt sein. Dem widerspricht zunächst, daß der Schwerpunkt des Querschnittes nicht in der Mitte des sagittalen Durchmessers, sondern exzentrisch gegen den Rand der Druckseite verschoben liegt, wie eine exakte Ermittlung seiner Lage bei einer Reihe von Tibiaquerschnitten aus der Mitte der Länge einwandfrei ergab. Schon hierdurch ist bedingt, daß die Druck- und Zugspannungen aus der Biegung nicht die gleiche Größe haben können. Dazu kommt, daß die Biegebeanspruchung der Tibia durch Druck überlagert ist, was Hirsch nicht berücksichtigt hat und daß infolge des überlagerten Druckes die Spannungen an der Druckseite stets wesentlich größer sind als an der Zugseite. Die Auffassung von Hirsch ist also auf falschen Voraussetzungen aufgebaut und unzutreffend.

8. Die statische Bedeutung der Linea aspera

Vierter Beitrag zur funktionellen Anatomie und kausalen Morphologie des Stützapparates *

Mit 5 Abbildungen

Der Femurschaft ist in sagittaler Richtung leicht nach vorne konvex ausgebogen und wird an der konkaven Hinterseite durch eine längs verlaufende Leiste, die Linea aspera, verstärkt. Nach der bisherigen Auffassung erhöht die Linea aspera die Tragfähigkeit des Femurschaftes, weil sie der konkaven Hinterseite als Verstärkungsleiste aufliegt, also in der Krümmungsebene liegt und dadurch den Durchmesser des Querschnittes in der Ebene vergrößert, in welcher er die größte Biegebeanspruchung erfährt. „Durch diesen Pilaster (Linea aspera) erhält der mehr rundliche Knochenquerschnitt die Gestalt eines Dreiecks, dessen größte Höhe von vorne nach hinten durch den Pilaster verläuft. Der größte Durchmesser des Querschnittes liegt also in der Richtung der größten Beanspruchung" (GRUNEWALD).

Wenn diese Auffassung zutreffen soll, dann müssen 1. die Femurquerschnitte in der Ebene, welche die Linea aspera schneidet, ihre größte Festigkeit aufweisen und 2. muß erwiesen sein, daß die Biegefestigkeit eines Rohres durch eine schmale Verstärkungsleiste, die in der Biegungsebene liegt, erhöht wird. Beides trifft nicht zu.

Zur Überprüfung der ersten Forderung wurde bei 6 Querschnitten desselben Femur aus verschiedener Höhe der Diaphyse die Biegefestigkeit in allen Ebenen untersucht. Dies geschah durch Ermittlung der höchsten Randspannungen, die bei gleich großer Biegebeanspruchung auftreten, wobei die Biegungsebene jeweils um 10° weitergedreht wurde. Da die Biegefestigkeit den höchsten Randspannungen proportional ist, so ergab sich hieraus für die 4 Querschnitte die Biegefestigkeit in allen Ebenen. Es zeigt sich, daß *bei sämtlichen Querschnitten die Ebene der größten Biegefestigkeit nicht mit der Ebene zusammenfällt, in welcher die Linea aspera liegt, sondern gegen diese um 40° gedreht ist.*

In der Abb. 1 ist das Ergebnis dieser Untersuchung für einen Querschnitt dargestellt. Die durch den Schwerpunkt *S* verlaufenden Geraden geben die Lage der einzelnen Biegungsebenen an und die durch die Kurve begrenzten Strecken sind proportional der Biegefestigkeit in den betreffenden Ebenen. Aus der Darstellung ist ersichtlich, daß die Biegefestigkeit des Querschnittes in der Ebene *F* am größten ist und nicht in der Ebene *A*, in welcher die Linea aspera

---

* Z. Anat. Entwickl. Gesch. **117**, 497—503 (1954).

liegt. Bewertet man die größte Biegefestigkeit in der Ebene *F* mit 1,0, so hat der Querschnitt in der Ebene *A* nur eine Festigkeit von 0,894. Aus der Darstellung geht weiter hervor, daß die Ebene der größten Festigkeit *F* gegen die Ebene *A*, in welcher die Linea aspera liegt, um 40° gedreht ist.

Auch die zweite Forderung ist nicht erfüllt, *weil bei einem Rohr durch eine in der Biegungsebene liegende schmale Verstärkungsleiste die Biegefestigkeit nicht erhöht, sondern im Gegenteil herabgesetzt wird, trotzdem die Leiste den Querschnittsdurchmesser in dieser Ebene vergrößert.* Diese zunächst paradox erscheinende Tatsache liegt darin begründet, daß in den Randfasern einer schmalen Verstärkungsleiste, wenn sie in der Biegungsebene liegt, höhere Spannungen auftreten als in der Wandung des nicht verstärkten Rohres an entsprechender Stelle (Kirsch).

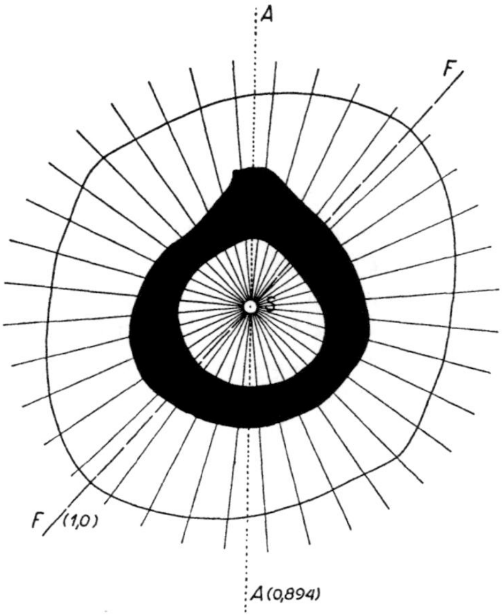

Abb. 1. Die durch die Kurve begrenzten Strecken geben maßstäblich die Größe der Biegefestigkeit des Querschnittes in der betreffenden Biegungsebene an. *S* Schwerpunkt des Querschnittes; *A* Krümmungsebene, in der die Linea aspera liegt; *F* Ebene, in welcher der Querschnitt seine größte Biegefestigkeit aufweist

In der Abb. 2, bei welcher Abmessungen und Biegebeanspruchung den Verhältnissen beim Femur entsprechen, ist dies graphisch dargestellt. Bei dem nicht verstärkten Rohr Abb. 2 a haben die höchsten Randspannungen bei Biegung in der Ebene *BE* die Größe von 127,7 kg/cm². Durch die schmale Verstärkungsleiste in Abb. 2 b wird die höchste Randspannung an der Druckseite auf 132,6 kg/cm² erhöht, so daß die Tragfähigkeit des Rohres durch die aufgesetzte Leiste um 3,4% herabgesetzt wird. Hat die Verstärkungsleiste einen dreieckigen Querschnitt, wie in der gleichen Abbildung durch die punktierte Kontur angegeben ist, so steigt die größte Randspannung auf 139,3 kg/cm², wodurch die Tragfähigkeit des Rohres noch stärker reduziert wird.

Diese theoretische Ableitung gibt die Erklärung für die obige Feststellung, daß die Linea aspera die Biegefestigkeit des Femurquerschnittes nicht erhöht, wenn sie, wie angenommen, in der Biegungsebene liegt.

Wenn eine schmale Verstärkungsleiste die Biegefestigkeit eines Rohres erhöhen soll, so darf sie nicht in der Biegungsebene liegen, sondern sie muß so angebracht sein, daß sie den Querschnitt an der Stelle der höchsten Spannungen verbreitert. Dies ist in der folgenden theoretischen Ableitung maßstäblich dargestellt.

In der Abb. 2 c liegt die Verstärkungsleiste in der neutralen Faser. Bei dieser Lage hat die Leiste keinen Einfluß auf die Biegefestigkeit, weil im Bereich der neutralen Faser die Biegespannungen sehr klein sind und durch eine Vergrößerung des Querschnittsdurchmessers an dieser Stelle die höchsten Randspannungen kaum merkbar, von 127,7 auf 127,6 kg/cm², also nur um 0,1% herabgesetzt werden. In der Abb. 2 d hat die Verstärkungsleiste ihre optimale Lage, weil sie jetzt den Querschnitt an der Stelle verbreitert, an welcher die höchsten Biegespannungen auftreten. Ihre Lage ist dadurch gekennzeichnet, daß eine Parallele zur neutralen Faser *NF* die Leiste und den Querschnitt gleichzeitig tangiert. Bei dieser Lage wird durch die schmale Verstärkungsleiste die höchste Randspannung von 127,7 kg/cm² auf 114,0 kg/cm² herabgesetzt, was eine Erhöhung der Tragfähigkeit um 12% bedeutet.

Demnach müßte die Linea aspera eine der Abb. 2 d entsprechende Lage am Querschnitt haben, wenn sie die Tragfähigkeit des Femurschaftes erhöhen soll.

Eine Überprüfung ergibt, daß sie auch tatsächlich diese günstigste Lage am Querschnitt hat, weil der Femurschaft nicht, wie bisher angenommen wurde, in der Krümmungsebene seine größte Biegebeanspruchung erfährt, sondern in einer Ebene, die eine entsprechende Drehung gegen diese Krümmungsebene aufweist. Denn für die Lage der Biegungsebene ist nicht die Krümmungsebene, sondern die Lage der Wirkungslinie der resultierenden Druckkraft maßgebend, die auf das Femur wirkt.

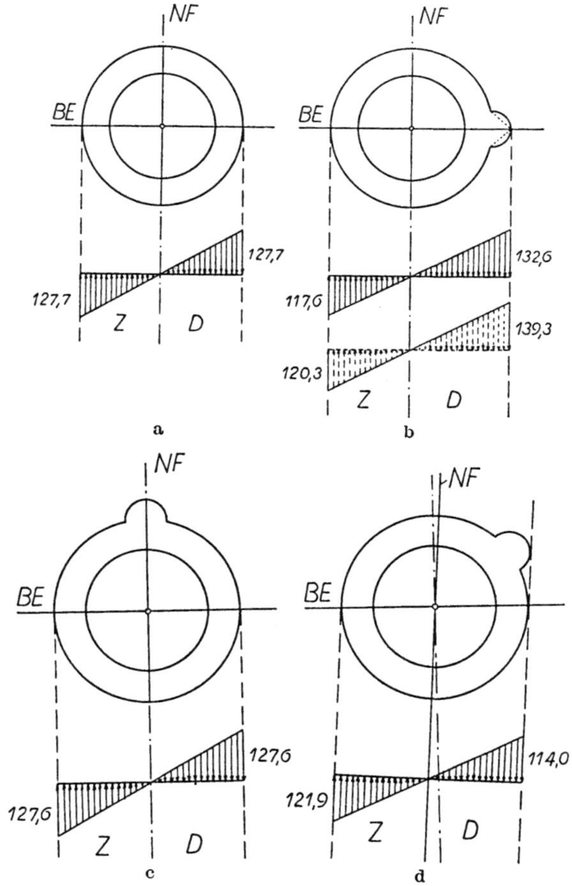

Abb. 2 a—d. Graphische Darstellung des Einflusses einer schmalen Verstärkungsleiste auf die Biegefestigkeit eines Rohres bei verschiedener Lage. *BE* Biegungsebene; *NF* neutrale Faser; *D* Druckspannungen; *Z* Zugspannungen

Aus der graphischen Darstellung Abb. 3, die der Abhandlung von GRUNEWALD entnommen ist, ist die Lage der Wirkungslinie der auf das Femur wirkenden Druckkraft beim symmetrischen Stand auf beiden Beinen ersichtlich. *K* ist der Durchstoßpunkt der Wirkungslinie der Druckkraft durch die Querschnittsebene. Die Verbindungslinie des Querschnittsschwerpunktes *S* mit *K* entspricht der Ebene, in welcher der Querschnitt durch das Körpergewicht auf Biegung beansprucht wird. Aus der Darstellung ist ersichtlich, daß die Biegungsebene nicht mit der Krümmungsebene *y—y*, welche die Linea aspera schneidet, zusammenfällt, sondern daß letztere gegen die Biegungsebene um etwa 40° im Sinne des Uhrzeigers gedreht liegt [1]. Ferner ist ersichtlich, daß eine Parallele zur neutralen Faser O—O die Linea aspera und den Querschnitt gleichzeitig tangiert, wie es der theoretischen Abb. 2 d entspricht. Demnach hat die Linea aspera genau die Lage am Querschnitt, die theoretisch zu fordern ist, wenn durch sie die maximal mögliche Erhöhung der Tragfähigkeit erreicht werden soll.

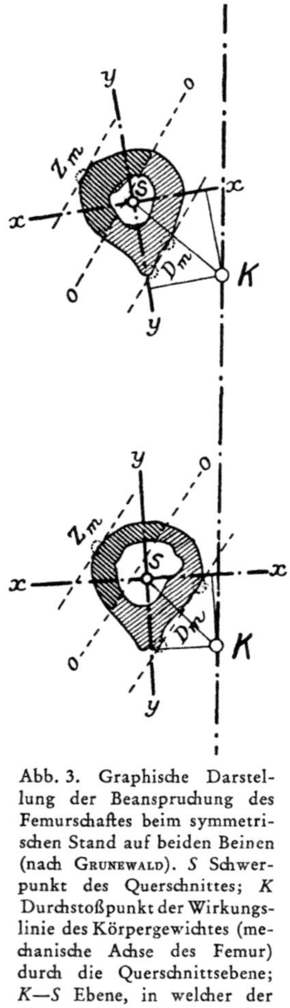

Abb. 3. Graphische Darstellung der Beanspruchung des Femurschaftes beim symmetrischen Stand auf beiden Beinen (nach GRUNEWALD). *S* Schwerpunkt des Querschnittes; *K* Durchstoßpunkt der Wirkungslinie des Körpergewichtes (mechanische Achse des Femur) durch die Querschnittsebene; *K—S* Ebene, in welcher der Querschnitt auf Biegung beansprucht wird; *y—y* Krümmungsebene, in welcher die Linea aspera liegt; O—O neutrale Faser

Damit ist zunächst nur der Beweis erbracht, daß die Linea aspera eine optimale Lage am Querschnitt hat, wenn das Femur beim symmetrischen Stand auf beiden Beinen ausschließlich durch das Körpergewicht belastet wird. Sie muß aber ihre Aufgabe vor allem bei der *maßgebenden*, d. h. der größten der sich regelmäßig wiederholenden Beanspruchung des Femur erfüllen, die während der Standbeinperiode des Ganges auftritt. Deshalb mußte noch untersucht werden, in welcher Ebene der Femurschaft seine größte Beanspruchung während der Standbeinperiode des Ganges erfährt. Das Ergebnis dieser Untersuchung, auf die ich an anderer Stelle ausführlich eingehen will, ist in der Abb. 4 für drei Querschnitte festgelegt.

Die graphische Darstellung zeigt eine Projektion des Femurkopfes, des Diaphysenquerschnittes und der Femurkondylen in Richtung der mechanischen Achse (der Verbindungslinie des Schenkelkopfdrehpunktes mit dem Kniegelenksmittelpunkt) auf die Papierebene. Der Durchstoßpunkt der mechanischen Achse durch die Querschnittsebene ist mit *A*, der Durchstoßpunkt der Wirkungslinie des Körpergewichtes und des Tractus iliotibialis ist mit S_5 bzw. *Tr* bezeichnet. Die gestrichelte Linie *BE* gibt die Ebene an, in welcher der Querschnitt durch die Resultierende aus Körpergewicht und Tractusspannung auf Biegung beansprucht wird, also die Ebene, in welcher der Querschnitt seine maßgebende Biegebeanspruchung erfährt. Die Linie *FE* gibt die Ebene an, in welcher der Querschnitt die größte Biegefestigkeit aufweist.

Diese Ableitung beweist, daß auch während der Standbeinperiode des Ganges die Ebene, in welcher der Femurquerschnitt die größte Beanspruchung erfährt, gegen die Krümmungsebene, in welcher die Linea aspera liegt, um etwa 40° gedreht ist und daß wieder eine Parallele zur neutralen Faser *NF* den Querschnitt und die Linea aspera gleichzeitig tangiert. Somit liegt die Linea aspera auch für die maßgebende Beanspruchung des Femurschaftes an optimaler Stelle, wodurch die maximal mögliche Verstärkung des Femurschaftes gewährleistet ist.

[1] Dies muß von GRUNEWALD übersehen worden sein, da es zu seiner Angabe in Widerspruch steht, daß die Linea aspera in Richtung der größten Beanspruchung liegt.

Ferner ist aus der Abb. 4 ersichtlich, daß die Linie *FE*, welche die Ebene angibt, in welcher der Querschnitt die größte Biegefestigkeit aufweist, eine sehr gute Übereinstimmung mit der aus den Kräften ermittelten Ebene *BE* zeigt, in

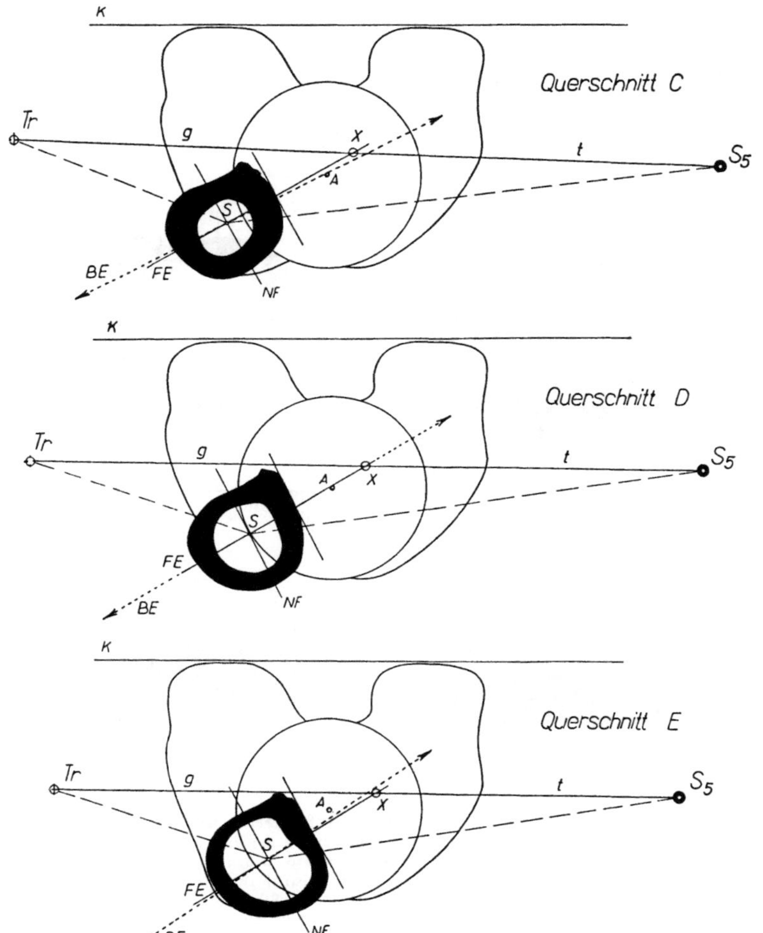

Abb. 4. Graphische Darstellung der Beanspruchung des Femurschaftes während der Standbeinperiode des Ganges. *S* Schwerpunkt des Querschnittes; S_5 Durchstoßpunkt der Wirkungslinie des Körpergewichtes durch die Querschnittsebene; *Tr* Durchstoßpunkt der Wirkungslinie des Tractus iliotibialis durch die Querschnittsebene; $x =$ Punkt, in welchem die Festigkeitsebene *FE* die Verbindungslinie $Tr—S_5$ schneidet; *A* Durchstoßpunkt der mechanischen Achse durch die Querschnittsebene; *BE* Ebene, in welcher der Querschnitt durch die Resultierende aus Körpergewicht und Tractusspannung auf Biegung beansprucht wird; *FE* Ebene, in welcher der Querschnitt seine größte Biegefestigkeit aufweist; *NF* neutrale Faser. Der Querschnitt *C* liegt ein wenig oberhalb der Mitte des Femur, *E* an der Grenze des unteren Drittels, *D* mitten zwischen beiden

welcher der Querschnitt seine größte Biegebeanspruchung erfährt, was für die Zweckmäßigkeit der Bauweise beweisend ist.

Vergleicht man die Lage der Biegungsebene und der Linea aspera während der Standbeinperiode des Ganges (Abb. 4) mit ihrer Lage beim symmetrischen Stand auf beiden Beinen (Abb. 3), so zeigt sich, daß trotz der grundverschiedenen Beanspruchungsarten der Femurschaft stets in der gleichen Ebene auf Biegung beansprucht wird. Beim symmetrischen Stand auf beiden Beinen fällt die Wirkungslinie des Körpergewichtes mit der mechanischen Achse des Femur zusammen, deren Durchstoßpunkt durch die Querschnittsebene in Abb. 3 mit *K* bezeichnet ist. *S* ist der Schwerpunkt des Querschnittes und die Verbindungslinie *K—S* gibt die Ebene an, in welcher der Querschnitt allein durch das Körpergewicht auf Biegung beansprucht wird. In der graphischen Darstellung Abb. 4 welche sich auf die Beanspruchung des Femur während der Standbeinperiode des Ganges bezieht, ist der Durchstoßpunkt der mechanischen Achse

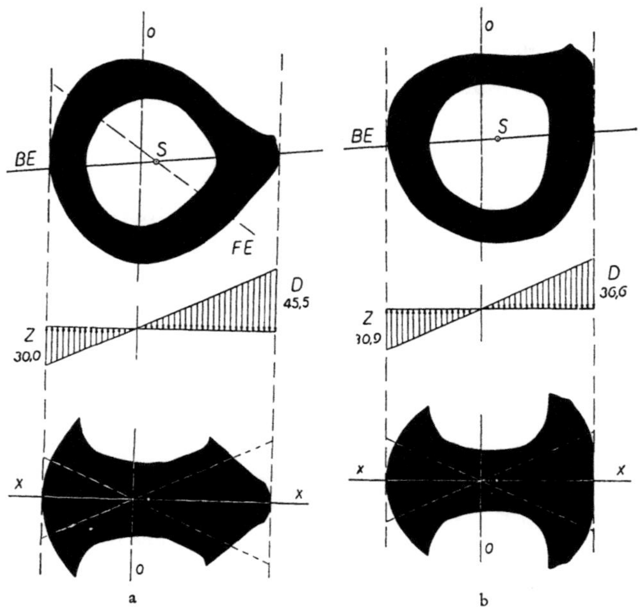

Abb. 5 a u. b. Graphische Darstellung der unterschiedlichen Biegefestigkeit eines Femurquerschnittes; a für die Annahme, daß die Linea aspera in der Biegungsebene (= Krümmungsebene) liegt und den Querschnittsdurchmesser in Richtung dieser Ebene vergrößert; b für den Fall, daß die Linea aspera den Querschnitt an der Stelle der größten Spannungen verbreitert, wie es für ihre anatomische Lage charakteristisch ist; darunter die Kontraktionen der Querschnittsmasse auf eine zur neutralen Faser senkrechte Ebene *x—x*. *S* Schwerpunkt der Querschnittsebene; *BE* Biegungsebene; *FE* Ebene, in welcher der Querschnitt seine größte Festigkeit hat; O—O neutrale Faser. — Die Druckspannungen sind größer als die Zugspannungen, weil bei der Beanspruchung des Femur die Biegung durch zentrischen Druck überlagert ist

durch die Querschnittsebene mit *A* bezeichnet und die Linie *BE* gibt die Lage der Biegungsebene an. Da der Punkt *A* (welcher dem Punkt *K* in Abb. 3 entspricht) in allen drei Querschnitten in oder dicht neben der Biegungsebene *BE* liegt, so ergibt sich, daß die Ebene, in welcher der Femurschaft auf Biegung beansprucht wird, sowohl beim Stand auf beiden Beinen als auch während der Standbeinperiode des Ganges die gleiche Lage hat.

Zur Vervollständigung der Ableitung ist im folgenden noch die quantitative Auswirkung der Linea aspera auf die Biegefestigkeit des Femurschaftes für einen Querschnitt graphisch dargestellt, und zwar in Abb. 5 a für die Annahme, daß die Biegungsebene mit der Krümmungsebene zusammenfällt, also die Linea aspera schneidet, und in Abb. 5 b für den Fall, daß die Linea aspera an optimaler Stelle am Femur liegt, also etwa um 40° gegen die Biegungsebene gedreht ist, wie es der Wirklichkeit entspricht. Im ersteren Falle (Abb. 5 a) hat die höchste Druckspannung aus der Biegung die Größe von 45,5 kg/cm²; im zweiten Falle (Abb. 5 b) beträgt ihre Größe nur 36,6 kg/cm². Hieraus ergibt sich, daß die Tragfähigkeit des Femurschaftes bei der anatomischen Lage der Linea aspera zur Biegungsebene um 20% größer ist, als wenn sie, wie bisher angenommen, in der Biegungsebene liegen würde.

Die durch die unterschiedliche Lage der Linea aspera in den beiden Zeichnungen bedingte Materialverteilung im Querschnitt ist in ihrer Wirkung auf die Ausnutzung des Materials zur Widerstandsleistung und damit auf die Tragfähigkeit des Knochens leichter zu übersehen, wenn man die Querschnittsmasse in Richtung der neutralen Faser O—O auf eine zu dieser senkrechten Ebene zusammenschiebt. Diese Darstellung ist erlaubt, weil bei Biegebeanspruchung in einer Ebene die Größe des Biegewiderstandes des Querschnittes ausschließlich durch den senkrechten Abstand des Materials von der neutralen Faser maßgebend ist, da die Größe der Biegebeanspruchung senkrecht zur neutralen Faser gegen die Peripherie hin ansteigt. Der seitliche Abstand des Materials von der Biegungsebene in Richtung der neutralen Faser ist dagegen belanglos. Deshalb wird durch eine Zusammenziehung des Materials auf eine zur neutralen Faser senkrechte Ebene $x—x$ nichts an den Festigkeitseigenschaften des Querschnittes gegen Biegebeanspruchung geändert. Zur Erleichterung der Übersicht ist in die beiden Kontraktionen der Querschnitte die Verteilung der Biegespannungen im gleichen Maßstab eingetragen. Im ersteren Falle (Abb. 5 a), bei welchem die Linea aspera in der Biegungsebene liegt, wird die Querschnittsfläche gegen die Peripherie der Druckseite hin zunehmend schmäler, während die Druckspannungen nach der gleichen Richtung hin ansteigen. Die Materialverteilung ist ungünstig, weil im Bereich der höchsten Spannungen nur wenig Knochensubstanz liegt, während im Bereich der neutralen Faser, wo die Spannungen recht klein sind, viel Material liegt. Bei der anatomischen Lage der Linea aspera zur Biegungsebene (Abb. 5 b) ist dagegen die Materialverteilung im Querschnitt besonders günstig, weil die Breite der tragenden Querschnittsfläche gegen die Peripherie der Druckseite hin sehr stark zunimmt, so daß die Hauptmasse der tragenden Knochensubstanz dort im Querschnitt liegt, wo die höchsten Spannungen auftreten und dadurch zur Widerstandsleistung am besten ausgenutzt ist.

Das Ergebnis der Untersuchung bestätigt also die Auffassung, daß die Linea aspera die Tragfähigkeit des Femurschaftes erhöht, allerdings nicht, weil sie, wie bisher allgemein angenommen wurde, in der Biegungsebene liegt und den Querschnittsdurchmesser in dieser Ebene vergrößert, sondern weil sie derart gegen die Biegungsebene verschoben liegt, *daß sie den Querschnittsdurchmesser an der Stelle der höchsten Spannungen verbreitert.* Die Analyse lehrt ferner, daß bei der anatomischen Lage der Linea aspera das Knochenmaterial im Querschnitt in zweckmäßigster Weise zur Widerstandsleistung ausgenutzt ist, so daß die Lehre vom funktionellen Bau des Knochens durch die Klärung der statischen Bedeutung der Linea aspera eine weitere Bestätigung erfährt.

Literatur

GRUNEWALD, J.: Die Beanspruchung der langen Röhrenknochen des Menschen. Z. orthop. Chir. **39**, 271. — KIRSCH: Die Theorie der Elastizität und die Bedürfnisse der Festigkeitslehre. Z. Ver. dtsch. Ing. **42**, 797 (1898).

9. Kritische Überprüfung der Rouxschen Abhandlung:

„Beschreibung und Erläuterung einer knöchernen Kniegelenksankylose“

Fünfter Beitrag zur funktionellen Anatomie und kausalen Morphologie des Stützapparates*

Mit 40 Abbildungen

Die Erkenntnis von H. v. Meyer und Culmann (1867), daß in der Spongiosa des coxalen Femurendes die Bälkchenzüge in Richtung der bei der Beanspruchung auftretenden Spannungstrajektorien verlaufen, wurde von J. Wolff (1872) dahingehend erweitert, daß bei pathologischer Form oder Beanspruchung des Knochens die Bälkchenzüge durch funktionellen Umbau wieder in die Richtung der neuen Spannungstrajektorien eingestellt werden. Wolff hat jedoch, wie auch schon Triepel hervorhebt, in seinen diesbezüglichen Veröffentlichungen an keiner Stelle versucht, einen exakten Nachweis für seine Behauptungen zu erbringen. Erst Roux hat sich 1885 eingehend mit dieser Frage befaßt und seine bekannte Strukturanalyse der Spongiosa einer Knieankylose ist bis heute allgemein als schlüssiger Beweis für das Wolff'sche Transformationsgesetz der Knochen anerkannt und in die Lehrbücher des In- und Auslandes aufgenommen worden.

Diese Rouxsche Abhandlung soll im folgenden einer kritischen Überprüfung unterzogen werden.

Das von Roux beschriebene Präparat, welches sich heute noch im Pathologischen Institut der Universität Würzburg befindet und mir von dessen Direktor, Herrn Prof. E. Kirch, freundlichst zur Verfügung gestellt wurde, ist eine rechtsseitige knöcherne Knieankylose, die in Beugestellung von 80° verheilt ist. An der fibularen Seite weist das Präparat in Höhe der Vereinigungsstelle der Knochen einen größeren Defekt auf, so daß die knöcherne Brücke nur eine Breite von 32 mm hat (Abb. 1).

Das Präparat wurde von Roux durch zwei sagittale Sägeschnitte zerlegt[1]. Der erste Schnitt liegt 1 cm von der medialen Kontur entfernt, der zweite

* Mit Unterstützung der Deutschen Forschungsgemeinschaft. Z. Anat. Entwickl. Gesch. **117**, 528—552 (1954).

[1] Auf die photographische Wiedergabe der drei Schnitte (Abb. 2—4) konnte nicht verzichtet werden; einmal, weil sich in der Literatur keine Abbildungen des Schnittes mit dem II. Strukturtypus (Abb. 3) findet; ferner, weil nach den Photographien der beiden anderen Schnitte, die nur in der Wolffschen Monographie veröffentlicht sind, der Schnitt des III. Strukturtypus (Abb. 4) nicht dem Schnitt entspricht, nach welchem Roux die schematische Zeichnung des III. Strukturtypus (Abb. 7) angefertigt hat, wie aus einem Vergleich der Form und Lage des Spongiosadefektes hervorgeht.

dicht neben der fibularen Begrenzung der Knochenbrücke. Außerdem wurde von Roux die mediale Corticalis abgeschält, so daß die Spongiosaarchitektur in drei sagittalen Ebenen des Präparates freigelegt wurde. Auf allen drei Ansichtsflächen, die in den Abb. 2—4 photographisch wiedergegeben sind, zeigt die Spongiosa grundverschiedene Strukturtypen. Diese wurden von Roux, wie im folgenden kurz zusammengefaßt, beschrieben und analysiert.

Der Strukturtypus I, der sich dicht unter der medialen Corticalis findet (Abb. 2), ist in der Rouxschen Zeichnung Abb. 5 schematisch wiedergegeben. Die Bälkchenzüge bilden zwei Bogensysteme, deren erstes von der konvexseitigen Kontur der Tibia ausgeht, einen im untersten Teil des Spongiosadefektes angenommenen Punkt haarnadelförmig umfährt und zur konvexseitigen Kontur des Femur verläuft. Das zweite Bogensystem geht von der konkavseitigen Kontur der Tibia aus, umfährt den angenommenen Punkt in entgegengesetzter Richtung wie das erste System und mündet in die konkavseitige Kontur des Femur ein. Beide Bogensysteme kreuzen sich überall rechtwinkelig und stehen senkrecht auf der Kontur.

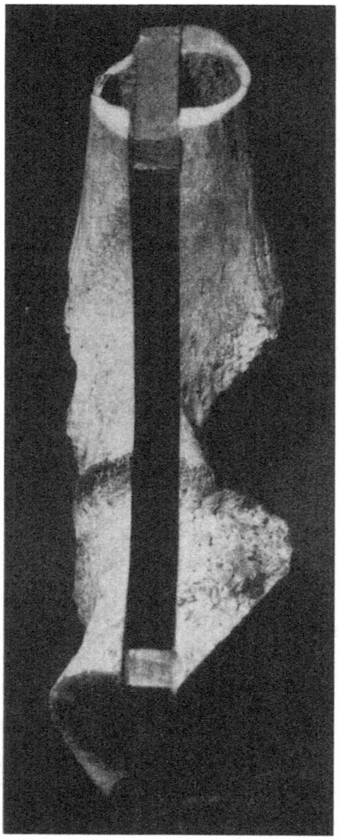

Abb. 1. Das von Roux beschriebene Präparat einer Kniegelenksankylose

Roux hat zur Analyse des Strukturtypus I zwei Versuche an mit Paraffin überzogenen Gummimodellen durchgeführt, und zwar 1. am Modell eines gekrümmten Stabes (Abb. 8) und 2. an einem Modell, dessen Kontur der des Präparates entsprach (Abb. 9). Bei beiden Modellen zeigen die künstlich erzeugten Trajektorien (Risse im Paraffinüberzug) nach Roux grundsätzlich das gleiche Linienbild, wie es im Strukturtypus I (Abb. 5) durch die Spongiosazüge verkörpert ist, so daß nach seinen Worten „kein Zweifel darüber bestehen kann, daß der Strukturtypus I im Wesentlichen eine trajektorielle Biegungsstruktur darstellt".

Der Strukturtypus II, der auf dem ersten Sägeschnitt am deutlichsten in die Erscheinung tritt, ist in der Abb. 3 und in der von Roux stark schematisierten Zeichnung Abb. 6 dargestellt, die er aus drei eng benachbarten Schnitten zusammengestellt hat. Roux unterscheidet drei verschiedene Bälkchensysteme. Das erste besteht aus durchgehenden Zügen, die der konvexen Kontur und unter sich parallel verlaufen und die zur Aufnahme des Zuges aus der Biegung dienen sollen. Das zweite Bälkchensystem liegt am Scheitel der konkaven Kontur und verbindet die Compacta von Femur und Tibia durch Bögen, die sich gegen die konvexe Seite fortschreitend stärker vorwölben und die dem Druck aus der Biegung Widerstand leisten sollen. Das dritte System besteht aus radiär gerichteten Bälkchenzügen, die von der Corticalisvorwölbung am Scheitel der konkaven Krümmung ausgehen, geradlinig auf die konvexe Kontur zu verlaufen, in diese rechtwinkelig einmünden und die beiden Bogensysteme rechtwinkelig kreuzen. Dieses letztere System soll die konvexseitige Corticalis gegen die konkavseitige abstützen, da sich beide infolge der starken Biegung zu nähern streben in analoger Weise, wie sich beim Krümmen eines Schlauches die Wandungen am Krümmungsscheitel aufeinander zu bewegen.

ROUX hat auch zur Analyse des Strukturtypus II zwei Versuche an entsprechenden Modellen durchgeführt (Abb. 10 und 11), wobei er den mechanischen Eigenheiten dieses Präparatschnittes durch Verwendung verschiedener Materialien (Gummi und Holz) gerecht zu werden glaubte. Ein Vergleich der künstlich erzeugten Trajektorien mit der Spongiosaarchitektur ergab nach seinen Angaben „eine völlige Übereinstimmung der beiden Linienzüge", so daß nach seiner Ansicht auch beim Strukturtypus II „die trajektorielle Ausrichtung der Spongiosa überzeugend bewiesen ist".

Der Strukturtypus III, der sich auf dem zweiten Sägeschnitt, also dicht neben der fibularen Kontur der knöchernen Brücke findet, ist in Abb. 4 wiedergegeben und in der Rouxschen Zeichnung Abb. 7 schematisch dargestellt. Dieser Strukturtypus, der nach seinen Worten „sehr einfach ist" ergibt sich nach ROUX überlegungsgemäß ohne weiteres aus dem Corticalisdefekt am Scheitel der konkaven Kontur. Infolge dieses Defektes könne nur an der konvexen Seite des Präparates ein durchgehendes Bälkchensystem liegen, das den Zug aus der Biegung aufnehme. An der konkaven Seite des Präparates könne dagegen infolge des Corticalisdefektes der Druck aus der Biegung nicht übertragen werden. Deshalb seien Bälkchenzüge erforderlich, welche verhindern, daß sich die freien Corticalisenden aufeinander zu bewegen und daß sie sich der konvexseitigen Corticalis und dem dort liegenden Zugbälkchensystem nähern, also Bälkchenzüge, die von den freien Corticalisenden bogenförmig gegen die konvexseitige Corticalis verlaufen und das Zugbündel rechtwinkelig schneiden. Da die geforderten Bälkchenzüge nach ROUX vorhanden sind, so besteht seiner Ansicht nach kein Zweifel darüber, daß auch die Spongiosa des Strukturtypus III trajektoriell ausgerichtet ist[2].

Die Rouxsche Ableitung wirkt zunächst überzeugend und sie wurde auch schon von WOLFF als schlüssiger Beweis für die trajektorielle Ausrichtung der drei Strukturtypen der Spongiosa anerkannt, in erster Linie, weil die bei den Modellen gewonnenen Trajektorienbilder in allen wesentlichen Punkten mit den Rouxschen Zeichnungen der entsprechenden Strukturtypen übereinstimmen (J. WOLFF, 1892). Vor allem scheint auch seine Ableitung unantastbar, weil der Theoretiker Prof. Dr. sc. tech. TH. WYSS, Zürich, in seiner 1948 erschienenen Arbeit (TH. WYSS) nachweisen konnte, daß die Strukturtypen I und III fraglos verkörperte trajektorielle Biegungsstrukturen darstellen.

Um so überraschender ist, daß ein eingehendes Studium der Rouxschen Abhandlung Unstimmigkeiten ergab, die mich zu einer kritischen Überprüfung seiner Analyse in allen Einzelheiten veranlaßte. Diese führte, wie im folgen-

---

[2] Es ist auffallend, daß ROUX zur Analyse dieses Strukturtypus keinen Modellversuch ausführte bzw. keinen erwähnt.

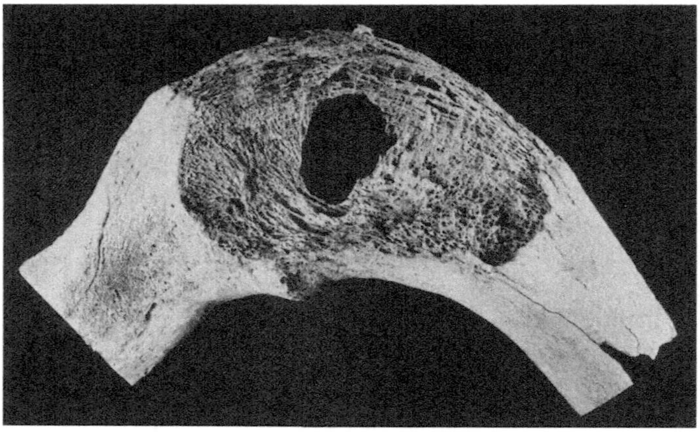

Abb. 2. Strukturtypus I

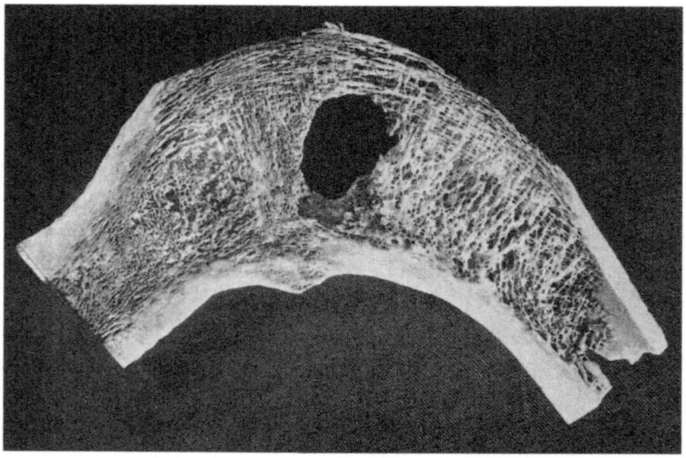

Abb. 3. Strukturtypus II

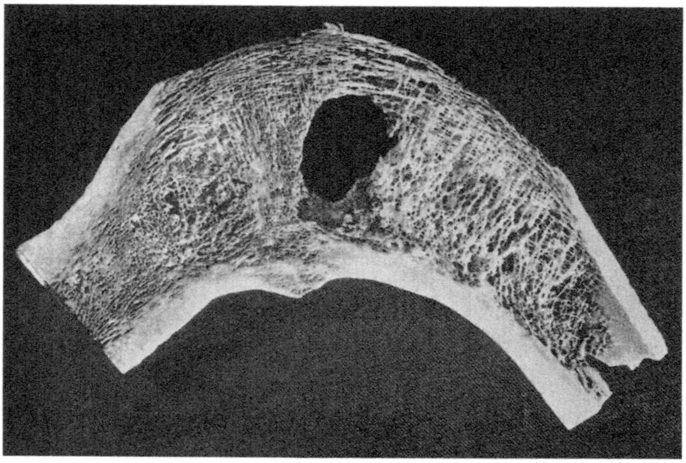

Abb. 4. Strukturtypus III

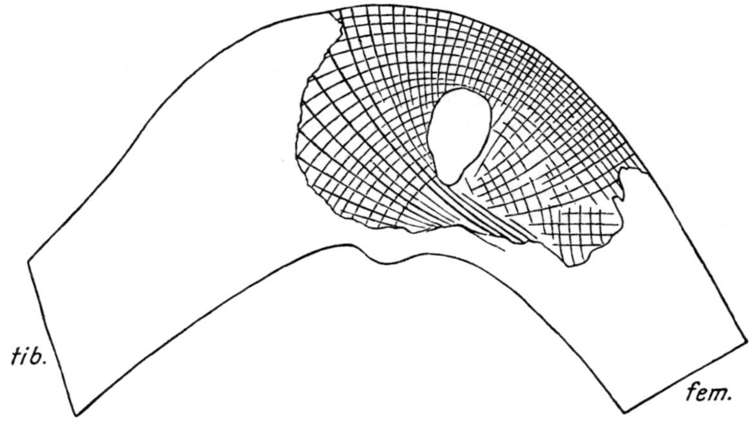

Abb. 5. Rouxsche Zeichnung des Strukturtypus I

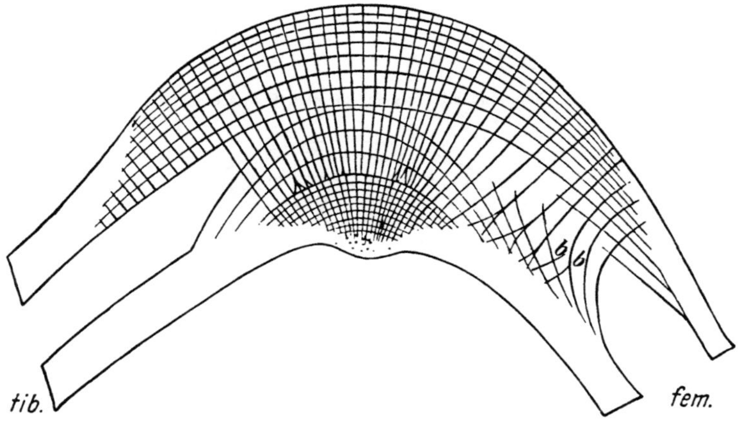

Abb. 6. Rouxsche Zeichnung des Strukturtypus II

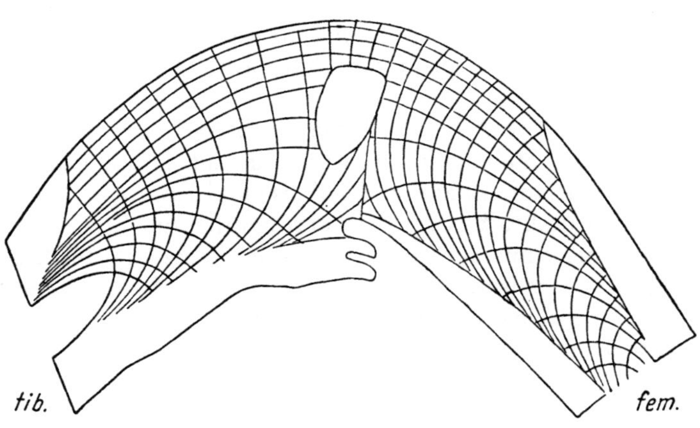

Abb. 7. Rouxsche Zeichnung des Strukturtypus III

den näher ausgeführt werden soll, zu dem Ergebnis, *daß weder durch die Rouxsche Analyse noch durch die Feststellung von* Wyss *der Nachweis erbracht wurde, daß die Spongiosa der Knieankylose funktionell, d. h. trajektoriell für ihre Beanspruchung gebaut ist.*

Um das Verständnis für die nachfolgenden Ausführungen zu erleichtern, ist es erforderlich, zunächst auf den Spannungsfluß bei Biegebeanspruchung kurz einzugehen und insbesondere klarzustellen, welche Trajektorienbilder für verschiedene Arten von Biegungsbeanspruchung charakteristisch sind und wel-

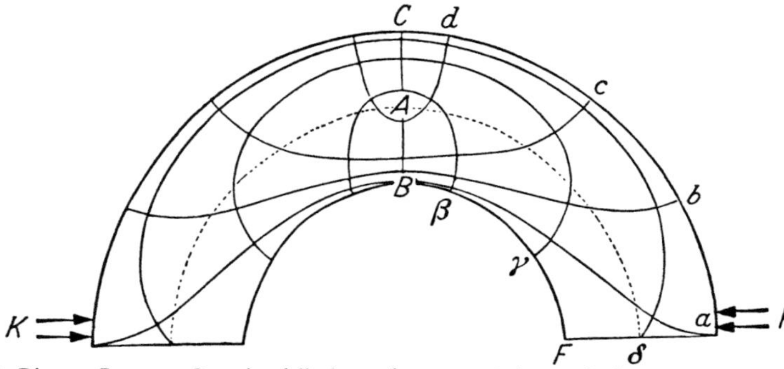

Abb. 8. Die von Roux am Gummimodell eines gekrümmten Stabes ermittelten Spannungstrajektorien

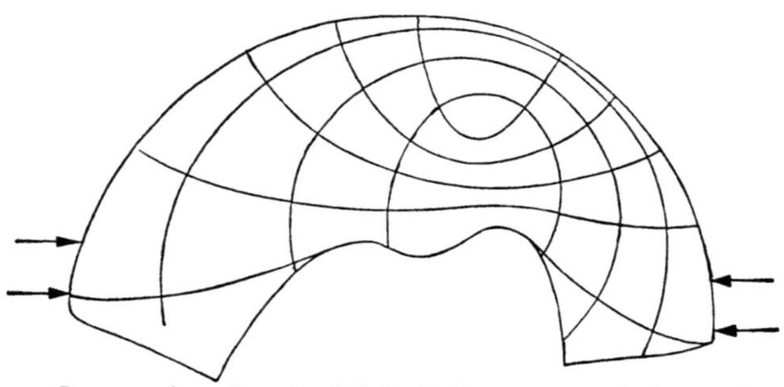

Abb. 9. Der von Roux an seinem Gummimodell des Strukturtypus I ermittelte Trajektorienverlauf

chen Einfluß die äußere Kontur des Objektes auf den Spannungsfluß bei Biegebeanspruchung gewinnen kann.

Dieser theoretischen Ableitung ist ein Stab zugrunde gelegt, der in analoger Weise, wie der Röhrenknochen, in der Längsrichtung auf Druck beansprucht wird.

1. Wirkt die Druckkraft in der Achse des Stabes, wie in Abb. 12 dargestellt ist, so wird der Stab in jeder Höhe rein auf Druck beansprucht. Die Drucktrajektorien verlaufen parallel der Achse und Kontur.

2. Wirkt die Druckkraft exzentrisch und parallel zur Stabachse (Abb. 13), so wird der Stab nicht nur auf Druck, sondern gleichzeitig durch eine *Längskraft* auf Biegung beansprucht. Auch bei Biegung durch eine Längskraft verlaufen die Trajektorien parallel zur Stabachse und Kontur. Der Trajektorienverlauf ist also der gleiche, wie bei dem rein auf Druck beanspruchten Stab (Abb. 12). Der einzige Unterschied besteht darin, daß die Trajektorien jetzt

nur im rechten Anteil des Stabes, d. h. rechts von der neutralen Faser — die gestrichelt eingezeichnet ist — Druckspannungen führen, während sie links von der neutralen Faser Zugspannungen führen.

3. Verläuft die Wirkungslinie der Druckkraft nicht parallel sondern schräg zur Stabachse (*K* in Abb. 14), so wird der Stab durch eine *Querkraft* (*S* in

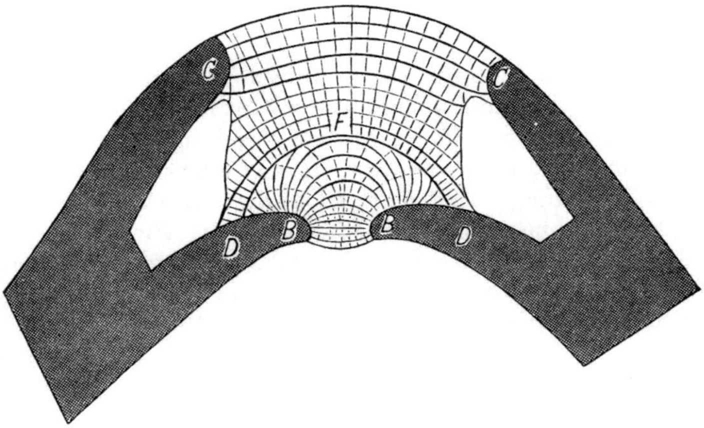

Abb. 10

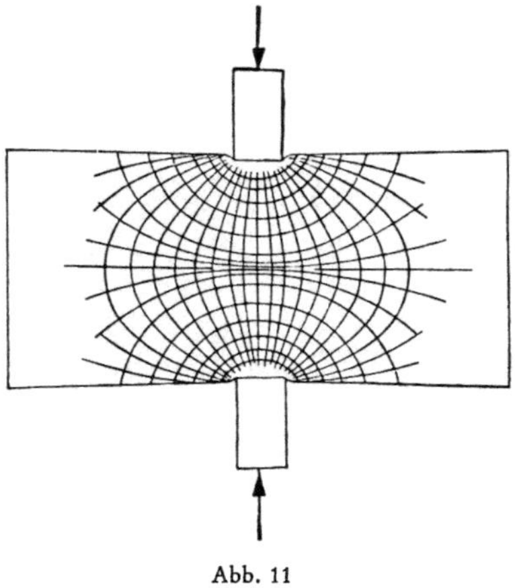

Abb. 11

Abb. 10 u. 11. Der von Roux an seinen Modellen für den Strukturtypus II ermittelte Trajektorienverlauf

Abb. 15) auf Biegung beansprucht. Bei Biegung durch eine Querkraft zeigen die Druck- und Zugtrajektorien stets die charakteristischen Bögen, die sich rechtwinkelig kreuzen. Die Spitzen der sich kreuzenden Trajektorienbögen weisen nach abwärts, also in die Richtung, in welcher die Biegespannungen kleiner werden (der Hebelarm, unter welchem die Kraft biegend wirkt, wird nach abwärts fortschreitend kürzer, wodurch die Biegebeanspruchung nach unten hin abnimmt) (Abb. 15).

4. Bei dem gekrümmten Stab (Abb. 16 und 17) nimmt der Abstand der Druckrichtung von der Stabachse von beiden Stabenden gegen den Krümmungsscheitel hin zu, wo er am größten ist. Infolgedessen sind die Biegespannungen im Querschnitt des Krümmungsscheitels, auf den keine Querkraft wirkt, am größten und werden gegen beide Stabenden hin fortschreitend kleiner. Die Spitzen der sich kreuzenden Trajektorienbögen weisen dementsprechend in entgegengesetzte Richtung, also in der oberen und unteren Hälfte des Stabes gegen das Stabende hin.

5. Von besonderem Interesse für die folgende Überprüfung ist der Spannungsfluß in einem gekrümmten Stab, weil die Beanspruchung des Beinskeletes bei Kniebeugeankylose in erster Annäherung mit der Beanspruchung eines gekrümmten Stabes verglichen werden kann. Ein gekrümmter Stab kann durch eine in der Längsrichtung wirkende Kraft in diametral entgegengesetzter Art auf Biegung beansprucht werden, je nachdem, ob die Wirkungslinie der Kraft an der konkaven oder konvexen Seite des Stabes vorbeizieht. Für diese beiden Arten der Biegebeanspruchung wurde der Trajektorienverlauf spannungsoptisch ermittelt. Das Ergebnis ist in Abb. 18 und 19 wiedergegeben.

Liegt die Wirkungslinie der Druckkraft an der konkaven Seite des Stabes (Abb. 18), so nimmt die Größe der Biegebeanspruchung (Kraft × Hebelarm) und damit die Größe der Biegespannungen von beiden Stabenden gegen den Krümmungsscheitel hin zu, weil der Hebelarm der Kraft (Abstand der Druckrichtung von der Stabachse) von den Stabenden gegen den Krümmungsscheitel hin immer größer wird. Am Krümmungsscheitel liegt das *Maximum der Biegespannungen,* für das ein nicht zu verkennendes Trajektorienbild charakteristisch ist, das folgende Eigenheiten aufweist: in Höhe des Krümmungsscheitels liegt ein sog. attraktiver singulärer Punkt, den die Trajektorien von zwei gegenüberliegenden Seiten (Druck- und Zugseite) her haarnadelförmig umfahren. Die Spitzen der sich kreuzenden Trajektorienbögen weisen gegen die Stabenden hin, also in die Richtung, in welcher die Biegespannungen kleiner werden.

Liegt dagegen die Wirkungslinie der Druckkraft an der konvexen Seite des Stabes (Abb. 19), so ist umgekehrt die Biegebeanspruchung an beiden Stabenden am größten und wird gegen den Krümmungsscheitel hin fortschreitend kleiner, weil der Hebelarm, unter welchem die Kraft biegend wirkt, von den Stabenden gegen den Krümmungsscheitel hin fortschreitend kürzer wird. Infolgedessen liegt bei dieser Art der Biegebeanspruchung am Krümmungsscheitel das *Minimum der Biegespannungen.* Auch das zu einem Minimum der Biegespannungen gehörige Trajektorienbild weist ganz charakteristische Merkmale auf. Es ist dadurch gekennzeichnet, daß in Höhe des Krümmungsscheitels ein sog. repulsiver singulärer Punkt liegt, dem sämtliche Trajektorien ausweichen. Die Spitzen der sich kreuzenden Trajektorienbögen weisen jetzt gegen den Krümmungsscheitel hin, also wieder in die Richtung, in welcher die Biegespannungen kleiner werden.

Aus den beiden Versuchen ist zu ersehen, daß zu einem Maximum und Minimum der Biegespannungen zwei grundverschiedene und unverkennbare Trajektorienbilder gehören, von denen das erste dafür beweisend ist, daß die

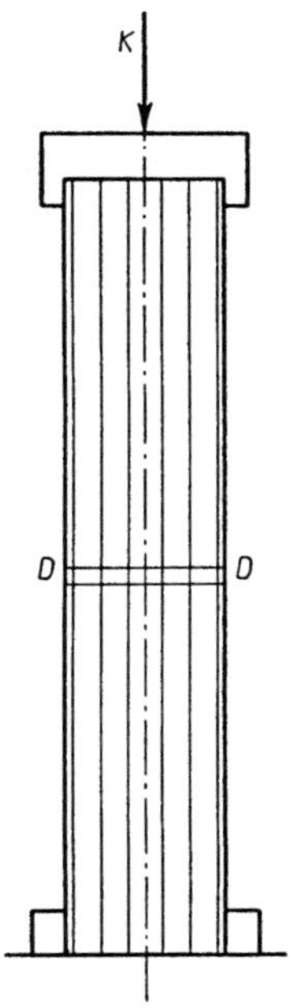

Abb. 12

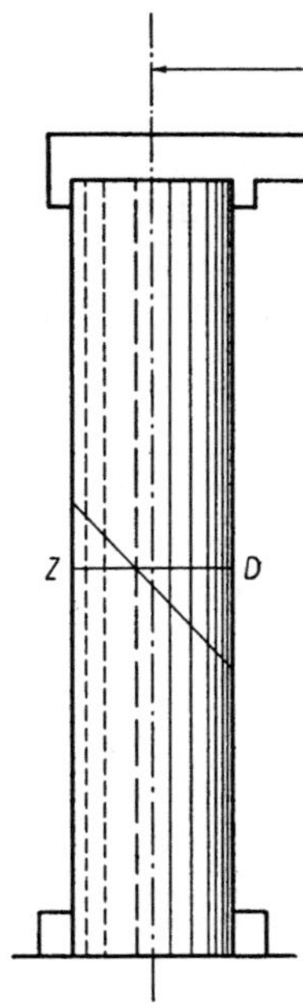

Abb. 13

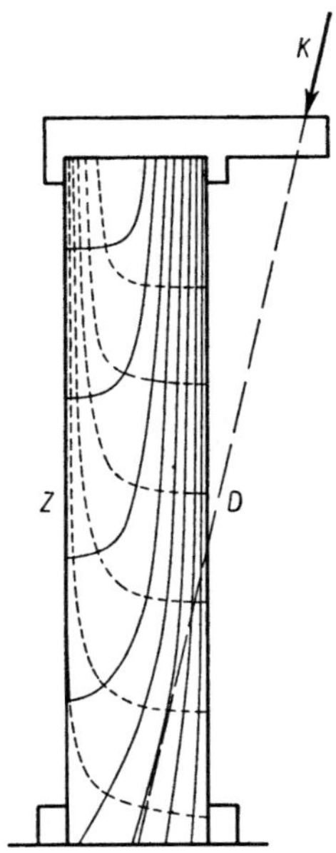

Abb. 14

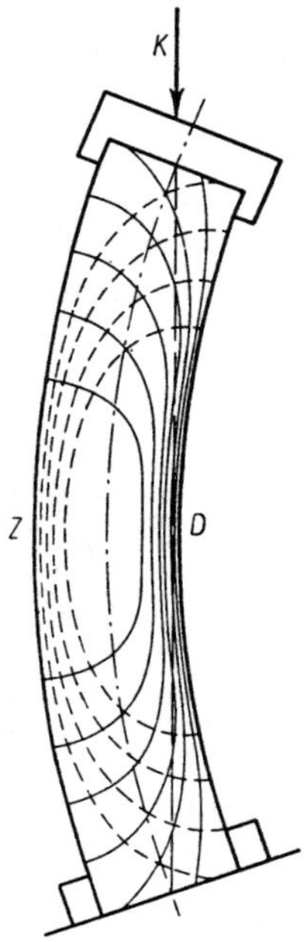

Abb. 16

Abb. 12—17. Spannungsoptisch ermittelter Trajektorienverlauf in einem Stab: Abb. 12 bei axialer Druckbeanspruchung; Abb. 13 bei Druck und Biegung durch eine Längskraft; Abb. 14 bei Druck und Biegung durch eine Querkraft; Abb. 16 bei Druck und Biegung durch eine Querkraft bei einem gekrümmten Stab; Abb. 15 u. 17 Zerlegung der Kraft *K* in die Komponenten *D* (zentrischer Druck) und *S* (Querkraft)

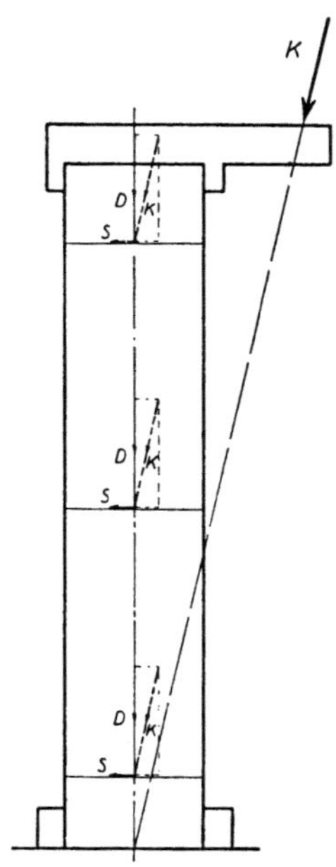

Abb. 15

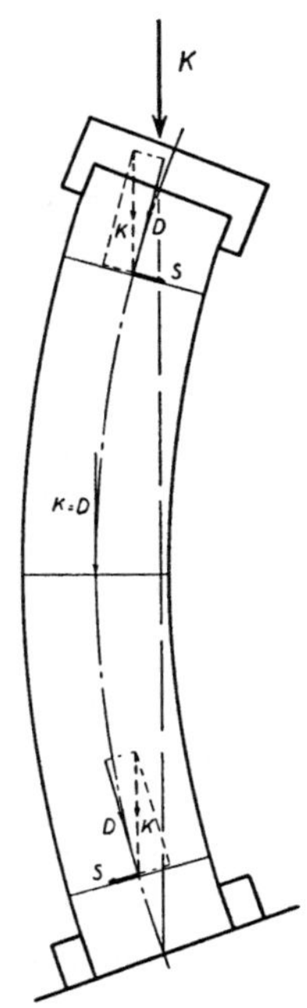

Abb. 17

Größe der Biegespannungen von beiden Stabenden gegen den Krümmungsscheitel hin zunimmt, während das zweite Trajektorienbild beweist, daß die Größe der Biegespannungen gegen den Krümmungsscheitel hin abnimmt.

Die eben geschilderte Abhängigkeit der Trajektorienbilder von der Art der Biegebeanspruchung hat zur Voraussetzung, daß der gekrümmte Stab in jeder Höhe den gleichen Durchmesser hat, weil nur unter dieser Bedingung die Größe der Biegespannungen der Größe des Biegemomentes (Kraft × Hebelarm) proportional ist. Weist der Stab dagegen im Bereich des Krümmungsscheitels eine konische Verbreitung auf (Abb. 20), so können durch die fortschreitende Querschnittsvergrößerung gegen den Krümmungsscheitel hin die Biegespannungen

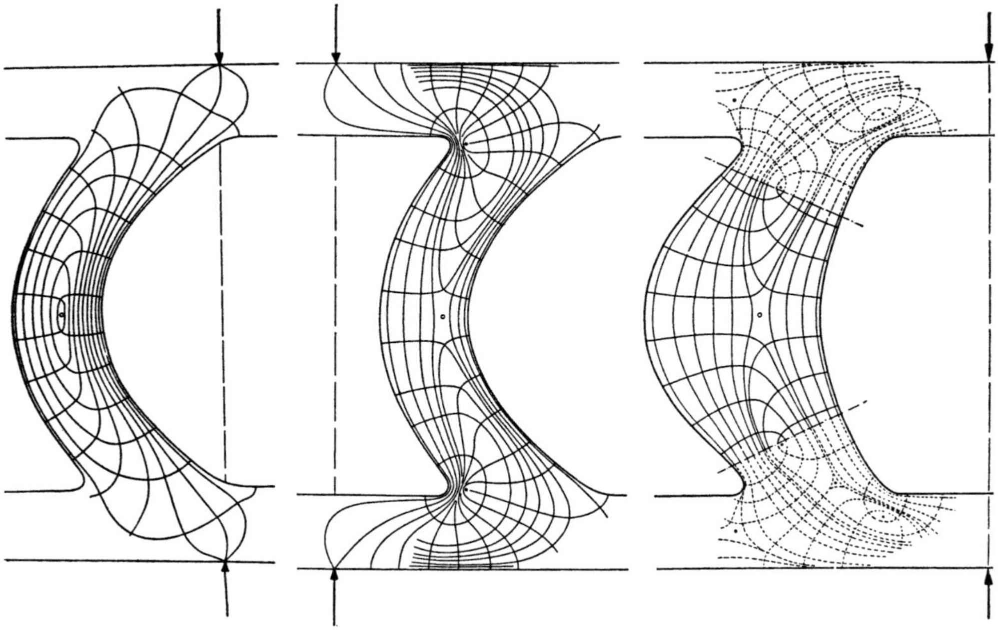

Abb. 18 Abb. 19 Abb. 20

Abb. 18 u. 19. Spannungsoptisch ermittelter Trajektorienverlauf bei einem gekrümmten Stab: Abb. 18 für den Fall, daß die Wirkungslinie der Kraft an der konkaven Seite des Stabes liegt (am Krümmungsscheitel findet sich das für ein Maximum der Biegespannungen charakteristische Trajektorienbild); Abb. 19 für den Fall, daß die Wirkungslinie der Kraft an der konvexen Seite des Stabes vorbeizieht (am Krümmungsscheitel findet sich das für ein Minimum der Biegespannungen charakteristische Trajektorienbild). Abb. 20. Infolge der konischen Verbreiterung des gekrümmten Stabes gegen den Krümmungsscheitel hin findet sich am Krümmungsscheitel das für ein Minimum der Biegespannungen charakteristische Trajektorienbild

stärker herabgesetzt werden, als sie durch das Ansteigen des Biegemomentes gegen den Krümmungsscheitel hin erhöht werden. Deshalb kann eine konische Verbreiterung zur Folge haben, daß am Krümmungsscheitel das Minimum der Biegespannungen liegt, während bei einem Stab von überall gleicher Breite, der in der gleichen Art auf Biegung beansprucht wird, am Krümmungsscheitel das Maximum der Biegespannungen liegen würde.

Da das Beinskelet bei Knieankylose eine konische Verbreiterung (Doppelkonus) am Krümmungsscheitel aufweist, so mußte zunächst der Einfluß einer konischen Verbreiterung auf den Spannungsfluß grundsätzlich geklärt werden. Das Ergebnis der diesbezüglichen spannungsoptischen Untersuchung, das in den Abb. 21 und 22 dargestellt ist, lehrt, daß der Einfluß der konischen Verbreiterung auf den Spannungsfluß durch die Lage der Kraftrichtung zur Konusspitze bedingt wird.

Schneidet die Wirkungslinie der Kraft den Stab unterhalb der Konusspitze, wie in Abb. 21 (kurzer Hebelarm), so hat die konische Verbreiterung keinen wesentlichen Einfluß auf den Spannungsfluß. Am unteren Stabende liegt, ebenso wie es bei einem nicht verbreiterten Stab der Fall sein würde, das für

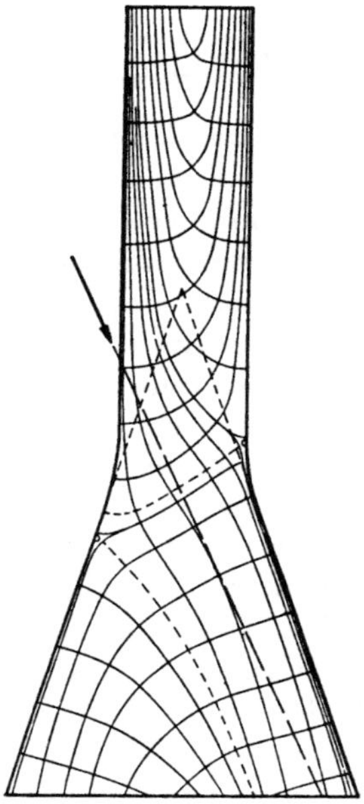

Abb. 21

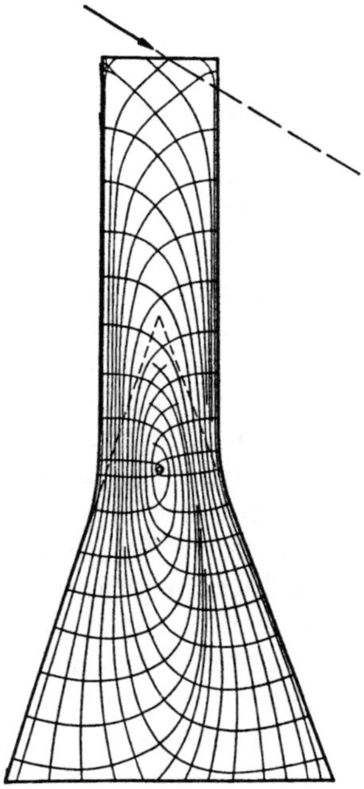

Abb. 22

Abb. 21 u. 22. Spannungsoptisch ermittelter Einfluß einer konischen Verbreiterung auf den Trajektorienverlauf

Abb. 21. Schneidet die Kraftrichtung den Stab unterhalb der Konusspitze, so weisen im konischen Anteil des Stabes die Spitzen der sich kreuzenden Trajektorienbögen nach aufwärts. Am Fußende des Stabes liegt das Maximum der Biegespannungen

Abb. 22. Schneidet die Kraftrichtung den Stab oberhalb der Konusspitze, so weisen im konischen Anteil des Stabes die Spitzen der sich kreuzenden Trajektorienbögen nach abwärts. Am Fußende des Stabes liegt das Minimum der Biegespannungen

ein Maximum der Biegespannungen charakteristische Trajektorienbild; denn die Spitzen der sich kreuzenden Trajektorienbögen weisen im konischen Anteil des Stabes nach aufwärts, also in die Richtung, in welcher die Biegespannungen kleiner werden.

Schneidet die Wirkungslinie der Kraft dagegen den Stab oberhalb der Konusspitze, wie in Abb. 22 (langer Hebelarm), so hat die konische Verbreiterung zur Folge, daß die Biegespannungen nach unten hin kleiner werden und daß jetzt am unteren Stabende das Minimum der Biegespannungen liegt, obwohl der Hebelarm der Kraft, also das Biegemoment, nach unten hin größer wird. Die Spitzen der sich kreuzenden Trajektorienbögen weisen im konischen Teil des Stabes nach abwärts, also in die Richtung, in welcher die Größe der Biegespannungen abnimmt.

Auf das Beinskelet bei Kniebeugeankylose übertragen, lehrt der Versuch, daß die konische Verbreiterung am Krümmungsscheitel einen maßgebenden Einfluß auf den Spannungsfluß gewinnen kann.

Nach dieser kurzen Übersicht über die theoretischen Grundlagen soll jetzt im einzelnen nachgewiesen werden, daß die Rouxsche Analyse für alle drei Strukturtypen nicht zutreffen kann und daß auch die Feststellung von Wyss nicht als Beweis dafür herangezogen werden kann, daß die Spongiosa der Knieankylose trajektoriell *für ihre Beanspruchung* gebaut ist.

Kritische Überprüfung der Rouxschen Ableitung

Ein Vergleich der Strukturtypen I und III (Abb. 5 und 7) mit den Trajektorienbildern der beiden Stäbe Abb. 18 und 19 lehrt, daß im Strukturtypus I das Trajektorienbild für ein *Maximum* der Biegespannungen, im Strukturtypus III dagegen das Trajektorienbild für ein *Minimum* der Biegespannungen verkörpert ist. In den beiden Strukturtypen sind demnach Trajektorienbilder verkörpert, die zu diametral entgegengesetzter Biegebeanspruchung gehören. Denn für das im Strukturtypus I verkörperte Trajektorienbild muß die Größe der Biegespannungen gegen den Krümmungsscheitel hin zunehmen, während sie für den Strukturtypus III gegen den Krümmungsscheitel hin abnehmen muß. Da die Strukturtypen I und III jedoch zu derselben Ankylose gehören, also in der gleichen Art, und zwar wie der Stab Abb. 18, durch das Körpergewicht auf Biegung beansprucht werden, so ist es nicht verständlich, daß in den beiden Strukturtypen Trajektorienbilder verkörpert sind, die zu diametral entgegengesetzter Biegebeanspruchung gehören. Dieser Widerspruch wurde bisher nirgends erwähnt und findet weder durch die Rouxsche Analyse noch durch die Feststellung von Wyss eine Erklärung.

Ferner ergaben sich bei der Überprüfung der Rouxschen Analyse der einzelnen Strukturtypen folgende Unstimmigkeiten: Den trajektoriellen Bau des Strukturtypus I glaubt Roux durch zwei Modellversuche (Abb. 8 und 9) bewiesen zu haben, weil sich bei beiden grundsätzlich das gleiche für ein *Maximum* der Biegespannungen charakteristische Trajektorienbild ergab, das im Strukturtypus I verkörpert ist. Für den ersten Versuch wählte Roux das Modell eines gekrümmten Stabes von überall gleichem Durchmesser (Abb. 8), während der Strukturtypus I (Abb. 5) eine konische Verbreiterung gegen den Krümmungsscheitel hin aufweist, der den Spannungsfluß entscheidend beeinflussen kann, wie bereits näher ausgeführt wurde. Roux hätte für diesen Versuch das Modell eines gegen den Krümmungsscheitel hin konischen Stabes verwenden müssen. Dann hätte sich aber das für ein *Minimum* der Biegespannungen charakteristische Trajektorienbild ergeben, wie der spannungsoptisch ermittelte Trajektorienverlauf bei dem konisch verbreiterten Stab (Abb. 20) beweist. Mit diesem Trajektorienbild hat aber der Strukturtypus I nichts gemein. Auch das beim zweiten Rouxschen Modell (Abb. 9) ermittelte Trajektorienbild durfte nicht zum Vergleich herangezogen werden, obwohl die Form des Modells dem Präparat nachgebildet war, also auch dessen konische Verbreiterung aufwies. Bei diesem Versuch hat Roux einen zu kurzen Hebelarm für die Kraft gewählt, wie aus einem Vergleich mit dem kinemato-

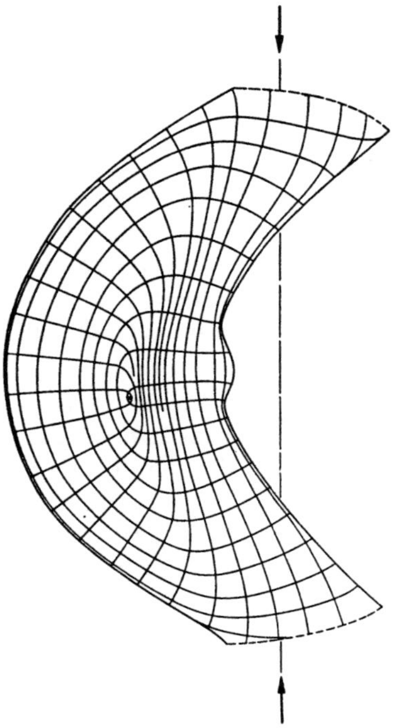

Abb. 23

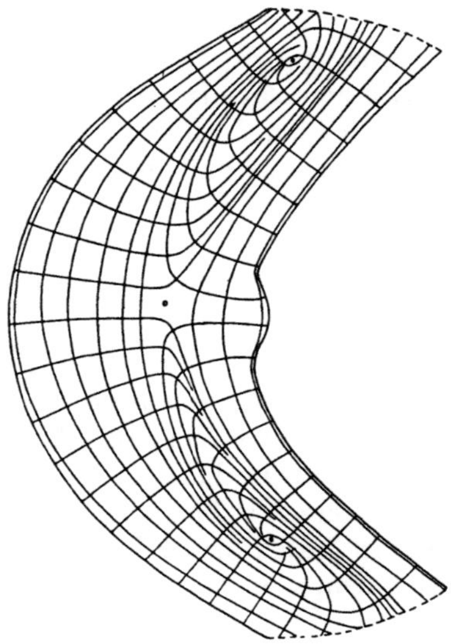

Abb. 24

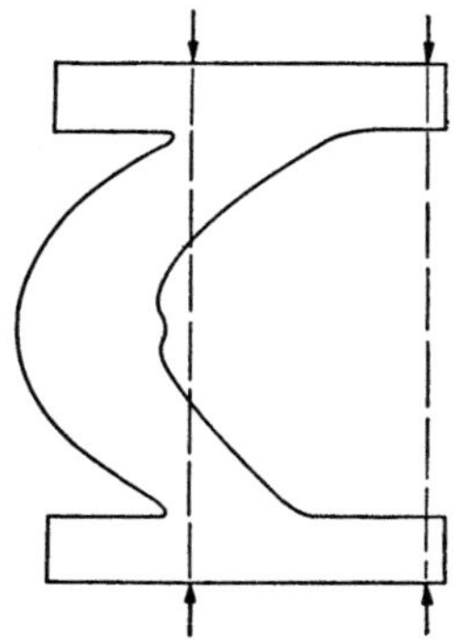

Abb. 25

Abb. 23—25. Spannungsoptisch ermittelter Trajektorienverlauf an einem Modell des Strukturtypus I

Abb. 23. Bei dem von Roux gewählten zu kurzen Hebelarm (am Krümmungsscheitel liegt das für ein Maximum der Biegespannungen charakteristische Trajektorienbild). Abb. 24. Bei einem der Wirklichkeit entsprechenden langen Hebelarm (am Krümmungsscheitel liegt das für ein Minimum der Biegespannungen charakteristische Trajektorienbild). Abb. 25. Lage der Kraft bei den Versuchen Abb. 23 und 24

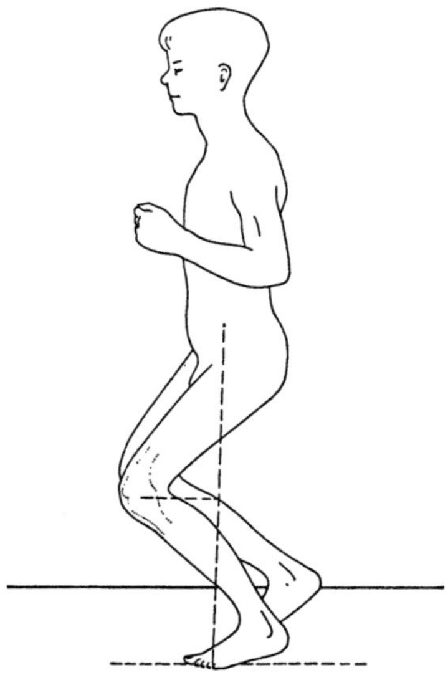

Abb. 26. Kinematographisches Gangbild bei rechtwinkeliger Kniegelenksankylose

graphischen Gangbild Abb. 26 hervorgeht. Beim Gang mit rechtwinkeliger Knieankylose liegt die Wirkungslinie des Körpergewichtes weit hinter dem Knie, so daß der Hebelarm, unter welchem das Körpergewicht auf die Ankylose wirkt, verhältnismäßig viel länger ist, als der Hebelarm der Kraft beim Rouxschen Modell. Die Hebelarmlänge hat aber bei einem konisch verbreiterten Stab einen entscheidenden Einfluß auf den Spannungsfluß bei Biegebeanspruchung, wie die beiden spannungsoptisch ermittelten Trajektorienbilder Abb. 23 und 24 beweisen. Für diesen Versuch wurde ein Modell verwandt, das der äußeren Kontur des Strukturtypus I exakt nachgebildet war. Der Abstand der Kraftrichtung vom Krümmungsscheitel ist für beide Versuche in der Zeichnung Abb. 25 angegeben.

Beim ersten Versuch (Abb. 23) wirkte die Kraft unter einem kurzen Hebelarm. Es ergab sich das für ein *Maximum* der Biegespannungen charakteristische Trajektorienbild. Beim zweiten Versuch (Abb. 24) wirkte die Kraft unter einem der Wirklichkeit entsprechenden langen Hebelarm. Jetzt zeigte das Trajektorienbild alle für ein *Minimum* der Biegespannungen charakteristischen Eigenheiten. Das gleiche Trajektorienbild für ein Minimum der Biegespannungen hätte sich auch bei dem von Roux für seinen zweiten Versuch verwandten Modell ergeben, wenn er einen entsprechend langen Hebelarm gewählt hätte, obschon sein Modell gewisse gewollte Abweichungen von der äußeren Kontur des Strukturtypus I aufwies, wie aus den Abb. 27—29 hervorgeht. In diesen ist der spannungsoptisch ermittelte Trajektorienverlauf für das Rouxsche Modell einmal für den von ihm gewählten zu kurzen Hebelarm (Abb. 28) und zweitens bei Verwendung einer der Wirklichkeit entsprechenden Hebelarmlänge dargestellt (Abb. 29).

Die Rouxschen Modellversuche für den Strukturtypus I würden also bei richtiger Wahl der Versuchsanordnung beide das Trajektorienbild für ein *Minimum* der Biegespannungen ergeben haben, wogegen im Präparat das diametral entgegengesetzte Trajektorienbild für ein *Maximum* der Biegespannungen verkörpert ist.

Die Analyse des Strukturtypus II (Abb. 6) mußte allein schon deshalb zu einer Fehldeutung führen, weil Roux ein Modell benutzte, das infolge der vom Knochenschnitt abweichenden Materialeigenschaften selbst dann keinen Aufschluß über den Spannungsfluß im Präparat hätte geben können, wenn die Rouxsche schematische Zeichnung dieses Strukturtypus seine Eigenart zutreffend wiedergegeben hätte. Entscheidend für die Fehldeutung ist jedoch, daß Roux in seiner stark schematisierten Zeichnung nicht die wesentliche Eigenart der Spongiosaarchitektur des Strukturtypus II richtig dargestellt hat.

Was zunächst das Modell Abb. 10 betrifft, so versuchte Roux die mechanische Eigenart dieses Knochenschnittes dadurch nachzuahmen, daß er eine kleine Gummiplatte zwischen zwei Holzgabeln einspannte. In einem derartigen kurzen Gummikörper ist aber der Spannungsfluß ein ganz anderer, als in einem stabförmigen Gebilde, dem das Präparat entspricht, weil in dem kurzen Gummikörper die Spannungen unmittelbar von der Einleitungsstelle der Kraft zur Aufnahmestelle fortgeleitet werden. Die weitgehende Übereinstimmung der am Modell erzeugten Trajektorien mit dem Linienbild der Rouxschen

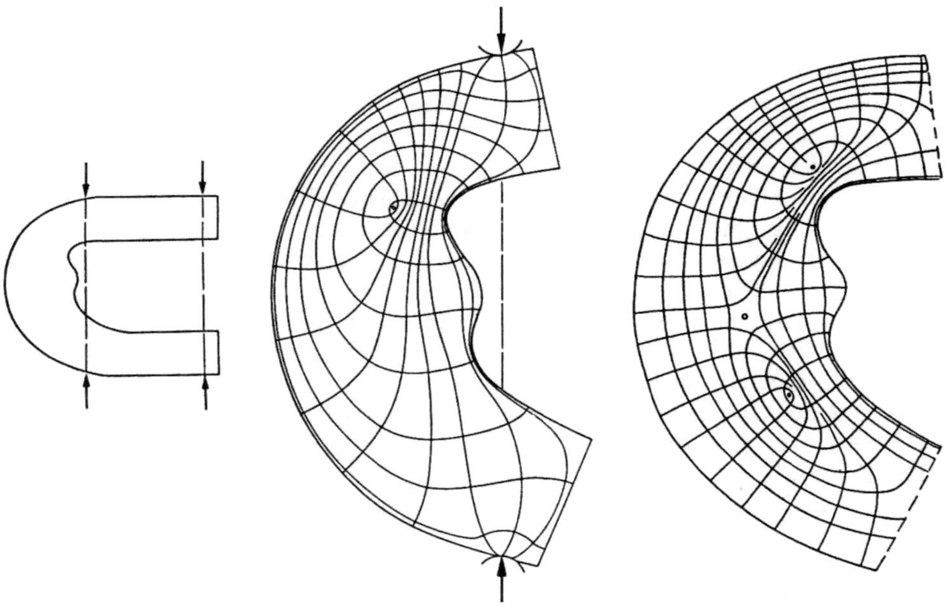

Abb. 27 Abb. 28 Abb. 29

Abb. 27—29. Spannungsoptisch ermittelter Trajektorienverlauf bei dem Rouxschen Modell für den Strukturtypus I: Abb. 28. Bei dem von Roux gewählten zu kurzen Hebelarm findet sich das für ein Maximum der Biegespannungen charakteristische Trajektorienbild. Abb. 29. Bei einem der Wirklichkeit entsprechenden langen Hebelarm findet sich auch beim Rouxschen Modell am Krümmungsscheitel das für ein Minimum der Biegespannungen charakteristische Trajektorienbild. Abb. 27. Lage der Kraft bei den Versuchen Abb. 28 und 29

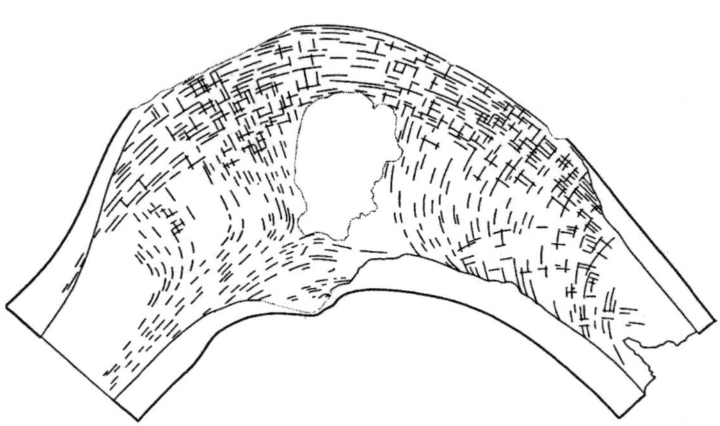

Abb. 30. Eigene Zeichnung der Spongiosaarchitektur nach dem Präparat des Strukturtypus II, die an entscheidenden Stellen einen wesentlich anderen Verlauf der Bälkchenzüge ergibt, als die halbschematische Rouxsche Zeichnung des Strukturtypus II

Zeichnung dieses Strukturtypus (Abb. 6) ist eine mehr zufällige und durch die besonderen Eigenschaften des Modells bedingt. Überdies entspricht das Trajektorienbild des Modells nicht überall den Forderungen, die an ein Trajektorienbild zu stellen sind, da die unteren Bogensysteme nicht rechtwinkelig in die

Linie F einmünden. Von entscheidender Bedeutung ist aber, wie gesagt, daß die Rouxsche Zeichnung des Strukturtypus II die Eigenart der Spongiosaarchitektur auf diesem Schnitt nicht richtig wiedergibt. Dies ist wohl darauf zurückzuführen, daß diese Zeichnung von Roux aus drei eng benachbarten Sägeschnitten zusammengestellt wurde, wobei eine wesentliche Eigenart im Verlauf der Bälkchenzüge unbeachtet blieb. Ich habe deshalb eine neue Zeichnung dieses Strukturtypus nach einer vergrößerten Photographie dieses Schnittes angefertigt, die ein grundsätzlich anderes Linienbild ergibt (Abb. 30). Wenn auch die Spongiosaarchitektur infolge der Plättchenbildung und der durch den großen Defekt an der fibularen Seite des Präparates bedingten Verdrehung der Biegungsebene gegen die sagittale Schnittebene schwer zu definieren ist, so erkennt man doch eindeutig, daß die Plättchenzüge des Rouxschen dritten Systems nicht, wie in seiner Zeichnung Abb. 6, von der konkavseitigen Vorwölbung der Corticalis geradlinig gegen die konvexseitige Corticalis verlaufen, sondern, daß sie bogenförmig in die konkavseitige Corticalis einschwenken. Die Konvexität der Spongiosabögen ist sowohl im tibialen als auch im femoralen Anteil der Spongiosa dem Defekt zugekehrt, dem die Spongiosabögen ausweichen. Das Linienbild der Spongiosazüge weist demnach alle Eigenheiten auf, die für das Trajektorienbild eines Minimum der Biegespannungen charakteristisch sind. Der mehr gestreckte Verlauf der Spongiosabögen ist auf den gleichzeitig wirkenden Querdruck zurückzuführen, der dem Spannungsfluß aus der Biegung überlagert ist und der durch das Annäherungsbestreben der konkavseitigen Corticalis gegen die konvexseitige hervorgerufen wird. Die Lage des repulsiven singulären Punktes muß sowohl nach dem Linienbild als auch nach der Lage des Spongiosadefektes im unteren Teil des Defektes liegend angenommen werden. Der Defekt findet seine Erklärung darin, daß im Bereich des singulären Punktes die Spannungen bzw. elastischen Verformungen sehr klein sind und infolgedessen die Spongiosa sehr fein sein muß, so daß sie beim Zerschneiden des Präparates meist verloren geht.

Im Gegensatz zur Rouxschen Zeichnung des Strukturtypus II, der für ein Trajektorienbild bei gleichbleibender Größe der Biegespannungen im Bereich des Krümmungsscheitels typisch wäre, entspricht der Strukturtypus II in Wirklichkeit dem Trajektorienbild für ein Minimum der Biegespannungen (vgl. Abb. 24, 20 und 19), das für eine Abnahme der Biegespannungen gegen den Krümmungsscheitel hin charakteristisch ist. Dieses ist auch theoretisch zu fordern, weil der Strukturtypus II die gleiche konische Verbreiterung gegen den Krümmungsscheitel hin aufweist, wie der Strukturtypus I. Das im Roux'schen Modellversuch erzeugte Trajektorienbild (Abb. 10) hat aber mit dem im Strukturtypus II verkörperten Trajektorienbild (Abb. 30) nicht das Wesentliche gemein, so daß auch die Rouxsche Beweisführung für den trajektoriellen Bau des Strukturtypus II abwegig ist.

Auch für den Strukturtypus III, dessen charakteristische Eigenart in der Roux'schen Zeichnung Abb. 7 richtig wiedergegeben ist und der dem Trajektorienbild für ein Minimum der Biegespannungen entspricht, hat Roux den trajektoriellen Bau nicht überzeugend nachweisen können. Roux hat zwar erkannt, daß der Corticalisdefekt an der konkaven Seite einen Einfluß auf

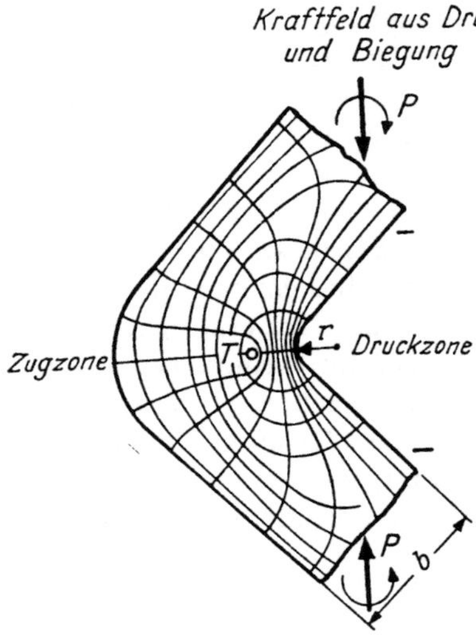

Abb. 31

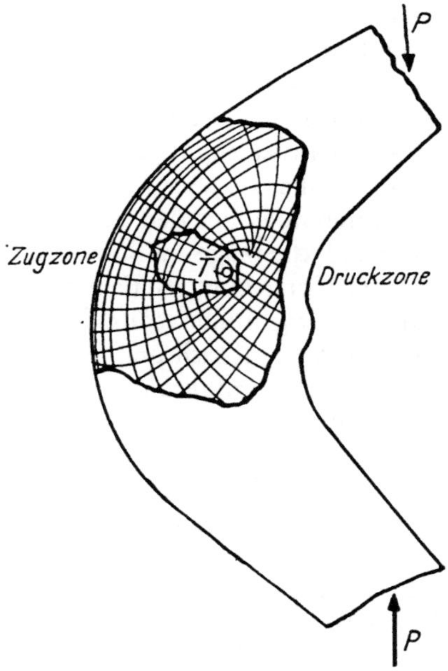

Abb. 32

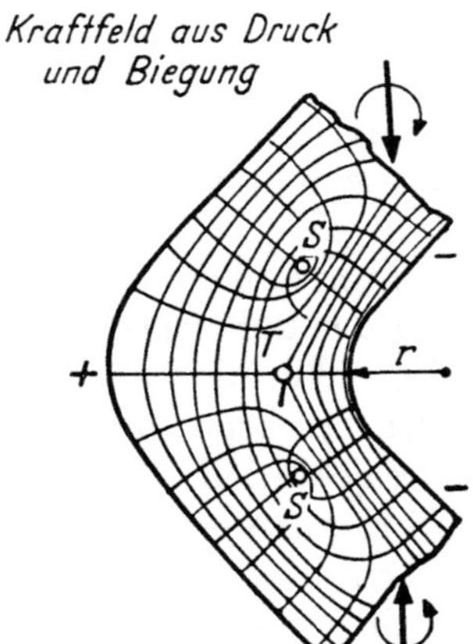

Abb. 33

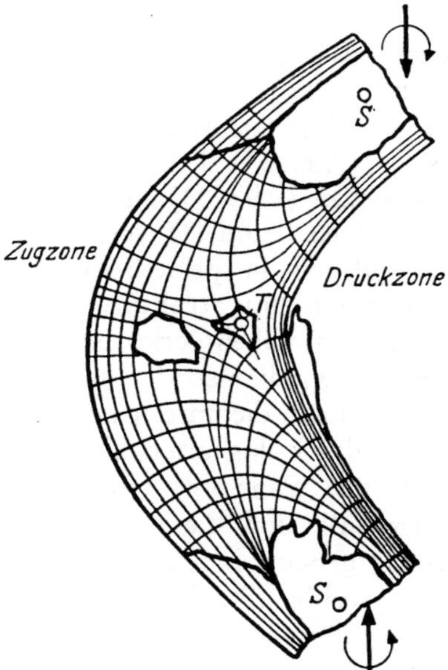

Abb. 34

Abb. 31—34. Der Abhandlung von Wyss entnommene Zeichnungen Abb. 31. Kraftfeld aus Druck und Biegung in einer scharf gekrümmten Rahmenecke (Trajektorienbild für ein Maximum der Biegespannungen). Abb. 32 u. 34. Strukturtypus I und III nach Roux, Abb. 33. Kraftfeld aus Druck und Biegung in einer ausgerundeten Rahmenecke (Trajektorienbild für ein Minimum der Biegespannungen) den Spannungsfluß haben muß insofern, als die Druckspannungen aus der Biegung hier nicht aufgenommen werden können und durch entsprechende Bälkchenzüge auf die konvexseitige Corticalis übertragen werden müssen. Diese Bälkchenzüge müssen nach Roux die Verschiebung der freien Corticalisenden aufeinander zu und gegen die konvexseitige Corticalis verhindern. Diese Aufgabe würden sie aber nur dann erfüllen können, wenn sie in der Richtung der Resultierenden aus den beiden Verschiebungsrichtungen verlaufen würden, d. h. die Bälkchenzüge müßten vom freien Corticalisende der Tibia zur konvexseitigen Corticalis des Femur bzw. vom freien Corticalisende des Femur zur konvexseitigen Corticalis der Tibia verlaufen. Bei dieser von Roux selbst geforderten Verlaufsrichtung müßten sich aber die Bälkchenzüge durchkreuzen und den Defekt umfahren in der Art, wie es für das Trajektorienbild eines *Maximum* der Biegespannungen charakteristisch ist. Im Strukturtypus III ist aber das typische Trajektorienbild für ein *Minimum* der Biegespannungen verkörpert, weil die Bögen der von den freien Corticalisenden ausgehenden Druckspongiosa dem Spongiosadefekt (singulärer Punkt) ausweichen. Deshalb ist auch die Rouxsche Erklärung für den trajektoriellen Bau des Strukturtypus III nicht zutreffend.

Es bleibt noch zu klären, aus welchem Grunde die Feststellung von Wyss nicht zum Beweis dafür herangezogen werden kann, daß die Strukturtypen I und III trajektoriell für ihre Beanspruchung gebaut sind.

Wyss hat die Strukturtypen I und III mit Trajektorienbildern verglichen, die in zwei mehr oder weniger scharf gekrümmten Ecken von Rahmen auftreten, die in analoger Weise auf Druck und Biegung beansprucht sind, wie die Knieankylose. Er konnte zeigen, daß der Strukturtypus I (Abb. 32) in allen wesentlichen Punkten mit dem Trajektorienbild übereinstimmt, das in der scharf gekrümmten Rahmenecke (Abb. 31) auftritt und daß der Strukturtypus III (Abb. 34) dem Trajektorienbild des Rahmens mit der stark ausgerundeten Ecke (Abb. 33) entspricht. Diese Feststellung beweist, daß die in den Strukturtypen I und III verkörperten Linienbilder Trajektorienverläufe darstellen und daß im speziellen im Strukturtypus I das Trajektorienbild für ein Maximum und im Strukturtypus III das Traktorienbild für ein Minimum der Biegespannungen verkörpert ist.

Die beiden diametral entgegengesetzten Trajektorienbilder der Rahmenecken sind durch die unterschiedliche äußere Kontur der Rahmenecken bedingt, und zwar durch das unterschiedliche Verhältnis der Rahmenbreite zum Krümmungsradius. Wenn ihre Übereinstimmung mit den Strukturtypen I und III beweisen soll, daß diese beiden Strukturtypen trajektoriell *für ihre Beanspruchung* gebaut sind, dann muß auch bei den Strukturtypen I und III der in ihnen verkörperte Trajektorienverlauf ebenso, wie bei den Rahmenecken, durch die unterschiedliche äußere Kontur bedingt sein. Dies ist aber keineswegs der Fall, wie der spannungsoptisch ermittelte Trajektorienverlauf bei den Modellen dieser Strukturtypen (Abb. 35 b und 36 b) beweist[3]. Denn bei analoger Beanspruchung tritt im Modell des Strukturtypus I (Abb. 35) das Tra-

[3] Bei beiden Modellen hat der Hebelarm, unter welchem die Druckkraft am Krümmungsscheitel wirkt, die gleiche, der Wirklichkeit entsprechende Länge (Abb. 35 a und 36 a).

jektorienbild für ein Minimum der Biegespannungen auf, während im Präparat (Abb. 32) das Trajektorienbild für ein Maximum der Biegespannungen verkörpert ist, und das Modell des Strukturtypus III (Abb. 36) zeigt das Trajektorienbild für ein Maximum der Biegespannungen, während die Spongiosaarchitektur des Präparates (Abb. 34) dem Trajektorienbild für ein Minimum der Biegespannungen entspricht.

In den beiden Strukturtypen I und III sind demnach Trajektorienbilder verkörpert, die den Trajektorienbildern, die zur äußeren Kontur der beiden Strukturtypen gehören und im spannungsoptischen Versuch an den entsprechenden Modellen ermittelt wurden, diametral entgegengesetzt sind, so daß ihre Übereinstimmung mit den Trajektorienbildern der Rahmenecken, die durch die äußere Form bedingt sind, nicht zum Beweis dafür herangezogen werden kann, daß die beiden Strukturtypen trajektoriell für die Beanspruchung der Ankylose gebaut sind. Der Vergleich mit den Rahmenecken würde im Gegenteil beweisen, daß die Strukturtypen I und III nicht trajektoriell gebaut sind, denn für den Strukturtypus I, der eine analoge konische Verbreiterung gegen den Krümmungsscheitel hin aufweist, wie die stark ausgerundete Rahmenecke, ist auch deren Trajektorienbild für ein Minimum der Biegespannungen theoretisch zu fordern, während im Strukturtypus III das Trajektorienbild für ein Maximum, also das gleiche, wie für den Rahmen mit der scharf ausgerundeten Ecke verkörpert sein muß, weil sowohl beim Modell von Wyss als auch beim Präparat die konische Verbreiterung gegen den Krümmungsscheitel hin fehlt. Denn beim Strukturtypus III, bei welchem sich die konische Verbreiterung nur im tibialen Anteil der Ankylose findet und eine die Kontur überragende Ecke bildet, zieht der Spannungsfluß an deren Basis vorbei, so daß die Ecke keine Herabsetzung der Biegespannungen in ihrem Bereich zur Folge hat[4].

Die vorstehende Überprüfung führt also zu der Erkenntnis, daß der Beweis für den trajektoriellen Bau der einzelnen Strukturtypen noch aussteht. Und wenn Roux für seine Analyse die Versuchsanordnung richtig gewählt und auch für den Strukturtypus III ein Modell angefertigt hätte, so würde sich sogar ergeben haben, daß die Knieankylose nicht trajektoriell gebaut ist, also genau das Gegenteil von dem, was Roux zu beweisen versuchte.

Dem widerspricht aber das Ergebnis einer großen Reihe von Strukturanalysen, die ich für an verschiedenen Stellen des Skeletes umgebaute Spongiosa spannungsoptisch durchgeführt habe und die ohne Ausnahme einwandfrei ergaben, daß sich bei veränderter Form und Beanspruchung die Spongiosazüge stets in die Richtung der neuen Trajektorien eingestellt hatten, ferner die Tatsache, daß das Bauprinzip des Knochens zwangsläufig zu einer Ausrichtung der Hauptspongiosazüge in die Richtung der durch die veränderte Beanspruchung bedingten Trajektorien führen muß (Pauwels).

Die Erklärung dafür, daß auch die zur Prüfung der Rouxschen Analyse durchgeführten spannungsoptischen Untersuchungen zu einem fraglos zu-

[4] Auch der durch den Trochanter major gebildete Knochenvorsprung am coxalen Femurende hat keine Herabsetzung der Spannungsgröße im Schenkelhals, also keine Erhöhung der Festigkeit in seinem Bereich zur Folge, weil der Spannungsfluß an seiner Basis vorbeizieht, wie Baumann nachweisen konnte (Inaugural-Dissertation, Frankfurt 1951).

treffenden Ergebnis führen mußten, ist letzten Endes darin zu suchen, daß Roux für seine Ableitung ein denkbar ungünstiges Objekt gewählt hat insofern, als der Corticalisdefekt im Strukturtypus III einen äußerst komplizierten räumlichen Spannungsfluß zur Folge hat, dessen Eigenart bei Verwendung von ebenen Modellen nicht zu erfassen ist. Roux hat zwar schon geahnt, daß der

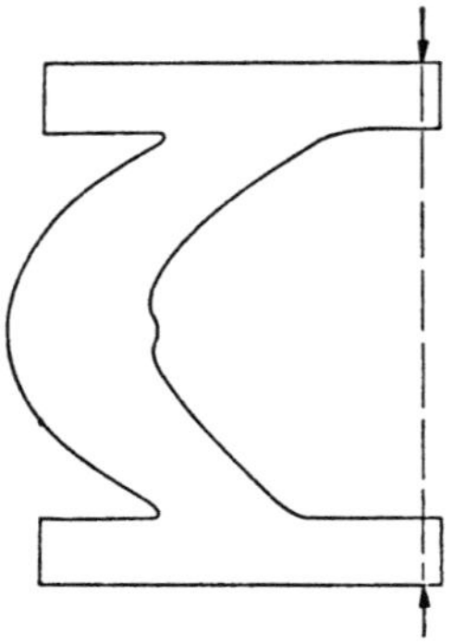

Abb. 35 a

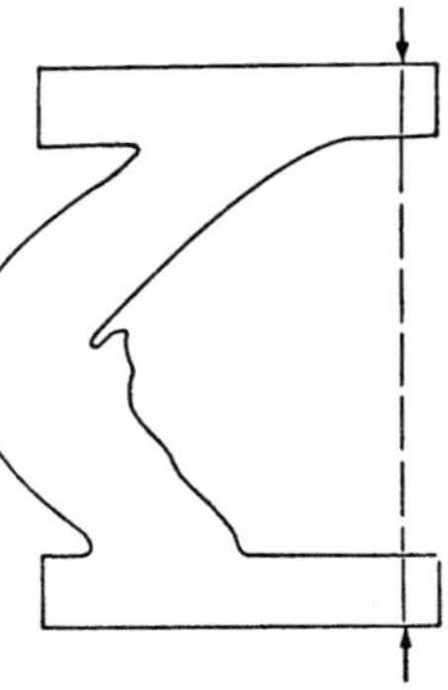

Abb. 36 a

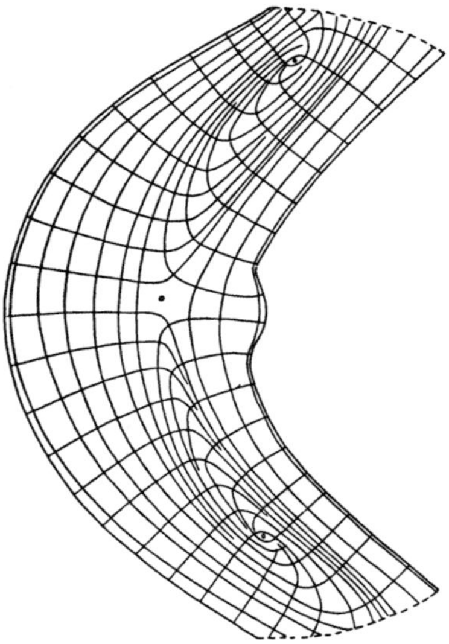

Abb. 35 b

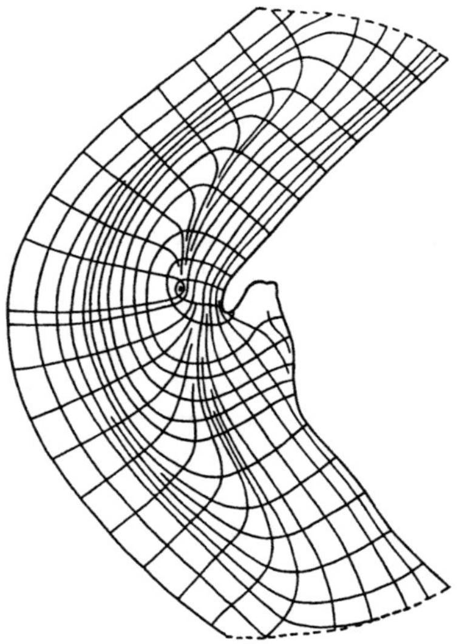

Abb. 36 b

Abb. 35 a u. b. Spannungsoptisch ermittelter Trajektorienverlauf an einem Modell des Strukturtypus I

Abb. 36 a u. b. Spannungsoptisch ermittelter Trajektorienverlauf an einem Modell des Strukturtypus III

Corticalisdefekt im Strukturtypus III einen gewissen Einfluß auf den Spannungsfluß hat. Er glaubt jedoch, daß die Unterbrechung der Corticalis nur zu einer kleinen Störung im Strukturtypus I führt, die darin bestehen soll, daß die von der konvexseitigen Corticalis der Tibia ausgehenden Bälkchenzüge anstatt den Corticalisdefekt haarnadelförmig zu umfahren, in die konkavseitige Femurcorticalis einmünden. In Wirklichkeit ist aber der Einfluß, den der Corticalisdefekt auf den Spannungsfluß ausübt, sehr viel weitgehender, weil er überlegungsgemäß in den Strukturtypen I und III Trajektorienbilder zur Folge haben muß, die den am Modell dieser Strukturtypen ermittelten diametral entgegengesetzt sind, wie sich aus der folgenden gedanklichen Ableitung ergibt.

Durch den Corticalisdefekt im Strukturtypus III ist bedingt, daß die Biegung, die an den Knochenenden eingeleitet wird, im Strukturtypus III nicht voll aufgenommen werden kann. Infolgedessen muß in diesem die Größe der Biegespannungen von den Knochenenden her gegen den Corticaliseffekt hin abnehmen, so daß im Strukturtypus III das Trajektorienbild für ein Minimum der Biegespannungen verkörpert sein muß, wie dies auch der Fall ist. Der Anteil der Biegebeanspruchung, der im Strukturtypus III nicht aufgenommen werden kann, muß in erster Linie auf die mediale Corticalis und die darunterliegende Spongiosa (Strukturtypus I), zu einem kleineren Teil auch auf die Spongiosa des Strukturtypus II übertragen werden. Im Strukturtypus I werden die Biegespannungen durch die vom Strukturtypus III übergeleiteten Spannungen gegen den Krümmungsscheitel hin stärker erhöht, als sie durch die konische Verbreiterung herabgesetzt werden. Infolgedessen muß die Größe der resultierenden Biegespannungen von den Knochenenden her gegen den Krümmungsscheitel hin ansteigen, so daß hier das Maximum der Biegespannungen liegt. Es ist also auf die übergeleiteten Spannungen zurückzuführen, daß im Strukturtypus I das Trajektorienbild für ein Maximum der Biegespannungen verkörpert ist im Gegensatz zu dem Ergebnis des spannungsoptischen Versuches (Abb. 35 b), der das zu der Kontur gehörige Trajektorienbild für ein Minimum der Biegespannungen ergab.

Der Strukturtypus II, welcher die gleiche Kontur aufweist, wie der Strukturtypus I, muß infolge der konischen Verbreiterung die Verkörperung des für ein Minimum der Biegespannungen charakteristischen Trajektorienbildes zeigen, wie es auch nach meiner Zeichnung dieses Strukturtypus (Abb. 30) der Fall ist. Da aber ein kleiner Teil der im Strukturtypus III nicht aufgenommenen Biegespannungen auch auf den Strukturtypus II übertragen wird, da außerdem infolge der starken Biegung und der geschwächten Stelle am Krümmungsscheitel der konkavseitigen Corticalis auch reiner Querdruck in dieser Ebene auftritt, so muß theoretisch das im Strukturtypus II verkörperte Trajektorienbild für ein Minimum der Biegespannungen eine durch das Hinzutreten der beiden Spannungsarten bedingte charakteristische Abweichung aufweisen. Diese findet ihren Ausdruck darin, daß im Strukturtypus II das Trajektorienbild für ein Minimum der Biegespannungen nicht in reiner Form verkörpert ist, wie im Strukturtypus III, sondern daß die Spongiosabögen wesentlich gestreckter, teils geradlinig verlaufen, wie ebenfalls aus meiner halbschematischen Zeichnung dieses Strukturtypus ersichtlich ist.

Die vorstehende gedankliche Ableitung führt also zu dem Ergebnis, daß die Rouxsche Ankylose, wie nicht anders zu erwarten, trajektoriell für ihre Beanspruchung gebaut ist. Gleichzeitig gibt sie Aufschluß darüber, daß die bisherigen Analysen, die an Modellen der einzelnen Strukturtypen durchgeführt wurden, zu einem falschen Ergebnis führen mußten, weil die Auswirkung des Corticalisdefektes im Strukturtypus III auf die Größenverteilung der Spannungen in den einzelnen Strukturtypen bei ebenen Modellen dieser Strukturtypen nicht zu erfassen ist.

Wenn auch die gedankliche Ableitung klärend wirkt, so möchte ich sie doch nicht als Beweis für die Wolff'sche Lehre von der Anpassung der Spongiosaarchitektur an veränderte Beanspruchung hinstellen, weil jede gedankliche Ableitung, die nicht durch experimentelle Untersuchungen gestützt wird, einen gewissen Unsicherheitsfaktor in sich birgt und keine volle Beweiskraft hat. Aus diesem Grunde will ich abschließend noch auf die Strukturanalyse einer ähnlichen Knieankylose kurz eingehen, deren Ergebnis überzeugend ist, und das in Verbindung mit den Ergebnissen einer großen Reihe von Strukturanalysen, die ich für an anderen Stellen des Skeletes umgebaute Spongiosa durchführte, als schlüssiger Beweis für die Wolff'sche Lehre hingestellt werden darf. Dieses Präparat befindet sich im Anatomischen Institut in Würzburg.

Es handelt sich um eine rechtsseitige Knieankylose, bei welcher Femur und Tibia in einer Beugestellung von etwa 120° knöchern verbunden sind (Abb. 37 a). Das Präparat weist im Gegensatz zu der Rouxschen Ankylose keinen Defekt in der Corticalis auf, so daß der Spannungsfluß relativ einfach ist und an einem ebenen Modell spannungsoptisch ermittelt werden kann.

Das Präparat war durch einen Sagittalschnitt in zwei gleiche Hälften zerlegt. Die Spongiosaarchitektur, die auf der Schnittfläche der medialen Hälfte (Abb. 38) besonders klar und bis in alle Feinheiten zu erkennen ist, ist in der halbschematischen Zeichnung Abb. 39 wiedergegeben. Folgende vier Systeme von Bälkchenzügen lassen sich einwandfrei unterscheiden: Das erste System liegt der längsgegliederten konvexseitigen Corticalis auf und verbindet Femur und Tibia durch Bögen, die sich fortschreitend stärker bis zu einem etwa in der Mitte der Breite liegenden und durch einen kleinen Kreis bezeichneten Punkt vorwölben. Ein zweites analoges System liegt der ebenfalls längsgegliederten konkavseitigen Corticalis auf. Auch dessen Bögen wölben sich fortschreitend stärker gegen die Mitte hin vor bis in die Nähe des bezeichneten Punktes. Das dritte System besteht aus zwei Gruppen von sich rechtwinkelig kreuzenden Bögen, die von der konkav- bzw. konvexseitigen Corticalis des Femur ausgehen und, das erste und zweite System rechtwinkelig kreuzend, zur gegenseitigen Corticalis des Femur verlaufen, in welche sie rechtwinkelig einmünden. Das vierte System besteht aus zwei analogen Bogengruppen auf der tibialen Seite der Ankylose. Sowohl im Bereich des Femur als auch der Tibia ist die Konvexität der Bögen gegen den bezeichneten Punkt gerichtet, so daß sämtliche vier Bogensysteme diesem Punkt ausweichen, der dadurch als repulsiver singulärer Punkt gekennzeichnet ist.

Um das Verständnis für den Nachweis zu erleichtern, daß die Spongiosaarchitektur dieser Knieankylose trajektoriell für ihre Beanspruchung gebaut ist, sei noch einmal kurz wiederholt, welches Trajektorienbild theoretisch für eine Kniebeugeankylose zu fordern ist.

Das Beinskelet ist bei Kniebeugeankylose in statischer Hinsicht mit einem gekrümmten Balken zu vergleichen, der durch eine Druckkraft beansprucht wird, die in Richtung der Bogensehne wirkt. Ausschlaggebend ist, daß der Balken in Höhe des Krümmungsscheitels eine konische Verbreiterung aufweist und daß die Druckkraft unter einem relativ langen Hebelarm wirkt. Bei einem derart geformten und beanspruchten Balken nimmt die Größe der Biegespannungen von beiden Enden her gegen den Krümmungsscheitel hin ab, so daß in seinem Bereich das für ein Minimum der Biegespannungen charakteristische Trajektorienbild auftritt. *Hiernach muß in der Spongiosa einer Kniebeugeankylose, die keine formalen Besonderheiten aufweist, das Trajektorien-*

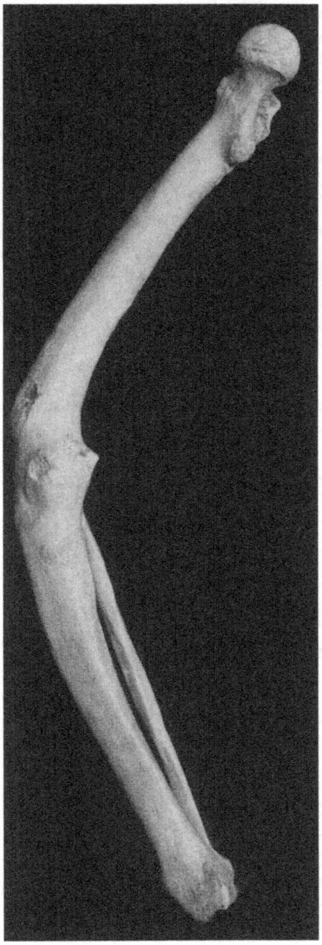

Abb. 37 a

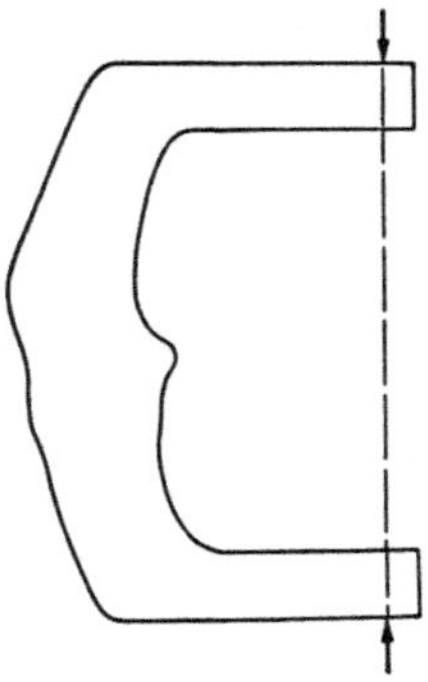

Abb. 37 b

Abb. 37 a. Präparat der beschriebenen Kniegelenksankylose aus dem Anatomischen Institut Würzburg.

Abb. 37 b. Lage und Richtung der Kraft bei der spannungsoptischen Ermittlung des Trajektorienverlaufes an einem Modell des Präparates Abb. 37 a.

bild für ein Minimum der Biegespannungen (Abb. 20)[5] *verkörpert sein,* wie im theoretischen Teil der Ableitung näher begründet wurde. Ein Vergleich dieses Trajektorienbildes mit der Spongiosaarchitektur zeigt eine volle Übereinstimmung der beiden Linienbilder in allen wesentlichen Punkten.

[5] Von diesem Trajektorienbild darf nur das durch die beiden gestrichelten Querschnitte begrenzte Mittelfeld zum Vergleich mit der Spongiosaarchitektur des Präparates herangezogen werden. Die beiderseits neben seiner Begrenzung liegenden Trajektorienbilder für ein Maximum der Biegespannungen, die noch bei mehreren der spannungsoptisch ermittelten Trajektorienbilder in Erscheinung treten, sind bei den im Vergleich zum Beinskelet zu kurzen Modellen lediglich durch die Einspannung bedingt und treten beim Präparat nicht auf.

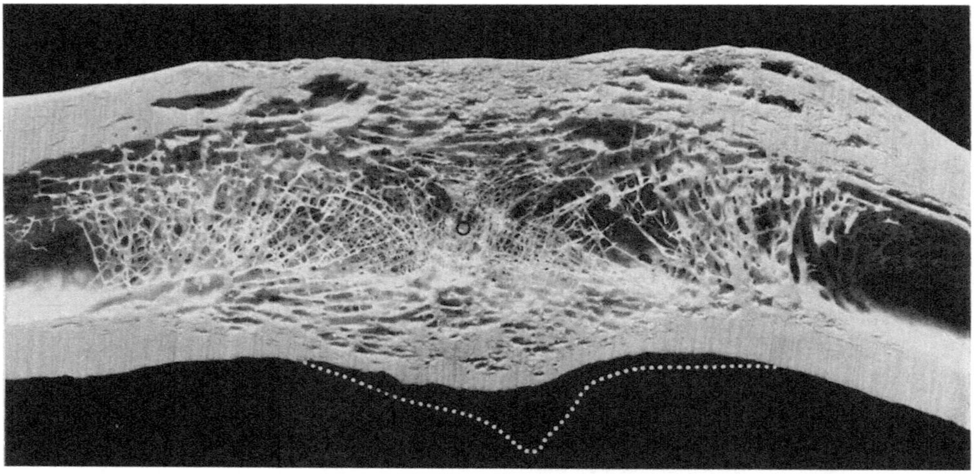

Abb. 38. Spongiosaarchitektur in der medialen Hälfte des Präparates Abb. 37 a

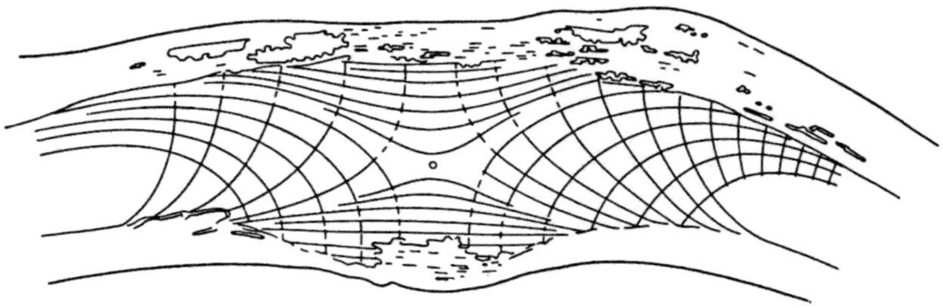

Abb. 39. Halbschematische Zeichnung der Spongiosaarchitektur des Präparates Abb. 38

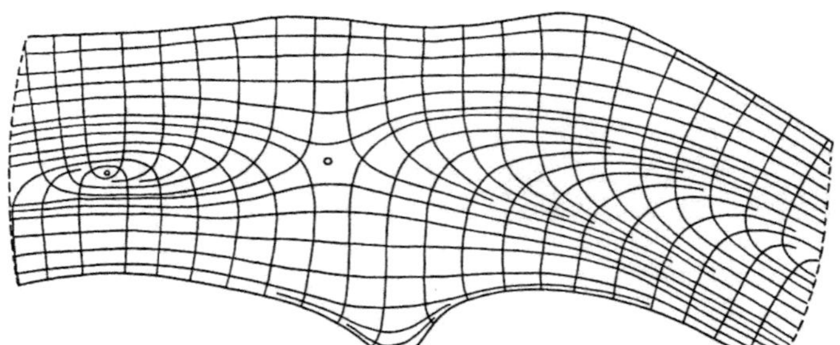

Abb. 40. Spannungsoptisch ermittelter Trajektorienverlauf an einem Modell des Präparates Abb. 37 a

Noch überzeugender ist der Vergleich der Spongiosaarchitektur mit dem bei einem Modell der Ankylose (Abb. 37 b) spannungsoptisch ermittelten Trajektorienbild (Abb. 40). Hier ist die Übereinstimmung der beiden Liniensysteme und der Lage des repulsiven singulären Punktes noch augenfälliger. Man erkennt im Präparat (Abb. 38) deutlich die Lage des singulären Punktes, der durch den kleinen Kreis markiert ist und der, ebenso wie beim Trajektorienbild des Modells leicht gegen die Tibia hin verschoben liegt[6]. Die durchgehenden Druck- und Zugsysteme an der konvexen und konkaven Seite des Modells sind im Präparat teils durch die Längsstruktur der Corticalis, teils durch die anschließenden, längsverlaufenden ausgebogenen Spongiosazüge verkörpert. Ebenso eindeutig ist die Verkörperung der sich rechtwinkelig kreuzenden Bogensysteme der Zug- und Drucktrajektorien, die sowohl im tibialen als auch im femoralen Anteil des Präparates ebenso dem repulsiven singulären Punkt ausweichen, wie die längs verlaufenden Spongiosazüge. Der einzige Unterschied in den beiden Linienbildern besteht darin, daß beim Präparat der Bereich der verkörperten, längs verlaufenden Druck- und Zugtrajektorien gegen den Rand hin konzentriert, also schmäler ist als die entsprechenden Trajektoriensysteme beim Modell, wodurch das Mittelfeld der sich kreuzenden Spongiosabögen im Präparat breiter erscheint. Dieser unwesentliche Unterschied in den beiden Linienbildern beruht auf der unterschiedlichen Massenverteilung bei Modell und Präparat. Das Modell besteht aus einer überall gleich dicken Kunstharzscheibe, während beim Knochen, wie bei jedem röhrenförmigen Gebilde, in den Randpartien mehr Material liegt als in der Mitte.

Die Strukturanalyse dieser Knieankylose ergibt also einwandfrei, daß die Spongiosaarchitektur eine Verkörperung der Spannungstrajektorien darstellt, die bei der Belastung des Beinskeletes in der Ankylose auftreten und sie darf als Beweis dafür herangezogen werden, daß die Behauptung von Wolff zu Recht besteht, daß sich die Spongiosazüge bei veränderter Form und Beanspruchung in die Richtung der neuen Trajektorien einstellen.

Zusammenfassung

Das von Roux beschriebene Präparat einer Kniegelenksankylose, das klassische Objekt für das Gesetz der Transformation der Knochen wird neu untersucht. Die Roux'sche Analyse dieser Ankylose wird als irrtümlich erwiesen und durch eine neue ersetzt, die sich auf eigene spannungsoptische Untersuchungen und auf den Befund an einem günstigeren Objekt stützt. Der trajektorielle Bau der Spongiosaarchitektur läßt sich eindeutig nachweisen.

Literatur

Meyer, H. v.: Die Architektur der Spongiosa. Arch. Anat. u. Physiol. **1867**, 615—628. — Pauwels, Fr.: Bedeutung und kausale Erklärung der Spongiosaarchitektur in neuer Auffassung. Sitzgs.ber. der Anat. Tagg. Bonn 1947. Ärztl. Wschr. **1948**, Nr. 23/24. — Roux, W.: Arch. Anat. **1885**, — Ges. Abh. 1, 662—722 (1895). — Triepel, H.: Die trajektoriellen Strukturen. Wiesbaden 1908. S. 179: „Wolff machte bei seinem reichhaltigen Material nirgends den Versuch einer genauen mechanischen Analyse ..." — Wolff, J.: Beiträge zur Lehre von der Heilung der Frakturen. Langenbecks Arch. **14** (1872). — Das Gesetz der Transformation der Knochen. Berlin 1892. S. 54: „Die Richtigkeit dieser Auffassung der drei Strukturtypen hat Roux durch eine von ihm ersonnene Methode der mechanischen Selbsterzeugung der Trajektorien bewiesen". — Wyss, Th.: Die Kraftfelder in festen Körpern. Vjschr. naturforsch. Ges. Zürich **93** (1948).

[6] Für das Modell mußte die äußere Kontur des Gesamtpräparates gewählt werden, weil die konische Verbreiterung, die für den Spannungsfluß maßgebend ist, außerhalb der dargestellten medialen Hälfte des Präparates liegt.

10. Die Bedeutung der am Ellenbogengelenk wirkenden mechanischen Faktoren für die Tragfähigkeit des gebeugten Armes

Sechster Beitrag zur funktionellen Anatomie und kausalen Morphologie des Stützapparates *

Mit 68 Abbildungen

Braune und Fischer haben von den am Ellenbogengelenk wirkenden mechanischen Faktoren die Drehmomente der Beugemuskeln unter gewissen einschränkenden Voraussetzungen untersucht und durch exakte Messungen ihre wechselnde Größe während der Bewegung des Unterarmes aus der Streckstellung bis zur extremen Beugung einwandfrei ermittelt. Ihre Ableitung ist vorbildlich für die Bearbeitung einschlägiger Fragen, sowohl was die Methode, als auch die mathematische Auswertung der experimentell ermittelten Unterlagen betrifft. Das Ergebnis ist von großem Interesse und geeignet, weiteren Untersuchungen über die grundsätzliche Bedeutung der am Ellenbogengelenk wirkenden mechanischen Faktoren als Unterlage zu dienen.

Bei der Analyse der Bedeutung ihrer Untersuchungsergebnisse für die Funktion, insbesondere für die Tragfähigkeit des gebeugten Armes, ist Braune und Fischer allerdings insofern ein Irrtum unterlaufen, als sie ihre Folgerungen einseitig auf der erkannten Größenzunahme der Drehmomente der Beugemuskeln und Abnahme der Muskelkraft während der Beugung des Armes aufbauten und andere Faktoren außer acht ließen, die, weil sie mit diesen gekoppelt wirken, für die Funktion mitbestimmend sind.

Deshalb soll im folgenden versucht werden, die am Ellenbogengelenk wirkenden und für die Funktion maßgebenden mechanischen Faktoren näher zu definieren, ihre Beziehungen zueinander und zur Funktion zu klären und auf Grund der gewonnenen Erkenntnisse die von Braune und Fischer aufgeworfenen Fragen zu beantworten.

Der Anlaß zu ihren Untersuchungen war für Braune und Fischer die Beobachtung, daß die Bewegungen, wie sie durch die Tätigkeit der Muskeln in den menschlichen Gelenken hervorgebracht werden, trotz der Veränderung der Drehmomente nahezu gleichmäßig vor sich gehen. So werde z. B. der Vorderarm aus der vollständig gestreckten Lage durch die Beugemuskeln des Ellenbogengelenkes bis zu seiner spitzwinkeligen Stellung ohne merkliches Rucken gebracht, obwohl die Hebelverhältnisse für die Bewegung zur Beugung zunächst äußerst ungünstig erscheinen, sich dann aber bis über die rechtwinklige

* Mit Unterstützung der Deutschen Forschungsgemeinschaft. — Z. Anat. Entwickl. Gesch. **118**, 35—94 (1954).

Stellung hinaus immer günstiger gestalten. Beim Präparat erfolge dagegen durch gleichmäßigen Zug an einem Beugemuskel in seiner Richtung eine mehr ruckweise Beugebewegung, indem sich die Beugung zunächst sehr schwer, dann aber plötzlich immer leichter ausführen lasse. BRAUNE und FISCHER schließen aus dieser Beobachtung, daß die Gleichmäßigkeit der Bewegung durch „besondere Einrichtungen“ bedingt sein müsse, und ihre Untersuchungen hatten letzten Endes zum Ziele, diese „besonderen Einrichtungen“ zu ermitteln, welche trotz der Veränderung der Drehmomente die Gleichmäßigkeit der Bewegung ermöglichen.

BRAUNE und FISCHER wählten zu ihrer Untersuchung das Ellenbogengelenk des Menschen, weil einmal das Ellenbogengelenk ein Gelenk mit nur einem Grade der Freiheit ist und infolgedessen eine zwangsläufige Bewegung vorliegt, weil ferner seine Beugemuskeln relativ einfache Verhältnisse bieten insofern, als sie einen nahezu parallelen Faserverlauf aufweisen und ihre Enden nach dem Insertionspunkt zu in eine Sehne auslaufen, wodurch es mit großer Annäherung möglich ist, für die Wirkung der verschiedenen Muskelfasern eine Resultante anzunehmen, deren Richtung durch die Verbindungslinie von Ansatzpunkt und Ursprung des Muskels gegeben ist.

Folgende 6 Muskeln wurden bei der Untersuchung berücksichtigt:

Pronator teres, Radialis externus longus (Ext. carpi rad. long.), Brachialis, Biceps langer und kurzer Kopf und Supinator longus (Brachioradialis).

Die Drehmomente der einzelnen Muskeln wurden aus den Verkürzungen gewonnen, die sie während der Beugung aus der äußersten Streckstellung bis zur äußersten Beugestellung nacheinander aufweisen. Dieser Weg wurde mit Recht gewählt, weil er beim Ellenbogengelenk exaktere Werte ergibt als der rein mathematische, da er von den Schwankungen der Gelenkachse unabhängig ist und nicht verlangt, daß die Muskeln unbehindert in der Richtung der Verbindungslinie beider Ansatzpunkte wirken können. Die Verkürzungen wurden von 5 zu 5° für den ganzen Bereich der Beugung (130°) gemessen und die Verkürzungskurve für jeden Muskel in der Weise dargestellt, daß als Abszissen Strecken genommen wurden, welche den Beugegraden proportional sind, und als zugehörige Ordinaten die Verkürzungen, welche der Muskel bis zu den betreffenden Graden der Beugung von der Streckstellung aus aufwies. Zieht man an die Verkürzungskurve in irgendeinem Punkt eine Tangente, so ist, bei Annahme konstanter Muskelkraft, der Tangens des Winkels, den die gezogene Tangente mit der Abszisse bildet, nicht nur proportional dem Drehmoment des Muskels für den Grad der Beugung, welcher zu den bestimmten Punkt der Kurve gehört, sondern gibt, was BRAUNE und FISCHER anscheinend übersehen haben, auch unmittelbar die Länge des Hebelarmes an, unter welchem der Muskel bei dieser Beugestellung auf das Ellenbogengelenk wirkt. Letzteres deshalb, weil im Diagramm der Verkürzungskurve die Ordinate eine Länge (Vektor), die Abszisse dagegen eine Winkelstellung, also eine unbenannte Zahl (Skalar) angibt.

Auf diesem Wege wurden von BRAUNE und FISCHER zunächst die Werte der Drehmomente für die Einheit des Querschnittes jeden Muskels (1 cm²) und die Einheit der als konstant angenommenen Muskelkraft (1 kg) ermittelt. Die in der Tabelle 1 niedergelegten Zahlen geben die Größe der Drehmomente der einzelnen Muskeln und gleichzeitig die Länge der Hebelarme in Millimetern an, unter welchen sie bei den betreffenden Beugungsgraden auf das Ellenbogengelenk wirken.

Pronator teres	Extensor carp. rad.	Brachialis	Biceps langer Kopf	Biceps kurzer Kopf	Brachioradialis
4,2 cm²	4,8 cm²	12,4 cm²	5,4 cm²	3,6 cm²	3,0 cm²

Um die Drehmomente zu ermitteln, welche den Querschnitten, also der Kraft der einzelnen Muskeln entsprechen, wurden von BRAUNE und FISCHER die in der Tabelle 1 niedergelegten Werte mit den Querschnittsgrößen der einzelnen Muskeln multipliziert. Als Querschnittsgrößen wurden hierbei die von WEBER und HENKE gefundenen Mittelwerte zugrundegelegt.

Tabelle 1. *Mittelwerte der Drehmomente für die Einheit des Querschnitts jedes Muskels* (1 cm²) *und die Einheit der als konstant angenommenen Muskelkraft* (1 kg)
(Nach BRAUNE und FISCHER.)

Beugung	Pronator teres	Extensor carp. rad. long.	Brachialis	Biceps langer Kopf	Biceps kurzer Kopf	Brachio-radialis
0°	4,91	−5,67	10,96	11,49	12,19	9,74
5°	5,34	−3,32	11,75	12,43	12,78	11,24
10°	5,68	−0,51	12,50	13,68	13,80	13,48
15°	6,03	+2,03	13,15	15,21	15,01	16,34
20°	6,30	4,51	13,78	16,80	16,36	20,54
25°	6,59	6,55	14,48	18,98	18,38	25,27
30°	6,84	8,59	15,27	21,36	20,68	30,53
35°	7,09	10,43	16,09	23,98	23,26	35,40
40°	7,35	12,35	17,03	26,90	26,34	39,82
45°	7,64	14,14	18,23	29,71	29,06	44,25
50°	8,11	16,03	19,58	32,43	31,93	48,36
55°	8,65	17,99	21,24	35,37	34,89	52,31
60°	9,31	19,53	23,00	37,42	36,91	56,45
65°	9,93	21,13	24,91	39,26	38,72	60,25
70°	10,46	22,93	26,63	40,75	40,24	63,95
75°	10,97	24,68	28,39	42,30	41,78	67,27
80°	11,40	26,42	30,03	43,49	43,09	70,26
85°	11,86	28,03	31,82	44,39	44,36	72,93
90°	12,32	29,31	33,54	45,37	45,54	75,21
95°	12,60	30,55	35,22	45,79	46,28	77,67
100°	12,89	31,39	36,47	45,47	46,07	79,73
105°	12,96	32,14	36,67	44,48	45,22	81,19
110°	12,80	32,50	35,87	42,70	43,73	81,84
115°	12,45	32,43	34,72	40,82	42,23	81,52
120°	11,76	31,87	33,39	39,21	40,95	79,93
125°	11,06	30,45	32,36	37,53	39,39	76,15
130°	10,21	28,62	31,44	35,83	37,53	72,64

(Die Zahlen geben gleichzeitig die Länge der Hebelarme in Millimetern an, unter welchen die einzelnen Beugemuskeln am Ellenbogengelenk wirken.)

Die aus diesen Querschnittsgrößen berechneten Drehmomente der Beugemuskeln sind für die Annahme, daß die Muskelkraft während des Verlaufes der Beugung konstant bleibt, in der Tabelle 2 und in den Kurven A der Abb. 1 niedergelegt.

In Wirklichkeit bleibt aber die Kraft des Muskels während der Beugung nicht konstant, weil die Kraft des sich kontrahierenden Muskels mit zunehmender Verkürzung abnimmt. Da aber noch nicht einwandfrei geklärt ist, in welcher Weise die Muskelkraft mit der Verkürzung abnimmt, so wurde von BRAUNE und FISCHER der Einfluß der Abnahme der Muskelkraft auf die Drehmomente für 2 Annahmen ermittelt, und zwar 1. für die Annahme, daß die Muskelkraft proportional der Länge des Muskels abnimmt (ED. WEBER und A. FICK), und 2. für die Annahme, daß sie proportional dem Quadrat der Länge des Muskels abnimmt (HERMANN).

Die Errechnung der durch die Verkürzung bedingten Abnahme der Muskelkraft erfolgte für beide Annahmen auf der Grundlage, daß die im Leben durch die Gelenkhemmung beschränkte Verkürzung der Muskeln sich zur größtmöglichen Verkürzung wie 50 zu 85 % der ursprünglichen Länge verhält. Bezeichnet man mit v die größtmögliche Verkürzung des Muskels, mit v_1 die wirklich stattfindende Verkürzung bei maximaler Beugestellung, so steht diese zu der möglichen Verkürzung in dem Verhältnis

$$v_1 : v = 50 : 85.$$

Hieraus ergibt sich als Wert für die größtmögliche Verkürzung

$$v = \frac{17\, v_1}{10}\,.$$

Tabelle 2. *Die Drehmomente der Beugemuskeln des Ellenbogengelenks unter Berücksichtigung der durchschnittlichen Querschnitte der Muskeln, wenn die Muskelkraft konstant gleich 1 kg ist* (Nach BRAUNE und FISCHER.)

Beugung	Pronator teres	Extensor carp. rad. long.	Brachialis	Biceps langer Kopf	Biceps kurzer Kopf	Brachio-radialis
0°	20,6	−27,2	135,9	62,0	43,9	29,2
5°	22,4	−15,9	145,7	67,1	46,0	33,7
10°	23,9	− 2,4	155,0	73,9	49,7	40,4
15°	25,3	+ 9,7	163,1	82,1	54,0	49,0
20°	26,5	21,6	170,9	90,7	58,9	61,6
25°	27,7	31,4	179,6	102,5	66,2	75,8
30°	28,7	41,2	189,3	115,3	74,4	91,6
35°	29,8	50,1	199,5	129,5	83,7	106,2
40°	30,9	59,3	211,2	145,3	94,8	119,5
45°	32,1	67,9	226,1	160,4	104,6	132,7
50°	34,1	77,1	242,8	175,1	114,9	145,1
55°	36,3	86,4	263,4	191,0	125,6	156,9
60°	39,1	93,7	285,2	202,1	132,9	169,3
65°	41,7	101,4	308,9	212,0	139,4	180,7
70°	43,9	110,1	330,2	220,0	144,9	191,8
75°	46,1	118,5	352,0	228,4	150,4	201,8
80°	47,9	126,8	372,4	234,8	155,1	210,8
85°	49,8	134,5	394,6	239,7	159,7	218,8
90°	51,7	140,7	415,9	245,0	163,9	225,6
95°	52,9	146,6	436,7	247,3	166,6	233,0
100°	54,1	150,7	452,2	245,5	165,9	239,2
105°	54,4	154,3	454,7	240,2	162,8	243,6
110°	53,8	156,0	444,8	230,6	157,4	245,5
115°	52,3	155,7	430,5	220,4	152,0	244,6
120°	49,4	153,0	414,0	211,7	147,4	239,8
125°	46,5	146,2	401,3	202,7	141,8	228,4
130°	42,9	137,4	389,9	193,5	135,1	217,9

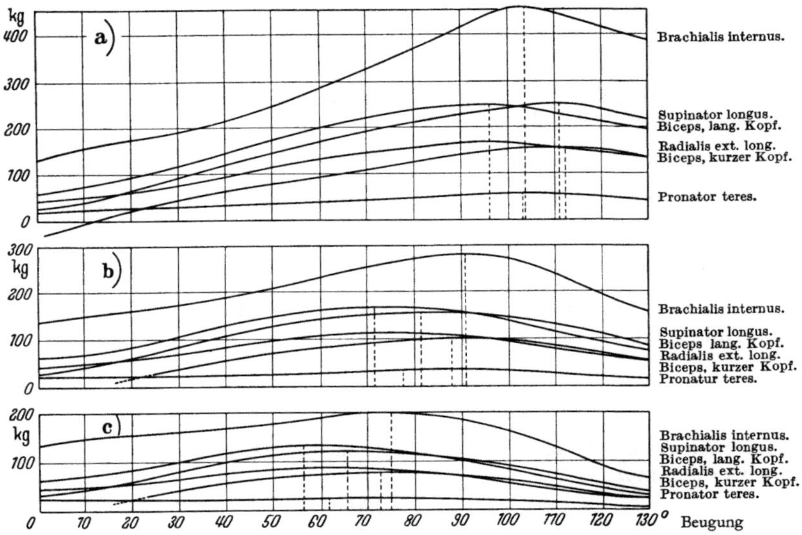

Abb. 1 a—c. a Die Kurven der Rotationsmomente in Bezug auf die wirklichen Querschnitte der 6 Muskeln bei Annahme konstanter Muskelkraft. b Die Kurven der Rotationsmomente der 6 Muskeln, wenn die Kraft nach dem Gesetz $P = Po\left(1 - \frac{10}{17\,v_1}\,V\right)$ abnimmt. c Die Kurven der Rotationsmomente der 6 Muskeln, wenn die Kraft nach dem Gesetz $P = Po\left(1 - \frac{10}{17\,v_1}\,V\right)^2$ abnimmt

Tabelle 3. *Werte des Faktors* $\left(1-\frac{10}{17\,v_1}V\right)$
(Nach BRAUNE und FISCHER.)

Beugung	Pronator teres	Extensor carp. rad. long.	Brachialis	Biceps langer Kopf	Biceps kurzer Kopf	Brachio-radialis
0°	1	1	1	1	1	1
5°	0,99		0,99	0,99	0,99	0,99
10°	0,97		0,98	0,98	0,98	0,99
15°	0,96		0,96	0,97	0,97	0,98
20°	0,94		0,95	0,96	0,96	0,98
25°	0,93	0,99	0,94	0,95	0,95	0,97
30°	0,91	0,99	0,93	0,94	0,94	0,96
35°	0,89	0,98	0,91	0,92	0,92	0,94
40°	0,88	0,96	0,90	0,90	0,90	0,93
45°	0,86	0,95	0,88	0,88	0,89	0,91
50°	0,84	0,93	0,86	0,86	0,86	0,89
55°	0,82	0,91	0,84	0,84	0,84	0,87
60°	0,80	0,88	0,82	0,81	0,82	0,84
65°	0,78	0,86	0,80	0,79	0,79	0,82
70°	0,75	0,83	0,78	0,76	0,76	0,79
75°	0,73	0,81	0,75	0,73	0,74	0,77
80°	0,70	0,78	0,72	0,70	0,71	0,74
85°	0,67	0,74	0,70	0,67	0,68	0,71
90°	0,64	0,71	0,67	0,64	0,65	0,68
95°	0,61	0,67	0,63	0,61	0,62	0,65
100°	0,58	0,64	0,60	0,58	0,59	0,61
105°	0,55	0,60	0,57	0,55	0,55	0,58
110°	0,52	0,56	0,53	0,52	0,52	0,54
115°	0,49	0,52	0,50	0,49	0,49	0,51
120°	0,46	0,48	0,47	0,46	0,47	0,48
125°	0,44	0,44	0,44	0,44	0,44	0,44
130°	0,41	0,41	0,41	0,41	0,41	0,41

Wird mit P_0 die Anfangskraft des Muskels und mit P die jeweilige Kraft bezeichnet, welche zu einer Verkürzung V gehört, so soll nach E. WEBER und A. FICK zwischen diesen Größen mit großer Annäherung die Beziehung bestehen

$$P : P_0 = v - V : v.$$

Setzt man in diese Gleichung den Wert von v ein, so ergibt sich die Kraft P nach der Gleichung

$$P = P_0\left(1-\frac{10}{17\,v_1}V\right).$$

Bei der Annahme, daß die Muskelkraft proportional der Länge des Muskels abnimmt, ist demnach die Anfangskraft des Muskels mit dem Faktor

$$\left(1-\frac{10}{17\,v_1}V\right)$$

und bei der Annahme, daß die Muskelkraft proportional dem Quadrat der Länge des Muskels abnimmt, mit dem Faktor

$$\left(1-\frac{10}{17\,v_1}V\right)^2$$

zu multiplizieren. Für beide Annahmen wurden von BRAUNE und FISCHER die Werte dieses Faktors für alle 6 Muskeln errechnet und daraus die Drehmomente abgeleitet. Die entsprechenden Werte des Faktors und der Drehmomente sind in den Tabellen 3, 4, 5 und 6, die zugehörigen Kurven der Drehmomente in Abb. 1 (B und C) niedergelegt.

Tabelle 4. *Werte des Faktors* $\left(1-\frac{10}{17\,v_1}\,V\right)^2$

(Nach BRAUNE und FISCHER.)

Beugung	Pronator teres	Extensor carp. rad. long.	Brachialis	Biceps langer Kopf	Biceps kurzer Kopf	Brachioradialis
0°	1	1	1	1	1	1
5°	0,97		0,98	0,98	0,98	0,99
10°	0,95		0,96	0,96	0,96	0,98
15°	0,92		0,93	0,95	0,94	0,97
20°	0,89		0,91	0,92	0,92	0,95
25°	0,86	0,99	0,88	0,90	0,90	0,93
30°	0,83	0,98	0,86	0,88	0,88	0,91
35°	0,80	0,95	0,83	0,85	0,85	0,89
40°	0,77	0,93	0,80	0,81	0,82	0,86
45°	0,74	0,90	0,78	0,78	0,78	0,83
50°	0,71	0,86	0,75	0,74	0,75	0,79
55°	0,68	0,83	0,71	0,70	0,71	0,75
60°	0,64	0,78	0,68	0,66	0,67	0,71
65°	0,60	0,74	0,64	0,62	0,63	0,67
70°	0,57	0,70	0,60	0,58	0,59	0,63
75°	0,53	0,67	0,57	0,54	0,54	0,59
80°	0,49	0,60	0,53	0,49	0,50	0,55
85°	0,45	0,55	0,49	0,45	0,46	0,50
90°	0,42	0,50	0,44	0,41	0,42	0,46
95°	0,39	0,45	0,40	0,37	0,38	0,42
100°	0,34	0,41	0,36	0,34	0,34	0,37
105°	0,31	0,36	0,32	0,30	0,31	0,33
110°	0,27	0,31	0,28	0,27	0,27	0,30
115°	0,24	0,27	0,25	0,24	0,24	0,26
120°	0,21	0,23	0,22	0,22	0,22	0,23
125°	0,19	0,20	0,19	0,19	0,19	0,20
130°	0,17	0,17	0,17	0,17	0,17	0,17

Die Kurven zeigen, daß bei konstanter Muskelkraft die Drehmomente sämtlicher Muskeln bei der Beugung des Armes aus der Streckstellung fortschreitend an Größe zunehmen, ihr Maximum erreichen, nachdem der Arm über 90° gebeugt ist, und dann wieder langsam kleiner werden. Die Maxima liegen nahe aneinander zwischen 95 und 110° Beugung. Der Höchstwert (Brachialis) beträgt 454,7 mm/kg.

Nimmt die Muskelkraft proportional der Länge des Muskels ab, so verlaufen die Kurven wesentlich flacher, d. h. die Drehmomente nehmen langsamer an Größe zu, und ihre Maxima, die etwa zwischen 70 und 90° Beugung liegen, sind wesentlich geringer. Der Höchstwert (Brachialis) beträgt 279 mm/kg.

Nimmt die Muskelkraft proportional dem Quadrat der Länge ab (HERMANN), so zeigen die Kurven einen noch sanfteren Anstieg, und die Maxima, die etwa zwischen 55 und 75° Beugung liegen, sind noch wesentlich niedriger. Der Höchstwert (Brachialis) beträgt nur 201 mm/kg. Damit geht der Verlauf der Kurven zwar auf eine gerade Linie zu, welche parallel der Abszisse verläuft und den graphischen Ausdruck für eine gleichbleibende Größe der Drehmomente darstellen würde; er zeigt aber immer noch einen wesentlichen Anstieg.

Das Ergebnis der Untersuchungen von BRAUNE und FISCHER lehrt, daß die Drehmomente der einzelnen Muskeln in jedem Falle zu Beginn der Beugung relativ klein sind, dann fortschreitend zunehmen, ihr Maximum zwischen 55 bis 110° Beugung erreichen, um dann allmählich wieder kleiner zu werden. Die Zunahme, die bei konstanter Muskelkraft recht groß ist, wird entsprechend kleiner, wenn die Muskelkraft proportional der Länge bzw. proportional dem Quadrat der Länge abnimmt.

Tabelle 5. *Die Drehmomente der 6 Muskeln für den Fall, daß die Muskelkraft proportional der Länge des Muskels abnimmt*

(Nach Braune und Fischer.)

Beugung	Pronator teres	Extensor carp. rad. long.	Brachialis	Biceps langer Kopf	Biceps kurzer Kopf	Brachio-radialis
0°	21		136	62	44	29
5°	22		144	66	46	34
10°	23		152	72	49	40
15°	24		157	80	52	48
20°	25		162	87	57	60
25°	26	31	169	97	63	74
30°	26	41	176	108	70	88
35°	27	49	182	119	77	100
40°	27	57	190	131	86	111
45°	28	64	199	141	93	121
50°	29	72	209	151	99	129
55°	30	79	223	160	105	137
60°	31	83	235	165	109	143
65°	32	87	247	167	110	148
70°	33	92	258	167	111	152
75°	34	96	264	167	111	155
80°	34	99	270	166	110	156
85°	33	100	276	162	109	155
90°	33	100	279	157	107	153
95°	33	99	277	151	103	151
100°	32	96	271	142	98	146
105°	30	93	259	132	90	141
110°	28	87	238	120	83	134
115°	26	81	215	108	75	125
120°	23	73	195	98	69	115
125°	20	65	177	89	62	102
130°	17	56	159	79	55	89

Die Folgerungen, welche Braune und Fischer aus dem Untersuchungsergebnis ziehen, beziehen sich einmal auf die Gleichmäßigkeit der Bewegung und zweitens auf die Tragfähigkeit des gebeugten Armes.

1. In der Abnahme der Muskelkraft sei die gesuchte „besondere Einrichtung" gegeben, welche die Zunahme der Drehmomente, d. h. die Wirkung der steigenden Hebelarmlänge soweit verkleinert, daß eine „größere Stetigkeit der beugenden Wirkung der Muskeln erzielt wird, die sich im Leben daran erkennen läßt, daß nicht, wie im Präparate, ein Zug des Muskels eine ruckweise Bewegung hervorbringt, sondern die Beugung mehr gleichmäßig vonstatten geht".

2. In der Zunahme der Drehmomente bis etwa zur rechtwinkeligen Beugung sei „die Erklärung für die große Tragfähigkeit des hakenförmig gebeugten Armes gegenüber geringen Beugungsgraden" gegeben.

Beide Folgerungen können bei näherer Prüfung nicht überzeugen. Man wird nicht die Abnahme der Muskelkraft, sondern umgekehrt die Zunahme der Hebelarmlängen, welche das Ansteigen der Drehmomente während der Beugung bedingt, als ein im Bewegungsapparat verwirklichtes, zweckmäßiges und ökonomisches Prinzip werten müssen, dem auch für die Tragfähigkeit des gebeugten Armes eine entscheidende Bedeutung zukommt, die allerdings nicht,

Tabelle 6. *Die Drehmomente der Muskeln für den Fall, daß die Muskelkraft proportional dem Quadrat der zunehmenden Verkürzung abnimmt*

(Nach BRAUNE und FISCHER.)

Beugung	Pronator teres	Extensor carp. rad. long.	Brachialis	Biceps langer Kopf	Biceps kurzer Kopf	Brachio-radialis
0°	21		136	62	44	29
5°	22		143	66	45	33
10°	23		149	71	48	40
15°	23		152	78	51	48
20°	24		156	84	54	59
25°	24	31	158	92	60	71
30°	24	40	163	101	65	83
35°	24	48	165	110	71	95
40°	24	55	170	118	78	103
45°	24	61	176	125	82	110
50°	24	66	182	130	86	115
55°	25	72	187	134	89	118
60°	25	74	194	133	89	121
65°	25	75	198	131	88	122
70°	25	77	200	128	85	121
75°	24	77	201	123	81	119
80°	23	76	197	116	78	116
85°	22	74	193	109	73	109
90°	22	71	185	100	69	104
95°	20	67	175	93	63	98
100°	18	62	163	83	56	90
105°	17	56	146	72	50	82
110°	15	49	127	62	43	74
115°	13	42	108	53	37	64
120°	11	35	91	47	32	55
125°	9	29	76	39	27	46
130°	7	23	66	33	23	37

wie es nach der zweiten Folgerung von BRAUNE und FISCHER den Anschein haben könnte, allein zur Größe der Drehmomente der Beugemuskeln in Beziehung steht.

In den folgenden Ableitungen soll diese Auffassung näher begründet und versucht werden, die wahre Bedeutung der am Ellenbogengelenk wirkenden mechanischen Faktoren für die Tragfähigkeit des gebeugten Armes zu klären.

Das Drehmoment eines Beugemuskels gibt die Größe seiner beugenden Wirkung an. Je größer die beugende Wirkung des Muskels ist, um so leichter geht die Beugung vonstatten, wenn der Widerstand gegen die Beugung, wie z. B. bei Reibung im Gelenk, während der Beugung die gleiche Größe beibehält. Deshalb kann die Beugebewegung nur dann gleichmäßig erfolgen, wenn das Drehmoment der Beugemuskeln während des ganzen Verlaufes der Beugung die gleiche Größe beibehält. Nimmt dagegen die Größe des Drehmomentes des Muskels während der Beugung zu, so muß die Beugung immer leichter und schneller erfolgen. Da das Drehmoment gleich dem Produkt aus der Muskelkraft und dem Hebelarm ist, unter welchem die Muskelkraft auf das Gelenk wirkt, so haben beide Faktoren, die Kraft des Muskels und die Länge des Hebelarmes, den gleichen Einfluß auf seine Größe. Soll das Drehmoment der Beugemuskeln während der Beugung des Armes die gleiche Größe beibehalten, so kann eine Zunahme der Hebelarmlänge durch eine entsprechende Abnahme der Muskelkraft ausgeglichen werden bzw. eine Abnahme der Muskelkraft durch eine entsprechende Zunahme der Hebelarmlänge kompensiert werden. Je nachdem man der Erhaltung der Beugekraft oder der Gleichmäßigkeit der Bewegung während der Beugung die hauptsächliche Bedeutung zuspricht, wird man entweder die Zunahme der Hebelarmlänge als zweckmäßigen Ausgleich für das Absinken der Muskelkraft bewerten oder umgekehrt die Abnahme der Muskelkraft als einen zweckmäßigen Ausgleich für die Zunahme der Hebelarmlänge ansprechen dürfen.

Da Braune und Fischer in der Abnahme der Muskelkraft die gesuchte „besondere Einrichtung“ erblicken, welche die Zunahme der Hebelarmlänge während der Beugung und damit auch ihre Folge, die ungleichmäßige Bewegung, weitgehend kompensieren soll, so sprechen sie der Gleichmäßigkeit der Bewegung eine größere Bedeutung zu als der Beugekraft der Muskeln. Sie sehen deshalb in der Abnahme der Muskelkraft eine zweckmäßige Erscheinung. Denn würden sie der Beugekraft des Armes eine übergeordnete Bedeutung zusprechen, so müßten sie umgekehrt die Zunahme der Hebelarmlänge als eine zweckmäßige Einrichtung auffassen, welche das Absinken der Muskelkraft kompensiert.

Wenn man den Bewegungsapparat einmal zu einer Kraftmaschine in Parallele stellt, so ist die Muskelkraft der treibenden Kraft, z. B. der Dampfkraft zu vergleichen. Soll die Maschine möglichst rationell arbeiten, so muß sie derart konstruiert sein und beispielsweise die Hebelübertragungen derart gewählt werden, daß mit der treibenden Kraft nicht nur ein gleichmäßiges Laufen, sondern in erster Linie ein möglichst großer Nutzeffekt erzielt wird. Die Konstruktion der Maschine wäre verfehlt, und es würde jedem Ökonomieprinzip widersprechen, wenn die Dampfkraft gedrosselt werden müßte, um einen gleichmäßigen Gang der Maschine zu erreichen. Ebenso unzweckmäßig wäre der konstruktive Aufbau des Bewegungsapparates, wenn die Auffassung von Braune und Fischer zu Recht bestände, daß in der Abnahme der Muskelkraft eine „besondere Einrichtung“ gegeben sei, um die zunehmende Hebelarmlänge auszugleichen und dadurch eine gleichmäßige Bewegung zu ermöglichen.

Man wird umgekehrt die Abnahme der Muskelkraft als eine gegebene Eigenart der Kraftquelle auffassen müssen und dementsprechend die der Abnahme der Muskelkraft entgegenwirkende Zunahme der Hebelarmlänge bei fortschreitender Beugung als ein im anatomischen Aufbau des Armes verwirklichtes Prinzip zu werten haben, durch welches das Absinken der Muskelkraft kompensiert wird, so daß die zur Verfügung stehende Muskelkraft im Hinblick auf eine gleichmäßige Leistung zweckmäßig ausgenutzt wird. Hierfür sprechen auch folgende Überlegungen: wenn das Gleichmaß der Bewegung in einem Konstruktionsprinzip des Bewegungsapparates fest verankert wäre, so würde dieser Einrichtung nur dann eine praktische Bedeutung zukommen können, wenn auch wirklich die Bewegung in den Gelenken zwar schnell oder langsam, aber stets ganz gleichmäßig erfolgen müßte und erfolgen würde. Dies ist aber keineswegs der Fall. Wie zahlreich sind die Betätigungen der Glieder, z. B.

beim Sport, die gerade eine ruckweise Bewegung in den Gelenken zur Voraussetzung haben. Deshalb wäre eine im anatomischen Bau des Armes verankerte „besondere Einrichtung“ zum Ausgleich der zunehmenden Hebelarmlänge, die zwangsläufig eine gleichmäßige Beugebewegung zur Folge hätte, sinnwidrig. Im Einklang mit dieser Auffassung steht die Tatsache, daß die Steuerung des Bewegungsablaufes in Wirklichkeit auch ganz unabhängig vom Bauprinzip des Bewegungsapparates erfolgt, indem die motorische Kraft der Muskeln, die letzten Endes das Tempo der Bewegung bedingt, durch die Innervation bestimmt wird, wobei die Größe und der Fortgang der Innervation während der mehr oder weniger automatischen Aktion in jeder Phase durch die von der Peripherie zum Kleinhirn gelangenden Impulse zentral reguliert werden. Ebenso wie bei kombinierter Aktion in mehreren Gelenken die Steuerung der Bewegung überhaupt nur über den Fortgang der Innervation zentral erfolgen kann, so wird auch beim einzelnen Gelenk die „gleichmäßige“ Bewegung, wenn sie erforderlich ist, in einer automatisch zentral gesteuerten Innervation ihre letzte Ursache haben, die durch die Tiefensensibilität vermittelt wird. Hierfür sprechen auch klinische Beobachtungen, insbesondere der Erfolg orthopädischer Apparatbehandlung bei Tabes dorsalis, wo das Gleichmaß der Bewegung in den Gelenken erheblich gestört ist. Die Bewegungen erfolgen mehr ruckweise, was mit Recht auf ein Versagen der Tiefensensibilität zurückgeführt wird. Daß diese Auffassung zutrifft, ergibt sich auch aus dem Erfolg orthopädischer Behandlung. Legt man eine sehr biegsame Stahlfeder über die Streckseite des Beines, die in verschiedener Höhe mit halbstarren Ringen am Bein befestigt ist, so verschieben sich bei der Beugung und Streckung des Kniegelenkes die Ringe ein wenig auf der Haut des Beines. Dadurch wird die Bewegung des Kniegelenkes auf die Hautsensibilität übertragen und durch diese kontrolliert mit dem Erfolg, daß die Bewegungen wieder gleichmäßiger werden.

Aber ganz abgesehen von dieser Überlegung würde — wenn man einmal von der Steuerung der Innervationsgröße absieht und sich auf den Standpunkt von Braune und Fischer stellt — eine gleichmäßige Beugebewegung im Ellenbogengelenk zur Voraussetzung haben, daß die durch die Verkürzung bedingte Abnahme der Muskelkraft die Zunahme der Hebelarmlänge in ihrer Wirkung auf die Größe des Drehmomentes voll kompensierte. Nur wenn das Absinken der Muskelkraft die Zunahme der Hebelarmlänge soweit ausgleichen würde, daß das Drehmoment, also die beugende Wirkung der Muskeln, während des Verlaufes der Beugung die gleiche Größe beibehielte, würde eine gleichmäßige Bewegung erfolgen können.

Dies ist aber keineswegs der Fall. Legt man die Kurve des Drehmomentes der resultierenden Kraft R aus allen Beugemuskeln zugrunde, die für die Wirkung der Beugemuskulatur maßgebend ist (Abb. 1), so zeigt sich, daß selbst im günstigsten Fall — bei Abnahme der Muskelkraft proportional dem Quadrat der Länge (Kurve C) — das Drehmoment der Beugemuskulatur noch auf den $2^1/_2$fachen Anfangswert ansteigt[1]. Hieraus geht hervor, daß die Abnahme der Muskelkraft gar nicht ausreicht, um die Zunahme der Hebelarmlänge soweit zu

[1] Bei konstanter Muskelkraft steigt das Drehmoment auf den 5fachen Anfangswert an.

kompensieren, wie es zur Erreichung einer auch nur annähernd gleichmäßigen Beugebewegung erforderlich wäre.

Die zweite Folgerung von BRAUNE und FISCHER und auch die von R. FICK vertretene Auffassung, daß in der Zunahme der Drehmomente der Beugemuskeln die Erklärung für die große Tragfähigkeit des hakenförmig gebeugten Armes gegeben sei, würde nur zutreffen, wenn die Größe der Tragfähigkeit des gebeugten Armes, d. h. die größte Last, die bei verschiedenen Beugungsgraden getragen werden kann, unmittelbar durch die Größe des Drehmomentes der Muskeln bestimmt würde. Die Größe der Tragfähigkeit würde aber nur unmittelbar der Größe des Drehmomentes der Beugemuskeln entsprechen, wenn die streckende Wirkung der Last während der Beugung ihre Größe nicht änderte, d. h. wenn der Hebelarm, unter welchem die Last wirkt, während

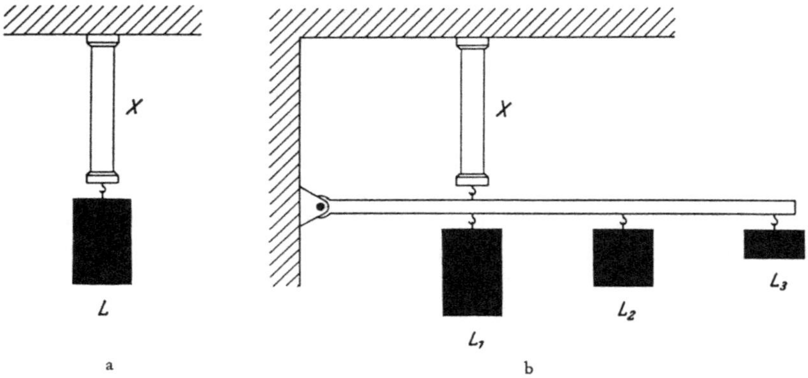

Abb. 2 a u. b. Die Größe der einzelnen Gewichte gibt die Tragfähigkeit des Stabes *X* maßstäblich an a bei direkter Übertragung der Last *L* und b bei Übertragung durch einen Hebel

der Beugung die gleiche Länge beibehielte. Nur unter dieser Voraussetzung würde die größte Last, die der Arm bei jeder Beugestellung tragen kann, also seine Tragfähigkeit, der Größe des Drehmomentes der Muskeln proportional sein. Bleibt dagegen die Länge des Hebelarmes der Last während der Beugung nicht konstant, so nimmt die Tragfähigkeit im umgekehrten Verhältnis ab wie die Länge des Hebelarmes, wenn das Drehmoment der Muskulatur die gleiche Größe beibehält. Dies ist in der schematischen Zeichnung Abb. 2 anschaulich dargestellt.

In der Abb. 2 a sei *L* das größte Gewicht, welches von dem Stab *X* noch getragen werden kann und seine Tragfähigkeit angibt. Wirkt das Gewicht unter einem Hebelarm auf den Stab *X* (Abb. 2 b), so kann der Stab nur ein gleichgroßes Gewicht $L_1 = L$ tragen, wenn die Last, wie in der Abb. 2 a, in Richtung der Achse des Stabes, also unmittelbar auf den Stab wirkt. Je länger der Hebelarm ist, unter welchem die Last auf den Stab wirkt, um so kleiner ist das Gewicht der Last (L_2 bzw. L_3), das der Stab noch tragen kann, um so kleiner also seine Tragfähigkeit, wie die Abb. 2 b veranschaulicht, in welcher mit L_2 und L_3 das größte Gewicht maßstäblich dargestellt ist, das bei verschiedener Hebelarmlänge noch getragen werden kann.

Aber auch, wenn das Drehmoment der Muskeln während der Beugung zunimmt, wie es in Wirklichkeit der Fall ist, so würde die Tragfähigkeit nur dann ansteigen können, wenn die Längenzunahme des Hebelarmes der Muskelkraft während der Beugung verhältnismäßig größer wäre als die Längenzunahme des Hebelarmes der Last, selbst unter der Voraussetzung, daß die Muskelkraft während der Beugung konstant bliebe. Die Länge des Hebelarmes, unter welchem die Last während der Beugung wirkt, wurde aber von BRAUNE und FISCHER nicht untersucht, so daß das Ergebnis ihrer Arbeit gar nicht ausreichte, um den Einfluß der Größenzunahme des Drehmomentes der Beugemuskeln auf die Tragfähigkeit des Armes beurteilen zu können.

In der folgenden Ableitung soll deswegen versucht werden, diese noch offene Frage, d. h. den Einfluß der Beugung auf die Tragfähigkeit des Armes, zu klären.

Für die Tragfähigkeit des gebeugten Armes ist das Größenverhältnis zwischen dem Drehmoment der Resultierenden aus allen bei der Beugung beteiligten Muskelkräften M_R und dem Drehmoment der Last M_P maßgebend. Da bei jeder Beugestellung sich die beiden im entgegengesetzten Sinne drehenden Momente im Gleichgewicht befinden, also das Produkt aus der resultierenden Muskelkraft R und ihrem Hebelarm H_R gleich dem Produkt aus der Last P und ihrem Hebelarm H_P ist — wenn man von den dynamischen Kräften absieht, was, ohne nennenswerten Fehler zu begehen, erlaubt ist — so ergibt sich die Größe der Last P, die bei jedem Beugungsgrad noch getragen werden kann, aus der Gleichung

$$R \cdot H_R = P \cdot H_P$$

$$P = \frac{R \cdot H_R}{H_P}.$$

Demnach sind für die Größe der Tragfähigkeit (T), die der Größe des Gewichtes P entspricht, 3 Faktoren maßgebend, die während der Beugung des Armes ihre Größe ändern:

1. die Größe der Muskelkraft, d. h. die Größe der Resultierenden R aus allen an der Beugung beteiligten Muskeln,
2. die Länge des Hebelarmes H_R, unter welchem die resultierende Muskelkraft auf das Ellenbogengelenk wirkt, und
3. die Länge des Hebelarmes H_P, unter welchem die Last auf das Ellenbogengelenk wirkt.

Unter diesen Faktoren kommt der resultierenden Muskelkraft R eine besondere Bedeutung zu, weil sie im Gegensatz zu den beiden anderen Faktoren eine komplexe Größe darstellt. Ihre Größe wird erstens durch die Größe der motorischen Kraft der einzelnen Muskeln bestimmt und zweitens durch die Art in welcher sich die einzelnen Muskelkräfte bei verschiedenen Beugungsgraden zur resultierenden Muskelkraft R zusammensetzen. Beide Komponenten von R werden durch die Beugung beeinflußt. Die Wirkung der Beugung auf die motorische Kraft der einzelnen Muskeln besteht darin, daß mit zunehmender Verkürzung der Muskeln ihre Kraft kleiner wird, wobei noch nicht geklärt ist, inwieweit die durch die Verkürzung bedingte Abnahme der Muskelkraft eventuell durch eine automatisch gesteuerte Zunahme der Innervationsgröße kompensiert wird. Die Wirkung der Beugung auf die Art der Zusammensetzung der einzelnen Muskelkräfte zur Resultierenden und der dadurch bedingte Einfluß auf die Größe der resultierenden Muskelkraft R wird in den weiteren Ausführungen zusammen mit der Wirkung der Hebelarmlängen H_R und H_P auf die Tragfähigkeit besprochen werden.

Der Einfluß der Beugung auf die Größe der resultierenden Muskelkraft R setzt sich demnach zusammen

1. aus dem Einfluß, den die Beugung auf die Größe der motorischen Muskelkraft selbst hat, und

2. aus dem Einfluß, den die Beugung auf die Umsetzung der gegebenen motorischen Kraft der Muskeln in tragende Kraft ausübt, d. h. auf die im anatomischen Aufbau des Armes verankerten mechanischen Faktoren, welche für die Zusammensetzung der einzelnen Muskelkräfte zu ihrer Resultierenden R maßgebend sind.

Da die folgenden Ableitungen zur Aufgabe haben, den Einfluß der Beugung auf diese letzteren, d. h. auf die im anatomischen Aufbau des Armes verankerten, für die Tragfähigkeit maßgebenden mechanischen Faktoren klarzustellen und der Einfluß der Beugung auf die Größe der Muskelkraft selbst zunächst unberücksichtigt bleiben soll, so wird bei allen Untersuchungen einheitlich eine während der Beugung konstant bleibende Kraftgröße der Muskeln zugrunde gelegt, und zwar die Größe, welche der Summe der physiologischen Querschnitte der einzelnen Beugemuskeln proportional ist.

Um eine klare Vorstellung zu gewinnen, auf welche Weise der gesetzmäßige Einfluß der Beugung auf die Größenänderung der Tragfähigkeit des Armes zustande kommt, soll zunächst der Einfluß der Beugung auf die einzelnen Faktoren R, H_R, H_P untersucht werden, welche die Tragfähigkeit des Armes bestimmen. Diese Untersuchung wird, ebenso wie die Ermittlung der Größenänderung der Tragfähigkeit während der Beugung, an zwei verschieden gelagerten Fällen durchgeführt, um ein möglichst eindeutiges und von Zufälligkeiten unabhängiges Ergebnis zu erzielen, und zwar

1. an einer vereinfachten schematisierten Darstellung der anatomischen Verhältnisse und

2. für den Fall, daß die von Braune und Fischer berücksichtigten und in erster Linie maßgebenden 6 Beugemuskeln wirken unter Zugrundelegung der in ihrer Arbeit für die Drehmomente bzw. Hebelarmlängen dieser Beugemuskeln ermittelten Werte und der entsprechenden Abmessungen des Skeletes, die sich hieraus ergeben.

Bei den Ableitungen wurde, wie gesagt, die vereinfachende Annahme zugrunde gelegt, daß die Kraft der einzelnen Beugemuskeln während der Beugung konstant bleibt. Ferner wurde der Mittelwert der Streckgrenze (174° nach R. Fick) stets mit 0° Beugung bezeichnet.

Erste Ableitung

Der ersten Ableitung ist die schematisierte maßstäbliche Darstellung der anatomischen Verhältnisse (Abb. 3) zugrunde gelegt. Der kleinste Beugewinkel (Abb. 3 a) wurde etwas größer als 20° gewählt, weil bei diesem Beugungsgrad die Beugemuskeln der Oberarmrolle noch nicht aufliegen. Ferner wurde die Vereinfachung getroffen, daß die Oberarmrolle überall den gleichen Durchmesser hat. Mit O ist die Achse des in vertikaler Lage festgestellt gedachten Oberarmes und mit *U* die Achse des im Ellenbogengelenk beweglichen Unterarmes bezeichnet. M_o und M_u geben die Größe und Richtung der Resultierenden aus den Oberarm- bzw. Unterarmmuskeln an, die, weil die Kraft der einzelnen Muskeln entsprechend der getroffenen Annahme während der Beugung konstant bleibt, in den 3 gezeichneten Beugestellungen die gleiche Größe haben. Die Kraft, mit welcher M_o und M_u auf das Ellenbogengelenk wirken, ist gegeben durch die Resultierende *R* aus der Oberarm- und Unterarmmuskulatur. Die Größe und Richtung der Resultierenden *R* ist für jede der gezeichneten Beugestellungen des Ellenbogengelenkes nebenstehend nach dem

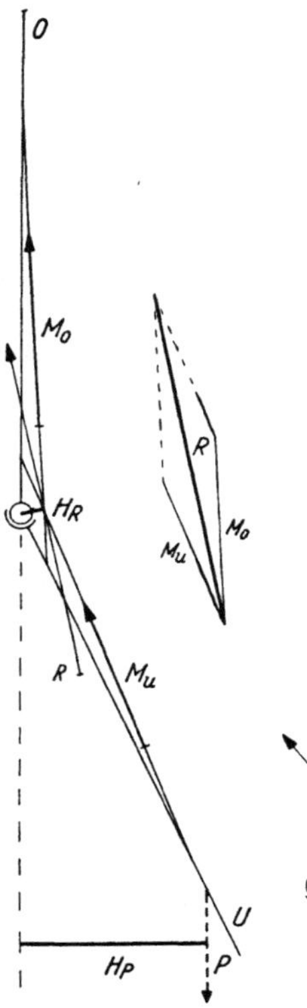

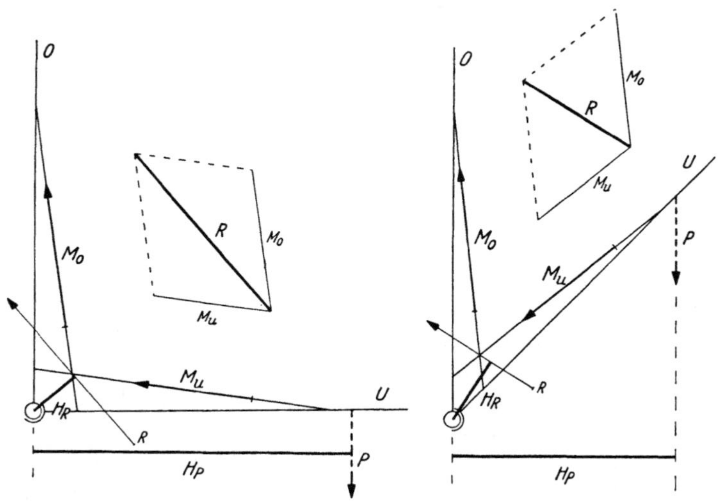

a b c

Abb. 3 a—c. Schematische Darstellung des gesetzmäßigen Einflusses der Beugung des Ellenbogengelenkes auf die für die Tragfähigkeit des Armes maßgebenden Faktoren *R*, H_R, H_P. O Achse des festgestellt gedachten Oberarms. *U* Achse des beweglichen Unterarms. M_O und M_U Resultierende aus den Oberarm- bzw. Unterarmmuskeln. *R* Resultierende aus M_O und M_U, also der gesamten Beugemuskulatur. *P* Wirkungslinie der Last. H_R Hebelarm, unter welchem *R* auf das Ellenbogengelenk wirkt. H_P Hebelarm, unter welchem *P* auf das Ellenbogengelenk wirkt

Parallelogramm der Kräfte ermittelt und auch ihrer Lage nach eingezeichnet. *P* gibt den Angriffspunkt und die Wirkungsrichtung der getragenen Last an, deren Gewicht der Größe der Tragfähigkeit entspricht. Der Hebelarm, unter welchem die resultierende Muskelkraft *R* und die Last *P* bei den 3 gezeichneten Beugestellungen auf das Ellenbogengelenk wirkt, ist mit H_R bzw. H_P bezeichnet.

Der Einfluß der Beugung von 20—130° auf R, H_R und H_P

Die resultierende Muskelkraft *R* ändert bei fortschreitender Beugung ihre Größe und Richtung. Die Größe der Resultierenden *R* ist abhängig von dem Winkel, den die Wirkungslinien von M_o und M_u miteinander bilden, wobei der

Winkel ins Auge gefaßt werden muß, der in den Zeichnungen durch die Resultierende R geschnitten wird, wie später noch näher erläutert wird. Bei geringen Beugungsgraden weicht die Richtung von M_o und M_u nur wenig voneinander ab, wodurch bedingt ist, daß auch ihre Resultierende R nur wenig kleiner ist als die Summe von M_o und M_u. Je stärker das Ellenbogengelenk gebeugt ist, um so größer ist der Winkel, den die Wirkungslinien von M_o und M_u miteinander bilden, und um so kleiner ist die Größe ihrer Resultierenden R.

Hieraus geht hervor, daß auch bei gleichbleibender Kraft der einzelnen Muskeln die Größe der resultierenden Muskelkraft R bei fortschreitender Beugung zunehmend kleiner wird.

Die Länge des Hebelarmes H_R, unter welchem die resultierende Muskelkraft auf das Ellenbogengelenk wirkt, zeigt ein entgegengesetztes Verhalten. Wie aus den Zeichnungen ersichtlich, nimmt die Länge des Hebelarmes H_R bei fortschreitender Beugung stetig zu.

Die Länge des Hebelarmes H_P, unter welchem die Last auf das Ellenbogengelenk wirkt, nimmt bei der Beugung zunächst stark zu, erreicht aber ihr Maximum schon bei rechtwinkeliger Beugestellung und nimmt dann wieder ab.

Der Einfluß der Beugung von 0—20° auf R, H_R und H_P

Die Ableitung wurde zunächst nur für 20—130° Beugung durchgeführt, weil für die Beugung von 0—20° besondere Verhältnisse maßgebend sind. Denn während der Beugung von 0—20° gewinnt die Oberarmrolle einen gesetzmäßigen Einfluß auf die Größe der beiden Komponenten R und H_P des Drehmomentes der resultierenden Muskelkraft M_R. Verfolgt man die Lage der Muskeln einmal bei der Streckung des gebeugten Armes, so zeigt sich, daß in der schematischen Zeichnung (Abb. 4) ihre Resultierende R_M bei einem Beugewinkel von 20° zum Anliegen an die Oberarmrolle kommt und bei weiterer Streckung des Ellenbogengelenkes durch diese zunehmend aus ihrem Verlauf abgelenkt wird. Die Oberarmrolle verhindert, daß sich bei Abnahme des Beugewinkels von 20 auf 0° die Resultierende R_M der Achse des Ellenbogengelenkes weiter nähert, wodurch bedingt ist, daß der Hebelarm der resultierenden Muskelkraft H_R während der Beugung von 0—20° eine konstante Länge hat. Seine Länge entspricht dem Halbmesser der Rolle, wie aus der schematischen Darstellung (Abb. 4) hervorgeht.

Auch die Größe der resultierenden Muskelkraft bleibt während der Beugung von 0—20° konstant, wie aus der maßstäblichen Darstellung Abb. 5 ersichtlich ist. Bestimmend für die Größe der resultierenden Muskelkraft ist der schraffierte Winkel α, den die Wirkungsrichtungen der Resultierenden M_o und M_u aus der Oberarm- bzw. Unterarmmuskulatur miteinander bilden; d.h. der Winkel, den der längere, abgelenkte Anteil der Wirkungsrichtung von M_u mit dem kürzeren, nicht abgelenkten Anteil der Wirkungsrichtung von M_o bildet bzw. der α gegenüberliegende Winkel. Der Winkel α bleibt konstant, solange die Muskeln der Rolle anliegen, weil die beiden ihn einschließenden Anteile der Wirkungsrichtung von M_o und M_u die Rolle tangieren und ihre Schnittpunkte mit der Unterarmachse U ihre Lage während der Beugung nicht ändern. Infolgedessen hat der Winkel α in den drei gezeichneten Beugestellungen die gleiche Größe trotz der verschieden starken Ablenkung der Wirkungsrichtung von M_o und M_u durch die Oberarmrolle. Bei der nebenstehenden Ermittlung der Größe der resultierenden Muskelkraft R aus M_o und M_u nach dem Parallelogramm der Kräfte (in Bezug auf den Unterarm [2]) hat der Winkel α' in jedem Falle die gleiche Größe wie der Winkel α, woraus hervorgeht, daß auch die resultierende Muskelkraft R während der Beugung von 0—20° die gleiche Größe beibehält.

Während die Größe von R und H_R und damit die Größe des Drehmomentes der resultierenden Muskelkraft M_R von 0—20° Beugung konstant bleibt, nimmt der Hebelarm der Last H_P, der bei 0° sehr klein ist, während der gleichen Beugebewegung erheblich an Länge zu. Seine verhältnismäßige Längenzunahme im Vergleich zur konstant bleibenden Länge des Hebelarmes der resultierenden Muskelkraft ist in der Abb. 4 oben rechts veranschaulicht.

Um den beschriebenen Einfluß der Beugung auf die 3 Faktoren R, H_R und H_P leichter überblicken und vergleichen zu können, ist in den Abb. 6, 7 und 8 ihre Größenänderung anschaulich dargestellt. In jeder der Abbildungen ist die verhältnismäßige Größenänderung der Werte durch vertikale Linien maßstäblich angegeben. Für die einzelnen Abbildungen wurde ein verschiedener Maßstab gewählt, indem in allen 3 Abbildungen der Höchstwert in der gleichen Länge dargestellt wurde, um die verhältnismäßige Größenänderung der 3 Komponenten während der Beugung besser miteinander vergleichen zu können. Dies ist zulässig, weil nicht die absolute Größenänderung, sondern das Verhältnis der einzelnen Komponenten zueinander für die Schwankung der Tragfähigkeit des Armes während der Beugung maßgebend ist.

Die Größe der resultierenden Muskelkraft R (Abb. 6) sowie die Längen ihres Hebelarmes H_R (Abb. 7) und des Hebelarmes der Last H_P (Abb. 8) sind für den Bereich der Beugung (20 bis

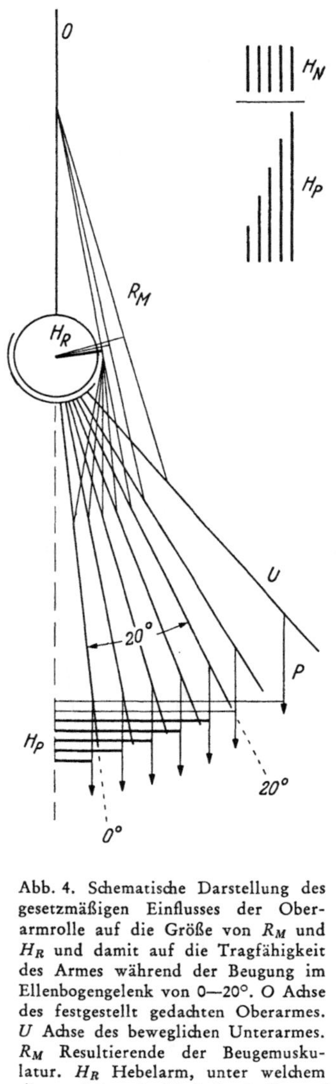

Abb. 4. Schematische Darstellung des gesetzmäßigen Einflusses der Oberarmrolle auf die Größe von R_M und H_R und damit auf die Tragfähigkeit des Armes während der Beugung im Ellenbogengelenk von 0—20°. O Achse des festgestellt gedachten Oberarmes. U Achse des beweglichen Unterarmes. R_M Resultierende der Beugemuskulatur. H_R Hebelarm, unter welchem die resultierende Muskelkraft R_M auf das Ellenbogengelenk wirkt. P Wirkungslinie der Last. H_P Hebelarm, unter welchem die Last P auf das Ellenbogengelenk wirkt. Durch dicke Linien sind der Hebelarm H_R während der Beugung von 0—20° gekennzeichnet, wo er die gleiche Länge beibehält sowie die Hebelarme der Last H_P während der gleichen Beugebewegung. Die dünnen Linien geben die Länge der Hebelarme H_R und H_P über 20° Beugung an

[2] Für eine analoge Ermittlung von R in Bezug auf den Oberarm, die zum gleichen Resultat führt, müßte der α gegenüberliegende Winkel zugrunde gelegt werden, der die gleiche Größe wie α hat.

130°), in welchem die Muskeln noch nicht durch die Oberarmrolle abgelenkt werden, durch dicke durchgehende Linien dargestellt und für den Bereich der Beugung, in welchem die Muskeln der Oberarmrolle anliegen und aus ihrer Richtung abgelenkt werden (0—20°), durch gestrichelte Linien angegeben. Ebenso sind die dünnen Linien, welche die Enden der dick gezeichneten Linien

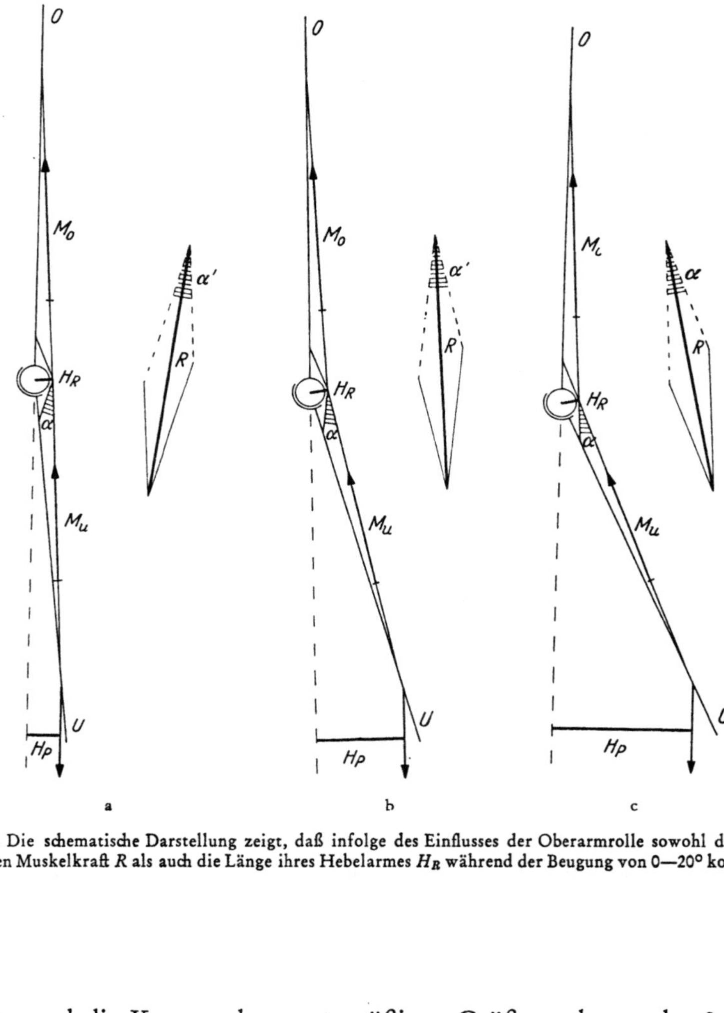

Abb. 5 a—c. Die schematische Darstellung zeigt, daß infolge des Einflusses der Oberarmrolle sowohl die Größe der resultierenden Muskelkraft R als auch die Länge ihres Hebelarmes H_R während der Beugung von 0—20° konstant bleibt

verbinden und die Kurven der gesetzmäßigen Größenordnung der 3 Komponenten während der Beugung von 0—130° zeigen, für 0—20° Beugung gestrichelt.

Aus der Abb. 6 ist ersichtlich, daß die Größe der resultierenden Muskelkraft R während der Beugung von 0—20° ihre Größe beibehält und bei der weiteren Beugung fortschreitend abnimmt. Die Abb. 7 zeigt, daß der Hebelarm der resultierenden Muskelkraft H_R ebenfalls während der Beugung von 0—20° seine Länge beibehält, daß dann aber bis zum Ende der Beugung (130°) seine Länge fortschreitend zunimmt. Die Abb. 8 veranschaulicht die Längenänderung des Hebelarmes der Last H_P, der zu Beginn der Beugung verhältnismäßig klein ist, bis etwa 85° stark an Länge zunimmt und dann wieder kleiner wird. Gleichzeitig erlauben die Kurven der Abb. 6, 7

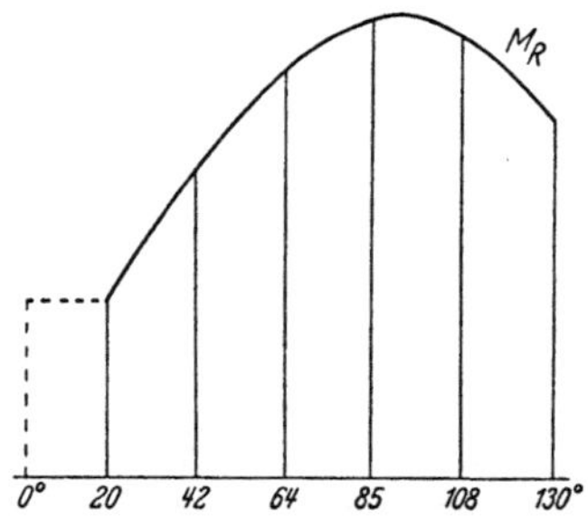

Abb. 9. Kurve des Drehmomentes der resultierenden Muskelkraft M_R

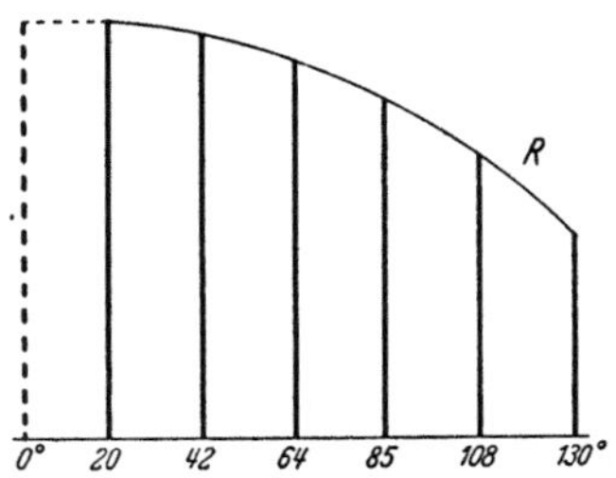

Abb. 6. Kurve der resultierenden Muskelkraft R

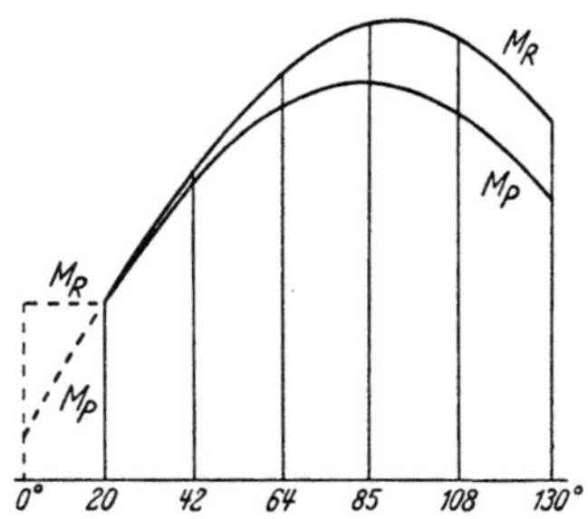

Abb. 10. Kurven des Drehmomentes M_R der resultierenden Muskelkraft und des Drehmomentes M_R der Last

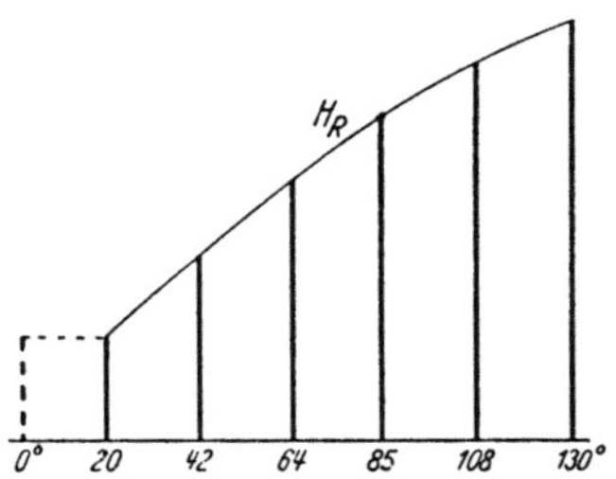

Abb. 7. Kurve des Hebelarmes H_R der resultierenden Muskelkraft

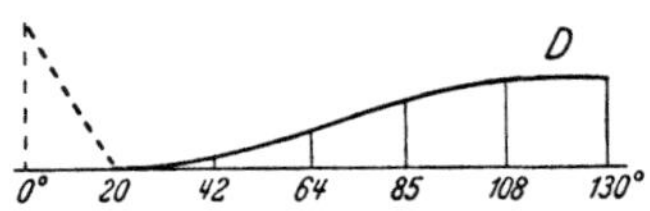

Abb. 11. Differenz der beiden Drehmomente (M_R—M_P)

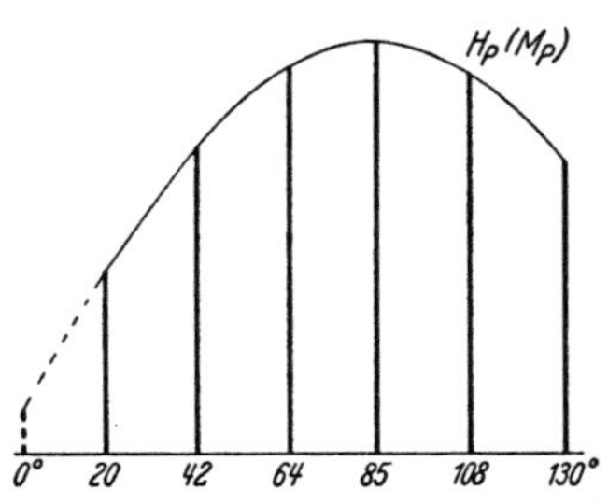

Abb. 8. Kurve des Hebelarmes H_P der Last

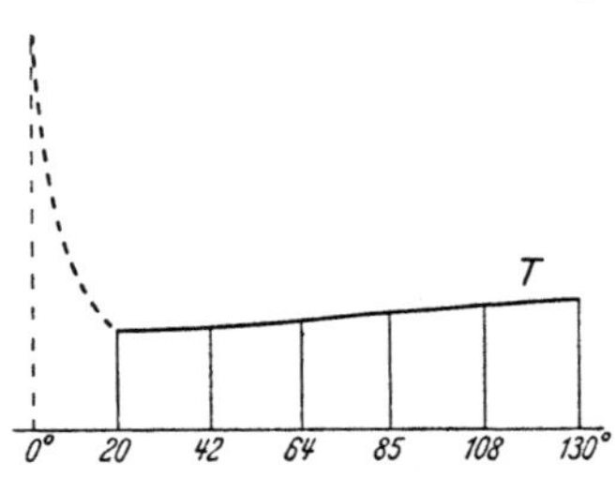

Abb. 12. Kurve der Tragfähigkeit T

und 8 einen Vergleich der gesetzmäßigen verhältnismäßigen Größenänderung der einzelnen Faktoren während der Beugung.

Um ferner den Einfluß der Beugung auf die Größenänderung der beiden Drehmomente M_R und M_P zu veranschaulichen und ihre verhältnismäßige Größenänderung während der Beugung miteinander vergleichen zu können, wurden in den Abb. 9 und 10 die Kurven der Drehmomente M_R und M_P

maßstäblich und in beiden Abbildungen im gleichen Maßstab dargestellt. Da die Last während der Beugung ihre Größe nicht ändert, so ist die Länge des Hebelarmes für die verhältnismäßige Größenänderung des Drehmomentes der Last allein verantwortlich. Deshalb stellt die Kurve der Abb. 8 gleichzeitig auch die Kurve der verhältnismäßigen Größenänderung des Drehmomentes der Last M_P dar. Der gemeinsame Maßstab der Abb. 8—10, der auch für die Abb. 11 gilt, wurde derart gewählt, d. h. das Gewicht der Last wurde so groß angenommen, daß sich die Kurven des Drehmomentes der resultierenden Muskelkraft M_R und der Last M_P in einem Punkte berühren (bei 20° Beugung), und zwar aus folgendem Grunde. Da bei gleichbleibendem Gewicht der Last die Größenänderung des Drehmomentes der Last allein durch die Hebelarmlänge bestimmt wird, so kann die Last eine beliebige Größe haben, ohne daß sich das gegenseitige Größenverhältnis der Drehmomente der Last bei verschiedenen Beugungsgraden ändert. Infolgedessen durfte das Gewicht der Last beliebig groß gewählt werden und wurde bei der Darstellung des Drehmomentes der Last M_P so groß angenommen, daß dieses bei keinem Beugungsgrad größer war und im Grenzfalle die gleiche Größe hat, wie das Drehmoment der resultierenden Muskelkraft M_R, so daß sich die Kurven der beiden Momente im Grenzfalle berühren. Die Kurve des Drehmomentes der Last durfte aber nicht höher liegen, bzw. das Gewicht der Last durfte nicht größer gewählt werden, weil die Muskelkraft bei jeder Beugestellung die Last überwinden muß, wenn die Beugung weitergehen soll; andererseits war es der Anschaulichkeit wegen vorteilhaft, das Gewicht der Last möglichst groß zu wählen, und zwar so groß, daß die beiden Kurven in einem Punkt zusammenfallen, weil hierdurch die Größendifferenz zwischen den beiden Drehmomenten bei jedem Beugungsgrad bzw. ihre verhältnismäßige gegenseitige Größenänderung im Verlauf der Beugung unmittelbar in Erscheinung tritt. In der Abb. 11 ist außerdem noch die Differenz der beiden Kurven, also die Differenz der beiden Drehmomente bei den einzelnen Beugungsgraden im gleichen Maßstab dargestellt.

Die Kurve Abb. 9 lehrt, daß das Drehmoment der resultierenden Muskelkraft M_R schon bei 0° Beugung relativ groß ist, während der Beugung von 0—20° die gleiche Größe beibehält, dann stark ansteigt bis etwa 90° Beugung und danach wieder abfällt. Das Drehmoment der Last M_P ist dagegen, wie aus der Abb. 10 ersichtlich, zu Beginn der Beugung (0°) sehr klein im Verhältnis zum Drehmoment der Muskelkraft M_R, steigt aber im Gegensatz zum Drehmoment der resultierenden Muskelkraft M_R von vornherein steil an, so daß es schon bei 20° die gleiche Größe hat wie dieses, während es im weiteren Verlauf der Beugung einen wesentlich kleineren Anstieg zeigt als das Drehmoment der resultierenden Muskelkraft M_R. Seine Kurve erreicht bei etwa 85° Beugung ihr Maximum, um dann wieder abzufallen.

Auch aus der Abb. 11, welche die Differenz der Kurven der beiden Drehmomente veranschaulicht, geht hervor, daß zu Beginn der Beugung das Kraftmoment M_R wesentlich größer ist als das Lastmoment M_P, bei 20° die gleiche Größe hat und im weiteren Verlauf der Beugung wieder zunehmend das Lastmoment an Größe übersteigt.

Die Ermittlung der Tragfähigkeit T während der Beugung von 0—130°

Zuletzt wurde noch die Tragfähigkeit T des Armes während der Beugung, also die Größe des Gewichtes P, das bei den verschiedenen Beugungsgraden getragen werden kann, nach der Gleichung

$$P = \frac{R \cdot H_R}{H_P}$$

ermittelt, deren einzelne Größen der maßstäblichen schematischen Darstellung Abb. 3 entnommen und für die fehlenden Beugungsgrade noch graphisch ermittelt wurden. In der Abb. 12, welche den gleichen Maßstab aufweist, wie die Abb. 9 bis 11, ist die Kurve der Tragfähigkeit T niedergelegt. Sie gibt für jeden Beugungsgrad das Verhältnis des Drehmomentes der resultierenden Muskelkraft M_R zur Länge des Hebelarmes der Last H_P und damit die verhältnismäßige Größenänderung der Tragfähigkeit während der Beugung von 0—130° an.

Die Kurve lehrt, daß *die Tragfähigkeit zu Beginn der Beugung* (0°) *bei weitem am größten ist, gleich steil abfällt bis auf ihren kleinsten Wert, der bei 20° Beugung liegt, und im weiteren Verlauf der Beugung wieder langsam an Größe zunimmt.*

Zweite Ableitung

Während in der ersten Ableitung der Einfluß der Beugung auf die einzelnen für die Tragfähigkeit maßgebenden Komponenten an einer vereinfachten schematischen Darstellung der anatomischen Verhältnisse ermittelt wurde, wird die folgende analoge Untersuchung unter Zugrundelegung der von Braune und Fischer ermittelten Werte für die Drehmomente der einzelnen Beugemuskeln durchgeführt.

Von Braune und Fischer wurden lediglich die Drehmomente der einzelnen Beugemuskeln und die Längen der Hebelarme ermittelt, unter welchen diese am Ellenbogengelenk wirken. Die Größe der Resultierenden R aus den 6 berücksichtigten Beugemuskeln sowie die Länge des Hebelarmes der resultierenden Muskelkraft H_R, die beide zur Durchführung dieser Untersuchung bekannt sein müssen, wurden von Braune und Fischer nicht festgestellt. Die Ableitung dieser beiden Größen, die teils auf Grund der von Braune und Fischer ermittelten Werte für die Drehmomente und Hebelarmlängen der einzelnen Muskeln unmittelbar, teils unter ihrer Kontrolle möglich ist, muß deshalb zunächst durchgeführt werden.

Die Ermittlung von M_R

Die Größen des Drehmomentes der Resultierenden M_R aus den von Braune und Fischer berücksichtigten Beugemuskeln wurde durch Summation der Werte für die Drehmomente der 6 Beugemuskeln bei den einzelnen Beugungsgraden ermittelt. Die entsprechenden Werte sind in Tabelle 7 unter M_R eingetragen, und die Kurve des Drehmomentes der resultierenden Muskelkraft ist analog der Darstellung von Braune und Fischer für die Drehmomente

Tabelle 7. *Die Längen des Hebelarmes H_R, unter welchem die resultierende Muskelkraft R auf das Ellenbogengelenk wirkt*

(Errechnet aus den Größen von M_R und R.)

$$H_R = \frac{M_R}{R}.$$

∢	M_R mm/kg	R kg	H_R mm	∢	M_R mm/kg	R kg	H_R mm
0°	264	32,08	8,23	70°	1041	28,10	37,07
10°	340	31,96	10,63	85°	1197	26,22	45,67
20°	430	31,82	13,52	100°	1307	23,93	54,70
40°	661	31,00	21,32	115°	1255	20,83	60,30
55°	859	29,77	28,86	130°	1117	17,21	65,00

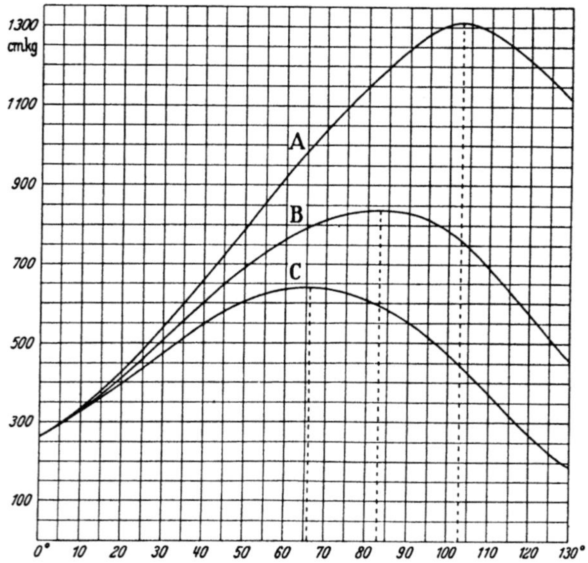

Abb. 13. Kurve des Drehmomentes der resultierenden Muskelkraft M_R. *A* für konstante Muskelkraft, *B* für Abnahme der Muskelkraft proportional der „Länge", *C* für Abnahme der Muskelkraft proportional dem Quadrat der „Länge"

der einzelnen Beugemuskeln in der Abb. 13 niedergelegt. Die Kurve A gilt für die einheitlich zugrunde gelegte Annahme, daß die Kraft der einzelnen Muskeln während der Beugung konstant bleibt. Ihre Werte dienen der weiteren Untersuchung als Grundlage. Außerdem wurden noch die Kurven B und C ermittelt, welche für die Annahme gelten, daß die Muskelkraft proportional der Länge bzw. proportional dem Quadrat der Länge abnimmt (s. Tabelle 8). Die Kurve A für konstante Muskelkraft zeigt einen recht steilen Anstieg bis etwa 100° Beugung und fällt danach allmählich ab.

Die Ermittlung von R

Die Ermittlung der Größe der resultierenden Muskelkraft *R* konnte nicht unmittelbar aus den von Braune und Fischer mitgeteilten Werten erfolgen, weil hierzu außer der bekannten Größe der einzelnen Muskelkräfte auch noch deren Richtung und Lage bei den verschiedenen Beugungsgraden bekannt sein muß. Deshalb war es zunächst erforderlich, die Richtung der einzelnen Muskelresultanten bei den verschiedenen Beugungsgraden am Skelet zu ermitteln. Hierzu wurde ein Armskelet ausgewählt, bei welchem die Entfernung der Ursprungs- und Ansatzstelle von der Ellenbogengelenkachse und damit die Lage und Richtung der einzelnen Muskelresultanten eine derartige war, daß

Tabelle 8. *Die Drehmomente der resultierenden Muskelkraft M_R für den Fall, daß A. die Kraft der einzelnen Muskeln während der Beugung konstant bleibt, B. proportional der Länge und C. proportional dem Quadrat der Länge abnimmt*

∢	A	B	C
	M_R $R = \text{konstant}$	M_R $R = P_0\left(1 - \frac{10}{17\,v_1}\,V\right)$	M_R $R = P_0\left(1 - \frac{10}{17\,v_1}\,V\right)^2$
0°	264	264	264
5°	299	296	293
10°	340	334	329
15°	383	372	362
20°	430	414	399
25°	483	460	437
30°	540	509	475
35°	599	555	514
40°	661	602	548
45°	724	646	578
50°	789	689	603
55°	859	734	625
60°	923	763	636
65°	984	791	640
70°	1041	813	636
75°	1096	827	625
80°	1148	836	606
85°	1197	838	584
90°	1243	829	554
95°	1283	814	516
100°	1307	786	473
105°	1311	745	422
110°	1287	690	370
115°	1255	630	317
120°	1215	573	272
125°	1167	515	226
130°	1117	455	189

die Hebelarmlänge der einzelnen Muskeln dem von BRAUNE und FISCHER ermittelten Mittelwert der Hebelarmlängen möglichst nahe kam. Auf diesem Wege wurde mit Hilfe der gegebenen Hebelarmlängen die Richtung der einzelnen Muskelresultanten, die zu den von BRAUNE und FISCHER angegebenen Drehmomenten gehören, mit hinreichender Genauigkeit festgestellt.

Das ausgewählte Armskelet wurde in 10 verschiedenen Beugestellungen auf die Papierebene projiziert und in jede der gezeichneten Beugestellungen die Resultanten der 6 Beugemuskeln eingezeichnet, indem der Mittelpunkt der zugehörigen Ursprungs- und Ansatzfläche eines jeden Muskels durch eine Gerade verbunden wurde. Es wurden nur 10 Beugestellungen gewählt, weil eine Ermittlung der Muskelrichtungen von 5 zu 5° Beugung die an und für sich schon recht zeitraubende Arbeit noch wesentlich vergrößert hätte, ohne daß hierdurch das Ergebnis entsprechend an Zuverlässigkeit gewonnen hätte. Dann wurden für jeden der gewählten 10 Beugungswinkel die einzelnen Resultanten der Oberarm- und Unterarmmuskeln nach dem Parallelogramm der Kräfte zu je einer Resultierenden (R_O und R_U in den theoretischen Zeichnungen) zusammengefaßt auf Grund der bekannten Kraftgrößen der einzelnen Muskeln, die auch bei jeder Beugestellung ihrem Querschnitt proportional sind, weil die Untersuchung für konstante Muskelkraft durchgeführt wurde. Die beiden Resultierenden aus der Oberarm- und Unterarmmuskulatur wurden wieder nach dem Parallelogramm der Kräfte in jeder Darstellung zu einer Resultierenden zusammengefaßt und damit die Größe und Richtung der Resultierenden R aus allen 6 Beugemuskeln für jede der 10 gezeichneten Beugestellungen des Armes gefunden. Die Größen der Resultierenden R sind in der Tabelle 7 unter R angegeben.

Die Ermittlung von H_R

Die Länge des Hebelarmes H_R, unter welchem die resultierende Muskelkraft R bei den einzelnen Beugungsgraden auf das Ellenbogengelenk wirkt, ergibt sich aus dem Quotienten, in dessen Zähler das ermittelte Drehmoment der resultierenden Muskelkraft M_R und in dessen Nenner die Größe der resultierenden Muskelkraft R steht.

$$H_R = \frac{M_R}{R}.$$

Die auf diesem Wege ermittelten Längen des Hebelarmes der resultierenden Muskelkraft H_R sind in der Tabelle 7 unter H_R eingetragen.

Die Ermittlung der verhältnismäßigen Längenänderung des Hebelarmes der Last H_P

Da die Last während der Beugung ihre Größe beibehält, so ist es nicht erforderlich, die absolute Länge des Hebelarmes H_P bei den einzelnen Beugungsgraden festzustellen, sondern es genügt, wenn die verhältnismäßige Längenänderung des Hebelarmes der Last während der Beugung bekannt ist. Der Hebelarm H_P hat bei vertikaler Richtung der Oberarmachse seine größte Länge, wenn die Unterarmachse einen rechten Winkel mit der Oberarmachse bildet, also bei einem Beugungswinkel von 84°, weil die mittlere Streckgrenze (174°) einheitlich mit 0° Beugung bezeichnet ist. Bei rechtwinkliger Beugestellung (Beugungswinkel 84°) entspricht seine Länge dem Abstand des Angriffspunktes der Last an der Hand von der Achse des Ellenbogengelenkes. Im Verhältnis zu dieser größten Länge wurde seine Länge für die gewählten 10 Beugestellungen ermittelt. Die Größe der verhältnismäßigen Länge von H_P bei den einzelnen Beugungsgraden, auf die größte Länge $= 1$ bezogen, entspricht dem Cosinus des Winkels α, den die Unterarmachse jeweils mit der Horizontalen bildet (Tabelle 9).

In den Abb. 14—19 ist in analoger Weise wie in den Abb. 6—11 der ersten Ableitung die verhältnismäßige Größenänderung der resultierenden Muskelkraft R, ihres Hebelarmes H_R sowie des Hebelarmes der Last H_P anschaulich dargestellt, wobei wieder in alle Abbildungen der Größtwert in derselben Länge eingezeichnet wurde, um die verhältnismäßige Größenänderung der 3 Werte unmittelbar miteinander vergleichen zu können. Vergleicht man die Kurven mit den entsprechenden Kurven der Abb. 6, 7 und 8 der ersten

Tabelle 9. *Die Winkel, welche die Unterarmachse mit der Horizontalen bildet, wenn (I) der Oberarm während der Beugung eine vertikale Richtung beibehält (α) und (II), wenn der Angriffspunkt der Last stets lotrecht unter dem Schultergelenkdrehpunkt liegt (β)*

∢ (Braune und Fischer)	∢ α	cos α	∢ β	cos β
0°	84°	0,1045	87°	0,052
5°	79°	0,191	84° 20′	0,099
10°	74°	0,276	81° 50′	0,142
15°	69°	0,358	79° 20′	0,185
20°	64°	0,438	76° 50′	0,228
25°	59°	0,515	74° 20′	0,270
30°	54°	0,588	71° 45′	0,313
35°	49°	0,656	69° 10′	0,356
40°	44°	0,719	66° 40′	0,396
45°	39°	0,777	64° 10′	0,436
50°	34°	0,829	61° 40′	0,475
55°	29°	0,874	59° 10′	0,513
60°	24°	0,913	56° 35′	0,551
65°	19°	0,946	54° 0′	0,588
70°	14°	0,970	51° 20′	0,625
75°	9°	0,988	48° 50′	0,658
80°	4°	0,998	46° 20′	0,690
85°	− 1°	1,000	43° 45′	0,724
90°	− 6°	0,995	41° 15′	0,752
95°	−11°	0,982	38° 40′	0,781
100°	−16°	0,961	36° 05′	0,808
105°	−21°	0,934	33° 25′	0,835
110°	−26°	0,899	30° 50′	0,859
115°	−31°	0,857	28° 20′	0,880
120°	−36°	0,809	25° 35′	0,903
125°	−41°	0,755	23° 0′	0,921
130°	−46°	0,695	20° 10′	0,939

Ableitung, so ergibt sich, daß die Kurven der verhältnismäßigen Größenänderung der 3 Faktoren in ihrer grundsätzlichen Eigenart eine volle Übereinstimmung zeigen. Die einzige Abweichung besteht darin, daß die Kurve für den Hebelarm H_R im Vergleich zur analogen Kurve der ersten Ableitung Abb. 7 nicht den ausgesprochenen Knick bei 20° Beugung aufweist, also nicht ihre Höhe bis 20° Beugung beibehält, sondern schon während der Beugebewegung von 0—30° einen gewissen Anstieg zeigt, der aber wesentlich kleiner ist als im weiteren Verlauf der Beugung. Diese unwesentliche Abweichung findet ihre Erklärung in Folgendem:

Der ersten Ableitung war die vereinfachende Annahme zugrunde gelegt, daß die Oberarmrolle die Form einer zylindrischen Walze von überall gleichem Durchmesser hat, der etwa dem mittleren Durchmesser der Rolle des anatomischen Präparates entspricht; ferner, daß sich die Resultanten der einzelnen Muskeln und damit auch die Resultierende R aus allen Beugemuskeln während der Streckung des gebeugten Armes bei 20° Beugung der Oberarmrolle unmittelbar anlegt und bis zur vollen Streckung diese Lage beibehält. Die Untersuchung von Braune und Fischer erfolgte dagegen am Präparat. Die Muskeln waren durch Fäden ersetzt. Da die Oberarmrolle in Wirklichkeit an verschiedenen Stellen einen verschieden großen Durchmesser hat, so kommen die einzelnen Muskeln bzw. die sie ersetzenden Fäden, welche ihre Resultanten darstellen, bei der Streckung des gebeugten Armes nicht gleichzeitig, sondern nacheinander, früher oder später, zum Anliegen an die Rolle. Ferner bleibt

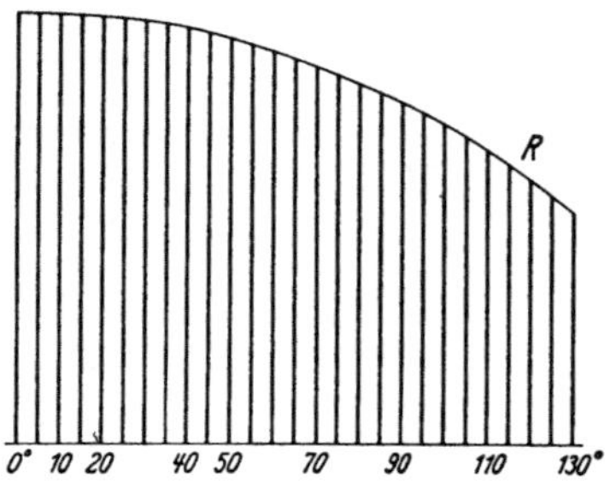

Abb. 14. Kurve der resultierenden Muskelkraft *R*

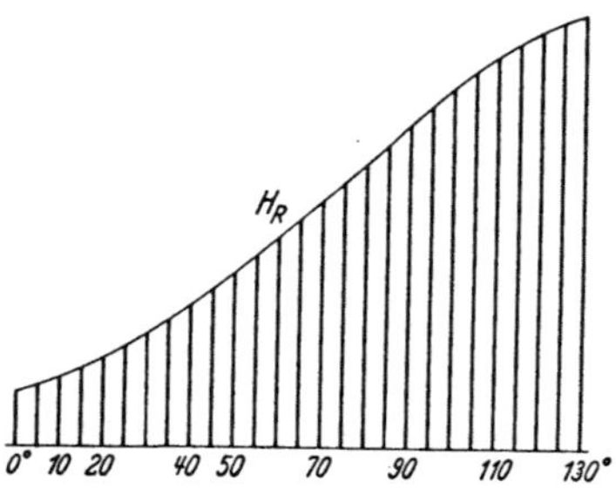

Abb. 15. Kurve des Hebelarmes H_R der resultierenden Muskelkraft

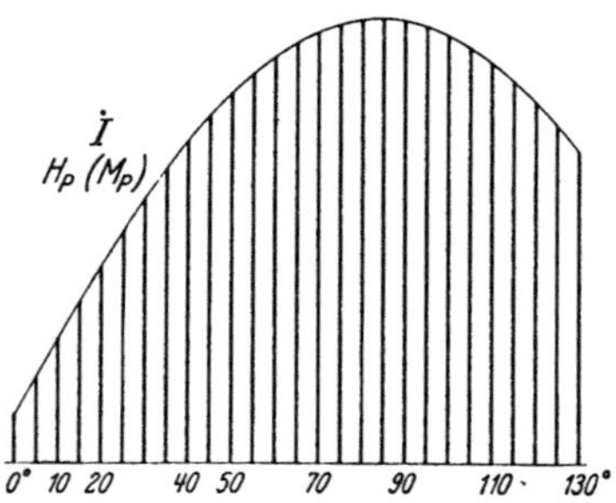

Abb. 16. Kurve des Hebelarmes H_P der Last

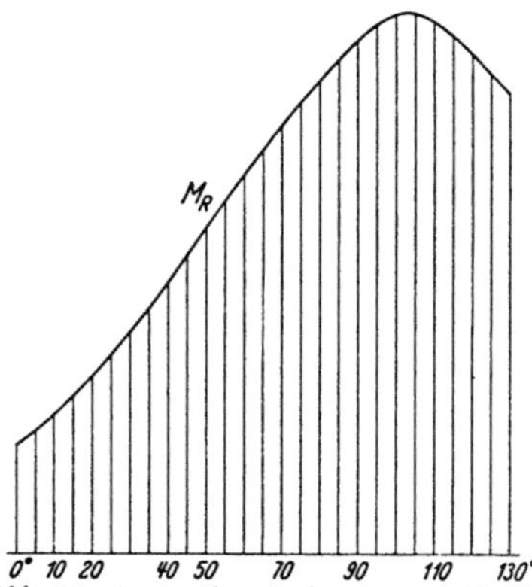

Abb. 17. Kurve des Drehmomentes M_R der resultierenden Muskelkraft

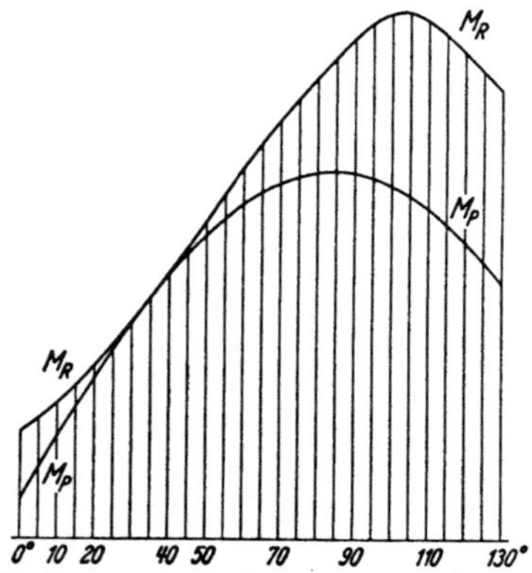

Abb. 18. Kurven des Drehmomentes M_R der resultierenden Muskelkraft und des Drehmomentes M_P der Last

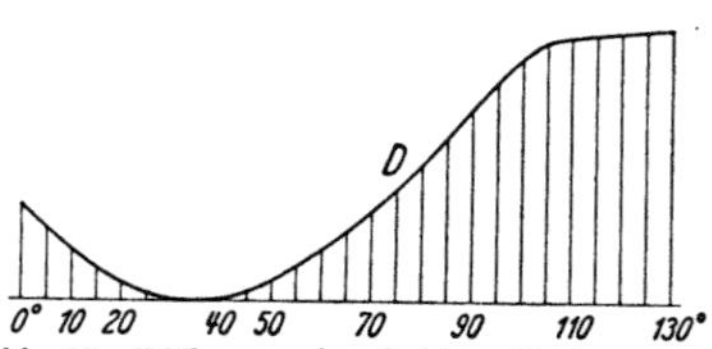

Abb. 19. Differenz der beiden Drehmomente (M_R—M_P)

der durch den verschieden großen Durchmesser der Rolle bestimmte Abstand der Muskelresultanten von der Ellenbogengelenkachse bei einzelnen Muskeln größer, bei anderen kleiner bis zur vollen Streckung. Hierdurch ist bedingt, daß der Einfluß der Rolle auf die Länge des Hebelarmes der resultierenden Muskelkraft H_R nicht erst bei 20° Beugung und dann plötzlich und bis zur vollen Streckung gleichbleibend in die Erscheinung tritt, sondern daß er früher einsetzt und mehr schleichend auf einen kleineren Wert absinkt als in der ersten Ableitung. Mit anderen Worten, die fortschreitende Verkürzung des Hebelarmes der Resultierenden H_R während der Streckung des gebeugten Armes wird schon bei etwa 30° durch die Oberarmrolle verzögert und erreicht am Ende der Streckung einen etwas kleineren Wert als in der ersten Ableitung, bei welcher die Oberarmrolle an jeder Stelle den gleichen Durchmesser hatte und sich die Resultierende R aus allen Muskelresultanten der Rolle unmittelbar anlegte.

Außerdem kommt bei der Versuchsanordnung, die BRAUNE und FISCHER zur Ermittlung der Drehmomente aus den Verkürzungen der Muskeln anwandten, die Wirkung der Rolle auch deshalb nicht voll zur Geltung, weil der Faden des Ext. carp. rad. long., der im Leben durch die Fascie stets nach vorn vom Epicondylus gehalten wird, bei geringem Beugungsgrade seitlich von der Rolle abglitt. Dies geht aus den Werten hervor, die BRAUNE und FISCHER für seine Hebelarmlängen (Drehmomente) bei den einzelnen Beugungsgraden angeben. Nach der Tabelle 2, in welcher der Hebelarm des Ext. carp. rad. long. bis 10° ein negatives Vorzeichen hat, wirkt der Muskel bis zu diesem Beugungsgrade streckend auf das Ellenbogengelenk. Infolge seiner streckenden Wirkung bis 10° Beugung ist die resultierende Muskelkraft R und ihr Drehmoment zu Beginn der Beugung etwas zu klein. Dies, sowie die früher einsetzende und allmählich fortschreitende Wirkung der Oberarmrolle auf die Ablenkung der Resultierenden R erklären die Tatsache, daß nicht, wie in der ersten Ableitung an der schematischen Darstellung der Einfluß der Oberarmrolle sich plötzlich bei 20° und von 20—0° gleichbleibend dokumentiert, sondern entsprechend früher einsetzt und zu einem leichten Abfallen der Kurven von etwa 35—0° Beugung auf einen verhältnismäßig niedrigeren Wert führt. *Berücksichtigt man diese Abweichungen, so zeigen die Kurven der ersten und zweiten Ableitung genau den gleichen gesetzmäßigen Einfluß der Beugung auf die für die Tragfähigkeit maßgebenden Faktoren R, H_R, H_P.*

Deshalb tritt auch bei den Abb. 17, 18 und 19, in welchen die Größenänderung des Drehmomentes der resultierenden Muskelkraft M_R und der Last M_P sowie ihre Differenz D in analoger Weise dargestellt ist wie in den entsprechenden Abbildungen der ersten Ableitung, der Einfluß der Oberarmrolle auf das Drehmoment M_R mehr schleichend in Erscheinung, während im übrigen die Kurven in ihrer grundsätzlichen Eigenart eine volle Übereinstimmung mit den entsprechenden Kurven der ersten Ableitung zeigen. Wieder ist charakteristisch, daß das Drehmoment der resultierenden Muskelkraft M_R zu Beginn der Beugung (0°) wesentlich größer ist als das Drehmoment der Last M_P, bei etwa 30° Beugung seinen kleinsten Wert und bei dem gewählten Maßstab die gleiche Größe hat wie das Lastmoment und während der weiteren Beugung wieder zunehmend das Lastmoment M_P an Größe übersteigt.

Bei der zweiten Ableitung zeigen also sowohl die Kurven der einzelnen Komponenten R, H_R und H_P als auch die Kurven der Drehmomente M_R und M_P, sowie ihrer Differenz D die gleiche Gesetzmäßigkeit des Verlaufes wie bei der ersten Ableitung.

Die Ermittlung der Tragfähigkeit T

Bei diesen der Wirklichkeit nahen Verhältnissen kann die Tragfähigkeit nicht in der gleichen Weise ermittelt werden wie bei der schematischen Darstellung der anatomischen Verhältnisse. Dort war der Unterarm gewichtslos angenommen, so daß außer der getragenen Last *P*, deren Gewicht die Tragfähigkeit angibt, kein weiteres Gewicht dem Drehmoment der resultierenden Muskelkraft M_R entgegenwirkte; eine vereinfachende Voraussetzung, die in Wirklichkeit nicht zutrifft, weil das Eigengewicht von Unterarm und Hand im gleichen Drehsinn wirkt wie die Last *P*, welche die Tragfähigkeit angibt, und deren Größe allein bestimmt werden muß. Die Größe der Last *P* ergibt sich bei dieser Ableitung aus der Forderung, daß die Summe der Drehmomente der Last $P = (P \cdot p)$ und des Eigengewichtes $G = (G \cdot g)$ von Unterarm und Hand dem resultierenden Drehmoment der Muskelkraft M_R das Gleichgewicht hält, also

$$M_R = (P \cdot p + G \cdot g)\ *$$

ist (Abb. 20).

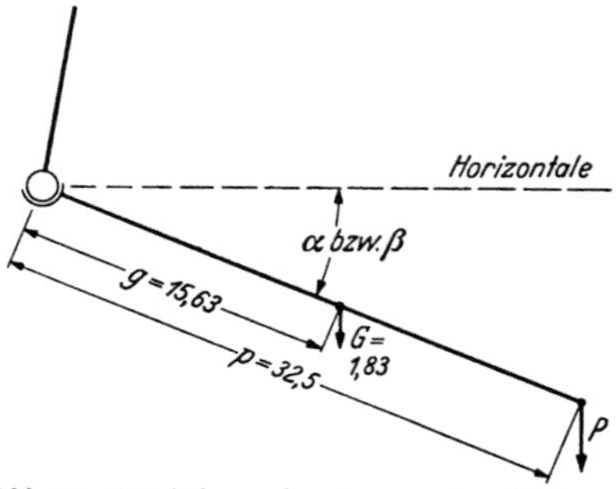

Abb. 20. Ermittlung der Summe der Drehmomente von Unterarmgewicht und Last. Erklärung der Buchstaben im Text

Das Gewicht *G* von Unterarm und Hand (1,83 kg) wurde der Arbeit von O. Fischer über den Schwerpunkt des menschlichen Körpers entnommen. Ebenso wurde auf Grund der gleichen Abhandlung der Abstand des Schwerpunktes *G* von der Ellenbogengelenkachse mit 15,63 cm ermittelt im Vergleich zu der am Skelet gemessenen Entfernung der Last *P* (über dem Köpfchen des II. Mittelhandknochens) vom Ellenbogengelenk, die 32,5 cm betrug.

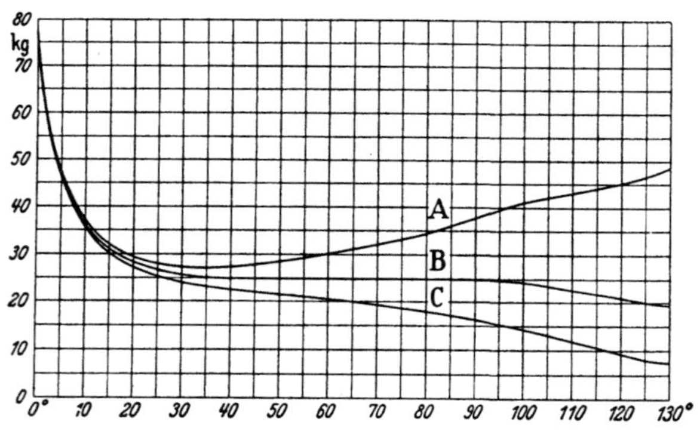

Abb. 21. Kurve der Tragfähigkeit des Armes während der Beugung im Ellenbogengelenk. Die Ordinate gibt die Tragkraft in Kilogramm, die Abszisse die Beugestellung an (ausgehend von einer Winkelstellung der Ober- gegen die Unterarmachse von 174° = maximale Streckung = 0° Beugung). *A* für die Annahme gleichbleibender Muskelkraft, *B* für die Annahme einer Abnahme der Muskelkraft proportional der „Länge", *C* für die Annahme einer Abnahme der Muskelkraft proportional dem Quadrat der „Länge"

Die Größe der mit der Hand getragenen Last *P*, d. h. die Tragfähigkeit des Armes, ergibt sich somit für jeden Beugungsgrad nach der Gleichung

$$P = \frac{M_R}{p \cdot \cos \alpha} - \frac{G \cdot g}{p}$$

in welcher α den Winkel bezeichnet, den die Unterarmachse mit der Horizontalen bildet (84° minus dem Winkel, der in den Kurven von Braune und

* *p* und *g* sind die Hebelarme, unter welchen *P* bzw. *G* am Ellenbogengelenk wirken.

Tabelle 10. *Die Tragfähigkeit des Armes während der Beugung des Ellenbogengelenkes bei vertikaler Richtung des Oberarmes (I), für den Fall A., daß die Kraft der einzelnen Muskeln während der Beugung konstant bleibt, B. proportional der Länge und C. proportional dem Quadrat der Länge abnimmt*

∢ (Braune und Fischer)	A T_I R = konstant kg	B T_I $R = R_o\left(1 - \frac{10}{17\,v_1}V\right)$ kg	C T_I $R_o = R\left(1 - \frac{10}{17\,v_1}V\right)^2$ kg
0°	76,9	76,9	76,9
5°	47,3	46,8	46,4
10°	37,0	36,3	35,8
15°	32,0	31,1	30,2
20°	29,4	28,3	27,2
25°	28,0	26,6	25,2
30°	27,4	25,8	24,0
35°	27,2	25,2	23,2
40°	27,4	24,9	22,5
45°	27,8	24,7	22,0
50°	28,4	24,7	21,5
55°	29,4	24,9	21,1
60°	30,2	24,8	20,5
65°	31,1	24,9	19,9
70°	32,1	24,9	19,3
75°	33,3	24,9	18,6
80°	34,5	24,9	17,8
85°	35,9	24,9	17,1
90°	37,6	24,8	16,3
95°	39,4	24,6	15,3
100°	41,0	24,3	14,3
105°	42,3	23,7	13,0
110°	43,2	22,7	11,8
115°	44,2	21,7	10,5
120°	45,4	20,9	9,5
125°	46,7	20,1	8,3
130°	48,6	19,3	7,5

Fischer als Abszisse angegeben ist). Seine Werte bei den einzelnen Beugungsgraden sind in Tabelle 9 angegeben.

$$P = \frac{M_R}{32{,}5 \cdot \cos\alpha} - \frac{1{,}83 \cdot 15{,}63}{32{,}5},$$

$$P = \frac{M_R}{32{,}5 \cdot \cos\alpha} - -0{,}88.$$

Die Werte von P, welche die Größe der Tragfähigkeit angeben, wurden für die bezeichneten 10 Beugungsgrade ermittelt und sind in der Tabelle 10 unter A (T_I) eingetragen. Die Kurve der Tragfähigkeit ist in der Abb. 21 unter A eingezeichnet. Die beiden Kurven B und C beziehen sich auf die von Braune und Fischer zugrunde gelegte Annahme, daß die motorische Kraft der einzelnen Muskeln während der Beugung proportional der „Länge“ (B) bzw. proportional dem Quadrat der „Länge“ (C) abnimmt. Die entsprechenden Werte sind in der Tabelle 10 unter B und C (T_I) eingetragen.

Die Kurve A für konstante Kraft zeigt, daß *die Tragfähigkeit des Armes zu Beginn der Beugung bei weitem am größten ist, dann aber gleich auf ihren kleinsten Wert steil abfällt, der bei etwa 30° Beugung liegt, und danach wieder bis zum Ende der Beugung fortschreitend ansteigt.* Berücksichtigt man die erwähnte Abweichung, die durch die verschiedene Form der Oberarmrolle in beiden Ableitungen bedingt ist, so zeigen die Tragfähigkeitskurven der ersten und zweiten Ableitung die gleiche Gesetzmäßigkeit des Verlaufes.

Das übereinstimmende Ergebnis der beiden unter gewissen abweichenden Bedingungen durchgeführten Ableitungen zeigt eindeutig den gesetzmäßigen Einfluß, den die Beugung auf die Tragfähigkeit des Armes hat.

Vergleicht man die Kurve A der Tragfähigkeit aus Abb. 21 mit den von Braune und Fischer ermittelten Kurven der Drehmomente der Beugemuskeln Abb. 1 A, insbesondere mit der aus diesen gewonnenen und allein maßgebenden Kurve des Drehmomentes der resultierenden Muskelkraft M_R (Abb. 13, A), so ergibt sich, daß die beiden Kurven einen direkt entgegengesetzten Charakter aufweisen. Die Kurve des Drehmomentes der Beugemuskulatur ist konvex, die Kurve der Tragfähigkeit dagegen konkav. *Hieraus geht eindeutig hervor, daß zwischen der Größe des Drehmomentes der Beugemuskeln und der Größe der Tragfähigkeit nicht nur keine unmittelbaren Beziehungen bestehen, wie* Braune *und* Fischer *und* R. Fick *annehmen, sondern daß im Gegenteil das Drehmoment der Beugemuskulatur und die Tragfähigkeit ein entgegengesetztes Größenverhältnis aufweisen.*

Dritte Ableitung

Der Einfluß der Richtung des Oberarmes auf die Tragfähigkeit des Armes während der Beugung des Ellenbogengelenkes

Die vorstehenden beiden Ableitungen wurden unter einem einheitlichen Gesichtspunkt, und zwar unter der einschränkenden Voraussetzung durchgeführt, daß die Oberarmachse während der Beugung des Ellenbogengelenkes eine lotrechte Richtung beibehält. Die Kurve der Tragfähigkeit, die in beiden Ableitungen die gleiche gesetzmäßige Eigenart aufweist, ergab sich aus dem Größenverhältnis des Drehmomentes der resultierenden Muskelkraft zum Drehmoment der Last bei den verschiedenen Beugungsgraden. Die Größe des Drehmomentes der Muskelkraft wird durch die Kraftgröße der einzelnen Muskeln und die Länge ihrer Hebelarme bestimmt, also durch Faktoren, welche im anatomischen Aufbau des Armes verankert sind. Infolgedessen ist die Größe des Drehmomentes der Muskelkraft bei den verschiedenen Beugungsgraden unabänderlich, d. h. unabhängig von der räumlichen Lage des Oberarmes. Die Größe des Drehmomentes der Last wird dagegen durch eine äußere Kraft bestimmt, das Gewicht der Last und die Länge des Hebelarmes, unter welchem die Last auf das Ellenbogengelenk wirkt. Da die Wirkungsrichtung einer getragenen Last stets lotrecht ist, so ist die Länge des Hebelarmes der Last nicht nur von der Größe des Beugungswinkels des Ellenbogengelenkes abhängig, sondern auch von der Richtung des Oberarmes.

In den schematischen Skizzen Abb. 22—24 ist dies veranschaulicht. Die Abb. 22 zeigt die Änderung der Hebelarmlänge *h* der resultierenden Muskelkraft *M* während der Beugung bei vertikaler Lage der Oberarmachse, die auch

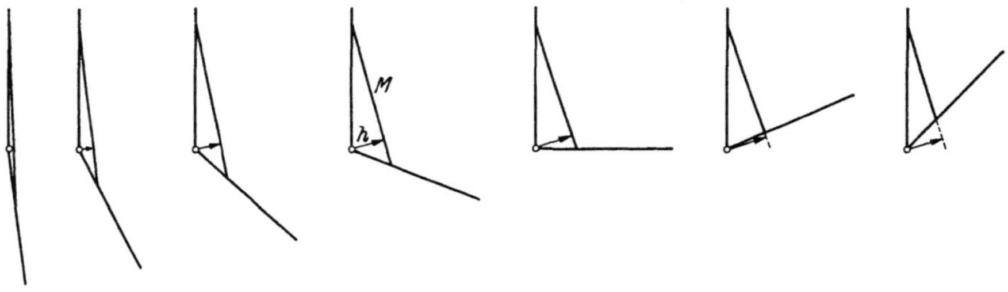

Abb. 22. Längenänderung des Hebelarmes *h* der resultierenden Muskelkraft *M* bei vertikaler Oberarmstellung

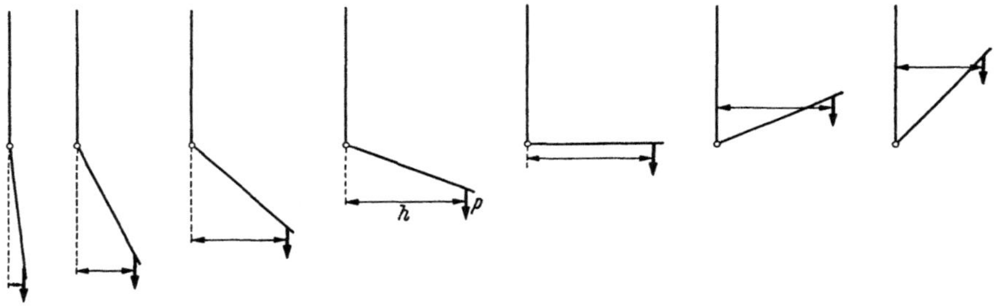

Abb. 23. Längenänderung des Hebelarmes *h* der Last *P* bei vertikaler Oberarmstellung

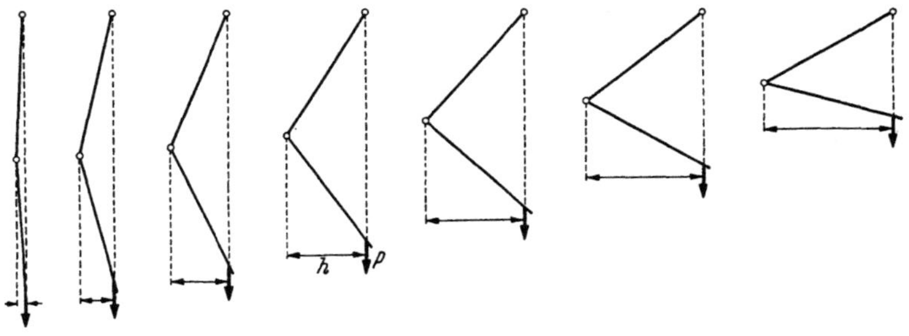

Abb. 24. Längenänderung des Hebelarmes *h* der Last *P*, wenn der Lastangriff stets lotrecht unter dem Schultergelenkdrehpunkt liegt

bei jeder anderen Richtung des Oberarmes genau die gleiche ist. Die Abb. 23 und 24 veranschaulichen die Längen und Längenänderung des Hebelarmes *h* der Last *P*, und zwar die Abb. 23 für den Fall, daß die Oberarmachse während der Beugung eine vertikale Richtung beibehält, die Abb. 24 für den Fall, daß der Oberarm bei jedem Beugungsgrad soweit nach rückwärts erhoben ist, daß der Angriffspunkt der Last stets lotrecht unter dem Schultergelenkdrehpunkt liegt.

Während bei vertikal gestelltem Oberarm (Abb. 23) der Hebelarm der Last schon bei 0° Beugung verhältnismäßig groß ist, bei rechtwinkeliger Beugestellung seine größte Länge erreicht und bei der weiteren Beugung wieder kleiner wird, ist der Hebelarm der Last bei nach rückwärts erhobenem Oberarm (Abb. 24) bei 0° Beugung verhältnismäßig klein, nimmt aber bis zum Ende der Beugung (130°) fortschreitend an Länge zu. Dabei bleibt er bis etwa 115° Beugung kleiner als der Hebelarm bei vertikal gestelltem Oberarm, nimmt dann aber weiter an Größe zu, während jener wieder kleiner wird (Abb. 24).

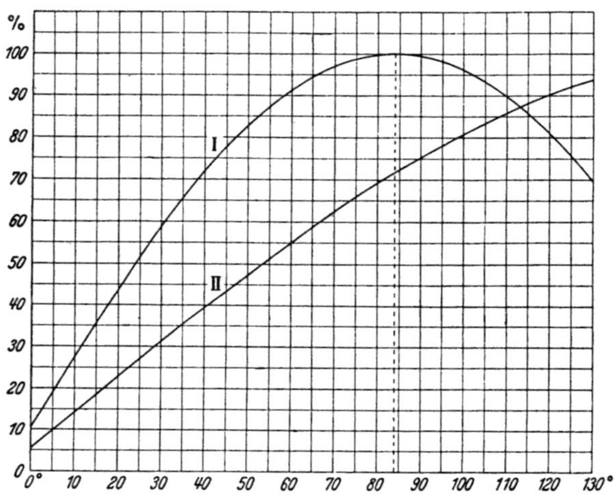

Abb. 25. I Kurve des Hebelarmes H_P der Last bei vertikaler Stellung des Oberarmes. II Kurve des Hebelarmes H_P der Last, wenn der Lastangriff während der Beugung (0—130°) stets lotrecht unter dem Schultergelenkdrehpunkt liegt

Da das Verhältnis des Drehmomentes der Muskelkraft zum Drehmoment der Last für die Größe der Tragfähigkeit maßgebend ist, die Größenänderung des Drehmomentes der Muskelkraft während der Beugung bei jeder Richtung des Oberarmes dieselbe bleibt, die Größe und Größenänderung des Drehmomentes der Last dagegen je nach der Lage des Oberarmes verschieden ist, so hat die Richtung des Oberarmes einen entscheidenden Einfluß auf die Größe und Größenänderung der Tragfähigkeit des Armes während der Beugung.

Der folgenden Ableitung, in welcher der Einfluß der Rückhebung des Oberarmes auf die Tragfähigkeit des Armes an einem Beispiel untersucht werden soll, ist die Haltung des Armes zugrunde gelegt, welche beim Heben einer schweren Last vom Boden automatisch angenommen wird. Sie ist dadurch charakterisiert, daß der Angriffspunkt der Last während der Beugung des Armes stets lotrecht unter dem Schultergelenkdrehpunkt liegt. Auch diese Ableitung wurde für die der zweiten Ableitung zugrunde gelegten anatomischen Verhältnisse durchgeführt.

Die Ermittlung der Größenänderung der resultierenden Muskelkraft und ihres Hebelarmes sowie des Drehmomentes der resultierenden Muskelkaft erfolgte auf dem gleichen Wege wie in der zweiten Ableitung. Das Ergebnis ist, wie zu erwarten, genau das gleiche, und die Kurven entsprechen den Kurven der zweiten Ableitung bei vertikal gestelltem Oberarm (Abb. 26, 27 und 29), weil die Neigung des Oberarmes keinen Einfluß auf die Größenänderung von

R und H_R während der Beugung ausübt, sondern diese ausschließlich durch die Winkelstellung des Ellenbogengelenkes bestimmt wird.

Die Größenänderung des Hebelarmes der Last ergab sich, indem in die Gleichung der zweiten Ableitung

$$P = \frac{M_R}{p \cdot \cos\alpha} - \frac{G-g}{p}$$

an Stelle des Winkels α der Winkel β eingesetzt wurde, dessen Größe für jeden Beugungsgrad graphisch ermittelt wurde und in der Tabelle 9 angegeben ist. In der Abb. 25 ist die Kurve der verhältnismäßigen Größenänderung des Hebelarmes der Last H_P (Kurve II) im Vergleich zu seiner verhältnismäßigen Größenänderung bei vertikal gestelltem Oberarm (Kurve I) maßstäblich dargestellt, um den gesetzmäßigen Einfluß der fortschreitenden Rückhebung des Oberarmes während der Beugung im Ellenbogengelenk auf die Länge des Hebelarmes der Last zu veranschaulichen. Charakteristisch ist, wie gesagt, daß die Länge des Hebelarmes der Last (Kurve II) bis zum Ende der Beugung fortschreitend und nahezu geradlinig ansteigt, daß aber seine Länge bis etwa 115° Beugung kleiner bleibt als die Länge des Hebelarmes der Last bei vertikal stehendem Oberarm und erst von 115° Beugung an die letztere fortschreitend übersteigt.

In den Abb. 26—31 sind wieder die Größenänderungen von R, H_R und H_P, sowie der Drehmomente M_R und M_P* und deren Differenz in der gleichen Art wie in den entsprechenden Abb. 14—19 der zweiten Ableitung zum Vergleich anschaulich dargestellt. Die verhältnismäßige Größenänderung von R und H_R sowie des Drehmomentes der resultierenden Muskelkraft M_R ist genau die gleiche wie bei vertikal stehendem Oberarm. Die Größenänderung von H_P zeigt die beschriebene charakteristische Abweichung. Die Darstellung der verhältnismäßigen Größenänderung der beiden Drehmomente M_R und M_P zeigt, daß das Drehmoment der Last zu Beginn der Beugung wesentlich kleiner ist, als das Drehmoment der Muskelkraft M_R, zwischen 30 und 40° Beugung dieselbe Größe erreicht, diese beibehält bis etwa 85° Beugung und dann fortschreitend kleiner wird als jenes. Einen entsprechenden Verlauf zeigt die Kurve der Differenz D der beiden Drehmomente (Abb. 31).

Das charakteristische Verhalten der Hebelarmlänge der Last bei rückerhobenem Oberarm findet seinen Ausdruck in der entsprechenden Kurve der Tragfähigkeit (A) in Abb. 32. Vergleicht man diese mit der Tragfähigkeitskurve A bei unverändert vertikaler Stellung des Oberarmes in Abb. 21, so ergibt sich, *daß die Tragfähigkeit bei rückerhobenem Oberarm nicht nur zu Beginn der Beugung wesentlich größer ist als bei vertikaler Richtung des Oberarmes (155 zu 75 kg), sondern daß sie auch nach einem analog steilen Absinken mit 50 kg einen höheren Wert hat und bis etwa 100° Beugung beibehält, um*

* Bei der Ermittlung der Kurve von M_P wurde die Last wieder so groß gewählt, daß die Kurven M_R und M_P bei etwa 30° zusammenfallen, um den Charakter der verhältnismäßigen Größenänderung der beiden Kurven besser vergleichen zu können. In Wirklichkeit liegt die Kurve von H_P wesentlich niedriger, wenn man die absoluten Größen der Hebelarme H_R und H_P zugrunde legen würde.

dann allerdings im Gegensatz zur Tragfähigkeitskurve für vertikale Oberarmstellung schnell kleiner zu werden.

Die Kurven B und C wurden wieder aus der Kurve A für die Annahme

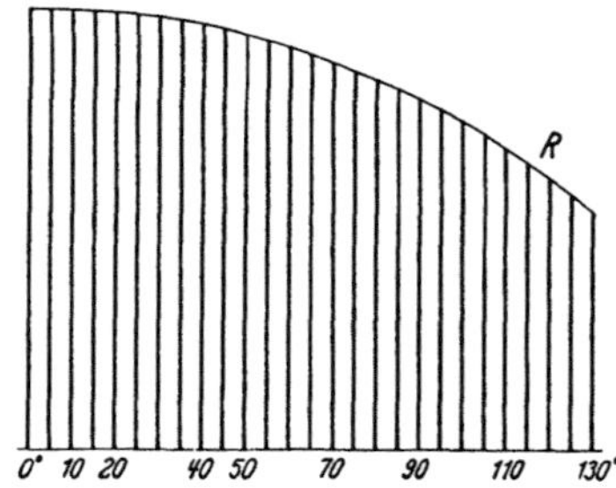

Abb. 26. Kurve der resultierenden Muskelkraft R

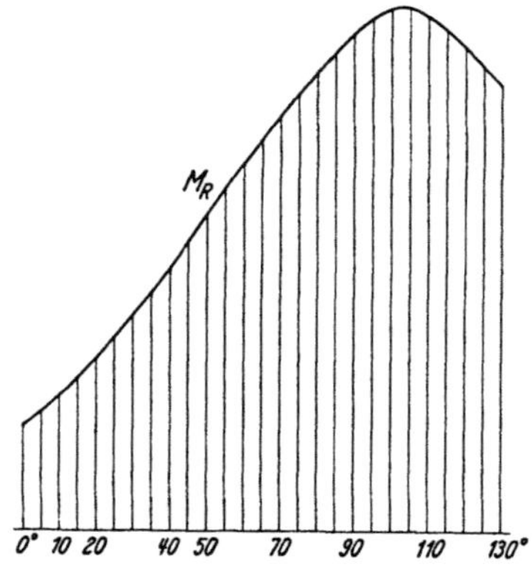

Abb. 29. Kurve des Drehmomentes der resultierenden Muskelkraft M_R

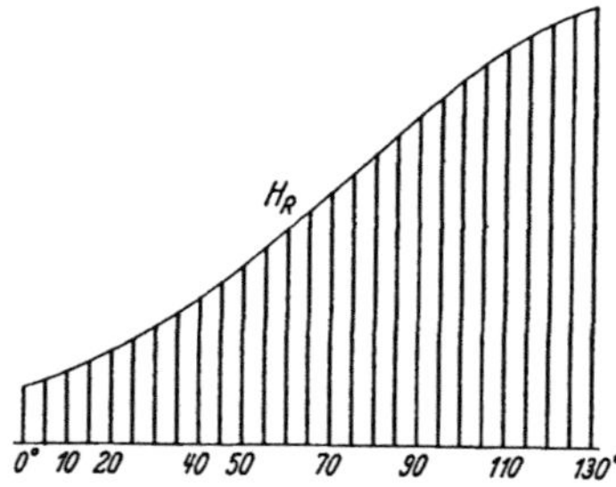

Abb. 27. Kurve des Hebelarmes H_R der resultierenden Muskelkraft

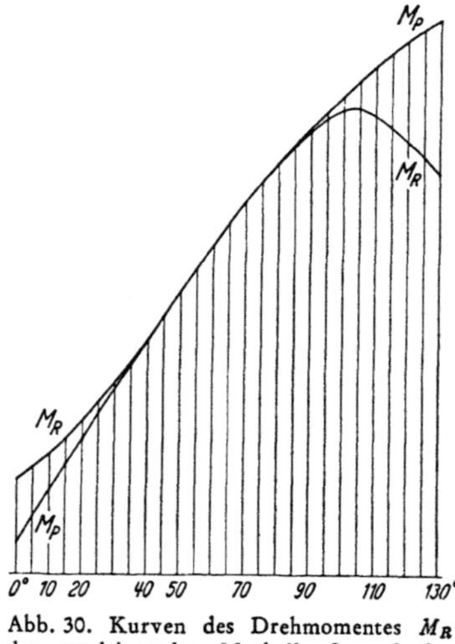

Abb. 30. Kurven des Drehmomentes M_R der resultierenden Muskelkraft und des Drehmomentes M_P der Last

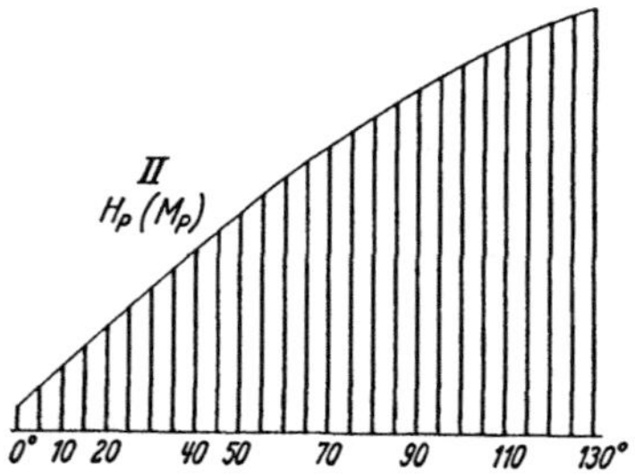

Abb. 28. Kurve des Hebelarmes H_P der Last

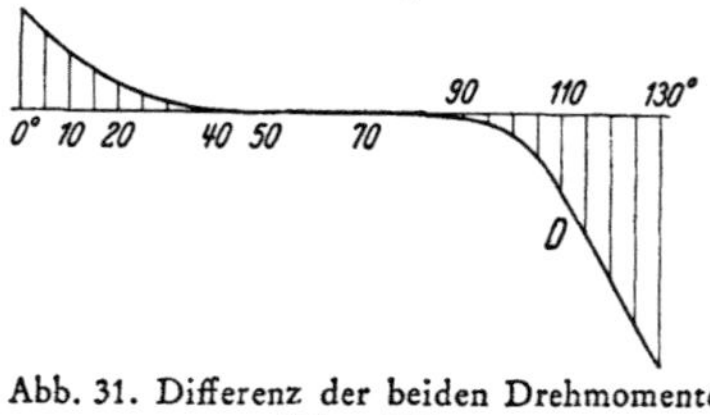

Abb. 31. Differenz der beiden Drehmomente (M_R—M_P)

errechnet, daß die Kraft der einzelnen Muskeln während der Beugung proportional der „Länge“ (B) bzw. proportional dem Quadrat der Länge (C) abnimmt (siehe Tabelle 11).

Demnach zeigen alle 3 Ableitungen übereinstimmend, daß die Tragfähigkeit zu Beginn der Beugung des Ellenbogengelenkes am größten ist.

Zu der ermittelten Verteilung der Tragfähigkeit über den Beugebereich des Ellenbogengelenkes steht die Beobachtung am Präparat in Widerspruch, welche für BRAUNE und FISCHER die Veranlassung zu ihrer Untersuchung war:

„Nimmt man einen Faden, der an dem Insertionspunkt irgendeines Beugemuskels angebracht ist, und zieht daran in der Richtung des Muskels, so bemerkt man trotz möglichst gleichmäßigen Zuges, daß anfangs die Erhebung des Vorderarmes schwer vonstatten geht und dann plötzlich schneller und leichter sich ausführen läßt."

Das Ergebnis der 3 Ableitungen lehrt dagegen, daß die Tragfähigkeit zu Beginn der Beugung bei weitem am größten ist, daß also gerade zu Beginn der Beugung die Erhebung des Vorderarmes am leichtesten vonstatten gehen müßte und nicht am schwersten, wie es nach der Beobachtung von BRAUNE und FISCHER der Fall ist. Da es keinem Zweifel unterliegen kann, daß BRAUNE und FISCHER richtig beobachtet haben, andererseits aber auch das Ergebnis der Ableitung nicht in Frage zu stellen ist, so kann dieser Widerspruch nur ein scheinbarer sein.

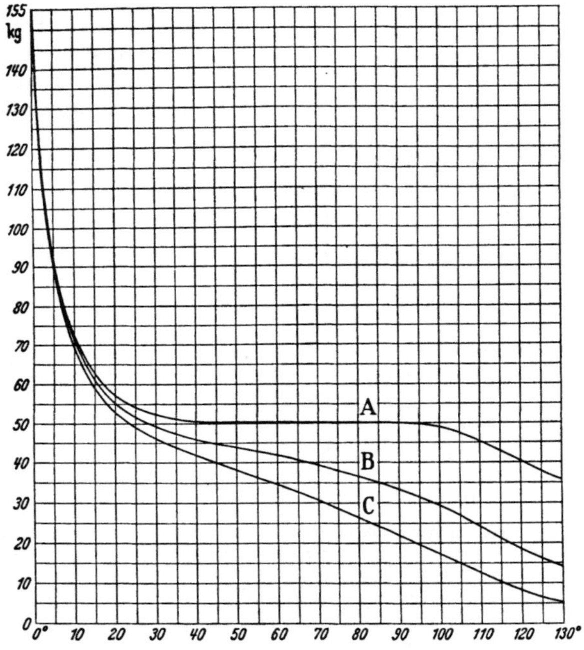

Abb. 32. Kurve der Tragfähigkeit, wenn der Lastangriff während der Beugung des Ellenbogengelenkes stets lotrecht unter dem Schultergelenkdrehpunkt liegt. A für konstante Muskelkraft, B für Abnahme der Muskelkraft proportional der „Länge", C für Abnahme der Muskelkraft proportional dem Quadrat der „Länge"

Wie in den Ableitungen näher auseinandergesetzt wurde, ist die Größenänderung der Tragfähigkeit während der Beugung nicht nur von der Größe des Beugungswinkels, sondern auch von der Richtung des Oberarmes abhängig, weil die Richtung der Oberarmachse auf die Länge des Hebelarmes der Last bei den einzelnen Beugungsgraden einen entscheidenden Einfluß ausübt. Bei vertikaler und nach vorne geneigter Richtung des Oberarmes ist, wie sich aus der zweiten und dritten Ableitung ergibt, die Tragfähigkeit zu Beginn der Beugung bei weitem am größten, weil zwischen 0 und 20° Beugung der Hebelarm der Last verhältnismäßig viel kleiner ist als der Hebelarm der Muskelkraft und der Hebelarm der Last während der Beugung fortschreitend an Länge zunimmt. Genau umgekehrt liegen die Verhältnisse, wenn die Oberarmachse mehr horizontal liegt. Dann ist zu Beginn der Beugung der Hebelarm der Last im Verhältnis zum Hebelarm der Muskelkraft sehr groß und wird im weiteren Verlauf der Beugung immer kleiner, d. h. bei mehr horizontaler Richtung des Oberarmes muß die Erhebung des Vorderarmes anfangs am schwersten und bei fortschreitender Beugung immer leichter vor sich gehen, wenn ein gleichmäßiger Zug am Faden ausgeübt wird.

In den Abb. 33 und 34 ist dies anschaulich dargestellt. Bei jeder Richtung des Oberarmes ist die Größenänderung des Hebelarmes der resultierenden Muskelkraft H_R genau die gleiche. Bei vertikaler Richtung des Oberarmes ist der Hebelarm der Last H_P zu Beginn der Beugung am kleinsten und wird beim Fortschreiten der Beugung immer länger (Abb. 33). Bei nahezu horizontaler Richtung des Oberarmes ist dagegen der Hebelarm der Last H_P zu Beginn der Beugung am größten und wird bei Zunahme der Beugung fortschreitend kleiner (Abb. 34).

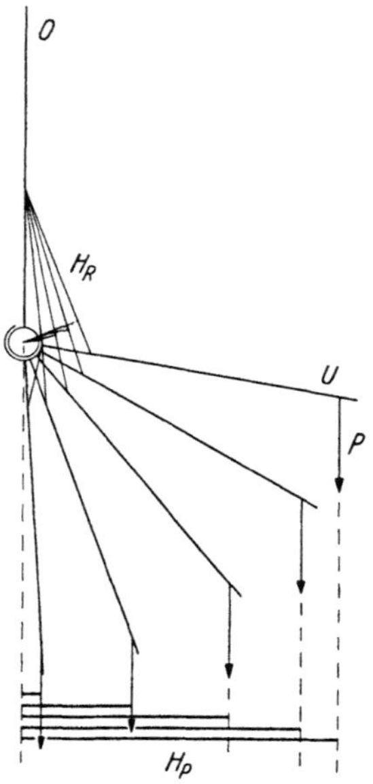

Abb. 33

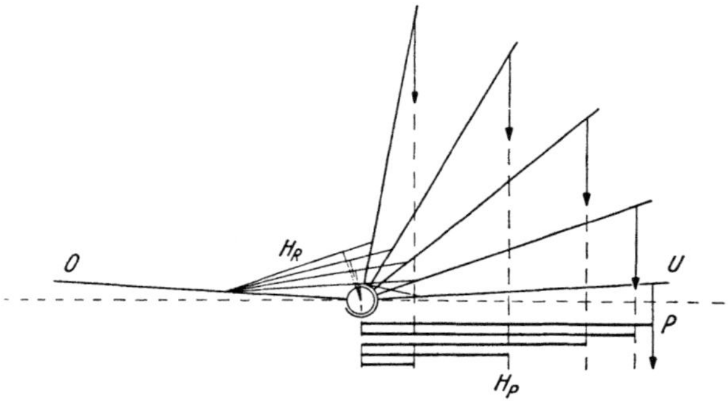

Abb. 34

Abb. 33. Bei vertikaler Oberarmstellung ist der Hebelarm H_P der Last P zu Beginn der Beugung am kleinsten und nimmt bei fortschreitender Beugung stetig an Länge zu

Abb. 34. Bei nahezu horizontaler Stellung des Oberarmes ist der Hebelarm H_R der Last P zu Beginn der Beugung am größten und wird im Verlauf der Beugung fortschreitend kleiner. Der Hebelarm H_R der resultierenden Muskelkraft ist dagegen sowohl bei vertikaler als auch bei horizontaler Stellung des Oberarmes zu Beginn der Beugung am kleinsten und seine Länge nimmt während der Beugung in beiden Fällen in gleicher Weise zu

Hieraus geht hervor, daß die Beobachtung von Braune und Fischer zutreffend ist für den Fall, daß der Arm eine nahezu horizontale Lage aufweist, so daß angenommen werden muß, daß Braune und Fischer bei dieser Lage des Oberarmes, während z. B. der Arm auf dem Tisch lag, ihre Prüfung vornahmen und die Beugung in der Ebene senkrecht zur Tischplatte erfolgte[3].

Damit ist der scheinbare Widerspruch zwischen den Beobachtungen von Braune und Fischer und dem Ergebnis der Ableitung geklärt und gleichzeitig dargelegt, daß die erwähnte Beobachtung beim Zug am Muskel des Präparates nicht, wie Braune und Fischer annahmen, auf der Zunahme der Drehmomente der Beugemuskeln beruht, sondern in der fortschreitenden Verkürzung des Hebelarmes der Last ihre Erklärung findet.

---

[3] Die Formel zur Ermittlung der Tragfähigkeit bei jeder beliebigen Beugestellung des Ellenbogengelenkes, Stellung des Oberarmes und Richtung des Lastangriffes befindet sich auf S. 372.

Tabelle 11. *Die Tragfähigkeit des Armes während der Beugung, wenn der Lastangriff lotrecht unter dem Schultergelenkdrehpunkt liegt (II), für den Fall A, daß die Kraft der einzelnen Muskeln während der Beugung konstant bleibt, B proportional der Länge und C proportional dem Quadrat der Länge abnimmt.*

∢ (BRAUNE und FISCHER)	A	B	C
	T_{II} $R=$ konstant kg	T_{II} $R = R_0\left(1-\frac{10}{17\,v_1}V\right)$ kg	T_{II} $R = R_0\left(1-\frac{10}{17\,v_1}V\right)^2$ kg
0°	155,0	155,0	155,0
5°	92,1	91,2	90,3
10°	72,8	71,4	70,4
15°	62,8	61,0	59,4
20°	57,2	55,0	53,0
25°	54,2	51,6	49,0
30°	52,2	49,2	45,9
35°	50,9	47,1	43,5
40°	50,5	45,9	41,7
45°	50,2	44,8	39,9
50°	50,2	43,7	38,2
55°	50,6	43,1	36,6
60°	50,7	41,8	34,7
65°	50,6	40,6	32,6
70°	50,4	39,2	30,5
75°	50,4	37,8	28,4
80°	50,3	36,4	26,2
85°	50,0	34,7	23,9
90°	50,0	33,0	21,8
95°	49,7	31,2	19,5
100°	49,0	29,1	17,1
105°	47,5	26,6	14,7
110°	45,3	23,8	12,4
115°	43,0	21,1	10,2
120°	40,5	18,6	8,4
125°	38,1	16,3	6,7
130°	35,7	14,0	5,3

Vierte Ableitung

Während in der zweiten und dritten Ableitung die Tragfähigkeit des Vorderarmes an zwei ausgewählten Beispielen, und zwar für eine bestimmte Stellung und Bewegung des Oberarmes untersucht wurde, soll in der folgenden vierten Ableitung die grundsätzliche Bedeutung der Oberarmstellung bzw. -bewegung für die Verteilung der Tragfähigkeit untersucht und die gesetzmäßige Beziehung abgeleitet werden, welche zwischen der Neigung der Oberarmachse gegen die Lastrichtung einerseits und der Verteilung der Tragfähigkeit des Unterarmes über den Beugungsbereich des Ellenbogengelenkes andererseits besteht.

In der ersten Ableitung wurde dargelegt, daß die Kurve der Tragfähigkeit durch das Verhältnis der Größenänderung des Drehmomentes der Beugemuskulatur zur Längenänderung des Hebelarmes der Last bestimmt wird.

Für die Größenänderung des Drehmomentes der resultierenden Muskelkraft sind ausschließlich mechanische Faktoren maßgebend, die im anatomischen Aufbau des Armes verankert sind. Infolgedessen ist für die Gesetzmäßigkeit der Größenverteilung des Drehmomentes der Beugemuskulatur über dem Beugungsbereich allein die Winkelbewegung im Ellenbogengelenk maßgebend, während die Neigung des Oberarmes gegen die Lastrichtung keinen Einfluß auf die Kurve des Drehmomentes der Beugemuskulatur hat.

Im Gegensatz hierzu wird die Längenänderung des Hebelarmes der Last, wie aus den weiteren Ausführungen hervorgeht, nicht nur durch die Beugung des Ellenbogengelenkes bestimmt, sondern auch durch die Neigung der Oberarmachse zur Lastrichtung in gesetzmäßiger Weise beeinflußt. *Der Einfluß der Oberarmrichtung auf die Verteilung der Tragfähigkeit beruht demnach letzten Endes auf dem Einfluß, den die Oberarmrichtung auf die Längenänderung des Hebelarmes der Last hat.*

Um die Gesetzmäßigkeit des Einflusses ableiten zu können, den die Neigung des Oberarmes auf die Größenverteilung der Tragfähigkeit ausübt, muß die Gesetzmäßigkeit des Einflusses bekannt sein, den

1. die Beugung des Ellenbogengelenkes auf die Größe des Drehmomentes der Beugemuskulatur hat, den

2. die Beugung des Ellenbogengelenkes auf die Länge des Hebelarmes der Last und den

3. die Neigung der Oberarmachse gegen die Richtung der Last auf die Länge des Hebelarmes der Last ausübt.

Der Einfluß der Beugung des Ellenbogengelenkes auf die Größe des Drehmomentes der Beugemuskulatur wurde schon in den vorstehenden Ableitungen auf Grund vereinfachender Voraussetzungen theoretisch ermittelt. Bei dem der Untersuchung zugrunde liegenden Präparat von Braune und Fischer waren die Muskeln durch Fäden ersetzt, wodurch gewisse Abweichungen im Verhalten der Hebelarmlänge der resultierenden Muskelkraft im Vergleich zum Lebenden bedingt sind. Ferner war die vereinfachende Annahme getroffen, daß die Muskelkraft während der Beugung proportional dem Quadrat der Länge abnimmt; eine Annahme, die auch nicht genau mit der Wirklichkeit übereinstimmen dürfte, wie eine Nachprüfung der von Braune und Fischer benutzten Unterlagen ergab. Wenn diese beiden Ungenauigkeiten auch keine wesentliche Abweichung der theoretisch ermittelten Kurve von der Kurve des Drehmomentes der Beugemuskulatur beim Lebenden bedingen können, so erschien es doch nicht ratsam, die theoretisch ermittelte Kurve der weiteren grundsätzlichen Ableitung zugrunde zu legen, zumal sich die Kurve des Drehmomentes der Beugemuskulatur am Lebenden selbst mit hinreichender Genauigkeit ermitteln läßt und auch schon von den Physiologen Bethe und Franke, Franke und Reijs mit Hilfe entsprechend gebauter Dynamometer ermittelt wurde. Die Konstruktion der Dynamometer war derart gewählt, daß die Drehachse des Hebelarmes, welcher der Beugung des Vorderarmes entgegenwirkte, mit der Drehachse des Ellenbogengelenkes zusammenfiel und der meßbare Widerstand des Hebelarmes stets im gleichen Abstand von der Drehachse des Ellenbogengelenkes rechtwinkelig zur Unterarmachse wirkte. Infolgedessen gibt die

Größe der Kraft, welcher der Unterarm in den verschiedenen Beugestellungen des Ellenbogengelenkes bei maximaler Anstrengung eben noch Widerstand leisten kann, bei der gegebenen, gleichbleibenden Hebelarmlänge unmittelbar die Größe des Drehmomentes der Muskulatur für die betreffenden Beugestellungen an.

Die von den einzelnen Autoren ermittelten Kurven des Drehmomentes der Beugemuskulatur sind in den Abb. 35—37 wiedergegeben. Um die Gesetz-

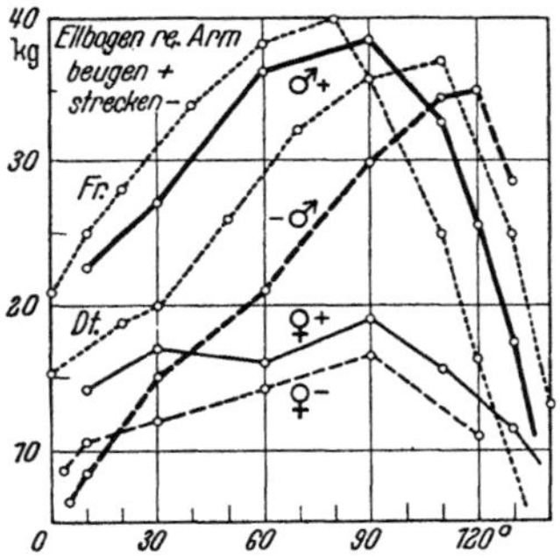

Abb. 35. Kurven des Drehmomentes der Beugemuskulatur während der Beugung im Ellenbogengelenk (nach Bethe und Franke)

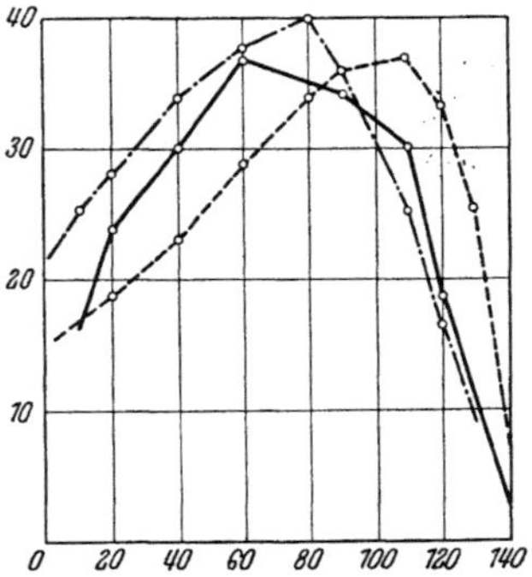

Abb. 36. Kurven des Drehmomentes der Beugemuskulatur während der Beugung im Ellenbogengelenk (nach Franke)

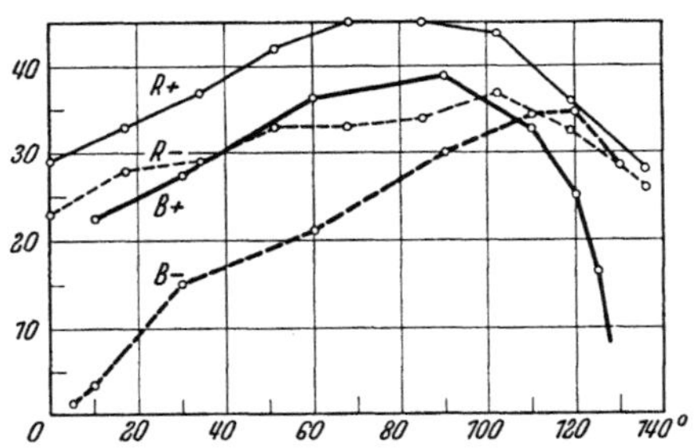

Abb. 37. Kurven des Drehmomentes der Beugemuskulatur während der Beugung im Ellenbogengelenk (nach Reijs)

mäßigkeit der einzelnen Kurven zu veranschaulichen und unmittelbar miteinander vergleichen zu können, mußten die einzelnen Kurven zunächst auf den gleichen Maßstab gebracht und vor allem in ihrer Höhenlage aneinander angeglichen werden, weil die Gesetzmäßigkeit einer Kurve nicht allein durch ihren Anstieg bestimmt wird, sondern durch das Verhältnis des Anstieges zur Höhe der Kurve an der betreffenden Stelle[4] (Abb. 38).

[4] Bei der Beurteilung der beiden Kurven $R+$ und $B+$ in Abb. 37 ist Reijs insofern ein kleines Versehen unterlaufen, als er auf Grund ihres nahezu parallelen Verlaufes schloß, daß die Kurven eine „fast absolute Übereinstimmung" zeigen. Aus den Gesetzen, denen Kurven in einem Koordinatensystem unterliegen, ergibt sich, daß bei 2 in verschiedener Höhe liegenden Kurven ein paralleler Verlauf im Gegenteil dafür beweisend ist, daß die Kurven nicht übereinstimmen. Dies tritt auch deutlich in Erscheinung, wenn man den Verlauf der beiden Kurven in Abb. 38 (Kurven R und Braune und Fischer) vergleicht, wo sie in ihrer Höhenlage aneinander angeglichen dargestellt sind.

Außer diesen Kurven wurden in die gleiche Abbildung auch noch 4 Kurven des Drehmomentes der Beugemuskulatur eingetragen, welche sich aus einer eigenen experimentellen Prüfung der Tragfähigkeit ergaben, die auf S. 374 näher beschrieben ist. Wie die Abb. 38 zeigt, weisen die Kurven sämtlicher Versuche in ihrem Grundcharakter eine recht gute Übereinstimmung auf, wenn sie auch im einzelnen gewisse Abweichungen zeigen, die wohl teils in nicht zu

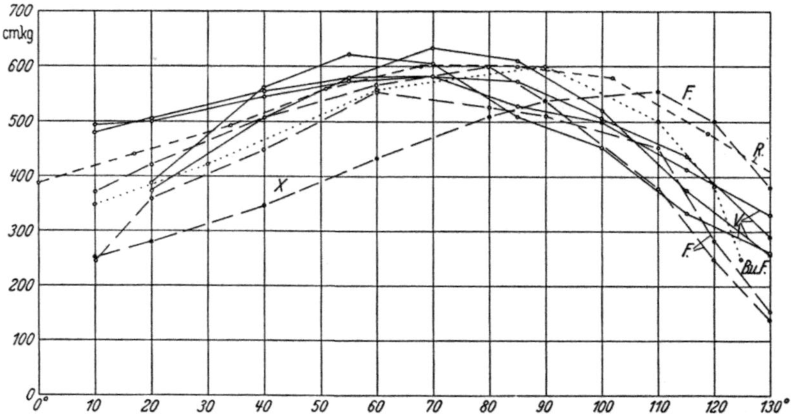

Abb. 38. Vergleich der in ihrer Höhenlage einander angeglichenen Kurven aus den Abb. 35—37 und vier eigenen Versuchen. *B.* u. *F.* nach BETHE u. FRANKE, *F.* nach FRANKE, *R.* nach REIJS, *V.* nach eigenen Versuchen

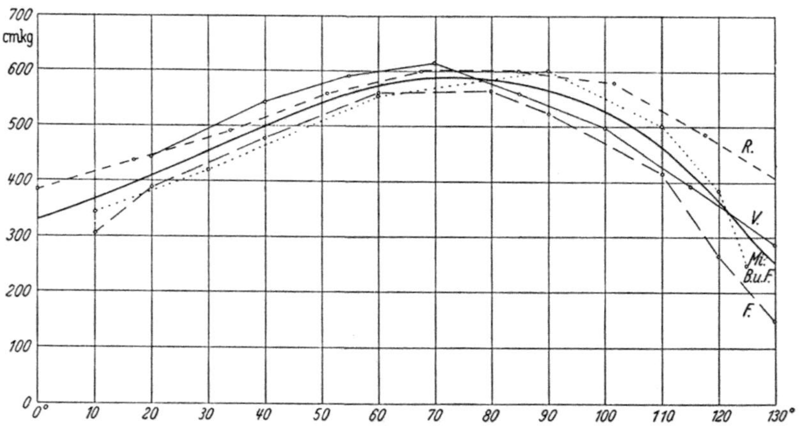

Abb. 39. Mittelwertskurven aus den Versuchen der einzelnen Autoren (*B.* u. *F.*, *F.*, *R.*, *V.*) und Zusammenfassung dieser 4 Kurven zu einer Mittelwertskurve *Mi*

vermeidenden Ungenauigkeiten der Versuche[5], teils in individuellen Variationen der anatomischen Verhältnisse ihre Ursache haben. Die einzige Kurve, welche eine wesentliche Abweichung von allen übrigen zeigt, ist die mit *x* bezeichnete Kurve von FRANKE. Läßt man diese, weil sie fraglos vom allgemein

[5] So bemerken BETHE und FRANKE, daß der Fehler der Winkelablesung infolge der Schwierigkeit der Zentrierung und des Ausweichens der Weichteile groß ist und 5—10° beträgt.

gültigen Typus stark abweicht, unberücksichtigt und faßt alle übrigen Kurven zu einer Mittelkurve zusammen, so ist die Annahme berechtigt, daß diese Mittelkurve mit sehr guter Annäherung die für die Kurve des Drehmomentes der Beugemuskulatur typische Gesetzmäßigkeit aufweist.

Die Zusammenfassung der einzelnen Kurven zu einer Mittelkurve wurde in der Weise durchgeführt, daß zunächst die Meßwerte der beiden in Frage kommenden Kurven von FRANKE (*F*), sowie die aus den 4 eigenen Tragfähigkeitsversuchen gewonnenen Werte für die Größe des Drehmomentes der Beugemuskulatur bei den entsprechenden Winkelstellungen gemittelt wurden. Durch die zugehörigen Mittelwerte dieser beiden Versuchsreihen sowie durch die Mittelwerte der Versuche von BETHE und FRANKE (♂+) und REIJS (*R*+) der Abb. 35 und 37 wurden jeweils Kurven gelegt und darauf diese 4 Kurven wieder zu einer Mittelkurve (*Mi*) zusammengefaßt (Abb. 39).

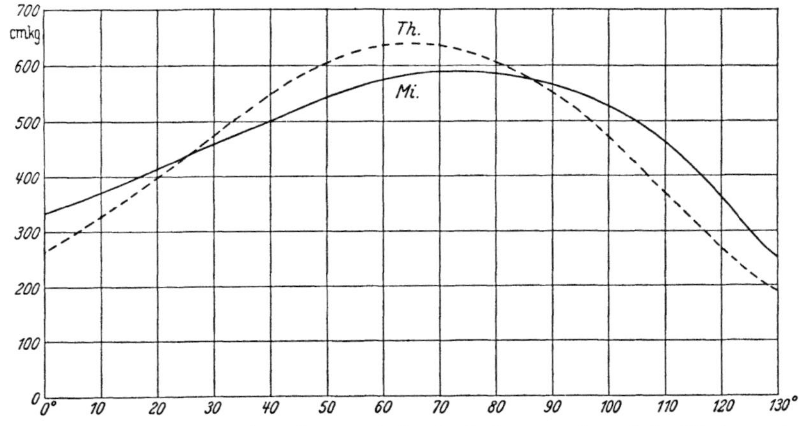

Abb. 40. Gegenüberstellung der Mittelwertskurve (*Mi*) für das Drehmoment der auf das Ellenbogengelenk wirkenden Beugemuskeln und der entsprechenden theoretischen Kurve *Th* unter der Annahme einer Abnahme der Muskelkraft mit dem Quadrat der „Länge" (vgl. Abb. 13, Kurve C)

Um die Mittelkurve (*Mi*) aus den praktischen Versuchen mit der entsprechenden Kurve der theoretischen Ableitung (C in Abb. 13) vergleichen zu können, wurde sie in das Diagramm der theoretischen Kurve (*Th*), dieser in der Höhenlage angeglichen, eingetragen (Abb. 40).

Der Vergleich lehrt, daß die beiden Kurven zwar in ihrem Grundcharakter eine recht gute Übereinstimmung zeigen, andererseits aber, wie zu erwarten, streckenweise voneinander abweichen. So liegt zu Beginn der Beugung die theoretische, gestrichelte Kurve *Th* niedriger als die Mittelkurve aus den praktischen Versuchen *Mi* und erreicht erst die gleiche Höhe bei etwa 25° Beugung. Diese Abweichung findet in der Versuchsanordnung von BRAUNE und FISCHER ihre Erklärung und beruht darauf, daß die Länge des Hebelarmes der Beugemuskulatur und damit das Drehmoment der resultierenden Muskelkraft gegen die Streckgrenze hin auf einen kleineren Wert abfällt, als dies im Organismus der Fall ist. Zunächst legen sich beim Präparat die Fäden, welche die einzelnen Muskelresultanten darstellen, der Oberarmrolle unmittelbar an, während im Organismus die Resultanten der Muskeln, die inmitten der Muskeln und Sehnen liegen, bis zur Streckgrenze einen größeren Abstand von der Oberarmrolle und damit von der Drehachse des Ellenbogengelenkes beibehalten. Ferner erhält der Hebelarm, unter welchem der Faden des Ext. carp. rad. long. auf das Ellenbogengelenk beugend wirkt, nach seiner Luxation in der Nähe der Streckgrenze ein negatives Vorzeichen, während der gleiche Muskel im Organismus bis zur Streckgrenze beugend wirkt. Beide in der Eigenart der Versuchsanordnung von BRAUNE und FISCHER begründeten Tatsachen haben zur Folge, daß der Hebelarm der Beugemuskulatur und damit das Drehmoment der resultierenden Muskelkraft in der theoretischen Ableitung gegen die Streckgrenze hin auf einen kleineren Wert abfällt als im Organismus.

Auch die Abweichung im weiteren Verlauf der Kurven findet eine befriedigende Erklärung, wenn man die charakteristische Abweichung berücksichtigt, welche die Kurve des Kraftabfalles beim isolierten Froschmuskel von der

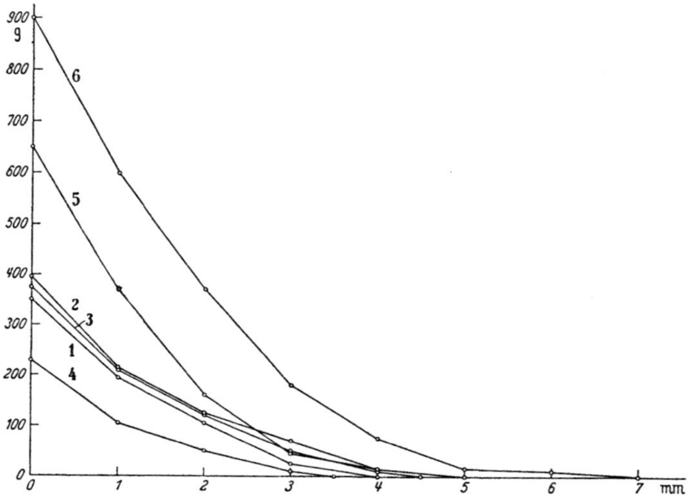

Abb. 41. Abhängigkeit der Kraft des isolierten Froschmuskels von seiner Verkürzung (nach Versuchen von HERMANN). Auf der Ordinate sind die getragenen Maximalgewichte in Gramm, auf der Abszisse die Verkürzung in Millimetern angegeben. 1—4 Versuche mit Einzelzuckungen. 5 und 6 Versuche bei tetanischer Kontraktion

Kurve aufweist, welche einem Absinken der Muskelkraft genau proportional dem Quadrat der Länge[6] entspricht; eine Annahme, die der theoretisch ermittelten Kurve zugrunde liegt.

BRAUNE und FISCHER hatten auf Grund der Untersuchungsergebnisse von HERMANN am isolierten Froschmuskel die letztere Gesetzmäßigkeit rechnerisch ermittelt. Eine eigene Überprüfung der Untersuchungsergebnisse von HERMANN zeigt jedoch, daß bei der Verkürzung des isolierten Froschmuskels die Kraft nicht genau proportional der Länge abnimmt, sondern in charakteristischer Weise von dieser Gesetzmäßigkeit abweicht, wie aus den folgenden Ausführungen hervorgeht.

[6] Unter „Länge“ wird die Differenz zwischen der jeweiligen Länge des verkürzten Muskels und seiner Länge bei der größtmöglichen Verkürzung, d. h. um 85 % seiner größten Länge, verstanden.

Von den 6 Versuchsreihen, deren Werte HERMANN mitteilt, beziehen sich vier auf einzelne Zuckungen und zwei auf Tetanus. Die Werte wurden bei zunehmender Verkürzung des Muskels ermittelt, bis die Muskelkraft auf Null abgesunken war und im Anschluß daran in der gleichen Weise rückwärtsgehend bei fortschreitender Verlängerung des Muskels. Nur die erste Versuchshälfte ergab jedesmal eindeutige Werte. Deshalb sind nur diese der folgenden Ableitung zugrunde gelegt.

In dem Diagramm Abb. 41 sind die einzelnen Werte der 6 Versuchsreihen maßstäblich eingezeichnet. Die Abszissen geben die Verkürzungen (in Milli-

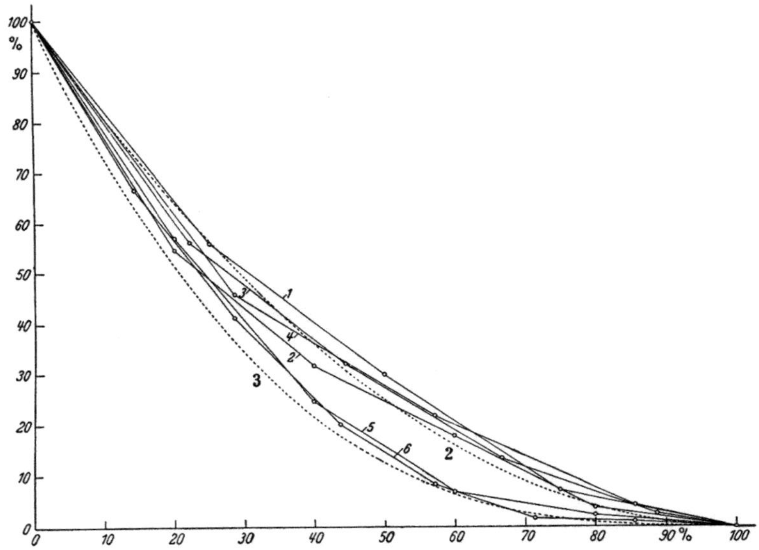

Abb. 42. Die 6 Kurven der Abb. 40 sind dadurch auf einen vergleichbaren Maßstab gebracht, daß die Maximalkraft bzw. die maximale Verkürzung der einzelnen Muskeln gleich 100% gesetzt wurde. Außerdem sind zwei theoretische Kurven punktiert eingezeichnet: 2 Kurve der Funktion $P = P_0 \left(1 - \frac{V}{v}\right)^2$, 3 Kurve der Funktion $P = P_0 \left(1 - \frac{V}{v}\right)^3$. Erklärung der Buchstaben im Text

metern) und die Ordinaten die Gewichte (in Gramm) an. Die Werte jeder Versuchsreihe wurden durch die Linien 1—6 miteinander verbunden. Die Werte, welche zu den Linien 1—4 gehören, beziehen sich auf die Versuche mit Einzelzuckungen, die durch die Linien 5 und 6 verbundenen Werte auf die Versuche bei Tetanus.

Um den Charakter der einzelnen Kurven unmittelbar miteinander vergleichen und ihre Gesetzmäßigkeit ermitteln zu können, wurden die Kurven auf einen einheitlichen Maßstab gebracht, indem der maximale Wert des gehobenen Gewichtes und der maximale Wert der Verkürzung für jede Versuchsreihe in derselben Größe dargestellt wurden (Abb. 42). Jetzt lehrt ein Vergleich, daß die Kurven 1—4 einerseits und die Kurven 5 und 6 andererseits untereinander annähernd den gleichen Charakter aufweisen, daß jedoch der Charakter der beiden Gruppen ein verschiedener ist. Um die Gesetzmäßigkeit des Verlaufes der Kurven zu ermitteln, wurden noch in das gleiche Diagramm (Abb. 42) mathematische Kurven für den Exponenten 2 und 3 eingezeichnet, deren Anfang und Ende mit den Kurven 1—6 zusammenfällt (gestrichelte Kurven). Der gestrichelten Kurve 2 würde demnach eine Abnahme der Muskelkraft genau proportional dem Quadrat der Länge, also nach dem Gesetz

$$P = P_0 \left(1 - \frac{V}{v}\right)^2$$

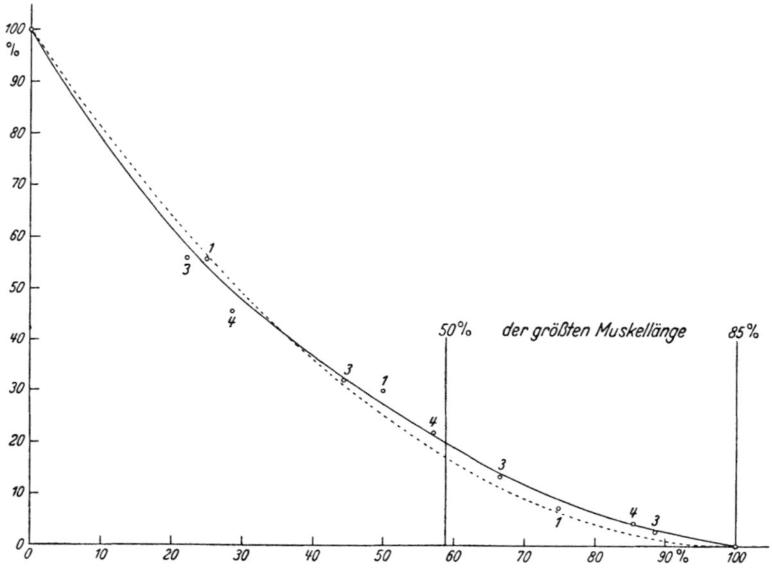

Abb. 43. Vergleich der theoretischen Kurve für den Exponenten 2 mit der Mittelwertskurve aus den Kurven 1—4 der Abb. 42 (ausgezogene Linie)

und der gestrichelten Kurve 3 eine Abnahme der Muskelkraft nach dem Gesetz

$$P = P_0 \left(1 - \frac{V}{v}\right)^3$$

entsprechen. Wie aus dem Diagramm hervorgeht, gruppieren sich die Werte der Kurven 1—4 für Einzelzuckungen um die mathematische Kurve für den Exponenten 2, während die Werte des Versuches 5 und 6 für Tetanus näher der mathematischen Kurve für den Exponenten 3 liegen, woraus hervorgeht, daß beim Froschmuskel die Abnahme der Muskelkraft bei Einzelzuckungen und bei Tetanus nach verschiedenen Gesetzen erfolgt.

Um weiter die Gesetzmäßigkeit der Abnahme der Muskelkraft in der Versuchsreihe 1—4 für Einzelzuckungen möglichst exakt zu ermitteln, wurden die Werte der Versuchsreihe 1, 3 und 4 in das Diagramm Abb. 43 übertragen, während die Werte des zweiten Versuches unberücksichtigt blieben, weil sie von den letzteren stark abweichen. Die Abweichung dürfte ihre Erklärung darin finden, daß die zweite Versuchsreihe gleich im Anschluß an die erste Versuchsreihe bei demselben Muskel durchgeführt wurde, während für die Versuche 3 und 4 frische Muskeln genommen wurden. Zwischen die eingezeichneten Werte der Versuchsreihe 1, 3 und 4 wurde die ihnen am besten entsprechende Kurve gelegt (ausgezogene Kurve). In die gleiche Darstellung wurde die mathematische Kurve für den Exponenten 2 eingetragen, die also einer Abnahme der Muskelkraft proportional dem Quadrat der Länge entspricht. Ein Vergleich der beiden Kurven lehrt, daß beim Froschmuskel die Abnahme der Kraft bei Einzelzuckungen zwar mit guter Annäherung dem Quadrat der Länge entspricht, wie auch BRAUNE und FISCHER schon auf Grund der Versuche von HERMANN schlossen, daß andererseits aber eine charakteristische Abweichung

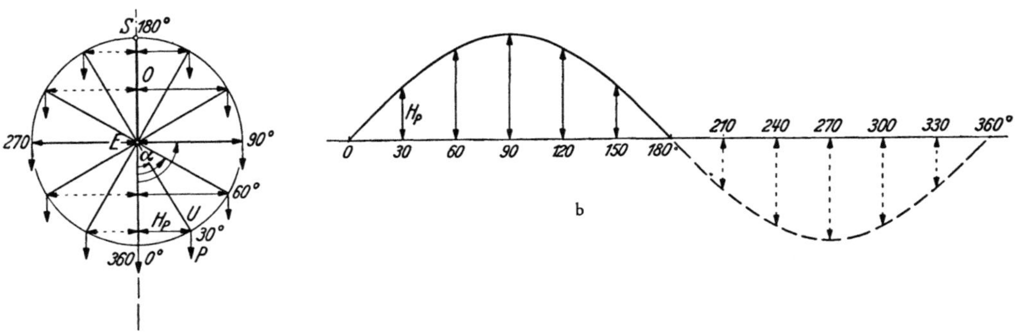

a

Abb. 44 a u. b. Änderung des Hebelarmes H_P der Last P bei einer hypothetischen Drehung des Unterarmes um 360°. a Winkelstellungen des Unterarmes. S Schultergelenk, O Oberarmachse, E Ellenbogengelenk, U Unterarmachse, α Drehungswinkel, P Last, H_P Hebelarm der Last (= sin α). b Änderung des Hebelarmes H_P in Abhängigkeit vom Drehungswinkel α. Der positive, durch die ausgezogene Linie gekennzeichnete Teil der Sinuskurve von 0—180° entspricht dem Bereich, in dem die Last streckend wirkt, der durch die gestrichelte Linie markierte Abschnitt von 180°—360° dem Bereich, in dem die Last beugend wirkt

im Verlauf der beiden Kurven besteht insofern, als die Kurve der Versuchswerte (ausgezogene Linie) bis etwa 35% Verkürzung unterhalb der mathematischen Kurve verläuft, im weiteren Verlauf, also bei weiterer Zunahme der Verkürzung dagegen oberhalb von dieser liegt (gestrichelte Linie).

Die Abweichung, welche die Kurve für die Kraftabnahme des Froschmuskels von der mathematischen Kurve zeigt, ist von der gleichen Art wie die Abweichung, welche in Abb. 40 die Mittelkurve aus den praktischen Versuchen von der theoretischen Kurve des Drehmomentes der Muskelkraft aufweist, wenn man berücksichtigt, daß nur die Abweichung von der mathematischen Kurve bis zu 50% der Verkürzung des Froschmuskels zum Vergleich herangezogen werden darf, weil sich im Gegensatz zum isolierten Muskel der Muskel im Organimus selbst bei extremer Gelenkbewegung nur um etwa 50% seiner größten Länge verkürzen kann.

Aus dieser Tatsache, daß die beiden charakteristischen Abweichungen, welche die Mittelkurve aus den praktischen Versuchen von der theoretisch ermittelten Kurve aufweist, in den von der Wirklichkeit abweichenden Grundlagen eine befriedigende Erklärung finden, auf welchen die Ermittlung der theoretischen Kurve aufgebaut war, darf nicht nur gefolgert werden, daß die theoretische Ableitung zu Recht besteht, sondern vor allem, daß die Mittelkurve aus den praktischen Versuchen die typische Gesetzmäßigkeit der Kurve des Drehmomentes der Beugemuskulatur richtig wiedergibt. Aus diesem Grunde wurde die Mittelkurve an Stelle der theoretisch ermittelten der weiteren Ableitung zugrunde gelegt.

Der Einfluß der Beugung auf die Länge des Hebelarmes der Last kann im Gegensatz zum Einfluß der Beugung auf das Drehmoment der resultierenden

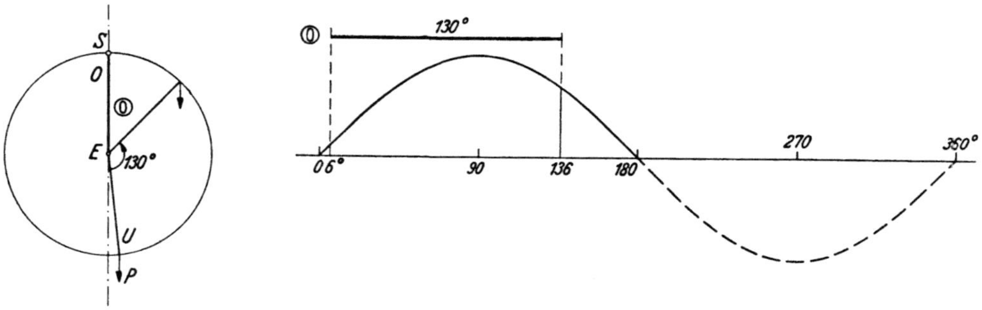

Abb. 45. Änderung des Hebelarmes der Last bei vertikal stehendem Oberarm und einer Beugung im Ellenbogengelenk um 130°. Der in Frage kommende Abschnitt der Sinuskurve ist mit ⓪ bezeichnet

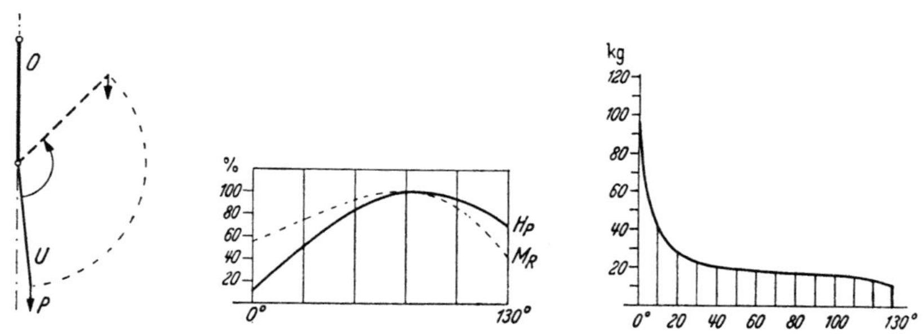

a b

Abb. 46 a u. b. Ableitung der Tragfähigkeitskurve für eine Beugung des Ellenbogengelenkes um 130° bei vertikaler Oberarmstellung. a Kurven des Hebelarmes H_P der Last und des Drehmomentes M_R der Beugemuskulatur. b Kurve der Tragfähigkeit während der Beugung des Ellenbogengelenkes, die sich aus der Differenz der Kurven M_R und H_P ergibt

Muskelkraft mathematisch exakt erfaßt werden, weil sich der Angriffspunkt der Last während der Beugung des Ellenbogengelenkes praktisch auf einem Kreisbogen bewegt.

Infolgedessen muß die Kurve der Hebelarmlänge der Last den Abschnitt einer Sinuskurve bilden, wie die graphische Darstellung Abb. 44 zeigt.

Mit *E* ist der Drehpunkt des Ellenbogengelenkes bezeichnet. Der Unterarm *U* könne sich bei vertikaler Stellung des Oberarmes O im Ellenbogengelenk um 360° drehen. Dann wirkt bei einer Drehung des Unterarmes im entgegengesetzten Sinne des Uhrzeigers von 0—180° die Last streckend (+), bei der weiteren Drehung von 180—360° beugend (—) auf das Ellenbogengelenk. Die Länge des Hebelarmes H_P, unter welchem die Last *P* streckend auf das Ellenbogengelenk wirkt, nimmt bei einer Beugung des Ellenbogengelenkes von 0—90° von Null bis zu ihrem größten Wert zu und bei der weiteren Beugung von 90 bis 180° wieder auf Null ab. Eine analoge Längenänderung zeigt der Hebelarm, unter welchem die Last P bei der weiteren Drehung des Unterarmes von 180 bis 270°, bzw. von 270—360° beugend auf das Ellenbogengelenk wirkt. Die Länge des Hebelarmes H_P ist bei jeder Drehstellung des Unterarmes proportional dem Sinus des Beugewinkels.

Trägt man auf einer Abszissenachse die Winkel als Strecken und als Ordinaten zu jedem Winkel die Länge des zugehörigen Hebelarmes auf, und zwar für die streckende Wirkung der Last nach oben (+), für die beugende Wirkung nach unten (—), so gibt die Kurve die gesetzmäßige Längenänderung des Hebelarmes der Last H_P während einer vollen Umdrehung von 360° an (Sinuskurve).

Da der Unterarm im Ellenbogengelenk nun nicht um 360° gedreht, sondern nur um 130° gebeugt werden kann, so kommt für die Längenänderung des Hebelarmes der Last während einer vollen Beugung des Ellenbogengelenkes nur ein Abschnitt der Sinuskurve in Frage, der einem Winkelbereich von 130° entspricht.

Die Lage dieses Abschnittes auf der Sinuskurve wird durch die Neigung der Oberarmachse durch die Lastrichtung bestimmt.

Bei vertikaler Oberarmrichtung (Abb. 45) wird dieser Abschnitt der Sinuskurve durch die mit ⓪ bezeichnete Strecke abgegrenzt, d. h. die Kurve der Hebelarmlänge der Last entspricht bei vertikaler Oberarmrichtung dem Abschnitt der Sinuskurve, der zwischen 6 und 136° liegt.

In Abb. 46 a ist der mit ⓪ bezeichnete Abschnitt der Sinuskurve, also die zur vertikalen Oberarmrichtung gehörende Kurve der Hebelarmlänge der Last H_P, in die Kurve des Drehmomentes der Beugemuskulatur M_R eingetragen, die bei jeder Oberarmrichtung die gleiche Gesetzmäßigkeit aufweist. Die Abb. 46 b zeigt die Kurve der Tragfähigkeit bei vertikaler Oberarmrichtung, die sich aus den Kurven M_R und H_P ergibt.

Steht der Oberarm während der Beugung des Ellenbogengelenkes nach vorne erhoben (Abb. 47), so liegt der maßgebende Abschnitt der Sinuskurve um so weiter nach 360° hin verschoben, je größer der Neigungswinkel der Oberarmachse gegen die vertikale Lastrichtung ist. Bei den in der nebenstehenden Skizze angegebenen Neigungswinkeln des Oberarmes von 20° ①, 40° ② und 90° ③ entsprechen die durch die Strecken ① ② und ③ begrenzten Abschnitte der Sinuskurve jedesmal dem Beugungsbereich des Ellenbogengelenkes bei der entsprechenden Neigung des Oberarmes.

In den folgenden Abb. 48, 49 und 50 sind unter a die in der Abb. 47 a angegebenen Beugestellungen des Oberarmes einzeln aufgezeichnet und unter b die ihnen entsprechenden Abschnitte der Sinuskurve als Kurven H_P jeweils mit der Kurve des Drehmomentes der Beugemuskulatur zusammen in einem Diagramm dargestellt. Die Tragfähigkeitskurven für die entsprechenden Oberarmstellungen sind unter c abgebildet.

Bildet die Oberarmachse mit der vertikalen Lastrichtung einen nach hinten offenen Winkel von 20° (Abb. 51 a ①), so liegt der maßgebende Abschnitt der Sinuskurve nach links über 0° hinaus verschoben (Abb. 51 b). Die Zusammensetzung dieser Kurve der Hebelarmlänge der Last H_P mit der Kurve des Drehmomentes der Beugemuskulatur M_R sowie die zugehörige Tragfähigkeitskurve sind in der Abb. 52 b und c dargestellt.

Auch wenn der Oberarm während der Beugung des Ellenbogengelenkes eine Drehung im Schultergelenk ausführt, ist die Kurve der Hebelarmlänge der Last eine Sinuskurve unter der Voraussetzung, daß die Winkelgeschwindig-

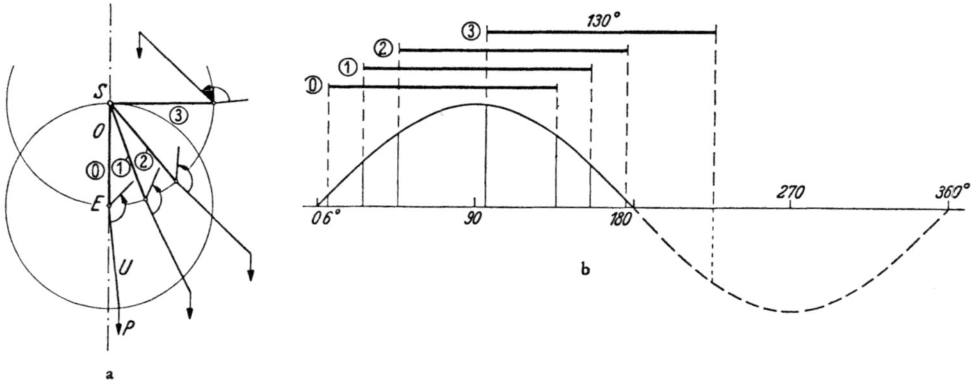

Abb. 47 a u. b. Änderung des Hebelarmes der Last bei einer Beugung im Ellenbogengelenk um 130° und verschiedenen Stellungen des Oberarmes. a Schematische Darstellung der verschiedenen Stellungen. b Entsprechende Abschnitte der Sinuskurve, die die Hebelarmlänge wiedergibt. ⓪ für vertikale Stellung des Oberarmes, ① für Vorhebung des Oberarmes um 20°, ② für Vorhebung des Oberarmes um 40°, ③ für Vorhebung des Oberarmes um 90°

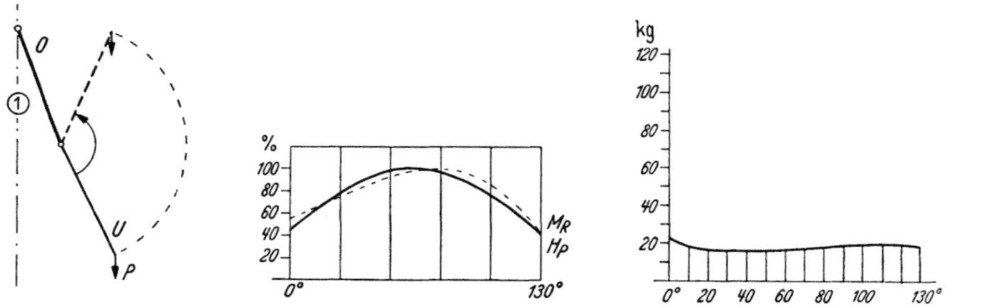

Abb. 48 a—c. Ermittlung der Tragfähigkeitskurve bei Beugung im Ellenbogengelenk um 130° und Vorhebung des Armes. a Schematische Skizze für die Stellung des Oberarmes und den Beugebereich des Ellenbogengelenkes. b Kurven des Hebelarmes H_P der Last und des Drehmomentes M_R der Beugemuskulatur während der Beugung des Ellenbogengelenkes. A aus der Differenz der Kurven M_R und H_P gewonnene Tragfähigkeitskurve

keit, mit welcher der Oberarm sein Bewegungsfeld durchläuft, der Winkelgeschwindigkeit proportional ist, mit welcher der Unterarm im Ellenbogengelenk gebeugt wird. Infolge der Bewegung des Oberarmes während der Beugung des Ellenbogengelenkes ändert sich nur der Charakter der Sinuskurve, und zwar dadurch, daß der Maßstab auf den Abszissen länger bzw. kürzer wird. Das erstere ist der Fall, wenn die Drehung des Oberarmes im Schultergelenk in entgegengesetztem Sinne erfolgt wie die Drehung des Unterarmes im Ellenbogengelenk. Dann erscheint die Sinuskurve in Richtung der Abszissenachse gedehnt (Abb. 53). Das Letztere ist der Fall, wenn die Drehung des

Oberarmes im gleichen Sinne erfolgt, wie die Drehung des Unterarmes. Dann erscheint die Sinuskurve infolge der Verkürzung des Maßstabes in Richtung der Abszissenachse zusammengedrängt (Abb. 54).

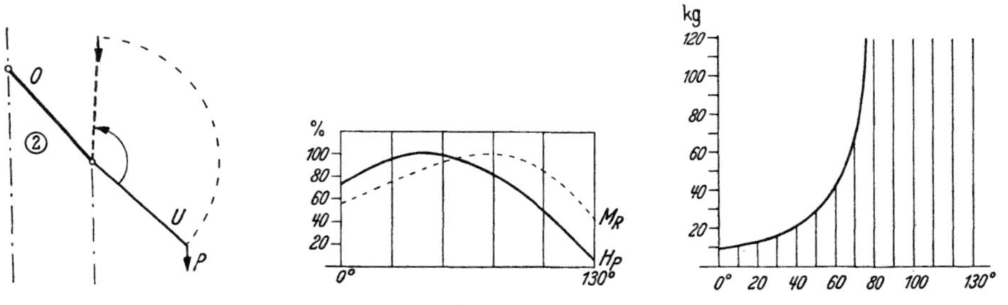

Abb. 49 a—c. Ermittlung der Tragfähigkeitskurve bei Beugung im Ellenbogengelenk um 130° und Vorhebung des Oberarmes um 40° a, b und c (s. Abb. 48)

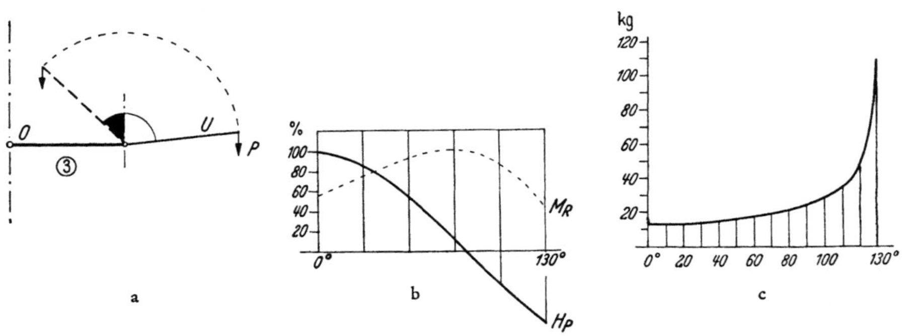

Abb. 50 a—c. Ermittlung der Tragfähigkeitskurve bei Beugung im Ellenbogengelenk um 130° und Vorhebung des Oberarmes um 90° a, b und c (s. Abb. 48)

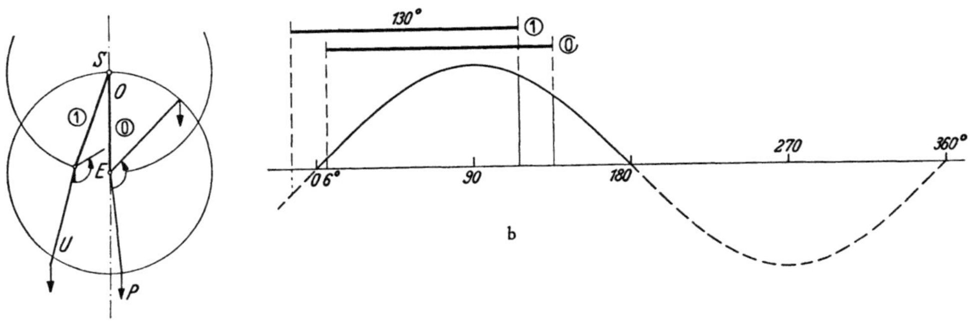

a

Abb. 51 a u. b. Kurve des Hebelarmes der Last bei Beugung im Ellenbogengelenk um 130° und Rückhebung des Oberarmes um 20°. a Schematische Skizze von Oberarmstellung und dem Beugebereich des Ellenbogengelenkes. b Kennzeichnung des entsprechenden Abschnittes der Sinuskurve. ⓪ für vertikale Stellung des Oberarmes (zum Vergleich), ① für Rückhebung des Oberarmes um 20°

Die Abb. 53 zeigt den abweichenden Charakter der Sinuskurve, wenn der Oberarm während der Beugung des Ellenbogengelenkes in der Weise nach hinten geführt wird, daß der Angriffspunkt der Last während der Bewegung stets lotrecht unter dem Schultergelenk liegt. Der Maßstab auf den Abszissen ist wesentlich größer als bei feststehendem Oberarm, und die Sinuskurve ist infolgedessen in Richtung der Abszissenachse stark gedehnt. Der dem Beugebereich des Ellenbogengelenkes entsprechende Abschnitt der Sinuskurve ist relativ klein im Vergleich zur ganzen Kurve. In der Abb. 55 b ist dieser Abschnitt der Sinuskurve H_P mit der Kurve des Drehmomentes der Muskel-

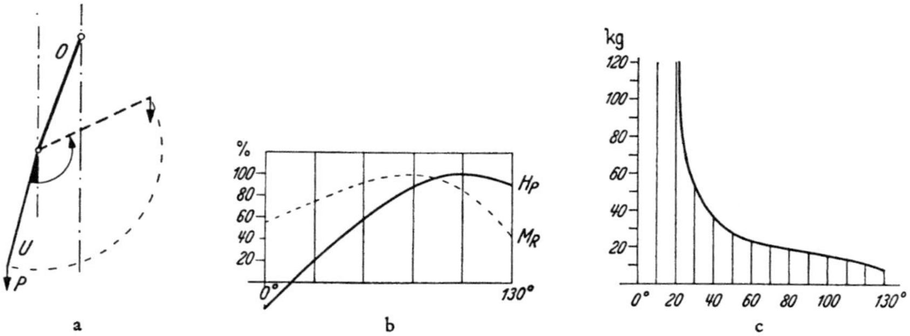

Abb. 52 a—c. Ermittlung der Tragfähigkeitskurve bei Beugung im Ellenbogengelenk um 130° und Rückhebung des Oberarmes um 20°. a Schematische Skizze von Oberarmstellung und dem Beugebereich des Ellenbogengelenkes. b Kurve des Hebelarmes H_P der Last und des Drehmomentes M_R der Beugemuskulatur während der Bewegung. c Aus den Kurven M_R und H_P ermittelte Tragfähigkeitskurve

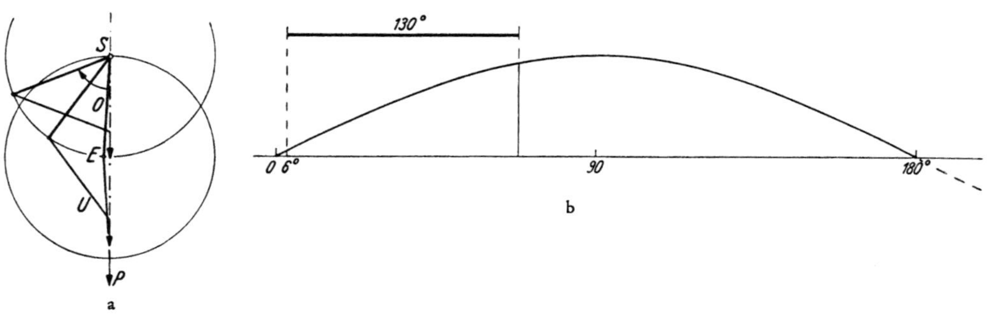

Abb. 53 a u. b. Kurve des Hebelarmes der Last während der Beugung im Ellenbogengelenk um 130° und gleichzeitiger Rückhebung des Oberarmes derart, daß sich die Last P stets lotrecht unter dem Schultergelenkdrehpunkt S befindet. a Schematische Skizze der Bewegung, S Drehpunkt des Schultergelenkes, E Drehpunkt des Ellenbogengelenkes, O Oberarmachse, U Unterarmachse, P Last. b Durch die Rückhebung des Oberarmes bedingte Dehnung der Sinuskurve, welche die Änderung des Hebelarmes der Last angibt

kraft M_R zusammen in einem Diagramm dargestellt und in Abb. 55 c die Tragfähigkeitskurve, welche sich aus den Kurven M_R und H_P ergibt.

In der Abb. 54 ist der veränderte Charakter der Sinuskurve dargestellt, wenn der Oberarm während der Beugung des Ellenbogengelenkes in der Art nach vorne erhoben wird, wie die Skizze Abb. 54 b zeigt. Der Maßstab auf den Abszissen ist wesentlich kleiner als bei feststehendem Oberarm, und die Sinuskurve ist infolgedessen so stark zusammengedrängt, daß der dem Beugungsbereich des Ellenbogengelenkes entsprechende Abschnitt über 180° hinausreicht. In der Abb. 56 b ist wieder der maßgebende Abschnitt der Sinuskurve H_P mit der Kurve des Drehmomentes der Muskelkraft M_R zusammen

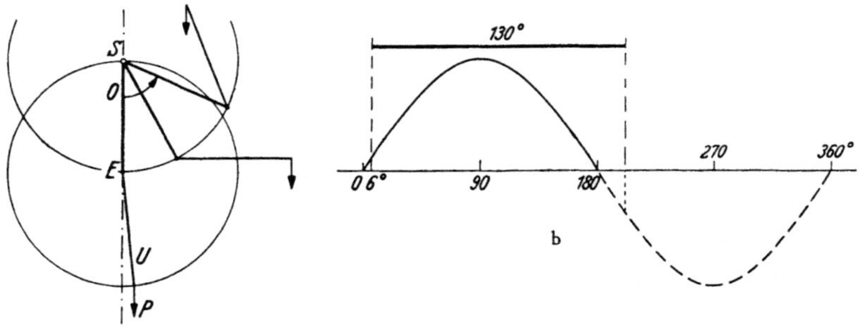

a

Abb. 54 a u. b. Kurve des Hebelarmes der Last während der Beugung im Ellenbogengelenk um 130° und gleichzeitiger Vorhebung des Oberarmes. a Schematische Skizze der Bewegung (Buchstabenbezeichnung wie in Abb. 53 a). b Durch die Vorhebung des Oberarmes bedingte Zusammendrängung der Sinuskurve, welche die Änderung des Hebelarmes der Last angibt

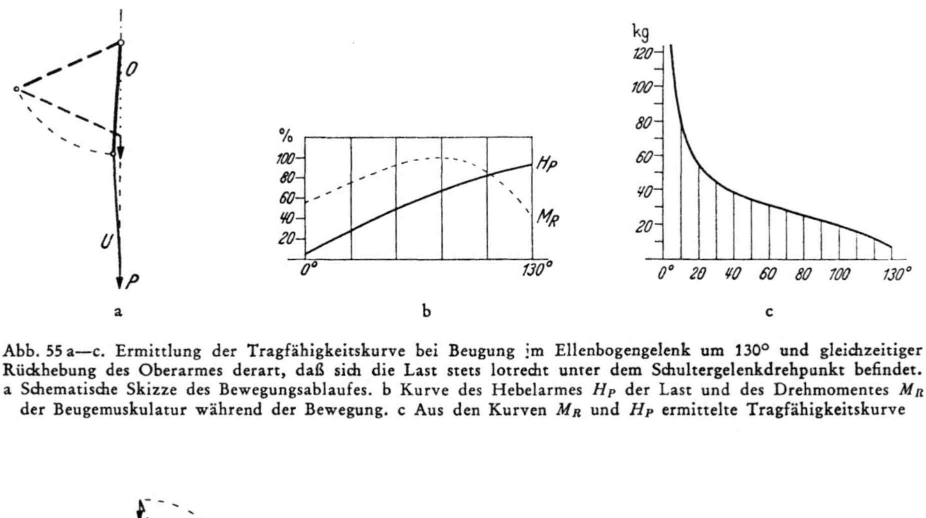

a b c

Abb. 55 a—c. Ermittlung der Tragfähigkeitskurve bei Beugung im Ellenbogengelenk um 130° und gleichzeitiger Rückhebung des Oberarmes derart, daß sich die Last stets lotrecht unter dem Schultergelenkdrehpunkt befindet. a Schematische Skizze des Bewegungsablaufes. b Kurve des Hebelarmes H_P der Last und des Drehmomentes M_R der Beugemuskulatur während der Bewegung. c Aus den Kurven M_R und H_P ermittelte Tragfähigkeitskurve

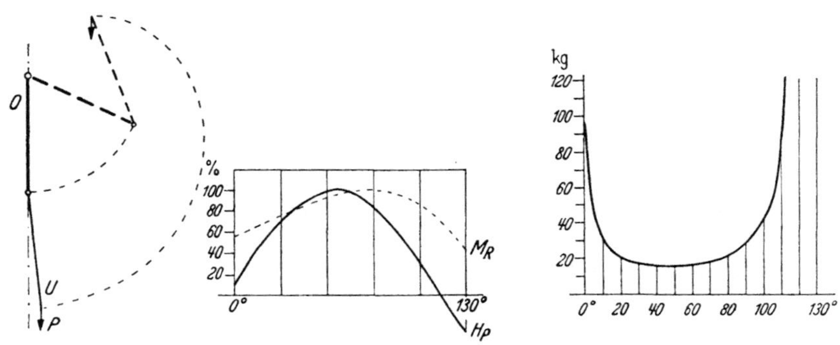

a b c

Abb. 56 a—c. Ermittlung der Tragfähigkeitskurve bei Beugung im Ellenbogengelenk um 130° und gleichzeitiger Vorhebung des Oberarmes. a Schematische Skizze des Bewegungsablaufes. b Kurven des Hebelarmes H_P der Last und des Drehmomentes M_R der Beugemuskulatur bei Beugung im Ellenbogengelenk um 130°. c Aus den Kurven M_R und H_P gewonnene Tragfähigkeitskurve und in Abb. 56 c die den beiden Kurven M_R und H_P entsprechende Tragfähigkeitskurve dargestellt.

Wie aus der graphischen Ableitung hervorgeht, ist für die unterschiedliche Verteilung der Tragfähigkeit des Unterarmes über den Beugungsbereich des Ellenbogengelenkes die Gesetzmäßigkeit der Längenänderung des Hebelarmes der streckenden Kraft maßgebend, die ihrerseits wieder durch die Größe und den Drehsinn des Winkels bestimmt wird, den die Oberarmachse während der Beugung des Ellenbogengelenkes mit der Richtung der streckenden Kraft bildet. Aus dieser Gesetzmäßigkeit ergibt sich die Möglichkeit, die Größe der Tragfähigkeit des Unterarmes für jede beliebige Beugestellung des Ellenbogengelenkes, Richtung des Oberarmes und Richtung der streckenden Kraft nach der untenstehenden Formel rechnerisch zu ermitteln, wenn das Drehmoment der Beugemuskulatur bekannt ist, dessen individuelle Größe experimentell festgestellt werden kann.

$$P = \frac{M_R - G \cdot g \cdot \sin(\varphi + \omega - \gamma)}{p \cdot \sin(\varphi + \omega)}.$$

In dieser Formel bedeuten (hierzu Abb. 57 und 58):

P die Tragfähigkeit bzw. Leistungsfähigkeit des Armes (kg);
M_R das resultierende Drehmoment der Beugemuskeln am Ellenbogengelenk (cm · kg);
G das Eigengewicht von Unterarm + Hand (kg);
g den Abstand des gemeinsamen Schwerpunktes von Unterarm + Hand von der Drehachse des Ellenbogengelenkes (cm);
p den Abstand des Angriffspunktes der Last (in der Hand) von der Drehachse des Ellenbogengelenkes (cm);
φ den Beugungswinkel des Armes;
ω den Winkel, den die Richtung der streckenden Kraft mit der Oberarmachse bildet;
γ den Winkel zwischen Belastungsrichtung und der Lotrechten.

Überblickt man die Kurven der Tragfähigkeit, die sich in der vierten Ableitung ergaben, so lassen sich drei verschiedene Grundtypen unterscheiden.

1. Die Tragfähigkeit ist zu Beginn der Beugung bei weitem am größten, fällt dann zunächst schnell und stark ab bis auf einen mittleren Wert und nimmt dann weiter bis zum Ende der Beugung nur noch wenig ab (Abb. 46 b).

2. Die Tragfähigkeit hat während des ganzen Verlaufes der Beugung eine annähernd gleichbleibende mittlere Größe (Abb. 48 c).

3. Die Tragfähigkeit ist zu Beginn der Beugung am kleinsten, nimmt im Verlauf der Beugung zunächst allmählich und erst am Schluß schnell und sehr stark zu, wo sie ihren Höchstwert erreicht (Abb. 49 c).

Diese drei verschiedenen Grundtypen der Tragfähigkeitskurve gehören zu ganz bestimmten Stellungsbereichen des Oberarmes, die in den folgenden Abbildungen gesondert dargestellt sind.

Der Typus der ersten Kurve (Abb. 59) ist gegeben, wenn die Richtung des während der Beugung des Ellenbogengelenkes feststehenden Oberarmes bis etwa 70° nach hinten bzw. bis höchstens 4° nach vorne von der vertikalen Lastrichtung abweicht, wie aus dem schraffierten Bereich der nebenstehenden Skizze zu ersehen ist.

Die dick gezeichnete Kurve I a gibt die Tragfähigkeit an, wenn die Oberarmachse während der Beugung des Ellenbogengelenkes von der vertikalen

Lastrichtung nach hinten um 3° abweicht. Die dünn gezeichneten Kurven x und y zeigen die Tragfähigkeit, wenn die Oberarmachse an der Grenze des erwähnten Bereiches steht, d. h. ihre Richtung nach hinten um 70° bzw. nach vorne um 4° von der Lastrichtung abweicht.

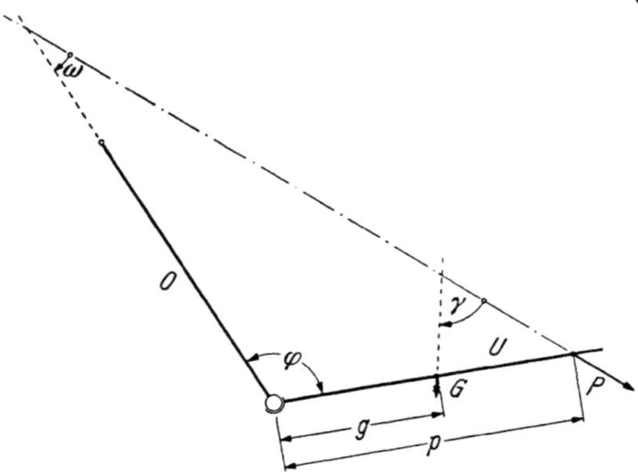

Abb. 57

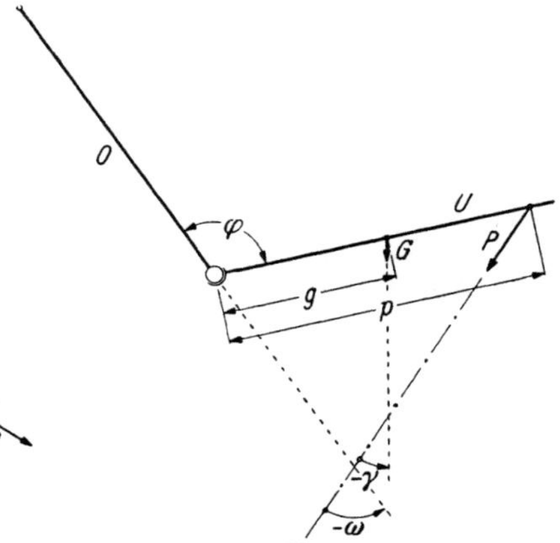

Abb. 58

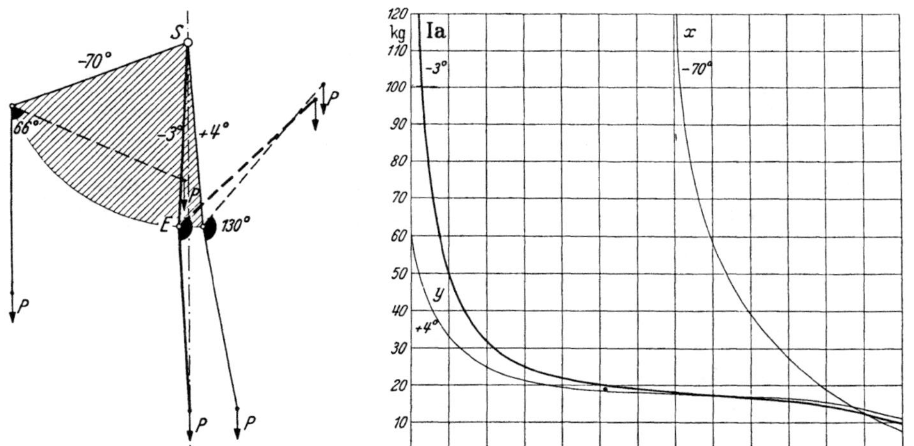

a b

Abb. 59 a u. b. Tragfähigkeitskurven bei Beugung im Ellenbogengelenk um 130° und Stellungen des Oberarmes von einer Rückhebung um 70° bis zu einer Vorhebung von 4°. a Schematische Skizze von 3 Gliedstellungen. (Der Bereich der Bewegung des Oberarmes ist schraffiert angegeben.) b Kurve der Tragfähigkeit in Abhängigkeit von der Stellung des Oberarmes bei Beugung im Ellenbogengelenk um 130°. x bei Elevation des Oberarmes um 70° nach hinten, *Ia* bei Elevation des Oberarmes um 3° nach hinten, y bei Elevation des Oberarmes um 4° nach vorn

Der Typus der zweiten Kurve (Abb. 60) ist dann gegeben, wenn der Oberarm zwischen 6° und 27° gegen die vertikale Lastrichtung nach vorne geneigt steht (schraffierter Bereich in der nebenstehenden Skizze). Die dick gezeichnete Kurve I b entspricht einer Neigung des Oberarmes von 16° gegen die Vertikale. Die dünn gezeichneten Kurven x und y entsprechen wieder der Stellung des Oberarmes an der Grenze des erwähnten Bereiches, d. h. bei einer Neigung von 6° bzw. 27° gegen die Vertikale.

Der Typus der dritten Kurve (Abb. 61) ist gegeben, wenn der Oberarm von 35°—90° gegen die vertikale Lastrichtung nach vorne geneigt steht (schraffierter Bereich der nebenstehenden Skizze). Die dick gezeichnete Kurve I c entspricht einem Neigungswinkel von 42° gegen die Vertikale. Die Kurven *x* und *y* entsprechen den beiden Grenzstellungen des Oberarmes bei 35° bzw. 90°.

Die soeben beschriebenen 3 Kurventypen gelten zunächst nur für den Fall, daß der Oberarm in einer der erwähnten Stellungen während des gesamten Ablaufs der Bewegung im Ellenbogengelenk gehalten wird. Wie aber weiterhin gezeigt werden konnte,

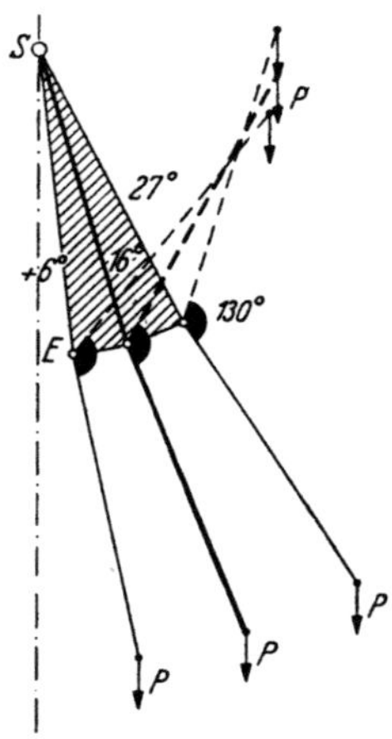

a

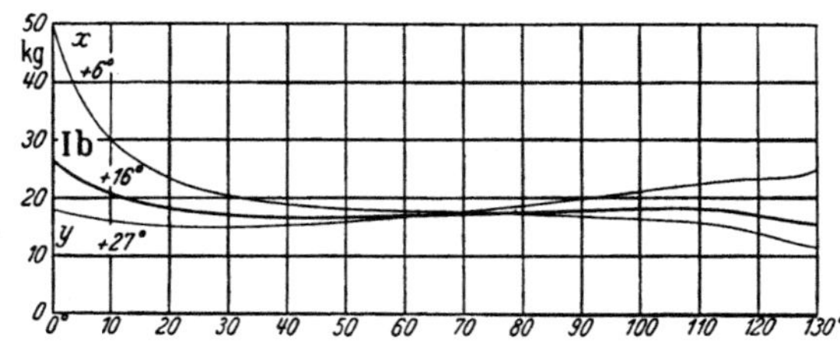

b

Abb. 60 a u. b. Tragfähigkeitskurven bei Beugung im Ellenbogengelenk um 130° und Vorhebung des Oberarmes zwischen 6° und 27°. a Schematische Skizze von 3 Gliedstellungen. (Der Bewegungsbereich des Oberarmes ist schraffiert angegeben.) b Kurve der Tragfähigkeit in Abhängigkeit von der Stellung des Oberarmes bei Beugung im Ellenbogengelenk um 130°. *x* bei Elevation des Oberarmes um 6° nach vorn, *Ib* bei Elevation des Oberarmes um 16° nach vorn, *y* bei Elevation des Oberarmes um 27° nach vorn

ändern sich die Tragfähigkeitskurven, wenn gleichzeitig mit der Beugung im Ellenbogengelenk eine Rück- oder Vorhebung des Oberarms stattfand. Erfolgt eine Rückhebung von —3° bis —68° in einer solchen Geschwindigkeit, daß bei gleichzeitiger Beugung des Unterarmes die Last *P* stets senkrecht unter dem Schultergelenk *S* bleibt (Abb. 62 a), so resultiert die Tragfähigkeitskurve II der Abb. 62 b. Der Unterschied gegenüber der Kurve I a in Abb. 59 besteht darin, daß die Tragfähigkeit mit fortschreitender Beugung viel langsamer abnimmt. Die entsprechenden Zahlenwerte sind in Tabelle 11 niedergelegt.

Ein völlig veränderter Kurventyp (III) findet sich aber bei Beugung im Ellenbogengelenk und gleichzeitiger Vorhebung des Oberarmes (Abb. 63 a und b). Hierbei bewegt sich der Oberarm in allen 3 Bereichen der Kurven I a, b und c. Infolgedessen ist die Tragfähigkeit zu Beginn sehr groß, fällt dann bis etwa 20° Beugung äußerst steil auf einen verhältnismäßig niedrigen Wert ab, den sie im gesamten mittleren Beugebereich beibehält, um dann etwa von 90° Beugung an zunächst allmählich, bei 120° aber schon wieder äußerst steil anzusteigen.

Experimentelle Prüfung der Tragfähigkeit des Armes während der Beugung des Ellenbogengelenkes.

Zur Ergänzung der theoretischen Ableitung wurde zuletzt noch die Tragfähigkeit des gebeugten Armes bei maximaler willkürlicher Anstrengung im Versuch überprüft. Wenn die gewählte Untersuchungsmethode auch nicht der

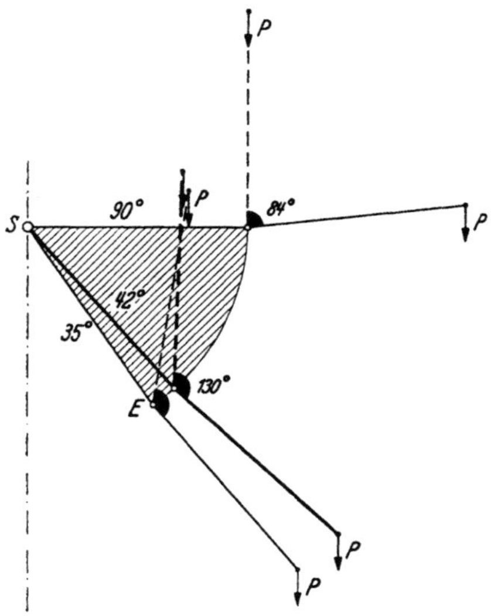

a

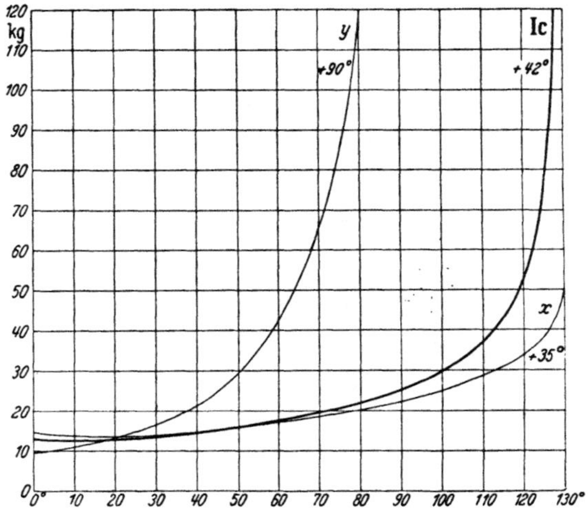

b

Abb. 61 a u. b. Tragfähigkeitskurven bei Beugung im Ellenbogengelenk um 130° und Vorhebung des Oberarmes zwischen 35° und 90°. a Schematische Skizze von 3 Gliedstellungen. (Der Bewegungsbereich des Oberarmes ist schraffiert angegeben.) b Kurve der Tragfähigkeit in Abhängigkeit von der Stellung des Oberarmes bei Beugung im Ellenbogengelenk um 130°. *x* bei Elevation des Oberarmes um 35° nach vorn, *Ic* bei Elevation des Oberarmes um 42° nach vorn, *y* bei Elevation des Oberarmes um 90° nach vorn

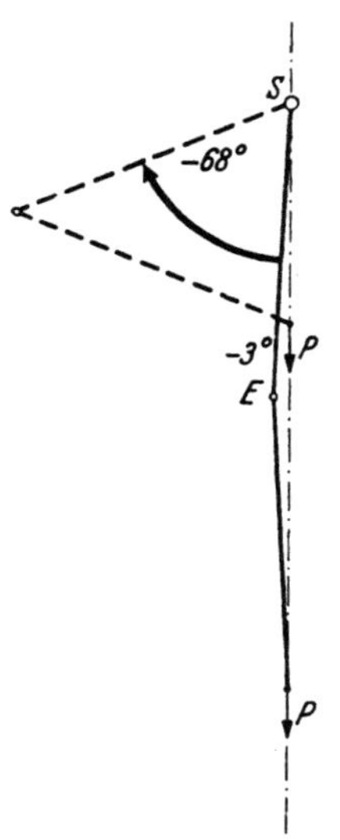

a

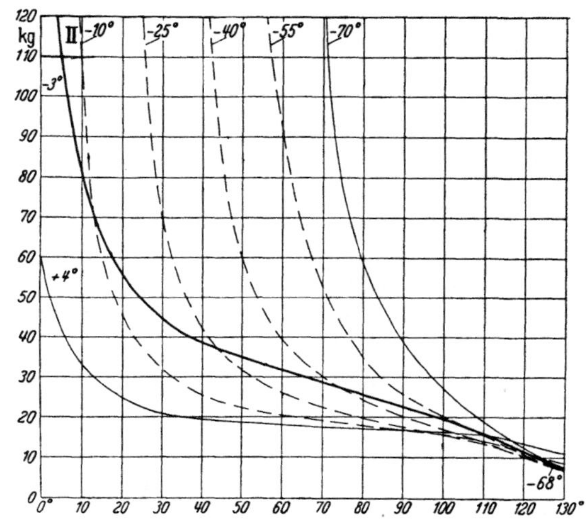

b

Abb. 62 a u. b. Tragfähigkeitskurve bei Beugung im Ellenbogengelenk um 130° und gleichzeitiger Rückhebung des Oberarmes von 3°—68° derart, daß sich die Last stets senkrecht unter dem Schultergelenkdrehpunkt befindet. a Schematische Skizze der Bewegung. b Tragfähigkeitskurve bei der beschriebenen Bewegung (II). (Mit dünneren Linien bzw. gestrichelt sind zum Vergleich die Tragfähigkeitskurven für den in verschiedener Winkelstellung feststehenden Oberarm eingetragen) photographisch-mathematischen an Präzision gleichkommt, so dürfte sie doch ausreichen, um die Kurve der Tragfähigkeit des Armes während der Beugung im Hinblick auf das Ziel der Untersuchung mit hinreichender Genauigkeit zu ermitteln.

Der Oberarm ist, wie aus der Abb. 64 ersichtlich, vor einer vertikalen Holzplatte derart festgestellt, daß seine Achse während der Beugung genau in

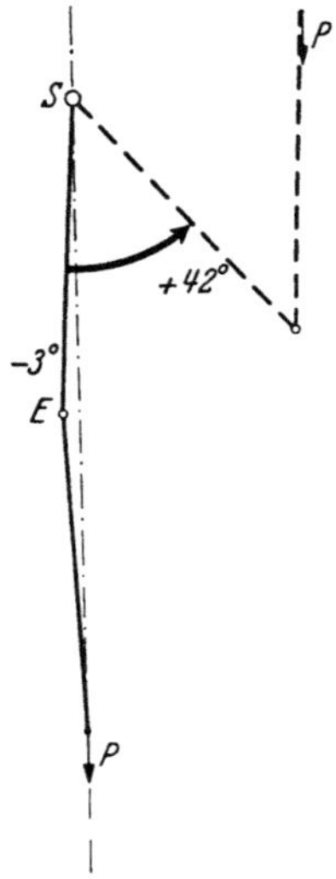

a

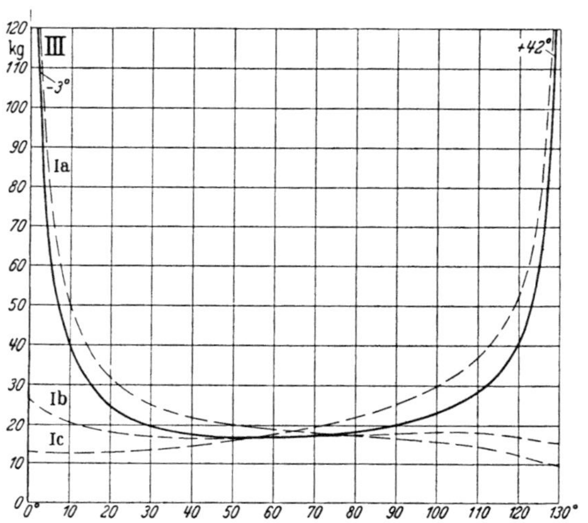

b

Abb. 63 a u. b. Tragfähigkeitskurve bei Beugung im Ellenbogengelenk um 130° und gleichzeitiger Vorhebung des Oberarmes von 3° Rückhebung bis 42° Vorhebung. a Schematische Skizze der Bewegung. b Tragfähigkeitskurve bei der beschriebenen Bewegung (III). (Mit gestrichelten Linien sind zum Vergleich die Kurven I a, I b und I c aus den Abb. 59—61 eingetragen)

vertikaler Richtung liegt. Von der Versuchsperson wird bei Supinationsstellung des Unterarmes mit der Hand ein Griff gehalten, an welchem ein Seilzug befestigt ist, dessen lotrechte Zugrichtung bei jeder Beugestellung des Armes durch eine seitlich verstellbare Rolle, über die das Seil geführt ist, gewährleistet wird. Das Seil wird durch einen Hebel von Hand gespannt. Die Größe des Zuges wird durch eine in das Seil eingeschaltete Federwaage gemessen, deren Zeiger auf der Skala eine Marke verschiebt, die den erreichten Maximalzug angibt.

Die Ermittlung der Tragfähigkeit bei den verschiedenen Beugungsgraden erfolgte in der Weise, daß der größte Zug festgestellt wurde, dem der Unterarm bei einer bestimmten Beugestellung noch Widerstand leisten konnte. Hierzu wurde der Unterarm zunächst in die zu untersuchende Beugestellung zum festgestellten Oberarm genau eingestellt und unter das Handgelenk ein Federkontakt geschoben, durch den ein faradischer Stromkreis unterbrochen war. In den Stromkeis war die Hand des Gehilfen eingeschaltet, die mit dem Hebel das Seil spannte. Dann wurde die Versuchsperson aufgefordert, dem Zug, der durch Anspannung des Seiles allmählich vergrößert wurde, den größtmöglichen Widerstand entgegenzusetzen. Im Augenblick, wo der Unterarm nachzugeben begann und das Handgelenk einen leichten Druck auf den Federkontakt ausübte, wurde dieser geschlossen, wodurch gleichzeitig die Hand des Gehilfen, die das Seil spannte, einen elektrischen Schlag erhielt und augenblicklich den Hebel losließ. Auf der Federwaage wurde die Größe des Zuges für diesen Augenblick abgelesen und damit die Tragfähigkeit des Armes bei dem eingestellten Beugungswinkel festgestellt.

Auf diese Weise wurde die Tragfähigkeit des Armes bei den einzelnen im Diagramm angegebenen Beugungsgraden durch mehrere Messungen bei verschiedenen Versuchspersonen bestimmt. Die einzelnen Messungen, die unter Einschiebung entsprechender Pausen durchgeführt wurden, zeigten bei jedem Beugungsgrad eine sehr gute Übereinstimmung. Die Mittelwerte aus 2 Versuchsreihen (Tabelle 12, I) wurden den Kurven Abb. 65 zugrunde gelegt.

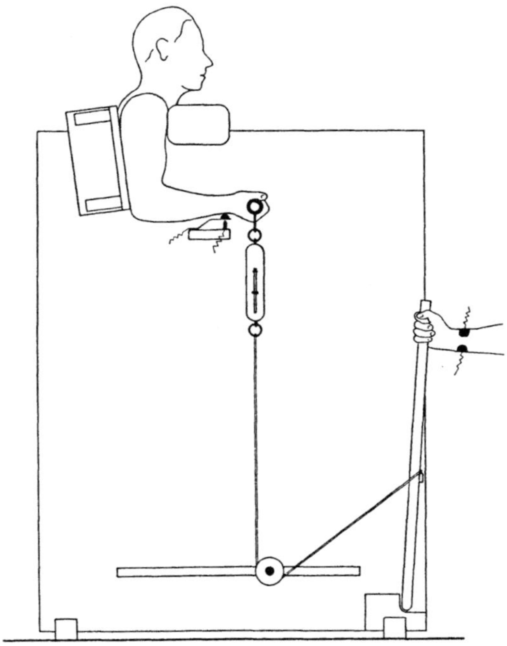

Abb. 64. Schematische Zeichnung der Versuchsanordnung

In der zweiten Versuchsreihe wurde in analoger Weise noch die Tragfähigkeit des Armes geprüft für den Fall, daß der Angriffspunkt der Last, d. h. des Seilzuges, lotrecht unter dem Schultergelenkdrehpunkt liegt. Hierzu wurde die hintere Auflage für den Oberarm fortgenommen und die Schulter lediglich durch 2 Widerlager am Ausweichen nach vorne und hinten gehindert, während die Rolle derart eingestellt wurde, daß die Richtung des lotrechten Seilzuges bei jeder Beugestellung des Ellenbogengelenkes durch den Schultergelenkdrehpunkt verlief (Tabelle 12, II und Abb. 66). Bei dieser Versuchsreihe konnten zwischen 0° und 20° Beugung keine Werte zuverlässig ermittelt werden, weil bei den hohen

Tabelle 12. *Mittelwerte der im Versuch gemessenen Tragfähigkeit des gebeugten Armes bei vertikaler Richtung der Oberarmachse (I) und wenn der Lastangriff lotrecht unter dem Schultergelenkdrehpunkt liegt (II)*

∢	I		II	
	H.	B.	H.	B.
	kg	kg	kg	kg
5°	—	—	—	—
10°	40,0	69,0	—	—
20°	25,2	45,3	41	81
40°	16,7	30,2	34	63
55°	14,1	25,7	29	55,5
70°	12,8	23,2	23	50
85°	11,2	22,2	16,5	41,5
100°	11,0	20,3	13	31,5
115°	10,1	19,7	8,5	20,5
130°	10,0	16,3	6	13

Zügen der Griff der Hand entglitt. Ebenfalls konnten bei der ersten Versuchsreihe keine Werte unter 10° Beugung ermittelt werden, weil die Versuchsanordnung nicht gestattete, diesen kleinen Beugungswinkel exakt einzustellen bzw. die Einstellung bis zur Belastungsgrenze zu garantieren.

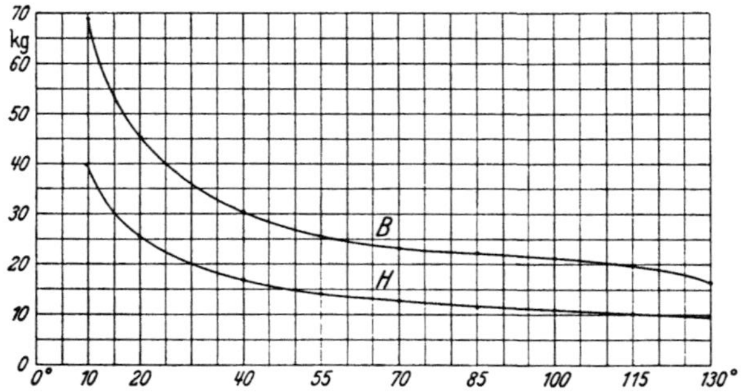

Abb. 65. Kurven der im Versuch ermittelten Tragfähigkeit bei vertikaler Richtung des Oberarmes. *H* 13jähriger Junge mit guter Muskulatur. *B* 35jähriger Holzarbeiter mit sehr kräftig entwickelter Muskulatur

Der praktische Versuch wurde herangezogen, um zu überprüfen, ob die in der theoretischen Ableitung ermittelte gesetzmäßige Abhängigkeit der Tragfähigkeit des Armes von der Beugung des Ellenbogengelenkes im Leben eine Bestätigung erfährt. Wenn dies der Fall sein soll, so muß die Kurve des praktischen Versuches und die der theoretischen Ableitung die gleiche Gesetzmäßigkeit des Verlaufes aufweisen, weil die Gesetzmäßigkeit der Tragfähigkeitskurve ausschließlich durch den Einfluß der Beugung auf die am Ellenbogengelenk wirkenden mechanischen Faktoren bestimmt wird. In den beiden folgenden Abbildungen (67 und 68) ist die aus dem Experiment gewonnene Kurve der Tragfähigkeit des Armes (*V*) jeweils 2 Kurven gegenübergestellt, für die die Unterlagen aus der Literatur entnommen wurden. Einmal wurden die Momentbestimmungen am Präparat von Braune und Fischer zugrunde gelegt unter der Annahme einer Abnahme der Muskelkraft nach dem gleichen Gesetz, wie es aus dem Versuch von Hermann am Froschmuskel hervorgeht [*Th* (*1*)] [7]. Als zweite Vergleichskurve wurde die Tragfähigkeit [*Th* (*2*)] aufgezeichnet, die sich aus der Mittelwertskurve der Versuche von Bethe, Franke und Reijs ergibt.

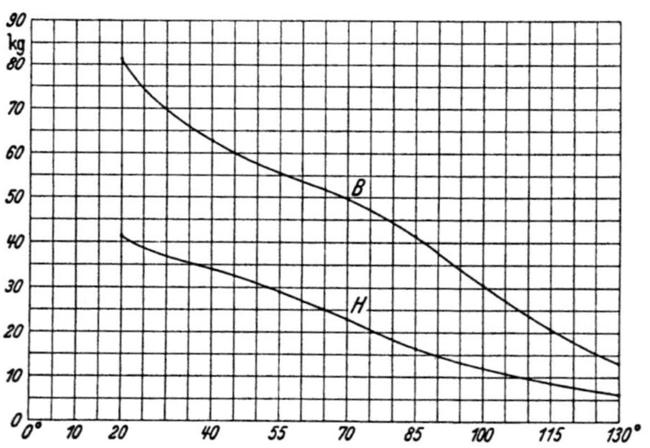

Abb. 66. Kurve der im Versuch ermittelten Tragfähigkeit für den Fall, daß der Lastangriff während der Beugung stets lotrecht unter dem Schultergelenkdrehpunkt liegt

Diese Gegenüberstellung erfolgte für die Beugung im Ellenbogengelenk bei vertikal stehendem Oberarm (Abb. 67) und für die Beugung im Ellenbogen-

[7] Um ein genaueres Ergebnis zu erhalten, wurde die Mittelwertskurve aus den experimentellen Messungen genommen an Stelle der theoretischen Abnahme der Muskelkraft nach dem Längenquadrat.

gelenk bei gleichzeitiger Rückhebung des Oberarmes, so daß die Last sich stets senkrecht unter dem Schultergelenk befand (Abb. 68).

In Abb. 67 liegen die beiden aus praktischen Versuchen am Menschen gewonnenen Kurven *V* und *Th* (*2*) im Anfangsteil etwas höher als *Th* (*1*), weil beim Lebenden die Muskeln und Sehnen, die bis zu einer Beugung bis 20° der Oberarmrolle anliegen, eine erheblichere Dicke besitzen als die Fäden des Modells von Braune und Fischer. Infolgedessen werden in Wirklichkeit

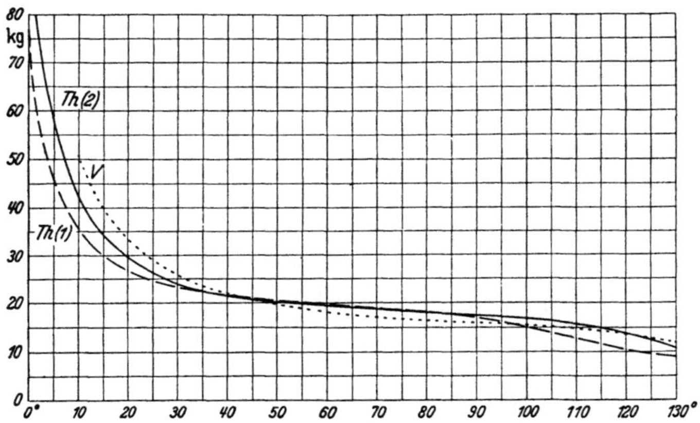

Abb. 67. Gegenüberstellung der experimentell gewonnenen Tragfähigkeitskurve und den theoretisch ermittelten für Beugung im Ellenbogengelenk um 130° bei vertikaler Oberarmstellung. *V* aus den eigenen Versuchen gewonnene Kurve. *Th* (*1*) Kurve, berechnet aus den Momentbestimmungen von Braune und Fischer unter Berücksichtigung der Abnahme der Muskelkraft entsprechend den von Hermann am Froschmuskel gefundenen Werten. *Th* (*2*) Tragfähigkeitskurve, berechnet aus der Mittelwertskurve der von Bethe und Franke, Franke und Reijs experimentell ermittelten Drehmomente der Beugemuskeln

erstens die Sehnen die Rolle länger berühren als nur bis 20° Beugung, und zweitens bleibt durch die Dicke der Sehnen und Muskeln ihre gemeinsame Resultierende dauernd in einem größeren Abstand von der Gelenkachse.

Weiter ist zu berücksichtigen, daß beim Präparat der Faden, also die Resultante des M. ext. carpi rad. long., bei geringen Beugungsgraden seitlich von der Oberarmrolle abglitt (Minuswert in der Tabelle 2), während dieser Muskel im Leben auch bei maximaler Streckung des Ellenbogengelenkes stets vor dem Epicondylus liegt, worauf auch Strasser und Grohmann hinweisen. Beide Abweichungen von den anatomischen Verhältnissen beim Lebenden haben zur Folge, daß der Hebelarm der resultierenden Muskelkraft im praktischen Versuch [Kurven *V* und *Th* (*2*)] zwischen 0° und 20° Beugung länger bleibt als in der theoretischen Ableitung, während die Längenabnahme des Hebelarmes der Last in Modell und Praxis gleich ist. Hieraus ergibt sich, daß die Tragfähigkeitskurve der praktischen Versuche [*V* und *Th* (*2*)] zwischen 0° und 20° Beugung einen etwas steileren Anstieg zeigen muß als diejenigen der theoretischen Ableitung [*Th* (*1*)]. Hinzu kommt noch eine mögliche individuelle Variabilität, und wenn man diese mit in Betracht zieht, zeigt sich, daß die

Differenz zwischen den Kurven *V* und *Th* (2) nicht größer ist als die Abweichung der einzelnen Kurven von BETHE, FRANKE und REIJS von der aus ihnen berechneten Mittelwertskurve (s. Abb. 39). In Abb. 68 erklärt sich die tiefere Lage der Kurve des eigenen Versuchs (*V*) zu Beginn der Beugung vor allem dadurch, daß die Kraft der Hand nicht ausreichte, um den Griff so lange zu halten, bis die Größe des Zuges der maximalen Tragfähigkeit entsprach. Dennoch ist unzweifelhaft, daß die in den eigenen Versuchen sowohl bei vertikal stehendem Oberarm als auch bei gleichzeitiger Rückhebung des Oberarmes

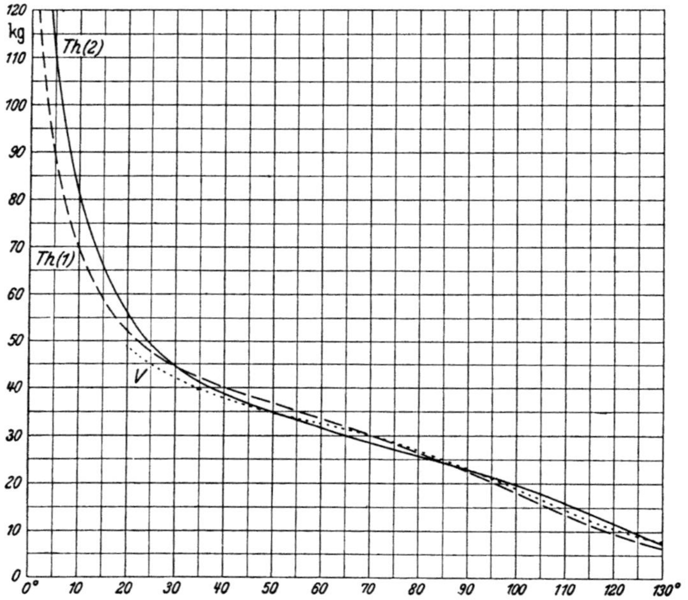

Abb. 68. Gegenüberstellung der experimentell gewonnenen Tragfähigkeitskurve und der theoretisch ermittelten für den Fall, daß die Last stets lotrecht unter dem Schultergelenkdrehpunkt liegt. *V* aus den eigenen Versuchen gewonnene Kurve. *Th* (*1*) Kurve, berechnet aus den Momentbestimmungen von BRAUNE und FISCHER unter Berücksichtigung einer Abnahme der Muskelkraft entsprechend den Versuchen von HERMANN am Froschmuskel. *Th* (2) Kurve, berechnet aus der Mittelwertskurve des von BETHE und FRANKE, FRANKE und REIJS experimentell bestimmten Drehmomentes der Beugemuskeln

während der Beugung im Ellenbogengelenk ermittelten Tragfähigkeitskurven durchaus die Richtigkeit der theoretischen Ableitung bestätigen.

Überblickt man die einzelnen Ableitungen, so lehrt das Ergebnis, daß im anatomischen Aufbau des Armes ein Konstruktionsprinzip verwirklicht ist, durch welches eine zweckmäßige und ökonomische Ausnutzung der Muskelkraft gewährleistet ist im Hinblick auf die Anforderungen des täglichen Lebens. Dies wird verständlich, wenn man von der Grundfunktion der Beugemuskeln des Armes ausgeht. Die aktive Beugung des Armes im Ellenbogengelenk dient praktisch dazu, die Entfernung zwischen dem Greiforgan, der Hand, und dem Schultergelenk zu verringern. Sie hat also im allgemeinen zum Ziele, einen Gegenstand bzw. eine Last an den Körper heranzuführen. Ist zur Fortbewegung der Last oder zur Widerstandsleistung gegen einen Zug ein maximaler Kraftaufwand erforderlich, so erfolgt bei der Beugung im Ellenbogengelenk eine zwangsläufige Mitbewegung des Oberarmes nach hinten in der Weise, daß die Wirkungslinie der Last während des gesamten Bewegungsvorganges das Drehzentrum des Schultergelenkes schneidet. Dabei ist es gleichgültig, in welcher Richtung die Last herangeführt wird, ob ein Gewicht vom Boden erhoben, ein Wagen in horizontaler Richtung herangezogen oder das Eigengewicht des Körpers z. B. am Reck hochgezogen wird.

Die zu dieser typischen Kombination von Beugung des Ellenbogengelenkes mit gleichzeitiger Rückdrehung des Oberarmes gehörige Kurve der Tragfähigkeit bzw. Leistungsfähigkeit (Abb. 68) zeigt, daß die Leistungsfähigkeit zu Beginn der Beugung bei weitem am größten ist und bei fortschreitender Beugung zunächst sehr steil und dann allmählich immer langsamer abfällt. Berücksichtigt man die Anforderung, die an die Leistungsfähigkeit des Armes bei den erwähnten Arbeiten gestellt wird, so ergibt sich, daß bei voller Ausnutzung des möglichen Arbeitsweges die Größenverteilung der Tragfähigkeit bzw. Leistungsfähigkeit über den Beugebereich des Ellenbogengelenkes durchaus zweckmäßig ist. Beim Anheben der bei gestrecktem Ellenbogengelenk mit der Hand gefaßten Last ist nicht nur allein deren Gewicht zu überwinden, sondern auch die Massenträgheit, weil der Last zunächst eine Beschleunigung erteilt werden muß. Infolgedessen ist gerade zu Beginn der Beugung eine wesentlich höhere Leistungsfähigkeit erforderlich als im weiteren Verlauf, wo nur noch das Gewicht der Last zu überwinden ist, das zudem noch durch die bereits erteilte Beschleunigung nach aufwärts verringert wurde. Mit dieser Anforderung steht die Größenverteilung der Leistungsfähigkeit für den Beugebereich des Ellenbogengelenkes durchaus im Einklang. Da außerdem die Wirkungslinie der Last während der Beugung des Ellenbogengelenkes stets durch das Drehzentrum des Schultergelenkes verläuft, so ist auch eine optimale Ausnutzung der aufgewandten Energie gegeben, weil kein zusätzlicher Energieaufwand zur Feststellung des Schultergelenkes erforderlich ist, also kein Energieaufwand, der nicht dem eigentlichen Ziel, nämlich dem Heranführen der Last, dient.

Bei den meisten Handreichungen des täglichen Lebens, bei denen die Beugung im Ellenbogengelenk die Hauptrolle spielt und die im allgemeinen das Heranführen leichterer Gegenstände bezwecken, ist die erforderliche Leistungsfähigkeit relativ klein. Der Oberarm wird hierbei in der Regel leicht nach vorne gegen die Vertikale geneigt gehalten bzw. in einem kleinen Winkelbereich bewegt, der etwa dem in Abb. 60 dargestellten entspricht. Die zu diesem Stellungsbereich gehörigen Kurven zeigen, daß die Leistungsfähigkeit nahezu gleichmäßig über den gesamten Bereich der Beugung verteilt ist und nur gegen die Streckgrenze hin einen geringen Anstieg zeigt. Die nahezu gleichmäßige Verteilung der Leistungsfähigkeit dürfte deswegen der Zweckmäßigkeit entsprechen, weil die geforderte Leistung, wie bereits gesagt, relativ klein ist und es keinen Vorteil bieten würde, wenn über einen kurzen Weg eine besonders hohe Leistungsfähigkeit zur Verfügung stände auf Kosten eines stärkeren

Absinkens in einem anderen Bereich der Beugung. Es ist vielmehr günstiger, wenn bei den üblichen Handreichungen die Leistungsfähigkeit in jedem Augenblick der Beugung annähernd die gleiche Größe hat.

Beim Tragen einer Last in Schulterhöhe, wobei der Oberarm entsprechend erhoben ist, ist das Ellenbogengelenk in der Regel maximal gebeugt. Hierdurch wird die Last möglichst nahe an den Körper herangebracht, so daß sie unter einem recht kurzen Hebelarm auf das Schultergelenk wirkt und zur Feststellung dieses Gelenkes nur geringe Muskelkräfte erforderlich sind. Die zu diesem Stellungsbereich des Oberarmes gehörigen Kurven Abb. 61 zeigen, daß die Leistungskraft des Unterarmes bei maximaler Beugung des Ellenbogengelenkes am größten ist, wie es auch der Zweckmäßigkeit entspricht.

Auch für den Fall, daß eine Last vom Boden bis über Schulterhöhe gehoben und dort gehalten werden soll, entspricht die Verteilung der Leistungsfähigkeit über den Beugebereich des Ellenbogengelenkes durchaus der günstigsten Möglichkeit, wie aus den Kurven Abb. 63 hervorgeht. Die Spitze der Leistungsfähigkeit zu Beginn der Beugung erlaubt, der Last eine wesentliche Beschleunigung zu erteilen, deren Auswirkung genügt, um das Gewicht der Last bei ihrer Aufwärtsbewegung so weit herabzusetzen, daß die mit fortschreitender Beugung abnehmende Leistungsfähigkeit das Gewicht der Last beim weiteren Heben noch überwinden und bis zu der Höhe bringen kann in der bei maximal gebeugtem Ellenbogengelenk die Leistungsfähigkeit wieder einen Höchstwert erreicht hat.

Das Ergebnis der Ableitungen lehrt vor allem auch, daß für die Tragfähigkeit bzw. Leistungsfähigkeit des Unterarmes nicht allein die Kurve des Drehmomentes der Beugemuskeln maßgebend ist, wie irrtümlich von BRAUNE und FISCHER, WACHOLDER u. a. angenommen wurde, sondern daß die Leistungsfähigkeit in jeder Phase der Beugung des Ellenbogengelenkes durch das Verhältnis des Drehmomentes der Muskelkraft zu dem im entgegengesetzten Sinne drehenden Moment der Last bzw. der Gegenkraft bestimmt wird, eine Erkenntnis, die auch für die Arbeitsphysiologie von Bedeutung ist.

Zusammenfassung

Die Tragfähigkeit des Unterarmes während der Beugung des Ellenbogengelenkes ist nicht, wie von BRAUNE und FISCHER angenommen wurde, allein vom Drehmoment der Beugemuskeln abhängig, sondern sie wird durch das Verhältnis des Drehmomentes der Beugemuskeln zum entgegengesetzt gerichteten Drehmoment der Last bestimmt. Diese beiden Drehmomente enthalten folgende 3 Faktoren, deren Größe und Größenverhältnis zueinander sich während der Beugung des Ellenbogengelenkes stetig ändert:

1. die resultierende Kraft der Beugemuskeln (R),

2. den Hebelarm (H_R), unter welchem die resultierende Muskelkraft (R) auf das Ellenbogengelenk wirkt, und

3. den Hebelarm (H_P), unter welchem die Last auf das Ellenbogengelenk wirkt.

Außerdem ist die Tragfähigkeit bzw. Leistungsfähigkeit des Unterarmes abhängig von der jeweiligen Stellung des Oberarmes während der Beugung des Ellenbogengelenkes.

In den beiden ersten Ableitungen wurde der gesetzmäßige Einfluß der Beugung des Ellenbogengelenkes auf die Tragfähigkeit des Unterarmes bei vertikaler Stellung des Oberarmes untersucht, und zwar

in der *ersten Ableitung* an einer schematischen Darstellung der anatomischen Verhältnisse unter der einschränkenden Voraussetzung, daß der Unterarm gewichtslos ist und die Muskelkraft bei der Verkürzung des Muskels konstant bleibt;

in der *zweiten Ableitung* unter Zugrundelegung des Untersuchungsergebnisses von BRAUNE und FISCHER über die Größenänderung des Drehmomentes der Beugemuskeln und unter Einbeziehung der Schwere des Unterarmes. Diese Untersuchung wurde durchgeführt für die Annahme, daß

a) Die Muskelkraft bei der Verkürzung des Muskels konstant bleibt,

b) proportional der „Länge“ [8] abnimmt,

c) proportional dem Quadrat der „Länge“ abnimmt.

In der ersten und zweiten Ableitung zeigt die Abhängigkeit der Tragfähigkeit von der Beugung im Ellenbogengelenk bei Annahme konstanter Muskelkraft die gleiche Gesetzmäßigkeit (vgl. Abb. 12 und Kurve A in Abb. 21). Die Tragfähigkeit ist zu Beginn der Beugung weitaus am größten, fällt in den ersten 20—30° Beugung steil ab, um im weiteren Verlauf der Beugung wieder zuzunehmen. Der Höchstwert der Tragfähigkeit zu Beginn der Beugung und der steile Abfall in der Anfangsphase der Beugung beruht auf der Wirkung der Oberarmrolle, an die sich die Sehnen der Beugemuskeln in Nähe der Streckstellung des Armes anlegen (Abb. 4).

Wird jedoch, wie in der zweiten Ableitung, eine Abnahme der Muskelkraft mit fortschreitender Verkürzung des Muskels zugrunde gelegt, so findet nach dem ersten Absinken der Tragfähigkeit während der weiteren Beugung des Ellenbogengelenkes keine Zunahme mehr statt, sondern je nach Abhängigkeit des Kraftverlustes der Beugemuskulatur von der „Länge“ oder dem „Längenquadrat“ eine mehr oder weniger ausgesprochene weitere Abnahme (Kurven B und C in Abb. 21).

Für die *dritte Ableitung* wurde die Annahme getroffen, daß sich die Last bei der Beugung des Ellenbogengelenkes stets lotrecht unter dem Schultergelenkdrehpunkt befindet, der Oberarm sich also während der Beugung des Ellenbogengelenkes im Schultergelenk nach hinten dreht. Auch diese Ableitung wurde unter Zugrundelegung der Kurven von BRAUNE und FISCHER für die Größenänderung der Drehmomente der Beugemuskeln durchgeführt, und zwar für die in der zweiten Ableitung unter a, b und c angeführten Annahmen.

Die Tragfähigkeitskurve A in Abb. 32 zeigt einen viel höheren Anfangswert als bei den beiden vorhergehenden Ableitungen (Abb. 12 und 21) und bleibt auch nach dem ersten steilen Absinken auf einem höheren Niveau bis zu einem Beugewinkel von etwa 100°, von wo ab sie erneut abfällt. Die Kurven

---

[8] Definition von „Länge“ und „Längenquadrat“ s. S. 362.

B und C (Abb. 32) für Abnahme der Muskelkraft zeigen dagegen nach dem ersten steilen Absinken eine analoge, mehr oder weniger langsam abfallende Tendenz, wie die entsprechenden Kurven der Abb. 21.

In der *vierten Ableitung* wurde der Einfluß der Oberarmstellung bzw. -bewegung während der Beugung des Ellenbogengelenkes auf die Tragfähigkeit des Unterarmes untersucht. Hierzu wurde die Gesetzmäßigkeit der Größenänderung des Drehmomentes der Beugemuskulatur zugrunde gelegt, die sich aus einer Überprüfung der diesbezüglichen Untersuchungen ergab, die Bethe und Franke, Franke und Reijs am Lebenden durchführten und die mit der von Hermann am Froschmuskel ermittelten Gesetzmäßigkeit der Abnahme der Muskelkraft bei der Verkürzung des Muskels im Einklang steht. Es ergaben sich drei verschiedene Grundtypen der Tragfähigkeitskurve:

1. Der erste Kurventypus (Abb. 59) ist charakteristisch für Stellungen des Oberarmes in einem Bereich, der von der Vertikalen bis zu einem Winkel von 4° nach vorne und bis zu einem Winkel von 70° nach hinten abweicht. Die Tragfähigkeit ist zu Beginn der Beugung am größten, sinkt dann schnell ab bis auf einen mittleren Wert und zeigt im weiteren Verlauf eine leicht abfallende Tendenz. Diese Kurve entspricht somit in ihrer Gesetzmäßigkeit derjenigen der dritten Ableitung für vertikale Oberarmstellung (Abb. 32).

2. Der zweite Kurventypus (Abb. 60) gilt für Stellungen des Oberarmes in einem Bereich, der von der Vertikalen in einem Winkel von 6—27° nach vorne abweicht. In diesem Bewegungsbereich des Oberarmes hält die Tragfähigkeit während des gesamten Ablaufes der Beugung im Ellenbogengelenk nahezu die gleiche Größe bei.

3. Der dritte Kurventypus (Abb. 61) findet sich bei Erhebung des Oberarmes nach vorne in einem Bereich von 35—90° gegen die Vertikale. Die Tragfähigkeit hat zu Beginn der Beugung des Ellenbogengelenkes ihren kleinsten Wert, steigt zunächst langsam, dann immer steiler an und erreicht am Ende der Beugung ihren größten Wert.

Zur Ergänzung der theoretischen Ableitungen wurde noch die Tragfähigkeit des Oberarmes während der Beugung des Ellenbogengelenkes in zwei eigenen Versuchsreihen am Lebenden ermittelt, und zwar

1. bei vertikaler Stellung des Oberarmes und
2. bei konstanter Lage des Lastangriffes unter dem Schultergelenkdrehpunkt.

Die in diesen beiden Versuchsreihen ermittelten Tragfähigkeitskurven, die in Abb. 67 und 68 mit *V* bezeichnet sind, zeigen eine sehr gute Übereinstimmung mit den theoretisch ermittelten Kurven *Th* (*1*) und *Th* (*2*).

Das übereinstimmende Ergebnis der theoretischen Ableitungen und der praktischen Versuche erlaubt die exakte Beurteilung eines im anatomischen Aufbau des Armes verwirklichten Konstruktionsprinzipes, welches die Kraftentfaltung des Armes während der Beugung des Ellenbogengelenkes in zweckmäßiger Weise gestaltet im Hinblick auf die Erfordernisse des täglichen Lebens, insbesondere, was das Heben, Tragen und Heranziehen einer Last betrifft.

Auf die Bedeutung der Untersuchungsergebnisse für die Arbeitsphysiologie konnte im Rahmen dieser Abhandlung nicht eingegangen werden.

Literatur

BETHE, A. u. F. FRANKE: Beiträge zum Problem der willkürlich beweglichen Armprothesen. Münch. med. Wschr. **1919**, 202, Abb. 5. — BRAUNE, W. u. O. FISCHER: Die Rotationsmomente der Beugemuskeln am Ellenbogengelenk des Menschen. Abh. königl.-sächs. Ges. Wiss., Math.-phys. Kl. **15** (1889). — FICK, A.: Mechanische Arbeit und Wärmeentwicklung bei der Muskeltätigkeit. Inter. wiss. Bibl. **51** (1882). — FRANKE, F.: Die Kraftkurve menschlicher Muskeln bei willkürlicher Innervation und die Frage der absoluten Muskelkraft. Pflügers Arch. **184**, 306 (1920), Abb. 2 a. — GROHMANN, F. W.: Über die Arbeitsleistung der am Ellenbogengelenk wirkenden Muskeln. Arch. f. Anat. **1902**. — HERMANN, L.: Pflügers Arch. **1871**. — REIJS, J. H. O.: Über die Veränderung der Kraft während der Bewegung. Pflügers Arch. **191**, 250 (1921), Abb. 9. — STRASSER, H.: Lehrbuch der Muskel- und Gelenkmechanik, Bd. IV. 1927. — WACHOLDER, K.: Handbuch der normalen und pathologischen Physiologie, Bd. 15. Berlin: Springer 1930, S. 596. „Es wird darum, wenn es bei der Bedienung einer Maschine auf maximale Kraftentwicklung ankommt, zweckmäßig sein, den Arbeiter so zur Maschine zu stellen, daß er innerhalb dieses Stellungsbereiches (in welchem das Drehmoment der Beugemuskeln seinen größten Wert hat) anpacken kann." — WEBER, ED.: In WAGNERs Handwörterbuch der Physiologie, Bd. III.

11. Über die Verteilung der Spongiosadichte im coxalen Femurende und ihre Bedeutung für die Lehre vom funktionellen Bau des Knochens*

Siebenter Beitrag zur funktionellen Anatomie und kausalen Morphologie des Stützapparates

Mit 12 Abbildungen

Die Verteilung der Spongiosadichte ist von grundsätzlicher Bedeutung für die Beantwortung der Frage, ob die Spongiosa funktionell, d. h. mit größter Materialersparnis gebaut ist. Wenn diese Bedingung erfüllt sein soll, so muß

1. wie schon ROUX gefordert hat, an jeder Stelle Dicke, Dichte und Zahl der Bälkchen, also die Massenverteilung, der Größenverteilung der Beanspruchung entsprechen und

2. müssen die Spongiosaelemente die kleinstmögliche Beanspruchung erfahren, d. h. axial auf Druck oder Zug beansprucht sein.

Ob die erste Forderung erfüllt ist, kann unmittelbar durch einen Vergleich der Verteilung der Spongiosadichte mit der Größenverteilung der Beanspruchung festgestellt werden[1]. Dagegen ist es nicht möglich, die Beanspruchung

---

* Mit Unterstützung der Deutschen Forschungsgemeinschaft. — Morph. Jb. **95**, 35—54 (1954).

[1] Schon GRUNEWALD hat nachzuweisen versucht, daß beim coxalen Femurende die Verteilung der Spongiosadichte mit der Größenverteilung der Spannungen übereinstimmt. Zunächst glaubt er, auf einem durch den Mittelpunkt des Schenkelkopfes gelegten Querschnitt eine zirkuläre Verdichtung der Spongiosa um den Schenkelkopfmittelpunkt herum zu erkennen, während sich in Wirklichkeit die Verdichtungszone als breites Band in sagittaler Richtung über die ganze Ausdehnung des Querschnittes erstreckt (vgl. Abb. 4 a). GRUNEWALD führt diese vermeintlich zentral gelegene Verdichtungszone allein auf Schubspannungen zurück, von denen er annimmt, daß sie in einem um den Mittelpunkt gelegenen konzentrischen Bereich ihren höchsten Wert haben, was jedoch nicht zutrifft, wie noch näher ausgeführt werden soll. Für den Defekt der Spongiosa im Bereich des Wardschen Dreiecks gibt GRUNEWALD keine kausale Erklärung, sondern beurteilt diesen Befund nur unter dem Gesichtspunkt der Zweckmäßigkeit. Er glaubt, daß man durch Aushöhlen eines auf Biegung beanspruchten Balkens die Schubspannungen beseitigen und dadurch seine Festigkeit erhöhen könne, eine Auffassung, die auch von RAUBER und WOLF geteilt wird: „Wo kein Material ist, können auch keine Schubspannungen sein und man kann ihnen also durch Aushöhlen des auf Biegung beanspruchten Balkens ausweichen. Er wird durch die Höhlung sogar fester als ein solider, den Schubspannungen ausgesetzter Balken". Diese Begründung beruht auf der reichlich naiven Auffassung, daß man durch Fortnahme von Material auch die in diesem auftretenden Spannungen beseitigen kann. In Wirklichkeit müssen selbstverständlich die Spannungen, die in der Mitte des Balkens nicht mehr aufgenommen werden können, von seiner Wandung zusätzlich aufgenommen werden, so daß in einem ausgehöhlten Balken sehr viel höhere Schubspannungen auftreten als in einem massiven von gleichem Durchmesser, wie in der

der einzelnen Bälkchen zu erfassen, so daß die Frage, ob sie axial auf Druck oder Zug beansprucht sind, nur auf einem Umweg beantwortet werden kann.

Nach der Rouxschen Lehre sind die Spongiosabälkchen axial auf Druck oder Zug beansprucht, weil die Spongiosa eine Trajektorienstruktur darstellt und er annimmt, daß bei einem trajektoriellen Fachwerk die einzelnen Stäbe axial beansprucht sein müssen. Dies trifft jedoch nicht zu, denn ein trajektorielles Fachwerk ist lediglich dadurch gekennzeichnet, daß seine Stäbe die gleiche Richtung aufweisen, wie die Spannungstrajektorien, so daß die Wir-

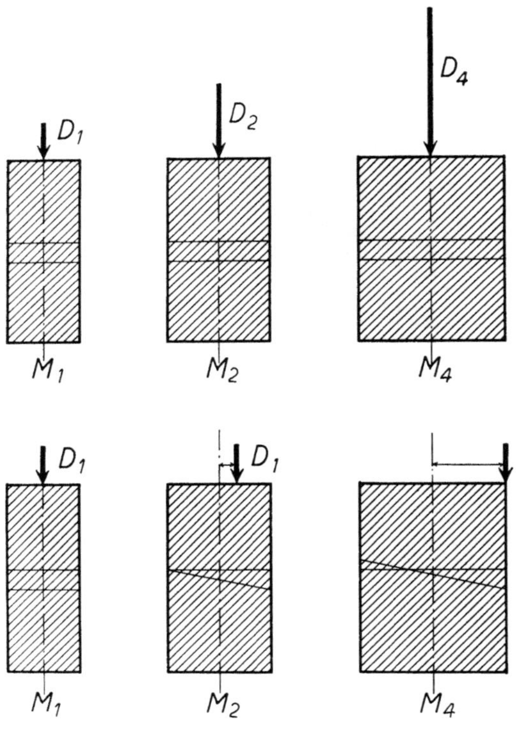

Abb. 1

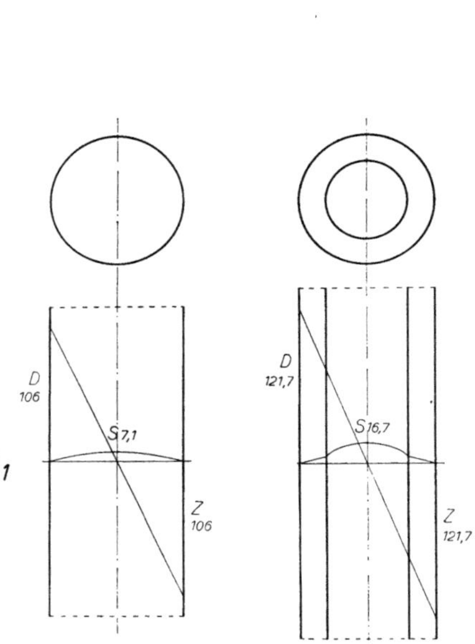

a b

Abb. 2 a u. b

kungslinie der Kraft nicht mit der Stabachse zusammenzufallen braucht, sondern auch parallel gegen diese verschoben liegen kann. Im letzteren Falle werden aber die Stäbe durch eine Längskraft auf Biegung beansprucht, erfahren also eine viel größere Beanspruchung, als bei axialem Druck oder Zug und müssen infolgedessen bei gleicher Festigkeit entsprechend stärker ausgeführt werden. Die trajektorielle Ausrichtung der Spongiosa ist deshalb *allein* nicht beweisend dafür, daß ihre Elemente axial beansprucht sind.

Abb. 2 maßstäblich dargestellt ist. In dem linken massiven Balken (Abb. 2 a) haben die höchsten Schubspannungen *S* den Wert 7,1, in dem rechten ausgehöhlten Balken vom gleichen Durchmesser (Abb. 2 b) haben die höchsten Schubspannungen dagegen den Wert 16,7, sind also durch die Aushöhlung des Balkens auf mehr als die doppelte Größe angestiegen.

Dieser noch ausstehende Nachweis kann jedoch ebenfalls aus der Verteilung der Spongiosadichte abgeleitet werden, weil die Massenverteilung auch einen Rückschluß auf die Art der Beanspruchung erlaubt. Ergibt eine Gegenüberstellung der Verteilung der Spongiosadichte mit der Größenverteilung der Beanspruchung, daß beide übereinstimmen, so darf nach den Regeln der Elastizitätslehre mit an Sicherheit grenzender Wahrscheinlichkeit geschlossen werden, daß die Spongiosa-Elemente axial auf Druck oder Zug beansprucht

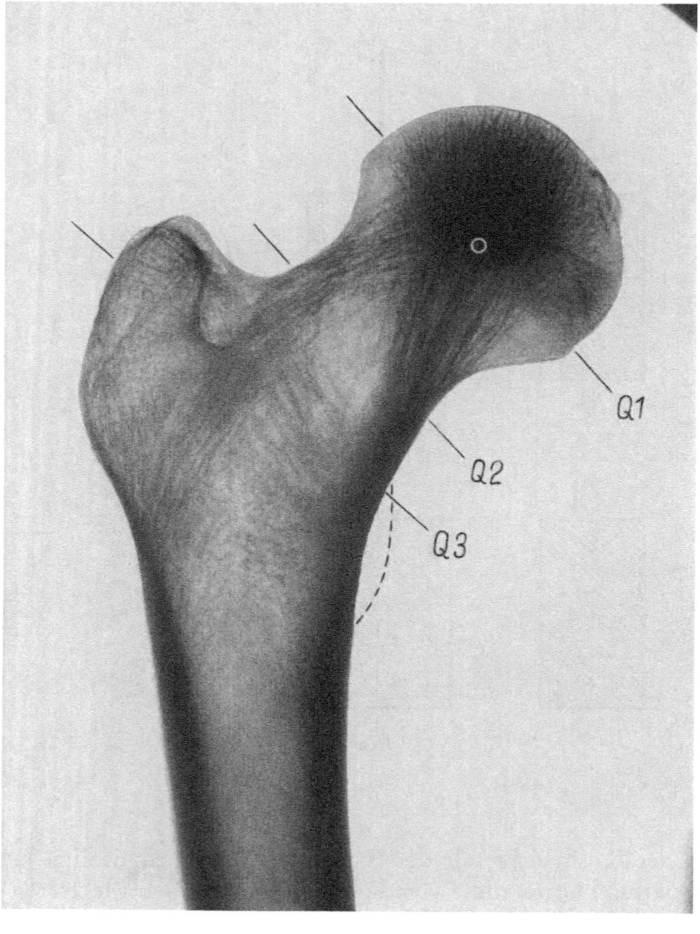

Abb. 3

sind, weil nur bei axialer Beanspruchung diese Beziehung besteht und nicht bei Biegebeanspruchung, wie in der Abb. 1 anschaulich dargestellt ist.

Die drei oberen Stäbe, die alle die gleiche Festigkeit aufweisen, sind axial auf Druck beansprucht durch verschieden große Kräfte *(D)*, deren Größe sich wie 1 : 2 : 4 verhält. Auch die Masse der Stäbe *(M)* verhält sich wie 1 : 2 : 4, ist also jeweils der Größe der Druckkraft proportional. Auf jeden der drei unteren Stäbe wirkt eine gleich große Kraft *(D 1)*. Der erste Stab ist axial beansprucht. Beim zweiten und dritten Stab wirkt die Druckkraft exzentrisch, so daß diese beiden Stäbe durch eine Längskraft auf Biegung beansprucht sind. Obschon bei allen drei Stäben die Druckkraft *D 1* die gleiche Größe hat, verhält sich ihre Masse wie 1 : 2 : 4, ist also nicht proportional der Größe der Kraft. Bei exzentrischer Druckbeanspruchung, d. h. bei Biegebeanspruchung, kann nur in einem Ausnahmefall einmal die Masse der Größe der Kraft proportional sein, und zwar nur unter der Voraussetzung, daß die Exzentrizität der Druckkraft bei allen Stäben die gleiche und konstante Größe hat. Es ist aber undenkbar, daß diese Voraussetzung bei der Spongiosa erfüllt sein kann, allein schon, weil das Umbauprinzip des Knochens in seiner letzten Auswirkung axiale Beanspruchung zur Folge hat, was ausschließt, daß der Umbau bei allen Bälkchen bei einer bestimmten und überall gleichen Größe der Biegebeanspruchung zum Stillstand kommen kann. Deshalb darf bei der Spongiosa eine Übereinstimmung der Massenverteilung mit der Größenverteilung der auf die Bälkchen wirkenden Spannung als Beweis dafür angesehen werden, daß ihre Elemente axial auf Druck oder Zug beansprucht sind.

Um überprüfen zu können, ob beim coxalen Femurende die Verteilung der Spongiosadichte mit der Größenverteilung der auf sie wirkenden Spannungen übereinstimmt, muß zunächst geklärt werden, welche Beanspruchungsarten im Innern des Knochens größere Spannungen hervorrufen können, weil sich Spongiosa nur in den Bereichen der Röhrenknochen finden kann, in welchen die Größe der Spannungen bzw. elastischen Verformungen die untere Grenze des Bildungs- bzw. Erhaltungsreizes für Knochengewebe überschreitet.

a Q_1

b Q_2

c Q_3

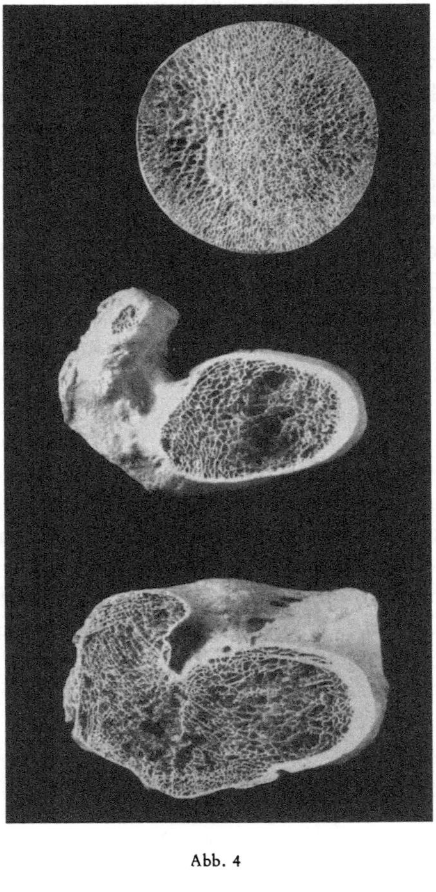

Abb. 4

Überblickt man unter diesem Gesichtspunkt die für den Röhrenknochen in Frage kommenden Beanspruchungsarten, so kann Biegebeanspruchung von vornherein ausgeschaltet werden, weil bei Biegebeanspruchung die höchsten Spannungen am Rande des Querschnittes, also in der Kortikalis auftreten, während in der Mitte des Knochens, im Bereich der neutralen Faser, keine oder nur sehr kleine Spannungen wirken (vgl. das Diagramm der Biegespannungen in Abb. 2). Bei Schubbeanspruchung dagegen treten die höchsten Spannungen in der Mitte des Querschnittes auf und fallen von hier in Richtung des Balkenschubes beiderseits gegen den Rand hin auf Null ab, wie das Diagramm der Schubspannungen *S* in Abb. 2 zeigt. Auch Druckkräfte können im Innern des Röhrenknochens große Spannungen hervorrufen, jedoch nur im Bereich der Krafteinleitungsstellen, d. h. an den Gelenkenden, von wo der auf die Gelenkfläche verteilte Druck bis zu einer gewissen Tiefe in das Innere des Knochens direkt fortgeleitet wird.

Zur Klärung der aufgeworfenen Frage muß also die Größenverteilung der Schub- und Druckspannungen im coxalen Femurende geklärt und diese der Verteilung der Spongiosadichte gegenübergestellt werden. Was die Letztere betrifft, so ist ihre Verteilung in der Projektion auf die Ebene maßgebend, in welcher das coxale Femurende seine größte Beanspruchung erfährt, also auf Biegung beansprucht ist. Da während der Standbeinperiode des Ganges die Biegungsebene nahezu konstant in frontaler Ebene liegt, so muß die Verteilung der Spongiosadichte in der Projektion auf diese Ebene zugrundegelegt werden. Hierzu eignet sich am besten ein entsprechendes Röntgenbild des Präparates, weil auf diesem an jeder Stelle aus der Tiefe der Schwärzung auf die Größe der durchstrahlten Masse recht zuverlässig rückgeschlossen werden kann (Abb. 3). Außerdem muß die Verteilung der Spongiosa rechtwinkelig zu dieser Ebene, also in sagittaler Richtung, bekannt sein. Sie ist aus Querschnitten zu ersehen, die in entsprechender Höhe durch das coxale Femurende gelegt sind (Abb. 4 a, b und c).

Zur Ermittlung der Größenverteilung der Druck- und Schubspannungen im coxalen Femurende muß man von den Kräften ausgehen, die auf den Schenkelkopf wirken. Der Schenkelkopf erfährt seine maßgebende, d. h. die größte unter den sich stets wiederholenden Beanspruchungen während der Standbeinperiode des Ganges, in der ein Bein allein die ganze Körperlast trägt. Aus der schematischen Darstellung der Beanspruchung des Beinskeletes während der Standbeinperiode (Abb. 5) ist ersichtlich, daß die Körperschwere, die durch das Gewicht dargestellt ist, exzentrisch zum Hüftgelenk des Standbeines wirkt und infolgedessen das Becken nach rechts zu drehen trachtet. Diese Drehung wird durch die links vom Hüftgelenk angebrachte Kette (Spannung der Abduktoren) verhindert, welche das Becken mit der gleichen Kraft nach links zu drehen strebt und dadurch seine horizontale Lage über dem Hüftgelenk garantiert. Die Belastung des coxalen Femurendes setzt sich demnach zusammen aus der Körperschwere und der Kraft der Abduktoren, also aus zwei in entgegengesetztem Sinne drehenden Kräften, die sich am Hüftgelenk Gleichgewicht halten. Für die Beanspruchung des coxalen Femurendes ist deshalb die Resultierende aus diesen beiden Kräften maßgebend. Ihre Lage und Richtung ist gegeben, weil sie einmal durch den Schnittpunkt der beiden Kräfte und zweitens durch das Drehzentrum des Hüftgelenkes verlaufen muß, da sich die beiden Kräfte am Hüftgelenk Gleichgewicht halten. In der Abb. 6 sind Lage und Wirkungsrichtung des Körpergewichtes *K* sowie der Muskelkraft *M* den anatomischen Verhältnissen entsprechend eingetragen. Die Abmessungen der Zeichnung sowie die Lage des Hüftgelenkdrehpunktes und des Schwerpunktes des während der Standbeinperiode auf dem Schenkelkopf ruhenden Körperabschnittes *S 5* wurden unter Zugrundelegung der Arbeit von O. FISCHER über den Gang des Menschen ermittelt. Die Lage und Richtung der Muskelkraft M ergab sich aus der Untersuchung von A. FICK, „Statische Betrachtungen der Muskeln des Oberschenkels“ und entspricht der Resultierenden aus allen Komponenten der Hüftmuskeln, die während der Standbeinperiode auf das Bein abduzierend wirken. Aus den Abb. 5 und 6 ist zu ersehen, daß die Resultierende schräg zur Schenkelhalsachse verläuft, so daß das coxale Femurende durch den Gelenkdruck auf Biegung beansprucht wird. Die Biegebeanspruchung nimmt nach abwärts zu, weil der Abstand der Resultierenden von der Schenkelhalsachse nach unten hin größer wird. Die Schubkomponente der Resultierenden, der Balkenschub, hat dagegen in jeder Höhe des coxalen Femurendes die gleiche Größe, weil die Größe des Balkenschubes allein durch die Neigung der Druckrichtung gegen die Schenkelhalsachse bestimmt wird, die in jeder Höhe annähernd die gleiche ist.

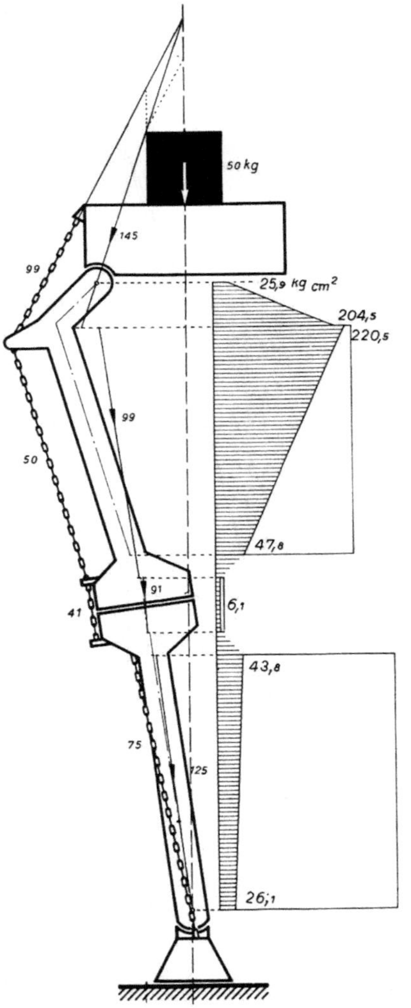

Abb. 5

Die resultierende Druckkraft K gilt als Beanspruchung jedoch nur für den Bereich des coxalen Femurendes, der von den Abduktoren überbrückt wird, also nur bis zu deren Ursprung am Trochanter major, wie aus der schematischen Zeichnung Abb. 5 zu ersehen ist. Von dieser Stelle nach abwärts wirken andere Muskeln und insbesondere die Spannung des Tractus iliotibialis mit der Körperschwere zusammen auf das Femur. Von maßgebender Bedeutung für die Lage und Richtung des auf den Femurschaft wirkenden resultierenden Druckes ist die Spannung des Tractus iliotibialis, der das Femur in umgekehrter Richtung auszubiegen strebt, wie die Körperschwere, weil die Spannung des das Femur umgebenden Muskelschlauches im groben als zentrischer Druck wirkt. Die Lage der Resultierenden aus Körpergewicht und Spannung des Tractus iliotibialis ist ebenfalls aus der schematischen Zeichnung Abb. 5 ersichtlich und in Abb. 7 unter Berücksichtigung der anatomischen Verhältnisse mit guter Näherung eingezeichnet (R). Aus beiden Abbildungen ist zu ersehen, daß auch beim Femurschaft die Resultierende gegen seine Achse geneigt ist, jedoch im umgekehrten Sinne wie beim Schenkelhals, weil der Abstand der Resultierenden von der Femurachse nach unten hin kleiner wird. Aus der Lage der Resultierenden ergibt sich, daß auch der Femurschaft auf Biegung und Schub beansprucht wird. Da aber beim Femurschaft die Resultierende in entgegengesetztem Sinne gegen die Achse geneigt ist wie beim Schenkelhals, so hat der Balkenschub bei Femurschaft und Schenkelhals ein entgegengesetztes Vorzeichen. Außerdem ist der Balkenschub beim Femurschaft viel kleiner als beim Schenkelhals, weil beim Femur die Resultierende eine geringere Neigung gegen die Achse aufweist als beim Schenkelhals.

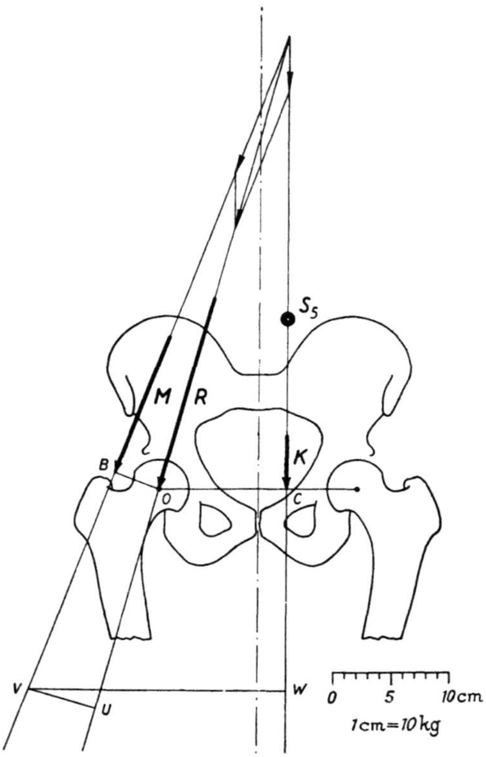

Abb. 6

Nach dieser kurzen Übersicht über die auf das coxale Femurende zur Auswirkung kommenden Kräfte soll im folgenden die Größenverteilung der Spannungen abgeleitet werden, die durch den Gelenkdruck und den Balkenschub bedingt sind.

Der Gelenkdruck ist ungleichmäßig über die Gelenkfläche verteilt, wie aus dem Diagramm der Druckspannungen Abb. 8 ersichtlich. Er hat seinen größten Wert im Bereich des Durchstoßpunktes der Resultierenden *R* durch die Mitte des tragenden Anteiles der Gelenkfläche und fällt von dieser Stelle gleichmäßig nach beiden Seiten hin leicht ab. Im Röntgenbild findet die Verteilung des Gelenkdruckes ihren Ausdruck in der Form der Verdichtungszone des Knochengewebes im Pfannendach, die der des Diagramms der Druckspannungen entspricht (Abb. 9). Die Druckspannungen stehen senkrecht auf der Gelenkfläche und sind zunächst auf das Gelenkzentrum gerichtet, weil der Femurkopf Kugelgestalt hat und keine nennenswerte Reibung im Gelenk auftritt. Mit zunehmendem Abstand von der Gelenkfläche divergiert die Richtung der Druckspannungslinien mehr und mehr, so daß sie in Höhe des Gelenkzentrums schon einen mehr parallelen Verlauf aufweisen und diesen fortsetzend, etwa in Richtung der Resultierenden auf die mediale Kortikalis zu laufen, wo sie in den Adambogen einmünden. In einem durch das Drehzentrum des Schenkelkopfes gelegten Querschnitt müssen demnach die höchsten Druckspannungen in einem konzentrisch um den Mittelpunkt gelagerten Bereich auftreten. Dieser theoretisch zu fordernden Verlaufsrichtung und Größenverteilung der Druckspannungen entspricht die Verlaufsrichtung und Dichte des Spongiosastreifens,

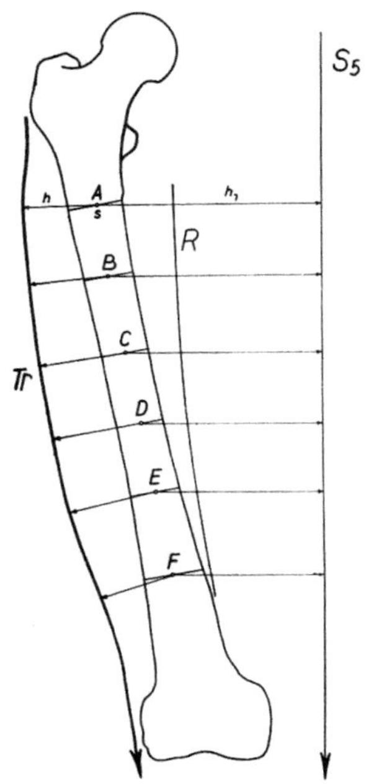

Abb. 7

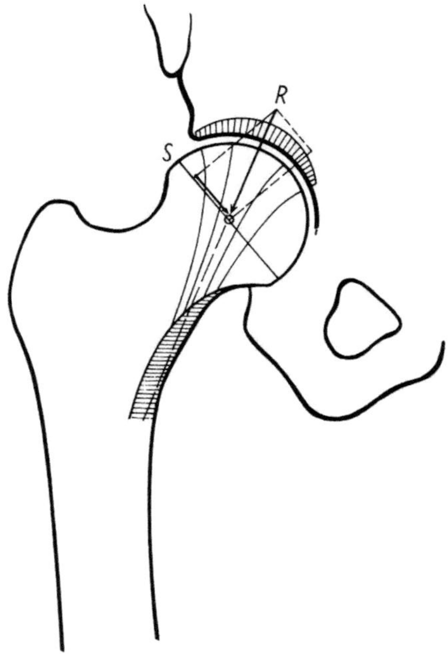

Abb. 8

der sich von der Peripherie des Schenkelkopfes zum Adambogen als sog. Hauptbündel erstreckt und auf dem Röntgenbild Abb. 3 besonders deutlich in Erscheinung tritt.

Der Krafteinleitungsbezirk hat während der Standbeinperiode des Ganges keine konstante Lage auf dem Schenkelkopf, weil das Femur seine Neigung in sagittaler Richtung gegen das Becken fortlaufend ändert. Hierbei dreht sich der Schenkelkopf gegen die resultierende Druckkraft um 15—20°, wodurch der Druckeinleitungsbezirk auf dem Schenkelkopf abwechselnd nach vorne und nach hinten verschoben wird. Da zudem noch horizontal gerichtete dynamische Kräfte alternierend von vorne und hinten auf den Schenkelkopf einwirken, so treten während des Ganges die höchsten Druckspannungen im Femur-

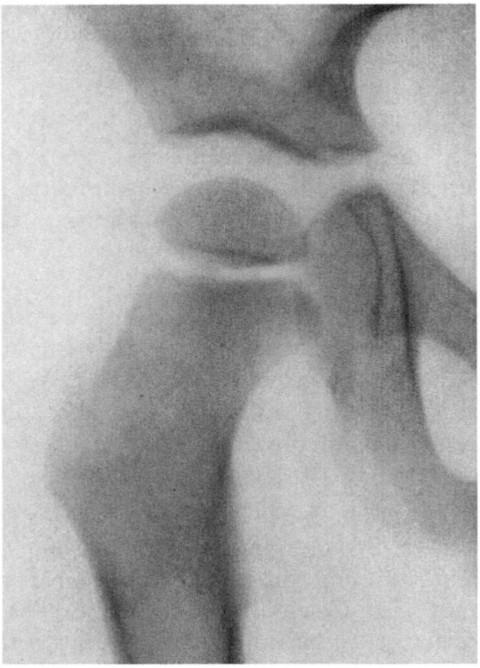

Abb. 9

kopfquerschnitt in einem breiten Streifen auf, der sich in sagittaler Richtung über die Mitte der gesamten Querschnittsfläche erstreckt. Wenn man weiter berücksichtigt, daß in der Nähe der Krafteinleitungsstelle die Größenverteilung der Schubspannungen sehr ähnlich ist, wie die der Druckspannungen, so haben auch die Schubspannungen in dem gleichen Streifen ihren höchsten Wert. Betrachtet man den durch den Schenkelkopfmittelpunkt gelegten Querschnitt (Abb. 3 a), so erkennt man deutlich, daß die Spongiosa in einem sich in sagittaler Richtung über die Mitte des ganzen Querschnittes erstreckenden breiten Streifen verdichtet ist, dessen Lage der Zone der höchsten Druck- und Schubspannungen im Querschnitt entspricht.

Völlig verschieden von der Beanspruchung des Schenkelkopfquerschnittes ist die Beanspruchung des Schenkelhalses und der Trochantergegend. Diese kann in erster Näherung mit der Beanspruchung eines auf Biegung beanspruchten Balkens verglichen werden. Da die Biegungsebene nahezu konstant in frontaler Richtung liegt, so treten die höchsten Druck- und Zugspannungen aus der Biegung am lateralen und medialen Rande des Querschnittes auf, während in der Mitte des Querschnittes, im Bereich der neutralen Ebene, keine oder nur sehr kleine Biegespannungen wirken. Auch beim Schenkelhals treten die höchsten Spannungen aus dem Balkenschub in der Mitte des Querschnittes auf. Da die Wirkungslinie des resultierenden Druckes beim Schenkelhals überall nahezu die gleiche Neigung gegen seine Achse hat, so könnte angenommen werden, daß auch die Schubspannungen in jeder Höhe des Schenkelhalses die gleiche Größe haben, wie es bei einem in analoger Weise auf Biegung beanspruchten Balken der Fall ist. Dieser Rückschluß ist jedoch nicht erlaubt, weil der Schenkelhals im Gegensatz zu dem zum Vergleich herangezogenen Balken nicht in jeder Höhe den gleichen Durchmesser hat. Denn der Schenkelhals weist sowohl gegen den Schenkelkopf als auch gegen das Trochanterende hin eine konische Verbreiterung auf. Eine konische Verbreiterung hat aber zur Folge, daß außer den durch den Balkenschub bedingten Spannungen zusätzliche Schubspannungen auftreten, die durch die konische Form bedingt sind und die je nach der Richtung, nach welcher der Durchmesser zunimmt, ein umgekehrtes Vorzeichen haben, also die Schubspannungen aus dem Balkenschub erhöhen oder erniedrigen können.

In der Zeichnung Abb. 10, in welcher die Schubbeanspruchung des coxalen Femurendes graphisch dargestellt ist, sind vier Bezirke durch unterschiedliche Schraffierung gekennzeichnet. Für jeden Bezirk ist der Balkenschub durch einen ausgezogenen Pfeil, der Konusschub durch einen gestrichelten Pfeil angegeben. Außerdem ist die Lage der drei Querschnitte *Q 1*, *Q 2* und *Q 3* (Abb. 3 a, b und c) in die Zeichnung eingetragen.

Auf den Schenkelkopfquerschnitt *Q 1*, der als einziger Querschnitt des coxalen Femurendes nicht auf Biegung beansprucht ist, weil die resultierende Druckrichtung durch seinen Schwerpunkt (Drehzentrum) verläuft, kommt außer dem Gelenkdruck nur die Schubkomponente *S* der resultierenden Druckkraft zur Auswirkung, die in dem vorher näher bezeichneten Streifen hohe Schubspannungen hervorruft. In dem obersten Bereich des Schenkelhalses (Zone I), in welchem sein Durchmesser gegen den Schenkelkopf hin zunimmt, hat der Konusschub die gleiche Richtung wie der Balkenschub, so daß sich die Spannungen aus beiden Schubarten summieren. In dieser Zone treten also große Schubspannungen im Schenkelhals auf. Hiermit steht die Dichte der Spongiosa in dieser Zone im Einklang, wie das Röntgenbild Abb. 3 ausweist.

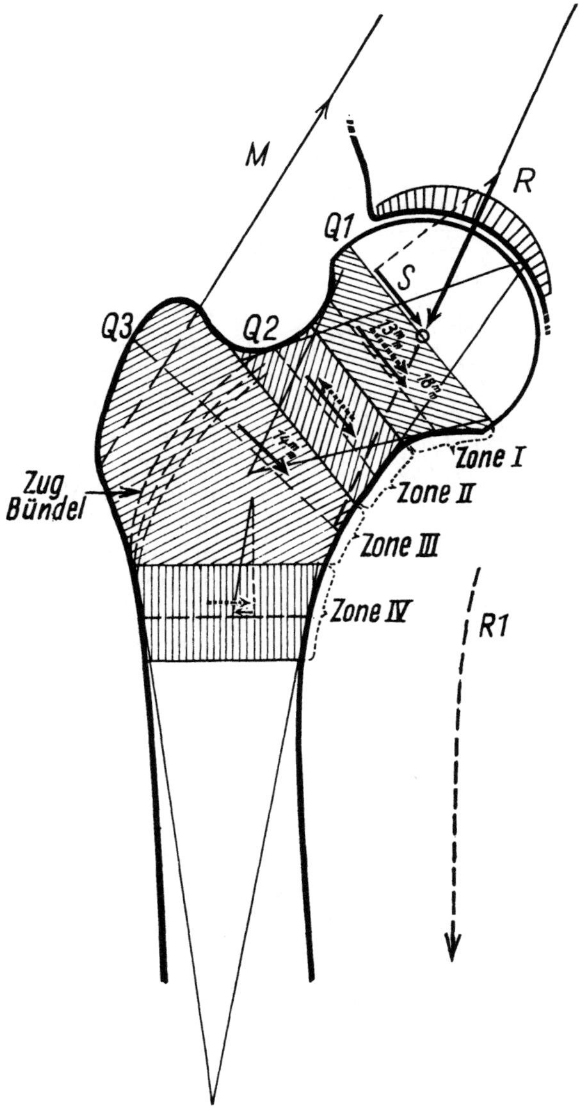

Abb. 10

In dem nach unten hin anschließenden Bereich des Schenkelhalses (Zone II) nimmt sein Durchmesser gegen das Trochanterende hin zu, also in umgekehrter Richtung, wie im obersten Bereich der Zone I. Infolgedessen hat der Konusschub ein umgekehrtes Vorzeichen wie der Balkenschub, so daß in diesem Bereich, dem das Wardsche Dreieck angehört, der Balkenschub durch den Konusschub herabgesetzt oder ganz aufgehoben wird und nur minimale Schubspannungen wirken. Im Einklang hiermit steht die Rarefizierung und die Aussparung der Spongiosa im Bereich des Wardschen Dreiecks, durch welches der Querschnitt *Q 2* geführt ist, sowie die entsprechende Aufhellung im Röntgenbild Abb. 3. In dem weiter nach abwärts liegenden Bereich des Schenkelhalses (Zone III) tritt kein Konusschub auf, weil hier der tragende Anteil des Schenkelhalses durch das Zugbündel der Spongiosa begrenzt wird, das, wie auf dem Röntgenbilde zu erkennen ist, eine der medialen Kontur des Schenkelhalses nahezu parallele Verlaufsrichtung aufweist. Der Trochanter major ist ein Knochenvorsprung, der an der Tragfunktion keinen Anteil hat, sondern lediglich durch die Spannung der Abduktoren beansprucht wird, wie BAUMANN nachweisen konnte. Auch aus dem Trajektorienbild Abb. 11 ist ersichtlich, daß der Spannungsfluß aus der Belastung an der Basis des Trochanter major vorbeizieht und daß in diesem selbst nur die Spannungen aus dem Muskelzug auftreten. Da in diesem Bereich der tragende Anteil des coxalen Femurendes keine konische Verbreiterung aufweist, treten in ihm ausschließlich die Schubspannungen aus dem Balkenschub auf. Diese sind kleiner als die aus Balkenschub und Konusschub resultierenden Spannungen im oberen Bereich des Schenkelhalses (Zone I). In Übereinstimmung hiermit ist der Querschnitt *Q 3* (Abb. 4 c) im Gegensatz zum Querschnitt *Q 2* (Abb. 4 b) ganz mit Spongiosa ausgefüllt und aus dem Röntgenbild ist zu ersehen, daß die Spongiosa in Höhe des Querschnittes *Q 3* im Vergleich zur Höhe der Zone I eine den kleineren Schubspannungen entsprechende geringere Dichte aufweist. Im subtrochanteren Bereich des coxalen Femurendes, der in die vorliegenden Untersuchungen nicht mit einbezogen ist, ist der Konusschub dem Balkenschub entgegengesetzt gerichtet und viel größer als dieser. Infolgedessen haben die resultierenden Schubspannungen ein umgekehrtes Vorzeichen, wie die Spannungen aus dem Balkenschub (Abb. 10).

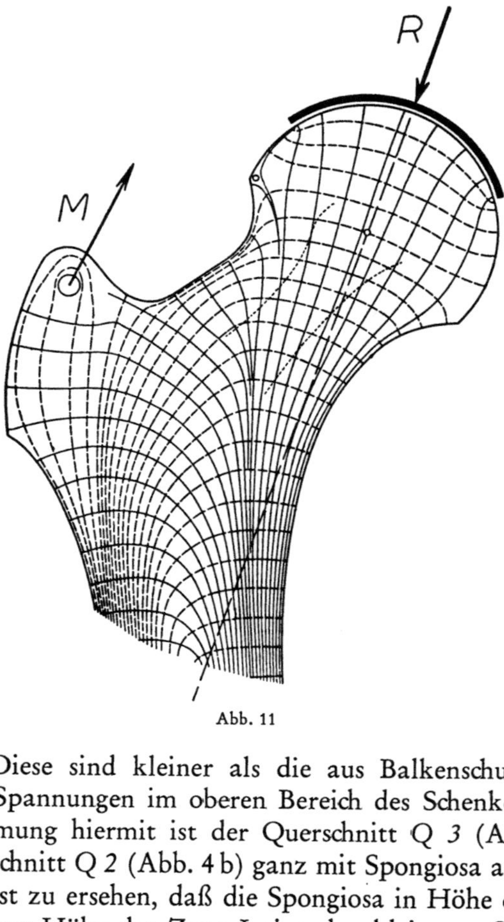

Abb. 11

Die theoretischen Überlegungen werden bestätigt durch den spannungsoptischen Versuch (Abb. 12), der unmittelbar ein anschauliches Bild von der Größenverteilung der Spannungen gibt unter der Voraussetzung, daß die Versuchsanordnung den wirklichen Verhältnissen möglichst nahe kommt und die Methode theoretisch beherrscht wird. Allerdings ist auch diese Methode nur ein Näherungsverfahren, das aber zur Beantwortung der gestellten Frage vollauf genügt.

Das Versuchsmodell des coxalen Femurendes aus einer glasklaren Kunstharzplatte wird in analoger Weise beansprucht, wie das coxale Femurende des Standbeines. Die Resultierende der abduktorisch wirkenden Muskulatur ist durch einen Drahtzug verwirklicht, der am Trochanter major und am auflie-

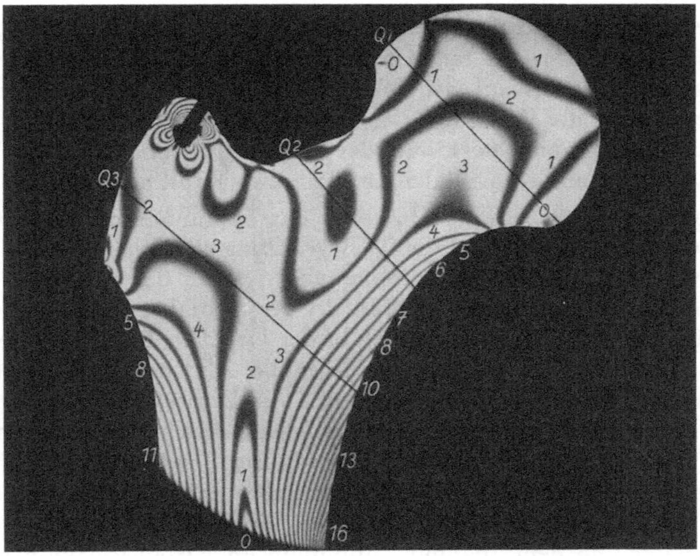

Abb. 12

genden Holzmodell des Beckens derart befestigt ist, daß die Neigung des Drahtzuges mit der Richtung der resultierenden Muskelkraft übereinstimmt. Auf das Becken wird im Abstand des maßgebenden Körperschwerpunktes *S 5* ein vertikaler Druck ausgeübt. Bei der Durchstrahlung des Modells mit zirkular polarisiertem Licht treten bei zunehmender Belastung nacheinander regenbogenfarbige Streifen in das Bild ein, deren grüne Linien infolge eines vorgeschalteten Rotfilters schwarz erscheinen. Diese Linien sind die Farbgleichen, in deren Verlauf überall gleich große Spannungen auftreten. In den verschiedenen Linien haben die Spannungen eine unterschiedliche Größe, die jedesmal durch die angegebene Ordnungszahl gekennzeichnet ist. Die Ordnungszahl 0 besagt, daß an dieser Stelle keine Spannungen auftreten. Die Ordnungszahlen 2 bzw. 4 geben an, daß die im Verlauf der Linie auftretenden Spannungen 2- bzw. 4mal so groß sind, wie die Spannungen, die in der Linie mit der Ordnungszahl 1 auftreten. In den von den schwarzen Linien eingeschlossenen hellen Bezirken haben die Spannungen an jeder Stelle eine dem Abstand von den schwarzen Linien proportionale Größe. Lediglich in einem schmalen peripheren Anteil des Schenkelkopfes zeigen die Farbgleichen im Bereich der Krafteinleitungsstelle zu niedrige Werte, da in dieser Zone hydrostatischer Druck überlagert ist, der im Farbgleichenbild nicht in Erscheinung tritt. Die Lage der Querschnitte *Q 1*, *Q 2* und *Q 3* ist in das Farbgleichenbild eingezeichnet.

Ein Überblick über die Größenverteilung der Spannungen im Modell lehrt zunächst, daß die höchsten Spannungen an der medialen Seite des Schenkelhalses im Bereich des Adambogens auftreten, während das Spannungsminimum im Querschnitt *Q 2* liegt, also an analoger Stelle, wie das Wardsche Dreieck.

In den einzelnen Querschnitten haben die Spannungen folgende Größenverteilung:

Im Femurkopfquerschnitt *(Q 1)* haben die Spannungen in der Mitte ihren Höchstwert (etwa 2,5) und fallen nach der medialen und lateralen Seite hin ziemlich gleichmäßig bis auf den Wert 0,5 ab. Eine recht gute Übereinstimmung hiermit zeigt die Verteilung der Spongiosadichte, die sowohl im Röntgenbild Abb. 3 als auch im Querschnitt des Präparates Abb. 4 a in der Mitte am größten ist und gegen den medialen und lateralen Rand hin abnimmt.

Im oberen Halsquerschnitt *Q 2* liegt das Spannungsminimum (1) etwas oberhalb der Mitte gegen die laterale Begrenzung des Schenkelhalses hin verschoben. Von dort aus steigen die Spannungen gegen den medialen Rand hin viel stärker an als gegen den lateralen. In der medialen Randfaser haben sie ihren größten Wert (6,5), während sie in der lateralen Randfaser den Wert 2 aufweisen. Ein Vergleich mit dem Röntgenbild Abb. 3 und dem Querschnitt des Präparates Abb. 4 b läßt erkennen, daß die Dichte der Spongiosa und die Wandstärke der Kortikalis eine entsprechende Verteilung aufweisen. An der medialen Seite ist nicht nur die Spongiosa dichter, sondern auch vor allem die Kortikalis der unterschiedlichen Spannungsgröße entsprechend viel dicker als an der lateralen Seite. In einem mittleren Streifen, der etwa der Lage der neutralen Faser und dem Spannungsminimum im Farbgleichenbild entspricht, ist die Spongiosa stark rarefiziert und teilweise ausgespart. Diese atrophische Zone (Wardsches Dreieck) liegt beim Knochen etwas weiter gegen den medialen Rand hin verschoben als das Spannungsminimum im Farbgleichenbild. Diese unwesentliche Abweichung findet in der unterschiedlichen Massenverteilung in Modell und Knochen eine Erklärung. Beim ebenen massiven Modell liegt die Schwerachse etwa in der Mitte des Schenkelhalses. Beim Knochen ist sie dagegen infolge der unterschiedlichen Kortikalisstärke leicht gegen die mediale Seite hin verschoben, wodurch auch die neutrale Ebene im Vergleich zum Modell gegen die mediale Kontur hin verlagert ist.

Beim dritten Querschnitt *(Q 3)* aus der Basis des Schenkelhalses (Abb. 4 c) treten im Modell (Abb. 12) die höchsten Spannungen am medialen Rande auf (10). Im übrigen Anteil des Querschnittes beträgt ihr Wert 2,5—3. Die Spannungen haben also in diesem Querschnitt einen wesentlich größeren Wert als in dem höher gelegenen Querschnitt *Q 2*, der durch das Wardsche Dreieck geführt ist, in welchem sie an analoger Stelle nur den Wert 1 haben. Ein der Größenverteilung der Spannungen entsprechendes Bild zeigt die Verteilung der Spongiosadichte im Bereich dieses Querschnittes (Abb. 3 u. 4). Im Gegensatz zum vorgenannten Halsquerschnitt *Q 2*, bei welchem im mittleren Abschnitt die Spongiosa weitgehend rarefiziert ist (Ward'sches Dreieck), liegt im

Querschnitt Q 3 an analoger Stelle wieder eine kräftige Spongiosa im Bereich der neutralen Zone. Ferner ist aus dem Röntgenbild zu ersehen, daß im Bereich des Querschnittes Q 3 die Spongiosa eine geringere Dichte aufweist, als in der Zone I (Abb. 10), in der viel höhere Schubspannungen auftreten. Eine Gegenüberstellung des Farbgleichenbildes mit dem Röntgenbild des coxalen Femurendes und den drei Präparatschnitten läßt einwandfrei erkennen, daß die Dichte der Spongiosa an jeder Stelle im groben der Größe der auf sie wirkenden Spannungen entspricht. Vor allem kann recht genau festgestellt werden, daß die Zu- und Abnahme der Spongiosadichte örtlich mit der Zu- und Abnahme der Spannungsgröße im Modell übereinstimmt, so daß praktisch eine quantitative und geometrische Übereinstimmung der Verteilung der Spongiosadichte mit der Größenverteilung der Spannungen im Vergleichskörper vorliegt. Hiernach ist der Schluß berechtigt, daß nicht nur Dicke, Dichte und Zahl der Bälkchen an jeder Stelle der auf sie wirkenden Spannungsgröße entspricht, sondern daß auch die einzelnen Spongiosaelemente axial auf Druck oder Zug beansprucht sind; mit anderen Worten, daß die Spongiosa ein biegungsfreies Fachwerk darstellt und infolgedessen mit größter Materialersparnis gebaut ist.

Schrifttum

Baumann, W.: Die Bedeutung des Trochanter major für die Festigkeit des Oberschenkelknochens. Inaugural-Dissertation Frankfurt 1951. — Fischer, O.: Der Gang des Menschen. Teubner, Leipzig 1899. — Föppl, L. und E. Mönch: Praktische Spannungsoptik. Springer 1950. — Grunewald, J.: Die Beanspruchung der langen Röhrenknochen des Menschen. Z. orthop. Chir. **39** (1920) 132/33. — Pauwels, Fr.: Der Schenkelhalsbruch, ein mechanisches Problem. Beil.-Heft zur Z. orth. Chir. **63** (1935). — Ders.: Bedeutung und kausale Erklärung der Spongiosaarchitektur in neuer Auffassung. S. B. Anat. Tagg. Bonn 1947. — Rauber, A.: Elasticität und Festigkeit der Knochen. Engelmann, Leipzig 1876. — Roux, W.: Gesammelte Abhandlungen. Bd. 1, Engelmann, Leipzig 1895. — Wolf, J.: Über die Wechselbeziehungen zwischen der Form und der Funktion der einzelnen Gebilde der Organismen. Nat. F. Vers. Aachen 1900.

12. Funktionelle Anpassung des Knochens durch Längenwachstum*

Mit 38 Abbildungen

In der Rouxschen Lehre vom funktionellen Bau und der funktionellen Anpassung des Knochens ist abgeleitet, daß das Skeletsystem einen ausgesprochenen Leichtbau darstellt, weil der einzelne Knochen für die Beanspruchung, die er im Stütz- und Bewegungsapparat erfährt, mit einem Minimum an Material gebaut ist; ferner, daß dieser Leichtbau des Knochens sowohl unter normalen als auch unter pathologischen Form- und Beanspruchungsverhältnissen durch die Funktion, und zwar durch eine mechanische Steuerung des Breitenwachstums, geprägt wird.

Das wesentliche Merkmal für den funktionellen Bau und die funktionelle Anpassung ist also Materialersparnis im Skeletsystem, welches das Gerüst des Stütz- und Bewegungsapparates bildet. Der Leichtbau des Knochens hat seinerseits wieder Ersparnis an Muskelkraft und damit an zu bewegender Muskelmasse zur Folge sowie Ersparnis an der chemischen Energie, die zur Erhaltung des Knochens durch den kontinuierlichen Umbau erforderlich ist. Energieersparnis im Stütz- und Bewegungsapparat ist aber gleichbedeutend mit Erhöhung der Dauerfähigkeit des Individuums, die nach der Rouxschen Lehre das Kriterium für funktionelle Anpassung ist.

Die Materialersparnis im Skeletbau wurde von Roux lediglich aus dem Bau des einzelnen Knochens und seiner Anpassung durch Breitenwachstum abgeleitet. Übersehen wurde bisher, daß nicht nur der Bau des Knochens, sondern vor allem auch die Art seines Einbaues in die Gesamtkonstruktion des Stütz- und Bewegungsapparates für die Materialersparnis von ausschlaggebender Bedeutung ist. Ferner wurde übersehen, daß es außer der Anpassung durch Breitenwachstum auch funktionelle Anpassung durch Längenwachstum gibt, was von Roux in Abrede gestellt wird. Roux weist zwar darauf hin, daß der Knochen durch erhöhte Beanspruchung, z. B. bei häufigem Springen, ein wenig länger wird, als es der ererbten Länge entspricht, und daß er bei schwächerer Beanspruchung etwas kürzer bleibt. In seiner letzten Arbeit betont Roux jedoch ausdrücklich, daß diese geringfügige Längenänderung nicht als funktionelle Anpassung zu werten sei, weil hierdurch die Dauerfähigkeit des Individuums nicht erhöht werde.

Daß bisher nicht alle Möglichkeiten der Materialersparnis im Skeletbau erkannt wurden, dürfte letzten Endes darauf zurückzuführen sein, daß das übergeordnete Bauprinzip, das die Einsparung von Material in einer tragen-

---

* Verh. Dtsch. Orthop. Ges., 45. Kongreß (1958).

den Konstruktion ermöglicht, nicht der Beurteilung zugrundegelegt wurde. Da dieses Bauprinzip aber die Grundlage für den funktionellen Bau und die funktionelle Anpassung des Knochens bildet, so will ich zunächst hierauf näher eingehen und zum leichteren Verständnis einige theoretische Überlegungen vorausschicken, um zu klären, wodurch der Materialbedarf bei einer tragenden Säule bestimmt wird.

Es ist ohne weiteres einleuchtend, daß eine Säule um so dicker gebaut sein muß, je größer die Last ist, welche sie trägt, je größer also ihre Beanspruchung ist. Dies ist hier maßstäblich dargestellt (Abb. 1).

Die linke Säule, welche die kleine Last trägt, wiegt 10 kg. Die rechte Säule, auf welcher eine dreimal so große Last ruht, muß bei gleicher Tragfähigkeit

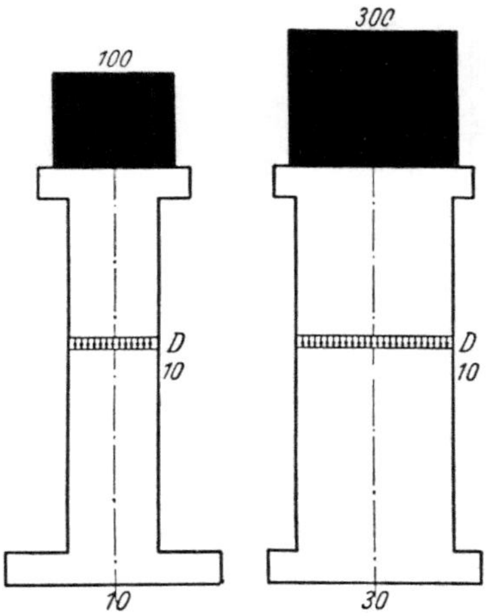

Abb. 1

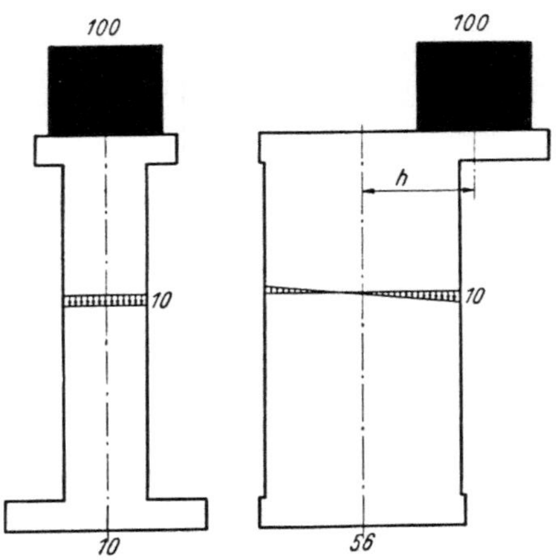

Abb. 2

einen viel größeren Durchmesser haben. Sie wiegt 30 kg, ist also dreimal so schwer wie die linke Säule. Für den Materialbedarf ist also die Größe der Beanspruchung der Säule maßgebend.

Die Größe der Beanspruchung wird bei einer tragenden Säule aber nicht allein durch die *Größe* der Last bestimmt, sondern weit mehr noch durch die *Lage* der Last, wie auf der nächsten Zeichnung maßstäblich dargestellt ist (Abb. 2). Links liegt die Last mitten über der Säule, so daß die Säule durch die Last axial, d. h. rein auf Druck beansprucht wird. Sie wiegt 10 kg. Bei der rechten Säule liegt eine gleich große Last exzentrisch nach rechts verschoben. Allein durch die Verschiebung der Last wird die Beanspruchung der Säule so stark vergrößert, daß sie, bei gleicher Bruchsicherheit wie die linke Säule, ein Gewicht von 56 kg haben muß. Sie muß also fast doppelt so schwer sein wie die Säule auf dem vorigen Bild (Abb. 1), die eine dreimal so große Last trägt.

Die Beanspruchung der Säule wird durch die Verschiebung der Last so stark vergrößert, weil durch die exzentrisch gelagerte Last zwei verschiedene

Spannungsarten in ihr hervorgerufen werden, die in der rechten Säule (Abb. 3 b) getrennt eingezeichnet sind. Die Last wirkt

1. rein drückend, also genau so wie wenn sie, wie in der linken Zeichnung (Abb. 3 a), mitten über der Säule liegen würde. Die hierdurch bedingten

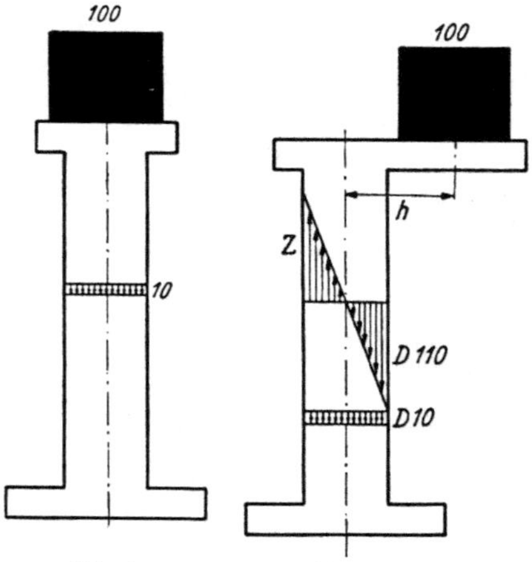

Abb. 3 a Abb. 3 b

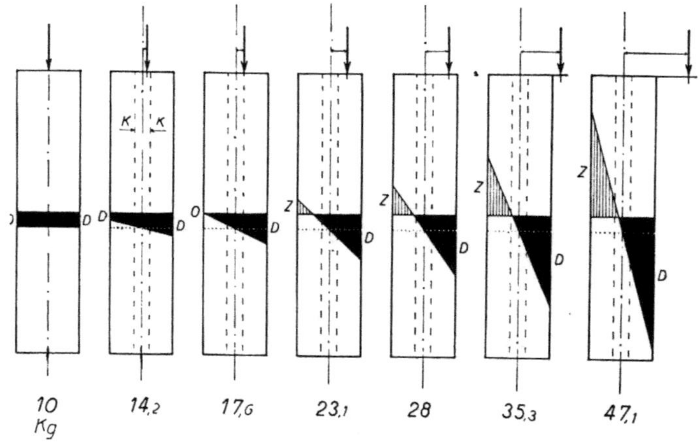

Abb. 4

axialen Druckspannungen, die überall im Querschnitt die gleiche Größe haben, sind im unteren Diagramm der Abb. 3 b maßstäblich angegeben;

2. unter dem Hebelarm h gleichzeitig biegend auf die Säule. Durch die Biegebeanspruchung wird das Material an der rechten Seite gestaucht, an der linken Seite gedehnt. Infolgedessen treten in der rechten Hälfte des Querschnitts Druckspannungen, in der linken Hälfte Zugspannungen auf. Die Größe und Verteilung der Biegespannungen ist im oberen Diagramm der Abb. 3 b dargestellt.

Die höchsten Druck- und Zugspannungen aus der Biegung sind am Rande 11mal so groß wie die axialen Druckspannungen im unteren Diagramm. Und da ausschließlich die höchste im Querschnitt auftretende Spannung für die Bruchgefährdung maßgebend ist, so wird die Größe der Beanspruchung der Säule und damit der Materialbedarf durch die überlagerte Biegebeanspruchung bestimmt.

In der nächsten Darstellung (Abb. 4) ist die Abhängigkeit des Materialbedarfs von der Größe der überlagerten Biegebeanspruchung angegeben. Die

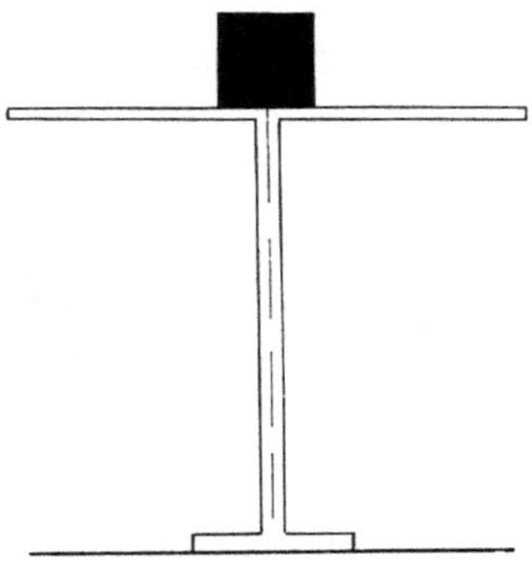

Abb. 5 a

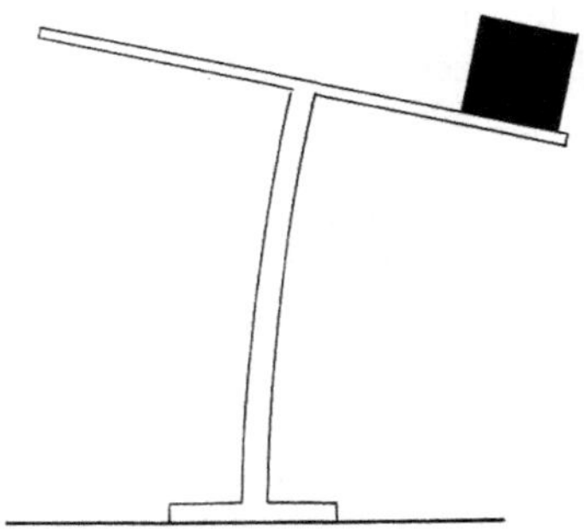

Abb. 5 b

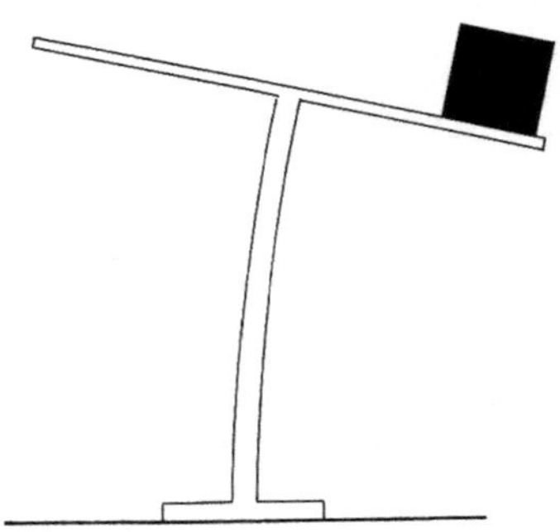

Abb. 6 a

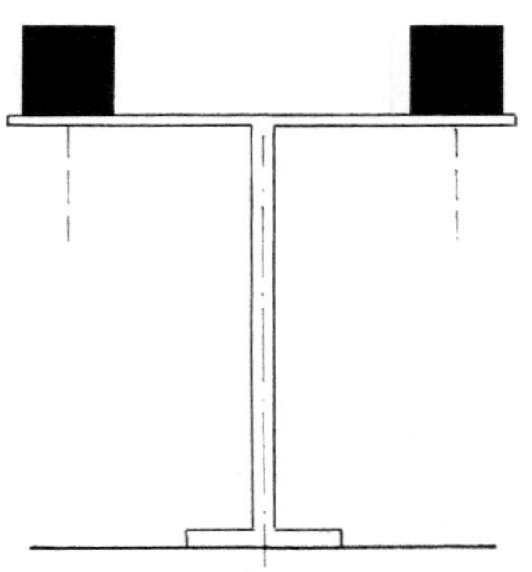

Abb. 6 b

linke axial beanspruchte Säule wiegt 10 kg. Bei der zweiten Säule ist trotz der sehr kleinen überlagerten Biegebeanspruchung das Gewicht schon auf 14,2 kg, also fast das $1^1/_2$fache gestiegen, und die letzte Säule rechts muß infolge der wesentlich größeren Biegebeanspruchung schon ein Gewicht von 47 kg haben, muß also bei gleicher Festigkeit fast 5mal so schwer sein wie die linke axial beanspruchte Säule.

Da der Röhrenknochen durch das Körpergewicht in analoger Weise auf Druck und Biegung beansprucht wird wie die Säule durch die exzentrisch gelagerte Last, so ist auch beim Knochen die dem Druck überlagerte Biegebeanspruchung maßgebend für den Materialbedarf. Material sparen ist also beim Knochen gleichbedeutend mit Verkleinerung bzw. Ausschaltung der Biegebeanspruchung.

Ich habe mir nun die Frage vorgelegt, auf welche Weise es rein theoretisch möglich ist, bei einer Säule, die, wie der Knochen, auf Druck und Biegung beansprucht ist, die Biegung auszuschalten bzw. zu verkleinern, und bin zu der Erkenntnis gekommen, daß es nur 4 Möglichkeiten gibt. Es ist interessant, daß diese 4 theoretischen Möglichkeiten auch alle im Aufbau des Stütz- und Bewegungsapparates verwirklicht sind, wodurch eine mechanistische Erklärung für den funktionellen Bau und die funktionelle Anpassung des Knochens gegeben ist.

Zum leichteren Verständnis will ich für die weitere Ableitung ein einfaches Modell benutzen.

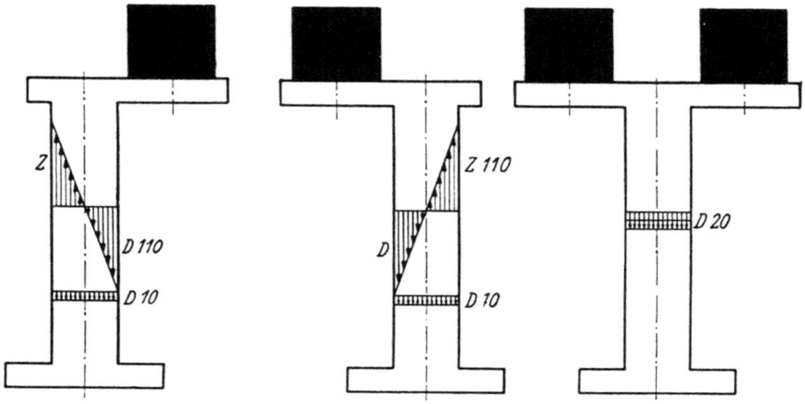

Abb. 7

Liegt die Last mitten über der Säule (Abb. 5 a), so wird die Säule axial, also rein auf Druck beansprucht. Wird die Last seitlich verschoben (Abb. 5 b), so wird die Säule nicht nur auf Druck, sondern wie Sie sehen, auch auf Biegung beansprucht. Je weiter die Last verschoben wird, um so größer wird die Biegung und damit die Beanspruchung der Säule.

Die erste Möglichkeit, die Biegung auszuschalten, besteht darin, daß auf der Gegenseite eine zweite Last auf den Querbalken aufgelegt wird (Abb. 6 b). Diese Last trachtet die Säule nach links, also nach der entgegengesetzten Seite auszubiegen, wie die rechte Last. Hierdurch wird die durch die rechte Last bedingte Biegung aufgehoben. Die gleiche Wirkung hat ein Zugdraht, der an der Stelle des Gegengewichtes mit der gleichen Kraft nach abwärts zieht, eine Vorrichtung, die in der Technik Zuggurtung genannt wird.

Was ich am Modell gezeigt habe, sehen Sie hier graphisch dargestellt (Abb. 7).

Im linken Schema liegt das Gewicht rechts von der Säule. Infolgedessen treten in der rechten Hälfte des Querschnittes Druckspannungen, in der linken Hälfte Zugspannungen auf. Im mittleren Schema liegt das Gewicht links von der Säule, so daß hier umgekehrt die Druckspannungen in der linken Hälfte, die Zugspannungen in der rechten Hälfte des Querschnittes auftreten. Wenn beide Gewichte gleichzeitig aufliegen, wie im rechten Schema, so heben sich in jeder Hälfte des Querschnittes die Druckspannungen gegen die Zugspannungen auf, und es bleiben nur die reinen axialen Druckspannungen, die durch die beiden Gewichte hervorgerufen werden. Die Summe dieser beiden Druck-

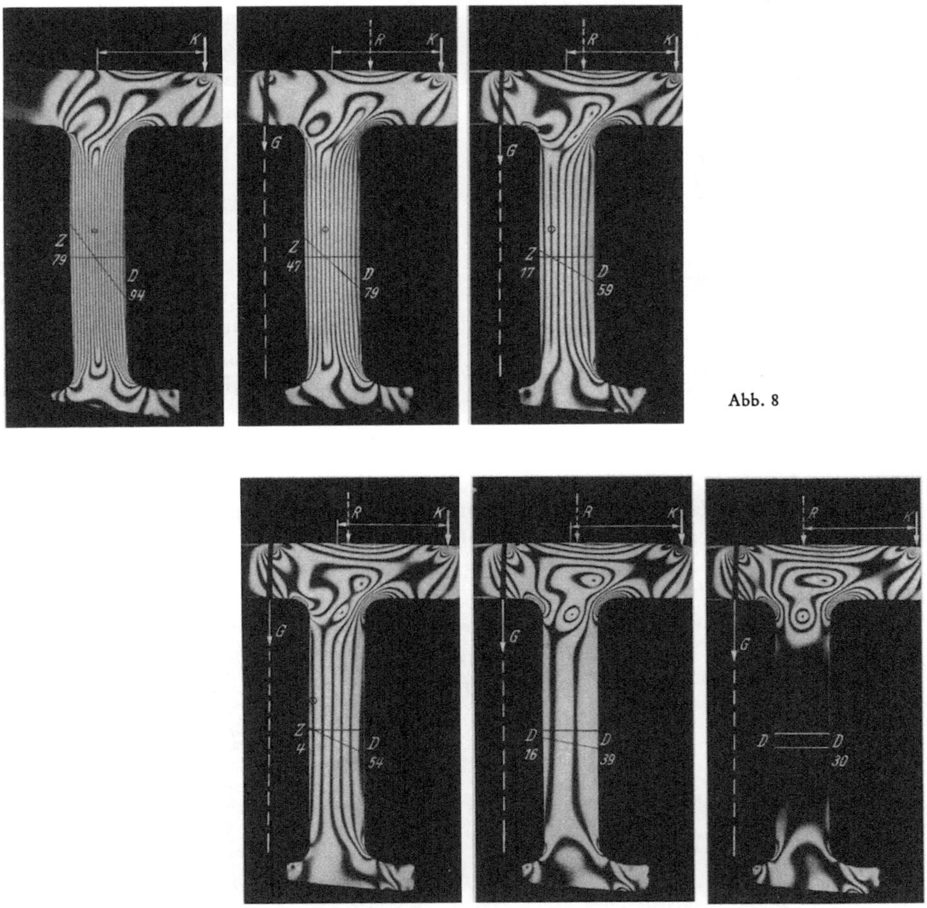

Abb. 8

spannungen ist aber viel kleiner als die höchsten Biegespannungen, die durch eine einzelne Last hervorgerufen werden, so daß also durch eine Gegenlast bzw. durch eine Zuggurtung die Beanspruchung der Säule und damit der Materialbedarf stark herabgesetzt werden kann.

Im spannungsoptischen Versuch läßt sich die entlastende Wirkung einer Zuggurtung besonders gut veranschaulichen (Abb. 8). Die Größe der Beanspruchung der Säule kann unmittelbar aus der Zahl der Isochromaten, d. h. der schwarzen Linien im Modell, abgelesen werden. Je mehr Linien im Modell bei der Belastung auftreten, um so größer ist die Beanspruchung der Säule.

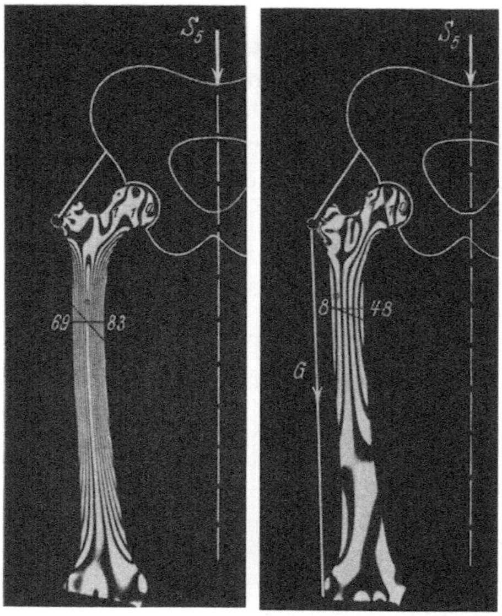

Abb. 9

Die linke Säule wird allein durch die exzentrische Kraft K auf Druck und Biegung beansprucht. Die Beanspruchung ist sehr hoch, wie Sie aus der großen Zahl der schwarzen Linien ersehen. Bei den folgenden Säulen wirkt außer der Kraft K auf der entgegengesetzten, also der linken Seite, eine Zuggurtung G mit steigender Kraft gegenbiegend, wie aus der zunehmenden Länge des Pfeiles G zu ersehen ist. Je stärker die Zuggurtung wirkt, um so kleiner wird die Zahl der schwarzen Linien und um so geringer wird die Beanspruchung der Säule. Durch die zunehmende Kraft der Zuggurtung werden die höchsten Spannungen, die bei der linken Säule ohne Zuggurtung 94 kg/cm² betragen, bis auf 30 kg/cm² bei der unteren rechten Säule reduziert, so daß die Beanspruchung dieser Säule durch die Zuggurtung auf ein Drittel herabgesetzt wird.

Das Prinzip der Zuggurtung ist im Stütz- und Bewegungsapparat durch die Spannung der Bänder und Muskeln verwirklicht, so daß die Biegebeanspruchung, die der Röhrenknochen durch das exzentrisch gelagerte Körperge-

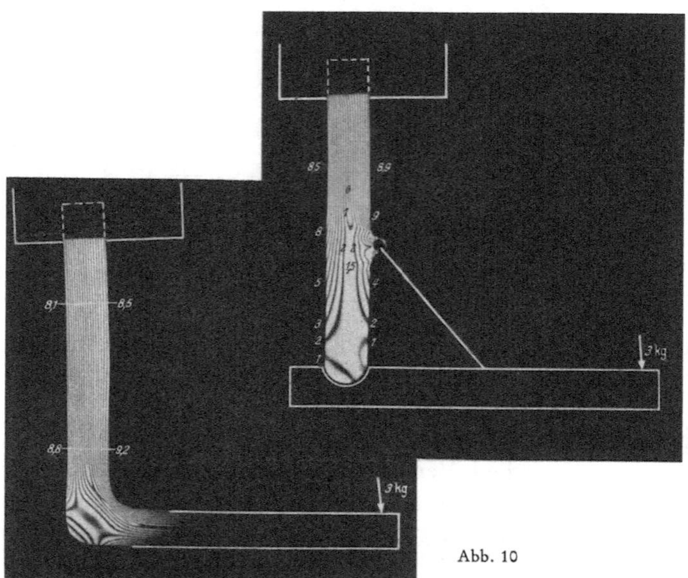

Abb. 10

wicht erfährt, durch die Spannung der Bänder und Muskeln stark herabgesetzt wird und nicht, wie bisher angenommen wurde, durch die Muskelspannung vergrößert wird.

Als Beispiel hierfür möchte ich ihnen zunächst die Auswirkung des Tractus iliotibialis auf die Beanspruchung des Femurschaftes während der Standbeinperiode des Ganges in einem spannungsoptischen Versuch zeigen (Abb. 9).

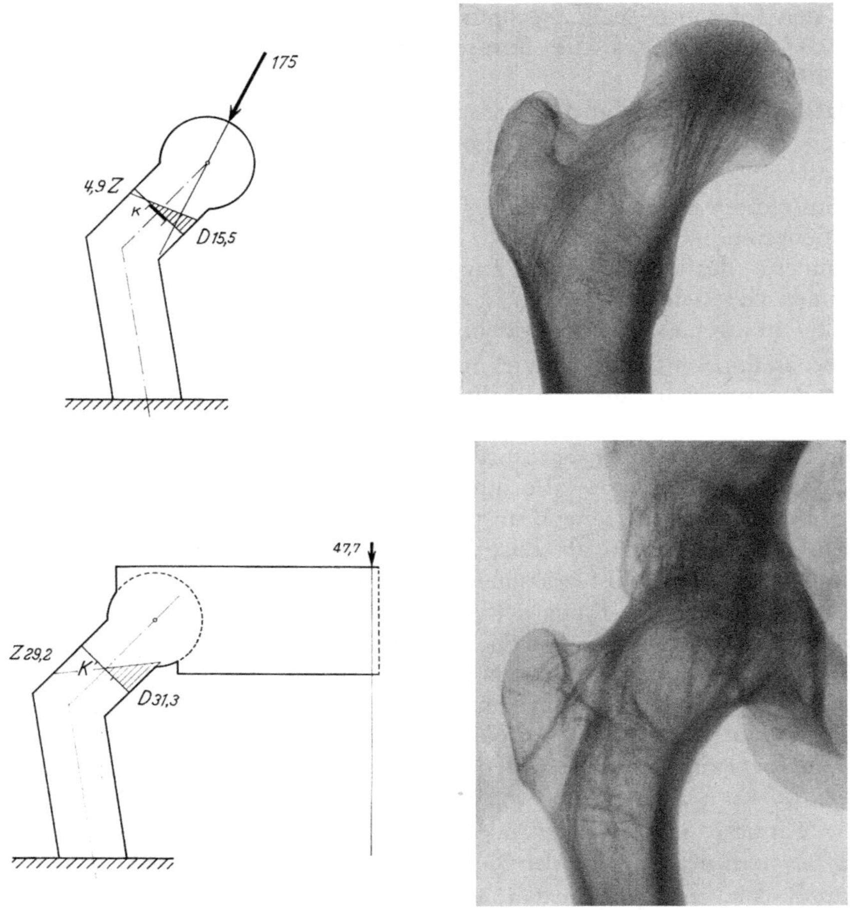

Abb. 11

Beim linken Modell wird das Femur ausschließlich durch das Körpergewicht beansprucht, das mit S_5 bezeichnet ist. Das Körpergewicht trachtet das Femur nach rechts auszubiegen. Die Zahl der schwarzen Linien ist sehr groß und die höchsten Spannungen, die im Modell auftreten, betragen 83 kg/cm². Beim rechten Modell wirkt der Tractus iliotibialis, der mit G bezeichnet ist, als Zuggurtung, da er den Femurschaft nach links auszubiegen trachtet, also nach der entgegengesetzten Seite, wie das Körpergewicht. Durch die Spannung des Tractus iliotibialis wird die Zahl der schwarzen Linien, also die Beanspruchung des Femur stark herabgesetzt, und zwar bei diesem Modell von 83 kg/cm² auf 48 kg/cm², also etwa um die Hälfte.

In analoger Weise, wie die Beanspruchung des Femurschaftes durch den Tractus iliotibialis verkleinert wird, wird die Beanspruchung sämtlicher Röhrenknochen durch die Spannung der Muskeln herabgesetzt, die dem Körpergewicht über den Gelenken Gleichgewicht halten.

In den folgenden spannungsoptischen Versuchen ist die entlastende Wirkung der Muskeln auf die Beanspruchung des Humerus veranschaulicht (Abb. 10).

Das linke Modell zeigt die Beanspruchung des Humerus bei ankylotischem Schulter- und Ellenbogengelenk, also bei der Belastung durch das Körpergewicht allein.

Beim rechten Modell ist am Ellenbogen ein Gelenk eingeschaltet, das durch einen Beugemuskel festgestellt wird. Sie sehen, daß in dem unteren Abschnitt des Humerus, den der Muskel als Zuggurtung überbrückt, die Zahl der schwarzen Linien viel kleiner geworden ist und seine Beanspruchung von 9,2 kg/cm² auf 4 kg/cm², in Gelenknähe sogar bis auf 1 kg abgenommen hat.

Eine analoge entlastende Wirkung haben an der Hüfte die Abduktoren auf die Beanspruchung des Schenkelhalses (Abb. 11).

In der Zeichnung unten links ist durch das maßstäbliche Spannungsdiagramm die Größe der Biegebeanspruchung angegeben, die der Schenkelhals bei Ankylose des Hüftgelenkes, also durch das Körpergewicht allein erfährt, und in der oberen Zeichnung seine Beanspruchung bei frei beweglichem Hüftgelenk, bei dem die Abduktoren als Zuggurtung wirken. Ein Vergleich der beiden Spannungsdiagramme läßt erkennen, daß beim frei beweglichen Hüftgelenk durch die Zuggurtungswirkung der Abduktoren die Beanspruchung des Schenkelhalses an der Druckseite von 31,3 auf 15,5 kg/cm², an der Zugseite sogar von 29,2 auf 4,9 kg/cm² herabgesetzt wird.

Vergleicht man weiter die Breite der Schenkelhalskortikalis auf beiden Röntgenbildern, so tritt beim normalen Hüftgelenk oben besonders augenfällig die Materialersparnis in die Erscheinung, die auf die Wirkung der Abduktoren zurückzuführen ist, welche die Biegebeanspruchung wesentlich verkleinern.

Die Tatsache, daß bei der Ankylose die Kortikalisbreite sowohl an der Druck- als auch der Zugseite der Biegung im gleichen Verhältnis zunimmt wie die Druck- und Zugspannungen, beweist, daß Zugspannungen in analoger Weise Knochenanbildung zur Folge haben wie Druckspannungen, was von Roux und insbesondere von Murk Jansen verneint wurde.

Die Zuggurtungswirkung der Muskeln findet bei der Bewegung der Glieder eine automatische Regelung, die nicht vollkommener gedacht werden kann.

Bei der Bewegung der Glieder wird der Röhrenknochen durch das Körpergewicht nacheinander in ganz verschiedener Art auf Biegung beansprucht, so daß er auch verschiedenartig gebaut sein müßte, wenn er für jede Art der Biegung möglichst leicht gebaut sein soll. Eine Überprüfung der Muskelwirkung bei der Bewegung hat ergeben, daß durch die muskulären Zuggurtungen die ganz verschiedenartige Biegebeanspruchung durch das Körpergewicht nicht nur verkleinert, sondern, was überraschend ist, auch für jede Stellung in ein und dieselbe Art und Richtung von Biegebeanspruchung verwandelt wird, und zwar durch die gleichen Muskeln, die sowieso zur Feststellung der Gelenke bei der entsprechenden Stellung erforderlich sind. Infolge dieser automatischen Vereinheitlichung der Beanspruchung des Knochens durch die muskulären Zuggurtungen braucht der Knochen nur für eine einzige Art von Biegebeanspruchung gebaut zu sein, wodurch erheblich an Material gespart wird.

Als Beispiel hierfür möchte ich ganz kurz die Regelung der Beanspruchung der Tibia während des Ganges andeuten, über die ich in einer ausführlichen Arbeit in der Zeitschrift für Anatomie und Entwicklungsgeschichte (Bd. 115, 1950) berichtet habe.

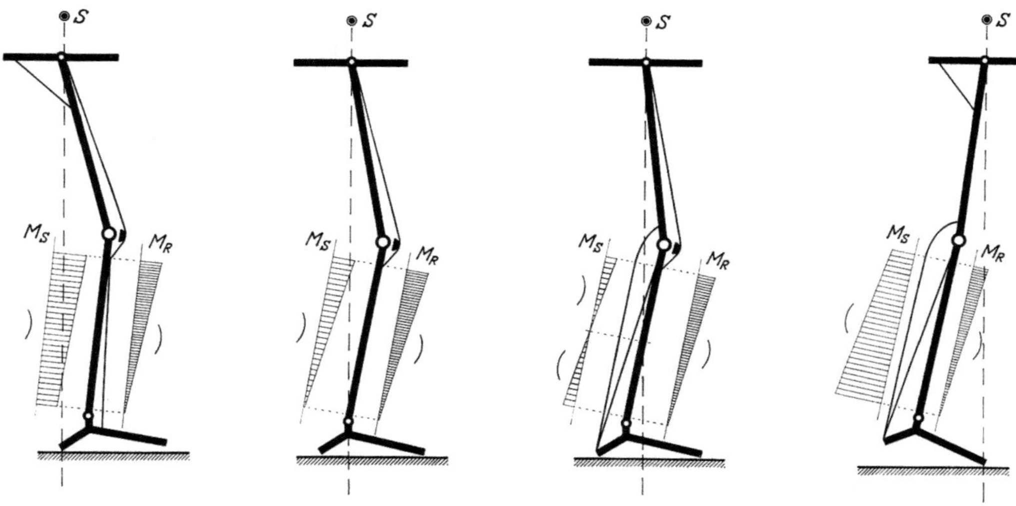

Abb. 12

Die schematische Darstellung (Abb. 12) zeigt 4 Stellungen des Beinskeletes, die während der Standbeinperiode des Ganges aufeinander folgen. Die Diagramme links neben der Tibia geben jeweils die Größenverteilung der Biegebeanspruchung durch das Körpergewicht allein über die Länge der Tibia an. Aus der Form dieser Momentenflächen ist zu ersehen, daß die Größenverteilung der Biegebeanspruchung durch das Körpergewicht in den einzelnen Stellungen grundverschieden ist und daß außerdem die Biegung abwechselnd in entgegengesetzter Richtung wirkt, wie durch die kleinen Bögen angedeutet ist. Durch die Diagramme rechts neben der Tibia ist die Größenverteilung der Biegebeanspruchung angegeben, welche die Tibia jeweils durch das Zusammenwirken von Körpergewicht und Muskelwirkung erfährt. Sie sehen, daß die durch das Körpergewicht allein bedingte grundverschiedene Art der Biegebeanspruchung der Tibia durch die Muskelwirkung in ein und dieselbe Art von Biegebeanspruchung verwandelt wird, und zwar geschieht dies, wie schon erwähnt, durch die gleichen Muskeln, die ohnehin zur Feststellung des Sprunggelenkes in der jeweiligen Stellung erforderlich sind. Infolgedessen braucht die

Tibia nur für eine Art von Biegebeanspruchung gebaut zu sein, wodurch maximale Materialersparnis gewährleistet ist.

Die zweite Möglichkeit, die Biegebeanspruchung einer Säule zu verkleinern bzw. auszuschalten, besteht darin, daß das Gewicht bis über die Mitte der Säule verschoben wird (Abb. 13).

Auch dieses Prinzip ist im Stütz- und Bewegungsapparat verwirklicht, und zwar durch das seitliche Hüfthinken (Abb. 14).

In der Zeichnung rechts oben ist die Beanspruchung des Hüftgelenkes beim normalen Gang dargestellt. Das Körpergewicht, das mit K bezeichnet ist, wirkt unter dem eingezeichneten Hebelarm o—c biegend auf den Schenkelhals. Aus der unteren Zeichnung ersehen Sie, daß durch die Neigung des Oberkörpers

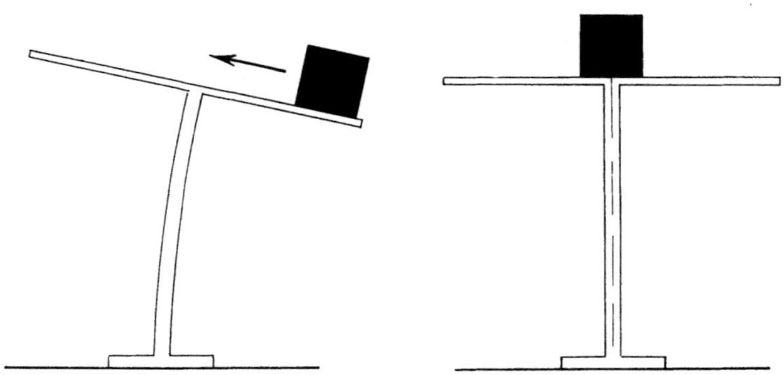

Abb. 13

der Körperschwerpunkt S_5 gegen das Hüftgelenk des Standbeines hin verschoben, sein Hebelarm o—c also stark verkürzt wird. Dadurch wird die biegende Wirkung des Körpergewichtes, also die Beanspruchung des Schenkelhalses stark reduziert.

Das Hüfthinken ist als „rein funktionelle" Anpassung zu werten, d. h. als Anpassung der Beanspruchungsgröße an eine verminderte Tragfähigkeit des Knochens. Es wird durch einen komplizierten Reflexmechanismus erzwungen und tritt nur vorübergehend während der Belastung auf. Unter dem Schutz der „rein funktionellen Anpassung", die momentan einsetzt, erfolgt dann allmählich die „morphologische" funktionelle Anpassung, d. h. die Wiederherstellung der Festigkeit des Knochens, wobei das Hüfthinken langsam schwindet. Deshalb ist das Nachlassen des Hüfthinkens ein Indikator für das Fortschreiten der Heilung.

Die dritte Möglichkeit, die Biegebeanspruchung auszuschalten, besteht darin, daß man die Säule bis unter das Gewicht schiebt (Abb. 15). Auf diesem Prinzip beruht die funktionelle Anpassung des Knochens durch Breitenwachstum, die den Inhalt der Rouxschen Lehre bildet.

Dieses vielfältige und scheinbar so komplizierte Anpassungsgeschehen, dessen mechanistische Erklärung bisher noch aussteht, wird leicht verständlich, wenn man von den beiden Tatsachen ausgeht, welche die Grundlage für die funktionelle Anpassung durch Breitenwachstum bilden:

1. die durch hundertfältige Beobachtung gesicherte Erkenntnis, daß der Knochen bei erhöhter Beanspruchung mit Anbau von Knochengewebe, bei Herabsetzung der Beanspruchung mit Abbau von Knochengewebe reagiert, und zwar in Abhängigkeit von der jeweiligen Größe der Spannung;

2. daß bei einer Säule, die exzentrisch, d. h. auf Druck und Biegung beansprucht ist, die Randspannungen an der Druckseite der Biegung stets größer sind als an der Zugseite.

In der folgenden Darstellung (Abb. 16) sind außer den üblichen Spannungsdiagrammen auch die höchsten Randspannungen über die Länge der Säule angegeben, da diese für den Umbau maßgebend sind.

Bei der linken axial, also rein auf Druck beanspruchten Säule haben die Druckspannungen überall, also auch an beiden Rändern, die gleiche Größe. Die rechte Säule ist exzentrisch, also auf Druck und Biegung beansprucht. In der Mitte das Diagramm der reinen Druckspannungen, die überall die gleiche Größe haben. Unten das Diagramm der Druck- und Zugspannungen aus der Biegung, deren höchste Randspannungen ebenfalls die gleiche Größe haben. Die die axialen Druckspannungen und die Biegespannungen gleichzeitig im Querschnitt auftreten, so wirkt am rechten Rande der Säule die Summe der beiden Druckspannungen, am linken Rande, der Zugseite dagegen, die Differenz der Druck- und Zugspannungen. Oben das Diagramm der resultierenden, also der tatsächlich im Querschnitt auftretenden Spannungen. Sie sehen, daß

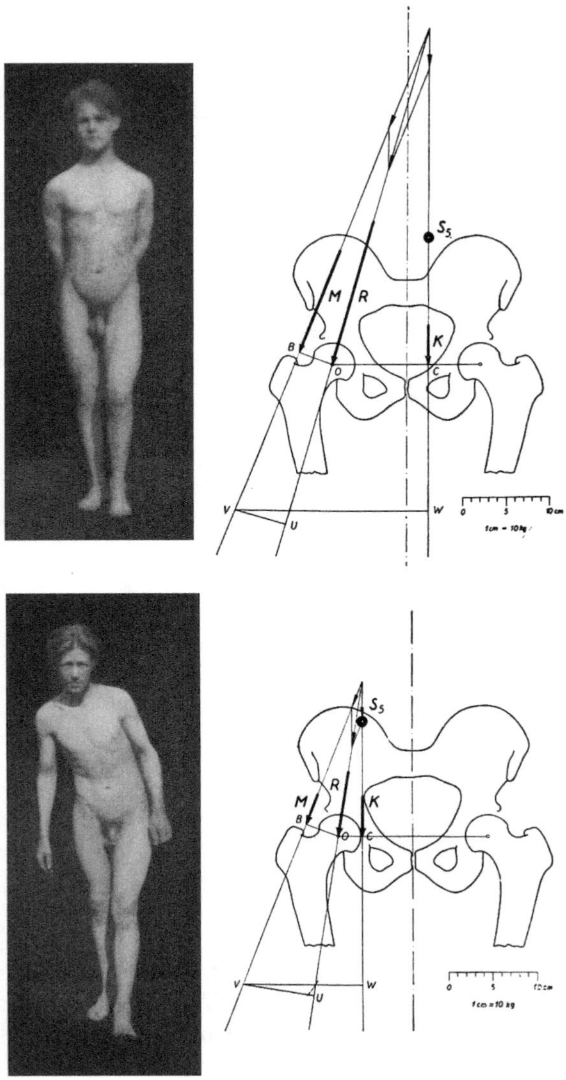

Abb. 14

an der rechten, also der Druckkraft zugekehrten Seite die Randspannungen wesentlich höher sind als an der linken Seite, und dies muß stets der Fall sein, solange Biegung dem Druck überlagert ist, weil ja an der Druckseite die Summe, an der Zugseite dagegen die Differenz der beiden Spannungsarten wirkt.

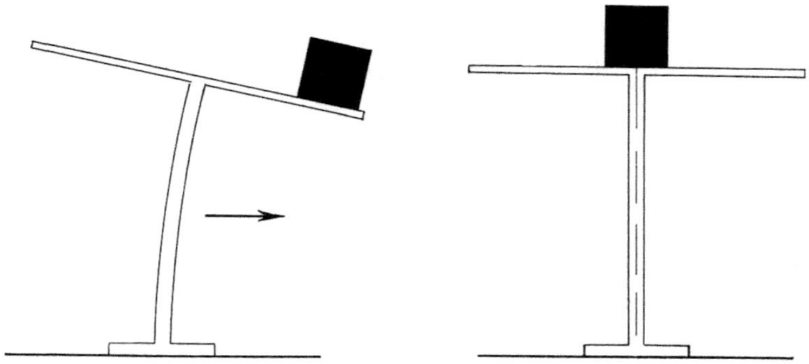

Abb. 15

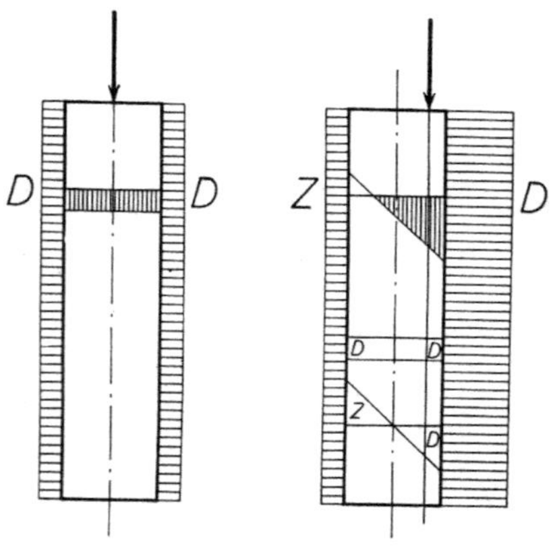

Abb. 16

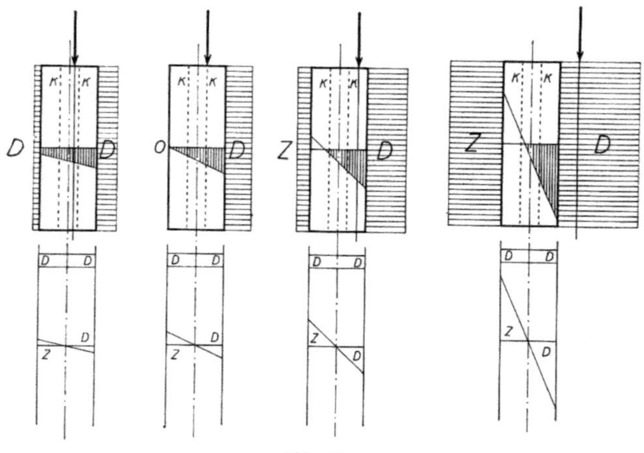

Abb. 17

Hier sehen Sie eine analoge Darstellung bei zunehmender Größe der überlagerten Biegebeanspruchung (Abb. 17). Oben jeweils das Diagramm der resultierenden Spannungen, aus dem Sie wieder ersehen, daß die Randspannungen an der rechten Druckseite der Säule in jedem Falle höher sind als an der linken Zugseite. Da nun An- und Abbau von Knochenmaterial durch die Größe der Spannungen gesteuert wird, so muß an der rechten Druckseite mehr Material angelagert werden als an der linken Zugseite, bzw. hier Material abgebaut werden, wenn die Spannungen die physiologische Größe unterschreiten. Und weil an der Druckseite, also an der der Druckkraft zugekehrten Seite, stets mehr Material angebaut wird als an der Zugseite, so muß die Säule auf die Kraftrichtung zu, also nach rechts wandern, und zwar so lange, bis die

Spannungen an beiden Rändern die gleiche Größe haben. Das ist aber erst der Fall, wenn die Biegung ganz ausgeschaltet ist und die Säule rein axial auf Druck beansprucht ist.

Auf diese Weise kommt die Ausrichtung der Spongiosa zustande, die in dieser Darstellung für ein schräg zur Druckrichtung stehendes Bälkchen unter Zugrundelegung des Bauprinzips des Knochens stufenweise rechnerisch ermittelt wurde (Abb. 18). Ausgehend von dem ersten Bälkchen links oben ist für jede

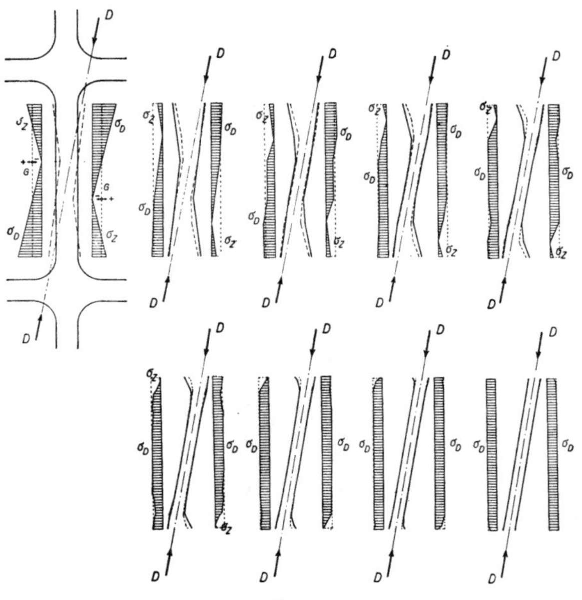

Abb. 18

Stufe des Umbaues die neue Spannungsverteilung eingetragen. Aus den einzelnen Stufen des Umbaues ist zu erkennen, wie das Bälkchen sich, von der Mitte her beginnend, ganz in die Richtung der Druckkraft einstellt, so daß es im letzten Bild rechts unten axial auf Druck beansprucht ist, also die kleinstmögliche Beanspruchung erfährt, die ein Minimum an Material erfordert. Ein Vergleich des umgebauten Bälkchens mit dem des Ausgangsstadiums links oben zeigt augenfällig die große Materialersparnis, die auf die Ausschaltung der Biegebeanspruchung zurückzuführen ist.

Es ist nun zunächst überraschend, daß das Umbauprinzip, durch welches das Bälkchen der Spongiosa so lange verschoben und gedreht wird, bis die Biegung ganz ausgeschaltet ist, beim Röhrenknochen die Biegung nicht ausschaltet und seine Achsenform unverändert läßt. Aber auch dies wird verständlich, wenn man bedenkt, daß bei einem Rohr gleiche Spannungsgröße an beiden Rändern allein durch Änderung der Wandstärke erreicht werden kann, die keine oder nur eine minimale Verschiebung des Querschnittes zur Folge hat, wodurch die Achsenform des Röhrenknochens nicht geändert wird. Diese Tatsache ist von entscheidender Bedeutung, weil die Achsenform des Knochens die Voraussetzung für eine regelrechte Funktion des Stütz- und Bewegungsapparates bildet. Würde sich z. B. das Femur ganz in die Druckrichtung einstellen, wie das Bälkchen der Spongiosa und der Schenkelhals sich völlig aufrichten, so wäre der Hüftmechanismus zerstört.

Beim Röhrenknochen führt das Umbauprinzip lediglich dazu, daß das Knochenmaterial im Querschnitt dorthin gelagert wird, wo es am besten zur Widerstandsleistung ausgenutzt ist, also an den Rand, wo die höchsten Spannungen aus der Biegung auftreten.

Auf dem nächsten Bild (Abb. 19) ist der Umbau rechnerisch durchgeführt, und zwar links für einen massiven gekrümmten Stab (a) und rechts für ein analog gekrümmtes Rohr (b), das in der gleichen Art exzentrisch belastet ist. Der massive Stab wird durch den Umbau geradegerichtet und ganz in die

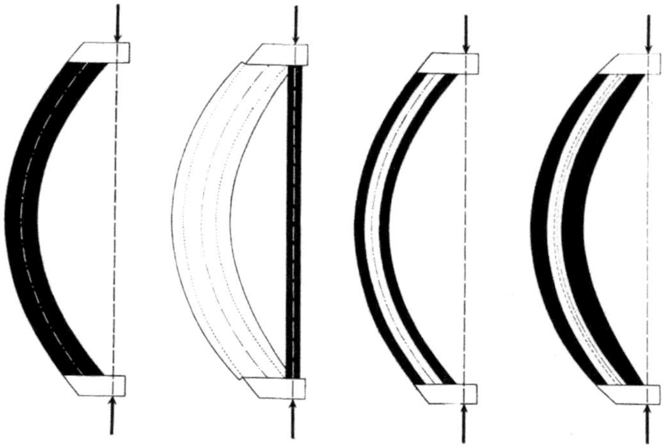

Abb. 19

Druckrichtung eingestellt, wodurch die gleiche Festigkeit mit erheblich weniger Material erreicht wird. Beim Rohr wird dagegen lediglich die Wandstärke an die Größe der Biegebeanspruchung angepaßt, während die Achsenform durch den Umbau nicht geändert wird. Hierin liegt auch die Erklärung dafür, daß ein in Winkelstellung verheilter Diaphysenbruch sich nach Abschluß des Wachstumsalters nicht gerade richten kann.

Die vierte und letzte theoretische Möglichkeit, die Biegebeanspruchung auszuschalten, ist bei einer schräg stehenden Säule dadurch gegeben, daß man sie durch eine keilförmige Unterlage aufrichtet und lotrecht einstellt (Abb. 20).

Wenn auch diese letzte Möglichkeit, die Biegung zu verkleinern, beim Röhrenknochen verwirklicht sein soll, so kann hiefür nur ungleiches Längenwachstum in Frage kommen. Daß diese Annahme zutrifft, wird nicht nur durch zahlreiche klinische Beobachtungen in pathologischen Fällen, sondern auch durch die postnatale Umformung des Beinskeletes bestätigt.

Die erste diesbezügliche Beobachtung, die ich Ihnen zeigen möchte, betrifft zwei Radiusfrakturen im Wachstumsalter mit hochgradiger Abwinkelung des distalen Fragmentes (Abb. 21). In beiden Fällen hat sich das distale Fragment durch stärkeres Wachstum an der konvexen Seite auf die Unterarmachse zu gekrümmt.

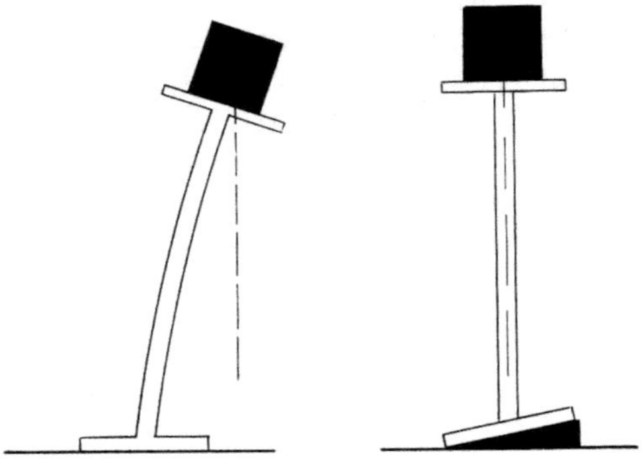

Abb. 20

Auf den nächsten Röntgenbildern (Abb. 22) ist jeweils der Winkel angegeben, um welchen sich der Epiphysenknorpel durch stärkeres Längenwachstum an der konvexen Seite gedreht hat. Auf den folgenden Röntgenbildern (Abb. 23) ist die Achse des distalen Fragmentes parallel zur Achse des gesunden Radius gestellt. Hierdurch tritt der keilförmige Zuwachs noch deutlicher in Erscheinung.

Die schematische Darstellung (Abb. 24) zeigt links den Radiusbruch gleich nach der Verheilung der Fraktur und rechts 2 Jahre später. Ein Vergleich der beiden Abbildungen lehrt, daß durch das ungleiche Längenwachstum die Druckrichtung, die mit R bezeichnet ist, näher an die Knochenachse herangerückt ist, so daß der Hebelarm h, unter welchem die Druckkraft biegend auf den Radius wirkt, wesentlich kürzer, die Biegebeanspruchung des Radius also erheblich kleiner geworden ist. In der linken schematischen Zeichnung ist

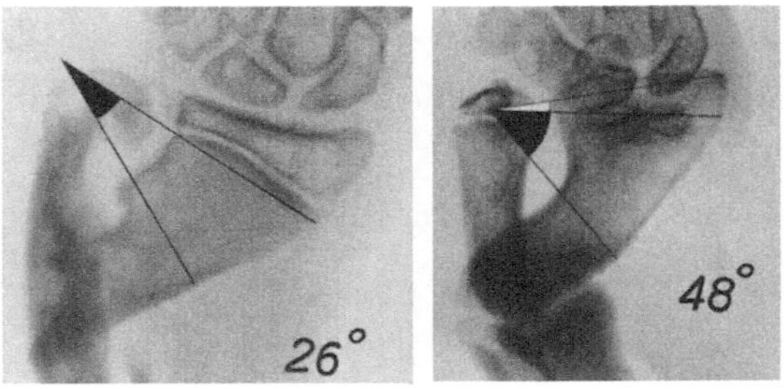

Abb. 22

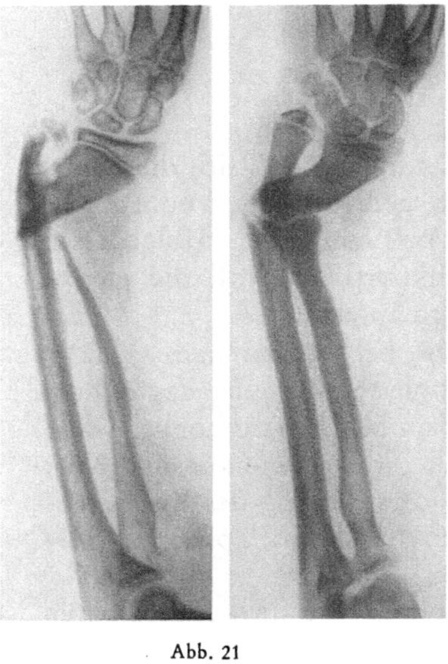

Abb. 21

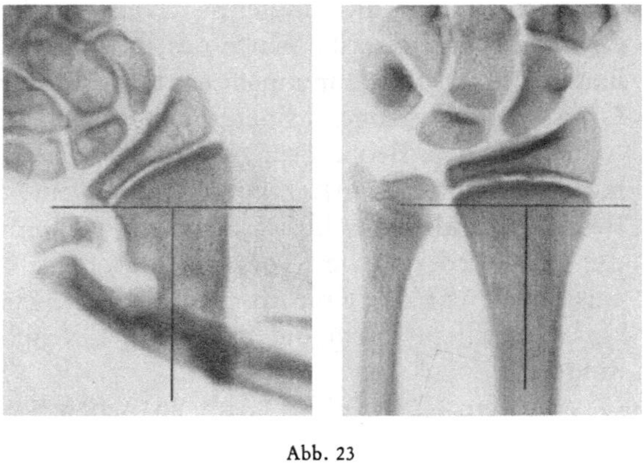

Abb. 23

außerdem die Beanspruchung des Epiphysenknorpels gleich nach der Fraktur angegeben. Wie aus dem keilförmigen Spannungsdiagramm ersichtlich ist, nimmt die Größe der Druckspannungen gegen den rechten Rand des Epiphysenknorpels hin zu, weil infolge der Abwinkelung des distalen Fragmentes die Druckrichtung die Knorpelscheibe exzentrisch rechts außen schneidet. In der rechten Darstellung ist die keilförmige Längenzunahme des Fragmentes punktiert eingezeichnet. Sie hat eine analoge Form wie das Spannungsdiagramm in der linken Zeichnung. Hieraus darf geschlossen werden, daß die Längenzunahme entsprechend dem Anstieg der Druckspannungen zum Rande hin stär-

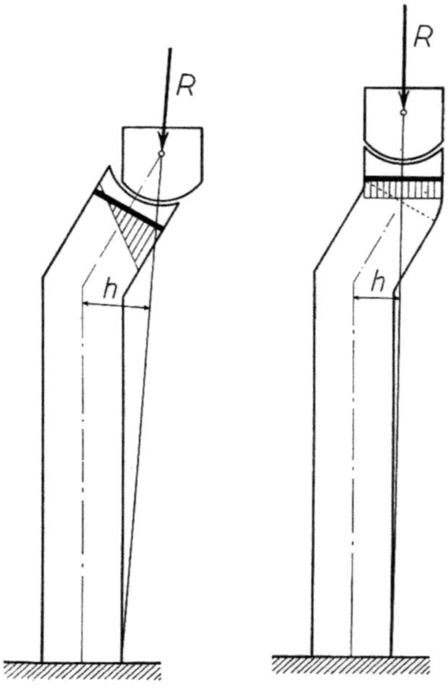

Abb. 24

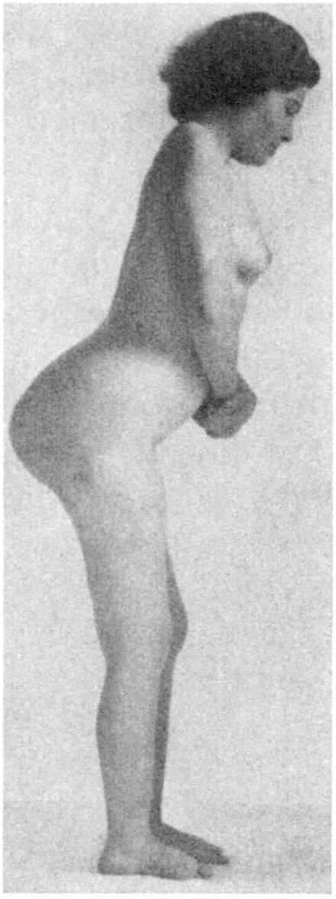

Abb. 25

ker erfolgte. Ferner ersehen Sie aus der rechten Zeichnung, daß sich die Knorpelscheibe durch das ungleiche Längenwachstum gedreht hat, wodurch die Druckrichtung jetzt die Mitte des Epiphysenknorpels schneidet. Infolgedessen haben die Druckspannungen jetzt im Epiphysenknorpel überall die gleiche Größe, wie das eingezeichnete Spannungsdiagramm angibt.

Die nächste Beobachtung betrifft eine Patientin, bei welcher nach spinaler Kinderlähmung im Alter von 2 Jahren eine komplette Lähmung des rechten Beines zurückblieb (Abb. 25). Um das gelähmte Bein belasten zu können, muß der Oberkörper so weit vorgebeugt werden, bis die Schwerlinie aus dem Körpergewicht vor der Knieachse vorbeizieht. Eine Überstreckung des Kniegelenkes wird allein durch die Spannung des hinteren Bandkapselapparates verhindert.

Auf dem Röntgenbild (Abb. 26) sehen Sie rechts das Femur des gelähmten Beines und links ein normal geformtes Femur. Ein Vergleich zeigt, daß beim

Femur des gelähmten Beines die sagittale Krümmung viel stärker ausgeprägt ist, insbesondere im unteren Abschnitt, und zwar durch stärkeres Längenwachstum im vorderen Teil des Epiphysenknorpels.

Die linke schematische Darstellung in Abb. 27 zeigt die Beanspruchung des Femur bei den ersten Schritten nach der Lähmung. Die Wirkungslinie des Körpergewichtes liegt weit vor dem Kniegelenk. Das rechte Schema zeigt die Beanspruchung des Femur nach Ausbildung der stärkeren sagittalen Krümmung. Die Krümmung hat zur Folge, daß die Schwerlinie aus dem Körperge-

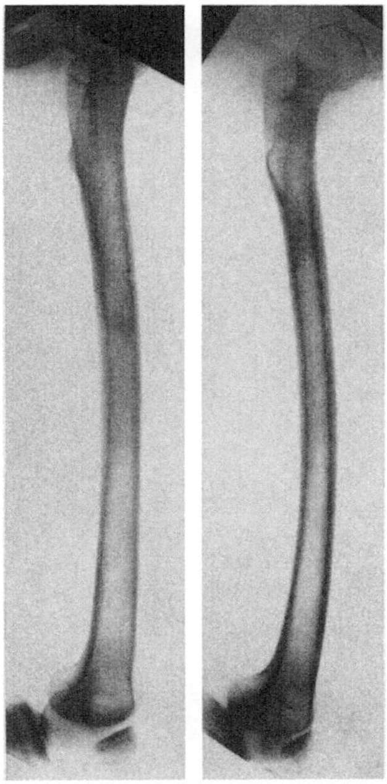

Abb. 26

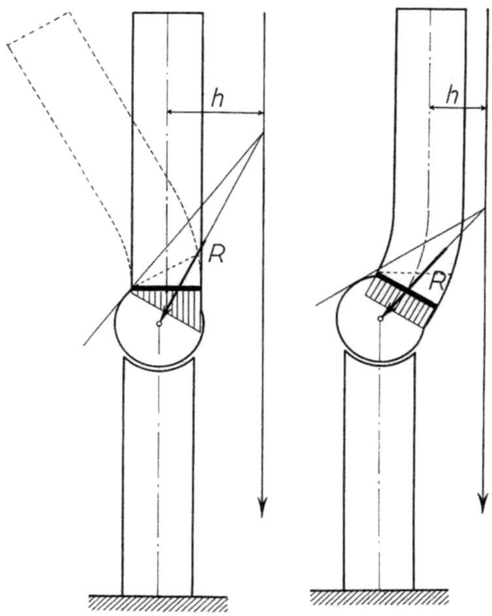

Abb. 27

wicht näher an das Femur herangerückt ist, wodurch der Hebelarm h, unter dem das Körpergewicht biegend auf das Femur wirkt, kürzer und dadurch die Biegebeanspruchung des Femur wesentlich kleiner geworden ist. Im linken Schema ist außerdem noch die Beanspruchung des Epiphysenknorpels während der ersten Schritte dargestellt. Die Größe der Druckspannungen nimmt gegen den rechten Rand des Epiphysenknorpels hin zu, weil die Resultierende R aus Körpergewicht und Kapselspannung die Knorpelscheibe rechts außerhalb der Mitte schneidet. Die in der rechten Zeichnung durch die punktierte Linie angegebene keilförmige Differenz des Längenwachstums entspricht wieder der Größenverteilung der Druckspannungen im Epiphysenknorpel. Ferner sieht man, daß nach Ausbildung der sagittalen Krümmung durch das ungleiche Längenwachstum sich der Epiphysenknorpel so weit gedreht hat, daß die Druckrichtung durch seine Mitte verläuft, wodurch die Druckspannungen überall die gleiche Größe erhalten.

Die dritte Beobachtung betrifft einen 4jährigen Jungen, der infolge einer partiellen Lähmung beider Beine im ersten Lebensjahr an hochgradigem Genu recurvatum litt. Beiderseits hatte sich im Laufe der Zeit eine Tibia antecurvata ausgebildet (Abb. 28). Rechts das Röntgenbild der deformierten Tibia, links zum Vergleich das Röntgenbild der normalen Tibia eines gleichaltrigen Kindes. Aus der folgenden schematischen Darstellung ist wieder die Beanspruchung des Epiphysenknorpels vor und nach der Ausbildung der Deformität zu ersehen (Abb. 29). Ein Vergleich der beiden Zeichnungen lehrt zunächst, daß durch die Ausbildung der Tibia antecurvata die resultierende Druckrichtung bis in die

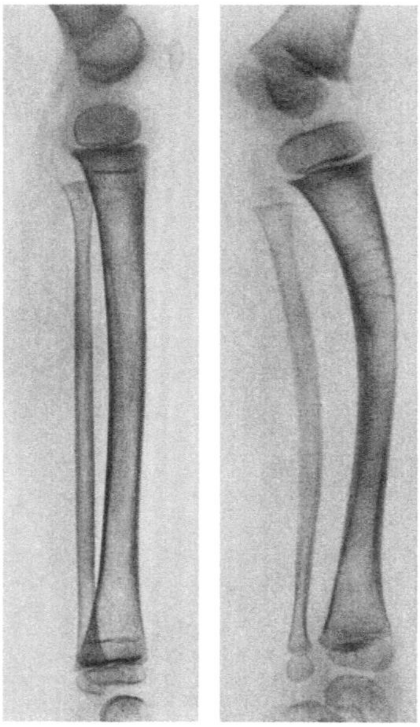

Abb. 28

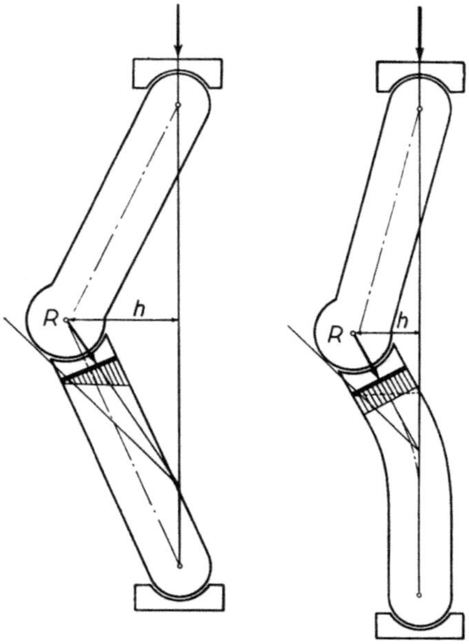

Abb. 29

Tibia hineingerückt ist, so daß die durch das Genu recurvatum bedingte Biegebeanspruchung der Tibia nahezu vollständig ausgeschaltet ist. Aus dem linken Schema ist ersichtlich, daß vor der Deformierung der Tibia die Druckrichtung den Epiphysenknorpel exzentrisch in seinem rechten Anteil schneidet, wodurch ein Anstieg der Druckspannungen gegen den vorderen Rand der Knorpelscheibe bedingt ist. Das rechte Schema zeigt, daß die punktiert eingezeichnete Längenzunahme wieder eine analoge Keilform aufweist, wie das Diagramm der Druckspannungen im linken Schema; ferner, daß nach Ausbildung der sagittalen Krümmung die Druckrichtung die Mitte des Epiphysenknorpels schneidet und die Druckanspannungen im Epiphysenknorpel überall die gleiche Größe haben.

Besonders aufschlußreich ist noch eine vierte Beobachtung, auf die ich kurz eingehen möchte. Sie betrifft die Aufrichtung des Schenkelhalses nach der varisierenden Adduktionsosteotomie im Kindesalter.

Unter normalen Verhältnissen steht die aus Körpergewicht und Muskelkraft resultierende Druckkraft, die hier mit R bezeichnet ist, senkrecht auf der

Mitte des Epiphysenknorpels (Abb. 30). Infolgedessen ruft sie im Epiphysenknorpel Druckspannungen hervor, die überall die gleiche Größe haben (Abb. 31 a).

Eine gleichmäßige Verteilung der Druckspannungen im Epiphysenknorpel hat gleichmäßiges Längenwachstum des Schenkelhalses zur Folge, wie man besonders gut auf Röntgenbildern feststellen kann, bei welchen das Längenwachstum durch Kalklinien markiert ist (Abb. 32).

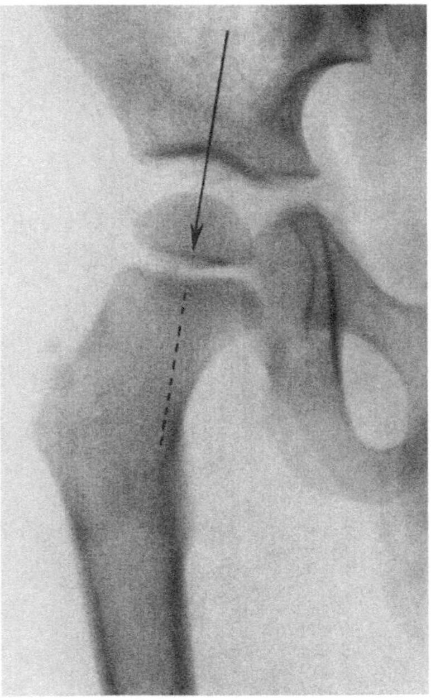

Abb. 30

Durch die varisierende Osteotomie wird der Schenkelhalswinkel verkleinert (Abb. 31 b). Hierdurch erhält die Epiphysenscheibe eine Neigung gegen die Druckrichtung. Dies hat zur Folge, daß die Druckspannungen, die vorher gleichmäßig in der Knorpelscheibe verteilt waren, jetzt gegen den medialen Schenkelhalsrand hin ansteigen, wie durch das eingezeichnete maßstäbliche Spannungsdiagramm angegeben ist. Die Erfahrung lehrt nun, daß sich der Schenkelhals nach der varisierenden Osteotomie im Kindesalter wieder aufrichtet und daß die Aufrichtung durch stärkeres Längenwachstum im medialen Anteil des Epiphysenknorpels erfolgt. Beweisend hierfür sind wieder Röntgenbilder, bei denen das Längenwachstum durch Kalklinien markiert ist, wie bei dieser Aufnahme, die ich Herrn Dr. Müller aus Zürich verdanke (Abb. 33).

Die folgenden Röntgenbilder (Abb. 34) zeigen, daß das ungleiche Längenwachstum nach der Adduktionsosteotomie und die hierdurch bedingte Drehung des Epiphysenknorpels so lange fortschreiten, bis sich die Knorpelscheibe rechtwinkelig zur resultierenden Druckrichtung eingestellt hat. Die Bilder zeigen außerdem die Entwicklung einer tiefen Pfanne nach der Adduktionsosteotomie. Aus den Zeichnungen dieses Falles (Abb. 35) ist zu ersehen, daß vor der Operation die Druckrichtung senkrecht auf der Mitte des Epiphysenknorpels stand. Nach der Adduktionsosteotomie bildet die Knorpelscheibe einen Winkel von 77 Grad gegen die Druckrichtung, und zwei Jahre später hat sich der Epiphysenknorpel durch ungleiches Längenwachstum so weit gedreht, daß die Druckrichtung wieder senkrecht auf der Knorpelscheibe steht, wodurch die Druckspannungen wieder überall die gleiche Größe haben. Serienaufnahmen beweisen, daß das Längenwachstum dann gleichmäßig fortschreitet.

Aus den besprochenen Fällen, die ich noch durch eine Reihe weiterer ergänzen könnte, darf meines Erachtens zuverlässig geschlossen werden, daß ungleiche Druckverteilung im Epiphysenknorpel, die eine gewisse Grenze nicht über-

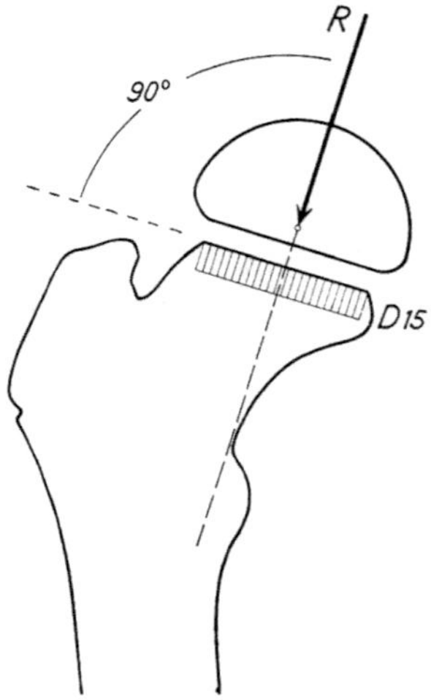

Abb. 31 a

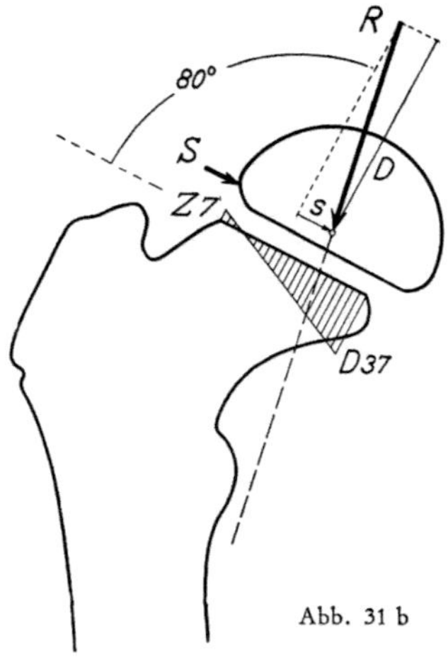

Abb. 31 b

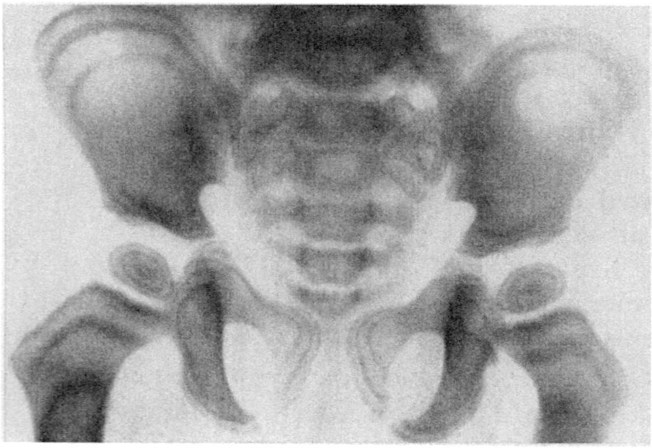

Abb. 32

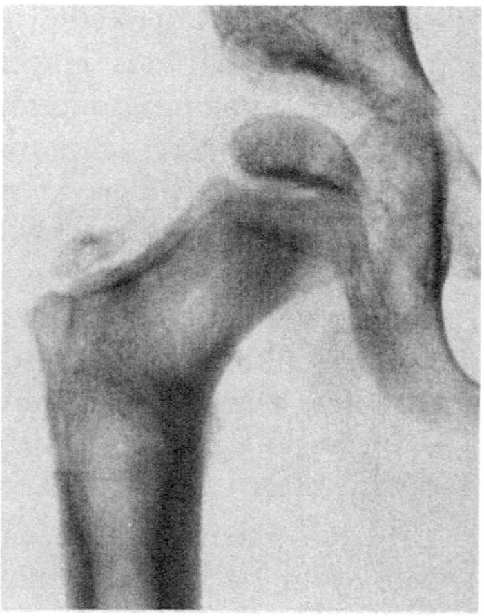

Abb. 33

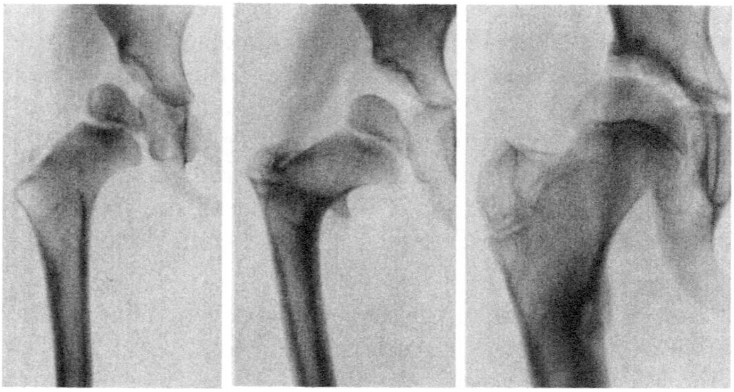

Abb. 34

schreitet, ungleiches Längenwachstum zur Folge hat. Hierdurch ist eine Änderung der Achsenform des Knochens bedingt, die ihrerseits zu einer Verkleinerung seiner *Biegebeanspruchung* führt. Reduzierung der Biegebeanspruchung ist gleichbedeutend mit Materialersparnis, die das Wesen der funktionellen Anpassung ausmacht.

Interessant ist, daß beide Arten der Anpassung durch Biegebeanspruchung ausgelöst und gesteuert werden. *Funktionelle Anpassung durch Längenwachstum wird durch Biegebeanspruchung des Epiphysenknorpels, funktionelle Anpassung durch Breitenwachstum wird dagegen durch Biegebeanspruchung des Knochens gesteuert.*

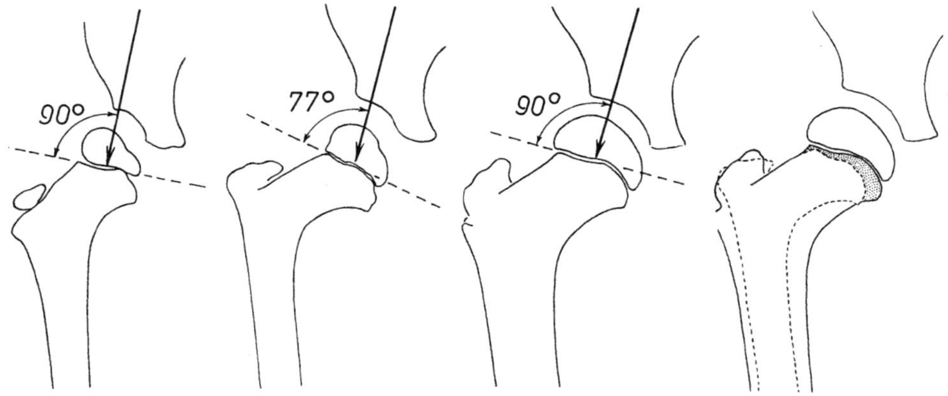

Abb. 35

Abschließend möchte ich noch kurz zeigen, daß auch die postnatale Umformung des Beinskeletes mechanisch bedingt ist, was von BÖHM verneint wurde, und daß sie auf funktioneller Anpassung durch Längenwachstum beruht.

Als Beispiel hierfür will ich die Umformung des O-Beines des Neugeborenen in das physiologische X-Bein wählen (Abb. 36).

Das O-Bein des Neugeborenen zeigt noch alle Eigenheiten des Beinskeletes des Anthropoiden bzw. des Quadrupeden. Durch die Aufrichtung des Körpers wird die Beanspruchung der kniegelenknahen Epiphysenknorpel grundlegend geändert, wodurch ungleiches Längenwachstum ausgelöst wird, das zur Ausbildung des physiologischen X-Beines führt.

Das linke Schema in Abb. 37 zeigt die Beanspruchung der Epiphysenknorpel vor der Aufrichtung. Auf der medialen Seite des Beines wirkt die Körperschwere, der auf der lateralen Seite des Kniegelenkes in erster Linie durch die Spannung des Lig. fibulare Gleichgewicht gehalten wird. Die Resultierende R aus Körpergewicht und Bänderspannung trifft den Epiphysenknorpel in der Mitte, so daß die Druckspannungen überall die gleiche Größe haben. Durch die Aufrichtung des Körpers wird das Körpergewicht auf zwei Beine übertragen, so daß es auch während der Standbeinperiode in etwa dop-

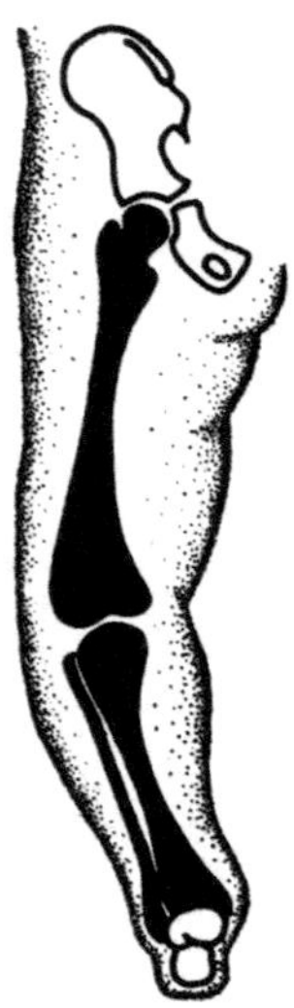

Abb. 36

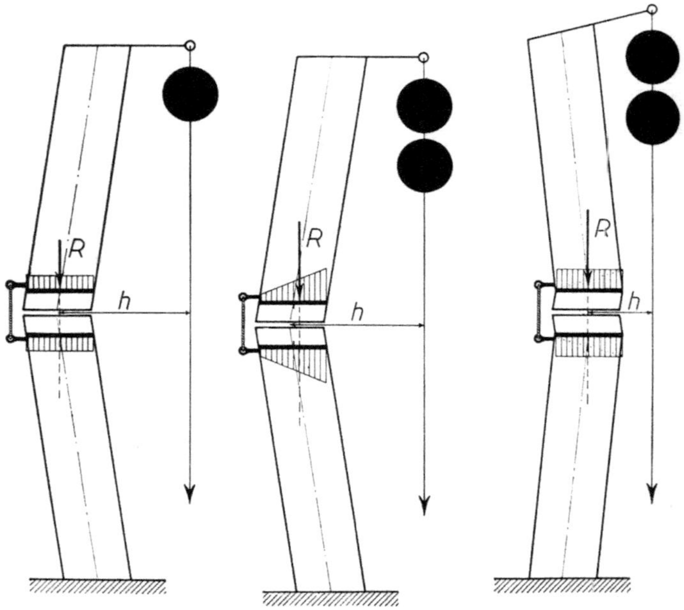

Abb. 37

pelter Größe auf das Beinskelet wirkt, was im mittleren Schema durch die Zufügung des zweiten Gewichtes veranschaulicht ist. Die Folge hiervon ist, daß die Resultierende R aus Körpergewicht und Bänderspannung nicht mehr die Mitte des Epiphysenknorpels trifft, sondern nach medial verschoben liegt, wodurch die Druckspannungen im Epiphysenknorpel gegen den medialen Rand

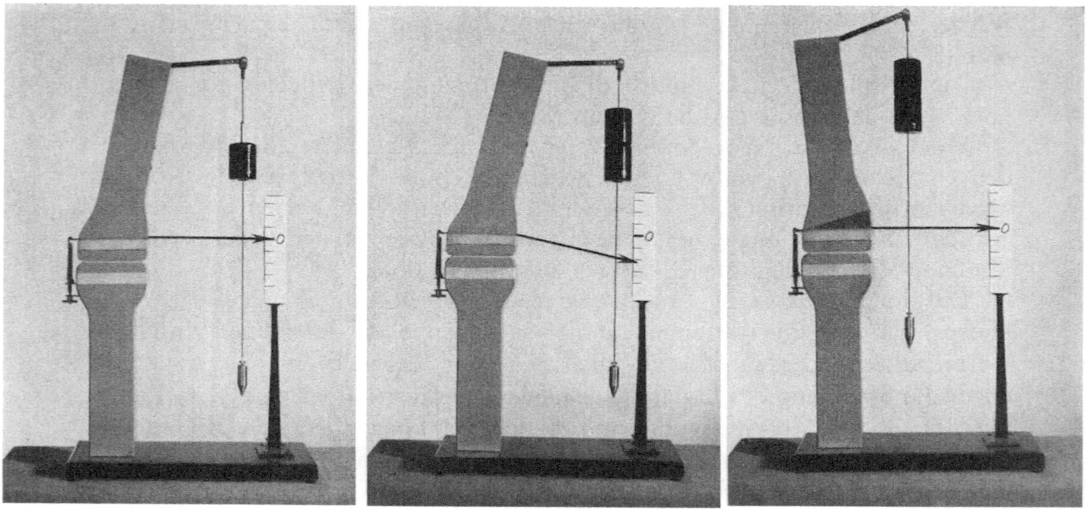

Abb. 38

hin ansteigen. Hierdurch wird stärkeres Längenwachstum an der medialen Seite ausgelöst und es kommt zur Ausbildung des physiologischen X-Beines. Durch die X-Bein-Bildung rückt das Lot aus der Körperschwere näher an das Kniegelenk heran, wodurch die Resultierende aus Körpergewicht und Bänderspannung wieder die Mitte des Epiphysenknorpels trifft, die Druckspannungen überall die gleiche Größe erhalten und das ungleiche Längenwachstum beendet ist.

Zum Abschluß meiner Ausführungen möchte ich Ihnen diesen Vorgang noch an einem Robotermodell veranschaulichen (Abb. 38).

13. Die Struktur der Tangentialfaserschicht des Gelenkknorpels der Schulterpfanne als Beispiel für ein verkörpertes Spannungsfeld

Neunter Beitrag zur funktionellen Anatomie und kausalen Morphologie des Stützapparates *

Mit 56 Abbildungen

Einleitung

Benninghoff (1925 b) hat in seiner bekannten Abhandlung über den funktionellen Bau des Hyalinknorpels einen wesentlichen Beitrag zur Klärung der Frage geleistet, wie die Natur Konstruktionsprobleme löst. Manche frühere Auffassung wurde überzeugend berichtigt und eine Reihe neuer Erkenntnisse über die Beziehungen des Gefüges des Hyalinknorpels zur mechanischen Funktion wurde gewonnen.

Wenn nicht alle von Benninghoff erarbeiteten Ergebnisse überzeugend sind und einer kritischen Nachprüfung standhalten, so dürfte der Grund hierfür letzten Endes darin zu suchen sein, daß die gesamte Forschung in dieser Richtung durch unklare Vorstellungen über die Grundtatsachen der Festigkeitslehre und der Elastizitätstheorie beeinträchtigt wird. Hierauf beruht vor allem auch eine irrtümliche Auffassung im letzten Teil der erwähnten Arbeit, in welchem die funktionelle Bedeutung der Tangentialfaserschicht des Gelenkknorpels zu erklären versucht wird.

Nach Benninghoffs Vorstellung ergibt sich folgendes Bild: In der Grundsubstanz des hyalinen Gelenkknorpels bilden die kollagenen Fibrillen Bügelsysteme. Ihre aufsteigenden Schenkel entspringen aus der Kalkzone des Gelenkknorpels und durchziehen die Knorpelschicht mehr oder weniger senkrecht bis in die Nähe der Gelenkoberfläche; dort biegen sie in eine zur Oberfläche parallele Richtung um, nach kurzem Verlauf treten sie jedoch wieder in die Tiefe, um mit ihrem absteigenden Schenkel zur Kalkzone zurückzukehren, in der sie fest verankert sind. Die sog. Tangentialfaserschicht des Gelenkknorpels wird von den Querstücken dieser Bügel gebildet.

Die Richtung des Faserverlaufes in der beschriebenen Tangentialschicht kann durch die Spaltmethode kenntlich gemacht werden. Wird in die Oberfläche eines Gelenkknorpels mit einer runden Ahle senkrecht eingestochen, so

* Mit Unterstützung der Deutschen Forschungsgemeinschaft. — Z. Anat. Entwickl. Gesch. 121, 188—240 (1959).

entstehen keine kreisrunden Löcher, sondern das Gewebe reißt infolge der Keilwirkung der konischen Ahlenspitze in Richtung des geringsten Widerstandes auseinander. Es bilden sich demnach Spalten, die parallel zur Richtung der größten Zugfestigkeit, d. h. parallel zu den tangential zur Knorpeloberfläche streichenden Anteilen der zugfesten Kollagenfaserbündel verlaufen. Diese Erkenntnis verdanken wir HULTKRANTZ (1898), der als erster die von LANGER zum Nachweis der Spaltrichtungen der Haut und der Corticalis des Knochens entwickelte Stichmethode auf den Gelenkknorpel anwandte und mit ihr die Spaltlinien und damit die Richtungen größter Zugfestigkeit der Gelenkoberfläche ermittelte.

Die Spaltlinien im Gelenkknorpel zeigen fraglos einen gesetzmäßigen Verlauf. Dieser ist nach BENNINGHOFF (1925 c) folgendermaßen charakterisiert: „Die Spaltlinien verbinden auf dem kürzesten Wege bei geringster Krümmung die Ränder des hyalinen Gelenkknorpels, strahlen senkrecht auf die Ränder zu und überkreuzen sich nicht" (l. c. S. 47).

BENNINGHOFF selbst sucht in der zitierten Arbeit vor allem die Frage zu klären, ob zwischen dem Spaltlinienverlauf und den Zugspannungen, die bei gleichmäßiger Belastung eines homogenen, elastischen Körpers an seiner Oberfläche auftreten, kausale Beziehungen bestehen. Damit sucht er die Frage zu beantworten, ob die Spaltlinien den Linien stärkster Zugspannungen entsprechen, die bei der Druckbeanspruchung in der Ebene senkrecht zur Richtung der einwirkenden Druckkraft hervorgerufen werden sollen.

Die kollagenen Fibrillen verhalten sich in mechanischer Hinsicht wie zugfeste Fäden, sie können also nur einachsigem Zug Widerstand leisten und müssen sich deshalb zwangsläufig überall in die jeweils wirkende Hauptzug- bzw. Dehnungsrichtung, also trajektoriell einstellen, wenn sie nicht an der Ausrichtung gehindert werden. Das liegt im Wesen eines ausschließlich zugfesten Gebildes und bedarf keiner besonderen Begründung.

Eine andere Frage ist es, ob die kollagenen Fibrillen in Geweben, in deren konstruktivem Aufbau sie im Verband mit andersartigen Baustoffen verwandt und unverrückbar eingebaut sind, auch eine trajektorielle Ausrichtung aufweisen. So sind z. B. die kollagenen Fibrillen im Hyalinknorpel in ganzer Ausdehnung in die Grundsubstanz eingebettet, ähnlich wie die dünnen Eisenstäbe im Eisenbeton, welche in analoger Weise wie die Fibrillen des Knorpels die Aufgabe haben, den auftretenden Zugspannungen Widerstand zu leisten. Diese Zugstäbe sind im Beton stets in Richtung der Zugtrajektorien eingestellt, aus rein praktischen Gründen allerdings meist nur in recht grober Annäherung.

Da aber im Organismus im Gegensatz zu den Werken der Technik die Spannungen selbst es sind, welche die ihnen adäquate Menge, Lokalisation und Ausrichtung des Baustoffes bestimmen, so steht zu erwarten, daß die Fibrillenzüge in viel vollkommenerer Weise als die Zugstäbe des Betons auch an solchen Stellen trajektoriell ausgerichtet sind, an denen sie in ihrer Lage durch anderswertige Baustoffe unverrückbar fixiert sind und nicht die Möglichkeit haben, sich automatisch in die Zugrichtung einzustellen.

Der Klärung dieser Frage sind die folgenden Untersuchungen gewidmet. Sie werden für die Tangentialfaserschicht des Gelenkknorpels der Schulterpfanne durchgeführt, einesteils, weil bei dieser die mechanischen Verhältnisse relativ leicht zu übersehen sind, andererseits aber auch, weil diese Frage gerade für den Schulterpfannenknorpel bereits von BENNINGHOFF (1925 b) untersucht und die hier eingangs geäußerte Vermutung eines trajektoriellen Verlaufes der Kollagenfasern von ihm in negativem Sinne beantwortet wurde.

Untersuchungsmaterial und Darstellungsmethode der Spaltlinien

Die Untersuchungen wurden an 50 formalinfixierten Schulterpfannenknorpeln von Erwachsenen ausgeführt.

Um alle Feinheiten im Verlauf der Spaltlinien erkennen zu können, wurde eine etwas modifizierte Spaltmethode angewandt. Sie beruht auf dem Prinzip des „Holzspaltens oder Reißens mit zwei Keilen". Hierbei wird in das Ende des Risses, der beim Eintreiben des ersten Keiles entsteht, der zweite Keil eingesetzt, der den Riß in der Faserrichtung des Holzes verlängert usw. In der gleichen Weise wurde bei der Darstellung der Spaltlinien mit zwei runden Ahlen gearbeitet, von denen jeweils die eine in das Ende des von der anderen Ahle erzeugten Spaltes eingestochen wurde. So lassen sich fortlaufende Spaltlinien gewinnen, deren Richtung man sicherer beurteilen kann als diejenige der durch getrennte Einstiche erzeugten kurzen Spalten. Zur Kontrolle wurden außerdem zwischen diesen fortlaufenden Spaltlinien noch einige Einzeleinstiche gelegt. Verwandt wurden sehr feine, rund zugeschliffene Ahlen und es wurde bei etwa 2½- bis 5facher Lupenvergrößerung gearbeitet. Dennoch ist die Darstellung des Spaltlinienverlaufes im mittleren, oft stark erweichten Bezirk der Pfanne in vielen Fällen sehr schwierig. Und hier ist besondere Sorgfalt erforderlich, weil der Spaltlinienverlauf gerade in diesem Bezirk häufig sehr aufschlußreich sein kann. Jedoch gelang die Darstellung durchgehender Spaltlinien an dieser Stelle trotz aller Sorgfalt nicht in jedem Falle.

Einzeleinstiche geben deshalb kein genaues Bild, weil bei ihnen enge Kurven der Spaltlinien und Umschlagsstellen (vor allem in der Nähe sog. singulärer Punkte des Trajektorienbildes; s. S. 448) nur sehr schwer oder gar nicht erkennbar sind.

Kritik früherer Deutungen des Spaltlinienverlaufes im Gelenkknorpel

Der erste Versuch zur Klärung des Verlaufsprinzips und der mechanischen Bedeutung der Spaltlinien wurde von HULTKRANTZ (1898) unternommen. Da der strukturelle Aufbau des Gelenkknorpels fraglos seiner funktionellen Beanspruchung angepaßt ist, die Knorpeloberfläche ihrerseits in Richtung der Spaltlinien eine größere Zugfestigkeit aufweist als in allen anderen Richtungen, so müssen die Tangentialfasern und damit die Spaltlinien nach seiner Ansicht in den Richtungen liegen, in welchen in ihnen durch die Beanspruchung die größten Zugspannungen wachgerufen werden. Demnach müßten die Spaltlinien in Richtung der Zugtrajektorien verlaufen. Auf Grund theoretischer Überlegungen kam HULTKRANTZ (1898) weiterhin zu der Überzeugung, daß die Spaltlinien, deren Verlauf bei verschiedenen Individuen eine auffallende Konstanz aufweist, in Richtung der größten Zugspannungen liegen, die bei der Beanspruchung des Gelenkes einmal durch die Reibung und zweitens durch den Gelenkdruck in der Oberflächenschicht des Knorpels auftreten sollen. Die durch *Reibung* bedingten Zugspannungen sollen *in der Reibungsrichtung* wirken (s. Abb. 1), d. h. in der Richtung der Gelenkbewegung, während die durch den *Gelenkdruck* hervorgerufenen Zugspannungen in Richtung der *stärksten Konkavität* der Gelenkpfanne wirken sollen.

Bei einzelnen Gelenken beschreibt HULTKRANTZ eine Übereinstimmung der Spaltlinien mit der Reibungsrichtung, bei anderen eine Übereinstimmung mit der Richtung der größten Konkavität. Das bedeutet jeweils eine trajektorielle Einstellung des Spaltlinienverlaufes entweder in bezug auf die Reibung oder auf die größte Konkavität. In vielen Fällen fand sich jedoch keine eindeutige Übereinstimmung zwischen den von ihm theoretisch ermittelten Richtungen der größten Zugspannungen und den Spaltlinien. HULTKRANTZ erklärt diese Differenz damit, daß Reibung und Gelenkdruck stets zusammenwirken und infolgedessen die Spaltlinien, wenn ihre Ausrichtung die angedeutete mechanische Ursache hat, in Richtung der *Resultierenden* aus den Zugspannungen der Reibung und denjenigen des Gelenkdruckes verlaufen müssen, also weder mit der Richtung der Reibung noch mit der Richtung der größten Konkavität übereinstimmen können.

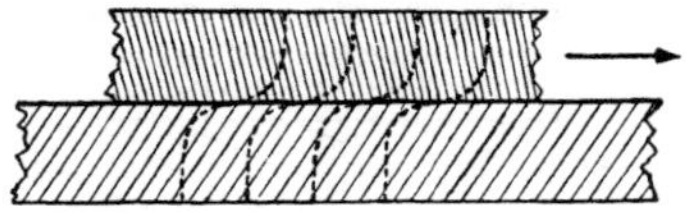

Abb. 1. In zwei unter Reibung aufeinander gleitenden elastischen Platten sollen nach der Auffassung von HULTKRANTZ in Richtung der gestrichelt eingezeichneten Kurven Zugspannungen auftreten (nach HULTKRANTZ 1898, S. 251)

Die Richtung der Resultierenden sei aber schwer abzuschätzen, und so sei es auch äußerst schwierig, ihre Übereinstimmung mit dem Spaltlinienverlauf stichhaltig zu beweisen.

Wenn es auch richtig ist, daß sich die Resultierende aus den beiden erwähnten Zugspannungsrichtungen nicht mit absoluter Genauigkeit feststellen läßt, so ist es immerhin leicht, das gegenseitige Größenverhältnis ihrer beiden Komponenten grundsätzlich abzuschätzen, da sich die Größe der Kräfte abschätzen läßt, welche jede der beiden Komponenten bedingen. Da nach R. FICK (1910) die Gelenke selbst für die stärksten Beanspruchungen als praktisch völlig reibungsfrei angesehen werden können, darf die Reibungskraft, welche in ihrer Richtung Zugspannungen hervorrufen soll, ohne damit einen Fehler zu begehen, völlig vernachlässigt werden, denn sie ist gegenüber dem Gelenkdruck, welcher Zugspannungen in Richtung der stärksten Konkavität hervorrufen soll, verschwindend klein. Dies bedeutet, daß die Resultierende praktisch mit der Richtung *der* Zugspannungen zusammenfällt, die durch den Gelenkdruck hervorgerufen werden, also nach HULTKRANTZ (1898) mit der Richtung der stärksten Konkavität. Es genügt demnach zur Überprüfung der Stichhaltigkeit seiner Theorie, festzustellen, ob die Spaltlinien mit der Richtung der stärksten Konkavität übereinstimmen. Ist dies nicht der Fall — und BENNINGHOFF (1925 b) hat bereits festgestellt, daß die Richtung der Spaltlinien von der Richtung der größten Konkavität oft erheblich abweicht —, so ist die Auffassung von HULTKRANTZ praktisch widerlegt.

Da also im Gelenk keine wesentliche Reibung auftritt, kann selbstverständlich ein Übereinstimmen der Spaltlinienrichtung mit der Richtung der angenommenen Reibung ebensowenig als Beweis für die Theorie von HULTKRANTZ angeführt werden, wie eine Differenz zwischen beiden als Gegenbeweis gewertet werden darf (BENNINGHOFF 1925 b).

Aber nicht nur die Verlaufsrichtung der Spaltlinien im Präparat, sondern auch die Überprüfung der theoretischen Ableitung von HULTKRANTZ beweist, daß die Spaltlinien nicht *in seinem Sinne* trajektoriell angeordnet sind, d. h. nicht in Richtung der Zugspannungen verlaufen, die nach seiner Ansicht durch Reibung und Gelenkdruck in der Knorpeloberfläche wachgerufen werden. Bei dieser Ableitung führten unklare Vorstellungen von den Grundtatsachen der Festigkeitslehre und Elastizitätstheorie zu einem Fehlschluß; man muß überdies leider häufig in der einschlägigen Literatur feststellen, daß geistreiche Ableitungen infolge unzureichender Kenntnis der theoretischen Grundlagen auf Irrwege führen.

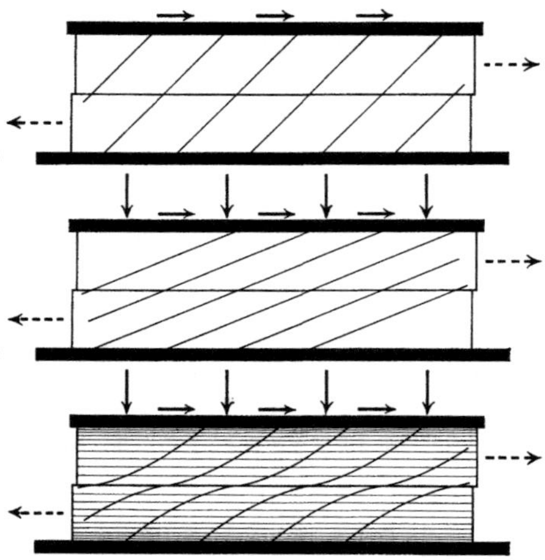

Abb. 2 a—c. Zwei elastische, auf je einer Grundfläche fest haftende Platten gleiten unter Reibung aufeinander. Die Verschiebungsrichtung ist durch die gestrichelten Pfeile markiert. a Verschiebung mit reiner Reibung ohne Druck. Die Richtungen der auftretenden Zugspannungen (Zugspannungstrajektorien) sind durch die eingezeichneten schrägen Linien angegeben. Sie verlaufen geradlinig und unter einem Winkel von 45° zur Oberfläche. b Bei Verschiebung der Platten gegeneinander unter Druck (ausgezogene, auf der oberen Grundplatte senkrecht stehende Pfeile) verlaufen die Zugspannungstrajektorien ebenfalls geradlinig, aber unter einem kleineren Winkel gegen die Oberfläche. c Wenn die Dichte des Materials der Platten gegen die Grundplatte hin zunimmt (durch die Dichte der horizontalen Schraffurlinien angedeutet), verlaufen die Zugspannungstrajektorien unter Reibung und Druck in Kurven, die den von HULTKRANTZ abgebildeten hypothetischen Zugspannungskurven in etwa ähnlich sind (vgl. Abb. 1)

Wenn daher in der vorliegenden Arbeit nicht nur die gewonnenen Ergebnisse mitgeteilt werden, sondern auch auf Ableitungen ausführlicher eingegangen wird, so geschieht dies, um einmal mit aller Deutlichkeit die Aufmerksamkeit auf die große Gefahr hinzulenken, die der Erkenntnis aus unklaren Vorstellungen über die theoretischen Grundlagen erwachsen können.

Zur Nachprüfung der theoretischen Ableitung von HULTKRANTZ soll zunächst einmal angenommen werden, daß bei der Bewegung im Gelenk eine nennenswerte Reibung auftrete. Nach seiner Auffassung entstehen dann in elastischen Platten, die auf einer starren Unterlage fest haften, deren Ränder frei sind und die unter Reibung aufeinander gleiten, Zugspannungen. Diese Ansicht trifft jedoch keineswegs zu. Die Oberflächenschicht wird durch die Reibung lediglich in Richtung der Reibung verschoben. Es treten zwar auch Zugspannungen auf, sie wirken aber nicht in Richtung der Oberfläche, sondern schräg zu ihr. Dabei ist die Richtung der größten auftretenden Zugspannungen in jedem Falle gegen die Oberfläche geneigt, und zwar, soweit sie allein durch die Reibung hervorgerufen werden, in jeder Höhe der Platte um 45°. Die Zugtrajektorien verlaufen also immer geradlinig und nicht, wie bei HULTKRANTZ abgebildet (s. Abb. 1), bogenförmig.

Bei reiner Reibung ohne Druck sind sie unter einem Winkel von 45° gegen die Oberfläche geneigt (Abb. 2 a). Auch wenn die Platten unter Druck und Reibung aufeinander gleiten, verlaufen die Zugspannungstrajektorien geradlinig (Abb. 2 b), sind aber jetzt flacher gegen die Oberfläche geneigt. Nur wenn die Dichte des Materials der Platten von der Oberfläche nach der Grundfläche hin zunimmt, zeigen die Zugspannungstrajektorien bei Reibung unter Druck einen ähnlich bogenförmigen Verlauf, wie ihn HULTKRANTZ abbildet (Abb. 2 c, vgl. damit Abb. 1).

Sind in das homogene Material der dieser Ableitung zugrunde gelegten elastischen Platte (entsprechend den Kollagenfibrillen im Hyalinknorpel) zugfeste Fasern in Form von Bügeln eingelagert, deren Schenkel in der Grundfläche fest verankert sind und deren Scheitel dicht unter der Oberfläche liegen, so treten beim Gleiten der Platten aufeinander unter Reibung mit oder ohne Druck in diesen oberflächennahen, parallel zur Oberfläche streichenden Bügelabschnitten Zugspannungen auf. Diese Zugspannungen verlaufen aber immer nur in der Richtung der Faserbügel, unabhängig davon, in welcher Richtung die Reibung wirkt. Infolge der durch die Reibung bedingten Verschiebung der Materialschichten gegeneinander erhalten die Faserbügel gegen die Grundfläche eine stärkere Neigung und werden hierdurch gespannt. Diese Spannung kann immer nur in der Richtung der Zugfestigkeit, also in der Faserrichtung der Bügel wirken.

Infolgedessen können in den Oberflächenschichten der Platten Zugspannungen auch nur in der Richtung der zugfesten Fasern wirksam sein, ganz gleich, aus welcher Verschiebungs- bzw. Reibungsrichtung die Faserbügel ihre Spannung erhalten. Daher können auch keine Beziehungen zwischen der Verschiebungsrichtung und der Richtung der Zugspannungen in der Oberfläche bestehen, mit anderen Worten, keine Beziehungen zwischen dem Spaltlinienverlauf und der Richtung der Reibung vorliegen.

Damit ist auch theoretisch der Nachweis erbracht, daß keinerlei Beziehungen zwischen der Reibungsrichtung und der Anordnung der Spaltlinien vorliegen können, selbst wenn die Reibungskraft im Vergleich zum Gelenkdruck eine nennenswerte Größe hätte, was, wie bereits weiter oben erwähnt, jedoch nicht der Fall ist.

Weiterhin ist HULTKRANTZ der Ansicht, daß beim Druck zweier elastischer Körper gegeneinander, wenn die Berührungsflächen konkav bzw. konvex sind, verschiedenartige Spannungen in der Oberfläche des konkaven und derjenigen des konvexen Körpers auftreten, da der Druck die Elementarteilchen des konkaven Körpers auseinanderzutreiben, die des konvexen Körpers dagegen von den Seiten zusammenzupressen strebe. Er nimmt an, daß infolgedessen in der Oberflächenschicht des konkaven Körpers beachtenswerte Zugspannungen entstehen, die hauptsächlich in der Ebene des konvexen Normalschnittes liegen und daß, je kleiner der Krümmungsradius der Fläche ist — ceteris paribus —, die Zugspannungen um so größer seien, so daß z. B. bei einer Ellipsoidfläche die Zugspannungen in der *Ebene der stärkeren Krümmung* größer seien als in der Ebene der geringeren Krümmung. Im konvexen Körper sollen dagegen die

Zugspannungen in den Hintergrund treten und in der Ebene der stärkeren Krümmung am kleinsten sein.

Doch auch diese Auffassung steht nicht in Einklang mit der Elastizitätstheorie.

Beim Druck einer konvexen gegen eine gleich große konkave Platte, die beide wie der Gelenkknorpel auf einer starren Grundfläche fest haften, treten grundsätzlich in den Oberflächen beider Körper durchaus gleichwertige Dehnungen und Spannungen auf, und zwar im Grunde die gleichen, die bei gleichmäßig verteiltem Druck in ebenen Platten auftreten würden. Überdies treten in den beiden elastischen Platten keine Zugspannungen, sondern Druckspannungen auf (s. S. 432). Die Krümmung der Gelenkflächen, insbesondere eine mehr oder weniger ausgesprochene Konkavität, kann demnach keinen irgendwie nennenswerten Einfluß auf die Richtung der auftretenden größten Dehnungen bzw. Druckspannungen haben.

Infolgedessen können also, selbst wenn die Dehnungen berücksichtigt werden, keine Beziehungen zwischen der Richtung der stärksten Konkavität und der Richtung der Spaltlinien bestehen. Wenn trotzdem in vereinzelten Fällen die Spaltlinien entweder in Richtung der angenommenen Reibung oder der stärksten Konkavität verlaufen, so sind hierfür andere Gründe maßgebend und es kann dieses Zusammentreffen nur auf einer Zufälligkeit beruhen und keineswegs als Beweis für eine funktionelle Ausrichtung der Tangentialfasern angesprochen werden. Die Ableitung von Hultkrantz kann leider seine — wie noch zu zeigen sein wird, durchaus berechtigte — Vermutung nicht beweisen, daß die Spaltlinien trajektoriell angeordnet sind, weil unzutreffende theoretische Überlegungen ihn zu einer fehlerhaften Vorstellung über die Richtung der bei der Funktion auftretenden Dehnungen und Spannungen führten.

Im Gegensatz zu Hultkrantz (1898) und Triepel (1902, II), die eine trajektorielle Ausrichtung der Spaltlinien zu erkennen glaubten, ist Benninghoff (1925 b, c) der Auffassung, daß die Spaltlinien typische Abweichungen von der Richtung der Dehnungs- bzw. Zugtrajektorien aufweisen, die bei Druck auf die Gelenkfläche auftreten. Ein streng trajektorieller Verlauf sei auch gar nicht möglich, weil er dem Prinzip des Hyalinknorpels widerspreche. Überdies brauche die beste Ausnutzung des Materials nicht in einer rein trajektoriellen Struktur zu bestehen, sondern allgemein in einer solchen, die unter den gegebenen Verhältnissen mit dem geringsten Aufwand den größten Widerstand leiste.

Benninghoff (1925 c) sieht das Wesentliche der Spaltlinienanordnung in morphologischen Beziehungen der Spaltlinien zur Kontur der Gelenkfläche und ist der Ansicht, daß dieses von ihm erkannte Anordnungsprinzip auch in funktioneller Hinsicht einem rein trajektoriellen überlegen, d. h. geeigneter sei, um das beim Druck auf die Gelenkfläche nach dem Rand abströmende Material zu umfassen und zusammenzuhalten. An vereinfachten geometrischen Formen erläutert, besteht die Verwirklichung dieses Prinzips z. B. bei einer quadratischen Gelenkfläche darin, „daß die Linien Kreisbögen beschreiben, deren Zentrum in je einer Ecke des Quadrates liegt“ (1925 b, S. 823). Hat die Gelenkfläche die Form eines gestreckten Rechtecks, so „verbinden die Spaltlinien die Längsseiten; die Fläche wird damit quergestreift, die Schmalseiten werden mit kurzen Bögen versorgt“ (1925 b, S. 823). Zur Veranschaulichung der funktionellen Bedeutung dieses Anordnungsprinzips der Spaltlinien wählt BENNINGHOFF folgenden Vergleich: „Wir nehmen an, der belastete Gelenkknorpel sei ein Hohlkörper mit festem Rahmen und innen mit Flüssigkeit gefüllt. Der Einfachheit halber besitze der Körper die Gestalt eines rechteckigen Gelenkknorpels. Wenn man nun die Flüssigkeit unter Druck versetzt, so kann sie nur gegen den Rahmen hin ausweichen, welcher dem Rand des Gelenkknorpels entspricht. Sie sucht den Rahmen auseinanderzutreiben. Jede Seite dieses zugfesten Rahmens setzt aber einer Verlängerung einen erheblichen Widerstand entgegen, nicht so sehr aber einer Durchbiegung. Daher baucht sich der Rahmen aus, und zwar am meisten in der Mitte der Längsseiten. Will ich diese Ausbuchtung verhindern, so kann ich den Rahmen innen durch zugfeste Fäden verspannen. Die Fäden müssen den kurzen Seiten parallel verlaufen und am Rahmen selbst gut befestigt sein. Da aber auch die kurzen Seiten des Rahmens sich etwas ausbuchten, werden hier die Verspannungsfäden so geführt, daß sie wie Sehnen die vier rechten Winkel verspannen“ (s. Abb. 3). „Einen solchen Verlauf an den Ecken eines Parallelepipeds hätten die Zugtrajektorien niemals! Wir erkennen in dieser Verspannung das Prinzip des Spaltlinienverlaufs wieder. Die Übereinstimmung wird noch vollkommener, wenn ich mir in den rechteckigen Rahmen noch einige kleinere der gleichen Form hineingelegt denke, dann bekommen die Ecken in Verbindung der Sehnen der rechten Winkel Bögen, wie sie dem Spaltlinienverlauf genau entsprechen würden. Diese Betrachtungsweise kann man für die verschiedenen Gelenkknorpelformen durchführen; sie hat den Vorteil, eine möglichst praktische Anwendung zu zeigen. Sie hat mit Trajektorienermittlung nichts mehr zu tun, denn das Ausbauchen eines Körpers etwa von Würfelform bei Druck kommt für die theoretische Elastizitätslehre nicht in Frage, da die letztere nur mit kleinen Deformationen rechnet“ (1925 c, S. 51/52). BENNINGHOFF findet mit vollem Recht dieses Anordnungsprinzip der Spaltlinien bei den verschiedenen Gelenken verwirklicht, bis auf einige Ausnahmen, bei welchen die Spaltlinien eine andere Orientierung aufweisen, indem sie radiär auf eine zentral gelegene, meist faserknorpelig erweichte Stelle zusammenstrahlen und sich damit nach seiner Ansicht einer rein trajektoriellen Anordnung nähern.

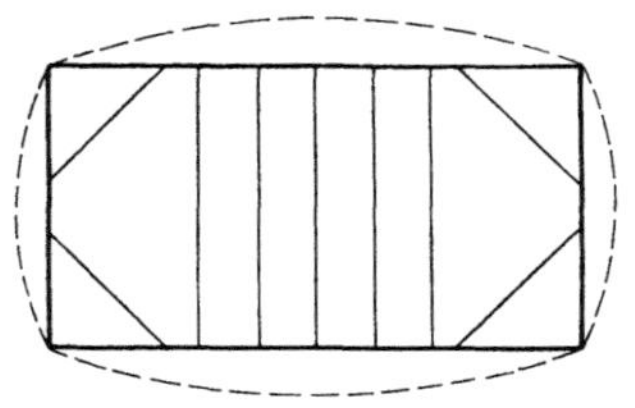

Abb. 3. Günstigste Art der inneren Zugverspannung eines flüssigkeitsgefüllten rechteckigen Körpers, die das Ausbauchen der Seitenwände bei Belastung verhindern soll. Nach BENNINGHOFF ist dieser Verlauf der Verspannungsfäden nicht trajektoriell, aber der funktionell beste (aus BENNINGHOFF 1925 b, Abb. 36)

Bevor nun versucht werden soll, dem Anordnungsprinzip der Spaltlinien und seinen Variationen die funktionelle Deutung zu geben, die ihm offenbar zukommt, muß zunächst die Ableitung BENNINGHOFFS besprochen werden, welche ihn zu der Schlußfolgerung führt, daß die Spaltlinien keine rein trajektorielle Ausrichtung aufweisen.

Verformung und Spannung eines belasteten elastischen Körpers

Den Ableitungen von BENNINGHOFF (1925 b) und HULTKRANTZ (1898) liegt die Auffassung zugrunde, daß Druck, der auf einen homogenen, elastischen Köper wirkt, senkrecht zur Druckrichtung Zugspannungen hervorruft. „Wenn man einen elastischen Körper belastet, so wird er in Richtung des Druckes niedriger, senkrecht dazu breiter. In der letzteren Richtung treten somit Zugspannungen auf“ (BENNINGHOFF 1925 c, S. 44) (s. auch ROUX 1895, I, S. 679). In

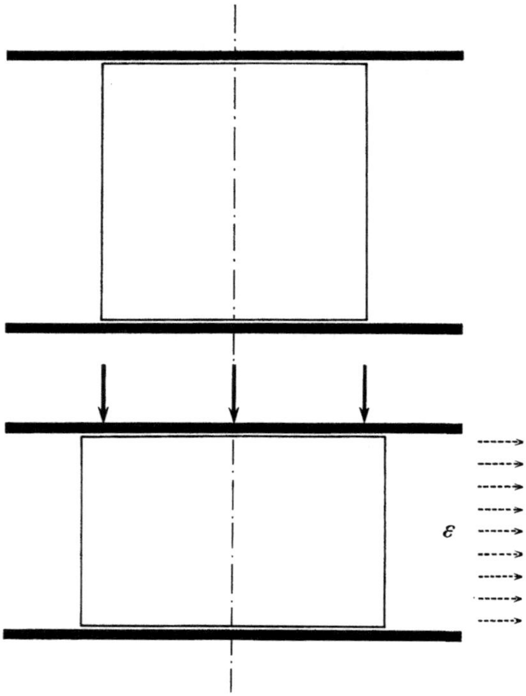

a

b

Abb. 4

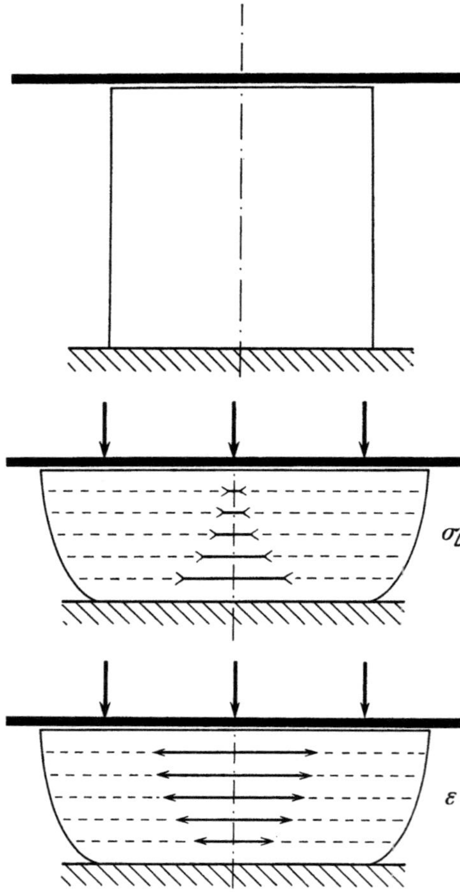

a

b

c

Abb. 5

Abb. 4 a u. b. Kompression eines elastischen Würfels zwischen 2 Platten ohne Reibung. a Form des Würfels vor der Kompression. b Form des Würfels während der Kompression. Die Höhe hat ab-, die Breite dagegen zugenommen. ε Größe der Querdehnung

Abb. 5 a—c. Kompression eines elastischen Würfels zwischen 2 festen Platten. Der Würfel haftet fest auf der Grundplatte. Die Kompression durch die Deckplatte erfolgt ohne Reibung. a Form des Würfels vor der Kompression. b Bei der Kompression nehmen die Druckspannungen (σ_D) von der Oberfläche nach der Grundfläche hin zu. c Die Dehnungen (ε) sind dagegen an der Oberfläche am größten und an der Grundfläche am kleinsten

analoger Weise schließt ROUX (1912), daß bei der Verlängerung eines elastischen Körpers durch Zug in der Querrichtung Druckspannungen auftreten. „Der Zug verlängert durch seine direkte oder primäre Wirkung das Gebilde in der Richtung des Zuges und verdünnt es sekundär zugleich, letzteres am stärksten rechtwinklig zur Richtung des Zuges . . . Da diese Verjüngung also eine ‚Näherung' der betreffenden Teile zur Folge hat, so ist dabei zugleich sekundär Druckwiderstand zu überwinden. Druck ist also eine notwendige sekundäre Beanspruchung des primären Zuges" (Roux 1912, S. 457).

Daß diese Auffassungen nicht zutreffen, soll an einigen Beispielen kurz erläutert werden.

Wird ein elastischer, homogener Körper, der zwischen 2 Platten liegt, belastet, also auf Druck beansprucht, so wird seine Höhe geringer, quer zur Druckrichtung wird er dagegen breiter; er wird in der Querrichtung gedehnt. Tritt an den Druckplatten keine Reibung auf, so treten in der Querrichtung nur Dehnungen auf, aber keine Spannungen! Die Dehnung ε hat in jeder Höhe des Würfels die gleiche Größe. In Abb. 4 ist dieser Vorgang vereinfacht dargestellt. Um anzudeuten, daß keine Reibung zwischen den Platten und dem Gummiwürfel auftritt, ist der letztere von den beiden schwarz gezeichneten Druckplatten durch einen Spalt abgegrenzt. Bei dieser Versuchsanordnung wirken in dem Gummiwürfel ausschließlich Druckspannungen in der Wirkungsrichtung der Druckkraft. In der Querrichtung, also in der Dehnungsrichtung, treten keine Spannungen auf.

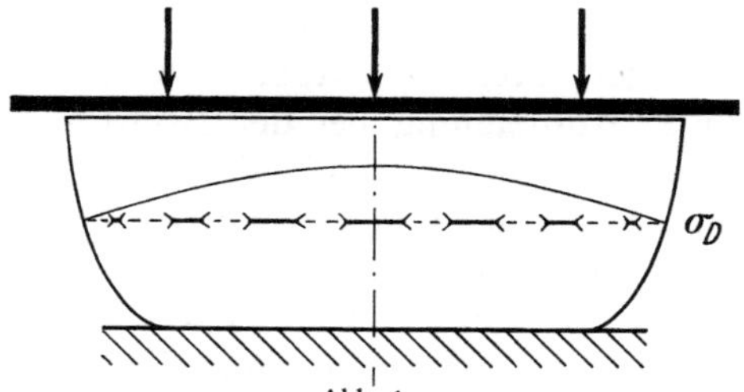

Abb. 6

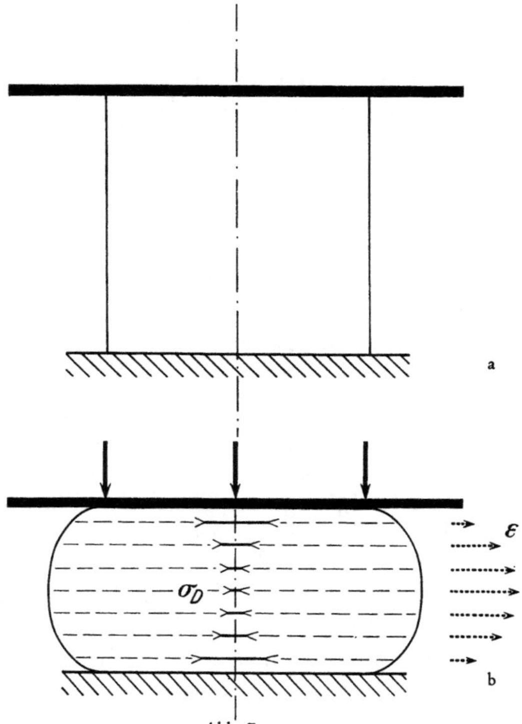

Abb. 7

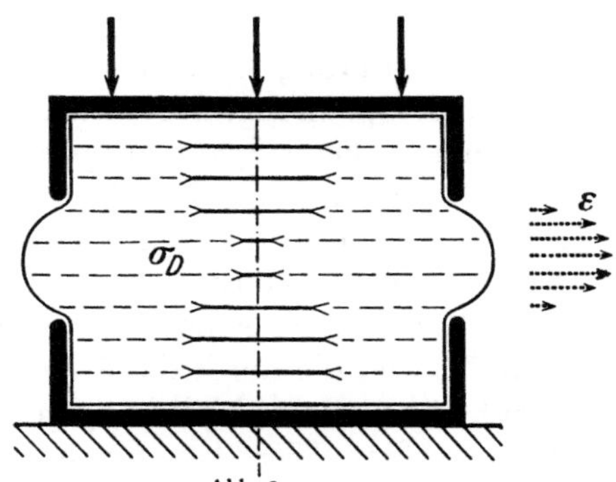

Abb. 8

Abb. 6. Größenverteilung der Druckspannungen in einer Horizontalschicht eines komprimierten elastischen Körpers, der auf einer Grundplatte fest haftet. Die Druckspannungen sind in der Mitte am größten und nehmen nach dem Rand hin ab. Die ausgezogene Kurve stellt das Druckspannungsdiagramm über die gesamte Schicht dar

Abb. 7 a u. b. Kompression eines elastischen Würfels, der sowohl an der Grundplatte wie an der Druckplatte fest haftet. a Form des Würfels vor der Kompression. b Der komprimierte Würfel nimmt Tonnenform an. σ_D Größe der Druckspannungen. ε Größe der Querdehnung

Abb. 8. Reibungslose Kompression eines elastischen Würfels durch mit aufgebogenen Rändern versehene Grund- und Deckplatte. Im Bereich dieser Ränder wird die Querdehnung verhindert. σ_D Größe der Druckspannungen. ε Größe der Querdehnung

Ist dagegen nur die obere Platte reibungsfrei, während der Gummiwürfel auf der unteren (in Abb. 5 schraffierten) Platte fest haftet, so wird seine seitliche Ausdehnung bei der Belastung an der unteren Platte verhindert. Die Querdehnung ist infolgedessen dicht an der unteren Platte gleich Null und nimmt gegen die obere Platte hin an Größe zu, wie auch die Form der seitlichen Begrenzungslinie des Gummiwürfels erkennen läßt (Abb. 5 c). Infolge des Widerstandes, welchen die Haftung an der unteren Platte der Querdehnung entgegensetzt, treten in diesem Falle auch in der Querrichtung, also in der *Dehnungsrichtung*, Spannungen auf, aber keine Zugspannungen, sondern im Gegenteil *Druckspannungen* (σ_D) (Abbildung 5 b). Diese sind dicht über der unteren Platte am größten und werden gegen die obere Platte hin fortschreitend kleiner. Die Druckspannungen in der Querrichtung sind nicht gleichmäßig über die einzelnen Querschnitte verteilt. An der äußeren Begrenzung des Würfels sind sie gleich Null und steigen gegen die Mittellinie hin an (Abb. 6). Den in der Querrichtung wirkenden Druckspannungen wird durch Zugspannungen in der unteren Platte das Gleichgewicht gehalten.

Haftet der Gummiwürfel an beiden Platten fest (Abb. 7), so sind die in der Querrichtung auftretenden Druckspannungen dicht über beiden Platten am größten und haben in halber Höhe des Gummiwürfels ihren kleinsten Wert, während die Querdehnung ε in halber Höhe des Würfels am größten ist und gegen beide Platten hin auf Null abfällt.

Die Vorstellung, daß infolge der Reibung an der Druckplatte in der Querrichtung, also in der Dehnungsrichtung, Druckspannungen auftreten, wird erleichtert, wenn in einer anderen Modellvorstellung die Querdehnung durch einen aufgebogenen Rand der Platte verhindert wird, der im Prinzip die gleiche Wirkung hat wie die Reibung an der Grundfläche (Abb. 8). Es ist ohne weiteres verständlich, daß der hochgebogene Rand der Querdehnung einen Widerstand entgegensetzt und dadurch einen seitlichen Druck auf den Gummiwürfel ausübt, der Druckspannungen hervorruft, die in der Querrichtung wirken, während im mittleren Abschnitt des Gummiwürfels die Ausdehnung um so weniger behindert wird, je näher diese Stelle zur Mitte der freien Öffnung hin liegt.

Auch durch einen einfachen Versuch läßt sich anschaulich zeigen, daß in der Dehnungsrichtung Druckspannungen wirken können. Es ist zwar nicht möglich, diese Spannungen unmittelbar sichtbar zu machen, aber es lassen sich die Wirkungen dieser Spannungen erkennen. So läßt sich z. B. an einem Gummiwürfel, der durch gleichmäßig verteilten Druck beansprucht wird, anschaulich zeigen, daß in der Dehnungsrichtung Druckspannungen wirken. Der Gummiwürfel wird in einem Schraubstock zusammengepreßt. Infolge der an den Druckflächen auftretenden Reibung nimmt er hierbei Tonnenform an (vgl. Abb. 7), weil die durch die Belastung hervorgerufene Querdehnung an beiden Druckflächen gleich Null ist, gegen die Mitte hin ansteigt und in halber Höhe ihren größten Wert hat. Zeichnet man vor dem Zusammenpressen auf die Vorderseite des Würfels zwei vertikale, parallele, gerade Linien (Abb. 9 a), so wölben sich diese beiden Linien bei der Verformung des Würfels in ähnlicher Weise nach außen vor, wie die seitliche Kontur (Abb. 9 b). Teilt man darauf den Würfel durch Längsschnitte entlang den aufgezeichneten Linien in 3 Teile und belastet man den so zerschnittenen Würfel, so nehmen die Trennungslinien die gleiche Form an wie die vorher auf den ungeteilten Würfel aufgezeichneten Linien (Abb. 9 c). Dies zeigt deutlich, daß das Zerschneiden des Gummiwürfels keinen Einfluß auf die Querdehnung ausübt. Entfernt man nun aber das mittlere Stück des Würfels und belastet man wieder in der gleichen

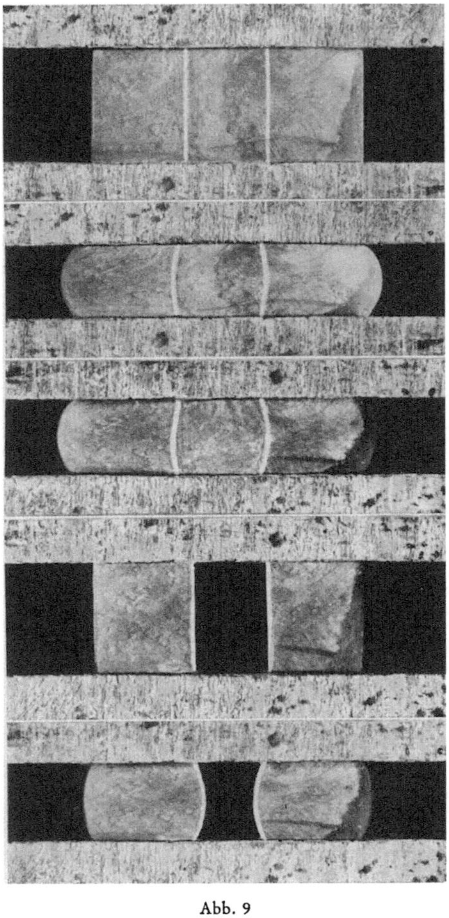

Abb. 9

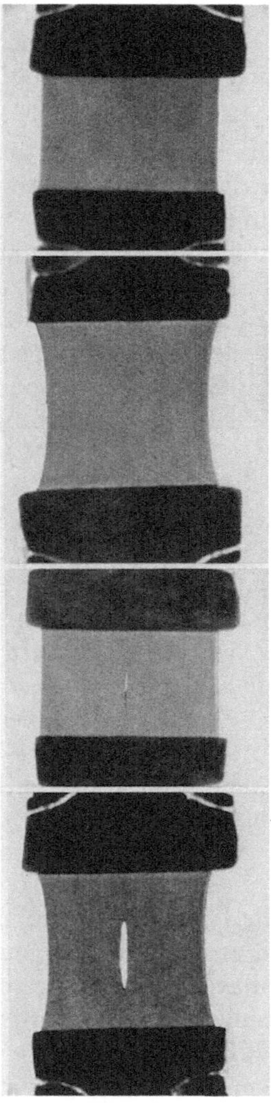

Abb. 10

Abb. 9 a—e. Verformung eines Gummiwürfels durch einachsigen Druck. a Der Gummiwürfel in unbelastetem Zustand. Auf die Stirnfläche sind 2 weiße, kantenparallele Linien gezeichnet. b Unter der Kompression wölben sich die Seiten der Gummiplatte nach außen konvex vor. Die aufgezeichneten weißen Linien zeigen die gleiche, nach den Seiten konvexe Ausbiegung. c Die Gummiplatte ist längs der weißen Linien durchschnitten worden. Das Bild ist bei Kompression das gleiche wie bei intakter Platte (vgl. Darstellung b). d Der Mittelteil der durchschnittenen Platte ist herausgenommen worden. e Kompression der stehengebliebenen Außenteile der zerteilten Gummiplatte. Die weißen Linien an den Schnitträndern wölben sich jetzt nach der Mitte konvex

Abb. 10 a—d. Querkontraktion eines Gummibandes bei einachsigem Zug. a Das Gummiband vor der Belastung. b Bei Längsdehnung durch einachsigen Zug werden die Ränder konkav eingezogen. c In der Mitte des unbelasteten Gummibandes wurde ein Längsschnitt angebracht. d Bei Längsdehnung durch einachsigen Zug klaffen die Ränder des Schnittes

Weise (Abb. 9 d), so wölben sich jetzt die durch die weißen Linien markierten Schnittflächen gegen den in der Mitte freigewordenen Raum hin vor (Abb. 9 e). Wollte man diese Vorwölbung verhindern und die Schnittflächen wieder in die nach außen konvexe Form bringen, die sie beim ersten Versuch (Abb. 9 c) zeigten, so müßte gegen die Schnittflächen in der Querrichtung ein Druck ausgeübt werden. In den beiden ersten Versuchen hat also der mittlere Teil in dieser Weise gewirkt, d. h. er muß nach beiden Seiten hin einen Druck ausgeübt haben. Hieraus geht eindeutig hervor, daß schon beim ersten Versuch im mittleren Teil des nicht zerschnittenen Gummiwürfels Druckspannungen in der Querrichtung, also in der Dehnungsrichtung gewirkt haben und keine Zugspannungen.

In ähnlicher Weise läßt sich durch einen einfachen Versuch anschaulich zeigen, daß bei Verlängerung eines elastischen Körpers durch Zug als Folge der hierbei auftretenden Verschmälerung bzw. Schrumpfung keine Druckspannungen in der Querrichtung auftreten, wie Roux (1912) annimmt, sondern daß dort im Gegenteil Zugspannungen wirken. Wird ein breites Gummiband durch Zug in der Längsrichtung ausgedehnt, so wird es schmäler (Abb. 10 a, b). Bringt man in seiner Mitte vor der Dehnung einen kleinen Längsschnitt an (Abb. 10 c), so treten bei der Dehnung des Bandes die Ränder des Schnittes auseinander (Abb. 10 d). Würden durch die Verschmälerung in der Querrichtung Druckspannungen wachgerufen, so müßten umgekehrt die Schnittränder gegeneinander gepreßt werden. Dadurch, daß sie auseinanderweichen, ist bewiesen, daß bei der Dehnung des Gummibandes quer zur Zugrichtung ebenfalls Zugspannungen auftreten und keine Druckspannungen.

Die in der Literatur immer wieder vertretene Ansicht, daß in einem homogenen, elastischen Körper bei Druck sog. „sekundäre Zugspannungen“, bei Schrumpfung „sekundäre Druckspannungen“ auftreten, ist also unzutreffend. Wird der Dehnung oder Schrumpfung, d. i. der Entfernung oder Annäherung benachbarter kleinster Teilchen des Versuchskörpers durch äußere Kräfte oder durch Materialveränderungen (z. B. Temperaturschwankungen) kein Widerstand entgegengesetzt, so treten keine Spannungen auf. Dies beruht darauf, daß die Kohäsionskräfte nicht in jedem Fall der Annäherung, Entfernung oder Verschiebung der kleinsten Teilchen Widerstand entgegensetzen. Beweisend hierfür ist schon der Versuch mit dem Gummiband. Obwohl bei der Zugbeanspruchung sich die kleinsten Teilchen in der Querrichtung einander nähern — sonst könnte ja keine Verschmälerung auftreten —, wirken in der Querrichtung keine Druckspannungen, sondern im Gegenteil Zugspannungen. Denn um zu verhindern, daß die Schnittränder auseinanderweichen, müßte ein Zug aufgebracht werden, der sie in der Ausgangsstellung hält.

Deformation, Verschiebung der Elementarteilchen und Spannung

Um die Spannungsverläufe zu ermitteln, die in der Tangentialfaserschicht des Schulterpfannenknorpels durch den Druck des Gelenkkopfes wachgerufen werden, hat Benninghoff folgendes anschauliche Verfahren ersonnen. Als Vergleichskörper für den Pfannenknorpel wählte er eine ähnlich geformte Gelatineplatte, welche auf einer Unterlage festgeklebt war. Auf die Oberfläche des Gelatinemodells waren schwarze Punkte aufgezeichnet. Dann wurde über eine zur Vermeidung jeglicher Reibung geölte Glasplatte mit der Hand ein gleichmäßiger Druck auf das Modell ausgeübt. Während das Gelatinemodell durch die Glasplatte komprimiert wurde, wurden die Wege der infolge der Querdehnung sich verschiebenden aufgezeichneten Punkte durch die Glasplatte hindurch photographisch festgehalten (Abb. 11). So konnten auf der Photographie Richtung und Größe der Verschiebung eines jeden Punktes abgelesen werden. BENNINGHOFF ist der Ansicht, daß die Verschiebungsrichtungen der

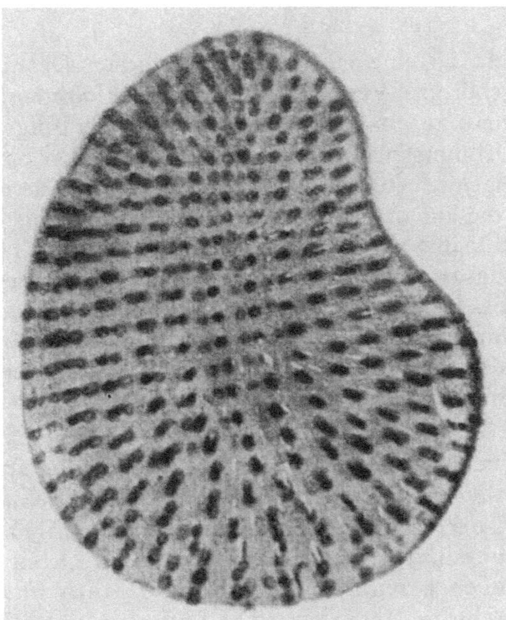

Abb. 11

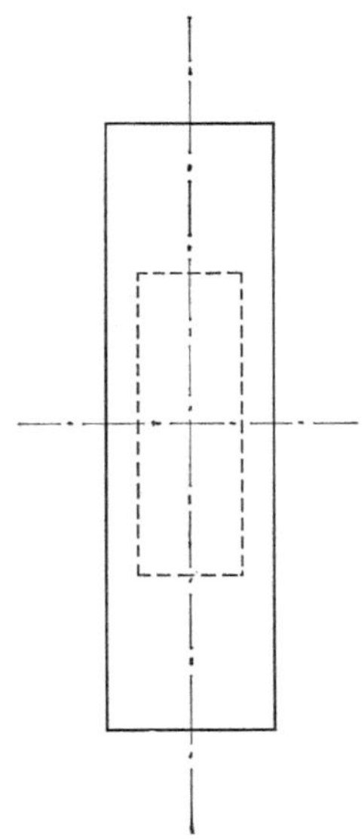

Abb. 12

Abb. 11. Verschiebungsplan auf die Oberfläche eines Gelatinemodells des Schulterpfannenknorpels aufgezeichneter Tuschepunkte bei reibungsloser Kompression mit einer geölten Glasplatte. BENNINGHOFF hielt diese Verschiebungslinien für Zugspannungstrajektorien (aus BENNINGHOFF 1925)

Abb. 12. Skizze der zu den Kompressionsversuchen verwandten Gelatineplatte. Die Dimensionen sind so gewählt, daß die Dehnung in der Querrichtung doppelt so groß ist wie in der Längsrichtung. Den folgenden Abbildungen wird nur der gestrichelt umrissene mittlere Teil zugrunde gelegt

Punkte mit den Richtungen der Zugspannungen (Trajektorien) identisch seien, die durch den Druck in der Oberflächenschicht des Gelatinemodells wachgerufen werden, und sagt darüber: „Auf diese relativ einfache Weise lassen sich die Zugtrajektorien für jede Form genau ermitteln“ (1925 c, S. 49). Diese Auffassung ist jedoch nicht zutreffend!

Zunächst geht schon aus den vorher erwähnten Überlegungen hervor, daß in der Gelatineplatte, welche die gleiche Beanspruchung erfährt wie der beschriebene Würfel in Abb. 6, in der Querrichtung (= Dehnungsrichtung) keine Zugspannungen, sondern Druckspannungen auftreten, so daß die Verschiebungsrichtung der Punkte höchstens die Richtung der größten Dehnung und der kleinsten Druckspannungen anzeigen könnte. Doch nicht einmal dies ist der Fall, da Richtung und Größe der Punktverschiebungen nicht identisch sind mit Richtung und Größe der auftretenden Haupt*dehnungen*, denn die Verschiebung folgt ganz anderen Gesetzen als die Dehnung. Der Versuch ergibt demnach einen *Verschiebungsplan*, aber keinen Dehnungsplan, noch viel weniger einen Spannungsplan!

Zwischen den Verschiebungsrichtungen, den Hauptdehnungen und den Hauptspannungen besteht ein grundsätzlicher Unterschied. Es soll versucht werden, dies anhand von graphischen Darstellungen und entsprechenden Versuchen anschaulich zu zeigen.

Es bietet keine Schwierigkeit, zu einem bekannten, einfachen Dehnungszustand eines Körpers die zugehörigen Verschiebungen seiner kleinsten Teilchen auf graphischem Wege genau zu ermitteln. Deshalb wird der folgenden Untersuchung ein bekannter Dehnungsplan zugrunde gelegt. Da bei einfach geformten Körpern die Dehnungen leichter zu übersehen sind, wird eine rechteckige Gelatineplatte gewählt, die auf der Unterlage fest haftet und mit einer geölten planen Glasscheibe gleichmäßig auf Druck beansprucht wird. Da in den Randpartien die Hauptdehnungslinien stets einen komplizierteren Verlauf haben, wird nicht die ganze Fläche der Gelatineplatte, sondern nur der in Abb. 12 gestrichelt umrissene mittlere Abschnitt untersucht. Die Abmessungen des Modells (Abb. 12, 13) werden deart gewählt, daß infolge des Haftens an der Grundfläche die Dehnung in der Querrichtung doppelt so groß ist wie in der Längsrichtung.

Die Hauptdehnungen, die bei gleichmäßiger Druckbeanspruchung in der Platte auftreten, verlaufen parallel zu den Achsen bzw. Kanten des Rechtecks, wie die eingezeichneten Scharen der Hauptdehnungslinien zeigen. Im Trajektorienbild sind die Hauptdehnungslinien (in welchen die größten Dehnungen auftreten) als durchgehende Linien gezeichnet (Abb. 13); sie fallen mit den langen Achsen der Verformungsellipsen zusammen. Die Linien, in deren Richtung die kleinsten Dehnungen auftreten, sind gestrichelt eingetragen. Die Längen der am Rande der Platte eingezeichneten Pfeile geben die Größe der auftretenden Dehnungen an. An einigen Stellen sind die Verformungsellipsen kleinster Teilchen eingezeichnet. Diese Ellipsen zeigen die durch die Dehnung hervorgerufene Verzerrung kleinster Kreise, die vor der Belastung auf die Oberfläche der Platte aufgezeichnet zu denken sind. Entsprechend der Voraussetzung, daß die Dehnung in der Querrichtung doppelt so groß sei wie in der Längsrichtung, zeigen die großen Achsen der Verformungsellipsen in Bezug auf die Durchmesser der ursprünglichen Kreise eine doppelt so große Längenzunahme wie ihre kleinen Achsen.

Aus der graphischen Darstellung geht hervor, daß die bei gleichmäßiger Kompression auftretenden Hauptdehnungslinien (Trajektorien), in denen die größten Dehnungen auftreten, den kurzen Seiten des Rechtecks parallel verlaufen.

Um die bei der Dehnung der Platte gleichzeitig auftretenden Verschiebungen der kleinsten Teilchen darzustellen, wurde in einer zweiten Zeichnung der

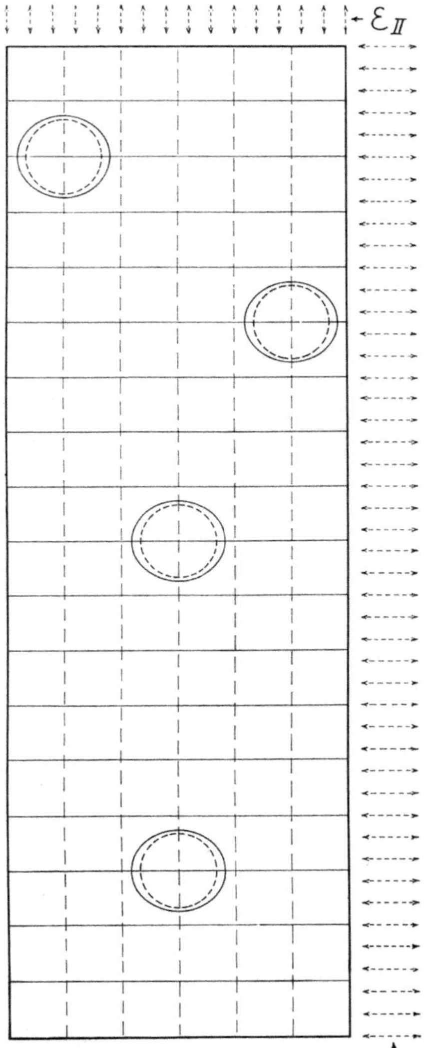

Abb. 13

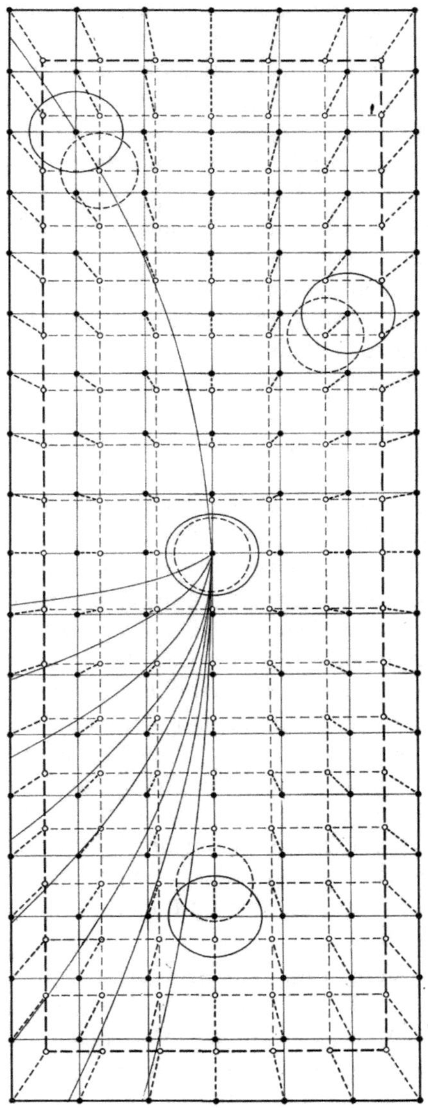

Abb. 14

Abb. 13. Dehnungsplan des mittleren Teiles der in Abb. 12 dargestellten, auf der Grundfläche fest haftenden Gelatineplatte bei reibungsloser Kompression mit einer Glasplatte. Auf die Oberfläche vor der Kompression aufgezeichnete Kreise (gestrichelt) werden zu Ellipsen (ausgezogen) verformt. Die Dehnung sei in der Querrichtung doppelt so groß wie in der Längsrichtung der Platte. Ausgezogene gerade Linien: Richtungen größter Dehnungen. Gestrichelte gerade Linien: Richtungen geringster Dehnungen. ε_I und ε_{II} Größen der Dehnung in der Quer- bzw. Längsrichtung

Abb. 14. Verschiebungsplan von Oberflächenpunkten einer durch Kompression gedehnten Gelatineplatte (vgl. Abb. 13). Die Dehnung ist in der Querrichtung doppelt so groß wie in der Längsrichtung, trotzdem ist wegen der Rechteckform der Gesamtzuwachs in der Längsrichtung größer als in der Querrichtung. Die Summe der größeren Anzahl kleinerer Einzeldehnungen (Anzahl der Quadrate!) in der Längsrichtung ist größer als die kleinere Summe größerer Einzeldehnungen in der Querrichtung. Gestrichelte Linien und an den Kreuzungsstellen kleine Kreise: Ausgangsgröße der Platte. Ausgezogene Linien und ausgefüllte Punkte: gedehnte Platte. Weitere Erklärung im Text rechteckigen Gelatineplatte (Abb. 14), deren Größe vor der Belastung durch die innere gestrichelte Linie angegeben ist (s. auch Abb. 12), ein Netz gleich großer Quadrate eingetragen (gestrichelte Linien), deren Seiten parallel den Begrenzungslinien des Rechtecks verlaufen. Die Ecken aller Quadrate wurden durch kleine Kreise markiert, von denen einer mit dem Mittelpunkt der Platte zusammenfällt. Weiter wurde in die gleiche Zeichnung die Größe der Platte in gedehntem Zustand eingetragen (äußere durchgehende Begrenzungslinie). Dies geschah unter der gleichen Voraussetzung, die für die Ermittlung der Hauptdehnungslinien maßgebend war, daß nämlich die durch die gleichmäßige Kompression hervorgerufene Dehnung in der Querrichtung doppelt so groß sei wie in der Längsrichtung. Ebenso wurde in die Zeichnung das durch die Dehnung in beiden Richtungen vergrößerte Netz der aufgezeichneten Quadrate eingetragen, die infolge der ungleichen Dehnung jetzt zu Rechtecken wurden, indem ihre Seiten in der Querrichtung um den doppelten Betrag zunahmen wie in der Längsrichtung (ausgezogene Linien des Netzes). In die Eckpunkte der Rechtecke des gedehnten Netzes wurden wieder Punkte eingezeichnet (ausgefüllte Punkte). Die Verbindungslinien der kleinen Kreise mit diesen Punkten geben für jeden Eckpunkt des Netzes die Richtung und Größe der durch die Dehnung hervorgerufenen Verschiebung an. Verbindet man noch die Punkte in der Verschiebungsrichtung durch Linien, welche unmittelbar durch die Punkte oder in entsprechender Richtung zwischen ihnen verlaufen (der besseren Übersicht wegen sind in der Abb. 14 nur einige wenige Bahnkurven eingezeichnet), so erhält man den *Verschiebungsplan,* aus dem alle Einzelheiten ersichtlich sind. Der Verschiebungsplan zeigt zunächst, daß der Mittelpunkt der Platte seine Lage beibehalten hat. Man erkennt ferner, daß die Größe der Verschiebung der einzelnen Punkte mit ihrem Abstand vom Mittelpunkt wächst. Vor allem aber zeigt der Verschiebungsplan, daß die Punktverschiebungen in Linien erfolgen, die alle von einem Punkt, dem ruhenden Mittelpunkt der Platte radiär ausgehen, mehr oder weniger gekrümmt strahlenförmig auf die Seiten des Rechtecks zulaufen und unter mehr oder weniger spitzen Winkeln in diese einmünden.

Vergleicht man den Dehnungsplan (Abb. 13) mit dem Verschiebungsplan (Abb. 14), so erkennt man, daß die Hauptdehnungsrichtungen (Dehnungstrajektorien) von den Verschiebungsrichtungen völlig abweichen. Um diesen Unterschied klar darzustellen, dient Abb. 15. In dieser sind die in die beiden Pläne der Abb. 13 und 14 eingezeichneten Verformungsellipsen übertrieben vergrößert dargestellt. Gleichzeitig sind die Verschiebungsrichtungen *V* für die Mittelpunkte der Verformungsellipsen eingezeichnet. In allen 4 Fällen liegt die Hauptdehnungsrichtung, d. h. die große Achse der Ellipse, waagerecht. In Abb. 15 a verläuft die Verschiebungsrichtung von rechts unten nach links oben, in Abb. 15 b dagegen von links unten nach rechts oben; in Abb. 15 c ist die Verschiebung gleich Null und in der Abb. 15 d verläuft sie in der Richtung der kleinen Achse der Ellipse. Bei keinem der gezeichneten Fälle fällt aber die Verschiebungsrichtung mit der Hauptdehnungsrichtung zusammen. Nur bei den Punkten (die in dieser Abbildung nicht dargestellt sind), die auf einer einzigen Linie, nämlich auf der Querachse durch den Mittelpunkt der Platte liegen, fällt die Verschiebungsrichtung mit der Hauptdehnungsrichtung, also mit der größten Achse der Ellipse zusammen. Für alle übrigen Punkte trifft dies nicht zu.

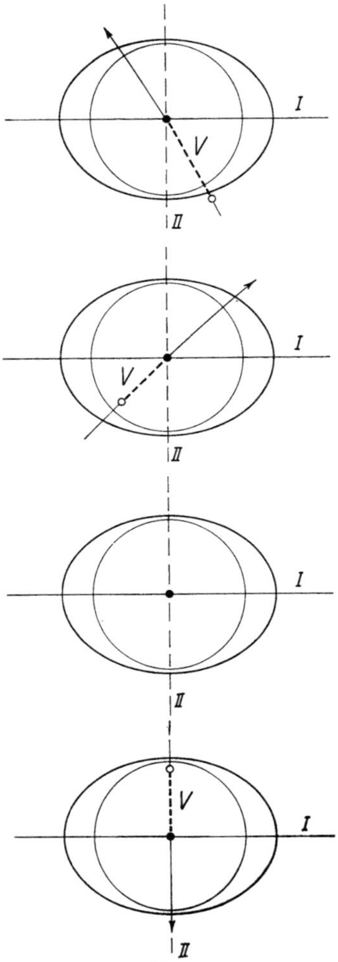

Abb. 15

Abb. 15. Verformungsellipsen kleinster Teilchen einer komprimierten elastischen Platte. — Mit *I* und *II* sind die Richtungen größter und kleinster Dehnung angegeben. *V*: Verschiebungsrichtung des Materials der Platte während der Dehnung. — In keinem der hier dargestellten Fälle fällt die Verschiebungsrichtung mit der Richtung der größten Dehnung zusammen. — Nähere Erklärungen im Text

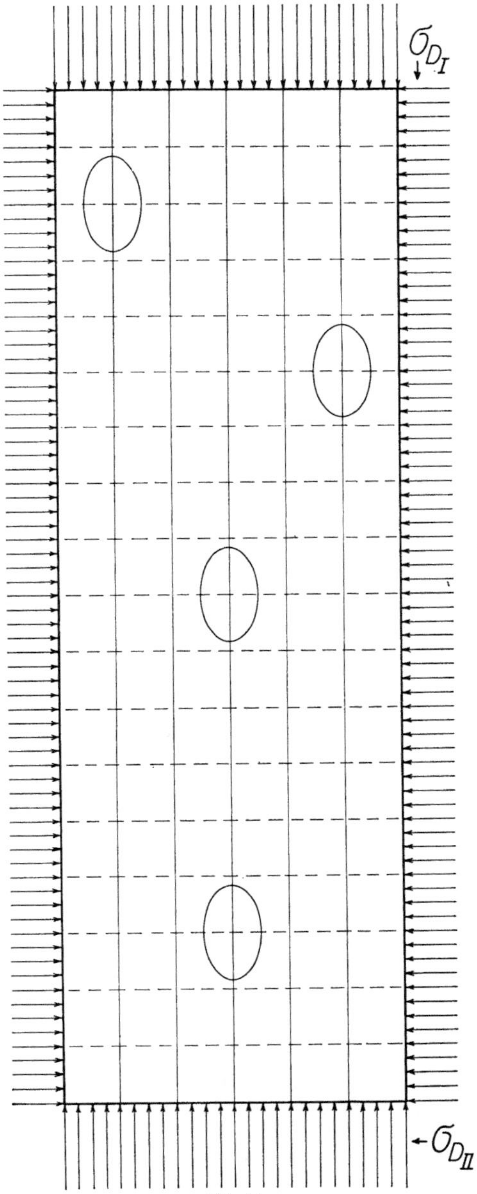

Abb. 16

Abb. 16. Spannungsplan einer komprimierten elastischen Platte (vgl. Abb. 13). Für 4 Oberflächenpunkte an den Kreuzungsstellen des eingezeichneten Liniennetzes sind die Spannungsellipsen eingetragen. Das bedeutet, daß für jeden dieser Punkte die Spannung in einer beliebigen Richtung proportional ist dem Vektor in dieser Richtung, der durch die Ellipse begrenzt wird. Aus dieser Darstellung geht hervor, daß für den hier angenommenen Fall die Druckspannungen in der Längsrichtung doppelt so groß sind wie in der Querrichtung der Platte (am Rand als Pfeile aufgetragen und mit σ_{DI} bzw. σ_{DII} bezeichnet)

In einer dritten Zeichnung (Abb. 16) sind die Richtungen der Hauptspannungen (Spannungstrajektorien) angegeben, die mit den Richtungen der kleinsten und größten Druckspannungen zusammenfallen, die bei der Dehnung auftreten. Diese sind in gleicher Weise wie auch die Dehnungstrajektorien in die Zeichnung der nicht gedehnten Platte eingetragen. Die Hauptspannungsverläufe zeigen die gleichen Richtungen, also das gleiche Trajektorienbild wie die Hauptdehnungen. Der einzige Unterschied besteht darin, daß die Hauptspannungen die entgegengesetzte Größenverteilung haben wie die Hauptdehnungen (vgl. Abb. 13). In der Querrichtung sind die Hauptspannungen im Gegensatz zu den Hauptdehnungen am kleinsten (gestrichelte Trajektorien) und in der Längsrichtung am größten (ausgezogene Trajektorien). Eine entsprechende Form zeigen die Spannungsellipsen, deren große Achsen demnach parallel zu den langen Seiten des Rechtecks liegen. Die Größe der Druckspannungen ist durch die auf den Rand gerichteten Pfeile angegeben.

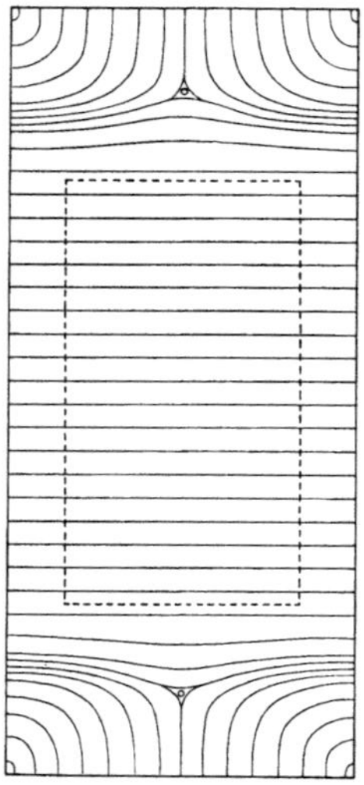

Abb. 17. Spannungsoptisch ermitteltes Bild der Hauptdehnungstrajektorien einer durch Kompression gedehnten elastischen rechteckigen Platte. Zum Vergleich mit dem aus theoretischen Überlegungen gewonnenen Schema der Abb. 13 darf nur der mittlere, gestrichelt eingezeichnete Teil der Abbildung herangezogen werden, weil auch nur dieser den theoretischen Ableitungen zugrunde liegt

Ein Vergleich des Dehnungsplanes (Abb. 13) mit dem Spannungsplan (Abb. 16) zeigt also, daß in Richtung der größten Hauptdehnungen die kleinsten Druckspannungen wirken. Denkt man sich zugfeste Fäden in Richtung der kleinen Achsen der *Spannungs*ellipsen (die keinesfalls mit den *Verformungs*ellipsen [Abb. 13] zu verwechseln sind!), also in Richtung der größten Dehnung liegend, so treten in ihnen, da sie der Dehnung Widerstand leisten, die größten Zugspannungen auf.

Zur Ergänzung dieser graphischen Herleitung des Dehnungs- und Verschiebungsplanes und zur Grundlage der später zu beschreibenden Experimente mit einem Gelatinemodell der Schulterpfanne wurden entsprechende Versuche durchgeführt. Eine rechteckige, an der Grundfläche fest haftende Gelatineplatte wurde ganz gleichmäßig zunehmend belastet.

Die gleichmäßige Kompression des Gelatinemodells, von der ein sauberes Bild letzten Endes abhängt, erfolgte mit Hilfe eines Mikroskopstativs mit breitem Tubus. Das Stativ wurde mit dem Fuß nach oben an einer vertikalen Stange befestigt. Auf die breite Tubusöffnung wurde nach Entfernung des Objektivrevolvers die Mattglasscheibe mit dem aufgeklebten Gelatinemodell gelegt. Dann wurde die geölte Glasplatte auf das Modell geschoben und das Ganze durch Hochdrehen des Tubus gegen den Tragring des entfernten Objekttisches gepreßt. Diese Versuchsanordnung hat den Vorteil, daß die Glasplatten während der Kompression zwangsläufig ihre parallele Lage beibehalten, wodurch ein gleichmäßig verteilter Druck gewährleistet ist.

Mit dieser Versuchsanordnung wurden zunächst die Hauptdehnungsrichtungen (Dehnungstrajektorien) spannungsoptisch ermittelt (bezüglich der Technik siehe S. 446). Dabei ergab sich das in Abb. 17 dargestellte Bild, von dem zum Vergleich mit dem Dehnungsplan der Abb. 13 nur der gestrichelt eingezeichnete mittlere Ausschnitt herangezogen werden darf, weil auch nur dieser der theoretischen Ableitung zugrunde liegt. Eine Gegenüberstellung dieser spannungsoptisch gewonnenen Dehnungstrajektorien mit den theoretisch ermittelten (Abb. 13) zeigt volle Übereinstimmung.

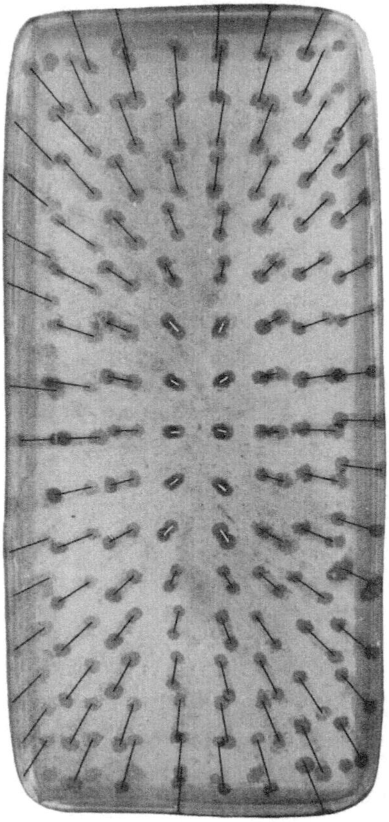

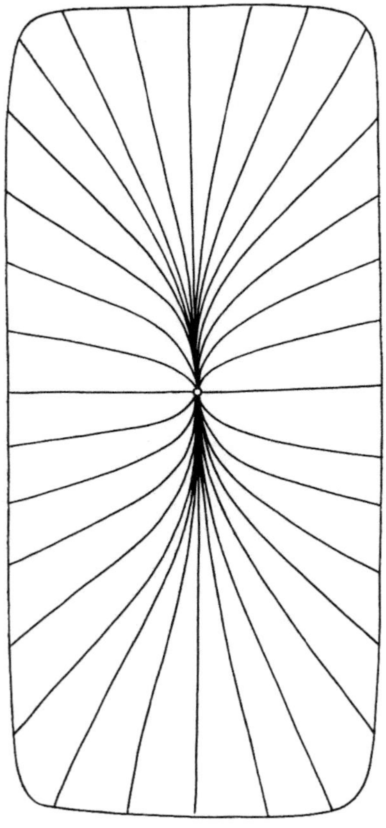

a b

Abb. 18 a u. b. Experimentell ermittelter Verschiebungsplan von Oberflächenpunkten einer gedehnten rechteckigen Gelatineplatte. a Photographische Aufnahme des Gelatinemodells mit den aufgezeichneten Tuschepunkten. Der Verschluß der Kamera war während der Kompression der Platte geöffnet. Anfang und Ende der Verschiebungswege der Punkte bilden sich besonders deutlich ab. Die Verschiebungswege selbst sind durch eingezeichnete kurze Linien besser sichtbar gemacht. b Geometrische Darstellung der Gesamtheit aller Verschiebungswege der Oberflächenpunkte des Modells: Verschiebungsplan

Zur Ermittlung der Verschiebungsrichtungen wurden auf das Gelatinemodell mit Tusche Punkte aufgezeichnet und das Modell während der Kompression durch die Glasplatte hindurch photographiert. Auf der Photographie sind die Verschiebungen der Punkte durch eingezeichnete Linien markiert (Abb. 18 a). Die aus der Photographie gewonnene graphische Darstellung ist in Abb. 18 b wiedergegeben. Der experimentell gewonnene Verschiebungsplan zeigt grundsätzlich genau das gleiche Bild wie der graphisch ermittelte (Abb. 14).

Dies beweist, daß die von BENNINGHOFF ersonnene Versuchsanordnung bei exakter Ausführung durchaus ausreichen würde, um auch beim Gelatinemodell der Schulterpfanne die Richtung und Größe der Verschiebungen mit hinreichender Genauigkeit festzustellen und nach ihr einen Verschiebungsplan aufzuzeichnen. Ein Versuch, in die von BENNINGHOFF veröffentlichte Abbildung die Bahnkurven der Punkte, also die Verschiebungsrichtungen, einzuzeichnen, gelang allerdings nur unvollständig, weil das Mittelfeld der Abbildung Störungen zeigt, die mit einer gesetzmäßigen Verschiebung der Punkte nicht zu vereinbaren sind. Im mittleren Feld finden sich vor allem sprunghafte Ände-

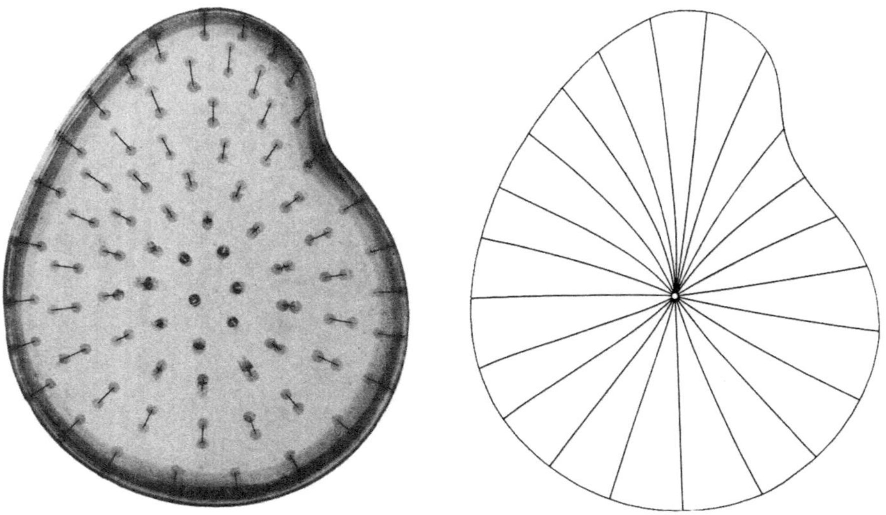

a b

Abb. 19 a u. b. Experimentell ermittelter Verschiebungsplan von Oberflächenpunkten eines Gelatinemodells des Gelenkknorpels der menschlichen Schulterpfanne. a Photographische Darstellung der Verschiebungswege nach dem gleichen Verfahren wie beim Modell der Abb. 18 a. b Zeichnerische Darstellung des Verschiebungsplans

rungen in Richtung und Größe der Verschiebungen, die wahrscheinlich durch Zufälligkeiten in der Versuchsanordnung zu erklären sind, weil der Druck mit der Hand ausgeführt wurde. Auch kleine Erhebungen oder Vertiefungen in der Oberfläche des Gelatinemodells oder das Haften einzelner Stellen an der Glasplatte könnten diese Unregelmäßigkeiten verursacht haben.

Deshalb wurde der Versuch BENNINGHOFFS mit dem Modell der Schulterpfanne wiederholt, jedoch, um das Bild übersichtlich zu gestalten, mit weniger aufgezeichneten Punkten. Hierdurch können die Verschiebungen der einzelnen Punkte, was ihre Richtung und Größe anbetrifft, zuverlässig beurteilt werden (Abb. 19 a). Die aus dem Versuch ermittelten Bahnkurven der Punkte für die gesamte Oberfläche des Schulterpfannenmodells sind in Abb. 19 b wiedergegeben. Dieses Bild zeigt noch klarer als die Abbildung von BENNINGHOFF, daß die Verschiebungsrichtungen radiär vom Mittelpunkt des Modells auf den Rand hin ausstrahlen.

Das bisher gewonnene Ergebnis läßt sich dahingehend zusammenfassen, daß BENNINGHOFF in seinem Versuch am homogenen, isotropen Gelatinemodell der Schulterpfanne die *Verschiebungsrichtungen* von Oberflächenpunkten dargestellt hat, aber zu Unrecht glaubte, damit die Richtungen im Modell auftretender *Zugspannungstrajektorien* ermittelt zu haben. Aus den obigen Ausführungen ergibt sich aber weiterhin, daß bei seinem Versuch in dem Modell überhaupt keine *Zug*spannungen, sondern nur *Druck*spannungen auftreten konnten. Wenn man jedoch ermitteln will, ob die Tangentialfasern im Pfannenknorpel trajektoriell ausgerichtet sind, so muß man das Spaltlinienbild mit der Anordnung der *Dehnungs*trajektorien im homogenen Modell vergleichen, denn zugfeste Elemente werden dann am besten zur Widerstandsleistung ausgenutzt, wenn sie in Richtung der größten auftretenden Dehnung angeordnet sind.

Methoden der Ermittlung von Spannungs- bzw. Dehnungstrajektorien

Nach dem bisher Gesagten wird es also das Ziel der vorliegenden Untersuchungen sein müssen, die Dehnungstrajektorien im homogenen Modell des Schulterpfannenknorpels zu ermitteln. Wie aus der Ableitung S. 442 hervorgeht, stimmt das Dehnungstrajektorienbild mit dem Hauptspannungsverlauf in allen Einzelheiten überein (s. auch Abb. 13 und 16). Die Ermittlung der Spannungstrajektorien ergibt damit zugleich das Dehnungstrajektorienbild.

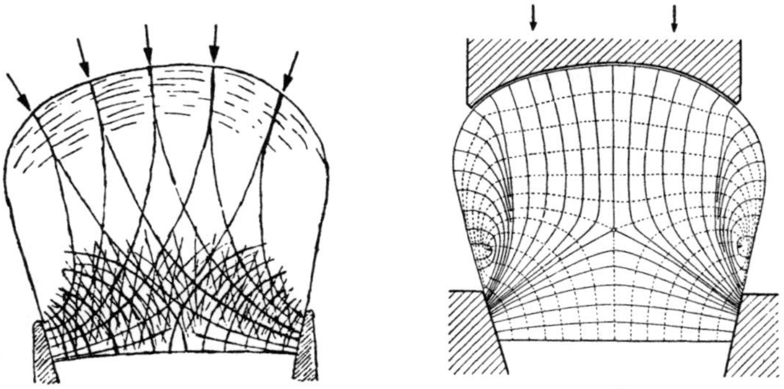

a b

Abb. 20 a u. b. Spannungsoptische Ermittlung des Verlaufes der Druckspannungen im Modell des Epiphysenknorpels eines Röhrenknochens eines Säugetieres. a Von GEBHARDT (1911) ermittelte Drucklinien in einem Celluloidmodell. Die für verschiedene Belastungspunkte (kleine Pfeile) gewonnenen Drucklinien sind im gleichen Bild übereinandergezeichnet, sie schneiden sich unter stumpfen und spitzen Winkeln, stellen also in ihrer Gesamtheit keine Trajektorien dar! (Aus GEBHARDT 1911.) b Spannungsoptisch ermittelte Druck- und Zugspannungstrajektorien in einem Plexiglasmodell. Druck- und Zugtrajektorien schneiden sich überall unter rechtem Winkel. In der Modellmitte liegt ein repulsiver singulärer (hydrostatischer) Punkt

Eine der ältesten Methoden, den Hauptspannungsverlauf im Modell darzustellen, stammt von W. ROUX (1912, S. 411). Dabei werden Gummimodelle mit Paraffin- oder Stearinüberzug verwandt. Bei Belastung treten im Überzug Risse auf, nach denen die Trajektorienbilder gezeichnet werden können. Auf einem ähnlichen Prinzip beruht das Lackrißverfahren von DIETRICH und LEHR (1932), das von KÜNTSCHER (1934) zum ersten Mal auf den Knochen (Femur) angewandt wurde. Eine weit exaktere, sehr zuverlässige Methode besitzen wir jedoch heute mit der spannungsoptischen Untersuchung. GEBHARDT (1911) hat dieses Verfahren als erster in die Biologie eingeführt, um die Spannungsverläufe zu ermitteln, die im Epiphysenknorpel durch den Gelenkdruck hervorgerufen werden. Allerdings kam er durch fehlerhafte Versuchsanordnung zu falschen Resultaten. Er benutzte als Modelle Celluloidscheiben von der Längsschnittform knorpeliger Epiphysen, deren Peripherie er in Ausdehnung der Kontaktfläche mit dem Pfannenknorpel an verschiedenen Stellen durch punktförmigen Druck belastete. Für jede einzelne Druckstelle ermittelte er einige Hauptspannungslinien (Trajektorien). Durch Übereinanderzeichnen der einzelnen, zu den verschiedenen Druckstellen gehörigen Trajektorien glaubte er, die Hauptspannungsverläufe ermittelt zu haben, die bei verteiltem Druck durch die Gelenkpfanne in der Epiphyse auftreten (Abb. 20 a). Diese Auffassung trifft jedoch nicht zu. Um die Hauptspannungsverläufe, die durch den Druck der Gelenkpfanne, also durch verteilten Druck hervorgerufen werden, zu ermitteln, muß auch beim spannungsoptischen Versuch der Kraftangriff in der gleichen Art erfolgen, also im Bereich des von der Gelenkpfanne gedeckten Teiles der Epiphysenoberfläche gleichmäßig verteilt zur Auswirkung kommen.

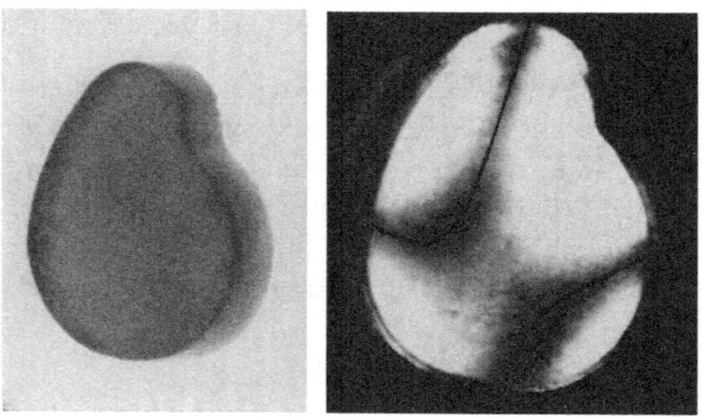

a b

Abb. 21 a u. b. Gelatinemodell des Gelenkknorpels der Schulterpfanne, das für die spannungsoptischen Untersuchungen verwandt wurde. a Ansicht des Modells. b Isoklinen im belasteten Modell im polarisierten Licht. Der Verlauf der Isoklinen ist für jede Winkelstellung der beiden gekreuzten Polarisatoren verschieden

Eine Wiederholung dieses Versuches in richtiger Anordnung ergibt ein ganz anderes Bild der Hauptspannungsverläufe als die kombinierte Zeichnung GEBHARDTs zeigt und das ganz charakteristische Merkmale aufweist (singuläre Punkte), die für die funktionelle Deutung des histologischen Befundes und die kausale Histogenese aufschlußreich sind (Abb. 20 b). Hierüber soll an anderer Stelle ausführlicher berichtet werden. Die Darstellung GEBHARDTs zeigt dagegen ein Bild, das durch die Übereinanderprojektion einzelner, zu verschiedenen Druckpunkten gehöriger Hauptspannungsverläufe entstanden ist. Von einem System von Spannungstrajektorien kann schon deshalb nicht die Rede sein, weil das Linienbild nicht dem mathematischen Begriff der orthogonalen Trajektorien entspricht, also kein System darstellt, dessen einzelne Linien sich überall rechtwinklig schneiden.

Die spannungsoptische Darstellung der Hauptspannungstrajektorien im Modell des Schulterpfannenknorpels stellt besondere Anforderungen an die Versuchsanordnung. Da die Untersuchung im durchfallenden Licht erfolgen muß, wurde ein Gelatinemodell des Pfannenknorpels verwandt, das auf eine Mattglasscheibe aufgeklebt war (Abb. 21 a). Das Modell wurde durch eine Klarglasscheibe, die zur Vermeidung jeglicher Reibung geölt auf die Oberfläche aufgelegt wurde, gleichmäßig komprimiert. Die Kompression erfolgte durch das Vordrehen eines horizontal gestellten Mikroskoptubus (Abb. 22). Zur Darstellung der Spannungstrajektorien wurde das Modell mit linear polarisiertem Licht durchstrahlt. Sind Polarisator und Analysator um 90° gegeneinander verdreht, so leuchtet das Modell auf dunklem Hintergrund hell auf und wird von einem oder mehreren mehr oder weniger verwaschenen, dunklen Streifen durchzogen (Abb. 21 b). Diese Streifen sind meist an ihrem Rand etwas heller und etwa in ihrer Mitte am dunkelsten. Legt man durch diese dunkelsten Stellen eine Linie, so verbindet diese alle jene Orte miteinander, an denen entweder die große oder die kleine Achse der bei Belastung des Versuchskörpers entstehenden Verformungsellipsen kleinster Teilchen mit der Schwingungsrichtung des polarisierten Lichtes zusammenfällt. Da die beiden Hauptachsen der Ellipsen aufeinander senkrecht stehen, bedeutet dies, daß entlang dieser Linien die großen Achsen der Verformungsellipsen, die die Richtung größter Dehnung angeben, entweder in der Schwingungsrichtung des polarisierten Lichtes oder senkrecht dazu liegen. Da die Spannungsverläufe im Bereich jeder dieser Linien überall die gleiche Richtung haben, werden die Linien als *Isoklinen* bezeichnet (Näheres über Technik und theoretische Grundlagen der Spannungsoptik s. MESMER 1939 und FÖPPL u. MÖNCH 1950).

In der Praxis geht man nun so vor, daß die Schwingungsebene des polarisierten Lichtes von je 10° zu 10° gedreht wird. Bei jeder Drehstellung werden im Projektionsbild die auftretenden Isoklinen gezeichnet. Die graphische Ermittlung der Hauptspannungstrajektorien aus dem Isoklinenbild wird durch die Abb. 23 a—e erläutert. Abb. 23 a zeigt die Isoklinen von 10 zu 10° für Polarisatorstellungen von 0° bis 90°. Zur Ermittlung des Trajektorienbildes werden die Zwischenräume zwischen den Isoklinen mit parallelen Linien ausgefüllt, die gegen die Vertikale eine Neigung aufweisen, die dem Mittel der Werte der beiden angrenzenden

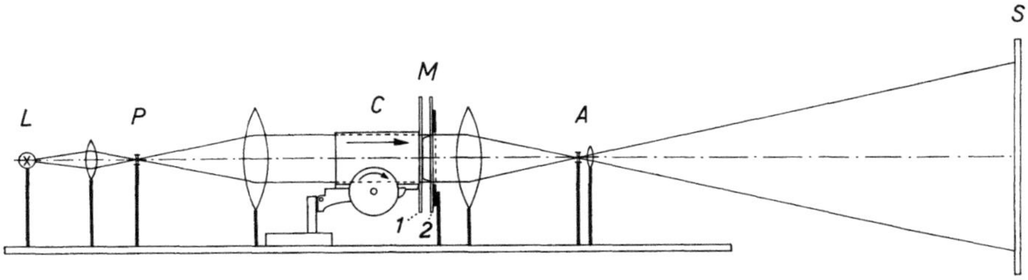

Abb. 22. Spannungsoptische Versuchsanordnung. Erklärung der Buchstaben: *A* Analysator; *C* Mikroskoptubus, durch dessen Vordrehen in Pfeilrichtung das Modell belastet wird; *L* Lichtquelle; *M* Modell; *P* Polarisator; *S* Schirm, auf den das Bild des Modells projiziert wird; *1* geölte Glasplatte, mit der das Modell reibungsfrei komprimiert wird; *2* Glasplatte, auf die das Gelatinemodell aufgegossen ist

Isoklinen entspricht. Zum Beispiel werden zwischen die beiden Isoklinen 40° und 50° parallele Linien mit einer Neigung von 45° eingetragen (Abb. 23 c). Sodann werden in dieses Linienraster Kurven eingezeichnet, die sich den gebrochenen Linien am besten anschmiegen (Abb. 23 d). Damit entsteht ein Bild der Hauptspannungsrichtungen, das, wie oben dargelegt wurde, gleichzeitig die Hauptdehnungsrichtungen wiedergibt. In Abb. 23 d ist dieses Bild für die Richtungen maximaler Dehnung (Dehnungstrajektorien) des Gelatinemodells der Schulterpfanne dargestellt.

Berechtigung der Verwendung eines homogenen, isotropen Gelatinemodells

Es muß nun auf die Frage eingegangen werden, ob man berechtigt ist, das Ergebnis der Versuche am Gelatinemodell auf den Gelenkknorpel zu übertragen, denn das Modell besteht aus homogenem, isotropem Material, während der Gelenkknorpel inhomogen und antisotrop ist. Die Inhomogenität des Knorpels wird durch die verschiedenartigen Materialien, Zellen und Grundsubstanz, bedingt. Da diese Inhomogenität aber im mikroskopischen Bereich liegt, können durch sie etwa bedingte Ablenkungen der Trajektorien von dem Verlauf, den sie in einem homogenen Körper (wie ihn das Modell darstellt) aufweisen würden, ebenfalls nur von mikroskopischer Größenordnung sein und damit den Spaltlinienverlauf in keiner für das bloße Auge erkennbaren Weise beeinflussen.

Die Anisotropie des Gelenkknorpels ist bedingt durch die Einlagerung von Fibrillen, die in bestimmter Richtung angeordnet sind. Die Frage geht also

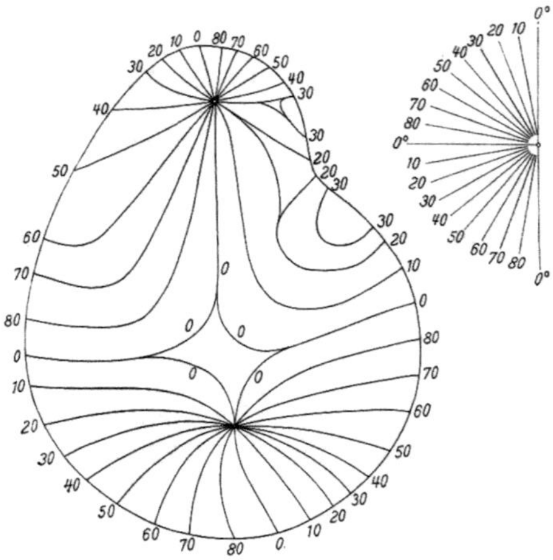

a

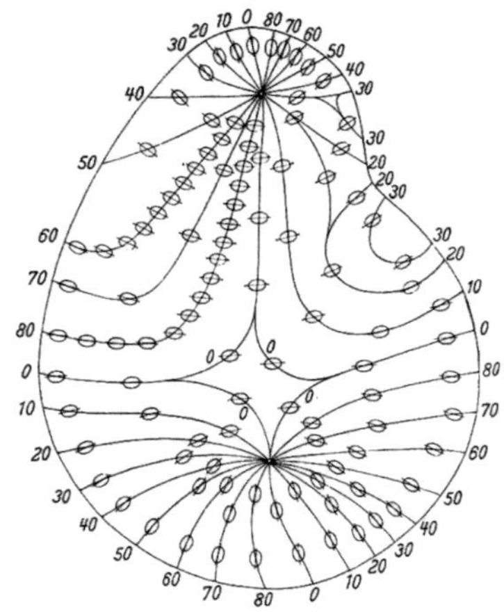

b

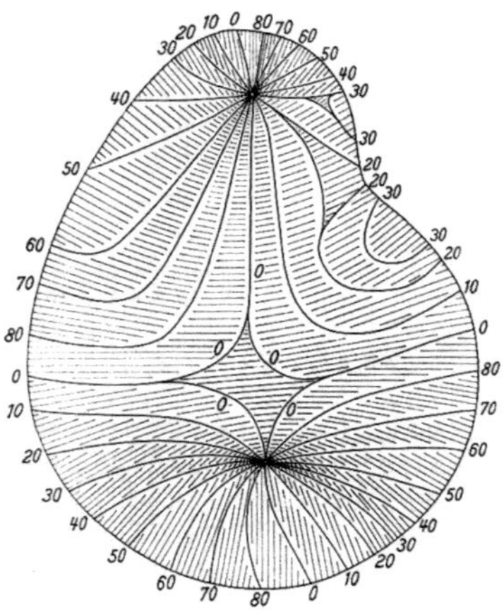

c

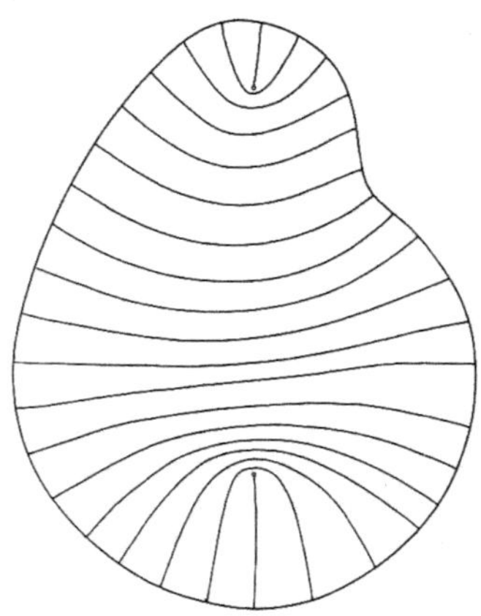

d

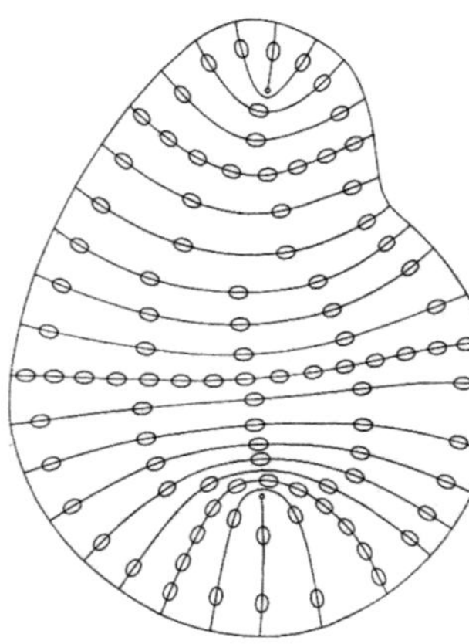

e

Abb. 23a—e. Zeichnerische Ermittlung des Verlaufes der Dehnungstrajektorien aus den spannungsoptisch gewonnenen Isoklinen im Gelatinemodell des Schulterpfannenknorpels. a Alle Isoklinen von 0°—80° sind in das gleiche Umrißbild des Modells eingetragen und mit der Angabe der Winkelstellung der Polarisatoren, bei der diese Isoklinen aufgetreten sind, versehen. Die Isoklinen der Stellung 90° gleichen wieder denjenigen der Stellung 0°. An 2 Stellen laufen alle Isoklinen zusammen: hier liegen im Trajektorienbild singuläre Punkte. b Isoklinenbild mit eingezeichneten Verformungsellipsen kleinster Teilchen des Versuchskörpers. Entlang jeder Isokline haben die eingezeichneten langen Achsen der Verformungsellipsen die gleiche Neigung gegenüber der Vertikalen. c Zwischen je 2 benachbarte Isoklinen sind einander parallele Linien eingezeichnet, deren Neigung gegen die Vertikale dem Mittel der für die beiden begrenzenden Isoklinen geltenden Winkelwerte entspricht. Zum Beispiel besitzen die parallelen Linien zwischen den Isoklinen für 40° und 50° gegen die Vertikale eine Neigung von 45°. Die Polygonzüge des Linienrasters sind durch zusammenhängende Linien verbunden, damit ist das Trajektorienbild entstanden. In diesem Falle sind nur die Dehnungstrajektorien des Schulterpfannenmodells dargestellt. Im oberen und unteren Bereich des Modells sind 2 attraktive singuläre Punkte zu erkennen, die von den Linien haarnadelförmig umfahren werden. e In das Dehnungstrajektorienbild der vorigen Darstellung sind die Verformungsellipsen kleinster Teilchen eingezeichnet. Die langen Achsen der Verformungsellipsen liegen überall in Richtung der Trajektorien dahin, ob und in welcher Weise eingelagerte zugfeste Fibrillen das Trajektorienbild gegenüber dem isotropen Vergleichskörper verändern können.

Um diese Fragen prinzipiell zu klären, können 2 Möglichkeiten für eine Anordnung der Fibrillen zugrunde gelegt werden: Entweder sind sie in Richtung der im isotropen Vergleichskörper auftretenden Dehnungstrajektoren angeordnet, oder sie sind es nicht. Im ersteren Falle wird keine Störung des Trajektorienverlaufes eintreten. Im zweiten Falle allerdings ist die Störung je nach Verlaufsrichtung und Verteilungsart der Fibrillen verschieden groß. Je größer der Winkel ist, den die Verlaufsrichtung der Fibrillen mit den im Vergleichskörper auftretenden Hauptdehnungsrichtungen bildet, um so größer wird die Ablenkung der Dehnungstrajektorien von den Trajektorien im isotropen, homogenen Modell sein. Es wird aber im folgenden gezeigt werden, daß die Spaltlinien sehr gut mit den am Vergleichskörper ermittelten Spannungstrajektorien übereinstimmen. Das bedeutet, daß die Tangentialfasern im Gelenkknorpel in der gleichen Richtung verlaufen, wie die Hauptdehnungen im isotropen Modell. Hieraus kann gefolgert werden, daß im inhomogenen und anisotropen Pfannenknorpel für das unbewaffnete Auge die gleichen Hauptdehnungsrichtungen (= Trajektorien) auftreten wie im homogenen, isotropen Gelatinemodell.

Physiologische Beanspruchung des Gelenkknopels der Schulterpfanne

Nachdem begründet wurde, daß für den Modellversuch homogenes, isotropes Material verwandt werden darf, ist nun zu untersuchen, in welcher Weise der Versuch durchgeführt werden muß, damit die Beanspruchung des Gelatinemodells der Beanspruchung des Gelenkknorpels der Schulterpfanne durch den Gelenkkopf entspricht.

Die Kompression des Pfannenknorpels erfolgt durch den Gelenk*knorpel* des Kopfes, also nicht durch eine starre, sondern durch eine elastische Platte, die ähnliche elastische Eigenschaften aufweist wie der Pfannenknorpel selbst. Beide Knorpelplatten sind mit ihrer Grundfläche fest und unverschieblich an dem knöchernen Gelenkende des Knochens befestigt. An der Oberfläche der Knorpelplatten tritt bei der Bewegung im Gelenk praktisch keine Reibung auf, weil sie entsprechend geglättet und mit einem Schmiermittel versehen sind.

Der Pfannenknorpel erfährt grundsätzlich die gleiche Beanspruchung wie der elastische Würfel in Abb. 5. Er wird in der Druckrichtung komprimiert und in der Querrichtung gedehnt. Seiner Querdehnung wirkt außer der Elastizität des Materials der Widerstand am Boden entgegen, der an der Grundfläche am größten ist und gegen die Oberfläche hin abnimmt. Infolgedessen erfährt die Grundfläche des Knorpels keine Dehnung, während die Dehnung gegen die Oberfläche hin zunimmt und hier am größten ist.

Beim Gelenkknorpel des Humeruskopfes liegen die Verhältnisse anders. Da er eine wesentlich größere Oberfläche besitzt als der Gelenkknorpel der Pfanne, wird er durch den Pfannenknorpel nur in einem beschränkten Bereich komprimiert. Infolgedessen kann die Querdehnung des gestauchten Bezirkes des Kopfknorpels nicht unbehindert zur Seite hin erfolgen, weil der die Pfanne überragende, nicht komprimierte Anteil des Kopfes sich dem zentrifugal

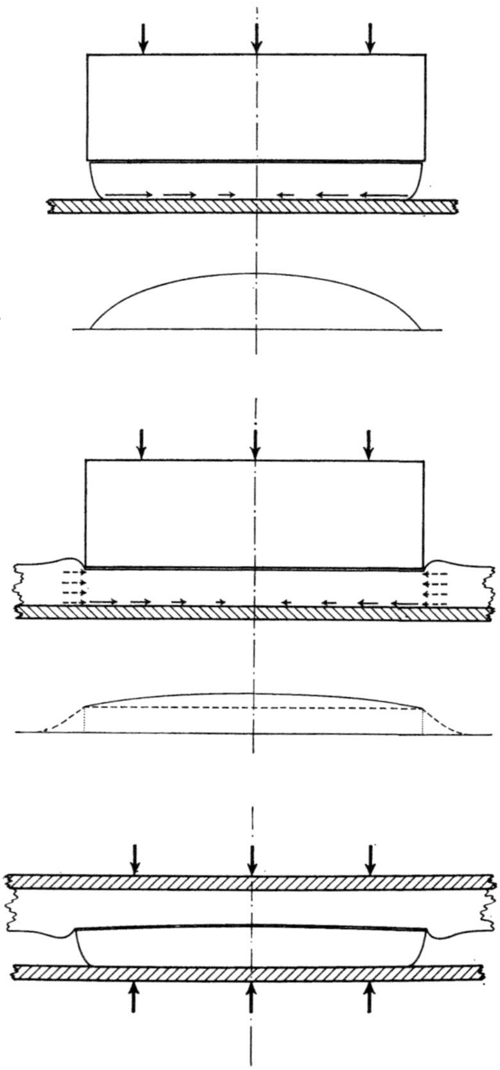
a
b
c

Abb. 24 a—c. Verteilung der Druckspannungen in komprimierten elastischen Platten unter verschiedenen Bedingungen. a Die auf der Grundfläche fest haftende elastische Platte wird mit einem unnachgiebigen Stempel komprimiert, der den Rand der Platte etwas überragt. Das darunterstehende Diagramm zeigt an, daß die Druckspannungen in der Mitte am größten sind und gegen die Ränder auf Null abfallen. b Die auf der Grundfläche festhaftende elastische Platte wird mit einem unnachgiebigen Stempel komprimiert, dessen Druckfläche kleiner ist als die Oberfläche der Platte. Das darunterstehende Diagramm der Druckspannungen zeigt, daß diese am Rande größer, in der Mitte dagegen kleiner sind als in der vorigen Darstellung. c Kompression einer elastischen Platte durch eine zweite, ebenfalls elastische Platte mit größerer Oberfläche. Beide Platten haften fest auf ihrer Unterlage. Die kleinere Platte wölbt sich konvex gegen die größere vor. Nähere Erklärungen im Text

ausweichenden Material entgegenstemmt. Gleichzeitig wirkt auch bei ihm noch — wie bei der Pfanne — die Haftung an der Grundfläche (Knochen) der Querdehnung entgegen.

Beim Gelenkknorpel des Kopfes und der Pfanne wird demnach die Querdehnung des Materials auf verschiedene Art behindert. Und da die Art der Dehnungsbehinderung für die Verteilung der durch sie hervorgerufenen und in entgegengesetzter Richtung wirkenden Druckspannungen von Bedeutung ist, die Verteilung der Druckspannungen ihrerseits wieder die Verteilung der Kompression beeinflußt und die Kompressionsverteilung endlich für die Richtungen der Hauptdehnungen mitbestimmend ist, so muß auf diese Zusammenhänge und ihre Bedeutung für die Versuchsanordnung kurz eingegangen werden.

Die grundsätzliche Bedeutung solcher verschiedenartiger Dehnungsbehinderung beim Pfannen- und Kopfknorpel für die Verteilung der Druckspannungen ist in den beiden schematischen Zeichnungen Abb. 24a und b dargestellt. Jede der beiden homogenen elastischen Platten wird durch einen Stempel aus unnachgiebigem Material durch gleich großen Druck komprimiert.

Die elastische Platte in der Abb. 24a ist, entsprechend dem Pfannenknorpel, ein wenig kleiner als die Druckfläche des Stempels. Der Querdehnung der Platte wirkt der Widerstand am Boden mit gegen den Rand hin ansteigender Größe in Richtung der eingezeichneten Pfeile entgegen. Hierdurch werden Druckspannungen hervorgerufen, die einen Anstieg des hydrostatischen Druckes gegen die Mitte der Platte hin bedingen. Größe und Verteilung des hydrostatischen Druckes sind in dem untenstehenden Diagramm der Abb. 24 a angegeben.

Die elastische Platte der Abb. 24 b hat, entsprechend dem Kopfknorpel, einen größeren Durchmesser als die Druckfläche des Stempels. Infolgedessen wirkt der Querdehnung des komprimierten Bezirkes nicht nur der Widerstand am Boden entgegen, sondern auch der Widerstand des an den Stempel angrenzenden, nicht komprimierten Materials der Platte. Dieser letztere Widerstand ruft zentripetal wirkende Druckspannungen hervor, die im komprimierten Bezirk der elastischen Platte überall die gleiche Größe haben, wie der unterhalb der gestrichelten Linie befindliche Anteil des Diagrammes in der Abb. 24 b zeigt. Gleichzeitig wirkt der Querdehnung auch noch der Widerstand am Boden entgegen, der, wenn er allein wirken würde, Druckspannungen von analoger Größe und Verteilung hervorrufen würde wie im ersten Fall (Abb. 24 a, unteres Diagramm). Da die Querdehnung jedoch gleichzeitig durch den Widerstand des sich am Rand entgegenstemmenden Materials behindert wird, ist der am Boden wirkende Widerstand kleiner als im ersten Fall. Infolgedessen sind auch die Druckspannungen, die durch den Widerstand am Boden hervorgerufen werden, entsprechend niedriger. Ihre Größe und Verteilung zeigt der obere Teil des Diagrammes der Abb. 24 b mit der gestrichelten Linie als Grundlinie. Die Größe und Verteilung der im komprimierten Abschnitt der Platte durch die Dehnungsbehinderung hervorgerufenen hydrostatischen Druckspannungen werden also durch die äußere Begrenzungslinie des gesamten Diagrammes angegeben.

Der Einfluß der Plattengröße im Verhältnis zur Druckfläche des komprimierenden Stempels äußert sich also darin, daß in der kleineren Platte (Abb. 24 a) der Anstieg der Druckspannungen gegen das Zentrum wesentlich größer ist als im komprimierten Bereich der größeren elastischen Platte (Abb. 24 b), daß umgekehrt bei der größeren Platte die Druckspannungen am Rande größer sind als bei der kleinen Platte.

Die ungleiche Größe und Verteilung der Druckspannungen in beiden Platten hat auf die Gleichmäßigkeit der Kompression praktisch deswegen keinen Einfluß, weil die plane Druckfläche des Stempels unnachgiebig ist. Dies ändert sich aber, wenn die Kompression der Platte durch einen elastischen Stempel erfolgt, d. h. wenn eine relativ kleine elastische Platte durch eine größere, ebenfalls elastische Platte komprimiert wird (Abb. 24 c). Hierbei muß sich an jedem Punkt der Berührungsfläche der beiden elastischen Platten Druck und Gegendruck automatisch auf die gleiche Größe einstellen, und zwar auf einen Mittelwert zwischen der Größe der Druckspannungen, die bei gleichmäßig verteilter Kompression durch die plane Fläche des festen Stempels in jeder der beiden Platten für sich hervorgerufen wurde. Da nun in der kleineren Platte bei gleichmäßiger Kompression im zentralen Teil höhere Druckspannungen auftreten (s. Diagramm 24 a) als im zentralen Teil der gegenüberliegenden großen Platte (s. Diagramm Abb. 24 b), so muß sich die Oberfläche der kleinen Platte etwas vorwölben und dabei die Oberfläche der gegenüberliegenden großen Platte entsprechend zurückdrängen. Umgekehrt muß in den Randpartien die Oberfläche der großen Platte die Oberfläche der kleinen Platte etwas zurückdrängen, weil bei gleichmäßiger Kompression in den Randpartien der großen Platte höhere Druckspannungen auftreten als in den Randpartien der kleinen Platte. Die Berührungsfläche der beiden Platten bleibt infolgedessen nicht plan, sondern wölbt sich leicht konvex gegen die große Platte hin

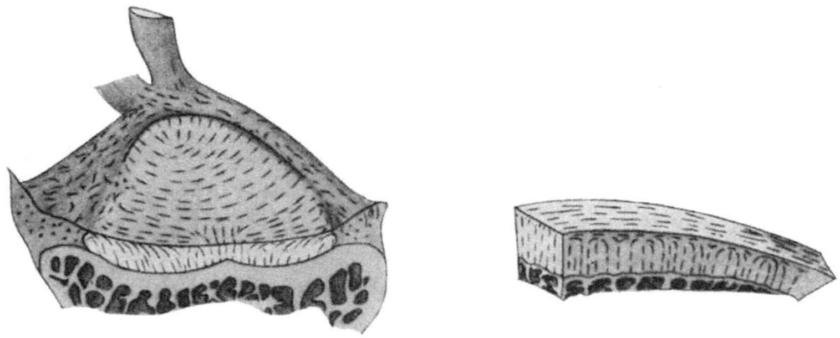

a b

Abb. 25 a u. b. a Spaltlinien in der Oberfläche und auf dem Querschnitt des Gelenkknorpels eines Gelenkkopfes (Femurcondylus). Die Faserbügel stehen überall auf der Grundfläche senkrecht (aus Benninghoff 1925 b). b Spaltlinien in der Oberfläche und auf dem Querschnitt des Gelenkknorpels der Schulterpfanne. Die Faserbügel sind gegen den Rand hin zunehmend gegenüber der Grundfläche geneigt (aus Benninghoff 1925 b)

vor, wie die Abb. 24 c im Schnitt zeigt. Dies bedeutet aber, daß, wenn die beiden Platten bei gleichmäßig verteiltem Druck aufeinandergepreßt werden, auf die kleinere Platte keine gleichmäßig verteilte Kompression wirkt, sondern daß die Kompression vom Zentrum gegen den Rand der Platte hin leicht ansteigt.

Einen ähnlichen Einfluß, wie ihn die unterschiedliche Größe von Kopf- und Pfannenknorpel auf die Spannungsverteilung und damit auf die Verteilung der Kompression hat, besitzt auch die unterschiedliche Anordnung der zugfesten Elemente, d. h. der Bügelsysteme der kollagenen Fibrillen im Kopf- und Pfannenknorpel.

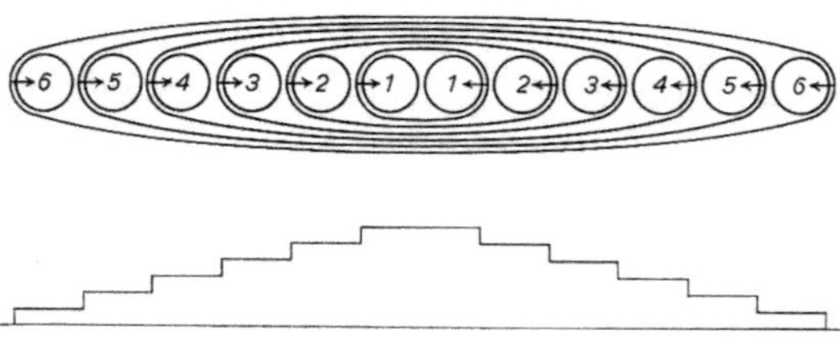

Abb. 26. Schema des Aufbaues des Hyalinknorpels zur Erklärung des durch die Kollagenfaserbügel bedingten hydrostatischen Druckes. Die Zahlen 1—6 bezeichnen Knorpelkugeln, die paarweise von Kollagenfaserschlingen umfaßt werden. Die unter sich gleich großen, nach dem Zentrum gerichteten Pfeile geben die in den Kollagenfaserschlingen herrschenden Spannungen an. — Darunter das Diagramm des durch die Addition dieser Spannungen nach dem Zentrum hin zunehmenden hydrostatischen Druckes

Für den Gelenkknorpel eines Gelenkkopfes (Abb. 25 a) ist charakteristisch, daß die Bügel bis auf eine schmale Randzone an jeder Stelle der Gelenkfläche symmetrisch angeordnet sind und in der Radiärzone einheitlich senkrecht zur Gelenkfläche stehen. Beim Gelenkknorpel der Pfanne (Abb. 25 b) sind die Bügel dagegen nur in Bezug auf einen Punkt, das Pfannenzentrum, symmetrisch angeordnet. Sie stehen nur in einem begrenzten schmalen Feld senkrecht zur Oberfläche, während sie vom Zentrum zur Peripherie hin zunehmend gegen den Rand geneigt verlaufen und dabei im ganzen etwas gebogen sind.

Zunächst soll an einer rein schematischen Darstellung (Abb. 26) gezeigt werden, daß die Bügel an sich schon einen Anstieg der Druckspannungen gegen das Zentrum der komprimierten Knorpelfläche zur Folge haben.

Beide Bügelsysteme in Kopf und Pfanne haben gemeinsam, daß schon durch ihre Eigenspannung in den von ihnen umschlossenen Chondronen hydrostatischer Druck hervorgerufen wird, der gegen das Zentrum des Knorpels ansteigt. Dies ist in Abb. 26 grob schematisch dargestellt. Die einzelnen, in sich geschlossenen Linien, welche die Kreise umfassen, seien zugfeste Bänder, die alle die gleiche Spannung aufweisen sollen. Indem die Bänder die beiden jeweils zugehörigen Kugeln gegen die Mitte hin zu verschieben trachten, üben sie auf jede Kugel den gleichen Druck in horizontaler Richtung aus. Dieser jeweils durch ein Band hervorgerufene Druck ist in Abb. 26 durch die kleinen Pfeile dargestellt und soll *a* genannt werden. Der Druck *a*, den das äußerste Band in der mit 6 bezeichneten Kugel hervorruft, wird durch diese auf Kugel 5 übertragen. Da für Kugel 5 noch der Eigendruck des sie umschließenden Bandes hinzukommt, wirkt also auf sie bereits der Gesamtdruck 2 *a*. In entsprechender Weise erhöht sich der Druck von Kugel zu Kugel jeweils um den Betrag *a*, so daß er gleichmäßig gegen die Mitte hin ansteigt und in den Kugeln 1 die Größe 6 *a* besitzt. In dem untenstehenden Diagramm ist die Zunahme des Druckes graphisch dargestellt.

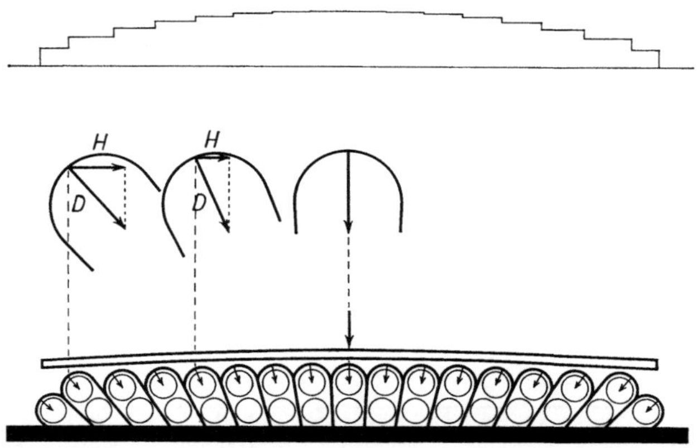

Abb. 27. Strukturschema des Gelenkknorpels. Bei Anspannung der Kollagenfaserbügel durch Kompression des Knorpels üben diese auf die umschlossenen Knorpelkugeln einen axialen Druck (*D* in der mittleren Darstellung, kleine Pfeile im unteren Schema) aus. Nur die Horizontalkomponente *H* dieses Druckes summiert sich nach der Mitte hin. — Oben ist das Diagramm des hydrostatischen Druckes wiedergegeben. Der Anstieg nach der Mitte erfolgt in kleineren Stufen als in der Darstellung der Abb. 26

In grundsätzlich ähnlicher Weise wie die zugfesten Bänder in der Zeichnung (Abb. 26) wirken die Kollagenfaserbügel des Gelenkknorpels auf die Verteilung des hydrostatischen Druckes. Da aber die Zugrichtung der Bügel im Gelenkknorpel im allgemeinen nicht wie in der schematischen Zeichnung (Abb. 26) horizontal (oberflächenparallel), sondern mehr oder weniger schräg zur Oberfläche gerichtet sind, wirkt sich nur ein kleinerer oder größerer Anteil ihrer Spannung in Richtung parallel zur Oberfläche drucksteigernd aus, wie aus der Darstellung der Abb. 27 hervorgeht.

In horizontaler Richtung wirkt nur die Komponente *H* des Druckes *D*, der durch die Eigenspannung der Bügel hervorgerufen ist, die zunächst als überall gleich groß angenommen werden soll. Die Horizontalkomponente *H* ist um so größer, je stärker die Bügel gegen die Grundfläche geneigt sind. Bei dem mittleren Bügel, der auf der Grundfläche senkrecht steht, ist die Horizontalkomponente *H* des Druckes gleich Null. Mit zunehmender Schräglage der Bügel nach der Peripherie hin wird die horizontale Druckkomponente *H* fortschreitend größer.

Wie aus der Zeichnung hervorgeht, sind die Horizontalkomponenten *H* von der Peripherie gegen das Zentrum gerichtet, sie müssen sich also zur Mitte hin summieren. In dem obenstehenden Diagramm ist die Zunahme des Horizontaldruckes von der Peripherie nach der Mitte graphisch dargestellt.

Hinzu kommt, daß bei der Kompression des Gelenkknorpels die Bügel um so stärker gespannt werden, je größer ihre Neigung ist, wodurch der zentripetale Horizontaldruck weiter gesteigert wird.

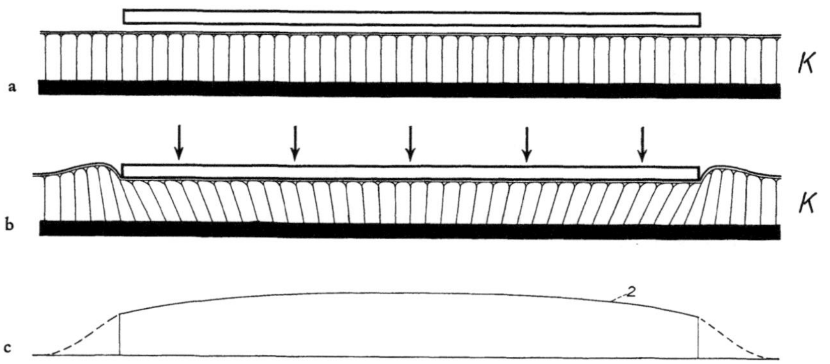

Abb. 28 a—c. Schema des Verhaltens des Gelenkknorpels des Humeruskopfes bei Kompression mit einer starren Platte. a Vor der Kompression stehen die Kollagenfaserbügel des Kopfknorpels (*K*) senkrecht auf der Grundfläche. b Bei Kompression werden die Faserbügel geneigt und damit angespannt. c Diagramm der im Kopfknorpel bei Kompression entstehenden hydrostatischen Druckspannungen. Die Zahl 2 bezieht sich auf die entsprechend bezeichnete Kurve in Abb. 30 b

Wie bereits erwähnt wurde (s. Abb. 25), ist es von entscheidender Bedeutung für die Druck- und Kompressionsverteilung im Gelenkknorpel, daß die Bügel in Kopf- und Pfannenknorpel verschieden stark gegen die Grundfläche geneigt sind. Hierdurch ist bedingt, daß der zentripetale Anstieg des hydrostatischen Druckes im Gelenkknorpel von Kopf und Pfanne grundverschieden ist.

Dies soll an vereinfachten schematischen Darstellungen (Abb. 28—30) näher erläutert werden.

In Abb. 28 a ist das Modell des Kopfknorpels (*K*) in unbelastetem Zustand dargestellt, der als ebene elastische Platte gedacht ist, in die auf der Grundfläche senkrecht stehende zugfeste Faserbügel eingelagert sein sollen. Da der Kopfknorpel die Gelenkpfanne überragt, wird zur Kompression eine starre Planscheibe verwandt, deren Durchmesser kleiner ist als das Modell.

Abb. 28 b zeigt die Anordnung der Faserbügel im Kopfknorpel nach gleichmäßiger Kompression mit der Planscheibe. Die zunächst senkrecht zur Grundfläche stehenden Bügel erhalten dabei durch die zentrifugale Horizontalverschiebung des Materials eine von der Mitte gegen die Peripherie hin zunehmende geringe Neigung. Diese Neigung der Bügel bleibt deshalb nur klein, weil sie vor der Kompression senkrecht zur Grundfläche stehen und außerdem, weil die Horizontalverschiebung durch das die Druckplatte überragende, nicht komprimierte Material behindert wird. Das hat zur Folge, daß nicht nur die in den Bügeln auftretende Spannung, sondern auch der durch sie hervorgerufene zentripetal wirkende Druck gering ist. Aus diesem Grunde kommt es im Kopfknorpel bei der Kompression nur zu einer geringen Steigerung des hydrostatischen Druckes nach der Mitte hin (Diagramm Abb. 28 c).

Im Pfannenknorpel (Abb. 29 a) haben die Bügel schon vor der Kompression eine nach der Peripherie hin zunehmende Neigung gegenüber der Grundfläche. Die Kompression muß hier mit einer starren Planscheibe erfolgen, die das Knorpelmodell seitlich überragt, weil der Pfannenknorpel in ganzer Ausdehnung durch den Kopfknorpel gedeckt ist. Die durch die Kompression be-

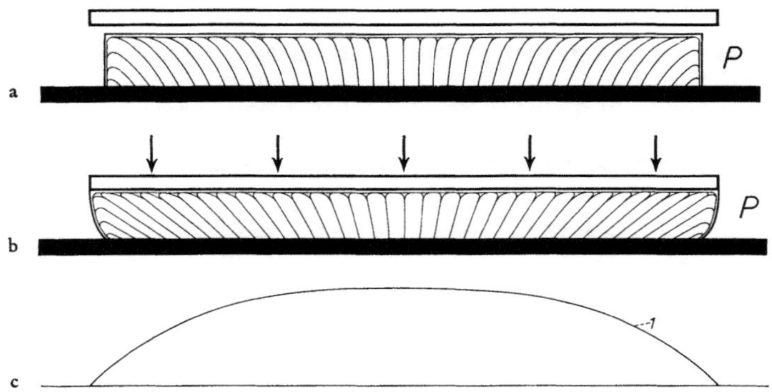

Abb. 29 a—c. Schema des Verhaltens des Gelenkknorpels der Schulterpfanne bei Kompression mit einer starren Platte. a Vor der Kompression zeigen die Kollagenfaserbügel des Pfannenknorpels (*P*) bereits eine nach dem Rand des Gelenkknorpels hin zunehmende Neigung. b Bei Kompression wird die Neigung der Faserbügel verstärkt. c Diagramm der bei Kompression im Pfannenknorpel entstehenden hydrostatischen Druckspannungen. Die Zahl *1* bezieht sich auf die entsprechend bezeichnete Kurve in Abb. 30 b

dingte Horizontalverschiebung wird hier nicht durch den Widerstand überstehenden Materials behindert, wodurch die Neigung der Bügel wesentlich vergrößert wird (Abb. 29 b). Und da die Bügel im Pfannenknorpel durch die Kompression eine wesentlich größere Neigung erhalten als im Kopfknorpel, wird nicht nur ihre Spannung, sondern auch die durch diese bedingte zentripetale Druckkomponente viel größer als im Kopfknorpel. Dies bedeutet aber, daß es im Pfannenknorpel zu einer relativ viel stärkeren Zunahme des hydrostatischen Druckes gegen die Mitte hin kommt als beim Kopfknorpel (Abb. 29 c).

Ein Vergleich des maßstäblichen Diagrammes der Verteilung des hydrostatischen Druckes über die Knorpelfläche des Kopfes (Abb. 28 c) mit dem entsprechenden Diagramm der Abb. 29 c läßt diese Differenz des Druckanstieges deutlich erkennen. Da im Gelenkknorpel der Pfanne bei gleichmäßiger Kompression im zentralen Teil höhere hydrostatische Druckspannungen auftreten als im zentralen Teil des gegenüberliegenden Kopfknorpels, muß die mittlere Partie des Pfannenknorpels sich vorwölben und die gegenüberliegende Partie des Kopfknorpels etwas zurückdrängen. Umgekehrt muß in den Randpartien der Kopfknorpel den Pfannenknorpel zurückdrängen, weil bei gleichmäßiger Kompression in den Randpartien des Kopfknorpels höhere hydrostatische

Druckspannungen auftreten als in den Randpartien des Pfannenknorpels. Die Berührungsfläche der beiden Gelenkknorpel verformt sich hierbei derart, wie es in der schematischen Abb. 24 c angegeben war und jetzt auch im Schnitt der Abb. 30 a dargestellt ist. Im untenstehenden Diagramm (Abb. 30 b) ist die Größenverteilung des hydrostatischen Druckes durch die Kurve 3 wiedergegeben, die sich aus den Diagrammen 1 (Abb. 28 c) und 2 (Abb. 29 c) zusammensetzt.

Es ist ferner noch die Wirkung der Gelenklippe zu berücksichtigen, die aus einem geschlossenen Ring parallel zur Pfannenkontur verlaufender kollagener Fasern besteht. Sie leistet der zentrifugalen Verschiebung des Materials des Pfannenknorpels in ähnlicher Weise Widerstand wie das an die Peripherie des Druckfeldes angrenzende Material des Kopfknorpels. Durch diesen Einfluß

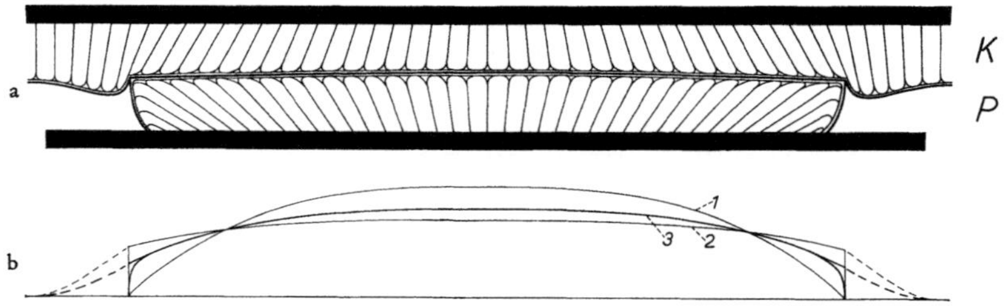

Abb. 30 a u. b. Schema des Verhaltens der Kollagenfaserbügel bei Kompression des Pfannenknorpels mit dem Kopfknorpel. a Stellung der Faserbügel bei Druck der beiden Knorpel aufeinander. *K* Kopfknorpel; *P* Pfannenknorpel. b Diagramm der in beiden Knorpeln bei der Kompression entstehenden hydrostatischen Druckspannungen. 1: Diagramm der Druckspannungen im Pfannenknorpel, wenn dieser durch eine starre Platte komprimiert wird. 2: Diagramm der Druckspannungen im Kopfknorpel, wenn dieser durch eine starre Platte komprimiert wird. 3: Diagramm der Druckspannungen in beiden Knorpeln, wenn der Pfannenknorpel durch den Kopfknorpel komprimiert wird

wird die Druckverteilung im Pfannenknorpel wieder mehr der Druckverteilung im Kopfknorpel angeglichen.

So darf wohl mit Berechtigung geschlossen werden, daß der Gelenkknorpel der Schulterpfanne durch den Gelenkknorpel des Humeruskopfes eine Kompression erfährt, die von der Peripherie gegen das Pfannenzentrum leicht abfällt, die sich möglicherweise einer im Pfannenknorpel gleichmäßig verteilten Kompression weitgehend nähert, die aber keinesfalls gegen die Pfannenmitte hin ansteigt.

Im Modellversuch muß infolgedessen die Nachahmung der physiologischen Beanspruchung darin bestehen, daß das Gelatinemodell des Schulterpfannenknorpels mit einer leicht konkaven oder einer planen Glasscheibe komprimiert wird. Auf keinen Fall darf aber eine konvexe Platte hierzu verwandt werden.

Es darf hier vorweggenommen werden, daß mit dieser Auffassung die Tatsache übereinstimmt, daß bei einer Kompression des Gelatinemodells mit einer leicht konvexen Scheibe, die im Gegenteil ein Ansteigen der Kompression gegen das Zentrum der Pfanne bedingt, Trajektorienbilder auftreten, die einen grundsätzlich anderen Charakter aufweisen. Dieser Typus wurde bei keinem einzigen der Spaltlinienbilder gefunden! In den weiteren Ausführungen wird ausführlicher hierauf eingegangen werden.

Abmessungen des Gelatinemodells

Es ist weiterhin noch zu klären, ob für die Durchführung der Versuche ein Gelatinemodell verwandt werden darf, das verhältnismäßig viel dicker ist als der Gelenkknorpel. Hierzu ist zu bemerken, daß in verschieden dicken Gelatineplatten die Richtungen der Hauptdehnungen und Hauptspannungen die gleichen sind, weil durch das Haften an der Grundfläche die Hauptdehnungsdifferenz in jedem Abstand von der Grundfläche in der gleichen Richtung beeinflußt wird. Abweichend ist in verschiedener Höhe des Modells ausschließlich die Größe der Hauptdehnungs*differenz*, die auf die *Richtung* der Spannungs- bzw. Dehnungstrajektorien keinen Einfluß hat. Infolgedessen darf man, ohne Fehler zu begehen, das Vergleichsmodell verhältnismäßig dick wählen,

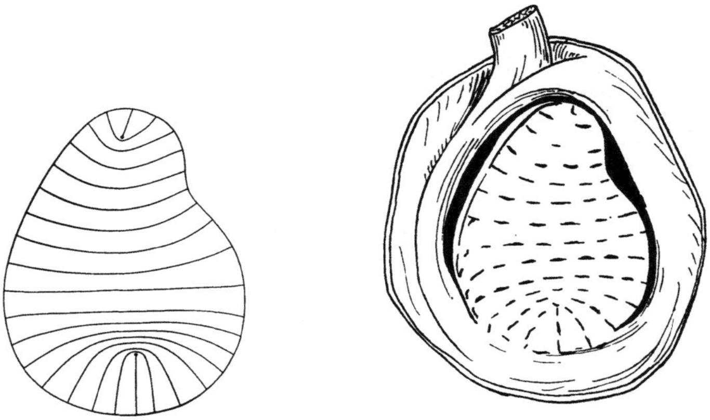

a b

Abb. 31 a u. b. a Im spannungsoptischen Modellversuch ermitteltes Bild der bei Kompression des Schulterpfannenknorpels auftretenden Dehnungstrajektorien. b Spaltlinienbild des Gelenkknorpels der Schulterpfanne nach BENNINGHOFF (1925 b)

was für die Durchführung der Versuche zweckmäßig ist, weil sich bei einem dicken Gelatinemodell die Isoklinen klarer zeigen als bei einem dünnen.

Aus diesen Überlegungen geht hervor, daß ein homogenes, isotropes Vergleichsmodell aus einem Gelatinegel, das eine erhebliche Dicke besitzt, und durch eine plane oder leicht konkave Glasplatte komprimiert wird, den spannungsoptischen Untersuchungen zugrunde gelegt werden darf.

Der auf diesem Wege im Modell der Schulterpfanne ermittelte Verlauf der Dehnungstrajektorien ist in Abb. 31 dargestellt. Ein Vergleich dieses Trajektorienbildes (Abb. 31 a) mit dem von BENNINGHOFF abgebildeten Spaltlinienverlauf im Pfannenknorpel (Abb. 31 b) zeigt eine nahezu vollständige Übereinstimmung in allen wesentlichen Punkten. Danach kann nicht mehr daran gezweifelt werden, daß die Tangentialfaserschicht des Pfannenknorpels eine trajektorielle Ausrichtung zeigt, also ein verkörpertes Spannungsfeld darstellt und daß die mechanische Wertigkeit der kollagenen Fibrillen für die Druckfestigkeit des Gelenkknorpels in idealer Weise ausgenutzt ist.

Variabilität der Spaltlinienbildner

In dem in Abb. 31 dargestellten Versuch wurde das „typische“ Spaltlinienbild der Schulterpfanne beschrieben, doch dieses fand sich unter 50 untersuchten Pfannenknorpeln nur ganz vereinzelt. Beim weitaus größten Teil der Prä-

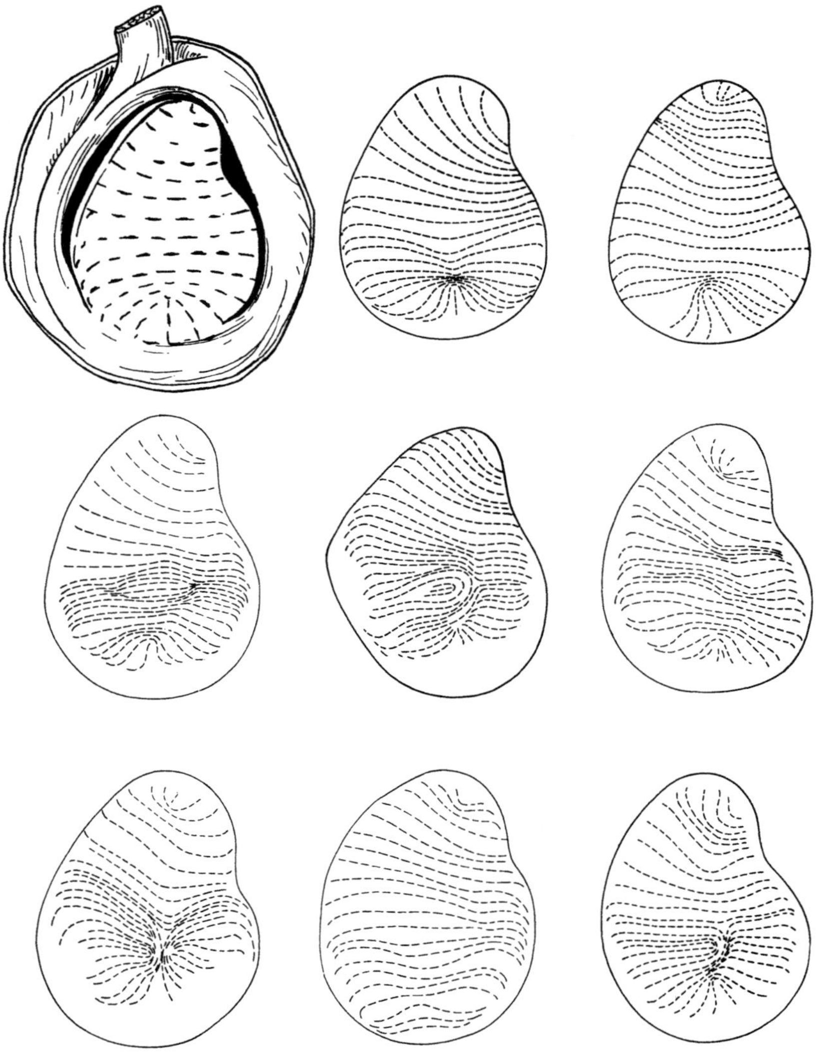

Abb. 32. Verschiedene Spaltlinienbilder, die bei der Untersuchung von 50 Schulterpfannen gefunden wurden. Links oben zum Vergleich die Abbildung von BENNINGHOFF (1925 b)

parate zeigten sich mehr oder weniger hochgradige Abweichungen von diesen „normalen“ Spaltlinienverlauf. Dies vor allem bei den Präparaten, die auch schon äußerlich charakteristische Veränderungen ihres Knorpelbelages erkennen ließen, wie z. B. dellenartige Vertiefungen oder lokale Verdickungen, oder faserknorpelige, meist zentral gelegene Bereiche. Abb. 32 zeigt eine kleine Auswahl der „abnormen" Spaltlinienbilder, die z. T. nichts mehr mit dem Normalbild gemein haben.

Es erhebt sich deshalb die Frage, ob diese abweichenden Spaltlinienbilder ebenfalls Trajektoriensysteme darstellen, und, wenn dies der Fall sein sollte, ob die Abweichungen vom normalen Trajektorienbild der Schulterpfanne in den anatomischen Eigenheiten der Präparate eine Erklärung finden.

Um diese Frage zu beantworten, mußte zunächst geklärt werden, welche Faktoren auf das Trajektorienbild in komprimierten ebenen, elastischen Platten einen maßgebenden Einfluß ausüben. Da diese Frage der Elastizitätslehre bisher noch nicht bearbeitet wurde, also nicht auf bereits Bekanntes zurückgegriffen werden konnte, mußten dafür zunächst die theoretischen Grundlagen geschaffen werden. In erster Linie waren 3 Punkte zu klären:

1. Der Einfluß der *Kontur* des Versuchskörpers auf das Trajektorienbild,

2. der Einfluß der *Kompressionsverteilung* auf den Verlauf der Dehnungstrajektorien und

3. der Einfluß einer *Behinderung der Querdehnung*, wie sie bei der Schulterpfanne durch den Limbus bedingt ist.

Einfluß der Kontur des Modells auf das Trajektorienbild

Wird eine kreisrunde elastische Platte gleichmäßig durch eine starre Planscheibe komprimiert, so verlaufen die Dehnungstrajektorien radiär, sie strahlen im Mittelpunkt zusammen (Abb. 33 a). Ein solcher Punkt wird in der Spannungsoptik als „singulärer Punkt" bezeichnet. Eine quadratische Platte ergibt ein ganz anderes Trajektorienbild (Abb. 33 b). Hier bilden die Dehnungstrajektorien Bogensysteme, die die 4 Ecken umschließen und im Zentrum einen singulären Punkt tangieren.

Wird der Durchmesser dieser Platten in einer Richtung vergrößert, so entstehen eine ovale (Abb. 33 c) bzw. rechteckige (Abb. 33 d) Platte. In beiden Fällen teilt sich der singuläre Punkt im Zentrum und die beiden Hälften des Trajektorienbildes der kreisrunden bzw. quadratischen Platte rücken auseinander. Das dabei freiwerdende Mittelfeld wird durch Trajektorien gefüllt, die die beiden Längsseiten miteinander verbinden.

Für die Beurteilung der Trajektorienbilder ist von ausschlaggebender Bedeutung, daß die singulären Punkte in der rechteckigen und in der ovalen Platte wesensverschieden sind.

Bei der ovalen Platte werden sie von den Trajektorien haarnadelförmig umfahren, sie werden daher als „attraktive" singuläre Punkte bezeichnet. In der rechteckigen Platte wenden die Trajektorien den singulären Punkten ihre Konvexität zu, sie „weichen ihnen aus", deshalb ist für sie die Bezeichnung „repulsive" singuläre Punkte eingeführt worden. Jedes Trajektorienbild wird durch die Art und Lage der singulären Punkte eindeutig bestimmt.

Die Schulterpfanne zeigt die gleichen für das Trajektorienbild maßgebenden Formeigenheiten wie die ovale Platte (Abb. 33 a), d. h. eine längliche Form und runde Begrenzung der beiden Enden. Infolgedessen stimmt auch das Trajektorienbild des Schulterpfannenmodells (s. Abb. 31 a) in allen wesentlichen Punkten mit dem Trajektorienbild der ovalen Platte (s. Abb. 33 c) überein, insbesondere was Art und Lage der singulären Punkte anbetrifft.

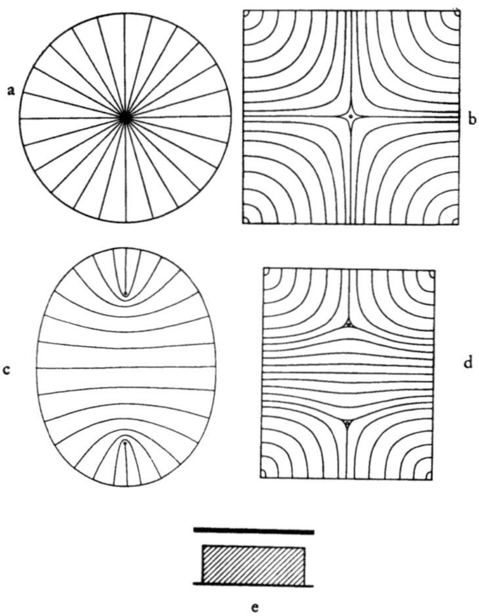

Abb. 33

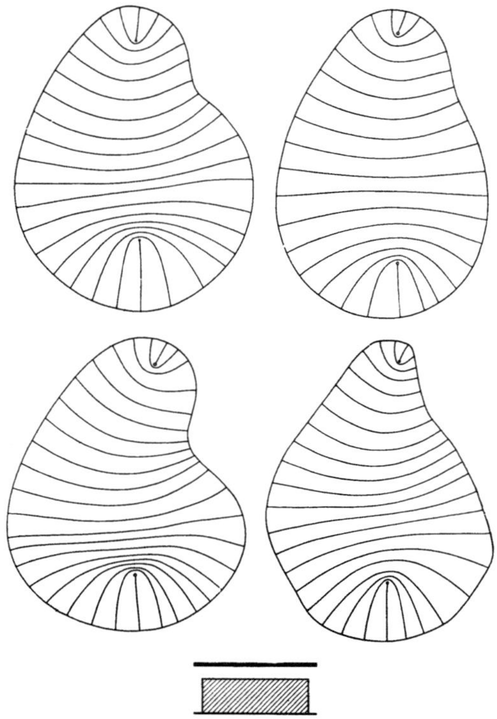

Abb. 34

Abb. 33 a—e. Dehnungstrajektorien in komprimierten regelmäßigen, ebenen, elastischen Scheiben aus isotropem, homogenem Material. a Ausstrahlen der Dehnungstrajektorien vom Mittelpunkt einer Kreisscheibe. b Bei einer quadratischen Scheibe bilden die Dehnungstrajektorien Bögen, die einen im Mittelpunkt gelegenen repulsiven singulären Punkt tangieren. c In einer ovalen Platte umfahren die Dehnungstrajektorien 2 attraktive singuläre Punkte haarnadelförmig. d In einer rechteckigen Platte weichen die Dehnungstrajektorien 2 repulsiven singulären Punkten aus. e Schema der Kompressionsart. Schraffiert: Gelatinemodell; schwarz: komprimierende ebene Glasplatte

Abb. 34. Dehnungstrajektorien in Modellen von Schulterpfannenknorpeln mit unterschiedlicher Kontur. Der Trajektorienverlauf ist in allen 4 Bildern im Prinzip gleich. Das Schema e zeigt, daß mit einer ebenen Glasplatte komprimiert wurde

Solange die Grundform des Schulterpfannenknorpels erhalten bleibt, haben Abweichungen von der normalen Kontur der Schulterpfanne keinen nennenswerten Einfluß auf das Trajektorienbild, wie die Gegenüberstellung der Trajektorienbilder von breiten, unregelmäßig begrenzten oder schlanken Pfannenknorpelmodellen zeigt (Abb. 34). Deshalb können die vorkommenden Abweichungen von der normalen Schulterpfannen*kontur* nicht für die anomalen Spaltlinienbilder verantwortlich sein.

Einfluß der Kompressionsverteilung auf das Trajektorienbild

Es war nun der Einfluß der Druck- bzw. Kompressionsverteilung auf den Trajektorienverlauf in ebenen Platten zu überprüfen. Hierzu wurde die Kompression des Gelatinemodells

1. mit einer *planen Glasscheibe* ausgeführt und damit eine gleichmäßige Kompressionsverteilung erreicht,
2. mit der *konkaven* Seite eines gewölbten *Uhrglases*, wobei die Kompression von der Modellmitte gegen den Rand hin ansteigt und
3. mit der *konvexen* Seite eines *Uhrglases*, wobei die Kompression in der Mitte am größten ist und zum Rand hin abfällt.

In den Abbildungen ist die Art der Kompression jeweils durch eine schematische Skizze angegeben.

Die Untersuchung wurde zunächst wieder für regelmäßige geometrische Formen durchgeführt.

Gleichmäßige Kompression einer kreisrunden Gelatineplatte ergibt das bereits beschriebene Bild der vom Mittelpunkt radiär ausstrahlenden Trajektorien (Abb. 35 a). In der gleichen Abbildung soll das untere Schema andeuten, daß ein völlig gleiches Trajektorienbild durch Kompression mit einem konkaven Uhrglas erzielt wird, also bei leichtem Anstieg der Kompression gegen den Rand hin.

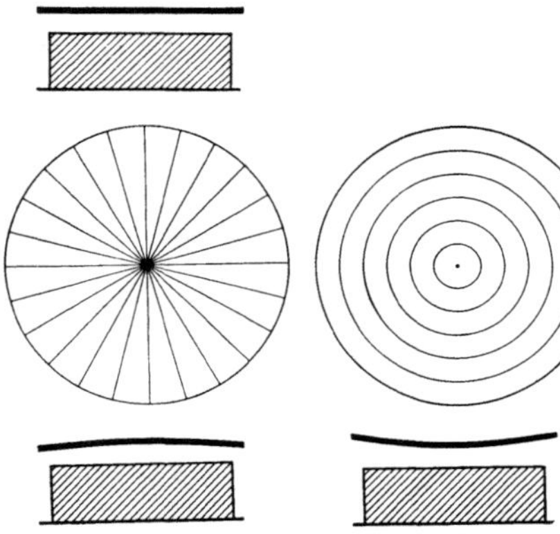

Abb. 35 a u. b. Abhängigkeit des Dehnungstrajektorienbildes von der Art der Kompression. a Kompression einer kreisförmigen Gelatineplatte mit einer ebenen (oberes Schema) und einer konkav gewölbten (unteres Schema) Glasplatte. Die Dehnungstrajektorien strahlen vom Plattenmittelpunkt aus. b Kompression einer kreisförmigen Gelatineplatte mit einer konvex gewölbten Glasscheibe. Die Dehnungstrajektorien umfahren den Plattenmittelpunkt konzentrisch

Ist die Kompression dagegen in der Mitte größer als am Rand, wie es durch den Druck mit der konvexen Uhrglasseite erreicht wird, so erscheint ein völlig anderer Trajektorienverlauf (Abb. 35 b). Die Dehnungstrajektorien bilden jetzt ein System von konzentrischen Kreisen.

Bei der ovalen Platte hat unterschiedliche Kompressionsverteilung einen analogen Einfluß auf das Trajektorienbild. Gleichmäßige Verteilung und nach dem Rand ansteigende Kompression ergeben im wesentlichen das gleiche, bereits früher beschriebene Trajektorienbild (Abb. 36 a). Bei Druck mit der konkaven Uhrglasseite sind die beiden attraktiven singulären Punkte lediglich etwas gegen die Mitte hin verschoben (Abb. 36 b). Ist die Kompression dagegen in der Mitte größer als am Rand, also mit der konvexen Uhrglasseite ausgeführt, so verlaufen die Trajektorien in Ellipsen um zwei attraktive singuläre Punkte, die in der kurzen Achse der ovalen Platte und nicht weit entfernt vom Rand liegen (Abb. 36 c).

Im Modell des Schulterpfannenknorpels ist grundsätzlich die gleiche Abhängigkeit der Trajektorien von der Art der Kompression zu erkennen. Das „normale“ Trajektorienbild findet sich sowohl bei gleichmäßig verteilter Kompression mit der Planscheibe wie bei nach dem Rand hin zunehmender Kompression mit der konkaven Uhrglasseite (Abb. 37 a, b). Liegt das Kompressionsmaximum dagegen in der Mitte, so resultiert eine Ausrichtung der Dehnungstrajektorien, die in ihrer Anordnung dem gleichartig beanspruchten Gelatinemodell der Abb. 36 c direkt vergleichbar ist (Abb. 37 c). Eine geringe Abweichung besteht nur darin, daß die beiden attraktiven singulären Punkte

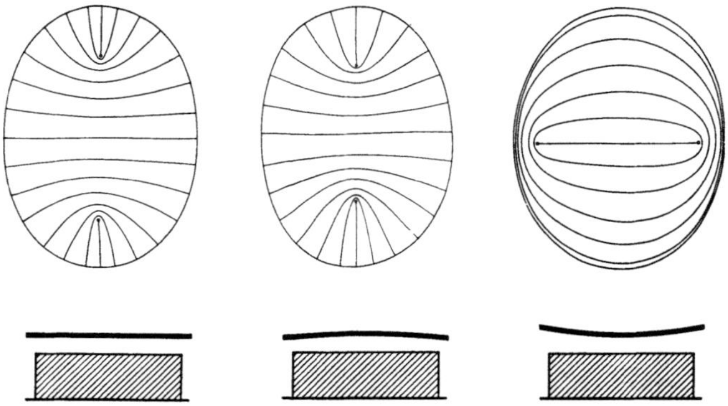

a b c

Abb. 36 a—c. Abhängigkeit des Dehnungstrajektorienbildes in einer ovalen Platte von der Art der Kompression. a Druck mit einer ebenen Platte. b Druck mit einer konkaven Platte. c Druck mit einer konvexen Platte. Nähere Erklärung im Text

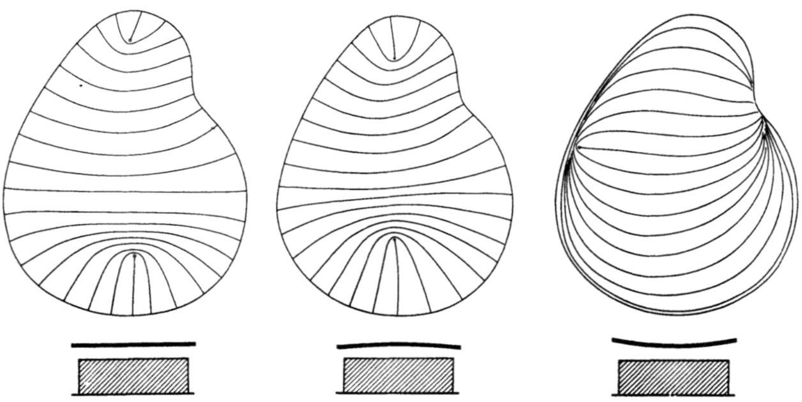

a b c

Abb. 37 a—c. Abhängigkeit des Dehnungstrajektorienbildes im Modell der Schulterpfanne von der Art der Kompression. a Druck mit einer ebenen Platte. b Druck mit einer konkaven Platte. c Druck mit einer konvexen Platte. Nähere Erklärung im Text

unmittelbar am Rand liegen. Dieser Trajektorienverlauf hat mit dem Spaltlinienbild der Schulterpfanne nichts mehr gemein und wurde auch bei keinem der pathologischen Spaltlinienbilder gefunden.

Hieraus muß für die Beanspruchung des Pfannenknorpels im Schultergelenk geschlossen werden, daß die Kompression der Pfanne durch den Gelenkkopf in der Mitte höchstens gleich groß oder aber geringer ist als in den Randpartien, daß sie aber niemals in der Mitte größer sein kann als am Rand.

Auch eine gleichmäßig von einem zum anderen Ende des Modells ansteigende Kompression hat einen charakteristischen Einfluß auf den Verlauf der Dehnungstrajektorien. In Abb. 38 a ist das Trajektorienbild in einer ovalen Gelatineplatte dargestellt, die mit einer keilförmigen Glasplatte derart gedrückt wurde, daß die Kompression nach dem unteren Ende gleichmäßig zunahm. Ein Vergleich mit dem Trajektorienbild bei gleichmäßiger Kompression (Abb. 38 b) zeigt, daß beide attraktive singuläre Punkte nach oben hin verschoben sind, d. h. sie entfernen sich von der Seite des Kompressionsmaximums in Richtung auf das Kompressionsminimum hin. Prinzipiell die gleiche Veränderung zeigt der Verlauf der Dehnungstrajektorien in dem mit einer keilförmigen Platte komprimierten Gelatinemodell der Schulterpfanne (Abb. 39). Abb. 39 a gibt zum Vergleich das Trajektorienbild bei Kompression mit einer ebenen Glasplatte wieder. In Abb. 39 b wurde das Modell mit einer keilförmigen Platte gedrückt, so daß die Kompression in der Längsachse des Pfannenmodells nach dem unteren,

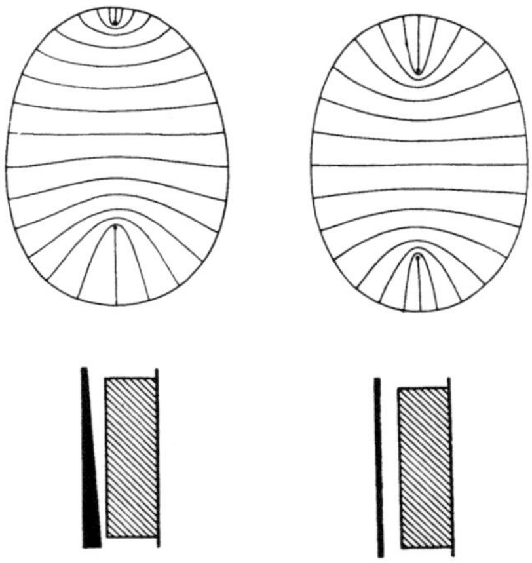

a b

Abb. 38 a u. b. Einfluß nach einer Seite ansteigender Kompression auf den Verlauf der Dehnungstrajektorien. a In Längsrichtung der ovalen Platte von oben nach unten zunehmende Kompression (angedeutet durch die Keilform der schwarzen Druckplatte im unteren Schema). Die beiden attraktiven singulären Punkte sind in Richtung der geringeren Kompression (hier nach oben im Bild) verschoben. b Normales Trajektorienbild der ovalen Gelatineplatte bei gleichmäßiger Kompression zum Vergleich

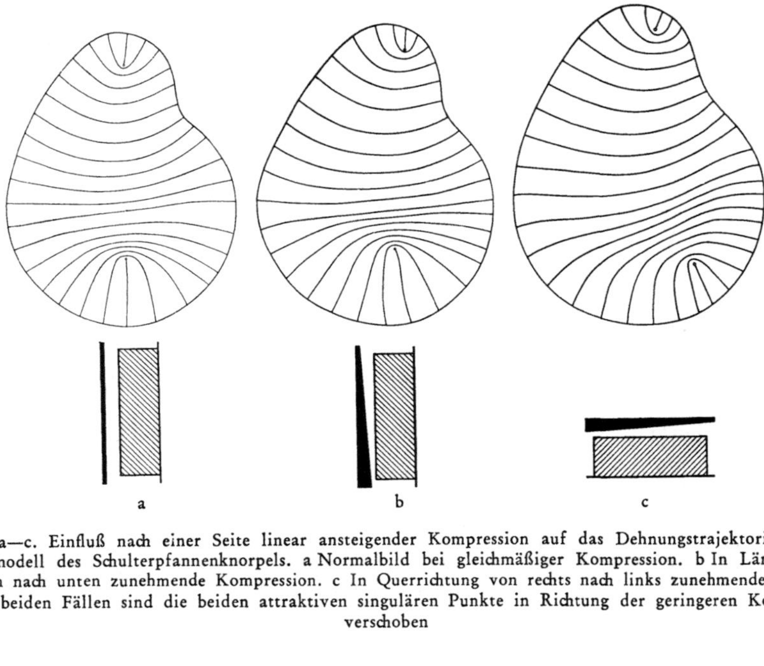

a b c

Abb. 39 a—c. Einfluß nach einer Seite linear ansteigender Kompression auf das Dehnungstrajektorienbild im Gelatinemodell des Schulterpfannenknorpels. a Normalbild bei gleichmäßiger Kompression. b In Längsrichtung von oben nach unten zunehmende Kompression. c In Querrichtung von rechts nach links zunehmende Kompression. In beiden Fällen sind die beiden attraktiven singulären Punkte in Richtung der geringeren Kompression verschoben

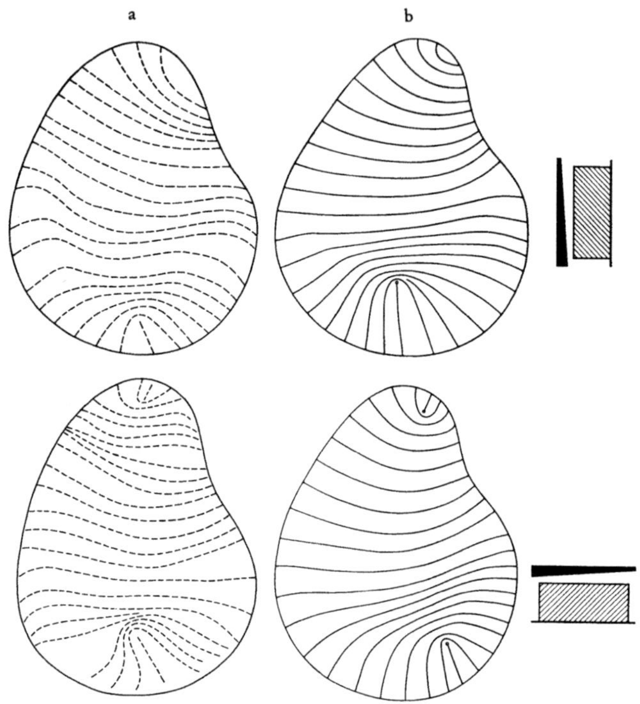

c Abb. 40 d

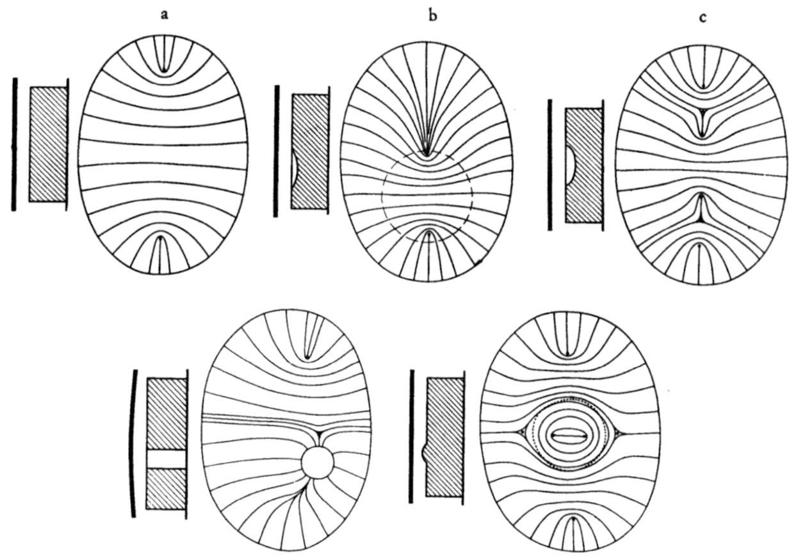

d Abb. 41 e

Abb. 40 a—d. Zwei Schulterpfannen mit ungleichmäßiger Kompression. a Spaltlinienbild einer Schulterpfanne, bei dem die singulären Punkte nach dem oberen Ende der Pfanne hin verschoben sind. b Der spannungsoptische Versuch zeigt, daß eine gleichartige Verschiebung der attraktiven singulären Punkte erreicht wird, wenn die Kompression nach dem unteren Pfannenende hin zunimmt. c Spaltlinienbild einer Schulterpfanne, bei dem die singulären Punkte gegenüber der Norm nach rechts verschoben sind. d Der entsprechende spannungsoptische Versuch zeigt ein gleichartiges Dehnungstrajektorienbild, wenn die Kompression nach dem linken Modellrand hin ansteigt

Abb. 41 a—e. Einflüsse von Defekten oder Auflagerungen der Modelloberfläche auf das Dehnungstrajektorienbild. a Normales Trajektorienbild der ovalen Gelatineplatte bei Kompression mit einer ebenen Glasscheibe. b Einfluß einer flachen Vertiefung in der Modelloberfläche auf den Trajektorienverlauf. Die Dehnungstrajektorien werden in die Vertiefung hineingezogen und drängen sich in ihrem Bereich dichter zusammen. c Einfluß einer tieferen Mulde in der Modelloberfläche. Es erscheinen zusätzlich je 2 attraktive und repulsive singuläre Punkte. d Einfluß eines Loches im Gelatinemodell auf den Trajektorienverlauf. Die Trajektorien münden senkrecht auf den Rand des Loches; in seiner Nähe tritt ein repulsiver singulärer Punkt auf. Kompression mit einer Konkavscheibe. e Einfluß einer runden Gelatineauflagerung auf der Modelloberfläche auf den Trajektorienverlauf. Im Bereich der Auflagerung verlaufen die Dehnungstrajektorien zirkulär um 2 attraktive singuläre Punkte. Zu beiden Seiten der Auflagerung erscheinen 2 repulsive singuläre Punkte breiten Ende hin zunahm. Entsprechend wie beim ovalen Gelatinemodell (Abb. 38 a) sind wieder die beiden singulären Punkte nach dem oberen Ende des Modells, d. h. in Richtung der geringeren Kompression verschoben. In Abb. 39 c erfolgte die Kompression derart, daß ihre Größe vom konvexen Rand des Pfannenmodells zum konkaven Rand, also in Richtung der Querachse abnahm. Hier sind ebenfalls die beiden singulären Punkte zum rechten, konkaven Rand, also wieder in Richtung des Kompressionsminimums verschoben.

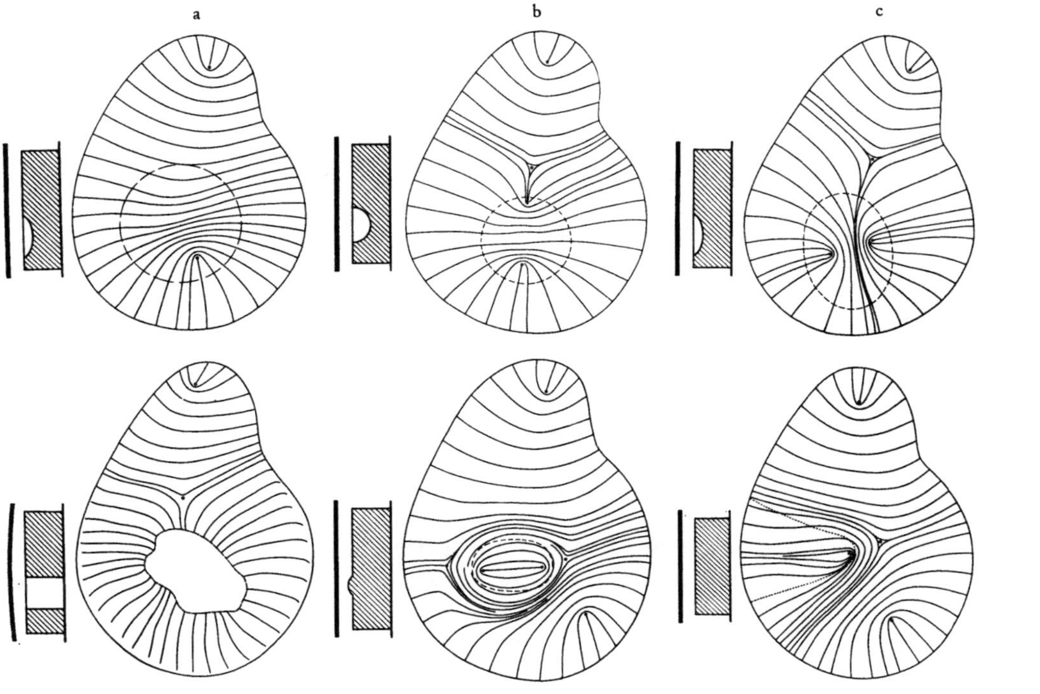

Abb. 42 a—f. Einflüsse von Defekten und Auflagerungen der Oberfläche auf den Trajektorienverlauf im komprimierten Gelatinemodell der Schulterpfanne. a Flache kreisförmige Mulde im unteren, breiten Pfannenabschnitt. b Tiefere kreisförmige Mulde im unteren, breiten Pfannenabschnitt. c Flache ovale Mulde im breiten Pfannenabschnitt. d Unregelmäßig begrenztes Loch im breiten Pfannenabschnitt. e Ovale Auflagerung im Zentrum des breiten Pfannenabschnittes. f Keilförmige Auflagerung mit der Basis am linken Rand des Modells. Ausführliche Erläuterung der Abbildungen im Text

Derartige Verschiebungen der singulären Punkte, die auf eine ungleichmäßige Kompression schließen lassen, wurden in den Spaltlinienbildern der untersuchten Pfannenknorpel häufig gefunden (Abb. 40 a, c).

Darüber hinaus wurde untersucht, welchen Einfluß eine lokale Erniedrigung oder Erhöhung der Kompression auf das normale Trajektorienbild ausübt (Abb. 41 a—e). Hierzu wurde das Gelatinemodell einmal mit einer umschriebenen Mulde oder einem Loch, ein anderes Mal mit einer lokalen Erhöhung versehen.

In Abb. 41 a ist noch einmal zum Vergleich das Trajektorienbild der ovalen Platte bei gleichmäßiger Kompression dargestellt. Die Auswirkung einer abgegrenzten Kompressionserniedrigung durch eine flache Mulde, die in Abb. 41 b gestrichelt eingezeichnet ist, besteht darin, daß die Dehnungstrajektorien im Bereich der Vertiefung aus ihrer normalen Verlaufsrichtung gegen die Muldenmitte abgelenkt werden und daß auch die attraktiven singulären Punkte in die gleiche Richtung verlagert werden.

Wird im Modell eine tiefere Mulde ausgespart, so wird in ihrem Bereich die Kompression noch stärker herabgesetzt (Abb. 41 c). Die Trajektorien werden nun wesentlich stärker aus ihrer ursprünglichen Verlaufsrichtung zum Zentrum dieser entlasteten Stelle hin abgelenkt. Jetzt erscheinen zusätzlich auch am oberen und unteren Rand der Vertiefung je ein attraktiver singulärer Punkt und außerhalb von diesen außerdem je ein repulsiver singulärer Punkt.

Wird im Extremfall anstelle einer bloßen Vertiefung im Modell ein Loch angebracht, so münden die Trajektorien sämtlich rechtwinklig in den Rand dieses Loches (Abb. 41 d). Oberhalb davon findet sich auch hier wieder ein repulsiver singulärer Punkt.

In analoger Weise wurde der Einfluß einer lokalen Kompressions*erhöhung* auf das Trajektorienbild untersucht. Hierzu wurde das ovale Modell mit einer entsprechenden Gelatineauflage versehen. In Abb. 41 e ist die kleine Auflage in der Mitte des Modells gestrichelt eingezeichnet. Die Trajektorien bilden im Bereich der Auflage Ellipsen, nahe deren Brennpunkte je ein attraktiver singulärer Punkt liegt. Es entsteht damit an dieser Stelle grundsätzlich das gleiche Bild, wie es in Abb. 36 c bei einem Kompressionsanstieg nach der Mitte des Modells hin dargestellt wurde. Dieser Bezirk ist gewissermaßen in das normale Trajektorienbild bei gleichmäßiger Kompression (s. Abb. 41 a) eingeschaltet. An der Grenze dieses Bezirkes liegt in der Querachse des Modells zu beiden Seiten je ein repulsiver singulärer Punkt.

Gelatinemodelle von der Kontur der Schulterpfanne zeigen bei ungleichmäßiger Kompression im Prinzip die gleichen Dehnungstrajektorienverläufe wie die ähnlich beanspruchten in Abb. 41 dargestellten Modelle mit ovaler Begrenzung.

Abb. 42 a zeigt ein Pfannenmodell mit einer runden, flachen Vertiefung im unteren, breiten Modellabschnitt, die in der Zeichnung durch den gestrichelten Kreis markiert ist. Die Dehnungstrajektorien werden in diese Vertiefung hineingezogen und drängen sich in ihrem Bereich zusammen. Der untere attraktive singuläre Punkt erscheint im Vergleich zum Normalbild nach dem Zentrum der Vertiefung hin verschoben.

Wird die Oberfläche des Modells mit einer tieferen Mulde versehen (Abb. 42 b), so wird dieses Hineingezogenwerden der Trajektorien in die Mulde noch deutlicher. Am oberen Rand der Vertiefung erscheint nun ein zusätzlicher attraktiver, außerhalb davon ein repulsiver singulärer Punkt. Dieses Bild ist im prinzipiellen Trajektorienverlauf mit Abb. 41 c zu vergleichen.

Erhält die Vertiefung im breiten Pfannenabschnitt eine längsgestellte, ovale Form (Abb. 42 c), so treten in ihrem Bereich zwei attraktive singuläre Punkte auf, die etwa auf der Querachse der Mulde liegen. Oberhalb der Vertiefung findet sich wieder ein repulsiver singulärer Punkt. Im oberen, schmalen Pfannenabschnitt entspricht der Trajektorienverlauf etwa dem Normalbild.

Wenn das Pfannenmodell anstelle der Vertiefung ein Loch erhält (Abb. 42 d), so münden in seinem Bereich die Dehnungstrajektorien senkrecht in den Rand dieses Loches ein. Oberhalb dieses Bezirkes erscheint wieder ein repulsiver singulärer Punkt, der etwa die Grenze zu dem schmalen Pfannenabschnitt bezeichnet, in dem der Trajektorienverlauf annähernd normal ist.

Eine lokale, im breiten Pfannenabschnitt gelegene Verdickung des Gelatinemodells ergibt prinzipiell die gleiche Veränderung des Trajektorienbildes wie die lokale Verdickung im Modell mit der ovalen Kontur (vgl. Abb. 41 e). Besteht diese Verdickung der Gelatineplatte in einer keilförmigen Auflagerung, deren Basis sich am linken Modellrand befindet (in Abb. 42 f punktiert eingezeichnet), so zeigt sich im Bereich dieser Auflagerung ein zusätzlicher attraktiver singulärer Punkt, außerhalb davon tritt ein repulsiver singulärer Punkt hinzu.

Spaltlinienbilder in Schulterpfannen mit Veränderungen des Gelenkknorpels

Diese zunächst rein theoretisch gewonnenen Erkenntnisse sollen nun im Folgenden anhand von Spaltlinienbildern einiger Schulterpfannenpräparate kontrolliert werden.

Bei einer Schulterpfanne, deren Knorpelüberzug im breiten Pfannenabschnitt eine große, rundlich begrenzte Vertiefung aufwies (Abb. 43 a), drängten sich die Spaltlinien im Bereich dieser Mulde enger zusammen (Abb. 43 b). Der entsprechende Modellversuch mit einer flachen Vertiefung im breiten Teil des Pfannenmodells (Abb. 43 c) zeigt ein in den charakteristischen Zügen durchaus ähnliches Dehnungstrajektorienbild.

Ein weiteres Präparat (Abb. 44 a) zeigt im Zentrum des breiten Pfannenabschnittes eine unregelmäßig begrenzte, größere, faserknorpelig erweichte Stelle, deren Konsistenz von der des umgebenden Gewebes sich so erheblich unterschied, daß sie praktisch wie ein Loch im Gelenkknorpel wirkte. Infolgedessen trafen auch die Spaltlinien im Knorpel überall senkrecht auf den Rand dieses erweichten Bezirkes auf. Der spannungsoptische Versuch mit einem Gelatinemodell, in dem an entsprechender Stelle ein großes, unregelmäßig begrenztes Loch ausgespart ist, zeigt einen Verlauf der Dehnungstrajektorien (Abb. 44 b), der dem Spaltlinienbild (Abb. 44 a) bis in alle Einzelheiten entspricht. Der im Trajektorienbild oberhalb des Loches gelegene repulsive singuläre Punkt ist auch in der Anordnung der Spaltlinien am oberen Rand des Knorpeldefektes deutlich zu lokalisieren.

Von besonderem Interesse ist eine Schulterpfanne, deren Gelenkknorpel im breiten Pfannenabschnitt eine flache Vertiefung, oberhalb davon ein den Knorpel nicht völlig durchsetzendes Loch besitzt (Abb. 45 a). Das Spaltlinienbild dieses Präparates zeigt ein Zusammendrängen der Spaltlinien im Bereich der Mulde und senkrechtes Einstrahlen auf den Rand des kleineren Loches (Abb. 45 c). Das entsprechend präparierte Gelatinemodell (Abb. 45 b) zeigt ein Dehnungstrajektorienbild, das der Anordnung der Spaltlinien bis in allen Einzelheiten entspricht (Abb. 45 d). In den Rand des Loches münden die Dehnungstrajektorien senkrecht ein, oberhalb und unterhalb des Defektes befindet sich, ebenso wie im Spaltlinienbild, je ein repulsiver singulärer Punkt und in der Mulde im unteren, breiten Pfannenabschnitt drängen sich die Dehnungstrajektorien zusammen, sie werden gewissermaßen in diese Vertiefung hinein-

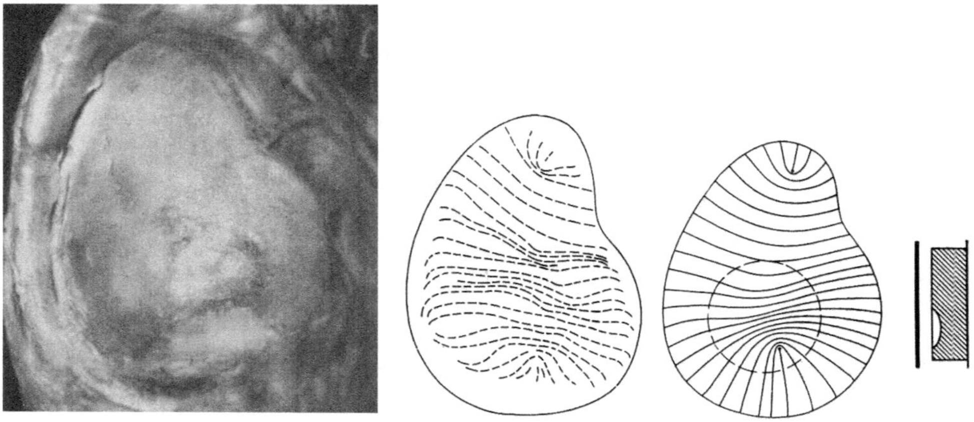

a b c

Abb. 43 a—c. Schulterpfanne mit flacher Vertiefung im unteren, breiteren Teil. a Ansicht des Präparates. b Skizze des Spaltlinienbildes. c Dazugehöriger spannungsoptischer Modellversuch. Die Spaltlinien sind im Prinzip in Richtung der Dehnungstrajektorien angeordnet

gezogen. Der Verlauf der Dehnungstrajektorien im oberen, schmalen Modellabschnitt entspricht durchaus dem normalen Trajektorienbild des Schulterpfannenmodells mit — wie im Spaltlinienbild — geringgradig nach rechts verschobenem attraktivem singulärem Punkt.

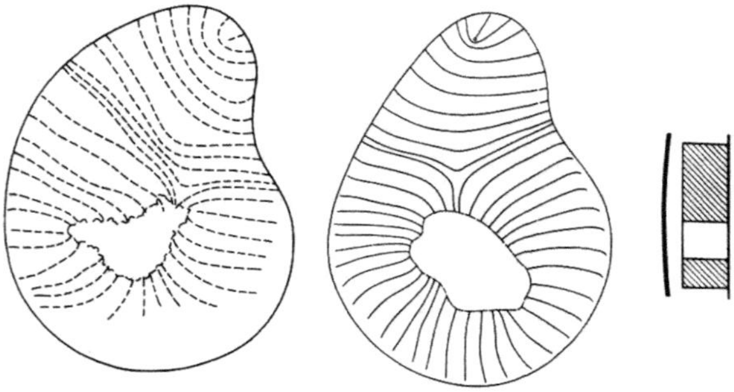

a b

Abb. 44 a u. b. Schulterpfanne mit faserknorpelig erweichtem Zentrum, in dem keine Spaltlinien mehr darstellbar waren. a Skizze des Spaltlinienbildes. Die Spaltlinien treffen senkrecht auf den Rand des Knorpeldefektes auf. b Dehnungstrajektorienbild im Pfannenmodell mit unregelmäßig begrenztem, großem Loch im breiten Pfannenabschnitt. Der Trajektorienverlauf gleicht in allen wesentlichen Charakteristika dem nebenstehenden Spaltlinienbild

Auch eine *lokale Verdickung* des Knorpelüberzugs hat eine charakteristische Veränderung des Spaltlinienbildes zur Folge. Abb. 46a zeigt das Photo einer Schulterpfanne mit einer zentral gelegenen lokalen Verdickung des Gelenkknorpels im breiten Pfannenanteil. Das dazugehörige Spaltlinienbild ist in Abb. 46b wiedergegeben. Abb. 46c zeigt den Verlauf der Dehnungstrajektorien in einem Gelatinemodell, das an entsprechender Stelle eine lokale Erhöhung aufweist. Im Bereich dieser Auflagerung, die eine umschriebene Kompressionserhöhung zur Folge hat, erscheinen zwei attraktive singuläre Punkte, die von elliptischen Dehnungstrajektorien umfahren werden (vgl. auch Abb. 41e und 42e). Die

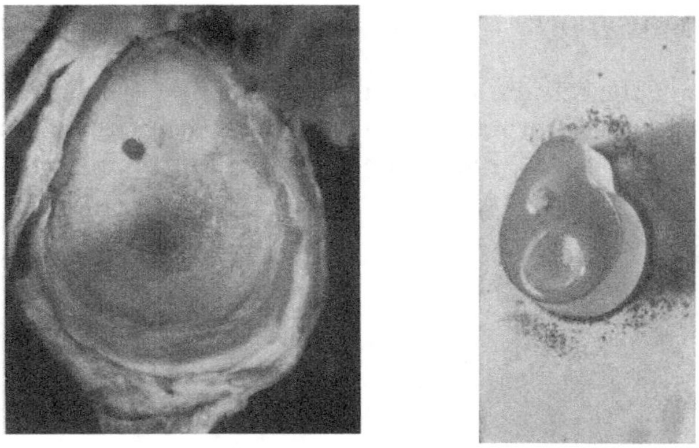

a b

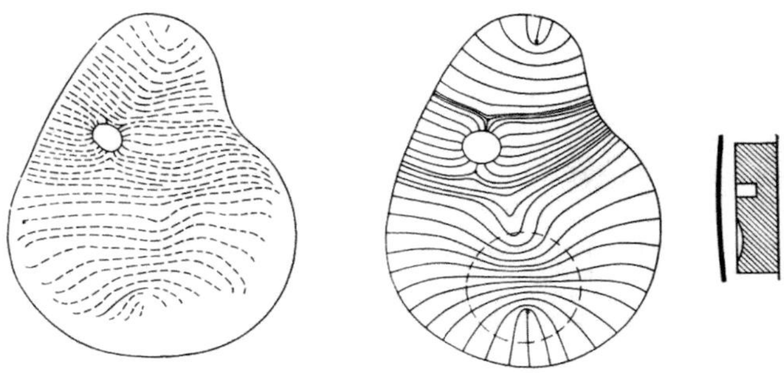

c d

Abb. 45 a—d. Gleichzeitig tiefer Defekt und flache Mulde im Pfannenknorpel. a Ansicht des Präparates. b Entsprechend geformtes Gelatinemodell. c Spaltlinienbild des Präparates. d Dehnungstrajektorien im spannungsoptischen Modellversuch. Rechts eine Skizze der Art der Belastung im Modellversuch. Das Dehnungstrajektorienbild gleicht bis in Einzelheiten dem Spaltlinienbild

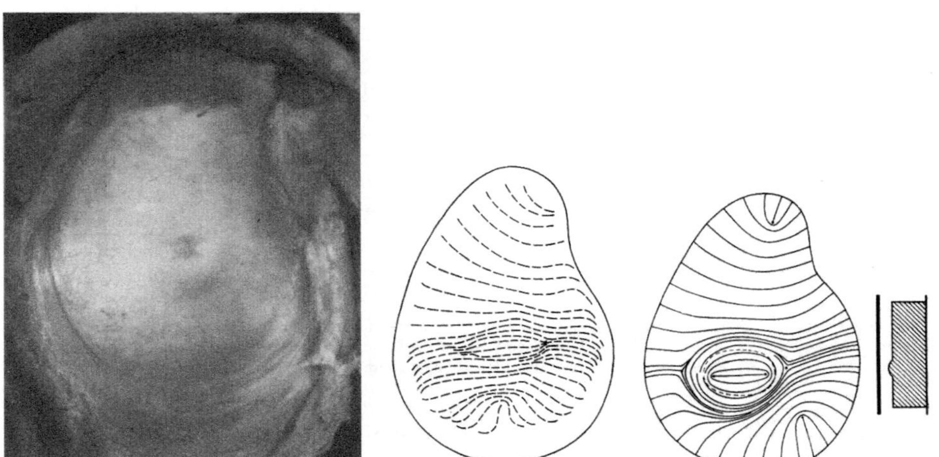

a b c

Abb. 46 a—c. Geringe Verdickung des Gelenkknorpels in Nähe der Pfannenmitte. a Ansicht des Präparates. b Skizze des Spaltlinienbildes. c Dehnungstrajektorienbild im spannungsoptischen Modellversuch, rechts daneben Skizze der Belastungsart. Im Bereich der Verdickung verlaufen die Trajektorien elliptisch um 2 attraktive singuläre Punkte

Anordnung der Spaltlinien in diesem Bezirk läßt das gleiche Prinzip erkennen (Abb. 46 b).

In anderen Fällen zeigte die Schulterpfanne eine Verdickung des Gelenkknorpelüberzuges in Form eines mit seiner Basis dem Pfannenrand aufsitzenden Keiles (Abb. 47 u. 48). Ein Pfannenknorpel mit breitbasiger, keilförmiger

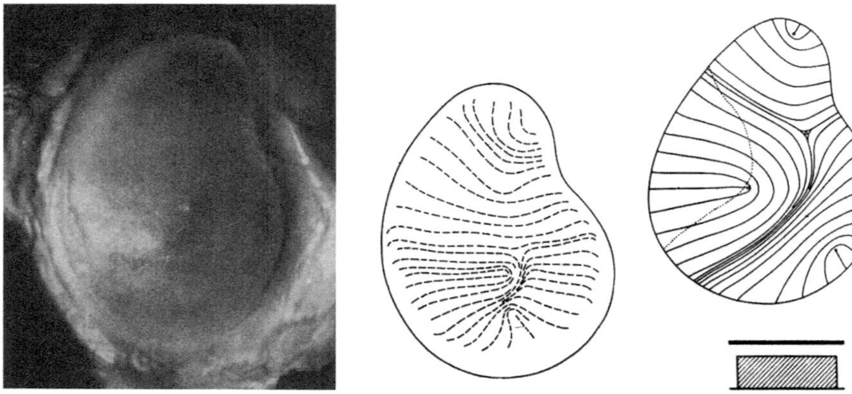

a b c

Abb. 47 a—c. Keilförmige Verdickung des Gelenkknorpels vom Rande her. a Ansicht des Präparates. b Skizze des Spaltlinienbildes. c Verlauf der Dehnungstrajektorien im spannungsoptischen Modellversuch. Durch die Verdickung werden zusätzlich zum Normalbild je ein attraktiver und ein repulsiver singulärer Punkt bedingt, die beide auch deutlich im Spaltlinienbild zu erkennen sind

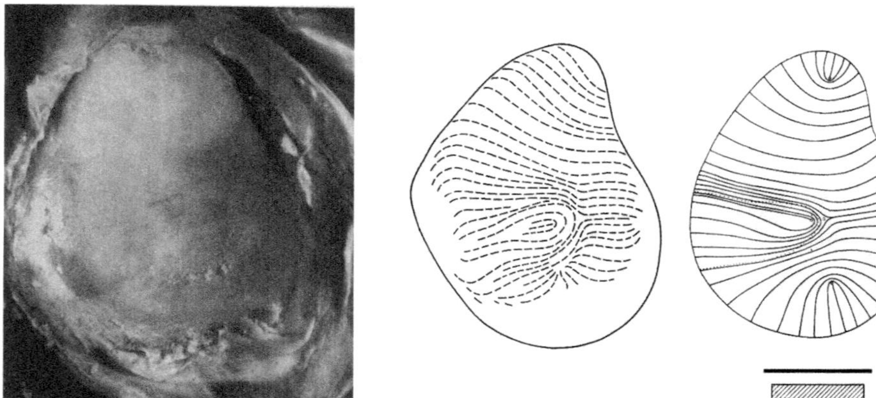

a b c

Abb. 48 a—c. Etwas schmälere keilförmige Verdickung des Gelenkknorpels vom Rande her. a Ansicht des Präparates. b Skizze des Spaltlinienbildes. c Dehnungstrajektorien im entsprechenden spannungsoptischen Modellversuch. Dieses Bild zeigt im Prinzip den gleichen Typ wie Abb. 47

Verdickung läßt schon im Spaltlinienbild einen attraktiven singulären Punkt in Nähe der Keilspitze und außerhalb davon einen repulsiven singulären Punkt erkennen (Abb. 47 b). Das mit einer entsprechenden Auflagerung versehene und einer planen Glasscheibe komprimierte Gelatinemodell (Abb. 47 c) zeigt ein in allen wesentlichen Zügen gleichartiges Dehnungstrajektorienbild. Auch hier liegt ein attraktiver singulärer Punkt in der Nähe des Scheitels der keilförmigen Auflagerung, etwas weiter außerhalb ein repulsiver singulärer Punkt. Außerdem zeigt das Spaltlinienbild, ebenso wie das Trajektorienbild des Gelatinemodells, eine Verschiebung der beiden attraktiven singulären Punkte im obersten bzw. untersten Pfannenabschnitt nach rechts, d. h. in Richtung des Kompressionsabfalls (vgl. Abb. 40). Eine ebenfalls keilförmige Verdickung des Schulterpfannenknorpels, jedoch mit schmälerer Basis (Abb. 48 a) hat ein sehr ähnliches Spaltlinienbild zur Folge (Abb. 48 b). Auch hier ist ein attraktiver singulärer Punkt an der Spitze des Keiles durchaus erkennbar. Davor liegt ein repulsiver singulärer Punkt. Der entsprechende Modellversuch (Abb. 48 c) ergibt wiederum einen in allen Charakteristika mit dem Spaltlinienbild übereinstimmenden Verlauf der Dehnungstrajektorien. Der Unterschied gegenüber der Abb. 47 c besteht lediglich darin, daß der durch die keilförmige Auflagerung bedingte attraktive und der repulsive singuläre Punkt sich einander außerordentlich genähert haben.

Der Einfluß des Pfannenhöckers auf den Verlauf der Dehnungstrajektorien

Häufig zeigt der knöcherne Pfannenboden in der Mitte eine Erhöhung, über der der Gelenkknorpel dünner ist als an den übrigen Stellen der Pfanne. Der Einfluß dieses Pfannenhöckers auf das Trajektorienbild stellt einen Spezialfall der ungleichen Kompressionsverteilung dar, der hier gesondert abgehandelt und zunächst im Modellversuch geklärt werden soll.

Besitzt die Bodenplatte, auf die das Gelatinemodell aufgegossen wird, zentral eine unnachgiebige Erhebung und wird nun wieder mit der planen Glasscheibe komprimiert, so zeigt der Verlauf der Hauptspannungslinien keine wesentliche Abweichung vom Trajektorienverlauf beim Grundversuch ohne diesen Höcker.

Dieser Befund stimmt nun aber nicht mit dem Spaltlinienbild im entsprechenden Präparat überein und schon die theoretische Überlegung sagt, daß in diesem speziellen Fall die Übereinstimmung auch gar nicht zu erwarten ist, da die Kompression mit einer Glasplatte *hier* nicht den physiologischen Belastungsbedingungen entspricht. Im Gegensatz zu allen bisher beschriebenen Versuchen kann die physiologische Beanspruchung des Pfannenknorpels bei Vorliegen eines Pfannenhöckers nicht durch Kompression mit einer starren Glasplatte nachgeahmt werden, weil sich die spezifische Auswirkung des Pfannenhöckers auf den Verlauf der Dehnungstrajektorien nur bei Kompression des Pfannenknorpels durch den *elastischen* Kopfknorpel bemerkbar macht. Dies soll in der folgenden theoretischen Ableitung begründet werden.

In den Abb. 49 a und b ist zunächst der Einfluß des Höckers auf die Kompressionsverteilung in einer Gelatineplatte bei Druck mit einer ebenen Glasscheibe abgeleitet. Wie aus der Abb. 49 a hervorgeht, wird bei gleichmäßiger Kompression um die Strecke Δ über der Bodenerhebung ein Gelatinevolumen verdrängt, das durch die Verbindungslinien der Punkte *a*—*b*—*d*—*c* gekennzeichnet ist. Da durch die Kompression die Höhe der Gelatineschicht verringert wird, muß die Gelatine bei gleichbleibendem Volumen sich in der Querrichtung entsprechend ausdehnen, so daß die ursprünglich über der Bodenerhebung befindliche Gelatine *x*—*y*—*d*—*c* (Abb. 49 a) nach der Kompression den Raum *x—y—b'—a'* (Abb. 49 b) einnimmt. Die Größe des durch die Kompression verdrängten Gelatinevolumens *a—b—d—c* (Abb. 49 a) ist bei gleich starker Kompression in jedem Fall dieselbe, gleichgültig, ob sich darunter eine Bodenerhebung befindet oder nicht. Aus diesem Grunde muß auch die durch die Kompression hervorgerufene Querdehnung der Gelatine bei vorhandener Bodenerhebung grundsätzlich in der gleichen Weise erfolgen wie bei fehlendem Höcker. Daraus folgt, daß bei gleichmäßiger Kompression durch eine unnachgiebige ebene Platte in der näheren und weiteren Umgebung einer Bodenerhebung der gesamte Zustand der Querdehnung, und damit auch die Querspannungen in der Gelatine, genau so ist, als ob keine Bodenerhebung vorhanden wäre. Dementsprechend bleibt auch der Trajektorienverlauf durch den Höcker unbeeinflußt, d. h. er entspricht dem Normalbild.

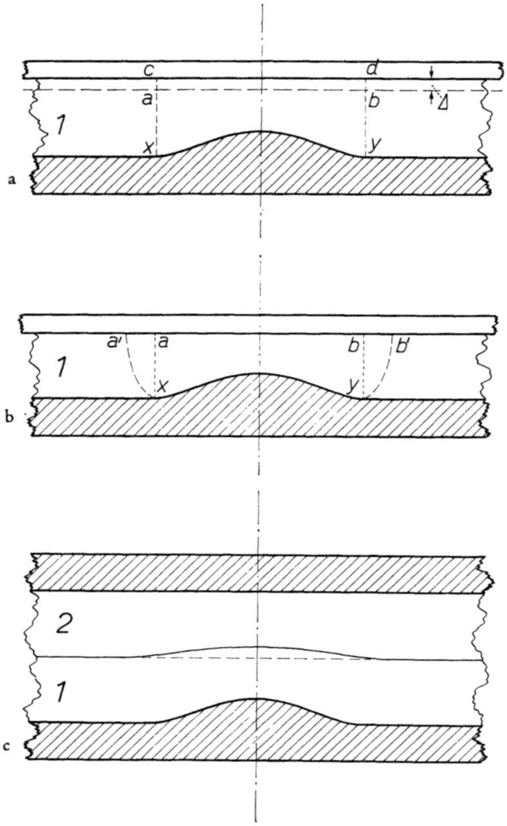

Abb. 49 a—c. Einfluß eines Bodenhöckers auf die Querdehnung einer elastischen Platte. a Fest auf einer starren Unterlage (schraffiert) aufsitzende elastische Platte vor der Kompression. Die Unterlage besitzt in der Mitte eine flache Erhebung. b Die gleiche Platte, durch einen starren Stempel komprimiert. Über der Erhebung wird ebensoviel Material verdrängt wie seitlich davon. c Die gleiche Platte, durch eine zweite elastische Platte komprimiert. Die komprimierte Schicht (*1*) wölbt sich gegen die komprimierende Schicht (2) über der Bodenerhebung vor. An dieser Stelle wird in der komprimierten Schicht weniger Material verdrängt als seitlich davon. Weitere Erklärung der Buchstaben und Zahlen im Text

Wird die Gelatineschicht (*1* in Abb. 49 c) statt durch eine unnachgiebige Platte durch eine zweite nachgiebige Schicht (*2* in Abb. 49 c) komprimiert, so steigen die Druckspannungen in der Kompressionsrichtung über dem Höcker zu größeren Werten an als an anderen Stellen des Modells, da die Kompression der Gelatine über der Bodenerhebung in der Platte *1* im Verhältnis zur ursprünglichen Schichthöhe eine stärkere ist. Die höheren Druckspannungen in diesem Bezirk treten aber nicht nur in der komprimierten Schicht *1* (Abb. 49 c) auf, sondern sie werden von ihr auch an die drückende Schicht *2* weitergegeben, die ja den Druckspannungen der Schicht *1* an jeder Stelle mit gleichem Druck entgegenwirken muß. In der ursprünglich überall gleich hohen Schicht *2* hat der Anstieg der Druckspannungen über dem Höcker eine verstärkte Kompression an dieser Stelle zur Folge, so daß in der vorher ebenen Oberfläche der Druckschicht *2* eine Vertiefung über der Stelle des Bodenhöckers entsteht. In diese Vertiefung der drückenden Schicht *2* wölbt sich die Gelatine der gedrückten Schicht *1* hinein. Das bedeutet, daß beim Pressen mit einer nachgiebigen Schicht über der festen Bodenerhebung in der Schicht *1* weniger Gelatine verdrängt wird als bei Kompression mit einer starren, ebenen Platte.

Der Pfannenhöcker muß also die gleiche Auswirkung auf den Verlauf der Dehnungstrajektorien haben wie eine flache Vertiefung im Gelatinemodell bei Druck mit einer starren, ebenen Glasplatte (s. S. 465, Abb. 42 a, b).

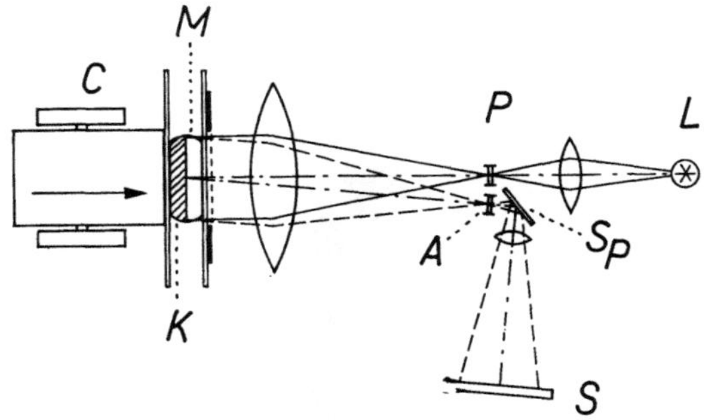

Abb. 50. Versuchsanordnung zur spannungsoptischen Untersuchung im reflektierten Licht. *L* Lichtquelle; *P* Polarisator; *A* Analysator; *Sp* Spiegel; *S* Projektionsschirm; *M* Gelatinemodell; *K* elastische Druckplatte (aus Gelatine); *C* Mikroskoptubus, der zur Kompression des Modells in Richtung des eingezeichneten Pfeiles vorgedreht wird. Der einfallende Lichtstrahl ist ausgezogen, der reflektierte Strahl gestrichelt gezeichnet

Um diese theoretische Ableitung im Modellversuch zu überprüfen, mußte eine spezielle Versuchsanordnung gewählt werden, da hierbei nicht im durchfallenden Licht gearbeitet werden konnte (s. Abb. 50).

Mit dieser Versuchsanordnung wurde ein Gelatinemodell mit der Kontur des Schulterpfannenknorpels untersucht, das auf eine Glasplatte aufgegossen war, die eine rundliche, unnachgiebige Erhebung besaß (kreisförmiger schraffierter Bezirk in Abb. 51 a) und das mit einer zweiten Gelatineplatte komprimiert wurde. Das auf diese Weise erhaltene Dehnungstrajektorienbild (Abb. 51 a) zeigt in Übereinstimmung mit den theoretischen Überlegungen die gleichen Abweichungen vom Normalbild wie das Schulterpfannenmodell mit einer flachen Mulde an der entsprechenden Stelle (Abb. 51 b, vgl. Abb. 42 a).

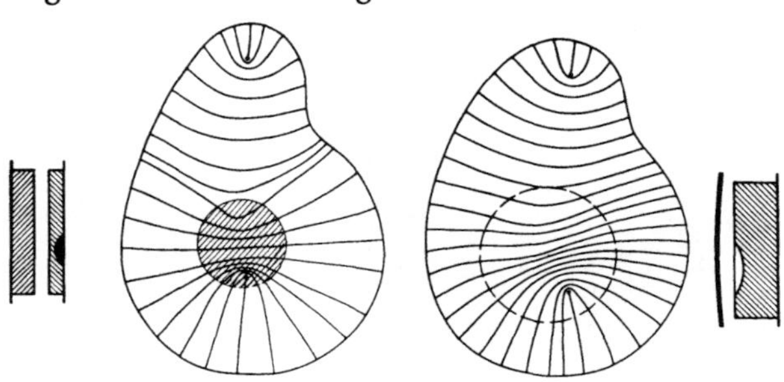

a b

Abb. 51 a u. b. Vergleich zwischen der Wirkung des Pfannenhöckers und einer Vertiefung im Schulterpfannenmodell auf die Dehnungstrajektorien. a Bodenhöcker und Kompression mit einer zweiten Gelatineplatte. b Zum Vergleich Trajektorienverlauf im Modell mit einer Mulde bei Kompression mit einer konkaven Glasplatte

Abb. 52 a zeigt das Spaltlinienbild eines Präparates mit einem Höcker im knöchernen Pfannenboden im Zentrum des breiten Pfannenabschnittes. Im Bereich dieses Hökkers drängen sich die Spaltlinien enger zusammen, ebenso wie die Dehnungstrajektorien im entsprechenden Modellversuch (Abb. 52 b).

Häufig nimmt der Gelenkknorpel über dem Pfannenhöcker den Charakter von Faserknorpel an. Benninghoff gibt für solche Fälle an, daß die Spaltlinien radiär von diesem Faserknorpelzentrum ausstrahlen (Abb. 53). Bei genauerer Darstellung des Spaltlinienverlaufes mittels der verfeinerten Methode zeigt sich jedoch, daß sich die Spaltlinien in diesem Bezirk deswegen sehr nahe kommen, weil hier mehrere singuläre Punkte dicht beieinanderliegen.

Ein besonders eindrucksvolles Beispiel hierfür ist der Spaltlinienverlauf in einer Schulterpfanne (Abb. 54 a), bei welcher sich über dem Höcker an der Stelle des erhöhten Druckes ein Faserknorpelzentrum befand. In diesem Fall waren die Spaltlinien auch im gesamten Bereich des Faserknorpelzentrums deutlich darzustellen (Abb. 54 b). Wie oben ausführlich dargelegt wurde, kann

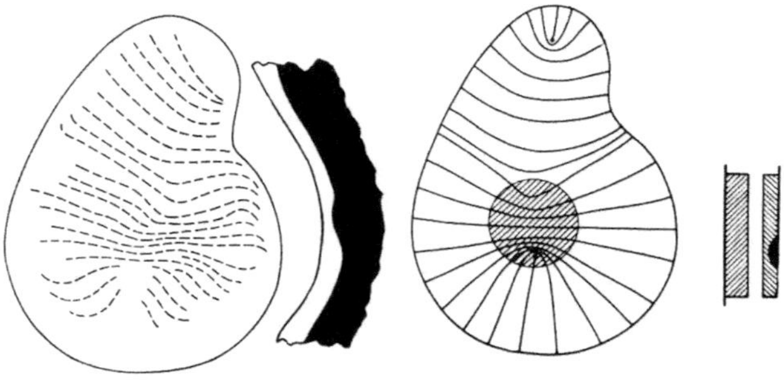

a Abb. 52 b

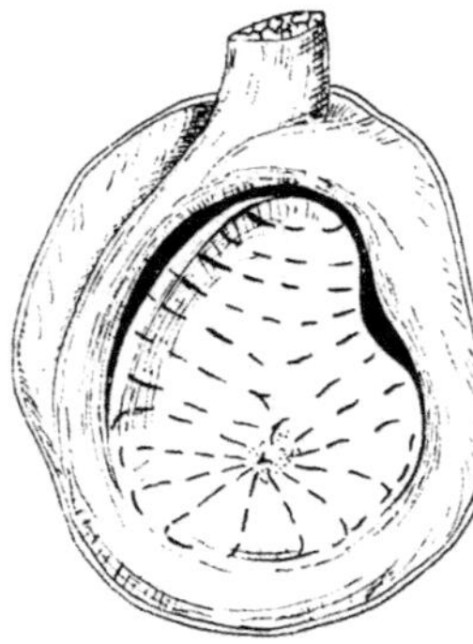

Abb. 53

Abb. 52 a u. b. Spaltlinienverlauf in einer Schulterpfanne mit Knochenhöcker im Pfannenzentrum. a Skizze des Spaltlinienbildes. Rechts daneben ein Längsschnitt durch die Gelenkpfanne. Knochen schwarz, Knorpel hell. b Dehnungstrajektorien im entsprechenden spannungsoptischen Modellversuch. Die starre Auflage auf der Grundplatte ist schraffiert eingezeichnet. Rechts daneben schematische Skizze der Versuchsanordnung. Die Trajektorien drängen sich im Bereich der Auflage zusammen. Vgl. Abb. 51 a

Abb. 53. Spaltlinienbild einer Schulterpfanne mit faserknorpeligem Zentrum („Verknotungspunkt"). (Nach BENNINGHOFF 1925 b)

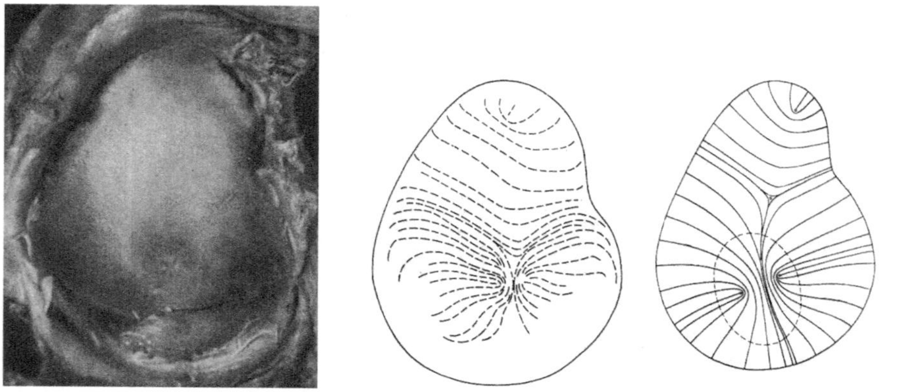

a b c

Abb. 54 a—c. Schulterpfanne mit faserknorpeliger Stelle über einem knöchernen Bodenhöcker im Pfannenzentrum. a Photo des Präparates. b Skizze der Spaltlinien. c Verlauf der Dehnungstrajektorien im Gelatinemodell der Schulterpfanne mit einer ovalen Mulde im breiten Pfannenabschnitt. Die Mulde hat die gleiche Wirkung wie ein Bodenhöcker. Das Trajektorienbild entspricht dem nebenstehenden Spaltlinienbild in allen wesentlichen Charakteristika

im Modellversuch die Wirkung des Pfannenhöckers auch durch eine Mulde in der Oberfläche des Gelatinemodells nachgeahmt werden. Da hierfür eine wesentlich einfachere Versuchsanordnung verwandt werden kann, wurde der entsprechende spannungsoptische Versuch mit einem Schulterpfannenmodell mit einer Mulde im breiten Pfannenabschnitt ausgeführt. Das auf diese Weise gewonnene Dehnungstrajektorienbild zeigt Abb. 54 c. Es weist die gleichen Charakteristika auf wie das Spaltlinienbild der Abb. 54 b: zwei dicht beieinanderliegende attraktive singuläre Punkte im Bereich der Stelle der Kompressionserniedrigung und einen repulsiven singulären Punkt nahe ihrem oberen Rand.

Aus diesem Spaltlinienbild der Abb. 54 b wird außerdem sehr deutlich, daß bei etwas unklarer Darstellung im faserknorpeligen Bezirk leicht der Eindruck entstehen kann, als ob alle Spaltlinien von einem Punkt ausstrahlen. Bei genauem Vergleich mit Abb. 53 erkennt man eine weitgehende Ähnlichkeit mit dem von BENNINGHOFF wiedergegebenen Bild.

Wenn man sich die Erweichung im faserknorpeligen Bezirk so weit fortgeschritten denkt, daß der Knorpel an dieser Stelle gar nicht mehr trägt und bereits beginnende Defektbildung vorliegt, also wenn der im Modell (Abb. 54 c) von der gestrichelten Linie begrenzte Bereich herausgeschnitten wäre, dann stellt man fest, daß die Dehnungstrajektorien auf die Begrenzung dieses Defektes senkrecht auftreffen. Das wären dann die Verhältnisse, wie sie bereits in Abb. 44 dargestellt wurden.

Der Einfluß der Pfannenlippe auf das Trajektorienbild

Die Fläche der Gelenkpfanne des Schultergelenks, die nur etwa 1/4—1/3 der Oberfläche des Humeruskopfes beträgt, wird durch das faserknorpelige Labium articulare vergrößert, das eine Breite von 4—6 mm besitzt und in dem Kollagenfasern parallel zur Pfannenkontur verlaufen. Diese Gelenklippe ist stets in mehr oder weniger großer Ausdehnung mit dem Pfannenknorpel fest verwachsen und in der Regel nur im Bereich des oberen schmalen Anteiles der Pfanne von ihr durch eine feine Furche getrennt. In vereinzelten Fällen des vorliegenden Untersuchungsmaterials war der Rand des Pfannenknorpels nahezu in ganzer Ausdehnung mit der Gelenklippe verwachsen. In anderen, seltenen Fällen war er fast im ganzen Umfang von ihr getrennt. Manchmal bildet das faserige Gewebe der Gelenklippe an der unteren Zirkumferenz, indem es sich in den Pfannenknorpel fortsetzt, eine breite Fasersichel, die bis nahe an den Pfannenkern heranreicht, was bereits BENNINGHOFF (1925 b, S. 827) beschrieb.

Für unsere mechanischen Betrachtungen ist es von Interesse, daß die Gelenklippe einen konzentrischen Ring aus dehnungsfesten Fasern darstellt, der streckenweise mit dem Pfannenknorpel fest verbunden, streckenweise — meist im oberen Abschnitt der Pfanne — von ihm zwar durch eine feine Furche getrennt ist, ihm jedoch auch hier fest anliegt. Das Labium articulare muß dementsprechend in dem Bereich, in dem es kontinuierlich in den Rand des Pfannenknorpels übergeht, in Randnähe einen Einfluß auf die Verlaufsrichtung der Dehnungstrajektorien ausüben. BENNINGHOFF (1925 b, S. 825) wies bereits darauf hin, daß die Spaltlinien nur im Bereich einer Trennfurche senkrecht auf den Pfannenrand zu verlaufen, daß sie aber im Gebiet der Gelenklippe bogenförmig in die zirkuläre Faserrichtung der letzteren einstrahlen. Er deutete diesen Befund so, daß an den Verwachsungsstellen der Gelenklippe ihre Spannungen sich auf den Pfannenknorpel fortsetzen, wodurch eine Tangentialverschiebung des Knorpelmaterials unterstützt würde.

Ein Ring aus zugfesten Fasern, der den Pfannenknorpel umschließt, behindert eine zentrifugale Ausdehnung des Knorpelmaterials. Diese dehnungsbehindernde Wirkung der Gelenklippe kann im Modellversuch dadurch nachgeahmt werden, daß man die Randzone des Gelatinemodells durch leichtes

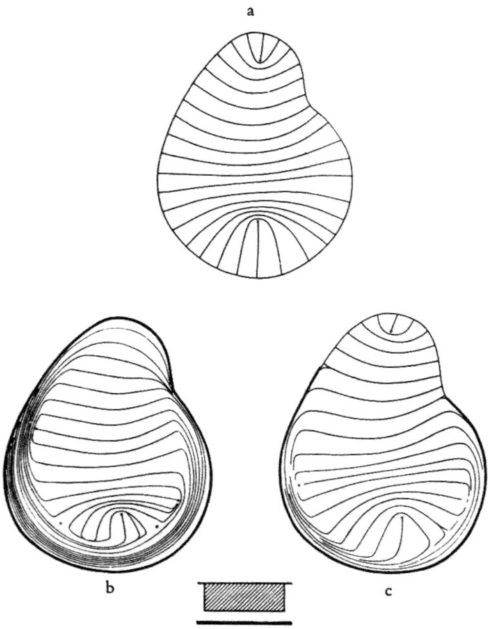

Abb. 55

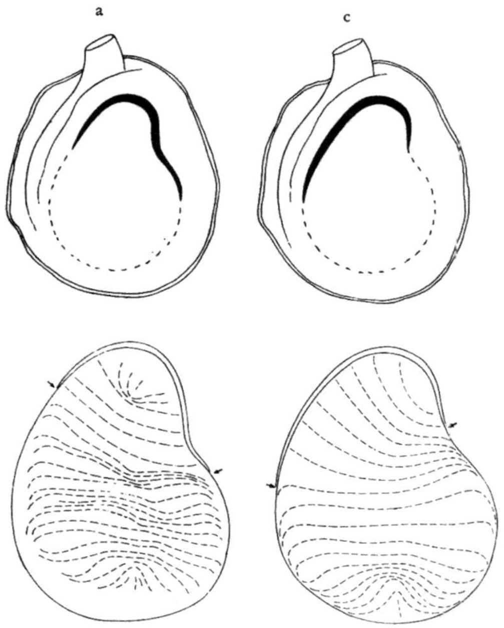

Abb. 56

Abb. 55 a—c. Die Wirkung des Labium articulare auf das Trajektorienbild. a Normales Trajektorienbild des Gelatinemodells der Schulterpfanne zum Vergleich. b Gelatinemodell mit angetrocknetem Rand. Die Dehnungstrajektorien biegen überall in Randnähe in eine konturparallele Richtung um. c Rand des Gelatinemodells nur im unteren Anteil angetrocknet. Im Bereich der Spitze des Modells treffen deshalb wie beim Grundversuch die Trajektorien senkrecht auf den Rand auf

Abb. 56 a—d. Die Wirkung des Labium articulare auf das Spaltlinienbild der Schulterpfanne. a Schematische Skizze eines Pfannenknorpels, der in großer Ausdehnung mit dem Labium articulare fest verwachsen ist. Der Spalt zwischen Pfannenknorpel und Labium articulare im oberen Teil des Bildes ist schwarz angegeben. b Spaltlinienbild dieses Präparates. Die Pfeile geben die Grenzen der Verwachsung mit dem Labium articulare an. Nur im Bereich des Spaltes treffen die Spaltlinien senkrecht auf den Pfannenrand auf. c Ein zweites Präparat mit einer anderen Lage des Spaltes zwischen Pfannenknorpel und Labium articulare. d Spaltlinienbild dieses zweiten Falles. Wiederum treffen die Spaltlinien nur im Bereich der Trennfurche zwischen Pfannenknorpel und Labium articulare senkrecht auf den Pfannenrand auf. Vgl. mit diesen beiden Spaltlinienbildern Abb. 55 c

Antrocknen fest werden läßt. Die Oberfläche wird während dieser Zeit durch ein aufgelegtes fettgetränktes Papier vor dem Austrocknen geschützt. Bei der Kompression des Gelatinemodells entstehen im angetrockneten Modellrand zirkuläre Zugspannungen und die Dehnungstrajektorien biegen in Randnähe in einen zirkulären Verlauf um.

Abb. 55 a zeigt noch einmal zum Vergleich das normale Trajektorienbild des Gelatinemodells der Schulterpfanne, darunter (Abb. 55 b) ist der Verlauf der Dehnungstrajektorien in dem Modell mit angetrocknetem Rand abgebildet, der einem in ganzem Umfang mit dem Pfannenknorpel fest verwachsenen Labium articulare entspricht. Die Dehnungstrajektorien biegen überall in Randnähe in eine zur Kontur parallele Richtung um.

Wie bereits oben erwähnt, ist jedoch im allgemeinen der obere, schmale Teil des Pfannenknorpels vom Labium articulare durch eine mehr oder weniger ausgedehnte Furche getrennt. Um diesen Verhältnissen Rechnung zu tragen, wurde in einem weiteren Modellversuch nur im unteren, breiten Teil des Gelatinemodells der Rand durch Antrocknen zum Schrumpfen gebracht. Bei Kompression mit einer ebenen Glasplatte biegen die Dehnungstrajektorien nur in diesen Bezirk in die zirkuläre Richtung um (Abb. 55 c), während sie im oberen, schmalen Pfannenabschnitt, in dem der Rand vor dem Antrocknen geschützt wurde, wie beim Grundversuch rechtwinklig in den Rand einmünden (vgl. Abb. 55 a).

In Abb. 56 sind 2 Schulterpfannenknorpel dargestellt, bei denen das Labium articulare im oberen, schmalen Pfannenabschnitt in unterschiedlichem Ausmaß vom Gelenkknorpel getrennt ist. In den beiden oberen Bildern (Abb. 56 a und b) ist die Ausdehnung und Lage dieser Trennfurche schwarz gekennzeichnet. Die darunterstehenden Abbildungen (56 c und b) zeigen die zugehörigen Spaltlinienbilder. Es ist deutlich zu erkennen, wie die Spaltlinien im Bereich der Verwachsung der Gelenklippe mit dem Pfannenknorpel in Randnähe umbiegen und tangential in den Rand einstrahlen, während sie in der ganzen Ausdehnung der Trennfurche zwischen Labium articulare und Pfannenknorpel senkrecht auf die Kontur auftreffen. Ein Vergleich mit Abb. 55 c zeigt die prinzipielle Übereinstimmung zwischen dem Verlauf der Spaltlinien und den Dehnungstrajektorien im entsprechenden Modellversuch.

Übrigens läßt sich die Wirkung eines mit dem Pfannenknorpel verwachsenen Labium articulare sehr deutlich auch in den Abb. 43 b, 45 b, 46 b, 47 b, 48 b und 54 b erkennen, indem im unteren, breiten Teil der Pfanne die Spaltlinien nicht senkrecht auf die Kontur auftreffen, sondern dicht vor dem Pfannenrand in eine mehr zirkuläre Richtung umbiegen.

Schlußfolgerungen

Aus den im Vorstehenden mitgeteilten Untersuchungen darf wohl der Schluß gezogen werden, daß alle bisher beobachteten Spaltlinienbilder im Gelenkknorpel der Schulterpfanne mit den durch die maßgebende Beanspruchung des Knorpels bedingten Dehnungstrajektorienbildern bis in Einzelheiten übereinstimmen. Abweichungen von dem am häufigsten auftretenden Durchschnittsbild ließen sich in jedem einzelnen Fall durch die besonderen anatomischen Verhältnisse erklären und bei Berücksichtigung dieser Formverhältnisse zeigt das Versuchsmodell jeweils einen entsprechenden Verlauf der Dehnungstrajektorien. Es darf somit als erwiesen angesehen werden, daß das zugfeste Material im Gelenkknorpel der Schulterpfanne trajektoriell ausgerichtet, d. h. überall in Richtung der größten bei Belastung auftretenden Dehnung angeordnet ist. Bei Dehnung in dieser Richtung entstehen in den einzelnen Fibrillen infolgedessen maximale Zugspannungen. Demnach ist das zugfeste Material in bestmöglicher Weise zur Widerstandsleistung ausgenutzt. Hierin liegt eine weitere Bestätigung des Rouxschen Maximum-Minimum-Prinzips, indem ein Maximum an (Widerstands-)Leistung mit einem Minimum an Material erreicht ist.

Zudem bietet die Anordnung des kollagenen Materials im Gelenkknorpel der Schulterpfanne eine weitere Stütze für die Auffassung, daß die trajektorielle Struktur eine Minimum-Struktur ist, denn die Ausführungen haben zeigen können, daß bei trajektorieller Anordnung für eine geforderte Leistung ein Minimum an Material benötigt wird.

Zusammenfassung

Am Beispiel der Gelenkpfanne des Schultergelenkes wird in der vorliegenden Arbeit der Beweis erbracht, daß das Kollagenmaterial in der oberflächennahen Tangentialschicht der Faserbügel — entgegen der Ansicht von BENNINGHOFF — in der Richtung der bei Belastung auftretenden Dehnungstrajektorien angeordnet ist.

Vom Durchschnittsverhalten abweichende Spaltlinienbilder des Schulterpfannenknorpels hatten stets ihre Ursache in anatomischen Eigenheiten des betreffenden Präparates. Als solche anatomische Eigenheiten wurden gefunden: mehr oder weniger ausgedehnte Vertiefungen oder Löcher in der Knorpeloberfläche, zentrale oder am Rande gelegene Verdickungen der Knorpelschicht, eine, meist zentral gelegene, faserknorpelig erweichte Stelle und ein zentraler Höcker im knöchernen Pfannenboden. Besondere Aufmerksamkeit wurde dem mit dem Pfannenknorpel verwachsenen Labium articulare gewidmet.

Als Untersuchungsmaterial dienten 50 menschliche Schulterpfannen von Erwachsenen. Mittels einer neuen Methode wurden fortlaufende Spaltlinien dargestellt und damit bisher bestehende Unklarheiten im Spaltlinienverlauf im Pfannenzentrum geklärt.

In komprimierten Gelatinemodellen wurden mit Hilfe der Spannungsoptik die Dehnungstrajektorien dargestellt. Dabei waren einige in der Elastizitätslehre bisher noch nicht bearbeitete prinzipielle Fragen bezüglich der Dehnungstrajektorien in komprimierten ebenen elastischen Platten zu klären.

Der Nachweis der trajektoriellen Ausrichtung der kollagenen Fasern im Gelenkknorpel bedeutet einen weiteren Beweis für die bestmögliche Anordnung biologischen Materials zur mechanischen Widerstandsleistung und damit eine weitere Bestätigung des Rouxschen Maximum-Minimum-Gesetzes.

Literatur

BENNINGHOFF, A.: Form und Bau der Gelenkknorpel in ihren Beziehungen zur Funktion. 1. Mitt. Die modellierenden und formerhaltenden Faktoren des Knorpelreliefs. Z. Anat. **76**, 43 (1925 a). — Form und Bau der Gelenkknorpel usw. 2. Mitt. Der Aufbau der Gelenkknorpel in seinen Beziehungen zur Funktion. Z. Zellforsch. **2**, 783 (1925 b). — Der funktionelle Bau des Hyalinknorpels. Erg. Anat. Entwickl.-Gesch. **26**, 1 (1925 c). — DIETRICH, O., u. E. LEHR: Das Dehnungslinienverfahren, ein Mittel zur Bestimmung der für die Bruchsicherheit bei Wechselbeanspruchung maßgebenden Spannungsverteilung. VDI-Zeitschr. **76**, 973 (1932). —

Fick, R.: Handbuch der Anatomie und Mechanik der Gelenke. II Allgemeine Gelenk- und Muskelmechanik. Jena 1910. — Föppl, L., u. E. Mönch: Praktische Spannungsoptik. Berlin-Göttingen-Heidelberg: Springer 1950. — Gebhardt, W.: Diskussion zum Vortrag J. Schaffer: Trajektorielle Strukturen im Knorpel. Verh. anat. Ges. (Jena) **25**, 169 (1911). — Hultkrantz, W.: Über die Spaltrichtungen der Gelenkknorpel. Verh. anat. Ges. (Kiel) **12**, 248 (1898). — Küntscher, G.: Die Darstellung des Kraftflusses im Knochen. Zbl. Chir. **61**, 2130 (1934). — Mesmer, G.: Spannungsoptik. Berlin 1939. — Roux, W.: Gesammelte Abhandlungen über Entwicklungsmechanik der Organismen. I. u. II. Leipzig: Wilhelm Engelmann 1895. — Terminologie der Entwicklungsmechanik der Tiere und Pflanzen. Leipzig: Wilhelm Engelmann 1912. — Triepel, H.: Einführung in die physikalische Anatomie. I. Allgemeine Elastizitäts- und Festigkeitslehre in elementarer Darstellung. II. Die Elastizität und Festigkeit der menschlichen Organe. Wiesbaden 1902.

14. Eine neue Theorie über den Einfluß mechanischer Reize auf die Differenzierung der Stützgewebe*

Zehnter Beitrag zur funktionellen Anatomie und kausalen Morphologie des Stützapparates

Mit 35 Abbildungen

Es steht außer Zweifel, daß das Blastem der Stützgewebe in Bezug auf die verschiedenen Stützgewebsarten pluripotent ist, d. h. sowohl zu Knochengewebe als auch zu Bindegewebe und Knorpelgewebe ausreifen kann. So sehen wir z. B. bei der Frakturheilung, daß aus dem sekundären Mesenchym, welches der gesamten Umgebung der Fraktur entstammt, nicht nur ein bindegewebiger oder knöcherner Callus entsteht, sondern auch Knorpelgewebe, selbst bei Knochen, die nicht knorpelig vorgebildet waren. Ebenso geht eindeutig aus Beobachtungen hervor, daß die Differenzierungsrichtung des Blastems an der Frakturstelle irgendwie durch mechanische Reize gesteuert wird und daß letzten Endes, wie bereits PETERSEN (1926) betont, die jeweilige mechanische Anforderung an die Konstruktion für die Ausbildung und Lokalisation der verschiedenen Stützgewebe maßgebend ist.

W. ROUX (1895, 1912 a, b) hat in seiner Lehre von der funktionellen Anpassung eine präzise Charakterisierung der mechanischen Reize gegeben, die er als Bildungsreize für die drei Arten der Stützgewebe ansieht. Danach ist *Druck* der spezifische Reiz für die Bildung von Knochengewebe, *Zug* der spezifische Reiz für Bindegewebsbildung und starke *„Abscherung“*[1] in Verbindung mit Druck oder Zug der spezifische Reiz für die Bildung von Knorpelgewebe.

Die Rouxsche Lehre, die auch heute noch die Grundlage aller diesbezüglichen Untersuchungen und Überlegungen bildet, kann jedoch einer kritischen Überprüfung nicht standhalten, wie sich überzeugend nachweisen läßt. In der vorliegenden Arbeit kann allerdings nur auf einige der Widersprüche eingegangen werden, da eine umfassendere Darlegung weit über den Rahmen dieser Abhandlung hinausgehen würde.

Zunächst ist es undenkbar, daß Druck der spezifische Reiz für Knochenbildung sein kann, wenn er, wie der Rouxschen Lehre zugrunde liegt, als einachsiger Druck unmittelbar auf die Zelle zur Auswirkung kommt (vgl. W. ROUX 1895, I, S. 356). Die Zelle ist ein so zartes Gebilde, daß sie schon durch den geringsten Druck zerstört würde. Ebensowenig ist es denkbar, daß der subtile Vorgang der Ausscheidung von Knochengrundsubstanz und deren Er-

---

* Herrn Professor ELZE zum 75. Geburtstag gewidmet. — Z. Anat. Entwickl. Gesch. **121**, 478—515 (1960).

[1] Die Frage, was ROUX unter der Bezeichnung „Abscherung“ letzten Endes wirklich versteht, soll in einem Anhang kurz diskutiert werden.

härtung unter direkter Einwirkung von Druck auf die Zelle vor sich gehen kann. In Einklang mit dieser Überlegung steht die Bemerkung von L. FICK (1857), daß Knochengewebe sich nur an Orten absoluter Ruhe differenziert. Tatsächlich wird Knochenbildung auch nur an solchen Stellen beobachtet, an denen die Zellen selbst durch ein feststehendes Gerüst vor jeder direkten mechanischen Beanspruchung geschützt sind. Bei der chondralen Knochenbildung sind es die Bälkchen aus verkalkter Knorpelgrundsubstanz, die dem Druck Widerstand leisten und die anliegenden Zellen vor Druck schützen. Bei der desmalen Knochenbildung besteht das Leitgerüst aus kollagenen Fibrillen, die dem Zug Widerstand leisten und die zwischen den Fibrillen liegenden Zellen vor Zug schützen. Beim infrakturierten Knochen sind es die ineinander verkeilten Spongiosabälkchen, welche das starre Gerüst bilden, und beim Anbau von Knochengewebe an den intakten Knochen, d. h. beim kontinuierlichen Umbau und beim Breitenwachstum, wird der Druck durch die Corticalis und die Spongiosabälkchen aufgenommen, so daß die Zelle, geschützt vor jeder direkten Einwirkung von Druck, zur Osteocyte ausreifen kann.

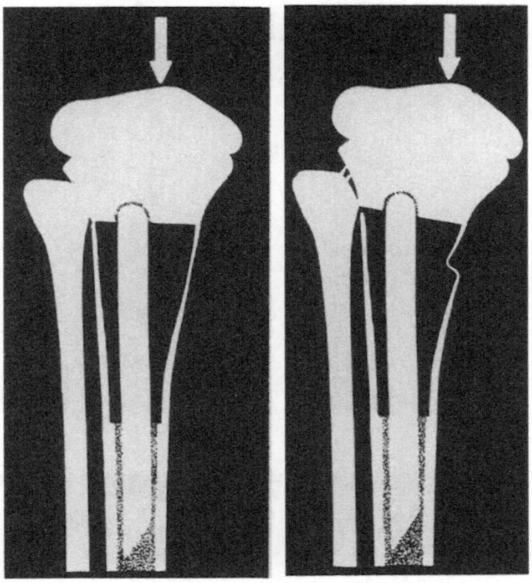

a b

Abb. 1 a u. b. Modell des durch ein Fibulatransplantat unterstützten Tibiakopfes nach Resektion eines Teiles der Tibia bei erhaltenem Periostschlauch. a Das unbelastete Modell. b Das belastete Modell

Andererseits lehren Beobachtungen, insbesondere bei der Frakturheilung, daß die Knochenbildung dort ausbleibt, wo das Leitgerüst intermittierende Verzerrungen erleidet, durch welche entweder Druck, Zug oder Schub unmittelbar auf die Zelle übertragen werden.

Beweisend ist hierfür z. B. der Verlauf des folgenden klinischen Falles: Bei einem 7jährigen Mädchen wurde wegen eines braunen Tumors ein Stück aus der Tibia unter Schonung des Periostschlauches reseziert. Der Defekt wurde durch einen Teil der Fibula der gesunden Seite gedeckt. Das Fibulatransplantat wurde in die Markhöhle des distalen Tibiafragmentes eingetrieben und unter Spannung des Periostschlauches unter das obere Fragment geklemmt, wie aus dem Modellschema der Abb. 1 a zu ersehen ist. Da die Tibia durch den Eingriff nicht verkürzt wurde, blieb die Spannung des umgebenden Muskelschlauches erhalten. Das Kopffragment wurde durch das Fibulatransplantat geringfügig exzentrisch unterstützt. Infolgedessen wurde der Tibiakopf durch den nach dem Eingriff einsetzenden intermittierenden Muskeltetanus ein wenig im Sinne des Uhrzeigers gedreht, also an der lateralen Seite eine Spur angehoben und an der medialen Seite gesenkt, wie im Modellschema der Abb. 1 b dargestellt ist. Hierdurch wurde an der lateralen Seite das obere Ende des Periostschlauches alternierend ein wenig gedehnt und gestaucht. An der medialen Seite wurde dagegen durch die minimale Drehung des Kopffragmentes der obere Anteil des Periostschlauches gegen seinen unteren Anteil kreisbogenförmig verschoben, wie die Falte im Periostschlauch des Modells erkennen läßt.

Die Einlagerung von Knochengewebe in den Periostschlauch, der hier als Leitgerüst diente, begann schon 16 Tage nach dem Eingriff, wie das Röntgenbild Abb. 2 a zeigt. Vier Wochen nach dem Eingriff (Abb. 2 b) war in dem gesamten Periostschlauch Knochengewebe eingelagert, mit Ausnahme von zwei Bezirken, deren Lage und Form mit der Lokalisation der Verzerrungen übereinstimmt, die der Periostschlauch durch die intermittierende Drehung des Kopf-

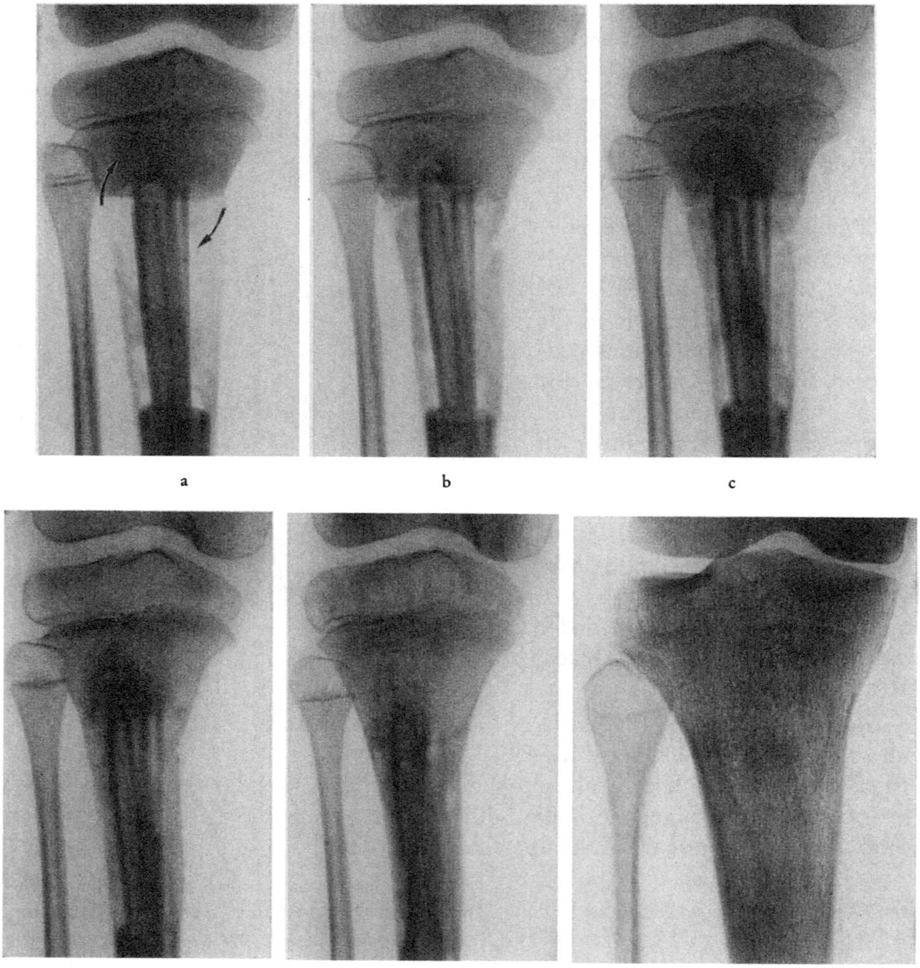

a b c

d e f

Abb. 2 a— f. Röntgenbilder zu dem in Abb. 1 dargestellten Modell. a Aufnahme 16 Tage nach dem Eingriff (23. 3. 38). b Aufnahme 4 Wochen nach dem Eingriff (6. 4. 38). Beachte Lage und Form der hellen Bezirke im Periostschlauch (verzögerte Ossifikation). c Aufnahme $1^1/_2$ Monate nach dem Eingriff (24. 4. 38). d Aufnahme $3^1/_2$ Monate nach dem Eingriff (22. 6. 38). Es besteht jetzt eine durchgehende knöcherne Verbindung auf der fibularen Seite! e Aufnahme etwa $7^1/_2$ Monate nach dem Eingriff (17. 10. 38). f Aufnahme $12^1/_2$ Jahre nach dem Eingriff (10. 8. 50). Die Spongiosastruktur der Tibia gleicht der eines normalen Knochens

fragmentes erfuhr. Am lateralen oberen Rande des Periostschlauches fehlt die Einlagerung von Knochengewebe, also dort, wo das Leitgerüst durch alternierende Dehnung und Stauchung eine Verzerrung erlitt. An der medialen Seite fehlt die Knocheneinlagerung in einer schmalen, bogenförmigen Zone, in welcher das Leitgerüst durch Schub verzerrt wurde. Die folgenden

Röntgenbilder Abb. 2 c und d lassen erkennen, daß in diesen Bezirken erst 3½ Monate nach dem Eingriff die Einlagerung von Knochengewebe begann, also erst, nachdem durch eine starre knöcherne Verbindung des Transplantates mit den Tibiafragmenten das Leitgerüst absolut

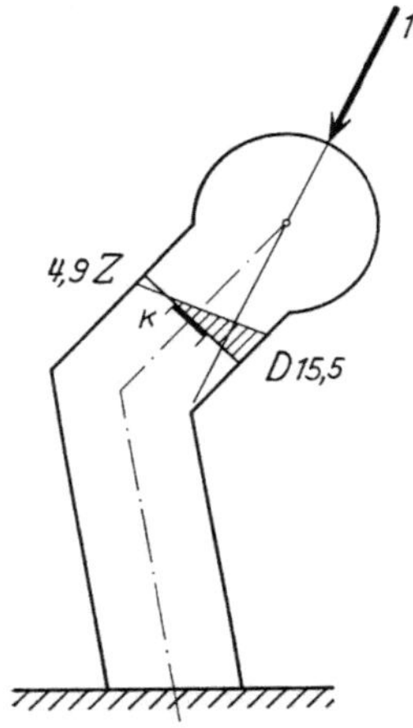

a

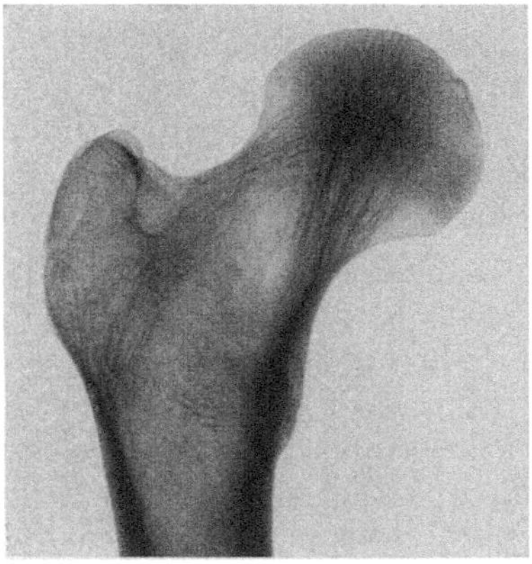

b

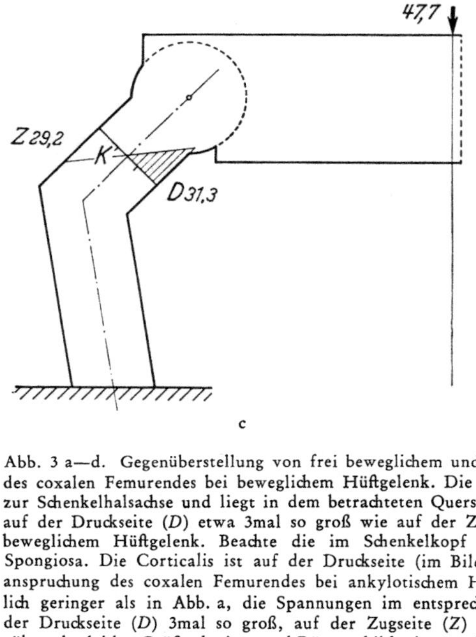

c

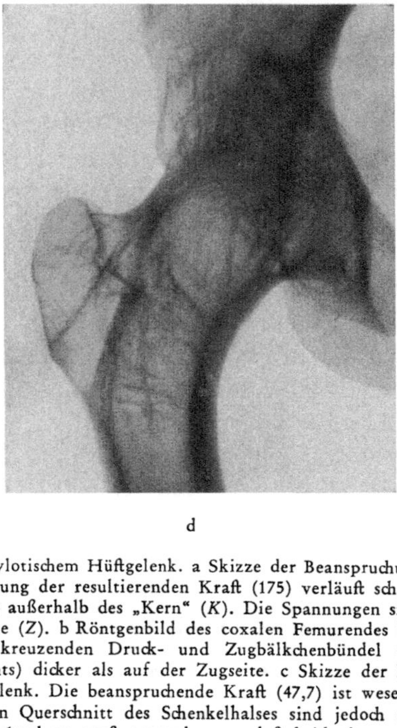

d

Abb. 3 a—d. Gegenüberstellung von frei beweglichem und ankylotischem Hüftgelenk. a Skizze der Beanspruchung des coxalen Femurendes bei beweglichem Hüftgelenk. Die Richtung der resultierenden Kraft (175) verläuft schräg zur Schenkelhalsachse und liegt in dem betrachteten Querschnitt außerhalb des „Kern" (*K*). Die Spannungen sind auf der Druckseite (*D*) etwa 3mal so groß wie auf der Zugseite (*Z*). b Röntgenbild des coxalen Femurendes bei beweglichem Hüftgelenk. Beachte die im Schenkelkopf sich kreuzenden Druck- und Zugbälkchenbündel der Spongiosa. Die Corticalis ist auf der Druckseite (im Bild rechts) dicker als auf der Zugseite. c Skizze der Beanspruchung des coxalen Femurendes bei ankylotischem Hüftgelenk. Die beanspruchende Kraft (47,7) ist wesentlich geringer als in Abb. a, die Spannungen im entsprechenden Querschnitt des Schenkelhalses sind jedoch auf der Druckseite (*D*) 3mal so groß, auf der Zugseite (*Z*) etwa 6mal so groß geworden, so daß beide jetzt annähernd gleiche Größe besitzen. d Röntgenbild eines ankylotischen Hüftgelenkes. Beachte die Verdichtung des Zugbündels der Spongiosa und die gleichzeitige Aufhellung im Trochanter major

ruhig gestellt war. Die Röntgenbilder Abb. 2 e und f zeigen den Zustand nach 7 Monaten und das Endergebnis 12½ Jahre nach dem Eingriff. Sowohl die äußere Form als auch die Spongiosaarchitektur sind von der einer normalen Tibia kaum zu unterscheiden.

Ebensowenig wie Druck, der unmittelbar auf die Zelle wirkt, kann auch Druck, der auf den intakten Knochen zur Auswirkung kommt und die Zelle nur mittelbar trifft, der *spezifische* Reiz für die Bildung von Knochengewebe sein; denn zahlreiche Beobachtungen beweisen eindeutig, daß auch Zug, der auf den Knochen wirkt, in analoger Weise Knochenbildung zur Folge hat. Zwei entsprechende Beobachtungen seien hier kurz angeführt: 1. der Umbau der Schenkelhalscorticalis nach knöcherner Versteifung des Hüftgelenkes und 2. der funktionelle Umbau der Spongiosaarchitektur nach operativer Verkleinerung des Schenkelhalswinkels bei Coxa valga.

Bei Hüftgelenksankylose fällt die Wirkung des Muskelzuges auf den Schenkelhals infolge der Inaktivitätsatrophie der Abductoren aus. Beweisend ist hierfür der Schwund der Spongiosa im Trochanter major, die eine Verkörperung der Spannungen darstellt, die durch den Zug der pelvitrochanteren Muskeln bedingt sind. Infolgedessen wird der Schenkelhals bei Ankylose des Hüftgelenkes im wesentlichen allein durch das Körpergewicht beansprucht. Da die Körperschwere unter einem viel längeren Hebelarm auf den Schenkelhals wirkt als die Resultierende aus Körpergewicht und Muskelkraft, so ist bei einer Hüftgelenkankylose die Biegebeanspruchung des Schenkelhalses sehr viel größer als bei beweglichem Hüftgelenk, obwohl das Körpergewicht allein viel kleiner ist, als die aus Körpergewicht und Muskelkraft resultierende Druckkraft (die die geometrische Summe aus beiden darstellt). In Abb. 3 a ist die Größe der Biegebeanspruchung des Schenkelhalses bei beweglichem und in Abb. 3 c bei ankylotischem Hüftgelenk durch das eingezeichnete Spannungsdiagramm maßstäblich dargestellt. Ein Vergleich der beiden Spannungsdiagramme ergibt, daß bei Hüftgelenksankylose die höchsten Druckspannungen etwa doppelt so groß und die höchsten Zugspannungen sogar 6mal so groß sind wie bei frei beweglichem Hüftgelenk, so daß Druck- und Zugspannungen annähernd die gleiche Größe haben. Vergleicht man das Röntgenbild des frei beweglichen (Abb. 3 b) mit dem Röntgenbild des knöchern versteiften Gelenkes (Abb. 3 d), so sieht man, daß bei Hüftgelenksankylose die Corticalis an der medialen Druckseite und an der lateralen Zugseite die gleiche Breite hat, also annähernd im gleichen Verhältnis zugenommen hat wie die Größe der Druck- und Zugspannungen. Hieraus geht einwandfrei hervor, daß Zug, der auf den Knochen einwirkt, in analoger Weise Knochenbildung zur Folge hat wie Druck, was von ROUX und insbesondere auch von M. JANSEN in Abrede gestellt wird[2].

Zu der gleichen Erkenntnis führt der Umbau der Spongiosaarchitektur nach operativer Verkleinerung des Schenkelhalswinkels bei Coxa valga.

Zum besseren Verständnis der durch diesen Eingriff bedingten Veränderung der mechanischen Beanspruchung muß zunächst auf die grundverschiedene Beanspruchung des Schenkelhalses bei Coxa valga und Coxa vara kurz eingegangen werden.

---

[2] „Zug allein ist daher auch nicht als Bildungs- und Erhaltungsreiz der Knochensubstanz anzusehen." „Knochenstellen, welche infolge Wechsels der Beanspruchung nur noch auf Zug beansprucht werden, werden aufgelockert und schwinden" (W. ROUX, Terminologie der Entwicklungsmechanik der Tiere und Pflanzen, S. 227. Leipzig: Engelmann 1912). Siehe auch M. JANSEN, Over beenvorming. Leiden 1918.

Eine Vergrößerung des Collo-Diaphysen-Winkels gegenüber der Norm (Coxa valga) hat zur Folge, daß die resultierende Druckrichtung im mittleren Drittel, d. h. im Kern des

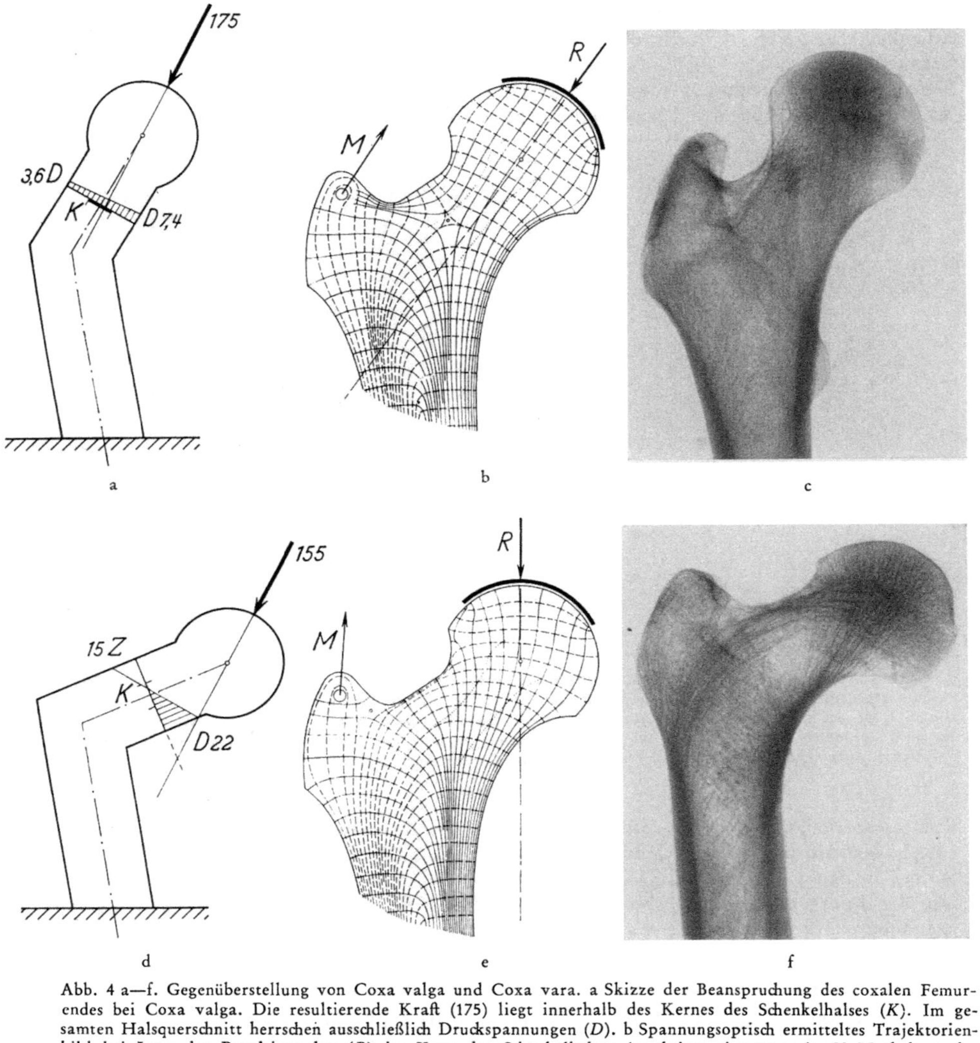

Abb. 4 a—f. Gegenüberstellung von Coxa valga und Coxa vara. a Skizze der Beanspruchung des coxalen Femurendes bei Coxa valga. Die resultierende Kraft (175) liegt innerhalb des Kernes des Schenkelhalses (*K*). Im gesamten Halsquerschnitt herrschen ausschließlich Druckspannungen (*D*). b Spannungsoptisch ermitteltes Trajektorienbild bei Lage der Resultierenden (*R*) im Kern des Schenkelhalses (punktiert eingetragen). *M* Muskelzug der Abductoren. Die Druckspannungstrajektorien verlaufen im großen und ganzen parallel zur Schenkelhalsachse. — Diese Versuchsanordnung entspricht den Belastungsverhältnissen bei Coxa valga. c Röntgenbild des coxalen Femurendes bei Coxa valga. Es fehlt das Zugbündel der Spongiosa im Schenkelhals. d Skizze der Beanspruchung des coxalen Femurendes bei Coxa vara. Die resultierende Kraft (155) liegt weit außerhalb des Kernes des Schenkelhalses (*K*), wodurch als Folge der Biegebeanspruchung hohe Druck- (*D*) und Zugspannungen (*Z*) auftreten. e Spannungsoptisch emitteltes Trajektorienbild im Modell des coxalen Femurendes bei weit außerhalb des Schenkelhalskernes liegender Resultierender (*R*). Beachte die für die Biegebeanspruchung typischen Bögen der Zugspannungstrajektorien (gestrichelt) in Schenkelhals und -kopf! — Diese Versuchsanordnung entspricht den Belastungsverhältnissen bei Coxa vara. f Röntgenbild des coxalen Femurendes bei Coxa vara. Beachte das kräftige Zugbündel der Spongiosa sowie die Aufhellung des Wardschen Dreiecks im Schenkelhals

Schenkelhalses, liegt (Abb. 4 a). Daher treten im Schenkelhals ausschließlich Druckspannungen auf. Die Drucktrajektorien verlaufen von der Peripherie des Schenkelkopfes zum Adambogen und zur Basis des Trochanter major, wie aus dem spannungsoptisch ermittelten Trajektorienbild (Abb. 4 b) ersichtlich ist[3]. Ein Vergleich des Trajektorienbildes mit dem Röntgenbild der Coxa valga (Abb. 4 c) zeigt, daß die Drucktrajektorien als Spongiosazüge verkörpert sind. Der Schenkelhals ist ganz mit Spongiosa ausgefüllt, und es fehlt das Wardsche Dreieck.

Bei Coxa vara liegt die resultierende Druckrichtung weit außerhalb des Kernes des Schenkelhalses (Abb. 4 d). Infolgedessen ist die dem zentrischen Druck überlagerte Biegebeanspruchung so groß, daß an der lateralen Schenkelhalsseite Zugspannungen auftreten. Dementsprechend zeigt das spannungsoptisch ermittelte Trajektorienbild außer den Drucktrajektorien, die von der Peripherie des Schenkelkopfes zum Adambogen hinziehen, auch

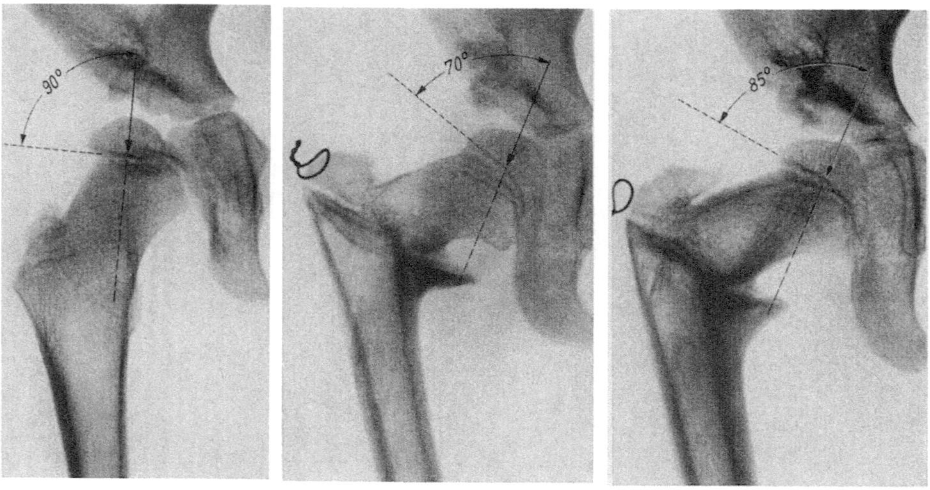

a b c

Abb. 5 a—c. Operative Verkleinerung des Schenkelhalswinkels bei Coxa valga (5jähriges Kind). a Röntgenbild vor der Operation. Der Schenkelhals zeigt die für Coxa valga typische Spongiosastruktur (vgl. Abb. 4 c). b Aufnahme 3 Monate nach dem Eingriff. Auf der lateralen Schenkelhalsseite beginnt die Ausbildung von Spongiosabögen. c Aufnahme 1 Jahr nach dem Eingriff. Die Zugbögen der Spongiosa sind deutlich ausgebildet (vgl. Abb. 4 f). In allen 3 Aufnahmen ist der Winkel eingetragen, den die Richtung der resultierenden Kraft mit der Ebene der Epiphysenfuge bildet

Zugtrajektorien, die von der lateralen Seite des Schenkelhalses, dessen Kontur sie zunächst folgen, bogenförmig auf den medialen Rand des Schenkelhalses und Schenkelkopfes zu verlaufen, in den sie rechtwinklig einmünden (Abb. 4 e). Ein Vergleich des Trajektorienbildes mit der Röntgenaufnahme (Abb. 4 f) läßt eindeutig erkennen, daß nicht nur die Druckspannungstrajektorien, sondern auch die Zugspannungstrajektorien durch Spongiosazüge verkörpert sind.

Das Röntgenbild des Hüftgelenkes eines 5jährigen Kindes (Abb. 5 a) zeigt die für Coxa valga typische Spongiosaarchitektur. Drei Monate nach operativer Verkleinerung des Schenkelhalswinkels sind auf der Röntgenaufnahme (Abb. 5 b) bereits Spongiosabögen angedeutet, die den Zugtrajektorien entsprechen. Ein Jahr später sind sie ebenso stark ausgebildet wie das Druckbündel der Spongiosa (Abb. 5 c).

[3] Im Modellversuch wurden die Trajektorienbilder für Coxa valga und Coxa vara an dem nach der Kontur des normalen Schenkelhalses geschnittenen Modell ermittelt. Für den Trajektorienverlauf ist es völlig gleich, ob die Richtung der Resultierenden *R* konstant bleibt und die Stellung des Schenkelhalses sich ändert oder ob bei gleicher Stellung des Schenkelhalses die Kraftrichtung *R* variiert wird. Entscheidend ist lediglich, ob die Wirkungslinie von *R* innerhalb des (punktiert eingezeichneten) Kerns verläuft oder ihn verläßt und dann mit der Schenkelhalsachse einen kleineren oder größeren Winkel bildet.

Dieser bei allen entsprechenden Operationen regelmäßig beobachtete strukturelle Umbau liefert einen weiteren eindeutigen Beweis dafür, daß auch der Zug knochenbildend wirkt.

Überlegungen und Beobachtungen führen zu der Erkenntnis, daß es für die Bildung von Knochengewebe keine *spezifische* mechanische Reizqualität geben kann und daß die Ausreifung der Zelle zur Osteocyte nur an den Stellen erfolgen kann, an denen sie vor jeder direkten mechanischen Beanspruchung geschützt ist. Es ist wahrscheinlich, daß diese Differenzierung sowohl durch chemische Reize als auch durch *unspezifische* mechanische Reize ausgelöst werden kann, die jedoch einer äußerst kleinen Größenordnung angehören müssen. Es wäre hierbei in erster Linie an die minimalen Verformungen zu denken, die eine dem Knochen anliegende Zelle bei der Beanspruchung des intakten Knochens durch dessen elastische Verformung erleidet und die stets von der gleichen Art sind, gleichgültig, ob Druck, Zug oder Schub auf den Knochen wirkt, wie noch näher ausgeführt werden soll (s. S. 493 ff).

Die zweite These von Roux, daß Zug, der auf ein mesenchymales Gewebe wirkt, die Bildung von Bindegewebe, d. h. von kollagenen Fibrillen, zur Folge hat, ist fraglos zutreffend. Trotzdem kann Zug nicht der *spezifische* Reiz für Bindegewebsbildung sein, weil aus zahlreichen Beobachtungen, insbesondere bei der Frakturheilung, eindeutig hervorgeht, daß auch unter Druck- und Schubwirkung kollagene Fibrillen entstehen. So ist z. B. die auf S. 502 näher beschriebene Bindegewebsbildung bei einer Tibiapseudarthrose dafür beweisend, daß auch der Schub Fibrillenbildung zur Folge hat. Daß auch die Entstehung kollagener Fibrillen unter Druckwirkung erfolgen kann, geht einwandfrei aus der Lage der Fibrillen in der Mitte des knorpeligen Callus (Abb. 17) hervor, wie auf S. 501 ff näher begründet ist, sowie aus einem von Altmann (1950) im Tierexperiment erhobenen Befund. Altmann hat bei ausgewachsenen Ratten die Fibula quer durchtrennt und zwischen die Fragmente den knorpeligen Anteil des Processus xiphoideus des Sternums geklemmt. In dem zwischengelagerten Knorpel, der in Richtung der Fibulaachse auf Druck beansprucht wurde, bildete sich nicht nur reichlich neues Knorpelgewebe, das die Fragmente weit auseinanderdrängte, sondern auch quer zur Druckrichtung eingestellte Fibrillen (Abb. 6). Diese Fibrillen können sich nur unter Druckwirkung gebildet haben, weil der zwischengelagerte Knorpel nicht nur in der Längsrichtung der Fibula, sondern auch in der Querrichtung auf Druck beansprucht war. In der Querrichtung wurden Druckspannungen hervorgerufen, weil der Knorpel auf den Knochenenden fest haftete und seine Querdehnung außerdem gegen den Widerstand des Perichondriums und der den Spalt überbrückenden Weichteile erfolgte.

Auch die Auffassung von Roux (vgl. 1912 a, S. 355), daß starke „Abscherung" (vgl. Anhang S. 517) in Verbindung mit Druck oder Zug (oder mit beidem) der spezifische Reiz für Knorpelgewebsbildung sei, kann einer kritischen Überprüfung nicht standhalten, obwohl die Auffassung, daß eine kausale Beziehung zwischen Abscherung und Knorpelbildung besteht, auch heute noch so fest verwurzelt ist, daß selbst einer einmaligen Abscherung diese spezifische Wirkung zugesprochen wurde (Benninghoff 1924, S. 205). Überprüft man die

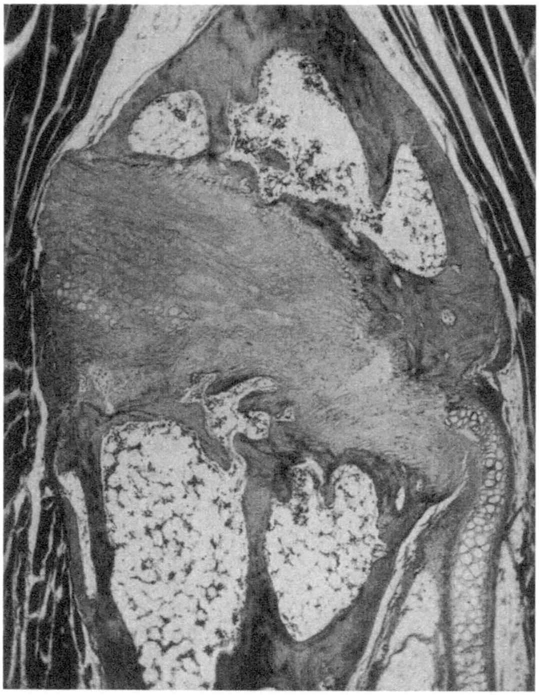

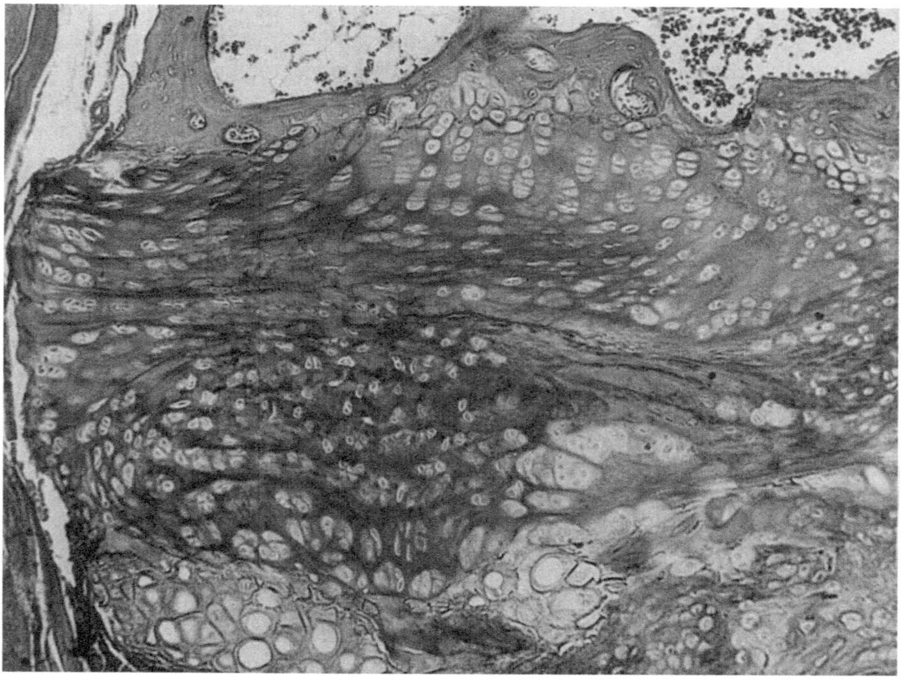

b

Abb. 6 a u. b. In den Frakturspalt der quer durchtrennten Fibula der Ratte wurde Knorpel aus dem Proc. xiphoideus eingeklemmt. Der im Bild in der Richtung von oben nach unten auf Druck beanspruchte Knorpel zeigt eine kräftige Proliferation. In der linken Hälfte sind die durch Querdrehung entstandenen Kollagenfibrillen deutlich zu erkennen (Abb.-Maßstab, 40 : 1 Photo: Prof. ALTMANN), b Ausschnitt aus dem mittleren Bereich der oberen Abbildung bei stärkerer Vergrößerung (141 : 1), der die kollagenen Fibrillen und die stark gequollenen Knorpelzellen noch deutlicher erkennen läßt (Photo: Prof. ALTMANN)

Rouxsche Beweisführung, so ergibt sich, daß sie insofern schon in der Anlage verfehlt ist, als ROUX die Größenverteilung der Abscherung in den knorpeligen Gebilden, die er seiner Ableitung zugrunde legte, nicht richtig beurteilt hat. So geht ROUX — um nur ein Beispiel zu nennen — in seiner Deduktion davon aus, daß in der knorpeligen Epiphyse die durch die Gelenkbewegung bedingte „Abscherung" dicht unter der Oberfläche und an der Basis der Epiphyse am größten und in ihrer Mitte am kleinsten sei. Da nun der Knorpel an der Peripherie und dicht über dem Knochen, also an den Stellen, an denen seiner Ansicht nach die größte „Abscherung" auftritt, erhalten bleibt, dagegen in der Mitte der Epiphyse, wo die Abscherung am kleinsten sein soll, verkalkt und durch Knochengewebe ersetzt wird, kommt er zu dem Schluß, daß Abscherung der Bildungs- und Erhaltungsreiz für Knorpelgewebe sei.

In Wirklichkeit sind aber die Schubspannungen, die durch die Gelenkbewegung bedingt sein sollen und die den spezifischen Erhaltungsreiz für den Epiphysenknorpel darstellen sollen, in jeder Höhe der Epiphyse annähernd gleich groß, so daß die von ROUX angenommene kausale Beziehung zwischen der Größe der Schubspannung einerseits und dem Verhalten des Knorpels andererseits nicht vorliegen kann.

Auch BENNINGHOFF (1924) ist der Auffassung, daß „Abscherung" der Bildungs- und Erhaltungsreiz für Knorpelgewebe ist. Im Gegensatz zu ROUX vertritt er jedoch mit Recht den Standpunkt, daß die „Abscherung" nicht durch die Reibung im Gelenk, sondern allein durch den Gelenkdruck zustande kommt, der eine Tangentialverschiebung des Materials bedingt, weil der elastische Gelenkknorpel auf einer starren Unterlage fest haftet. BENNINGHOFF (1924) nimmt aber an, daß außer der Abscherung noch eine spezifische Deformation des Gewebes als notwendige Vorbedingung für die metaplastische Bildung von Knorpelgewebe erforderlich sei, und zwar eine Spreizung der Bindegewebsfasern, welche der eingeschlossenen Zelle eine Entlastung bringe und ihr hierdurch erst die Möglichkeit zur Expansion gebe. Dieser spezifischen Deformation spricht BENNINGHOFF sogar eine übergeordnete Bedeutung zu. Doch auch der Auffassung von BENNINGHOFF widersprechen theoretische Überlegungen und zahlreiche Beobachtungen. Zunächst ist der Tangentialschub, der durch den Druck auf den Gelenkknorpel hervorgerufen wird, dicht über der Grundfläche am größten und nimmt gegen die Peripherie hin stark ab. Infolgedessen müßte die Verknöcherung der Epiphyse dicht unter der Oberfläche beginnen, wo der Tangentialschub am kleinsten ist. Dem widerspricht die Lage des Knochenkerns. Auch die Auffassung, daß die Spreizung der Bindegewebsfasern die notwendige Vorbedingung für die Knorpelbildung sei, ist nicht haltbar, wie allein schon aus einer Beobachtung von PLOETZ (1937) hervorgeht. Dieser Autor führte eine reine Zugsehne über ein Hypomochlion, und es bildeten sich in dem Bereich der Sehne, der dem Hypomochlion auflag, also gerade an der Stelle, an der die Gewebsspalten durch Querdruck zusammengepreßt wurden, Knorpelzellen zwischen den Fibrillen (Abb. 7).

Auch KROMPECHER (1937, 1955, 1956, 1958) geht in seiner Deduktion davon aus, daß die *Qualitäten* der Beanspruchung spezifische Reize darstellen, welche die Differenzierungsrichtung mesenchymalen Gewebes bestimmen. In

Übereinstimmung mit Roux (1895) hält er Zug (force de tensions; Krompecher 1955, S. 122) für den spezifischen Reiz für die Bildung von Bindegewebe. Im Gegensatz zu der heute allgemein anerkannten Rouxschen Vorstellung vertritt er jedoch die Ansicht, daß der spezifische Reiz für die Bildung von Hyalinknorpel nicht „Abscherung“ sei, sondern *reiner Druck* (force de pression; 1. c., S. 122). Den Beweis für seine Auffassung sieht Krompecher in der fraglos zutreffenden Beobachtung, daß in sich ausbildendem Granulationsgewebe unter der Wirkung einer äußeren Druck*kraft* Knorpelgewebe entsteht.

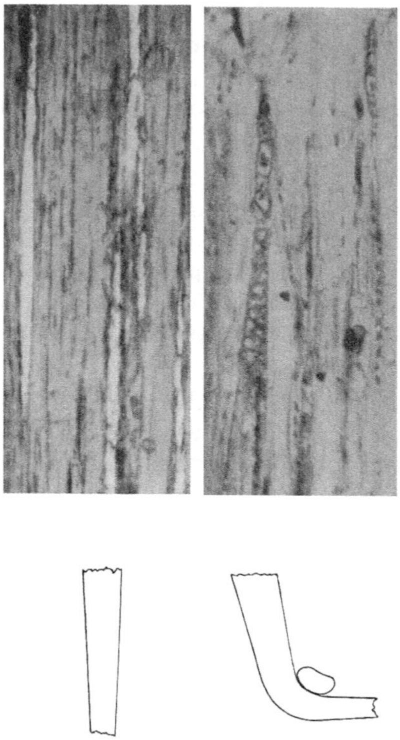

Abb. 7. Ausbildung von Knorpelinseln in einer über ein Hypomochlion geführten Zugsehne. Linkes Bild: Zugsehne vor der Umleitung. Rechtes Bild: Knorpelkapseln in der umgeleiteten Sehne. Die unteren Schemata geben den Verlauf der Sehne wieder. (Aus Pauwels 1940 nach Präparaten von Ploetz)

Sehr instruktiv sind in dieser Hinsicht seine Präparate. Abb. 8 zeigt das Granulationsgewebe im regenerierten Kniegelenk eines Hundes (Krompecher 1956, Abb. 6, S. 480). Man erkennt in der Tiefe, wo das Granulationsgewebe dem Knochen aufliegt, ein größeres, rundliches Nest von Hyalinknorpel, oberhalb davon, nach dem Gelenkspalt zu, Bindegewebe mit im wesentlichen zur Oberfläche parallel verlaufenden Fibrillen.

Diese Lokalisation des Hyalinknorpels sucht Krompecher dadurch zu erklären, daß sich das Knorpelgewebe dort gebildet habe, wo der Druck am größten sei; denn er ist der Auffassung, daß der von der gegenüberliegenden Gelenkfläche her einwirkende Druck nach der Tiefe zunehme und dicht über dem Knochen sein Maximum erreiche: „An dieser Stelle stößt nämlich der einwirkende Druck auf Gegendruck, hier wird der Druck am stärksten manifest und hier, in der Tiefe des Granulationsgewebes, bilden sich die Knorpelinseln, die sich dann langsam bis auf die Oberfläche ausbreiten“ (Krompecher 1956, S. 480). In dieser Auffassung wird er bestärkt durch die Beobachtung, daß in einem Präparat (1. c., Abb. 10, S. 489) die Lumina der Blutgefäße nach unten enger wurden[4]: „die weiteren Capillaren . . . finden sich . . . oben, wo der Druck geringer ist. Hier ist der intravasale Druck größer als der auf die Gelenkfläche auswirkende Druck. Gehen wir aber tiefer, so steigt der Druck und erschwert damit die Blutzirkulation. In einer noch tieferen

[4] Auf die hier eingeschobene Bemerkung Krompechers: „Der Druck, der sich im Granulationsgewebe auswirkt, ist — im Sinne der Ausführungen von Pauwels — als ein hydrostatischer Druck zu betrachten“ (l. c., S. 488), wird später noch eingegangen.

Lage ist der äußere Druck bereits so stark, daß er den lokalen Blutdruck übertrifft“ (1. c., S. 488).

Die Deduktion KROMPECHERs kann nicht überzeugen, weil sie zu der Tatsache in Widerspruch steht, daß nach den Regeln der Mechanik der von der gegenüberliegenden Gelenkfläche her einwirkende Druck* in jeder Höhe des Granulationsgewebes, also auch dicht über dem Knochen, die gleiche Größe hat, weil der Druck an der Druckaufnahmestelle (Knochen) nicht größer sein kann als an der Druckeinleitungsstelle (Gelenkfläche).

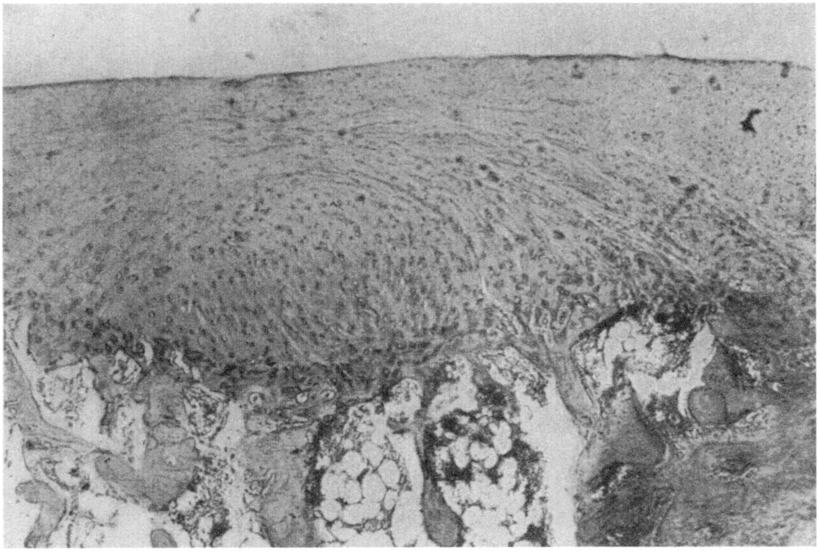

Abb. 8. Neugebildeter Knorpel im resezierten Kniegelenk des Hundes. 226 Tage nach der Resektion. Beachte die den Knorpelherd umhüllenden, oberflächenparallelen Kollagenfasern! (Aus KROMPECHER 1956, Abb. 6, S. 480)

Wenn aber der Druck in jeder Höhe des Gewebes die gleiche Größe hat, so kann der von KROMPECHER angenommene kausale Zusammenhang zwischen Druckgröße und Knorpelbildung nicht bestehen. Ebensowenig ist zu erklären, daß sich oberhalb des Knorpelherdes unter der Druckwirkung Bindegewebe gebildet hat, wo doch Zug (force de tension) der spezifische Reiz für Bindegewebsbildung sein soll.

Von keiner Seite konnte also bisher der Nachweis erbracht werden, daß die drei *Qualitäten* der Beanspruchung, Druck, Zug und „Abscherung“ (Schub) auch spezifische Reizqualitäten für die Differenzierungsrichtung mesenchymalen Gewebes darstellen.

Es ist aber auch theoretisch nicht vorstellbar, daß die *Qualitäten* der Beanspruchung einen spezifischen Einfluß auf die Gewebsbildung haben können. Dies wird verständlich, wenn man von der letzten Auswirkung von Druck,

* Um Mißverständnisse auszuräumen, muß bemerkt werden, daß mit „Druck“ auch hier wieder Druck*kraft* gemeint ist, die KROMPECHER, wie weiter oben dargelegt wurde, als spezifischen Reiz für die Knorpelbildung ansieht.

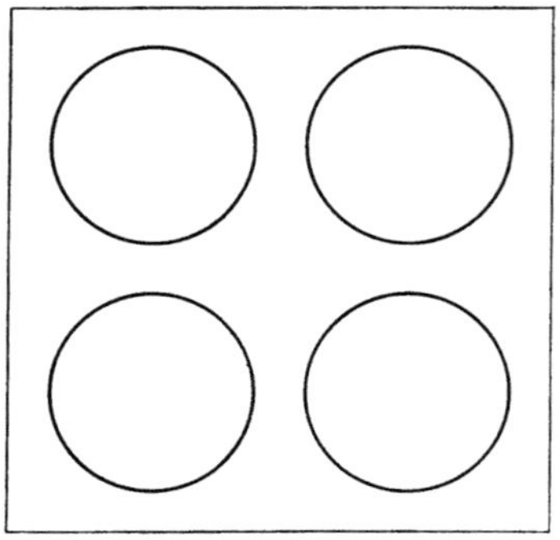

Abb. 9 a

Abb. 9 a—d. Deformation der Elementarteilchen eines Würfels aus elastischem Material unter der Einwirkung von Druck-, Zug- und Schubkräften. a Vor der Deformation sollen die Elementarteilchen Kugelgestalt besitzen. b Unter dem Einfluß einer Druckkraft werden die Elementarteilchen zu Ellipsoiden verformt, deren lange Achsen rechtwinklig zur Richtung der Druckkraft stehen. c Unter dem Einfluß einer Zugkraft werden die Elementarteilchen ebenfalls zu Ellipsoiden verformt, deren lange Achsen nun aber in Richtung der Zugkraft verlaufen. d Bei Einwirken einer Schubkraft bilden die langen Achsen der Deformationsellipsoide mit der Schubrichtung einen Winkel von 45°. Links neben jeder Zeichnung ist jeweils der Spannungszustand des Elementarteilchens graphisch dargestellt. Hierin bedeuten: σ_D Druckspannungen, σ_Z Zugspannungen, σ_S Schubspannungen. Bei allen drei Beanspruchungsarten treten Schubspannungen auf!

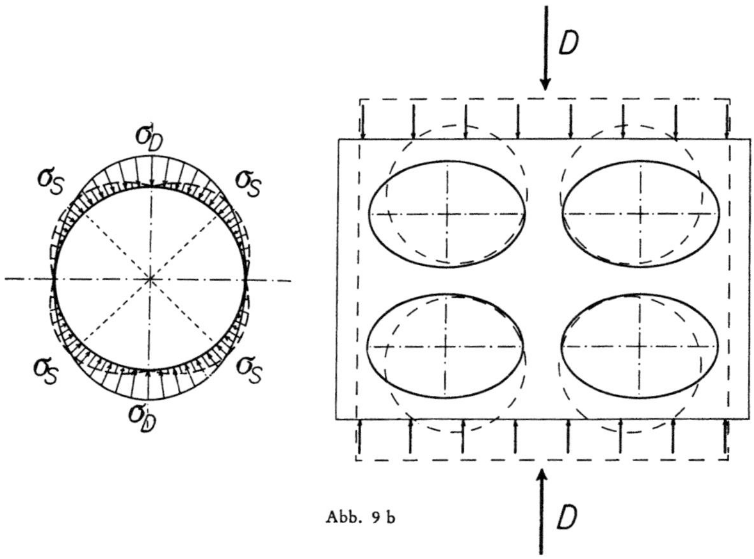

Abb. 9 b

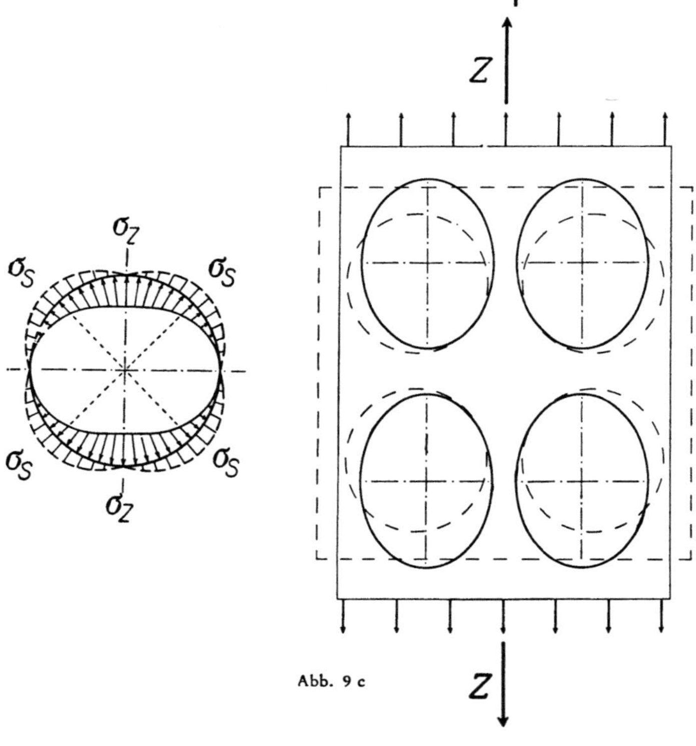

Abb. 9 c

Zug und Schub auf die Zelle und die sie umgebende Grundsubstanz ausgeht, die allein für die biologische Reaktion des Gewebes maßgebend sein kann.

Um das Verständnis hierfür zu erleichtern, ist es zweckmäßig, zunächst den Einfluß von Druck-, Zug- und Schubbeanspruchung auf die Elementarteilchen eines festen, elastischen Körpers zu untersuchen.

Wirkt auf einen Würfel aus elastischem Material, z. B. aus Gummi, eine Druck-, Zug- oder Schubkraft, so wird er verschiedenartig verformt. Er wird entweder gestaucht, gedehnt oder seitlich verzogen, wie in Abb. 9 schematisch dargestellt ist.

Durch die Verformung des Würfels erleiden auch seine kleinsten Teilchen eine Verformung. Nimmt man an, daß ein Elementarteilchen ursprünglich Kugelgestalt besitzt (Abb. 9 a), so wird es durch die Deformation des Würfels in jedem Fall zu einem regelmäßigen Ellipsoid, gleichgültig, ob die Formänderung durch eine Druck-, Zug- oder Schubkraft erfolgte (Abb. 9 b—d). Der einzige Unterschied bei Druck-, Zug- oder Schubbeanspruchung besteht darin, daß die lange Achse des Ellipsoids eine unterschiedliche Richtung aufweist.

Durch den Widerstand, den die Kohäsionskräfte der Verformung eines Elementarteilchens zum Ellipsoid entgegensetzen, werden in ihm Spannungen wachgerufen, und zwar treten *in jedem Fall Schubspannungen* auf, die bei einer primär auf den Körper einwirkenden Druckkraft mit Druckspannungen, bei einer primären Zugkraft mit Zugspannungen und bei einer Verformung durch eine Schubkraft gleichzeitig mit Druck- und Zugspannungen kombiniert sind (s. Abb. 9 b—d).

In einem mesenchymalen Gewebe, das aus Zellen und Intercellularsubstanz besteht, kann eine äußere Kraft grundsätzlich keine andersartige Auswirkung auf den letzten Baustein des Gewebes — die Zelle — ausüben als auf das Elementarteilchen eines elastischen Körpers. Infolgedessen müssen auch in der Zelle bei jeder Art der Beanspruchung Schubspannungen mit Druck- oder Zugspannungen oder mit beiden Spannungsarten kombiniert auftreten. Wenn nun die Auffassung von ROUX zutreffend wäre, daß Schub in Verbindung mit Druck oder Zug den Bildungsreiz für Knorpelgewebe darstellt, so müßte in

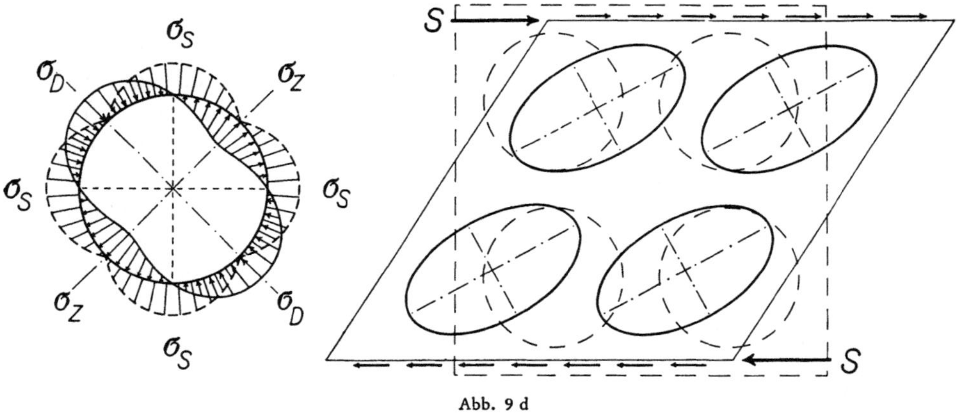

Abb. 9 d

jedem der 3 oben geschilderten Fälle Knorpelgewebe entstehen, da jede Art der Beanspruchung Schubspannungen mit Druck oder Zug kombiniert zur Folge hat.

Andererseits weisen zahlreiche Beobachtungen darauf hin, daß irgendeine Beziehung zwischen mechanischen Einflüssen und Gewebsdifferenzierung bestehen muß. Da nun, wie oben nachgewiesen wurde, ein Zusammenhang zwischen den Qualitäten der Beanspruchung und den verschiedenen Arten der Stützgewebe nicht vorliegen kann, lag es nahe, die Frage zu untersuchen, ob in der *Verformung* der Zelle Komponenten enthalten sein könnten, die verschiedenartige spezifische Reizqualitäten darstellen. Wie sich aus den folgenden Ableitungen ergibt, muß diese Frage offenbar bejaht werden.

Wie bereits erwähnt (S. 493), werden bei Beanspruchung eines Körpers aus elastischem Material durch Druck, Zug oder Schub seine vor der Beanspruchung kugelförmig angenommenen Elementarteilchen in jedem Falle zu Ellipsoiden verformt. Diese Verformung des Elementarteilchens setzt sich im allgemeinen aus zwei Komponenten zusammen, und zwar

1. aus der *reinen Gestaltsverzerrung*, die, wenn sie allein auftreten würde, eine Verzerrung der Kugel zu einem Ellipsiod von gleichem Inhalt zur Folge hätte, und

2. aus der *reinen Volumänderung*, die bei erhaltener Kugelgestalt ausschließlich zu einer Vergrößerung oder Verkleinerung des Kugelinhalts führen würde.

Die erste Komponente der Verformung, die *reine Gestaltsverzerrung*, hat eine Vergrößerung des Kugeldurchmessers in Richtung der großen Achse des Ellipsoids zur Folge. Auf die Zelle übertragen, bedingt die reine Gestaltsverzerrung eine einseitige Durchmesservergrößerung, eine *Dehnung* der Zelle und der sie umgebenden Grundsubstanz, wobei keine oder nur minimale Spannungen entstehen, weil die Zelle der Dehnung praktisch keinen Widerstand entgegensetzt.

Dehnung ist jedoch ein mechanischer Reiz, auf den die Zelle und vor allem die sie umgebende Intercellularsubstanz mit der Bildung von kollagenen Fibrillen reagieren muß, wie sich aus den folgenden theoretischen Überlegungen ergibt und experimentell nachgewiesen werden konnte.

Die eiweißreiche Intercellularsubstanz enthält Kettenmolekeln, deren monomere Bausteine (Aminosäuren) vom Zellplasma geliefert und wahrscheinlich schon in der Zelle zu Polypeptiden zusammengeschlossen werden. Diese Kettenmolekeln (Micelle), die zunächst ungeordnet in der Intercellularsubstanz liegen, stellen stabförmige Teilchen dar. Ihre Ausrichtung durch Dehnung ist möglich und erwiesen. Durch die Dehnung werden die Kettenmolekeln parallel gerichtet und gleiten solange aneinander vorbei, bis sie durch zwischenmolekulare Kräfte gegeneinander fixiert und zu kollagenen Fibrillen zusammengeschlossen werden.

Demnach darf *Dehnung* als spezifischer Reiz für die Bildung von kollagenen Fibrillen, also von Bindegewebe angesprochen werden. Da nun jede Art der Beanspruchung zu einer Verzerrung der Zelle und damit zu Dehnung führt, *müssen alle 3 Beanspruchungsarten, Druck, Zug und Schub, Bindegewebsbildung zur Folge haben,* wie auch durch Beobachtungen bestätigt wird.

Die 3 Beanspruchungsarten unterscheiden sich lediglich durch Richtung und Größe der auftretenden Dehnung. Bei Zugbeanspruchung erfolgt die Dehnung in Richtung der einwirkenden Zugkraft, bei Druckbeanspruchung rechtwinklig und bei Schubbeanspruchung unter 45° zur Kraftrichtung.

Die unterschiedliche Größe der Dehnung bei den 3 Beanspruchungsarten ist in Abb. 10 graphisch dargestellt. Bei gleicher Größe der einwirkenden Kraft ist die Dehnung bei Druckbeanspruchung am kleinsten, bei Zugbeanspruchung ist sie doppelt so groß und bei Schubbeanspruchung dreimal so groß. Hieraus erklärt sich auch die bekannte Tatsache, daß Schub für die Frakturheilung so gefährlich ist.

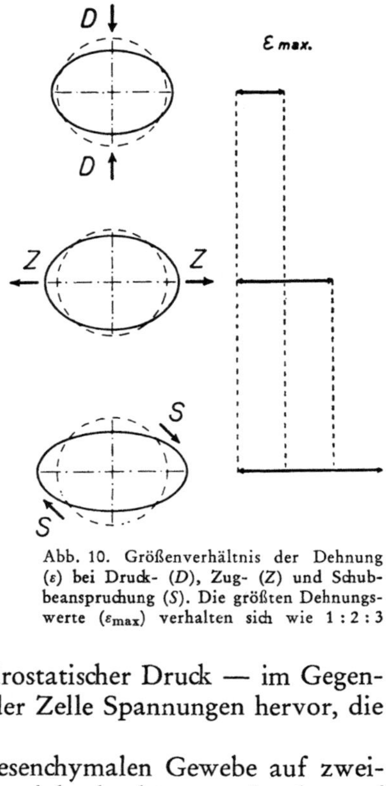

Abb. 10. Größenverhältnis der Dehnung (ε) bei Druck- (D), Zug- (Z) und Schubbeanspruchung (S). Die größten Dehnungswerte (ε_{max}) verhalten sich wie 1 : 2 : 3

Auch aus der zweiten Komponente des Verformungszustandes des Elementarteilchens, der reinen *Volumänderung*, läßt sich ein spezifischer Reiz für die Gewebsbildung ableiten. Eine reine Volumänderung bei erhaltener Kugelgestalt des Elementarteilchens kann nur durch hydrostatischen Druck oder Zug zustande kommen, d. h. durch Druck oder Zug, der aus allen Richtungen in gleicher Größe wirkt*. Für die Zelle kommt nur hydrostatischer Druck in Frage, weil im Gewebe kein hydrostatischer Zug auftreten kann.

Die Zelle kann hydrostastischem Druck von jeder Größe Widerstand leisten, weil sie in erster Linie aus Wasser besteht, das praktisch nicht kompressibel ist. Deshalb ruft hydrostatischer Druck — im Gegensatz zu der reinen Gestaltsverzerrung — in der Zelle Spannungen hervor, die eine erhebliche Größe erreichen können.

Hydrostatischer Druck kann in einem mesenchymalen Gewebe auf zweifache Weise entstehen: 1. durch äußere Kräfte, d. h. durch von außen her auf das Gewebe wirkende Druckkräfte, und 2. durch innere Wachstumskräfte, wenn eine Volumzunahme des Gewebes, die durch Substanzvermehrung oder Quellung bedingt sein kann, gegen allseitigen Widerstand erfolgt. Diese beiden Möglichkeiten sind in Abb. 11 in einem Schema anschaulich gemacht.

Die unterschiedliche Wirkung von einachsigem und hydrostatischem Druck läßt sich sehr eindrucksvoll mit Hilfe eines weichgekochten und von seiner Schale befreiten Eies, das als Modell für eine Zelle dienen soll, demonstrieren: Das Ei wird bereits durch einen relativ geringen einachsigen Druck (wie er im Modellversuch etwa durch ein aufgelegtes Gewicht erzeugt werden kann) zerquetscht, da es ihm keinen nennenswerten Widerstand ent-

* Von hydrostatischem Druck wird auch dann gesprochen, wenn allseitig gleich großer Druck nicht in einer Flüssigkeit, sondern in halbfesten oder festen Körpern vorliegt (vgl. MESMER, G.: Spannungsoptik. Berlin: Springer 1939).

gegensetzt. Bringt man das Ei dagegen in einen mit Wasser gefüllten Zylinder und übt man auf das Wasser mit Hilfe eines gut abschließenden Kolbens einen Druck aus, so kann das Ei — ohne die geringste Formänderung zu erleiden — selbst sehr große Druckkräfte ertragen, weil hydrostatischer Druck aus allen Richtungen in gleicher Größe einwirkt, wobei jedoch sehr hohe Spannungen auftreten können.

Beobachtungen lehren nun eindeutig, daß Zellen eines mesenchymalen Gewebes in Bezirken, in denen hydrostatischer Druck auf sie einwirkt, in charakteristischer Weise reagieren. Sie ziehen ihre Ausläufer ein, runden sich ab und erreichen durch Quellung ein Vielfaches ihrer ursprünglichen Größe (Abb. 12; vgl. S. 497). Es ist denkbar, daß die Quellung der Zelle darauf zurückzuführen

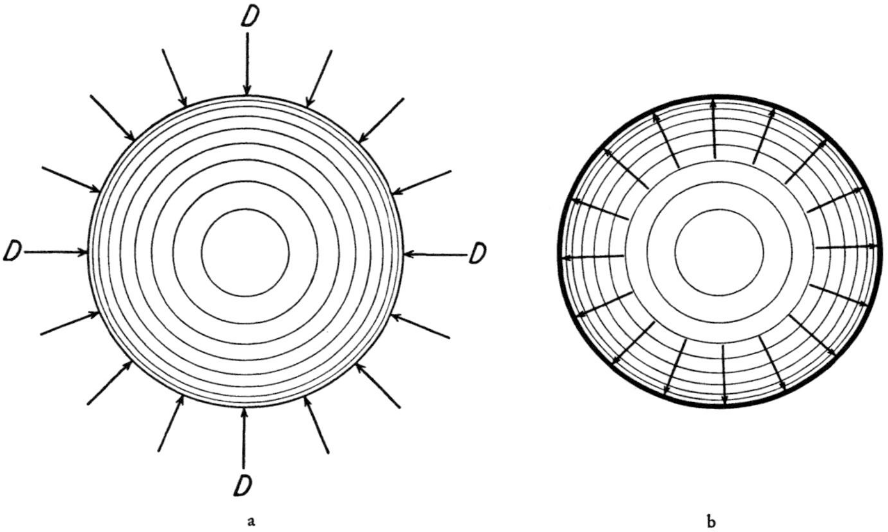

Abb. 11 a u. b. Schema zur Erläuterung der Entstehung von *hydrostatischem Druck:* a durch äußere Kräfte (Pfeile); b durch innere Wachstumskräfte (Pfeile) bei Vorhandensein einer zugfesten Hülle (kräftige Kontur)

ist, daß durch hydrostatische Druckspannungen ihr Stoffwechsel verändert wird, wobei vielleicht eine p_H-Verschiebung eine Rolle spielt, die Flüssigkeitstransport in die von einer semipermeablen Hülle umschlossene Zelle zur Folge haben kann.

Weiterhin sprechen Beobachtungen dafür, daß reiner hydrostatischer Druck eine fortschreitende Quellung der Zelle zur Folge hat.

Ist das Gewebe in einer unnachgiebigen Hülle, z. B. in einem Knochenrohr, eingeschlossen, so wird durch die Quellung der Zellen der hydrostatische Druck fortschreitend gesteigert, was eine weitere Volumzunahme der Zellen zur Folge haben muß. Dieser Circulus vitiosus kann schließlich dazu führen, daß das Knorpelgewebe unter Verkalkung zugrunde geht und durch Knochengewebe ersetzt wird. Es ist dies der bekannte Vorgang der chondralen Ossifikation.

Kann die Hülle dagegen der Expansion des eingeschlossenen Gewebes nachgeben, so daß sie nur einer begrenzten Steigerung des hydrostatischen Druckes Widerstand leistet, so kann es zu einem Gleichgewichtszustand zwischen dem hydrostatischen Druck und der Spannung der Hülle bei einer Druckgröße kommen, die mit den Lebensbedingungen des Knorpels noch vereinbar ist. In diesem Fall bleibt der Knorpel erhalten.

In Bereichen, in welchen dem hydrostatischen Druck intermittierender Schub überlagert ist, also die Zellen eine minimale intermittierende Verzerrung (d. h. eine Art „Walkung") erleiden, bleiben sie relativ klein. Hier zeigt der Knorpel alle Eigenschaften eines wachsenden jungen Knorpels mit reichlicher Grundsubstanz und Zellvermehrung. Es ist durchaus vorstellbar, daß bei intermittierender Verzerrung der Zelle ihre Expansion beschränkt bleibt, weil anzunehmen ist, daß die osmotischen Eigenschaften einer semipermeablen Membran durch intermittierende Verzerrung verändert werden können.

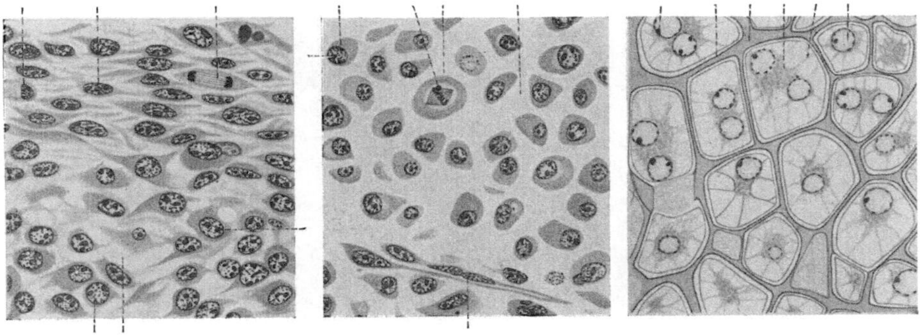

a b c

Abb. 12. Verschiedene Differenzierungsstadien der Knorpelzellen bei der Frakturheilung. Nähere Erklärung im Text. (Aus Wurmbach 1928). Die Hinweisstriche entstammen dem Original und sind in diesem Zusammenhang ohne Bedeutung

Kurz zusammengefaßt, führen also die theoretischen Überlegungen in voller Übereinstimmung mit zahlreichen Beobachtungen zu der Erkenntnis, daß die *drei Qualitäten der Beanspruchung* — Druck, Zug und Schub — keine Reizqualitäten für die Zelle darstellen können, sondern daß es nur *zwei* mechanische Reizqualitäten für die Gewebsbildung geben kann, die sich aus den beiden Komponenten des Verformungszustandes ableiten lassen, und zwar

1. *Dehnung*, die den spezifischen Reiz für die Bildung von kollagenen Fibrillen also von Bindegewebe, darstellt, und

2. *hydrostatischer Druck*, der den spezifischen Reiz für die Bildung von Knorpelgewebe darstellt.

Da eine ausführliche Begründung dieser Theorie den Rahmen der vorliegenden Mitteilung überschreiten würde, soll anschließend nur noch auf einige Beobachtungen eingegangen werden, welche die Theorie stützen; daran soll sich die Besprechung eines klinischen Falles anschließen, der wohl als biologisches Experiment dafür gewertet werden darf, daß hydrostatischer Druck der spezifische mechanische Reiz für die Bildung von Hyalinknorpel ist.

Zunächst soll an einer stark vereinfachten schematischen Darstellung gezeigt werden, daß bei der Frakturheilung die Art und Lokalisation der verschiedenen Stützgewebe mit der Theorie in Einklang stehen.

Bei einer winkelig gestellten Fraktur findet sich die Hauptmasse des Callus stets im Frakturwinkel. Diese Verteilung des Callus ist hydrostatisch bedingt, wie der in Abb. 13 dargestellte Versuch lehrt.

Abb. 13 a zeigt ein starres, in der Mitte geteiltes Rohr, bei welchem über die Teilungsstelle ein dünner Gummischlauch gezogen ist. Wird das Rohr unter Druck mit Wasser gefüllt, so bildet sich eine spindelförmige symmetrische Erweiterung des Gummischlauches (Abb. 13 b).

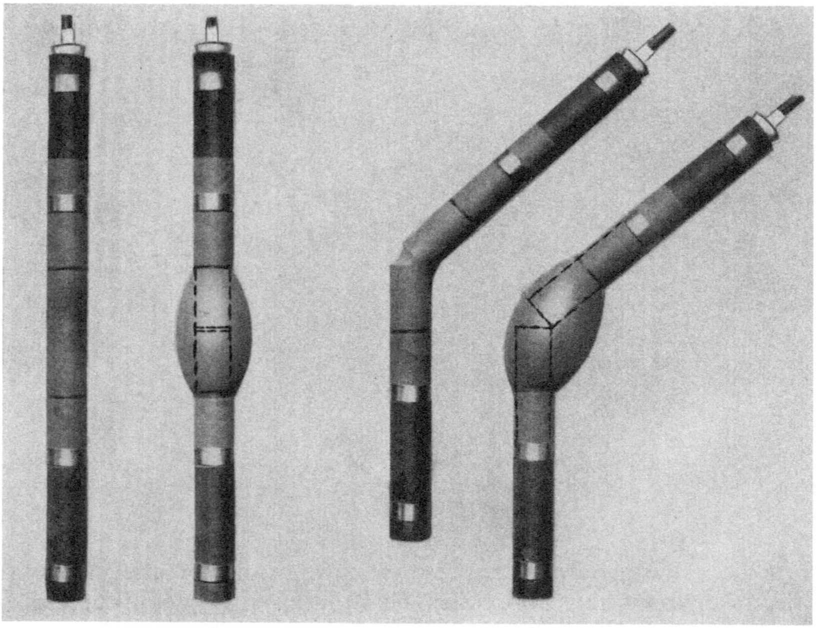

a b c d

Abb. 13 a—d. Modellversuch zur Veranschaulichung der Verteilung des Frakturcallus. a In der Mitte geteiltes Rohr mit über die Teilungsstelle gezogenem dünnem Gummischlauch. b Bei Wasserfüllung wird der Gummischlauch an der Teilungsstelle symmetrisch aufgetrieben. c Das Rohr ist an der Teilungsstelle winkelig abgeknickt. d Bei Wasserfüllung des winkelig gestellten Rohres erfolgt eine asymmetrische Auftreibung des Gummischlauches. Die größte Vorwölbung findet sich im Frakturwinkel. (Aus Pauwels 1940)

Ist das Rohr vor der Wasserfüllung in Winkelstellung gebracht worden (Abb. 13 c), so hat der Wasserdruck im Winkel eine stärkere Wölbung des Gummischlauches zur Folge, an der Gegenseite dagegen nur eine geringere (Abb. 13 d).

In analoger Weise findet sich bei einer winkelig gestellten Fraktur die Hauptmasse des Hämatoms und des ersten Blastems im Winkel der Fraktur. Der Versuch lehrt weiter, daß das erste Blastem hier von vornherein unter hydrostatischem Druck steht, dem durch die Spannung des vorgewölbten Periostes und Weichteilsackes Gleichgewicht gehalten wird. In Übereinstimmung mit dieser hydrostatischen Druckbeanspruchung finden wir in dem eingeschlossenen Blastem Knorpelbildung, die nach den Untersuchungen Wurmbachs (1928) an Mäusen in der Weise vor sich geht, daß die Zellen zunächst ihre Ausläufer einziehen, sich abrunden und in späteren Stadien maximal quellen (Abb. 12). Da diese starke Zellenvergrößerung nicht von einer entsprechenden Mehrproduktion von Grundsubstanz begleitet ist, wird die letztere schließlich auf ein dünnwandiges intercelluläres Wabenwerk zusammengedrängt (*relative* Verminderung der Grundsubstanz, s. Abb. 12 c).

An der konvexen Seite der Fraktur, wo Periost und Weichteilhülle sowie das Bildungsgewebe durch die Neigung der Frakturenden gegeneinander gespannt, also gedehnt werden (vgl. das oben beschriebene Rohr!), beobachtet

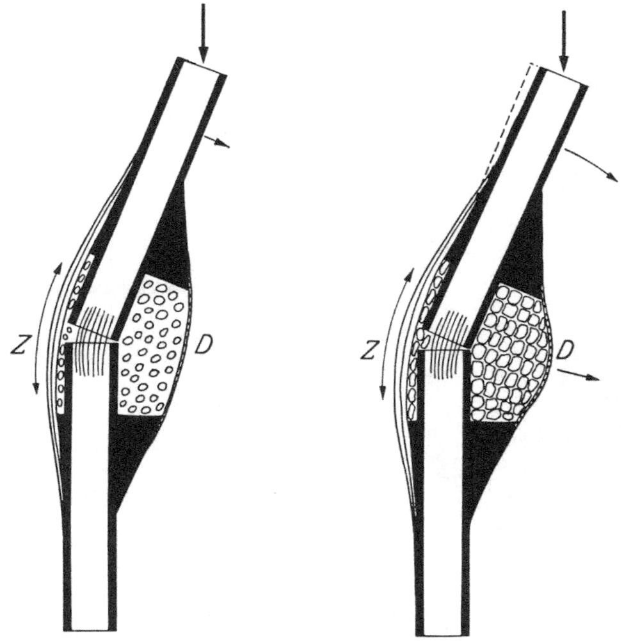

Abb. 14. Schematische Darstellung des Verspannungsmechanismus bei einer winkelig gestellten Fraktur. *Z* Zugseite, an der sich eine kräftige Zugverspannung aus Kollagenfasern bildet, *D* Druckseite, auf der die Hauptmasse des Knorpelcallus entsteht. Nähere Erklärung im Text. (Aus Pauwels 1940)

man stets eine starke bindegewebige Verbindung, welche die Fragmente bandartig überbrückt und sich auf den Markraum erstreckt (Abb. 14 a). Diese wirkt einer weiteren Neigung der Fragmente entgegen.

Im Frakturwinkel, wo — wie oben erwähnt — das Bildungsgewebe im Weichteilsack unter hydrostatischem Druck steht, wird durch die Vermehrung und vor allem durch die Expansion der Zellen der hydrostatische Druck fortschreitend erhöht (Abb. 14 b). Dies hat zur Folge, daß die Wandung des Sackes auf dieser Seite weiter vorgewölbt, dadurch stärker gespannt und durch die Einlagerung kollagener Fibrillen verstärkt wird. Die erhöhte Spannung der zugfesten Wandung strebt an, die Neigung der Frakturenden gegeneinander zu vergrößern. Dieser Tendenz wirkt aber auf der konvexen Seite der Fraktur die bindegewebige Verbindung entgegen. Durch das Gegenspiel der Kräfte an beiden Seiten der Fraktur, d. h. durch die beiden Zugkräfte, welche auf der konvexen und auf der konkaven Seite der Fraktur wirken und sich das Gleichgewicht halten, werden die Bruchenden mit großer Kraft aufeinander gepreßt und ruhiggestellt.

Die erste Knochenbildung erfolgt fern vom Frakturspalt im oberen und unteren Winkel des vorgewölbten Weichteilsackes in der charakteristischen Keilform unmittelbar aus dem abgehobenen Periost. Von hier aus dringt das Knochengewebe an der Peripherie des Weichteilsackes entlang von beiden Enden her gegen die Mitte vor (Abb. 15). Hierdurch werden der obere und untere Anteil des Knorpels in eine unnachgiebige Hülle gefaßt wie in einem Eierbecher. In diesen beiden Anteilen des Knorpels, in welchen infolge der Unnachgiebigkeit der Wandung der hydro-

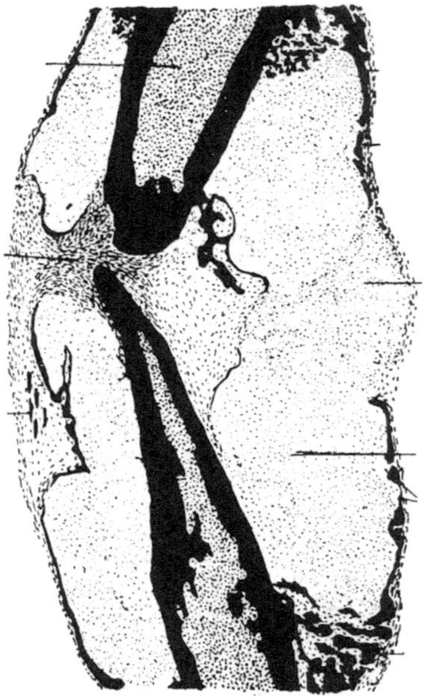

Abb. 15

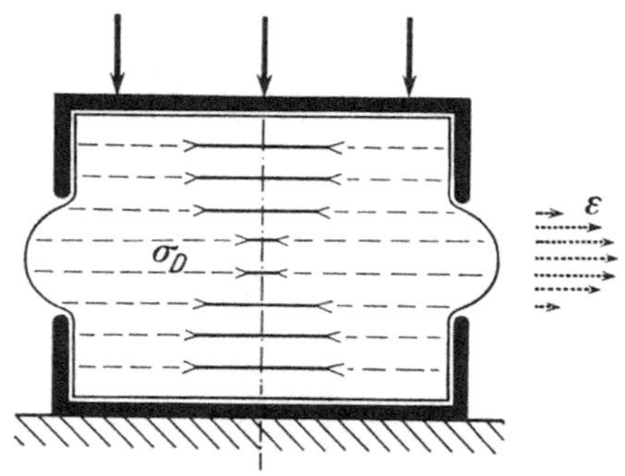

Abb. 16

Abb. 15. Histologisches Bild, das die Verteilung des Frakturcallus bei einer winkelig gestellten Fraktur des Unterschenkels der weißen Maus zeigt. In der Mitte des Knorpelcallus im Frakturwinkel, wo dem hydrostatischen Druck Querdehnung überlagert ist, sind die Knorpelzellen klein geblieben (*JKn*). (Aus Wrumbach 1928). Die unbezeichneten Hinweisstriche sind in diesem Zusammenhang ohne Bedeutung

Abb. 16. Schematische Darstellung der Kompression eines elastischen Würfels zwischen zwei Platten mit aufgebogenem Rand. Nur im mittleren Teil, der von den Plattenrändern freigegeben ist, kann eine Querdehnung ε erfolgen. Die Dehnung erreicht ihren größten Wert in der Mitte des Spaltes. (Aus Pauwels 1959)

statische Druck ansteigt, kommt es zu maximaler Expansion der Zellen, wodurch die eingeschlossenen Knorpelmassen von unten und oben gegen die Mitte vordringen. Hierdurch wird der in der Mitte liegende Anteil des Knorpels in der Längsrichtung gestaucht und dadurch quer gedehnt (vgl. Abb. 16), wodurch der zwischen den Knochenschalen liegende, noch nachgiebige Anteil der Hülle nach außen stärker vorgewölbt wird. In dem mittleren Bereich, in welchem der hydrostatische Druck von Querdehnung überlagert ist und die Zellen infolge der tetanischen Erregung des Muskelschlauches eine minimale intermittierende Verzerrung in der Dehnungsrichtung erleiden, sind sie klein und zeigt der Knorpel alle Eigenschaften eines jungen, wachsenden Knorpels. Hin und wieder finden sich in diesem mittleren Bereich, wo die Querdehnung am größten ist, kollagene Fibrillen, die quer zur Druckrichtung, also in der

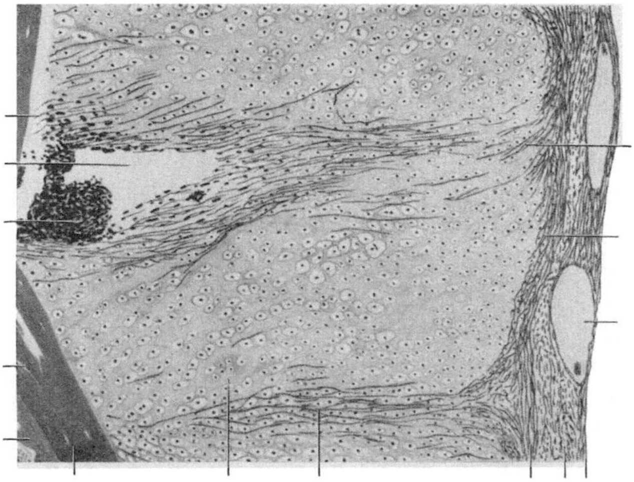

Abb. 17. Knorpelcallus aus dem Frakturwinkel einer schief verheilten Unterarmfraktur der weißen Maus. An der Stelle größter Querdehnung haben sich kollagene Fibrillen gebildet, die rechtwinklig zur Richtung des einwirkenden Druckes verlaufen. (Aus Wurmbach 1928.) Die Hinweisstriche sind hier ohne Bedeutung

Dehnungsrichtung, eingestellt sind. Diese sind unter anderem in dem Präparat von Wurmbach (1928) (Abb. 17) deutlich zu erkennen. Das Auftreten kollagener Fibrillen an dieser Stelle ist ein Beleg dafür, daß nicht Zug, sondern Dehnung der spezifische Reiz für Fibrillenbildung ist, denn der Gewebsabschnitt, in welchem die Fibrillen erscheinen, wurde durch Längsdruck quer gedehnt. Da die Querdehnung gegen den Widerstand der vorgewölbten Hülle erfolgte, wirkten in Richtung der Dehnung (also in der Richtung, in der sich die Fibrillen gebildet haben!) Druckspannungen und keine Zugspannungen.

Ebenso wie bei der Frakturheilung, steht auch bei der Pseudarthrose die Gewebsbildung mit der hier vorgetragenen Theorie in Einklang.

Abb. 18 zeigt das Röntgenbild einer schräg gerichteten Pseudarthrose der Tibia. Die Beanspruchung, die auf das Pseudarthrosengewebe wirkt, ist eingezeichnet. Die Belastung (durch den mittleren Pfeil markiert) wirkt mit der Teilkraft S als reine Schubkraft, mit der Teilkraft D als reiner Druck auf das Gewebe im Spalt. Auf das erste Frakturblastem ist also starker Schub („Abscherung") in Verbindung mit Druck zur Auswirkung gekommen, so daß sich nach der Auffassung von Roux Knorpelgewebe hätte bilden müssen. Abb. 19 zeigt

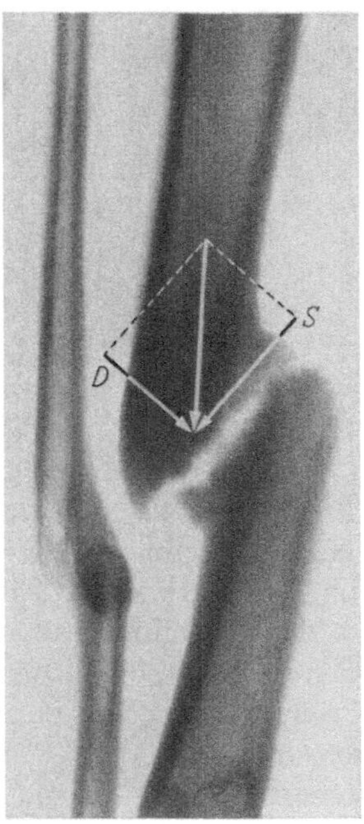

Abb. 18. Röntgenbild einer schräg gerichteten Tibiapseudarthrose. Das eingezeichnete Kräfteparallelogramm zeigt die Zerlegung der beanspruchenden Kraft in eine auf dem Pseudarthrosespalt senkrecht stehende reine Druckkomponente K und in eine zum Spalt parallel gerichtete Schubkomponente S

jedoch, daß der gesamte Pseudarthrosestreifen aus Bindegewebe besteht. Diese Gewebsbildung ist auch durchaus verständlich, weil nicht nur die Schubkraft eine starke Dehnung des Blastems in Richtung des Spaltes zur Folge hatte, sondern weil auch die Teilkraft reinen Druckes, die senkrecht zum Spalt wirkt, eine Dehnung in Richtung des Spaltes bedingt, da das Gewebe quer zur Druckrichtung ausweicht.

Die Abb. 20—23 zeigen die Gewebsbildung in den Bereichen der eingezeichneten Kreise bei stärkerer Vergrößerung.

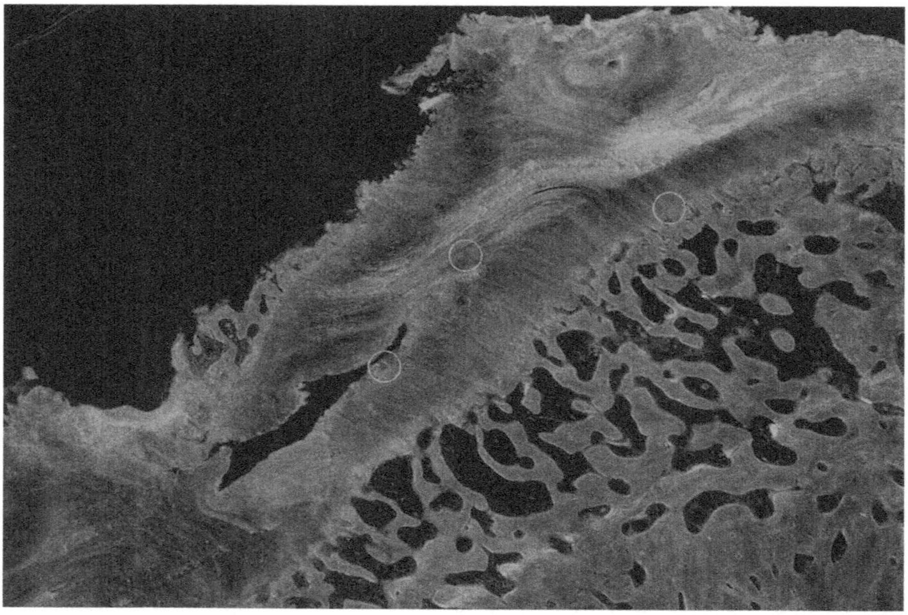

Abb. 19. Histologisches Übersichtsbild des Gewebes aus dem Spalt der in Abb. 18 dargestellten Pseudarthrose, das fast ausschließlich aus kollagenem Bindegewebe besteht

Im oberen Bezirk (Abb. 20) besteht das Gewebe, ebenso wie im gesamten Pseudarthrosestreifen, aus straff gerichteten Bindegewebsfasern mit dazwischen liegenden spindelförmigen Zellen. Abb. 21 zeigt den unteren Bereich, der dicht über dem Knochen liegt. Die Faserzüge sind in der Spongiosa verankert, und in den Spongiosalacunen sowie unmittelbar über dem Knochen liegen zwischen den Fibrillenbündeln Knorpelzellen. Diese sind auf Abb. 22 bei stärkerer Vergrößerung deutlich zu erkennen. An dieser Stelle ist auch Knorpelbildung zu erwarten. Da der Dehnung durch die verankerten Fibrillenzüge Widerstand geleistet wird, kommt auf die in den Spongiosalacunen liegenden Zellen nur die Teilkraft reinen Druckes zur Auswirkung, die in den Lacunen und dicht über dem Knochen hydrostatischen Druck bedingt, weil hier durch die Behinderung der Querdehnung auch quer zur Druckrichtung wirkende Druckspannungen auftreten (vgl. S. 508).

An einer Stelle des Pseudarthrosestreifens war nachträglich durch Zerreißen der Bindegewebsfasern ein Spalt entstanden, der mit einer Art Gelenkschmiere gefüllt war (s. Abb. 19). Durch die Spaltbildung wurde die Beanspruchung des

Gewebsstreifens an dieser Stelle entscheidend geändert. Weil in Ausdehnung des Spaltes die Flächen ohne wesentliche Reibung aufeinander gleiten konnten, hatte in seinem Bereich die Schubkraft keine Dehnung des Gewebes mehr zur Folge. Deshalb kam nach der Spaltbildung auf das ganze beiderseits des Spaltes liegende Gewebe nur noch die Teilkraft reinen Druckes zur Auswirkung, wodurch die zwischen den Fibrillen liegenden Zellen wegen Behinderung der Querdehnung durch hydrostatischen Druck beansprucht wurden.

Der folgende Schnitt, welcher den bezeichneten Bezirk in stärkerer Vergrößerung zeigt (Abb. 23), läßt erkennen, daß in der gesamten Breite des Gewebsstreifens bis an den Spalt hinauf, also überall dort, wo hydrostatischer Druck zur Auswirkung kommt, sich Knorpelzellen gebildet haben. Aus den noch erkennbaren zerrissenen Faserbündeln am Spalt geht eindeutig hervor, daß vor der Spaltbildung auch in seinem Bereich unter der Wirkung der Schubkraft eine reine bindegewebige Verbindung entstanden war, so daß sich die Knorpelzellen erst nach Umschlagen der Dehnung in hydrostatischen Druck gebildet haben können.

Vier weitere Beobachtungen stehen mit der Auffassung in Einklang, daß hydrostatischer Druck der Bildungsreiz für Knorpelgewebe ist.

Roulet (1935) beobachtete bei Gewebezüchtung in vitro, daß bei kubischen Knorpelstückchen, die er aus der Epiphysenanlage herausgeschnitten hatte und die vollkommen von Perichondrium befreit waren, in den Randpartien eine Entdifferenzierung der Knorpelzellen eintrat, also an den Stellen, an denen infolge des Fehlens der Hülle der hydrostatische Druck fortfiel. Die Zellen nahmen längliche Gestalt an, bildeten Ausläufer aus und wanderten in das umgebende Medium (Abb. 24). Hier sehen wir also nach Fortfall des hydrostatischen Druckes in umgekehrter Reihenfolge die gleichen Gestaltsveränderungen der Zelle, wie sie unter der Wirkung von hydrostatischem Druck auf die mesenchymale Zelle zu beobachten sind (vgl. Abb. 12).

Daß das Ausmaß der Quellung der Zelle von der Größe des hydrostatischen Druckes abhängt, geht aus den folgenden Beobachtungen von Studitsky (1934 a, b) hervor (Abb. 25). Die knorpelige Femuranlage des Hühnchens wurde nach restloser Befreiung von allen Weichteilen und dem Perichondrium auf der Allantois kultiviert. Im Bereich der Diaphyse trat zwar eine gewisse Quellung der Zellen, aber keine relative Verminderung der Grundsubstanz ein (s. S. 507), obwohl die Zellen bis an das Endstadium ihrer Entwicklung gelangten (Abb. 25 a). Infolge einer gewissen Nachgiebigkeit der Hülle konnte es bei dieser Skeletanlage durch das anfängliche Quellen der Zellen nur zu einer geringen Steigerung des hydrostatischen Druckes kommen, und die Zellen blieben relativ klein.

Die Femuranlage der anderen Seite wurde, wie die Skizze (Abb. 25 c) zeigt, mit einem Periostläppchen umwickelt und in der Mitte mit einem Haar fest umschnürt. Der gleiche Versuch wurde mit noch knorpeligen Zehenphalangen menschlicher Embryonen unternommen. Beide Experimente hatten das gleiche Ergebnis (Abb. 25 b). Im Bereich der Umschnürung wurde die Umhüllung unnachgiebig, wodurch es hier zu einer fortschreitenden Steigerung des hydrostatischen Druckes kommen mußte. In diesem Bezirk erfolgt daher eine

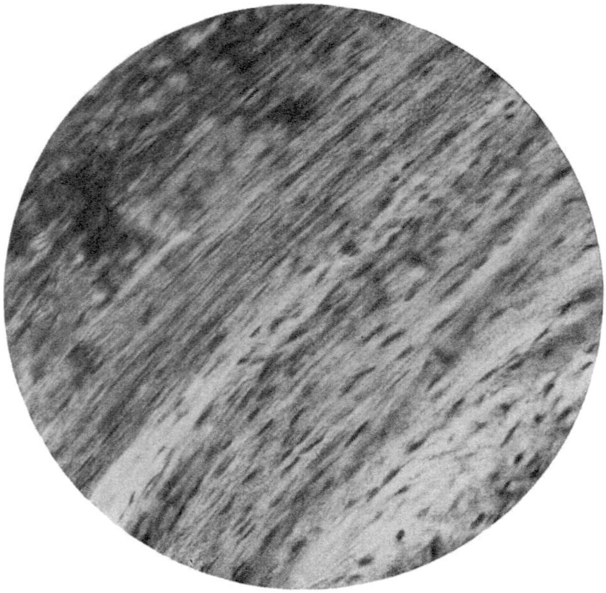

Abb. 20. In Abb. 19 durch den mittleren Kreis markierter Ausschnitt aus dem gleichen Pseudarthrosepräparat bei stärkerer Vergrößerung (etwa 200×). Das Gewebe besteht hier aus parallel gerichtetem straffem Bindegewebe

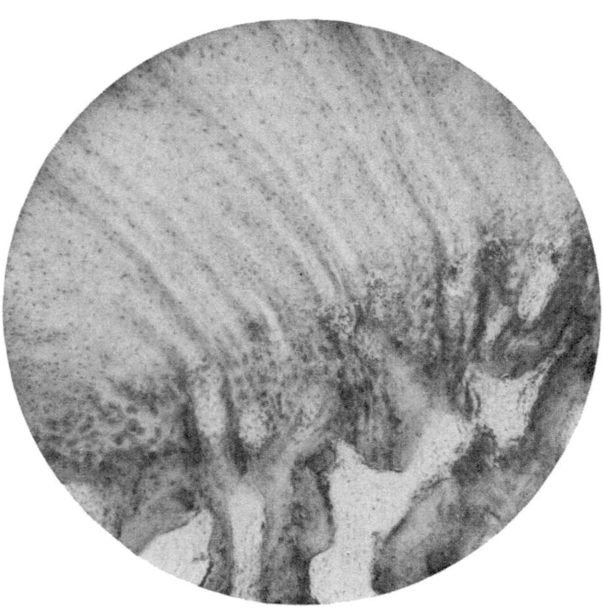

Abb. 21. Anderer Ausschnitt aus dem gleichen Pseudarthrosepräparat bei etwa 65facher Vergrößerung (in Abb. 19 durch den rechten Kreis markiert). Die Kollagenfibrillen sind in der angrenzenden Knochenspongiosa verankert, zwischen ihnen Knorpelzellnester

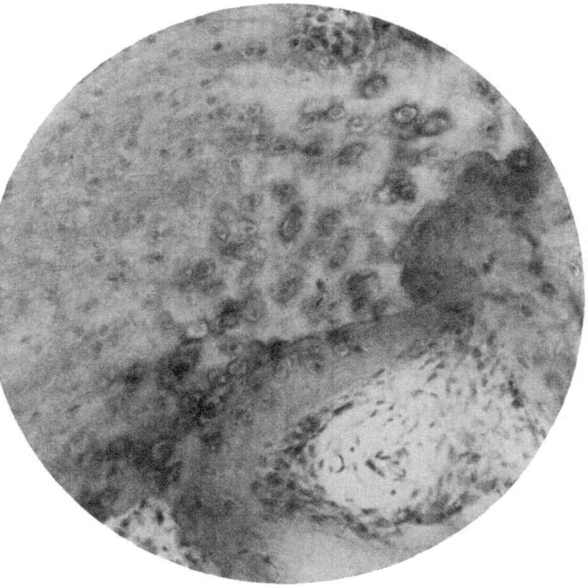

Abb. 22. Die gleiche Stelle des Pseudarthrosepräparats wie Abb. 21, jedoch bei etwa 200facher Vergrößerung
Eines der an die Spongiosabälkchen angrenzenden Knorpelzellnester ist hier deutlicher zu erkennen

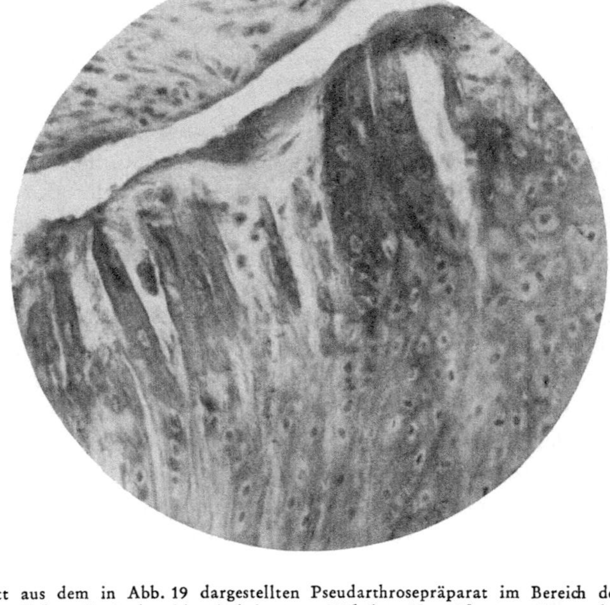

Abb. 23. Ausschnitt aus dem in Abb. 19 dargestellten Pseudarthrosepräparat im Bereich der Spaltbildung (in Abb. 19 durch den linken Kreis bezeichnet) bei etwa 200facher Vergrößerung. Unter der Einwirkung von hydrostatischem Druck hat sich bis an den Spalt hinaus Knorpelgewebe gebildet

maximale Quellung der Zellen und starke relative Verminderung der Grundsubstanz. Da sich die extreme Quellung der Zellen ausschließlich im Bereich der Haarumschlingung und nicht auch im oberen und unteren Anteil der Knorpelanlage, die ebenfalls von Periost umschlossen waren, fand, kann sie nur auf die Drucksteigerung zurückzuführen sein, die indirekt durch die Haarumschlingung bedingt war.

Auch das bereits erwähnte Präparat von KROMPECHER (1956) bringt bei richtiger Analyse der vorliegenden mechanischen Beanspruchung eine weitere Bestätigung für die aufgestellte Theorie. Zum leichteren Verständnis der Ab-

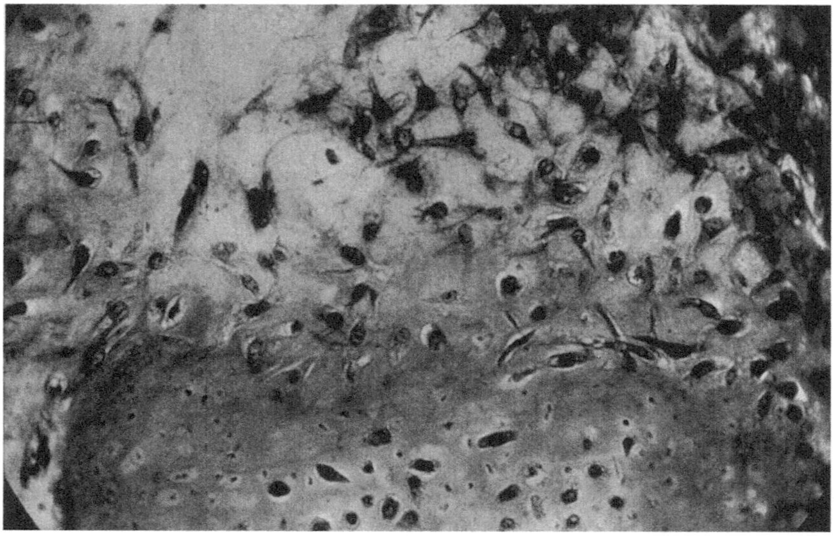

Abb. 24. Entdifferenzierte Zellen aus einem Knorpelexplantat, die wieder mesenchymalen Charakter annehmen. (Aus ROULET 1935)

leitung kann man von einem theoretischen Modell ausgehen, dessen mechanische Beanspruchung der Beanspruchung des Granulationsgewebes im Präparat (Abb. 8) von KROMPECHER entspricht. Die Eigenart der Beanspruchung ist darauf zurückzuführen, daß das Granulationsgewebe auf der knöchernen Unterlage fest haftet und von der freien Oberfläche her ohne wesentliche Reibung belastet wird. Das Granulationsgewebe erfährt also eine analoge Beanspruchung wie der Würfel aus homogenem elastischem Material der Abb. 26.

Durch die Druckkraft wird der Würfel in vertikaler Richtung komprimiert und in horizontaler Richtung gedehnt. Die Querdehnung ε ist an der freien Oberfläche am größten und nimmt nach unten hin auf Null ab, weil die Grundfläche auf der Unterlage fest haftet und infolgedessen hier eine Querdehnung unmöglich ist. Durch den Widerstand, den die Haftung der Querdehnung entgegensetzt, werden in der Querrichtung wirkende Druckspannungen σ_D wachgerufen, die über der Grundfläche am größten sind und gegen die freie Oberfläche auf Null abfallen.

Es wirkten also außer den vertikal gerichteten Druckspannungen, die in jeder Querschnittshöhe die *gleiche* Größe haben, gleichzeitig Druckspannungen in der Querrichtung, die dicht über der Grundfläche ihren größten Wert besitzen und nach oben hin kleiner werden. Der Querdruck ist in jeder Höhe an den beiden Rändern gleich Null und nimmt gegen die Mitte des Querschnittes

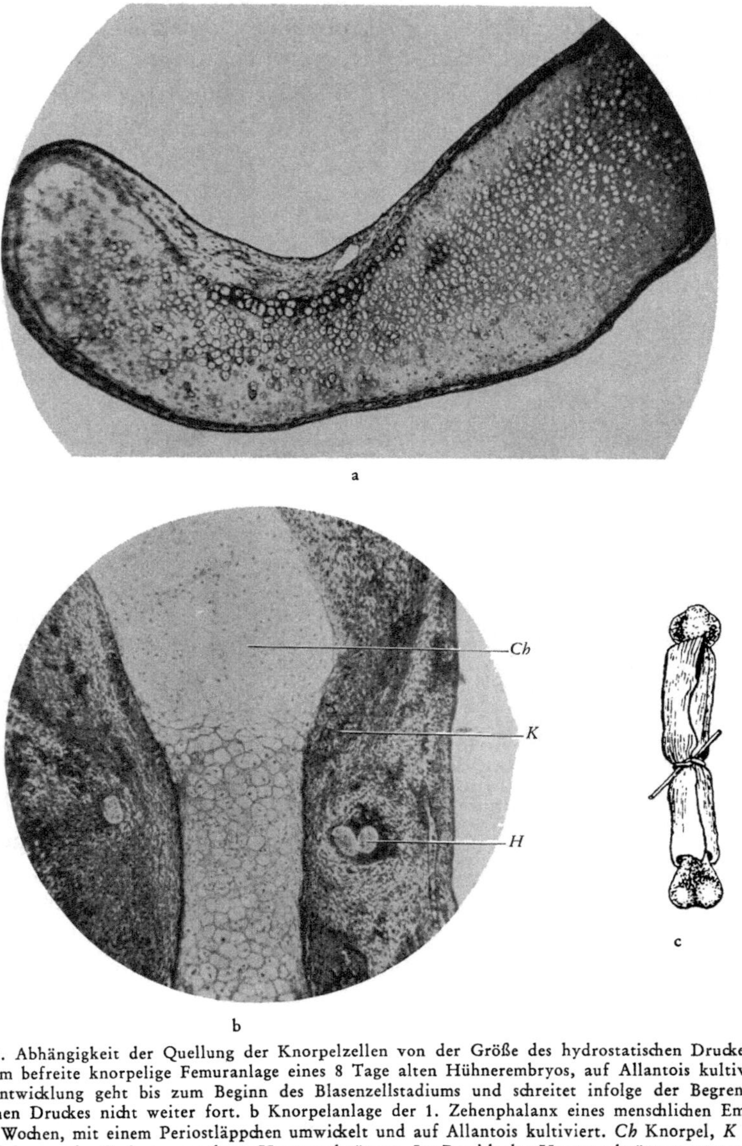

Abb. 25 a—c. Abhängigkeit der Quellung der Knorpelzellen von der Größe des hydrostatischen Druckes. a Von Perichondrium befreite knorpelige Femuranlage eines 8 Tage alten Hühnerembryos, auf Allantois kultiviert. Die Knorpelzellentwicklung geht bis zum Beginn des Blasenzellstadiums und schreitet infolge der Begrenzung des hydrostatischen Druckes nicht weiter fort. b Knorpelanlage der 1. Zehenphalanx eines menschlichen Embryos im Alter von 9 Wochen, mit einem Periostläppchen umwickelt und auf Allantois kultiviert. *Ch* Knorpel, *K* Knochen, *H* die zur Fixierung des Periostes angelegte Haarumschnürung. Im Bereich der Haarumschnürung entstand infolge Steigerung des hydrostatischen Druckes typischer Blasenknorpel mit nachfolgender Knochenbildung. c Skizze zur Demonstration der Technik der Haarumschnürung. (a und c aus Studitsky 1934 a, b aus Studitsky 1934 b)

zu, wie aus dem Diagramm hervorgeht. Infolgedessen liegt über der Grundfläche ein rundlicher Bereich (schraffiert), in dem aus allen Richtungen annähernd gleich große Druckspannungen, also hydrostatischer Druck, wirken.

Ein Vergleich mit dem Schema zeigt, daß sich der Knorpel in einem ähnlich gelegenen Bereich gebildet hat, woraus geschlossen werden darf, daß hydrostatischer Druck der spezifische Bildungsreiz ist.

Nach aufwärts, wo der einachsige Druck überwiegt und zu Dehnung des Gewebes führt, finden sich — der Theorie entsprechend — kollagene Fibrillen, Bindegewebe, das in der Dehnungsrichtung orientiert ist.

Nachdem sich dicht über der knöchernen Unterlage eine Schicht von Hyalinknorpel gebildet hat, ist die für die Behinderung der Querdehnung entscheidende Haftfläche nun die Übergangszone zwischen dem Hyalinknorpel und dem darüberliegenden nachgiebigen Granulationsgewebe; damit rücken auch die durch die Dehnungsbehinderung bedingten horizontalen Druckspannungen in diese Höhe, so daß hier, dicht über dem Knorpel, eine neue Zone hydrostatischen Druckes entsteht, in der sich das Granulationsgewebe zu Knorpel differenzieren muß, und so fort. So schiebt der sich ausbildende Knorpel gewissermaßen eine Zone hydrostatischen Druckes vor sich her, bis er die freie Oberfläche erreicht hat. Damit finden die Beobachtungen von KROMPECHER eine widerspruchsfreie theoretische Erklärung.

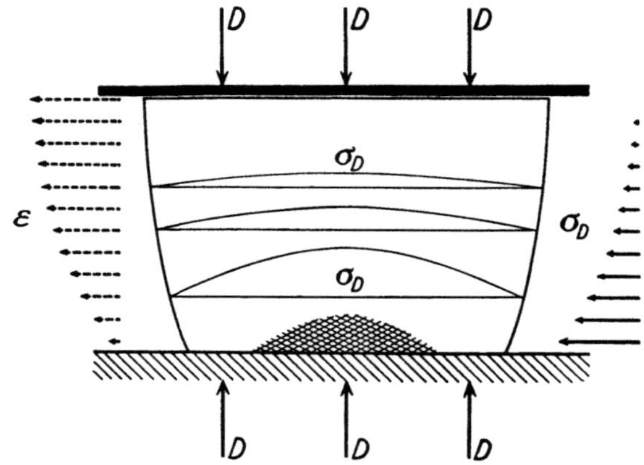

Abb. 26. Schematische Darstellung eines auf einer starren Unterlage fest haftenden Würfels aus elastischem Material, der durch eine ebene Platte ohne Reibung komprimiert wird. Links ist die von der freien Oberfläche nach der Grundfläche abnehmende Querdehnung (ε) graphisch wiedergegeben, rechts ist der von oben nach der Grundfläche hin zunehmende, durch die Behinderung der Querdehnung bedingte Querdruck (σ_D) dargestellt. Die 3 Diagramme im Würfel zeigen die Verteilung der queren Druckspannungen über den Würfelquerschnitt in verschiedener Höhe. Das schraffierte Gebiet über dem Boden gibt die Zone an, in der die Druckspannungen in vertikaler Richtung (hervorgerufen durch die mit vertikalen Pfeilen markierte Druckkraft) und die Druckspannungen in horizontaler Richtung (hervorgerufen durch die Behinderung der Querdehnung; vgl. das rechte Diagramm) etwa gleiche Größe haben. Hier herrscht hydrostatischer Druck, und an dieser Stelle entsteht in einem entsprechend beanspruchten Blastem Hyalinknorpel

Die vierte Beobachtung bezieht sich auf die Lage des Knochenkerns in der knorpeligen Epiphyse. Schon GEBHARDT (1911) hat nach einer mechanischen Erklärung für seine Lokalisation gesucht und als erster hierzu die spannungsoptische Methode verwandt. An einem vereinfachten Celluloidmodell hat er nacheinander verschiedene Stellen der Gelenkfläche punktförmig belastet und für jede Einzelbelastung die Drucktrajektorien ermittelt (Abb. 27). Er fand hierbei ein mittleres Feld der Richtungskreuzungen der Spannungslinien, das er für die Entstehung des Epiphysenkerns verantwortlich macht: „Da die mittlere Zone ... die stärkste Spannungsanhäufung enthält ..., so entsteht in ihr dann auch in der Folge der knöcherne Epiphysenkern“ (l. c., S. 170).

Bei dieser Versuchsanordnung mußte sich ein falsches Bild von den Spannungsverläufen in der Epiphyse ergeben, weil die Belastung nacheinander punktförmig erfolgte, während in Wirklichkeit der Druck über die ganze

Gelenkfläche verteilt angreift. Allein schon die Tatsache, daß sich die einzelnen Linien nicht rechtwinklig schneiden, beweist, daß sie keine Spannungstrajektorien darstellen können. Wird die Versuchsanordnung den tatsächlich vorliegenden Belastungsverhältnissen angepaßt, so ergibt sich ein Trajektorienbild (Abb. 28 a), in welchem etwas unterhalb der Mitte ein sog. repulsiver singulärer Punkt liegt, also ein Bezirk in welchem keine Verzerrungen auftreten und reiner hydrostatischer Druck wirkt. Auch das Isochromatenbild (Abb. 28 b), aus welchem die Größe der Verzerrung der Elementarteilchen des untersuchten Körpers an jeder Stelle abgelesen werden kann, ergibt an gleicher Stelle einen ovalen Bezirk, in welchem hydrostatischer Druck herrscht. Vergleicht man mit

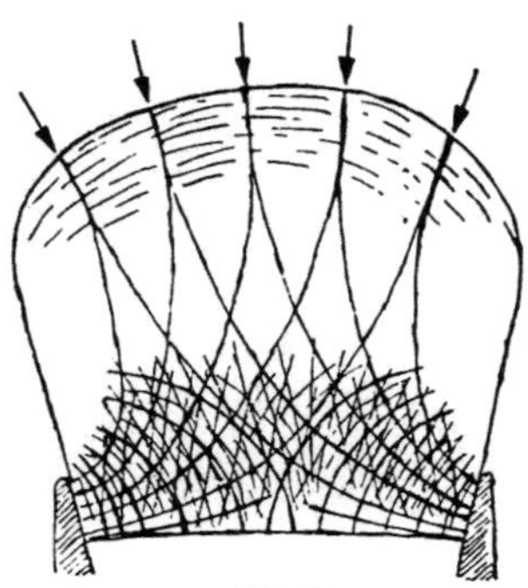
Abb. 27

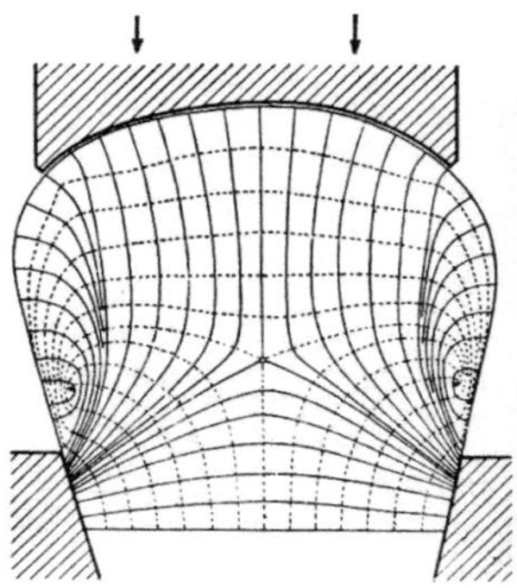
Abb. 28 a

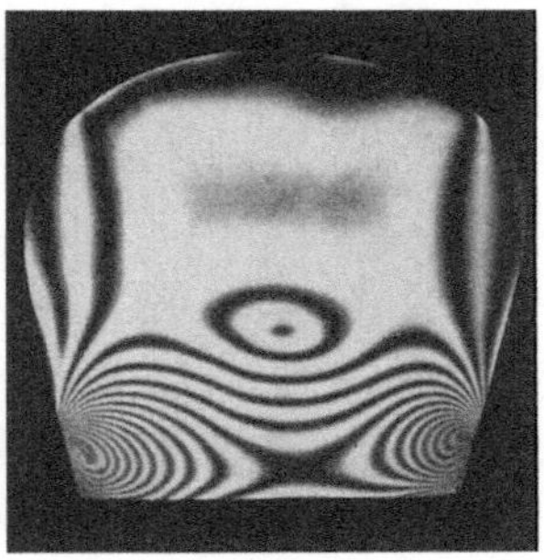
Abb. 28 b

Abb. 27. Spannungsoptischer Modellversuch von GEBHARDT zur Erklärung der Differenzierungsvorgänge in der Knorpelepiphyse des Röhrenknochens eines Säugetieres. Die Last wurde nacheinander an verschiedenen Stellen auf die Gelenkfläche aufgebracht und die so erhaltenen Trajektorienbilder übereinandergezeichnet. (Aus GEBHARDT 1911)

Abb. 28 a u. b. Korrekte Durchführung des Gebhardtschen Modellversuchs (vgl. Abb. 27). a Spannungsoptisch ermitteltes Trajektorienbild in einem dem Modell von GEBHARDT nachgebildeten Plexiglasmodell. Die Druck- und Zugspannungstrajektorien schneiden sich überall unter rechten Winkeln, sie scheinen einem in der Modellmitte gelegenen „repulsiven singulären Punkt" auszuweichen. b Spannungsoptisch ermitteltes Isochromatenbild in einem Kunstharzmodell von der gleichen Form wie in Abb. a. Die im Photo dunklen Linien verbinden die Orte gleicher Verzerrungsgröße der Elementarteilchen des Modells. Die Isochromate „nullter Ordnung" (schwarzer Punkt etwas unterhalb der Modellmitte) bezeichnet die Stelle, an der keine Verzerrung der Elementarteilchen stattfindet, hier befindet sich ein sog. „hydrostatischer Punkt"; er fällt mit der Lage des repulsiven singulären Punktes in Abb. a zusammen. — An dieser Stelle entsteht unter dem Einfluß hydrostatischen Druckes nach maximaler Quellung der Knorpelzellen der knöcherne Epiphysenkern

diesem hydrostatischen Bereich die Lage des Knochenkerns der Femurepiphyse, so ergibt sich, daß er sich an der Stelle der knorpeligen Epiphyse gebildet hat, an der reiner hydrostatischer Druck wirkt. Durch diese Beobachtung wird die Auffassung bestätigt, daß an Stellen reiner und hoher hydrostatischer Druckspannungen der Knorpel nach maximaler Quellung der Zellen verkalkt und durch Knochengewebe ersetzt wird[5].

[5] Es ist fraglich, ob das von GEBHARDT (1911) entworfene Modell die tatsächliche Situation richtig wiedergibt. Aber selbst, wenn z. Z. der Bildung des knöchernen Epiphysenkerns der Epiphysenknorpel nicht mehr in dem Diaphysenrohr eingekeilt ist, sondern mit einer mehr oder weniger ebenen Kontaktfläche spongiösem Knochen aufsitzt, entstehen unter der normalen Beanspruchung in seinem Zentrum ein oder mehrere *hydrostatische Punkte,* die die Bildung eines oder mehrerer Ossifikationszentren zur Folge haben (vgl. KUMMER, Handbuch der Zoologie, Bd. 6/2, S. 44. 1959).

Abschließend sei noch ein klinischer Fall erwähnt, der wohl als biologisches Experiment für die Auffassung gewertet werden darf, daß hydrostatischer Druck den spezifischen Reiz für die Bildung von Knorpelgewebe darstellt.

Wie bereits erwähnt, lehrt die Gewebsdifferenzierung bei der Frakturheilung, daß aus dem Blastem im Frakturwinkel unter hydrostatischem Druck eine Knorpelmasse entsteht, die einen Ausguß der Weichteilhülle darstellt und später auf dem Wege der enchondralen Ossifikation durch Knochengewebe ersetzt wird. Aus dieser Beobachtung durfte der Schluß gezogen werden, daß es — wenigstens im frühen Kindesalter — möglich sein muß, aus wucherndem

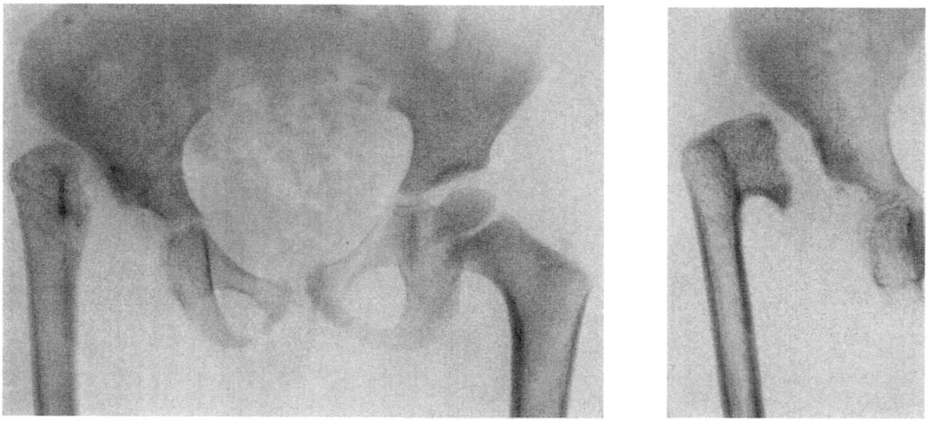

a b

Abb. 29 a u. b. Röntgenbilder der Hüfte eines 5jährigen Kindes nach einseitiger Säuglingscoxitis. a Beckenübersichtsaufnahme. b Einzelaufnahme der erkrankten Hüfte in richtiger Projektion, die die Reste des Schenkelhalses erkennen läßt. Schenkelkopf, Epiphysenknorpel und ein großer Teil des Schenkelhalses fehlen

sekundärem Mesenchym durch hydrostatischen Druck Hyalinknorpel von vorgeschriebener Form zu erzeugen, der dann später ossifiziert.

Daß dieser Schluß berechtigt war, beweist der Verlauf des folgenden Falles.

Das Röntgenbild (Abb. 29 a) zeigt den Zustand nach einseitiger Säuglingscoxitis bei einem 5jährigen Kind. Die Einzelaufnahme der linken Hüfte in richtiger Projektion (Abb. 29 b) läßt erkennen, daß nur noch ein Stumpf des Schenkelhalses vorhanden ist; es fehlen der Schenkelkopf, der Epiphysenknorpel und etwa die Hälfte des Schenkelhalses.

Aus der Operationsskizze (Abb. 30) ist die Art des Eingriffes zu ersehen: Der Schenkelhalsstumpf wurde durch Keilosteotomie aufgerichtet und nach Resektion der Knochenzacke ein wenig nach medial verschoben, um eine Verlängerung zu erreichen. Darauf wurde eine halbkugelförmige Plexiglaskappe mit verlängertem Rand derart über den Schenkelhalsstumpf gestellt, daß zwischen der Kappe und dem angefrischten Stumpfende ein größerer Hohlraum verblieb, in welchem sich das Granulationsgewebe entwickeln konnte (Abb. 30 b). Der Abstand des Kappenbodens vom Stumpfende wurde durch einen Nagel aufrechterhalten. Schließlich wurde die Plexiglaskappe in eine neu gefräste Pfanne eingestellt und für $2^1/_2$ Monate ein Becken-Beingipsverband angelegt.

Es war zu erwarten, daß das wachsende Granulationsgewebe den Hohlraum der Kappe ausfüllt und sich gegen den Widerstand der Kappe auszudehnen trachtete. Infolgedessen mußte in dem geschlossenen Raum durch die erstrebte Volumzunahme allseitiger — d. h. hydrostatischer — Druck auftreten. Damit waren die Bedingungen für die Bildung von Knorpelgewebe gegeben, also eines Hyalinknorpels von vorgeschriebener Form, dessen Ersatz durch Knochengewebe zu erwarten war.

Der Befund nach der Operation (Abb. 31 a) zeigt volle Übereinstimmung mit der Operationsskizze.

Ein $3^1/_2$ Monate nach der Operation angefertigtes Röntgenbild (Abb. 31 b) läßt erkennen, daß der Schenkelhalsstumpf zu einem kreisrunden knöchernen Schenkelkopf ausgewachsen ist, der von der inneren Kontur der Kappe durch einen breiten hellen Streifen getrennt ist.

Die unregelmäßig wabige Struktur des Knochengewebes ist auf dem Bild deutlich zu erkennen.

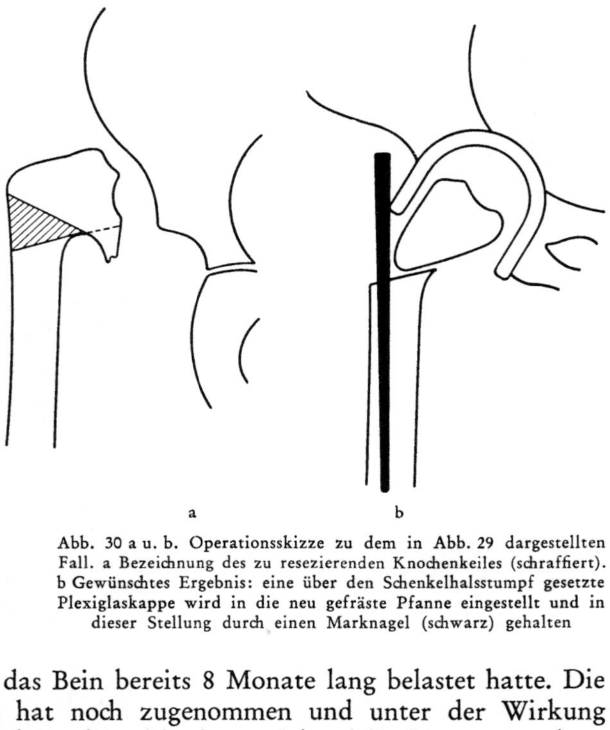

a b

Abb. 30 a u. b. Operationsskizze zu dem in Abb. 29 dargestellten Fall. a Bezeichnung des zu resezierenden Knochenkeiles (schraffiert). b Gewünschtes Ergebnis: eine über den Schenkelhalsstumpf gesetzte Plexiglaskappe wird in die neu gefräste Pfanne eingestellt und in dieser Stellung durch einen Marknagel (schwarz) gehalten

Das Röntgenbild Abb. 31 c zeigt den Zustand etwa 1 Jahr nach der Operation, nachdem das Kind das Bein bereits 8 Monate lang belastet hatte. Die Länge des Schenkelkopfes hat noch zugenommen und unter der Wirkung der funktionellen Beanspruchung hat sich eine trajektorielle Biegungsstruktur ausgebildet, die mit den im Modellversuch spannungsoptisch ermittelten Druck- und Zugspannungstrajektorien (Abb. 31 d) übereinstimmt und die für die Spongiosastruktur des normalen coxalen Femurendes charakteristisch ist (vgl. Abb. 3 b).

Diese trajektorielle Ausrichtung der Spongiosabälkchen beweist, daß es sich bei dem neu gebildeten Gewebe um vollwertigen Knochen handelt, der den Gesetzen der funktionellen Anpassung unterliegt, und nicht etwa um verkalkten Knorpel.

Den schlüssigen Beweis für die Vermutung, daß sich der Schenkelkopf auf knorpeliger Grundlage gebildet hatte, es also zunächst unter der Wirkung des hydrostatischen Druckes zur Bildung eines hyalinknorpeligen Modells von der

Form des Kappenhohlraumes gekommen war, brachte schließlich der Befund, daß der neue Schenkelkopf mit einer 6—7 mm dicken Schicht von hyalinem

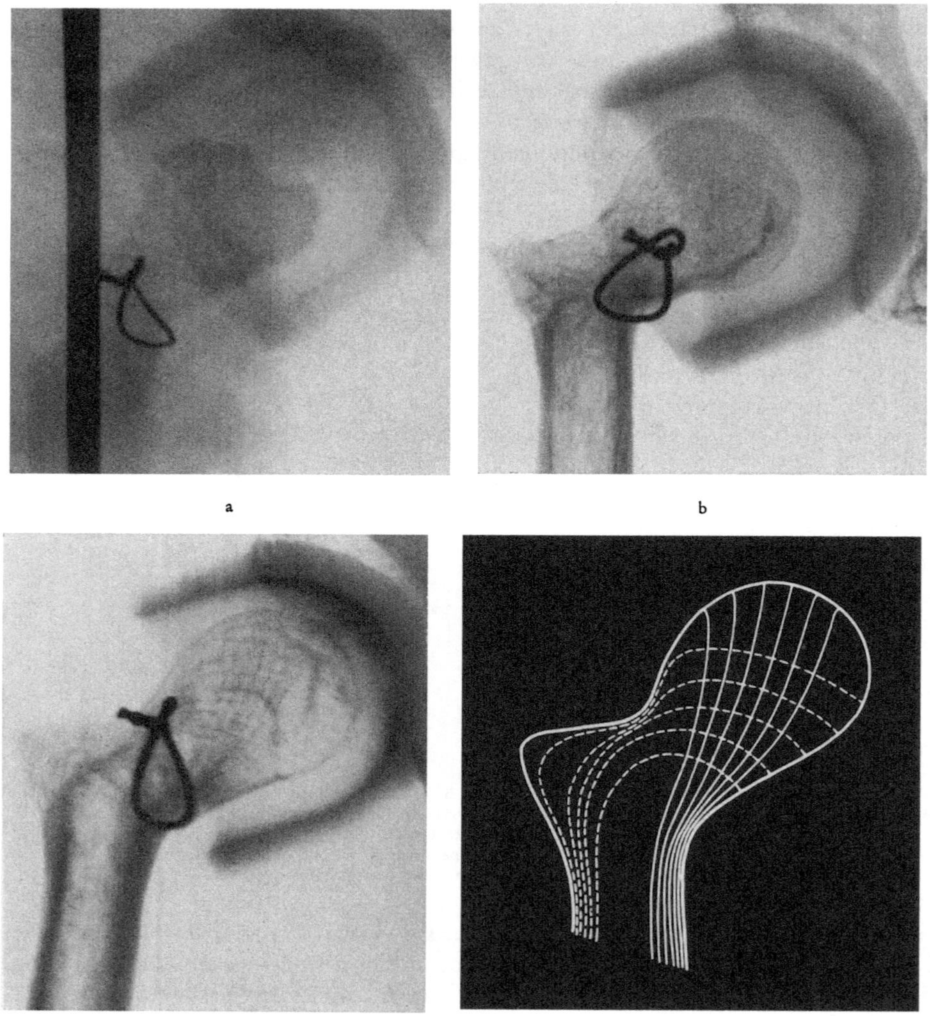

a b c d

Abb. 31 a—d. Befund des in Abb. 29 und 30 dargestellten Falles unmittelbar nach der Operation (30. 6. 53); Röntgenaufnahme im Gipsverband. Die erzielte Stellung stimmt mit der Operationsskizze vollkommen überein (vgl. Abb. 29 b). b Röntgenaufnahme etwa $3^1/_2$ Monate nach der Operation (6. 10. 53). Der Schenkelhalsstumpf ist zu einem wohlgerundeten knöchernen Schenkelkopf ausgewachsen, der von der Innenkontur der Plexiglaskappe durch einen gleichmäßigen, breiten Spalt getrennt ist. — Beachte die wabige Struktur des Knochens im Schenkelkopf! c Röntgenaufnahme $11^1/_2$ Monate nach der Operation. Es ist eine deutliche Ausrichtung der Spongiosa im neugebildeten Schenkelkopf zu erkennen (1. 6. 54). d Spannungsoptisch ermitteltes Trajektorienbild für ein Modell von der gleichen Kontur wie der in Abb. c wiedergegebene Schenkelkopf. Die Druck- und Zugspannungstrajektorien (ausgezogene bzw. gestrichelte Linien) entsprechen genau den Spongiosazügen im nebenstehenden Röntgenbild

Knorpelgewebe überzogen war (Abb. 32 a u. b). Das histologische Präparat entstammt einem kleinen Würfel des Schenkelkopfüberzuges, der $1^1/_2$ Jahre nach der Operation entnommen wurde, als die Plexiglaskappe durch eine

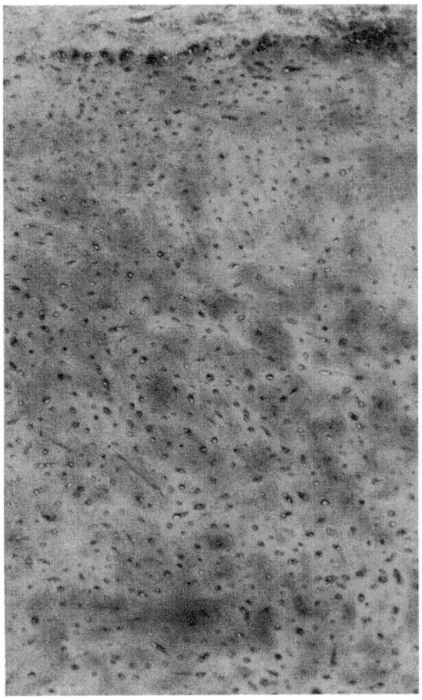

a

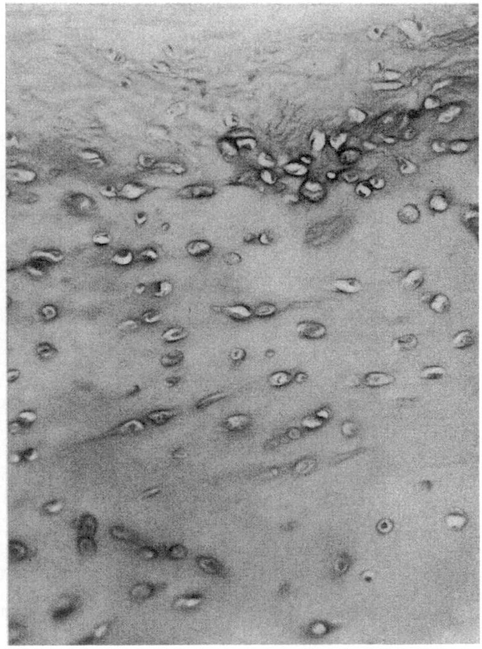

b

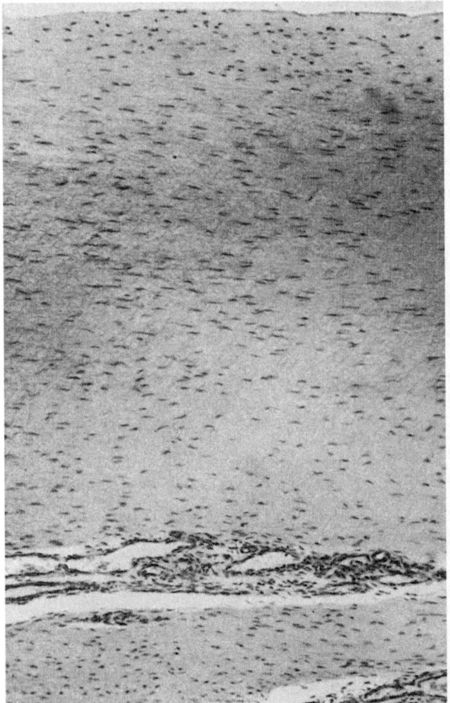

c

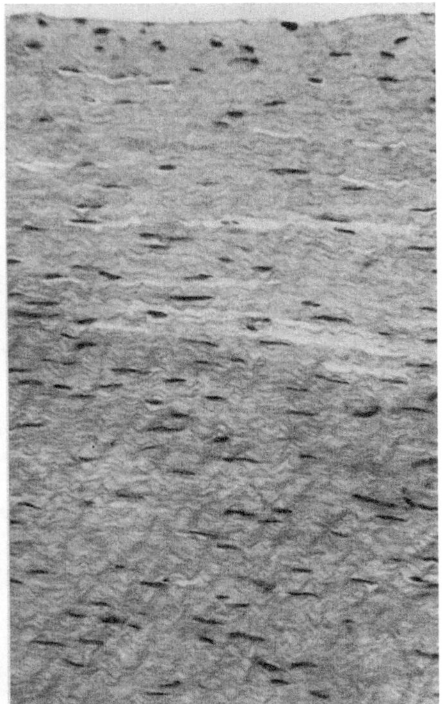

d

Abb. 32 a—d. Histologische Präparate aus dem Knorpelüberzug des in der vorigen Abbildung dargestellten neugebildeten Schenkelkopfes und aus der dazugehörigen Hüftpfannenauskleidung. Sie entstammen Gewebsstückchen, welche $1^1/_2$ Jahre nach der 1. Operation (am 25. 1. 55) entnommen worden sind. a Übersichtsbild, welches einen Eindruck von der Dicke des Knorpelüberzuges des Gelenkkopfes vermittelt. Abb.-Maßstab 38 : 1. b Ausschnitt bei stärkerer Vergrößerung (187 : 1), welcher das typische Bild des Hyalinknorpels zeigt. c Kollagenes, parallelfaseriges straffes Bindegewebe aus der Pfannenauskleidung. Übersicht. Abb.-Maßstab 88 : 1. d Oberflächenschicht der Pfannenauskleidung. Abb.-Maßstab 210 : 1

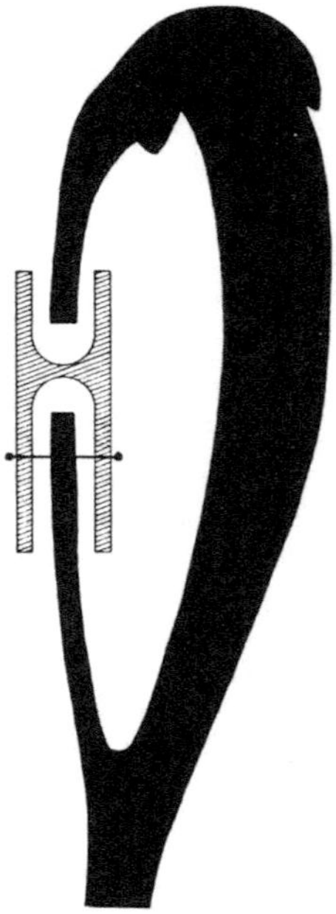

Abb. 33

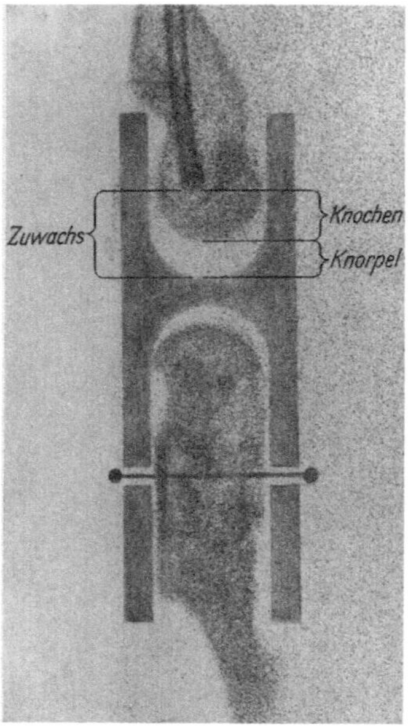

Abb. 34

Abb. 33. Skizze zu den Versuchen von ALTMANN. Schwarz: Unterschenkelskelet der weißen Ratte. Ein Stück aus der Fibula ist reseziert, über die beiden Knochenenden ist eine 9 mm lange Plexiglashülse (schraffiert) geschoben, die am unteren Fragment durch einen Stift fixiert ist. (Nach ALTMANN)

Abb. 34. Röntgenbefund des in Abb. 33 skizzierten Versuches nach 6 Wochen. Der aus Knorpel und Knochen bestehende Zuwachs ist deutlich abzugrenzen. (Nach ALTMANN)

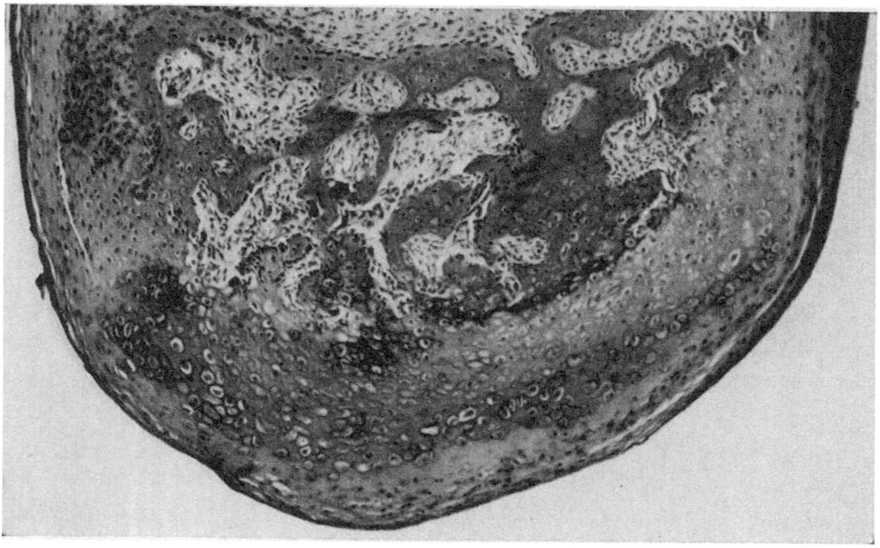

Abb. 35 a. Histologisches Präparat des in Abb. 34 dargestellten Zuwachsgewebes. a Übersicht. Die enchondral gebildeten Knochenbälkchen (oben im Bild) sind von dem Knorpelüberzug (unten) deutlich zu unterscheiden (Abb.-Maßstab 91 : 1)

größere mit geringerer Wandstärke ersetzt wurde, um das weitere Wachstum des Schenkelkopfes nicht zu behindern. Auf dem Schnitt bietet sich das charakteristische Bild von hyalinem Knorpelgewebe, das gegen den freien Rand (im Bild oben) noch eine Vermehrung der Zellen erkennen läßt (Abb. 32 a).

Ein kleines Stückchen des aus der neu gefrästen Pfanne bei der gleichen Gelegenheit entnommenen Gewebes zeigte — ebenfalls den theoretischen Erwartungen entsprechend — straffes Bindegewebe, das unter dem starken (einachsigen) Druck der Plexiglaskappe entstanden war und streng parallele Kollagenfibrillen enthielt, die rechtwinklig zur einwirkenden Druckkraft, also in Richtung der größten Dehnung, orientiert waren (Abb. 32 c, d).

Obwohl dieser eine beim Menschen erhobene Befund in vollem Einklang mit der oben dargelegten Theorie steht, erschien doch eine Überprüfung auf breiterer Basis in Tierexperimenten wünschenswert. Diese wurden auf meine Anregung von Herrn Prof. ALTMANN (Heidelberg) unter analogen Versuchsbedingungen an 13 ausgewachsenen Ratten durchgeführt.

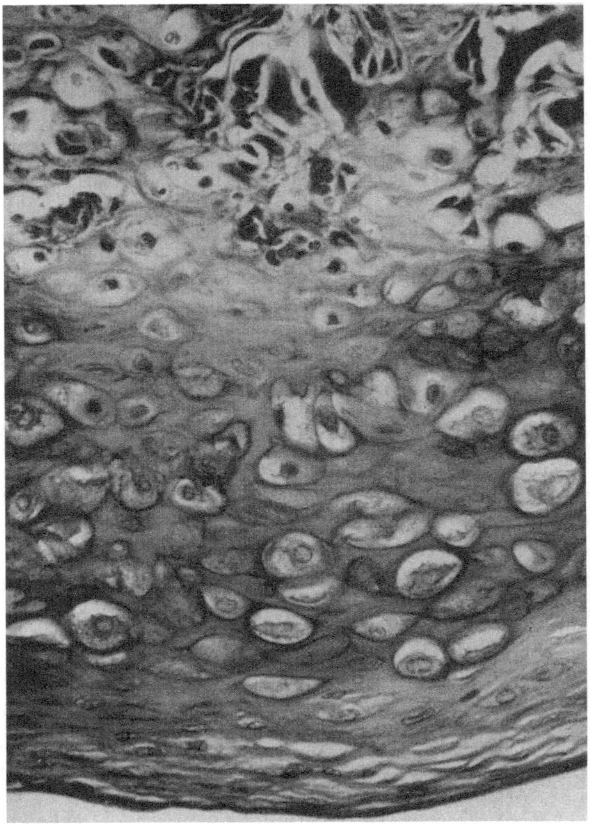

Abb. 35 b. Zuwachsknorpel bei stärkerer Vergrößerung. Es handelt sich um enchondral ossifizierenden Hyalinknorpel. (Abb.-Maßstab 362 : 1.) (Beide Aufnahmen Prof. ALTMANN)

Aus der Fibula dieser Tiere wurde ein Stück reseziert und die beiden Fragmente in eine Plexiglashülse derart eingeschlossen, daß oberhalb eines jeden Frakturendes ein Hohlraum verblieb, der durch eine entsprechende Fixierung der Hülse (die in Abb. 33 durch den Stift angedeutet ist) aufrechterhalten wurde. Die in Abständen von je 2 Wochen gewonnenen Präparate erbrachten eine eindeutige Bestätigung für die neue Theorie der kausalen Histogenese, und einige Versuche zeigten grundsätzlich das gleiche Ergebnis wie der oben beschriebene klinische Fall. Es bildete sich ein hyalinknorpeliger Ausguß der Hülse, welcher von der Basis fortschreitend durch Knochen ersetzt wurde. Abb. 34 zeigt den Röntgenbefund nach 6 Wochen, bei welchem der Zuwachs zu erkennen ist. In dem vom oberen Fragment angefertigten histologischen Schnitt (Abb. 35 a) ist zu erkennen, daß sich der neue Knochen auf knorpeliger Grundlage gebildet hat und noch einen Überzug von Hyalinknorpel besitzt, der die Kappe völlig ausfüllt. Diesen Knorpelüberzug zeigt Abb. 35 b bei stärkerer Vergrößerung.

Einzelheiten dieser Versuchsreihe werden in einer ausführlichen Veröffentlichung von Herrn Prof. ALTMANN mitgeteilt werden[6].

Zusammenfassung

Ausgehend von Beobachtungen bei der Frakturheilung wird die von W. ROUX begründete Theorie der Histogenese der Stützgewebe kritisch diskutiert. Dabei stellt sich heraus, daß die *3 Qualitäten* der mechanischen Beanspruchung Druck, Zug und Schub, keinesfalls als verschiedenartige spezifische Reize für die undifferenzierte Zelle angesehen werden können, da alle drei zu einem prinzipiell gleichartigen Spannungszustand im Zellplasma führen. Auch die neueren, teilweise modifizierten Vorstellungen von BENNINGHOFF und KROMPECHER gehen von der spezifischen Wirkung der Beanspruchungs*qualitäten* aus und müssen daher aus den gleichen Gründen abgelehnt werden.

Im Gegensatz zu dieser klassischen Lehre werden in der vorliegenden Arbeit die kausalen Zusammenhänge zwischen mechanischer Beanspruchung und Differenzierung der Stützgewebe aus den beiden Komponenten des Verformungszustandes, der reinen Gestaltsänderung und der reinen Volumänderung, abgeleitet. Die Gestaltsverzerrung (Dehnung) wird danach als spezifischer Reiz für die Bildung kollagener Fibrillen, die allseitige Kompression ohne Gestaltsänderung (hydrostatischer Druck) als spezifischer Bildungsreiz für Knorpelgewebe angesehen. Für die Bildung von Knochengewebe, das auf der Grundlage eines ruhigstehenden Leitgerüstes (Bindegewebe, Knorpel oder Knochen) entsteht, gibt es dagegen keinen *spezifischen* mechanischen Reiz.

Damit werden den bisher allgemein angenommenen 3 Qualitäten der mechanischen Beanspruchung, Druck, Zug und Schub, zwei völlig anders geartete mechanische Reize, nämlich Dehnung und hydrostatischer Druck, als spezifische Reize für die Differenzierung mesenchymalen Gewebes gegenübergestellt.

---

[6] Für die freundliche Genehmigung der Auswertung seiner Befunde und die Überlassung der Abb. 6 a u. b und 33—35 sei Herrn Prof. ALTMANN auch an dieser Stelle noch einmal recht herzlich gedankt.

Als Beweise für diese neue Theorie werden Beobachtungen von STUDITSKY, WURMBACH und KROMPECHER (die hier erstmals einwandfrei gedeutet werden konnten) sowie von ROULET und ALTMANN angeführt. Die entscheidende Bestätigung wird jedoch durch zahlreiche klinische Beobachtungen erbracht, von denen hier einige beschrieben sind, vor allem durch einen Fall von Hüftgelenkplastik, bei dem auf Grund der neuen Erkenntnisse gewissermaßen experimentell und voraussagbar ein neuer, hyalinknorpeliger und später ossifizierender Femurkopf gebildet werden konnte.

Anhang

Die Bedeutung des Begriffes „Abscherung" bei W. ROUX

Es ist nicht leicht, Klarheit darüber zu gewinnen, welche konkrete Vorstellung ROUX mit der Bezeichnung „Abscherung" verbindet.

In seiner Terminologie der Entwicklungsmechanik (1912) wird Abscherung als eine Kraft definiert: „Scherung, Abscherung heißt diejenige primär drückende Einwirkung auf ein Gebilde, welche Teile desselben in der Richtung der Druckwirkung gegeneinander zu verschieben und so in parallelen Flächen voneinander zu trennen strebt . . ." (l. c., S. 255).

Aus anderen Stellen geht dagegen hervor, daß mit „Abscherung" eine Verschiebung gemeint ist: „Unter Abscherung, Scherung oder Schub versteht man die „Verschiebung" der Substanzschichten gegeneinander „parallel" der Berührungsfläche bzw. der Ausdehnung der Schichten, also Verschiebung derart, wie wenn man in einem Spiele Karten die einzelnen Blätter durch seitlichen Druck ihrer Fläche nach gegeneinander verschiebt" (1895 I, S. 505). — „Die gegenseitige Lageänderung der Teile in jeder zu ihrer Verbindungslinie rechtwinkligen Richtung (Verschiebung oder „Abscherung" der Teile) kann natürlich nur durch äußere Kräfte hervorgebracht werden" (1895 II, S. 234). Entsprechende Formulierungen finden sich in seinen Gesammelten Abhandlungen (1895) I, S. 811, und II, S. 229.

Letzten Endes hatte ROUX aber doch wohl die Vorstellung von *Schubspannungen,* wenn er von „Abscherung" sprach: „Ferner scheint auch die ‚Größe der Epiphysen' in einem bestimmten Verhältnis zur Wirkungssphäre der an den Gelenken bei der Bewegung entstehenden Abscherung zu stehen. Da je nach der Exkursionsgröße des Gelenkes, nach der Form und Dicke des Skeletteiles und nach der mittleren Größe der Druckbelastung bei der Bewegung des Gelenkes ein mehr oder weniger großes Stück des Knochenendes von den Abscherungskräften erfaßt und gegen das in eine Knochenschale gehüllte ‚Mittelstück', die Diaphyse, verschoben wird (richtiger zu verschieben tendiert wird) . . ." (1912b, S. 187). Diese „Tendenz zur Verschiebung" kann aber nur Schubspannungen bedeuten. — Auch aus seiner Bemerkung, daß „Abscherung" bei *Biegebeanspruchung* auftrete, geht hervor, daß nur Schubspannungen gemeint sein können: „Die . . . Ossifikationsweise der knorpelig präformierten Skeletteile scheint manchen Fingerzeig nach dieser Richtung zu geben: einmal dadurch, daß die Knochenbildung am Mittelstück der länglichen Skeletteile, und zwar als ein peripherer Mantel, somit an der Stelle geringster Abscherung

... bei Biegung des Skeletteiles beginnt (Diaphyse), und zweitens, daß an den Gelenkenden die Ossifikation mitten im Inneren des Knorpelstückes, also wiederum an der Stelle geringster Abscherung vor sich geht (Epiphyse)" (1912 b, S. 186). — Der gleiche Schluß muß aus seinen Bemerkungen in den Gesammelten Abhandlungen (1895) I, S. 810, gezogen werden.

Aus diesen Gründen ist in der vorliegenden Arbeit unterstellt worden, daß W. Roux die Bezeichnung „Abscherung" letzten Endes im Sinne von *Schubspannungen* gebraucht. Seine Bemerkungen über die Differenzierungsbedingungen für Knorpelgewebe sind daher unter diesem Gesichtspunkt diskutiert worden.

Literatur

Altmann, K.: Untersuchungen über Frakturheilung unter besonderen experimentellen Bedingungen. Z. Anat. **115**, 63 (1950). — Benninghoff, A.: Experimentelle Untersuchungen über den Einfluß verschiedenartiger mechanischer Beanspruchung auf den Knorpel. Verh. anat. Ges. (Jena) **33**, 194 (1924). — Fick, L.: Über die Ursachen der Knochenformen. Göttingen 1857. — Gebhardt, W.: Diskussion zum Vortrag J. Schaffer: Trajektorielle Strukturen im Knorpel. Verh. anat. Ges. (Jena) **25**, 162—168 (p. 173) (1911). — Jansen, M.: Over beenvorming. Haar verhouding tot trek en druk. Leiden. Brill 1918. — Krompecher, St.: Die Knochenbildung. Jena: Gustav Fischer 1937. — Fonction et forme. Nouveaux points de vue et résultats dans l'adaptation fonctionelle, régénération et néo-différenciation des tissus. VI. Congr. Fédératif Internat. d'Anatomie, Paris 1955, p. 122. — Die Beeinflußbarkeit der Gewebsdifferenzierung der granulierenden Knochenoberflächen insbesondere die der Callusbildung. Langenbecks Arch. klin. Chir. **281**, 472—512 (1956). — Die qualitative Adaptation der Gewebe. Z. mikr.-anat. Forsch. **64**, 59 (1958). — Pauwels, F.: Grundriß einer Biomechanik der Frakturheilung. Verh. dtsch. orthop. Ges. **34**, 62—108 (1940). — Funktionelle Anpassung des Knochens durch Längenwachstum. Verh. Dtsch. Orthop. Ges., 45. Kongr. Köln 1957, S. 34, 1958. — Die Struktur der Tangentialfaserschicht des Gelenkknorpels der Schulterpfanne als Beispiel für ein verkörpertes Spannungsfeld. Z. Anat. **121**, 188—240 (1959). — Petersen, H.: Über den Feinbau der menschlichen Skeletteile. Wilhelm Roux' Arch. Entwickl.-Mech. Org. **112**, 112 (1927). — Ploetz, E.: Funktioneller Bau und funktionelle Anpassung der Gleitsehne. Med. Diss. Freiburg i. Br. 1937. — Z. Orthop. **67**, 212—234 (1938). — Roulet, F.: Studien über Knorpel- und Knochenbildung in Gewebekulturen. Arch. exp. Zellforsch. **17**, 1 (1935). — Roux, W.: Gesammelte Abhandlungen über Entwicklungsmechanik der Organismen, Bd. I u. II. Leipzig: Wilhelm Engelmann 1895. — Terminologie der Entwicklungsmechanik der Tiere und Pflanzen. Leipzig: Wilhelm Engelmann 1912 a. — Anpassungslehre, Histomechanik und Histochemie. Berichtigungen zu R. Thomas gleichnamigem Aufsatz. Mit Bemerkungen über die Entwicklung und Formgestaltung der Gelenke. Virchows Arch. path. Anat. **209**, 168 (1912 b). — Studitsky, A. N.: Experimentelle Untersuchungen über die Histogenese des Knochengewebes. II. Über die Bedeutung der Wechselwirkung des Knorpelgewebes und des Periostes nach den Ergebnissen der Kulturen in der Allantois. Z. Zellforsch. **20**, 636—657 (1934 a). — Experimentelle Untersuchungen über die Histogenese des Knochengewebes. III. Über die Bedingungen der Differenzierung des Knochengewebes des menschlichen Embryos in der Allantois. Z. Zellforsch. **20**, 658 bis 676 (1934 b). — Wurmbach, H.: Histologische Untersuchungen über die Heilung von Knochenbrüchen bei Säugern. Z. wiss. Zool. **132**, 200—256 (1928).

15. Die Druckverteilung im Ellenbogengelenk, nebst grundsätzlichen Bemerkungen über den Gelenkdruck*

Elfter Beitrag zur funktionellen Anatomie und kausalen Morphologie des Stützapparates

Mit 19 Abbildungen

Auch in neueren anatomischen Lehrbüchern findet sich noch die Angabe, daß für den Gelenkschluß im wesentlichen drei Kräftegruppen verantwortlich seien: 1. der Luftdruck, 2. Muskelkräfte und für die Gelenke der unteren Extremität wird zusätzlich 3. das Körpergewicht erwähnt.

Im allgemeinen fehlen jedoch genauere Mitteilungen darüber, unter welchen Bedingungen diese Kräftegruppen einzeln oder miteinander kombiniert wirksam werden und in welcher Größenordnung sie bei gemeinsamer Wirkung anteilmäßig zum gesamten Gelenkdruck beitragen.

Diese Frage muß vor allem geklärt werden, ehe etwas über die Druckverteilung in Gelenken ausgesagt werden kann. Die genaue Kenntnis der Druckverteilung wiederum ist eine unerläßliche Voraussetzung für die Ermittlung der Beanspruchung des Gelenkknorpels.

Dieser Fragenkomplex soll in der vorliegenden Untersuchung am Beispiel des Ellenbogengelenkes diskutiert werden.

Um eine theoretische Ausgangsbasis für diese Untersuchungen zu schaffen, müssen zunächst die eingangs zitierten Angaben über die Zusammensetzung des Gelenkdruckes kritisch überprüft werden. Die Vorstellung von der Mitwirkung des Luftdruckes beim Zusammenhalt der Gelenke wurde durch die klassischen Versuche der Brüder Weber wesentlich gefestigt. Sie ermittelten, daß der Atmosphärendruck in der Lage war, am Hüftgelenk bei vollständig durchtrennten Muskeln und Bändern das Gewicht des gesamten Beines zu tragen. Diese Versuche bewiesen allerdings nur, daß der Luftdruck bis zu einem gewissen Grade einer distrahierenden Kraft Widerstand leisten und das Auseinanderweichen von Gelenkflächen verhindern kann, auch wenn keine anderen Kräfte — z. B. Muskeln — den Zusammenhalt gewährleisten.

Daraus zog nun R. Fick (1910) den Schluß, daß der Luftdruck ganz allgemein die Muskeln entlaste.

Im Gegensatz hierzu vertrat jedoch Strasser (1913) die Ansicht, daß der Luftdruck unter normalen Bedingungen diese Wirkung nicht entfalte. Diese Möglichkeit käme vielmehr nur dann in Betracht, wenn distrahierende Kräfte

---

* Herrn Prof. Dr. K. Goerttler zum 65. Geburtstag gewidmet. — Mit Unterstützung der Deutschen Forschungsgemeinschaft. — Z. Anat. Entwickl. Gesch. 123, 643—667 (1963).

an den artikulierenden Skeletelementen angriffen, die einen Unterdruck im Gelenkspalt erzeugten. Länger anhaltender Unterdruck müsse jedoch zu einer Exsudation ins Gelenk führen, die ihrerseits wieder die Wirkung des Luftdruckes zunichte machen würde. Die Tatsache, daß im allgemeinen kein Gelenkserguß auftritt, sei bereits ein Hinweis darauf, daß die Wirkung des Luftdruckes im Sinne einer Verhinderung einer Distraktion nicht für längere Zeit in Anspruch genommen werde.

Demgegenüber rechnet R. Fick (1910) durchaus mit dem reellen Auftreten distrahierender Kräfte, wenigstens unter bestimmten Bedingungen. Er zerlegt die Muskelkraft *M* in eine rein drehende Komponente *D*, die senkrecht zur Achse des bewegten Skeletelementes gerichtet ist und in eine Komponente *G*, die in Richtung der Knochenachse wirkt.

Diese Komponente *G*, die nach Fick den Gelenkdruck bestimmt, kann je nach

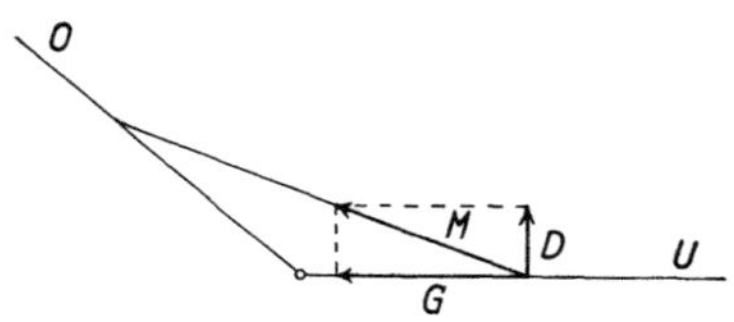

a

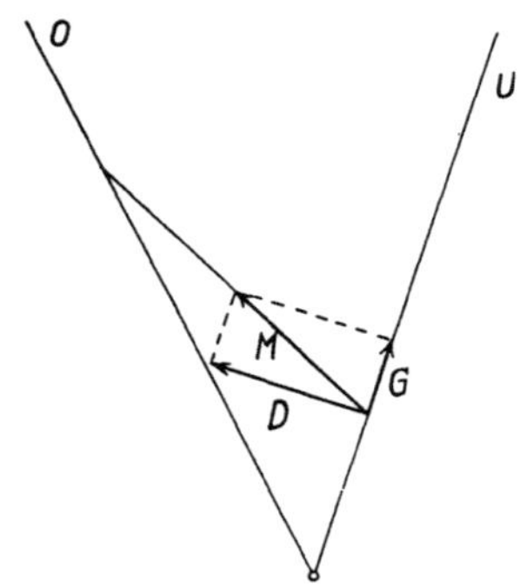

b

Abb. 1 a u. b. Zerlegung der Muskelkraft in eine Dreh- und eine Gelenkkomponente, dargestellt am Beispiel des Ellenbogengelenkes. a Großer Öffnungswinkel zwischen Ober- und Unterarm. b Spitzwinklige Beugestellung. Die Buchstaben bedeuten: *D* Drehkomponente des Muskels; *G* Gelenkkomponente des Muskels; *M* Muskelkraft; O Oberarm; *U* Unterarm; (umgezeichnet nach R. Fick 1910, Fig. 66 u. 67)

Gelenkstellung entweder auf das Gelenk hin oder von ihm fort gerichtet sein (Abb. 1 a, b), also entweder als Druckkraft oder als Zugkraft wirken.

Wenn die Gelenkkomponente *G* des Muskels die artikulierenden Skeletelemente voneinander zu entfernen sucht, so sollen nach R. Fick (1910) die besondere Form der Gelenkflächen, Bänder oder gedehnte antagonistische Muskeln eine wirkliche Distraktion verhindern. Insbesondere erwähnt er beim spitzwinklig gebeugten Ellenbogengelenk, daß „das Olecranon in die Nute der Oberarmrolle hineingezogen" werde (l. c., p. 44).

Die Vorstellung von Fick, daß für die Beanspruchung eines Gelenkes die Richtung der Gelenkkomponente des Muskels maßgebend sei, ist unzutreffend, wie sich aus der folgenden Überlegung ergibt.

Die Gelenkkomponente ist ein Teil der Muskelkraft. Ein Muskel kann an einem gelenkig gelagerten Skeletelement nur dann Kraft entfalten, wenn an dem von ihm überspannten Gelenk durch eine Gegenkraft Gleichgewicht hergestellt wird.

Diese Gegenkraft für die Beuger ist am Ellenbogengelenk das Gewicht des Unterarmes, evtl. zuzüglich einer zu tragenden Last. Diese Gesamtlast (*P*) wirkt aber ebenfalls mit einer Drehkomponente (*D*) und einer Gelenkkomponente (*G*) (Abb. 2). Sie wirkt in analoger Weise, wie das Gewicht bei einem Waagebalken, der an der Stelle der Muskelinsertion aufgehängt ist (Abb. 3).

Während die rechte Hälfte des Waagebalkens durch das Gewicht gesenkt wird, muß die linke Hälfte nach oben steigen. Übertragen auf den Unterarm bedeutet dies, daß durch die Last die Gelenkfläche der Ulna gegen die Oberarmrolle gedrückt wird.

Demnach wird der Gelenkdruck nicht allein von der Muskelkraft, sondern ebenfalls von dem zu tragenden Gewicht bestimmt. Mit anderen Worten: er wird durch die Resultierende aus Muskelkraft und Last hervorgerufen.

Die Resultierende aus den beiden Kräften ist durch eine einfache Konstruktion zu finden, sie muß 1. durch den Schnittpunkt der Wirkungslinien von Muskelkraft und Last, 2. wegen der Gleichgewichtsbedingungen durch den Drehpunkt des Gelenkes verlaufen. Ihre Größe ist bei bekannter Lastgröße leicht zu ermitteln, da in dem Kräfteparallelogramm die Richtung aller Kräfte sowie der Größenwert einer Kraft (Last) bekannt sind (Abb. 3 b).

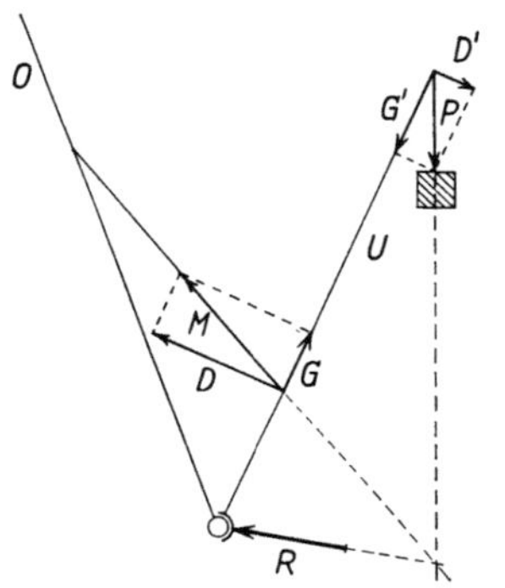

Abb. 2

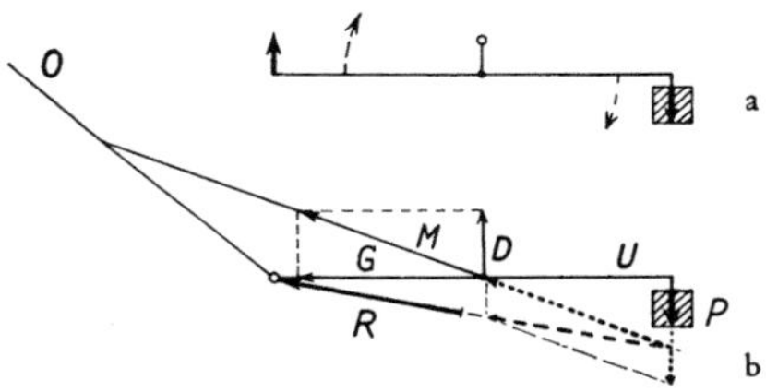

Abb. 3

Abb. 2. Ermittlung der auf das Ellenbogengelenk wirkenden resultierenden Druckkraft bei spitzwinkliger Beugestellung. Die Buchstaben bedeuten: *D* Drehkomponente der Muskelkraft *M*; *D'* Drehkomponente der Last *P*; *G* Gelenkkomponente der Muskelkraft *M*; *G'* Gelenkkomponente der Last *P*; *M* Muskelkraft; *O* Oberarm; *P* Last; *U* Unterarm; *R* Resultierende aus *M* und *P*

Abb. 3 a u. b. Vergleich des Unterarmes mit einem Waagebalken. a Schema der Waage; b Armmodell mit eingezeichneten Kräften. Unten rechts ist die Konstruktion des Kräfteparallelogramms aus *P* und *M* durchgeführt. Die Buchstabenbezeichnungen sind die gleichen wie in Abb. 2

Aus der Abb. 2 ist zu ersehen, daß auch bei spitzwinklig gebeugtem Ellenbogengelenk die Resultierende aus Muskelkraft und Last zum Gelenk hin gerichtet ist und somit die artikulierenden Skeletelemente gegeneinander drückt. Distrahierende Kräfte, wie sie von R. Fick (1910) angenommen wurden, treten demnach normalerweise an Gelenken niemals wirklich auf. Sie sind nur in einem besonderen Fall theoretisch denkbar, nämlich wenn sich beim Hängen an einem Arm der Schwerpunkt des Körpers und der Drehpunkt des zu betrachtenden Gelenkes beide genau senkrecht unter dem Aufhängepunkt befinden, weil dann an diesem Gelenk nicht durch Muskeln Gleichgewicht hergestellt zu werden braucht. Eine solche Situation könnte z. B. vorliegen, wenn beim einarmigen Hang am Reck Körperschwerpunkt und Schultergelenk senkrecht unter den Aufhängepunkt pendeln. Hier könnten am Schultergelenk distrahierende Kräfte auftreten. Tatsächlich werden diese Kräfte aber durch eine Kontraktion der über das Schultergelenk hinwegziehenden Muskeln weitgehend aufgenommen, so daß selbst in diesem Ausnahmefall nur eine unbedeutende Mitwirkung des Luftdruckes denkbar ist.

Aber selbst dann könnte der Luftdruck zwar einer Distraktion der artikulierenden Elemente Widerstand leisten, jedoch niemals die Elemente mit positiver Kraft gegeneinander pressen. Das heißt, der intraartikuläre Druck kann unter Einwirkung des Luftdruckes bestenfalls den Außendruck (Atmosphärendruck) erreichen, aber natürlich niemals darüber hinaus ansteigen.

Auch aus diesen Darlegungen geht also hervor, daß der Luftdruck für den Druck der Gelenkflächen gegeneinander praktisch völlig bedeutungslos ist.

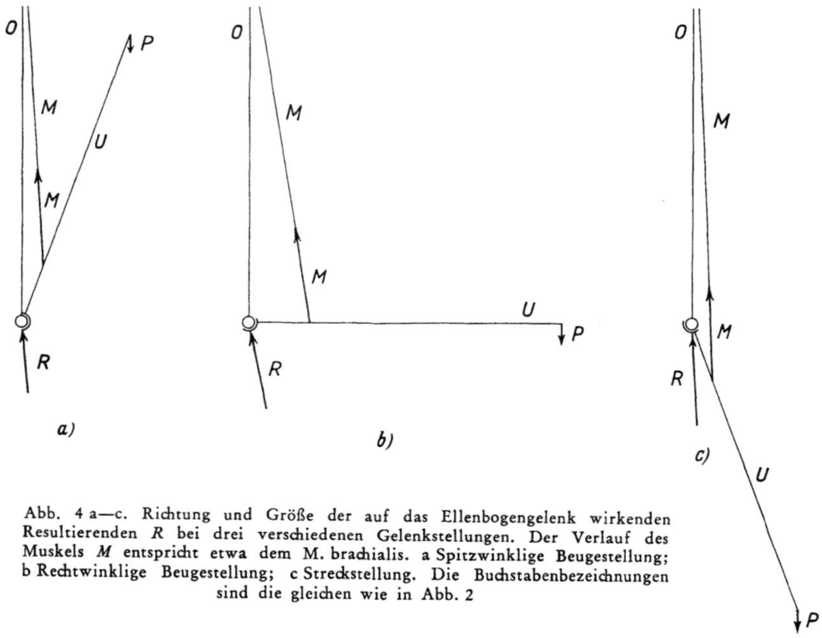

Abb. 4 a—c. Richtung und Größe der auf das Ellenbogengelenk wirkenden Resultierenden R bei drei verschiedenen Gelenkstellungen. Der Verlauf des Muskels M entspricht etwa dem M. brachialis. a Spitzwinklige Beugestellung; b Rechtwinklige Beugestellung; c Streckstellung. Die Buchstabenbezeichnungen sind die gleichen wie in Abb. 2

Aus den Abb. 2 und 3 b ist bereits zu ersehen, daß die für den Gelenkdruck verantwortliche Resultierende (R) aus Muskelkraft und Last in verschiedenen Gelenkstellungen auf die Gelenkflächen unter einem unterschiedlichen Winkel auftreffen kann.

Diese Beziehungen zwischen der Gelenkstellung und der Lage der Resultierenden zu den Gelenkflächen soll im folgenden näher untersucht werden, weil die Lage des Schnittpunktes der Resultierenden mit den Gelenkflächen von ausschlaggebender Bedeutung für die Größe und Verteilung des Gelenkdruckes ist.

Um für einen ersten Überblick einfache Verhältnisse zu schaffen, sei vorerst ausschließlich ein Oberarmmuskel angenommen, dessen Verlauf annähernd demjenigen des M. brachialis entspricht. Der Muskel entspringt hoch am Oberarm und inseriert am Unterarm relativ nahe am Ellenbogengelenk. Infolgedessen wird er während des Ablaufs einer Streckbewegung stets in einem sehr spitzen Winkel zur Humerusachse verlaufen, während sich sein Ansatzwinkel an der Ulna grundlegend verändert (vgl. Abb. 4). In Abb. 4 sind aus dem Bewegungsablauf drei Stellungen des Ellenbogengelenkes bei spitzwinkliger und rechtwinkliger Beugung, sowie weitgehende Streckung herausgegriffen.

Da das Gewicht *P* und der Muskel *M* ihre Lage und Richtung zum Oberarm während der gesamten Bewegung nur wenig ändern, bleiben auch Lage und Richtung der aus beiden resultierenden Kraft *R* zur Gelenkfläche des Humerus nahezu konstant.

Der Durchstoßpunkt von *R* verschiebt sich auf der Oberfläche der Humerusrolle nur um einen geringen Betrag. Dagegen wandert er auf der Gelenkfläche der Ulna fast von einem Rand zum anderen (vgl. Abb. 5).

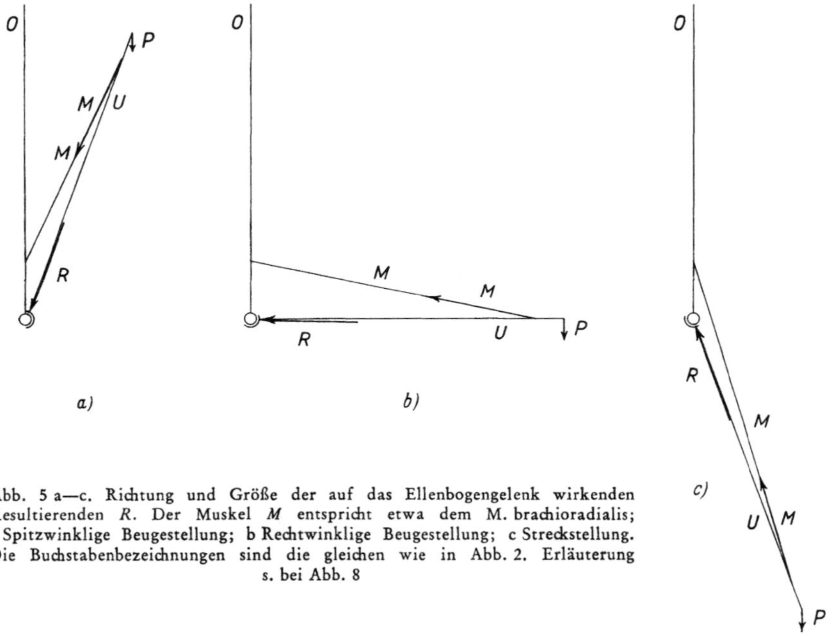

Abb. 5 a—c. Richtung und Größe der auf das Ellenbogengelenk wirkenden Resultierenden *R*. Der Muskel *M* entspricht etwa dem M. brachioradialis; a Spitzwinklige Beugestellung; b Rechtwinklige Beugestellung; c Streckstellung. Die Buchstabenbezeichnungen sind die gleichen wie in Abb. 2. Erläuterung s. bei Abb. 8

Die Beanspruchung des Gelenkknorpels hängt bei konstanter Kraftgröße von der Lage des Durchstoßpunktes der Kraft innerhalb der Gelenkfläche ab (s. Abb. 6).

Schneidet die Wirkungslinie der Kraft die Mitte der Gelenkfläche (Abb. 6 a), so besitzt das Maximum der Druckspannungen seinen kleinsten Wert und die Spannungen sind über die gesamte tragende Fläche fast gleichmäßig verteilt, wie das eingezeichnete Diagramm erkennen läßt.

Je mehr sich der Durchstoßpunkt der Kraft einem Rand der Gelenkfläche nähert (Abb. 6 b, c, d), um so kleiner wird die tragende Fläche und um so größer wird die maximale Druckspannung, um so ungleichmäßiger wird auch die Spannungsverteilung über die Gelenkfläche. Die Lage des Spannungsmaximums ist hierbei nicht unbedingt mit dem Durchstoßpunkt der Kraft durch die Gelenkfläche identisch. Je mehr sich der Durchstoßpunkt vom Zentrum der Gelenkfläche entfernt, desto größer wird zunächst die Abweichung des Spannungsmaximums von der Kraftrichtung. Diese Differenz nimmt jedoch nur so lange zu, bis das Spannungsmaximum den Rand der Gelenkfläche erreicht hat, über den es begreiflicherweise nicht hinauswandern kann.

Wenn ein Walzengelenk zugrundegelegt wird, errechnet sich bei zentrischer Beanspruchung des Gelenkknorpels die Spannungsgröße σ an jeder beliebigen Stelle der Gelenkpfanne aus der Beziehung

$$\sigma = \sigma_m \cdot \cos \alpha, \tag{1}$$

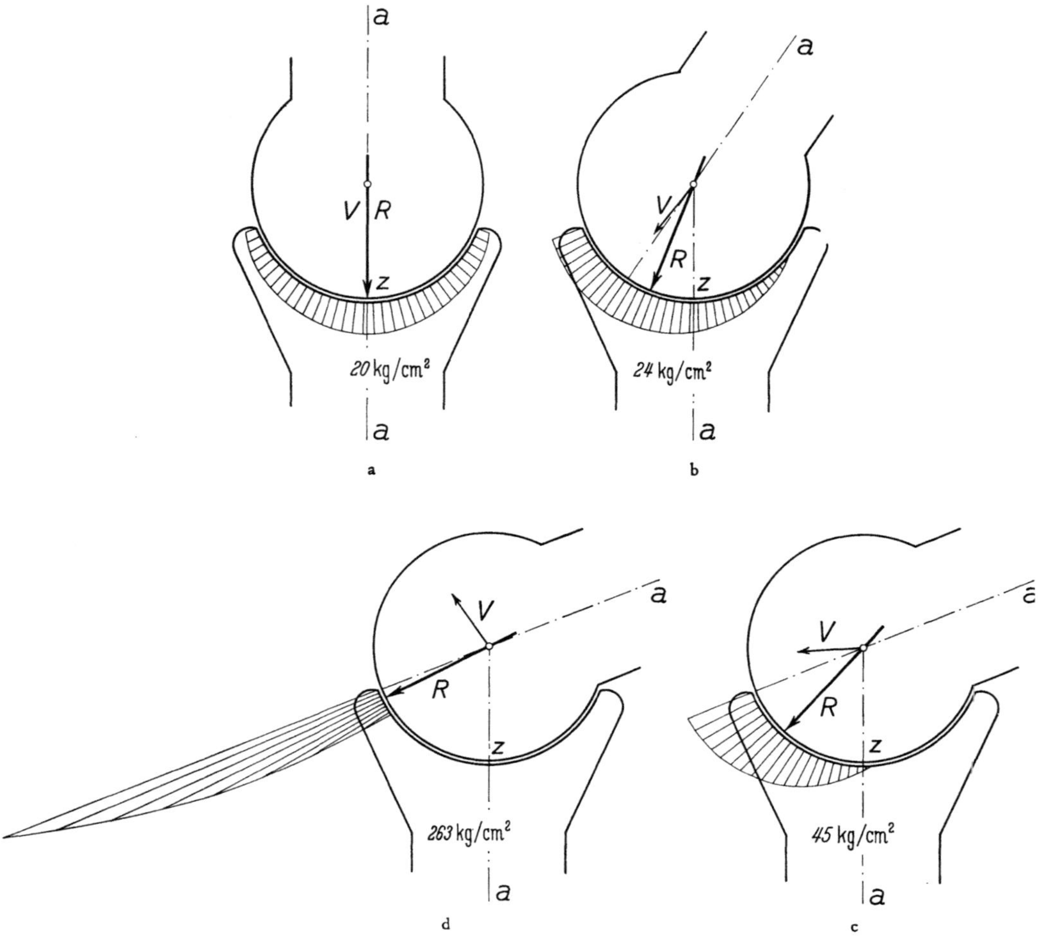

Abb. 6 a—d. Abhängigkeit der Spannungsverteilung im Gelenkknorpel der Pfanne eines Walzengelenkes von der Lage der Resultierenden. a Zentrale Lage der Resultierenden; b u. c Verschiebung der Resultierenden nach dem linken Pfannenrand; d Lage der Resultierenden in unmittelbarer Nähe des Pfannenrandes. Die Buchstaben bedeuten: *a—a* Achsen der beiden artikulierenden Elemente; *R* Resultierende, durch die das Gelenk auf Druck beansprucht wird; *V* „Verschiebungsrichtung“ des oberen artikulierenden Elementes (nähere Erklärung im Text); Z Zentrum der Gelenkpfanne. Die Zahlen geben die größten Spannungen in kg/cm² an

wobei σ_m die größte auftretende Spannung an der Stelle des Durchstoßpunktes der Gelenkresultierenden R und α den Winkel bedeutet, den der Radius r zum Bestimmungspunkt von σ mit der Richtung von R bildet. Es gilt ferner

$$R = r \cdot \sigma_m(\alpha_{\max} + \tfrac{1}{2} \sin 2\,\alpha_{\max}). \tag{2}$$

In dieser Gleichung ist α_{max} der Größtwert des Winkels α, d. h. der Winkel, den der Radius r zum Pfannenrand mit der (zentral liegenden!) Resultierenden R bildet. Die beiden auf die gegenüberliegenden Pfannenränder gerichteten Radien schließen somit den Winkel $\gamma = 2\alpha_{max}$ miteinander ein, der durch die Resultierende R halbiert wird.

Aus (2) kann die größte im Pfannenknorpel auftretende Spannung ermittelt werden:

$$\sigma_m = \frac{R}{r\,(\alpha_{max} + \frac{1}{2}\sin 2\,\alpha_{max})}\,. \tag{3}$$

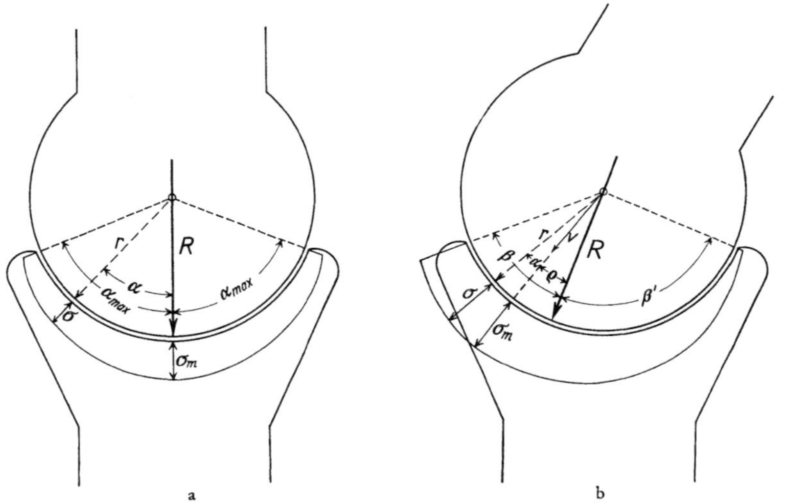

Abb. 7 a u. b. Schematische Schnitte durch ein Walzengelenk zur Berechnung der Spannungsverteilung in der Gelenkpfanne, a bei zentraler Lage der Resultierenden R, b bei exzentrischer Lage der Resultierenden R. (Erklärung der Buchstabenbezeichnung im Text)

Falls die Gelenkresultierende R die Kontaktfläche der Gelenkknorpel exzentrisch trifft, gilt für den Fall, daß die Spannung σ über die *gesamte* Kontaktfläche verteilt ist, die Beziehung:

$$\operatorname{tg}\varphi = \frac{\cos^2\beta - \cos^2\beta'}{\beta + \beta' - \frac{1}{2}\sin 2\,\beta - \frac{1}{2}\sin 2\beta'}\,. \tag{4}$$

Hierin bedeuten: φ = Winkel, den der Radius $r\varphi$ zur Stelle der größten Spannung σ_m mit der Gelenkresultierenden R bildet; β = Winkel, den der Radius zum nächstgelegenen Rand der Gelenkfläche mit der Gelenkresultierenden R bildet; β' = Winkel, den der Radius zum ferngelegenen Rand der Gelenkfläche bzw. zum Ort des Spannungsminimums mit der Gelenkresultierenden R bildet.

Der Radius $r\varphi$ weist demnach zur Stelle des Spannungsmaximums. Falls jedoch nur in einem Teil der Kontaktfläche Spannungen auftreten, d. h. falls

$$\beta + \beta' < \gamma \tag{5}$$

ist, gilt:

$$\varphi + \frac{\cos^2\beta}{\operatorname{tg}\varphi} = 90^\circ + \beta - \sin\beta\cos\beta. \tag{6}$$

Die Maximalspannungen σ_m berechnen sich nun für den Fall, daß

$$\beta + \beta' = \gamma \tag{7}$$

ist, also, wenn in der gesamten Kontaktfläche des Gelenkes Spannungen auftreten, aus der Gleichung:

$$R = \frac{r}{2}\,\sigma_m \left[\cos\varphi\left(\beta+\beta'+\frac{1}{2}\sin 2\,\beta+\frac{1}{2}\sin 2\,\beta'\right)+\sin\varphi\,(\sin^2\beta-\sin^2\beta')\right]. \tag{8}$$

Daraus ergibt sich:

$$\sigma_m = \frac{2\,R}{r\,[\cos\varphi(\beta+\beta'+\frac{1}{2}\sin 2\,\beta+\frac{1}{2}\sin 2\,\beta')+\sin\varphi\,(\sin^2\beta-\sin^2\beta')]} \tag{9}$$

Für den Fall, daß

$$\beta + \beta' < \gamma \tag{5}$$

ist, gilt

$$R = \frac{r}{2}\,\sigma_m\left[\cos\varphi\left(\beta-\varphi+90^\circ+\frac{1}{2}\sin 2\,\beta+\frac{1}{2}\sin 2\,\varphi\right)+\sin\varphi\,(\sin^2\beta-\cos^2\varphi)\right]. \tag{10}$$

Daraus ermittelt sich die Maximalspannung zu

$$\sigma_m = \frac{2\,R}{r\,[\cos\varphi\,(\beta-\varphi+90^\circ+\frac{1}{2}\sin 2\,\beta+\frac{1}{2}\sin 2\,\varphi\,)+\sin\varphi\,(\sin^2\beta-\cos^2\varphi)]}\;. \tag{11}$$

Bei sehr kleinem $\sphericalangle\,\beta$ kann

$$\varphi > \beta \tag{12}$$

werden. Dann zeigt die Richtung von $r\varphi$ über den Rand des Gelenkes hinaus. In diesen Fällen würde das „Spannungsmaximum" außerhalb des Gelenkes im „leeren Raum" liegen, wo reelle Spannungen natürlich nicht auftreten können. Die maximale wirklich in Erscheinung tretende Spannung liegt dann an dem der Gelenkresultierenden R nächstgelegenen Rand der Gelenkfläche.

Es gelten grundsätzlich die Bedingungen

1. daß die Summe aller Spannungen $\int\limits_{\alpha=\beta}^{\alpha=\beta'}\sigma\cdot d\alpha$ der Größe der Gelenkresultierenden R das Gleichgewicht halten muß, und

2. daß die Gesamtspannungen zu beiden Seiten der Gelenkresultierenden R gleich groß sein müssen:

$$\int\limits_{\alpha=0}^{\alpha=\beta}\sigma\cdot d\,\alpha = \int\limits_{\alpha=0}^{\alpha=\beta'}\sigma\cdot \mathrm{d}\,\alpha. \tag{13}$$

Daraus läßt sich entnehmen, daß die Spannungen insgesamt um so größer werden müssen, je näher die Gelenkresultierende R dem Rand des Gelenkes rückt und daß wegen (13) insbesondere die Spannung unmittelbar am Rand sehr schnell auf außerordentlich hohe Werte ansteigt.

Es sei der Vollständigkeit wegen noch erwähnt, daß eine Verschiebungstendenz des Gelenkkopfes gegenüber der Pfanne in der Richtung von $V = r\varphi$ besteht. Dies führt zu einer Trennung der Gelenkflächen, wenn

$$\varphi > 90^\circ \tag{14}$$

ist, d. h. sobald die Gelenkresultierende über den Pfannenrand hinauswandert.

Wenn die Beugebewegung im Ellenbogengelenk ausschließlich durch einen Unterarmmuskel ausgeführt wird, der am Oberarm in der Nähe des Ellenbogengelenkes entspringt und weit distal am Unterarm ansetzt, etwa dem M. brachioradialis vergleichbar, so werden die Beanspruchungsverhältnisse für die Gelenkknorpel umgekehrt. Jetzt ändert sich die Verlaufsrichtung des Muskels *M* während des Bewegungsablaufs (bei feststehendem Oberarm!) sehr erheblich. Dadurch erhält auch die aus *M* und *P* resultierende Kraft *R* in jeder Beugestellung eine andere Richtung zum Humerus und wandert daher auf dessen Gelenkrolle über eine wesentliche Strecke. Dagegen verschiebt sich ihr Durchstoßpunkt durch die ulnare Gelenkfläche um keinen nennenswerten Betrag.

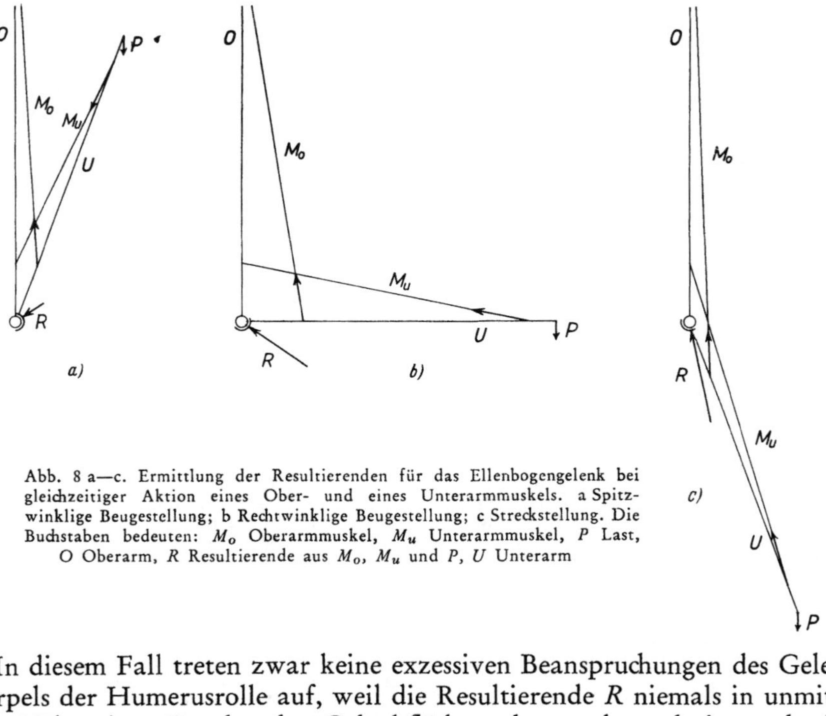

Abb. 8 a—c. Ermittlung der Resultierenden für das Ellenbogengelenk bei gleichzeitiger Aktion eines Ober- und eines Unterarmmuskels. a Spitzwinklige Beugestellung; b Rechtwinklige Beugestellung; c Streckstellung. Die Buchstaben bedeuten: M_o Oberarmmuskel, M_u Unterarmmuskel, *P* Last, O Oberarm, *R* Resultierende aus M_o, M_u und *P*, *U* Unterarm

In diesem Fall treten zwar keine exzessiven Beanspruchungen des Gelenkknorpels der Humerusrolle auf, weil die Resultierende *R* niemals in unmittelbare Nähe eines Randes der Gelenkfläche gelangt, dennoch ist auch diese Lösung der Muskelbesetzung des Ellenbogengelenkes keineswegs ideal. In einer früheren Arbeit (Pauwels 1948) war gezeigt worden, daß bei einer Fixierung des gebeugten Ellenbogengelenkes allein durch den M. brachioradialis wegen seines sehr nahe am Gelenk gelegenen Ansatzes eine außerordentlich hohe Biegebeanspruchung des Humerus auftreten würde. Andererseits ergibt eine ausschließliche Fixierung etwa durch den M. brachialis zwar eine gute Zuggurtung für den Humerus, dafür aber eine entsprechend größere Biegebeanspruchung für den Unterarm. In der oben zitierten Untersuchung wurde schließlich nachgewiesen, daß die günstigste Lösung in einer „Doppelbesetzung“ des Ellenbogengelenkes durch mindestens je einen Oberarmmuskel (vom Typ des M. brachialis) und einen Unterarmmuskel (M. brachioradialis) besteht.

Werden nun in dem beschriebenen Modellbeispiel für die Beugebewegung gleichzeitig ein „Oberarmmuskel" und ein „Unterarmmuskel" eingesetzt, so ist der Winkel zwischen den beiden Extremlagen der resultierenden Druckkraft nur halb so groß wie der Winkel des Bewegungsausschlags des Ellenbogengelenkes (vgl. Abb. 8).

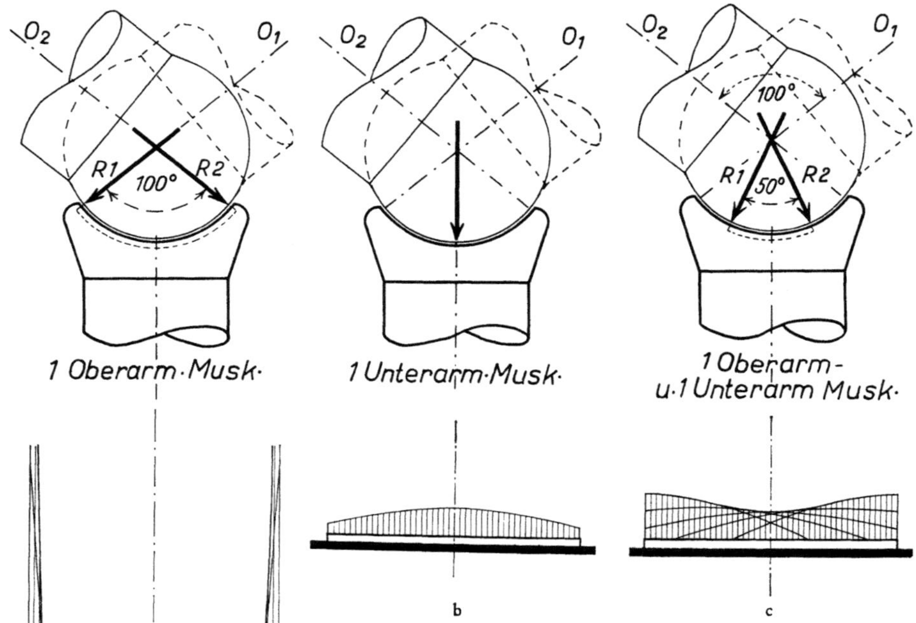

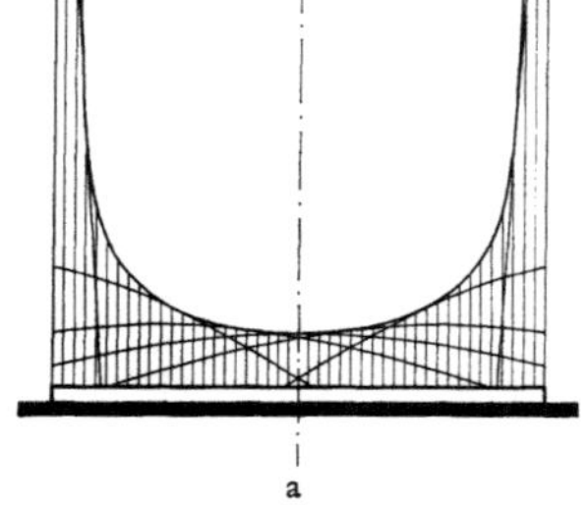

Abb. 9 a—c. Diagramme der Spannungsverteilung im Gelenkknorpel der Pfanne eines Walzengelenkes während einer Beuge- und Streckbewegung: a bei Bewegung des Gelenkes allein durch einen Oberarmmuskel; b bei Bewegung des Gelenkes allein durch einen Unterarmmuskel; c bei Bewegung des Gelenkes durch einen Oberarm- und einen Unterarmmuskel. Bedeutung der Buchstaben: O_1 und O_2 Anfangs- und Endstellung des Oberarmes; R_1 und R_2 Lage der Resultierenden bei der entsprechenden Oberarmstellung. Im oberen Bild ist jeweils das Gelenk schematisch skizziert, im darunter stehenden Diagramm sind die Spannungsdiagramme für alle Gelenkstellungen übereinander gezeichnet. Besonders zu beachten sind die Spannungsspitzen in den Endstellungen bei Bewegung allein durch einen Oberarmmuskel (a). Wird die Bewegung allein durch einen Unterarmmuskel ausgeführt (b), so verschiebt sich die Resultierende (Pfeil) in Bezug auf die Pfanne praktisch nicht; die Spannungsverteilung in der Pfanne ist in allen Gelenkstellungen gleich (siehe darunter stehendes Diagramm). Weitere Erklärungen im Text

Infolgedessen wandert der Durchstoßpunkt der Druckkraft nur mehr über den mittleren Teil der Unterarmgelenkfläche (Incisura trochlearis ulnae) und bleibt in allen Stellungen weit entfernt vom Rand des Gelenkknorpels. Abb. 9 zeigt stark schematisiert eine Gegenüberstellung der Beanspruchung einer „Gelenkpfanne" (zusammengefaßte Unterarmgelenkfläche) bei Ausführung der Beugebewegung allein durch einen „Oberarmmuskel" im oben definierten Sinne (Abb. 9 a) und bei Doppelbesetzung des Gelenkes mit je einem „Oberarm-" und „Unterarmmuskel" (Abb. 9 c). Im ersteren Fall sind die extremen Spannungsspitzen am Pfannenrand in den beiden Endstellungen des Gelenkes sehr eindrucksvoll zu sehen, während im zweiten Fall (Abb. 9 c) das Spannungsmaximum auch in den Extremstellungen kaum über dem Mittelwert liegt und in nur wenig veränderlicher Größe über den gesamten Gelenkknorpel hinwegwandert.

Nachdem hiermit am sehr stark vereinfachten Gelenkmodell die Grundprinzipien der Beanspruchung der Gelenkflächen eines Scharniergelenkes während der Beuge- und Streckbewegung dargestellt wurden, ist nun festzustellen, inwieweit diese Ergebnisse tatsächlich auf das menschliche Ellenbogengelenk übertragen werden dürfen.

Das bisher verwandte Modell weicht in zwei Punkten erheblich vom Ellenbogengelenk ab:

1. Die Halte- und Bewegungsfunktion obliegt wesentlich mehr als nur zwei Muskeln.

2. Das Ellenbogengelenk ist komplizierter zusammengesetzt als das Modell, da mit dem Humerus zwei verschiedene Gelenkflächen, die Fovea capitis radii und die Incisura trochlearis ulnae, artikulieren.

Zunächst sollen die Konsequenzen untersucht werden, die sich aus der Tatsache ergeben, daß eine Vielzahl von Muskeln auf das Ellenbogengelenk einwirkt.

Hierbei sind für die Beugebewegung bzw. Fixierung des Gelenkes gegenüber einer streckenden Last alle Muskeln zu berücksichtigen, die das Gelenk auf der Beugeseite überbrücken; sie sind in der Tabelle Spalte 1 zusammengestellt.

Tabelle.

Zusammenstellung der bei der Untersuchung berücksichtigten Beugemuskeln des Ellenbogengelenkes

In Spalte 2 ist jeweils der Anteil des Muskels angegeben, der über das Ellenbogengelenk hinwegzieht. Die Angaben der Spalte 3 sind größtenteils R. Fick (1910) entnommen.

1. Muskeln	2. Anteil des Ursprungs am Oberarm	3. Physiologischer Querschnitt cm²	4. Kraft am Ellenbogengelenk %
	I. Oberarmmuskeln		
1. M. biceps brachii caput longum	1	3,33	100
2. M. biceps brachii caput breve	1	3,22	100
3. M. brachialis	1	6,40	100
	II. Unterarmmuskeln		
4. M. brachioradialis	1	1,86	100
5. M. pronator teres	2/3	3,24	59
6. M. flexor carpi radialis	1	2,16	100
7. M. flexor carpi ulnaris	1/2	5,00	50
8. M. palmaris longus	1	0,93	100
9. M. flexor digitorum superficialis	1/2	10,70	50
10. M. extensor carpi radialis longus	1	3,14	100
11. M. extensor carpi radialis brevis	2/3	2,22	67
12. M. extensor carpi ulnaris	1/2	5,30	50

Die physiologischen Querschnitte dieser Muskeln werden den Tabellen von R. Fick (1911) entnommen, die nach den Messungen von Grohmann und R. Fick zusammengestellt sind (l. c., p. 319ff); sie sind in Spalte 3 der Tabelle aufgeführt. Um einen Ansatz für die Berechnung zu erhalten, wurde vorausgesetzt, daß die tatsächliche Kraftentfaltung aller Muskeln etwa den gleichen Prozentsatz ihrer Maximalkraft ausmacht; mit anderen Worten: die Einzelkräfte der Muskeln beteiligen sich an der gesamten aufzubringenden Kraft im Verhältnis der physiologischen Querschnitte, jener Portionen, die über das Ellenbogengelenk hinwegziehen (vgl. Tabelle, Spalte 2).

Praktisch wurde dabei so vorgegangen, daß die Kraftentfaltung jedes Muskels zu 100% angesetzt wurde. Da die meisten Muskeln von der Richtung der Ober- bzw. Unterarmachse nicht wesentlich abweichen, konnte die dem Querschnitt entsprechende Kraft mit voller Größe eingesetzt werden. Nicht zu vernachlässigen war allerdings die Abweichung des Verlaufs des M. pronator teres von der Richtung der Unterarmachse. Bei ihm wurde daher nur die Kraftkomponente berücksichtigt, die in die Bewegungsebene des Unterarmes fällt, das ist 88% der wahren Größe seiner Resultante.

Die aus diesen Überlegungen sich ergebenden Zahlen, mit denen die Querschnittswerte der Muskeln zu multiplizieren sind, finden sich in Spalte 4 der Tabelle.

Die Hebelarmlänge der Muskeln wurde nach dem von BRAUNE und FISCHER (1889) angegebenen Verfahren unmittelbar aus den Verkürzungen der Muskeln bei der Beugebewegung bestimmt.

Nach BRAUNE und FISCHER ist

$$M = P \cdot q \cdot \frac{dV}{d\omega} \tag{15}$$

In dieser Formel bedeuten: M = das Rotationsmoment des Muskels; P = die Muskelkraft pro cm² Querschnitt; q = den Muskelquerschnitt in cm²; ω = den Beugungswinkel; V = die bei der Beugung um den Winkel eingetretene Verkürzung $\left(\frac{dV}{d\omega}\right.$ ist der entsprechende Differentialquotient$\left.\right)$.

Wenn P und q gleich 1 gesetzt werden, ist M mit dem gesuchten Hebelarm des Muskels identisch.

Für die von BRAUNE und FISCHER nicht untersuchten Muskeln wurden die Resultanten jeweils als identisch mit der Verbindungslinie der Mittelpunkte von Ursprungs- und Ansatzfläche angenommen.

BRAUNE und FISCHER (1889) gehen bei der Berechnung von der maximalen Streckstellung des Ellenbogengelenkes aus, in der Ober- und Unterarmachse miteinander einen Winkel von 174° bilden (R. FICK, 1910). Sie bezeichnen diese Stellung als „0° Beugung“ und berechnen nun die Muskelmomente für Beugestellungen von je 5 zu 5°. Wir wollen jedoch weiterhin in dieser Untersuchung ausschließlich mit dem wahren Winkel zwischen Ober- und Unterarm operieren. Um die von BRAUNE und FISCHER ermittelten Werte benutzen zu können, wurden auch unserer Berechnung die von ihnen untersuchten Stellungen zugrunde gelegt. Das bringt es u. a. mit sich, daß statt einer rechtwinkligen Beugestellung des Ellenbogengelenkes die sehr ähnliche Winkelstellung von 89° gewählt werden mußte.

Diese Stellung des Armes in einer Beugung von 89° wurde als Ausgangstellung für die Untersuchungen genommen. Ferner wurden die beiden

Endstellungen bei Winkeln von 174° (maximale Streckung) bzw. 44° (maximale Beugung), sowie eine mittlere Streckstellung von 154° untersucht. Die letztere Stellung wurde gewählt, weil sich aus der Ermittlung der Rotationsmomente durch BRAUNE und FISCHER ergeben hatte, daß bei dieser Grenzstellung eben noch keine Muskelresultante durch Anlegen an die Oberarmrolle als Hypomochlion aus ihrem geradlinigen Verlauf abgelenkt wird.

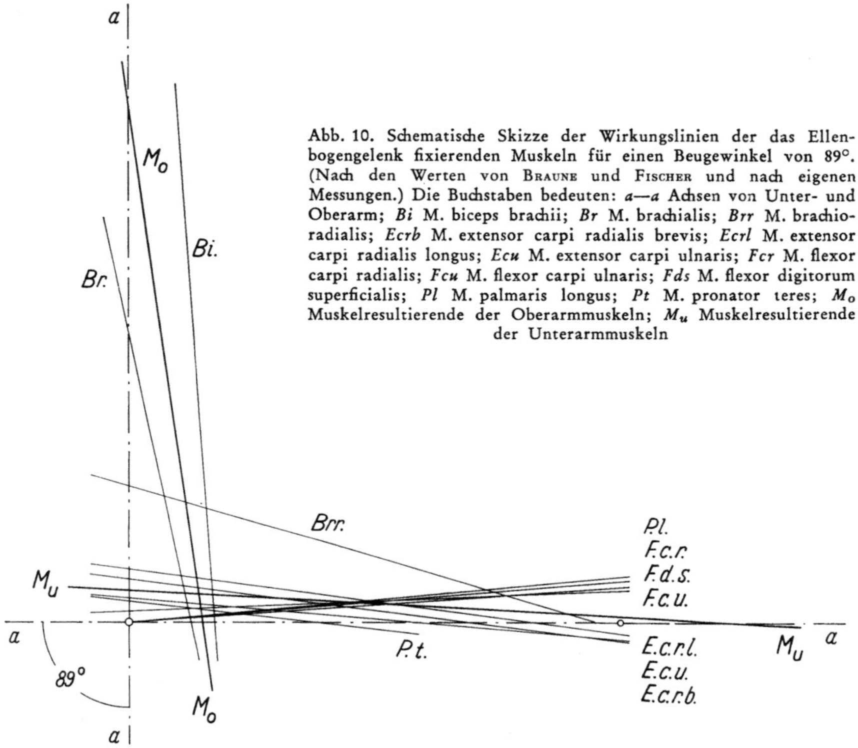

Abb. 10. Schematische Skizze der Wirkungslinien der das Ellenbogengelenk fixierenden Muskeln für einen Beugewinkel von 89°. (Nach den Werten von BRAUNE und FISCHER und nach eigenen Messungen.) Die Buchstaben bedeuten: *a—a* Achsen von Unter- und Oberarm; *Bi* M. biceps brachii; *Br* M. brachialis; *Brr* M. brachioradialis; *Ecrb* M. extensor carpi radialis brevis; *Ecrl* M. extensor carpi radialis longus; *Ecu* M. extensor carpi ulnaris; *Fcr* M. flexor carpi radialis; *Fcu* M. flexor carpi ulnaris; *Fds* M. flexor digitorum superficialis; *Pl* M. palmaris longus; *Pt* M. pronator teres; M_o Muskelresultierende der Oberarmmuskeln; M_u Muskelresultierende der Unterarmmuskeln

Die nach der Methode von GROHMANN und R. FICK bestimmten Querschnittswerte geben sicher nur relativ grobe Annäherungen an den wahren physiologischen Querschnitt. Hier ist allerdings zu berücksichtigen, daß gerade die für die Fixierung des Ellenbogengelenkes wichtigsten Muskeln, nämlich die Mm. biceps brachii, brachialis und brachioradialis praktisch als parallelfaserig angesehen werden dürfen. Damit ist der physiologische dem anatomischen Querschnitt gleichzusetzen. Außerdem gibt die Bestimmung des physiologischen Querschnitts zwar ein Maß für die absolute Muskelkraft, nicht aber für die Sehnenkraft, die in diesem Zusammenhang allein interessiert. Auf diese Beziehungen soll in einer späteren Veröffentlichung näher eingegangen werden.

Die wenigen Muskeln, für die diese Überlegungen Bedeutung haben, sind ausschließlich Unterarmmuskeln, die kein erhebliches Drehmoment am Ellenbogengelenk entfalten. In erster Linie ist hier an den M. flexor digitorum superficialis zu denken, der eine deutliche, von parallelem Faserverlauf unterscheidbare Fiederung besitzt; doch gerade dieser Muskel spielt für die Beanspruchung des Ellenbogengelenkes nur eine ganz untergeordnete Rolle.

Abb. 10 zeigt die Lage der Wirkungslinien der an der Beugung des Ellenbogengelenkes beteiligten Muskeln in Bezug auf die Bewegungsachse. Ober- und

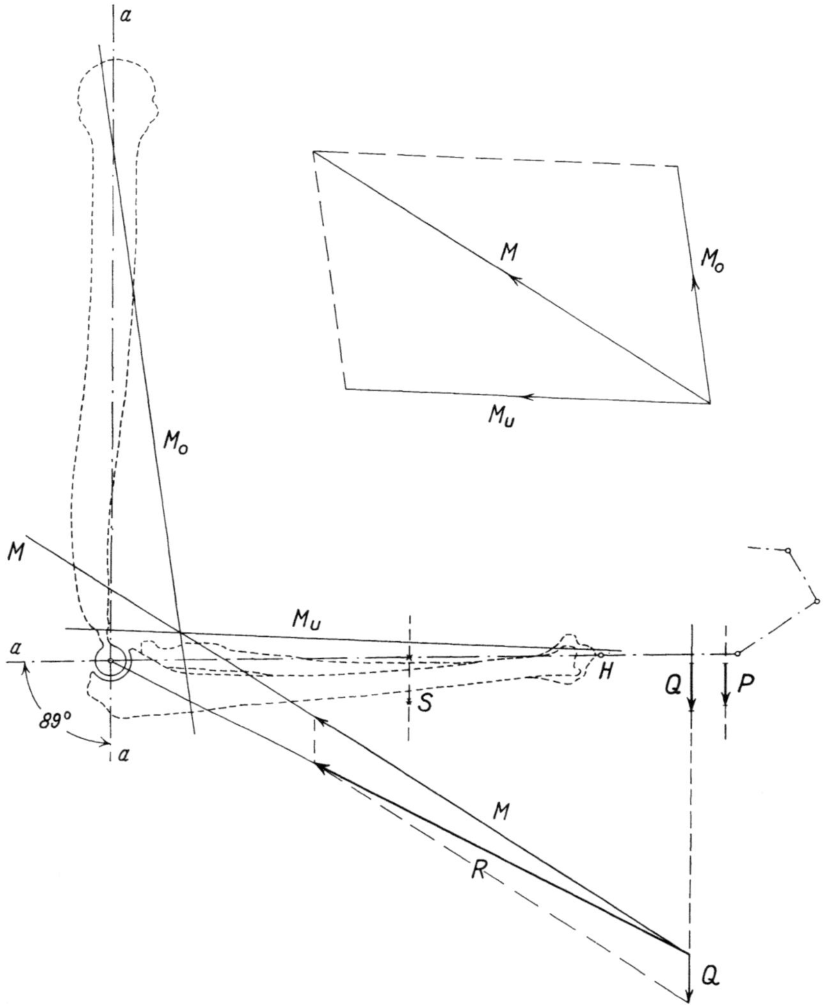

Abb. 11. Ermittlung der auf das Ellenbogengelenk wirkenden resultierenden Druckkraft bei einem Beugewinkel von 89°. Die Buchstaben bedeuten: *a—a* Achsen von Ober- und Unterarm; *H* Radiocarpalgelenk; *M* Gesamtresultierende aller Muskeln; M_o Resultierende der Oberarmmuskeln; M_u Resultierende der Unterarmmuskeln; *P* mit der Hand getragene Last; Q Summe von *P* und *S*, Gesamtlast; *S* im Schwerpunkt vereinigtes Gewicht des Unterarmes mit Hand

Unterarm bilden miteinander einen Winkel von 89° (vgl. S. 530). Die Muskeln, die in Nähe des Ellenbogengelenkes entspringen und einen langen Weg über den Unterarm nehmen, sollen im Folgenden kurz *Unterarmmuskeln* genannt werden, die übrigen Muskeln mit einem langen Weg über den Oberarm (Mm. biceps brachii und brachialis) werden hinfort als *Oberarmmuskeln* bezeichnet. Unter der Voraussetzung, daß die Kraft, mit der die einzelnen Muskeln arbeiten, ihrem physiologischen Querschnitt proportional sei (vgl.

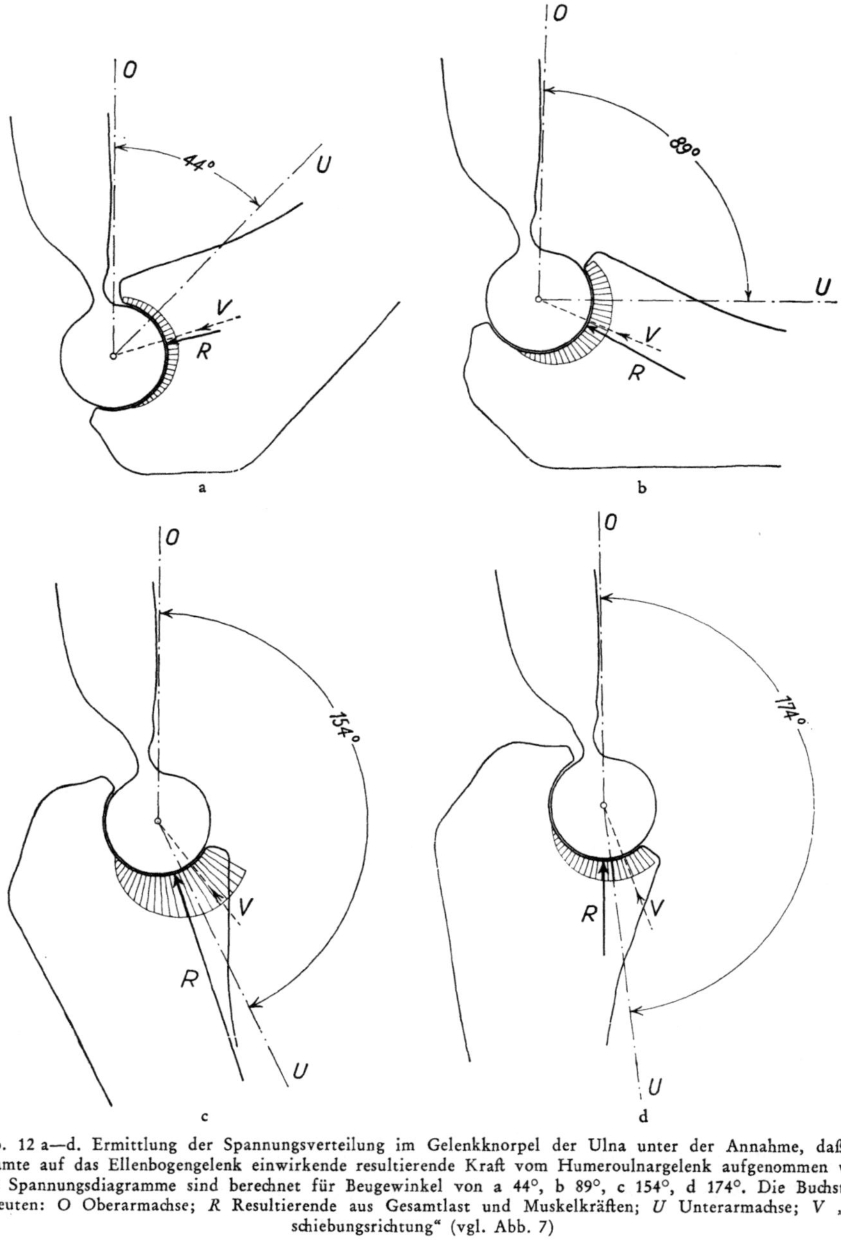

Abb. 12 a—d. Ermittlung der Spannungsverteilung im Gelenkknorpel der Ulna unter der Annahme, daß die gesamte auf das Ellenbogengelenk einwirkende resultierende Kraft vom Humeroulnargelenk aufgenommen wird. Die Spannungsdiagramme sind berechnet für Beugewinkel von a 44°, b 89°, c 154°, d 174°. Die Buchstaben bedeuten: O Oberarmachse; *R* Resultierende aus Gesamtlast und Muskelkräften; *U* Unterarmachse; *V* „Verschiebungsrichtung“ (vgl. Abb. 7)

S. 530 f.), wurden die resultierenden Kräfte der Unterarmmuskeln (M_u) und der Oberarmmuskeln (M_o) bestimmt. Aus diesen beiden Resultierenden M_u und M_o ist die Gesamtresultierende M aller Muskelkräfte mit Hilfe eines Kräfteparallelogramms leicht zu ermitteln (Abb. 11). Es wurde nun eine mit der Hand getragene Last von solcher Größe angenommen, daß das Gewicht von Last und Unterarm ein ebenso großes Moment besitzt wie die Gesamtresultierende *M* der Muskeln. Damit herrscht am Gelenk Gleichgewicht. Auf das Ellenbogengelenk wirkt demnach die Resultierende *R* aus Muskelkräften (*M*) und Gesamtgewicht ($Q = P + S$) (Abb. 11).

Zunächst soll einmal von der — sicher in dieser vereinfachten Formulierung unzutreffenden — Vorstellung ausgegangen werden, daß im Ellenbogengelenk die gesamte

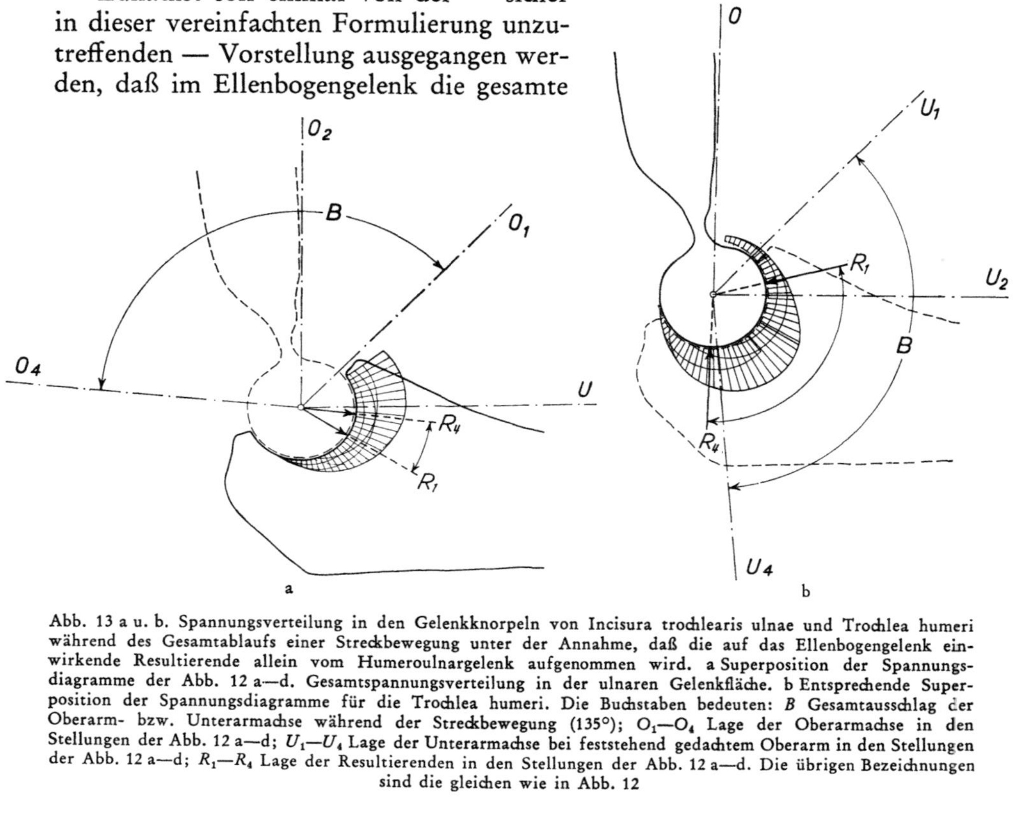

Abb. 13 a u. b. Spannungsverteilung in den Gelenkknorpeln von Incisura trochlearis ulnae und Trochlea humeri während des Gesamtablaufs einer Streckbewegung unter der Annahme, daß die auf das Ellenbogengelenk einwirkende Resultierende allein vom Humeroulnargelenk aufgenommen wird. a Superposition der Spannungsdiagramme der Abb. 12 a—d. Gesamtspannungsverteilung in der ulnaren Gelenkfläche. b Entsprechende Superposition der Spannungsdiagramme für die Trochlea humeri. Die Buchstaben bedeuten: *B* Gesamtausschlag der Oberarm- bzw. Unterarmachse während der Streckbewegung (135°); O_1—O_4 Lage der Oberarmachse in den Stellungen der Abb. 12 a—d; U_1—U_4 Lage der Unterarmachse bei feststehend gedachtem Oberarm in den Stellungen der Abb. 12 a—d; R_1—R_4 Lage der Resultierenden in den Stellungen der Abb. 12 a—d. Die übrigen Bezeichnungen sind die gleichen wie in Abb. 12

auf den Unterarm einwirkende Kraft ausschließlich von der Ulna auf die Trochlea humeri übertragen würde. Lage, Richtung und Größe der gesamten Gelenkresultierenden *R* wurden für vier verschiedene Gelenkstellungen (Beugewinkel von 44, 89, 154 und 174°) in der oben angegebenen Weise ermittelt. In den Abb. 12 a—d ist jeweils die Verteilung der Druckspannungen über die Gelenkfläche der Ulna als Diagramm eingetragen. Insbesondere bei einer Winkelstellung von 154° ergibt sich eine sehr ungünstige Spannungsverteilung für den Gelenkknorpel der Ulna (Abb. 12 c); die an sich recht hohen Spannungen steigen nach dem Processus coronoideus noch an. Damit ergibt sich ein Superpositionsbild der gesamten Spannungen im Gelenkknorpel der Ulna während des Ablaufs einer Streckbewegung (Abb. 13 a), in dem die Spannungsgrößen sehr ungleichmäßig verteilt sind. Sie nehmen vom Wert 0 am Olecranon bis zum Proc. coronoideus stetig zu.

In entsprechender Weise wurden die Spannungsdiagramme für den Gelenkknorpel der Trochlea humeri superponiert (Abb. 13 b). Hier ist die Spannungsverteilung insofern günstiger, als das Maximum etwa in der Mitte der Gelenkfläche liegt. Noch vor den Rändern der Gelenkfläche fallen die Spannungen nach beiden Seiten auf Null ab.

Die vorstehend beschriebenen Untersuchungen waren von der Annahme ausgegangen, daß die gesamten am Unterarm angreifenden Kräfte über die

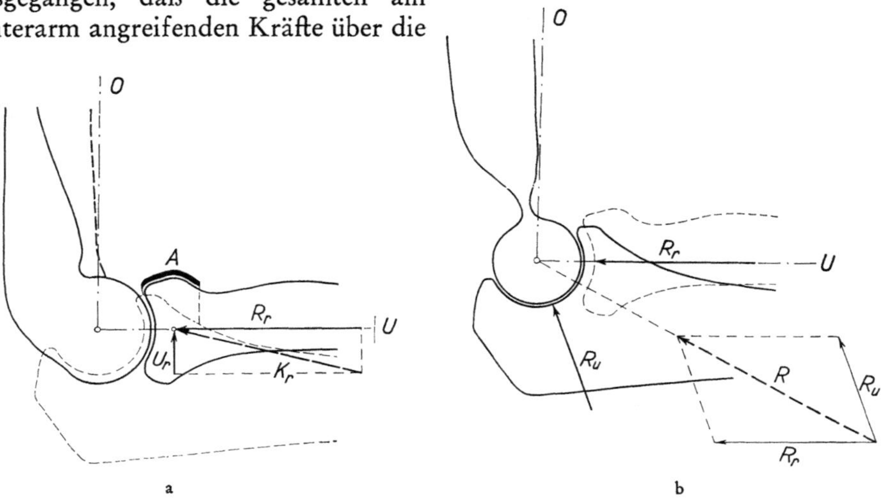

Abb. 14 a u. b. Zerlegung der Resultierenden R in eine Radiuskomponente R_r und eine Ulnakomponente R_u. a Die über den Radius übertragene Kraft K_r wird in eine axiale Komponente R_r und eine Tangentialkomponente U_r zerlegt. Die letztere wird durch das Ligamentum anulare (A) auf die Ulna übertragen. b Die Gesamtresultierende R setzt sich aus der Radiuskomponente R_r und der Ulnakomponente R_u zusammen. Nachdem R_r bestimmt wurde (a), ergibt sich R_u aus dem Kräfteparallelogramm

Ulna auf den Humerus übertragen würden (s. S. 534). Tatsächlich werden aber im Radiocarpalgelenk zunächst alle auf die Hand einwirkenden Kräfte vom Radius aufgenommen. Dazu gehören in erster Linie Kräfte, die aus mit der Hand getragenen Lasten resultieren, ferner die Kräfte der Hand- und Fingerflexoren, die der Last das Gleichgewicht halten müssen. Von diesen Letzteren sind für unsere Betrachtungen nur diejenigen von Interesse, die — ganz oder teilweise — über das Ellenbogengelenk hinwegziehen und am Humerus entspringen. Außerdem greifen von den Beugern des Ellenbogengelenkes die Mm. biceps brachii und brachioradialis direkt am Radius an.

Die Art der Artikulation zwischen Caput radii und Capitulum humeri läßt zwischen beiden Knochen nur die Übertragung von Kräften zu, die in der Achse des Radius wirken. Im allgemeinen verläuft die das Ellenbogengelenk beanspruchende Resultierende schräg von distal dorsal nach proximal volar. Sie kann für das Humeroradialgelenk in eine axiale und eine tangentiale Komponente zerlegt werden. Mit der ersteren drückt sie die Fovea capitis radii gegen das Capitulum humeri, mit der letzteren (U_r) sucht sie die beiden Gelenkflächen tangential gegeneinander zu verschieben, und zwar würde das Caput radii nach volar weggleiten.

Diese Tangentialkomponente wird vom Ligamentum anulare aufgenommen und auf die Ulna übertragen, deren Incisura trochlearis die Trochlea humeri weit genug umgreift, so daß ein Abgleiten der Gelenkfläche verhindert wird (Abb. 14).

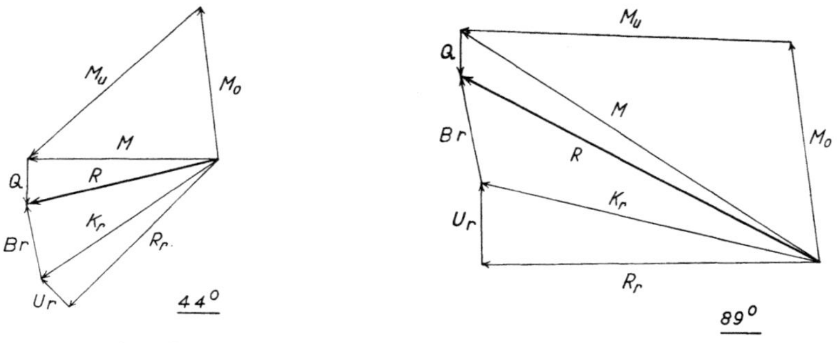

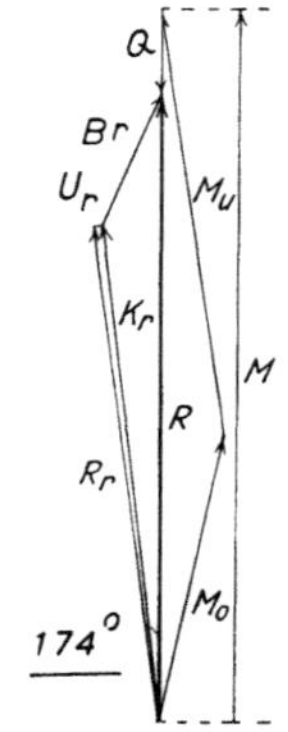

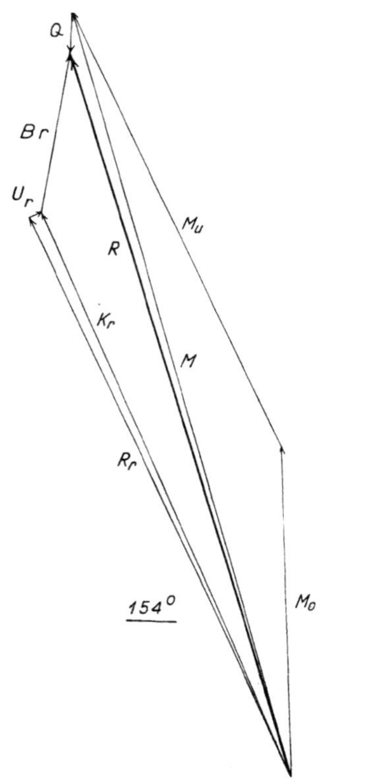

Abb. 15. Ermittlung der Gesamtresultierenden R sowie der Komponente R_r (für das Humeroradialgelenk) für die Beugewinkel 44, 89, 154 und 174°. Die Buchstaben bedeuten: Br M. brachialis; K_r auf den Radius wirkende Kraftkomponente; M Muskelresultierende; M_o Resultierende der Oberarmmuskeln; M_u Resultierende der Unterarmmuskeln; Q Gesamtgewicht von Unterarm und Last; R_r Radiuskomponente der Resultierenden; U_r Tangentialkomponente von K_r

An der Ulna greift direkt nur der M. brachialis an, der sie gegen den Humerus zieht. Dazu kommt die vom Radius übertragene Tangentialkomponente. Schließlich könnte noch ein Teil der Axialkomponente des Radius durch Vermittlung der Membrana interossea übernommen werden.

Aus dieser Feststellung ergibt sich, daß die auf das Ellenbogengelenk wirkende Resultierende R in eine radiale Komponente R_r und eine ulnare Komponente R_u zu zerlegen ist, die das Humeroradialgelenk bzw. das Humeroulnargelenk beanspruchen. Diese beiden Gelenke sollen nun gesondert untersucht werden.

Da beim druckbelasteten Ellenbogengelenk die Fovea capitis radii in engem Kontakt mit dem Capitulum humeri steht und diesem unter Druck anliegt, da ferner Kollagenmaterial bei Zugbeanspruchung eine elastische Verformung erfährt, soll angenommen werden, daß der vom Radius über die Membrana

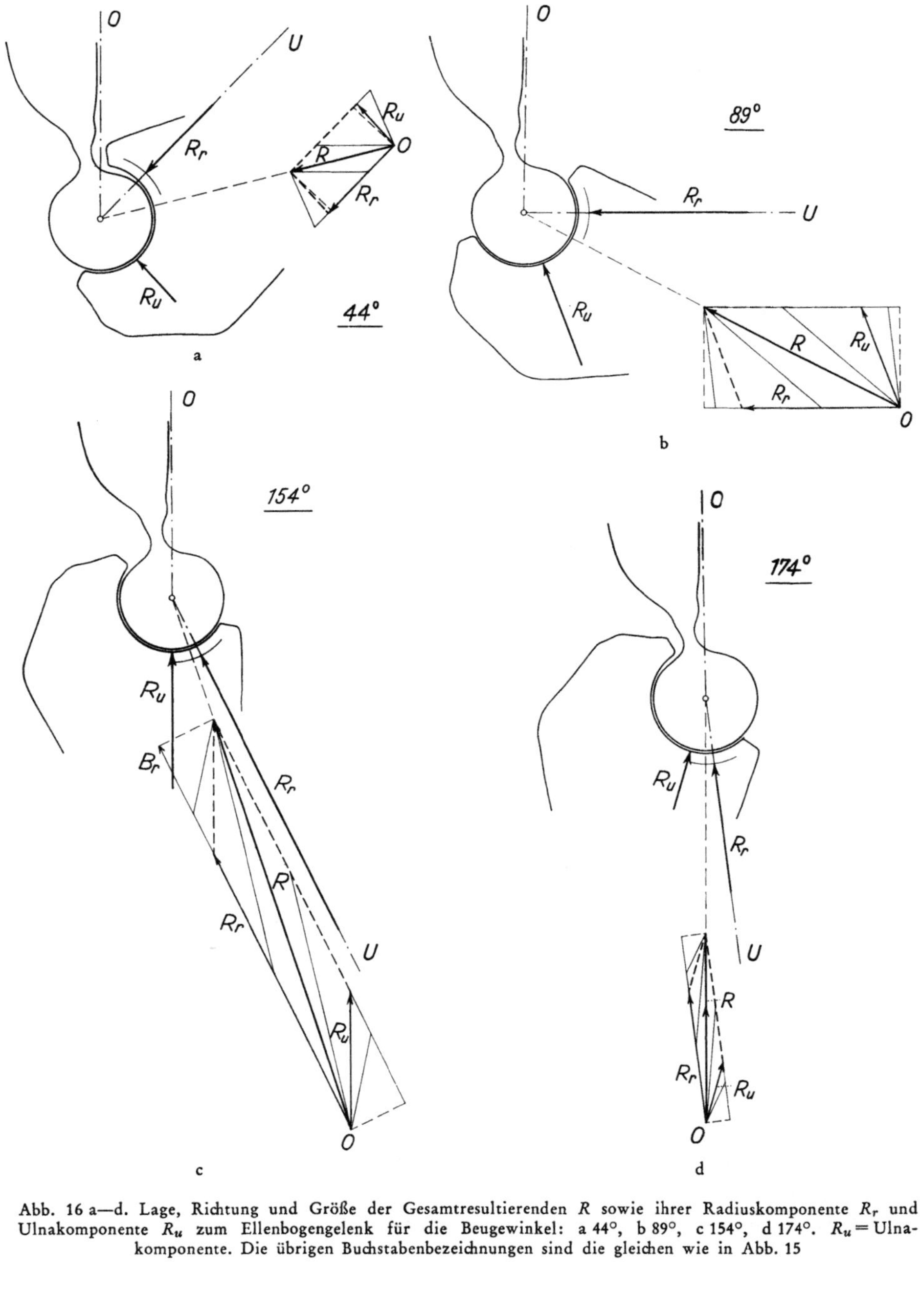

Abb. 16 a—d. Lage, Richtung und Größe der Gesamtresultierenden R sowie ihrer Radiuskomponente R_r und Ulnakomponente R_u zum Ellenbogengelenk für die Beugewinkel: a 44°, b 89°, c 154°, d 174°. R_u = Ulnakomponente. Die übrigen Buchstabenbezeichnungen sind die gleichen wie in Abb. 15

interossea auf die Ulna übertragene Anteil der axialen Kraftkomponente so klein ist, daß er für die weiteren Überlegungen vernachlässigt werden darf.

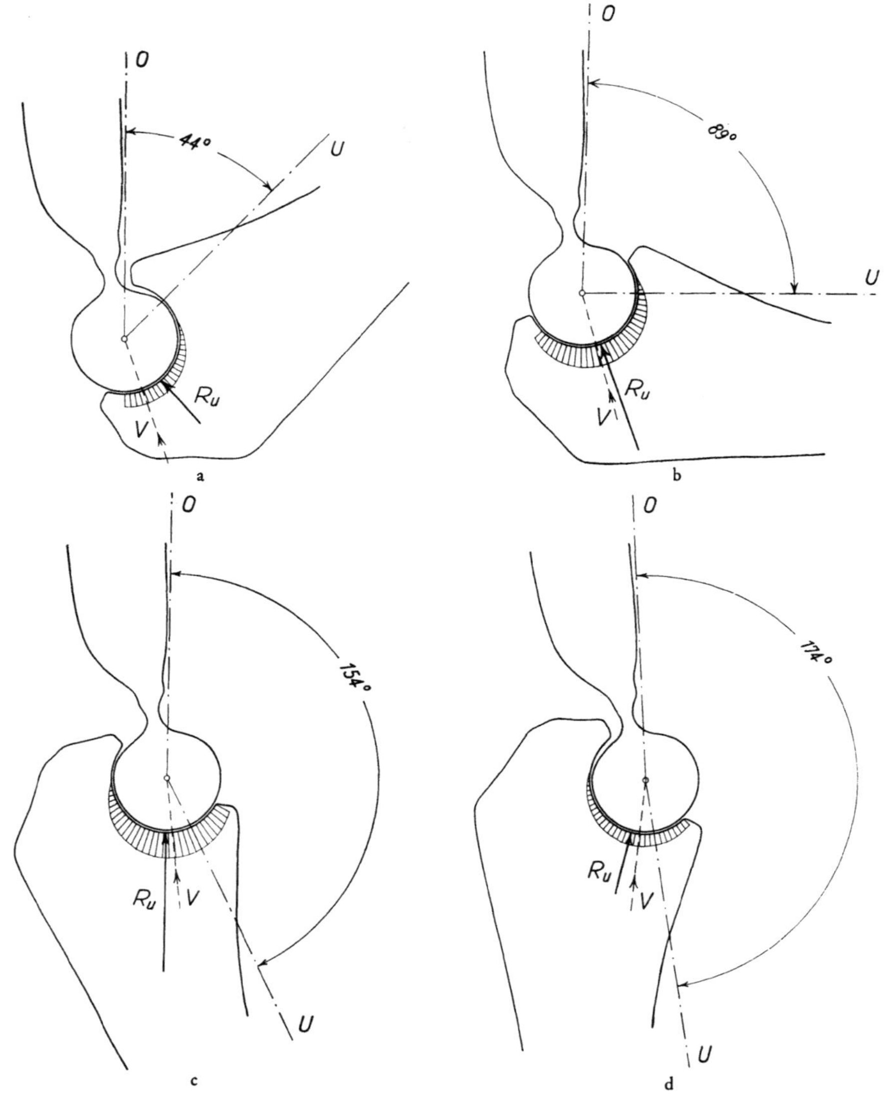

Abb. 17 a—f. Spannungsverteilung in den Gelenkknorpeln des Humeroulnargelenkes bei Beanspruchung durch die Ulnakomponente R_u (vgl. Abb. 15 und 16). a—d Spannungsverteilung im Gelenkknorpel der Incisura trochlearis ulnae für die Beugewinkel 44, 89, 154 und 174°; e Superposition der vier Spannungsdiagramme a—d. Die Beanspruchung des Knorpels ist annähernd gleichmäßig; f Superposition der Spannungsdiagramme für den Gelenkknorpel der Trochlea humeri für die gleichen Beugewinkel wie a—d. Die Buchstabenbezeichnungen sind die gleichen wie in Abb. 12 und 13

Praktisch kann mit genügend genauer Näherung so vorgegangen werden, daß die gesamte das Ellenbogengelenk beanspruchende Resultierende R in eine in der Radiuslängsachse wirkende Komponente R_r und eine ulnare Komponente R_u zerlegt wird, die sich aus der Kraft des M. brachialis und der Tangentialkomponente U_r zusammensetzt (Abb. 14). Hierbei ist wahrscheinlich die radiale Komponente R_r zu groß angenommen.

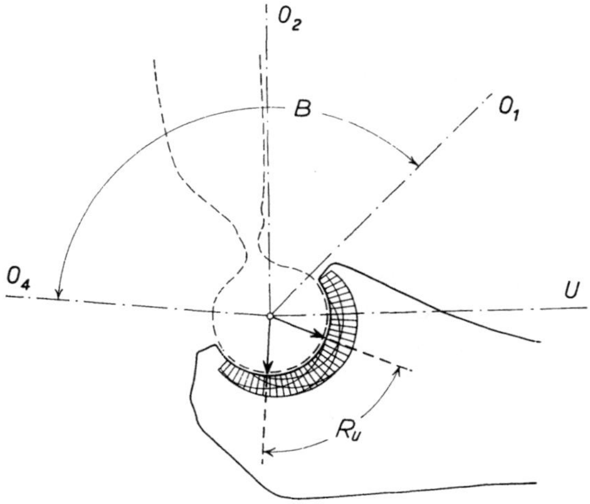

Abb. 17 e

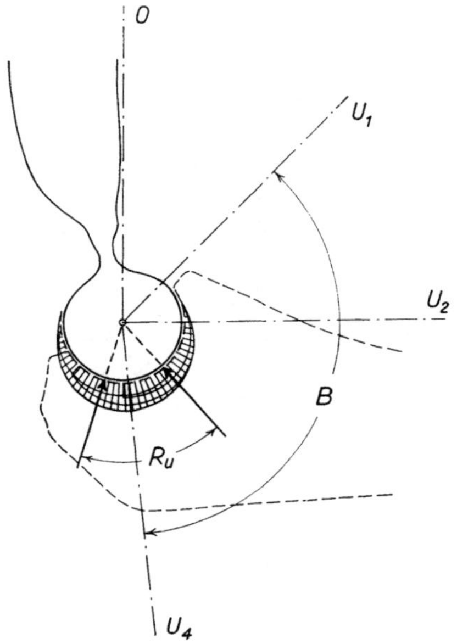

Abb. 17 f

Die graphische Konstruktion der Radiuskomponente unter diesen Voraussetzungen ist in Abb. 15 für die Beugestellungen 44, 89, 154 und 174° wiedergegeben. Zunächst wird aus den Resultierenden der Unterarmmuskeln (M_u) und der Oberarmmuskeln (M_o) die Gesamtresultierende (M) zusammengesetzt. Durch Hinzufügen der Gesamtlast (Q) erhält man die Gelenkresultierende R.

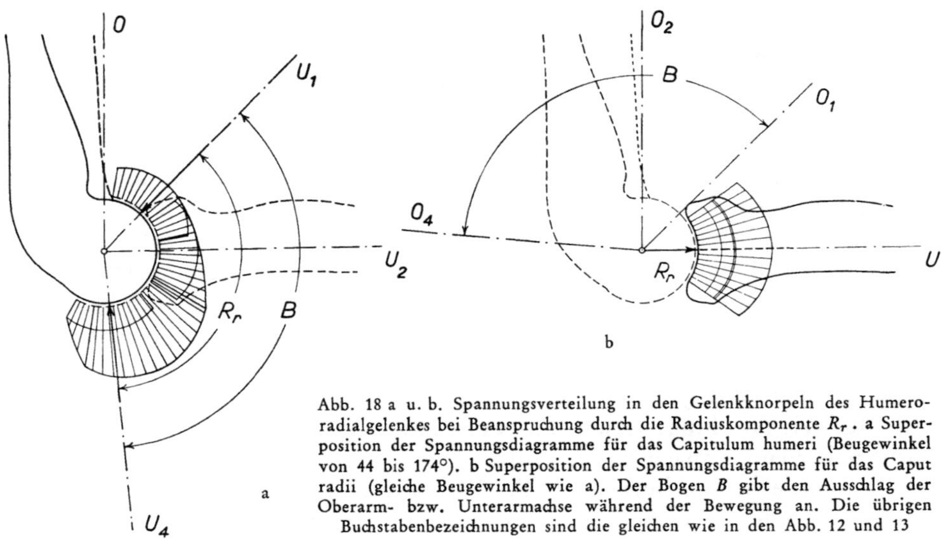

Abb. 18 a u. b. Spannungsverteilung in den Gelenkknorpeln des Humeroradialgelenkes bei Beanspruchung durch die Radiuskomponente R_r. a Superposition der Spannungsdiagramme für das Capitulum humeri (Beugewinkel von 44 bis 174°). b Superposition der Spannungsdiagramme für das Caput radii (gleiche Beugewinkel wie a). Der Bogen B gibt den Ausschlag der Oberarm- bzw. Unterarmachse während der Bewegung an. Die übrigen Buchstabenbezeichnungen sind die gleichen wie in den Abb. 12 und 13

Vermindert um die Kraft des M. brachialis (B_r) ergibt sich der primär auf den Radius entfallende Kraftanteil (K_r), der nun in die Tangentialkomponente (U_r) und die axiale Radiuskomponente (R_r) zerlegt wird.

Aus dem Kräfteparallelogramm mit R und R_r läßt sich jetzt leicht die Ulnakomponente R_u ermitteln (Abb. 16 a—d). Mit ihrer Hilfe kann nun die wahre Beanspruchung des Humeroulnargelenkes errechnet werden (vgl. S. 536). In Abb. 17 a—d sind die Diagramme für die Verteilung der Druckspannungen im Gelenkknorpel der Incisura trochlearis ulnae für die Winkelstellungen 44, 89, 154 und 174° wiedergegeben. Die Superposition dieser Diagramme (Abb. 17 e) zeigt nun eine nahezu gleichmäßige Verteilung der Druckspannungen über den Gelenkknorpel der Ulna während einer Streckbewegung des Armes.

Die Superposition der entsprechenden Spannungsdiagramme für den Gelenkknorpel der Trochlea humeri zeigt Abb. 17 f. Von einem Spannungsmaximum, das etwa in der Mitte der tragenden Fläche gelegen ist, fallen die Spannungen nach volar und dorsal gleichförmig auf Null ab.

Unter den hier angenommenen Bedingungen (vgl. S. 537) ist die Beanspruchung der Fovea capitis radii und des Capitulum humeri erheblich größer, wie die im gleichen Maßstab gezeichneten superponierten Spannungsdiagramme für den gesamten Ablauf der Streckbewegung zeigen (Abb. 18 a, b). Die Spannungs*verteilung* ist für die Fovea capitis radii bemerkenswert gleichmäßig (Abb. 18 b). Das Capitulum humeri erfährt dagegen in Streckstellung des Ellenbogengelenkes eine erheblich höhere Beanspruchung als in Beugestellung (Abb. 18 a).

Diskussion der Ergebnisse

Diese Ergebnisse zeigen, daß durch das Zusammenwirken mehrerer Muskeln — vor allem mit verschiedener Reichweite — an einem Gelenk nicht nur die Beanspruchung der artikulierenden Skeletelemente herabgesetzt wird (vgl. Pauwels 1948), sondern daß gleichzeitig die Druckbeanspruchung der Gelenkknorpel in einer sehr zweckmäßigen Weise reguliert wird. Diese Regulation besteht darin, daß während der typischen Gelenkbewegung nacheinander möglichst alle Abschnitte der Gelenkflächen beansprucht und daß insbesondere hohe Spannungsspitzen vermieden werden. Dies trifft nach den hier vorgelegten Untersuchungen in nahezu idealer Weise für beide Gelenkflächen des Humeroulnargelenks zu. Diese theoretischen Erörterungen werden noch dadurch gestützt, daß in beiden Gelenkkörpern die Dichte des Knochens unter dem Gelenkknorpel offenbar ganz ähnlich verteilt ist wie die Spannungen in den errechneten Diagrammen (Abb. 19). Das wird im Röntgenbild noch besonders deutlich (Abb. 19 b). Man kann demnach auch hier geradezu von einem verkörperten Spannungsdiagramm sprechen. Auf diese Zusammenhänge zwischen örtlicher Spannungsgröße und Knochendichte wurde bereits früher am Beispiel des Hüftgelenkes hingewiesen (Pauwels 1955), so daß darauf an dieser Stelle nicht näher eingegangen werden soll.

Es wurde bereits begründet (S. 537), warum eine Kraftübertragung vom Radius über die Membrana interossea auf die Ulna bei den Berechnungen vernachlässigt wurde. Die Spannungsdiagramme für die Gelenkflächen des Humeroradialgelenkes zeigen nun im Verhältnis zum Humeroulnargelenk so hohe Werte (Abb. 18), daß hier ganz offensichtlich eine Verminderung der Beanspruchung durch eine Ableitung eines Teils der Kraft auf die Ulna höchst zweckmäßig wäre. Da es sich dabei nur um eine Verminderung der in der Achse des Radius wirkenden Kraft handeln kann, würde dies an der *Form* der Spannungsdiagramme für Caput radii und Capitulum humeri nichts ändern.

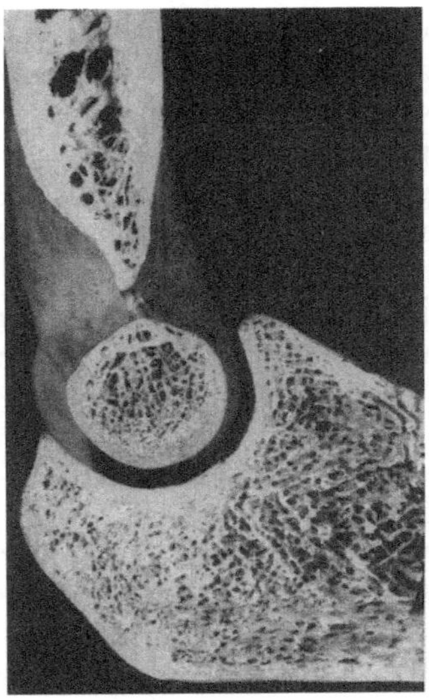

a

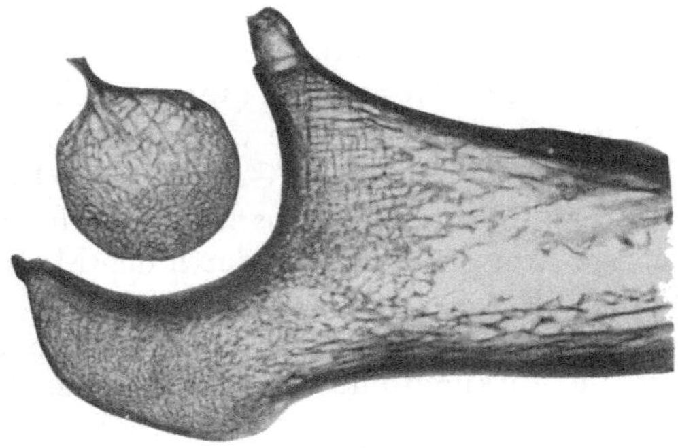

b

b

Abb. 19 a u. b. Schnitt durch das Humeroulnargelenk etwa in der Mitte der Trochlea humeri. a Sägeschnitt durch ein maceriertes Skeletpräparat. Die Gelenkknorpel fehlen. b Röntgenaufnahme je eines Fournierschnittes durch Ulna und Trochlea humeri. Besonders zu beachten sind die gleichmäßige Knochenverdichtung an der ulnaren Gelenkfläche sowie die halbmondförmige Verdichtung der Spongiosa in der Trochlea humeri (vgl. die Spannungsdiagramme der Abb. 17 e und f!)

Auch die Beanspruchung der Trochlea humeri würde davon nur wenig betroffen. Lediglich die Beanspruchung des Gelenkknorpels der Incisura trochlearis ulnae könnte dadurch in geringem Maße ungünstig beeinflußt werden, indem die Spannungen in der Streckstellung des Gelenkes nach dem Processus coronoideus etwas ansteigen.

Da es außerordentlich unwahrscheinlich ist, daß diese Übertragung der Axialkomponente vom Radius auf die Ulna zu 100% oder auch nur annähernd in dieser Größenordnung erfolgt, kann die Veränderung des Spannungsdiagramms für die Ulna nicht sehr erheblich sein.

Diese Überlegungen zeigen, daß die Ergebnisse dieser biomechanischen Analyse des Ellenbogengelenks zumindest den Anspruch auf qualitative Gültigkeit erheben dürfen. Die *Größe* der Beanspruchung wird ohnehin bei verschiedenen Individuen und in verschiedenen Situationen unterschiedlich sein.

Aus dieser Untersuchung geht ferner hervor, welche Bedeutung die Membrana interossea für eine Entlastung des Humeroradialgelenkes haben kann. Genaue Messungen dieser Kraftübertragung wären für eine quantitative Analyse der Beanspruchung des Ellenbogengelenkes von größtem Wert.

Zusammenfassung

Die vorliegende biomechanische Untersuchung des Ellenbogengelenkes analysiert die Spannungsverteilung in den Gelenkflächen der artikulierenden Elemente. Eine grundsätzliche Betrachtung über die Kräfte, die den Gelenkschluß bewirken, wird vorausgeschickt. Die wichtigsten Ergebnisse sind:

1. Der Luftdruck kann nicht zum Zustandekommen des intraartikulären Druckes beitragen. Er kann zwar einer gewaltsamen Distraktion der Gelenkflächen Widerstand leisten, preßt jedoch die Gelenkflächen nicht gegeneinander.

2. Die an den artikulierenden Skeletelementen angreifenden Muskeln halten immer eine Gegenkraft (antagonistischer Muskel, Gewicht eines Körperteils) im Gleichgewicht. Sie dürfen daher nie absolut, sondern immer nur in Zusammenhang mit dieser Gegenkraft in Rechnung gesetzt werden.

3. Die Resultierende aus Muskelkraft und Gegenkraft (Gewicht) muß aus Gleichgewichtsgründen stets durch den Momentandrehpunkt des Gelenkes verlaufen.

4. Ein Gelenk wird stets durch diese Resultierende beansprucht, sofern nicht die Wirkungslinie des Gewichts den Momentandrehpunkt schneidet. In diesem letzteren Fall wäre zur Erhaltung des Gleichgewichts keine Muskelkraft nötig.

5. Die Resultierende aus Muskelkraft und Gegenkraft drückt *stets* die artikulierenden Flächen gegeneinander. Sie erzeugt den Gelenkdruck.

6. Die Verteilung der Druckspannungen im Gelenkknorpel ist von der Lage des Durchstoßpunktes der Gelenkresultierenden durch die Gelenkfläche abhängig. Trifft die Resultierende die Gelenkfläche zentral oder nahezu zentral, so sind die Spannungen annähernd gleichmäßig, vom Zentrum nach den Rändern leicht abfallend, verteilt. Liegt die Resultierende dagegen näher an einem Rand der Gelenkfläche, so steigen die Spannungen zu diesem Rand hin an, weil die tragende Fläche gesetzmäßig kleiner wird. Bei Lage der Resultierenden in unmittelbarer Randnähe können außerordentlich hohe Spannungsspitzen auftreten.

7. Wird das Ellenbogengelenk allein durch einen Oberarmmuskel (M. brachialis) bewegt, so verändert die Resultierende aus Muskelkraft und Gewicht des Unterarmes ihre Lage und Richtung in Bezug auf die Gelenkfläche des Oberarmes kaum, sie wandert dagegen am Unterarm fast von einem Rand der Gelenkfläche zum gegenüberliegenden. In den Endstellungen müssen daher sehr hohe und schädliche Spannungen an den Rändern der Gelenkfläche des Unterarmes auftreten.

8. Bei Ausführung der Bewegung allein durch einen Unterarmmuskel (M. brachioradialis) ist das Verhältnis umgekehrt.

9. Eine ideale Lösung wird in einer Doppelbesetzung des Ellenbogengelenkes durch mindestens je einen Ober- und einen Unterarmmuskel gesehen. Die Resultierende wandert während der Bewegung auf beiden Gelenkflächen über einen mittleren Bereich. So wird für beide Gelenkknorpel eine schädliche Dauerbeanspruchung stets der gleichen Stelle vermieden und die Spannungen verteilen sich über die Gelenkflächen annähernd gleichmäßig. Spannungsspitzen treten in den Endstellungen nicht auf.

10. Die für die Herstellung des Gleichgewichts am Ellenbogengelenk maßgeblichen Muskeln wurden in einer Tabelle zusammengestellt. Sofern ihre Momente nicht von BRAUNE und FISCHER (1889) mitgeteilt sind, wurden sie neu bestimmt. Es wurde angenommen, daß die Muskeln sich an der gesamten aufzuwendenden Kraft je proportional ihrem physiologischen Querschnitt beteiligen. Die physiologischen Querschnitte wurden nach den Angaben von R. FICK (1911) eingesetzt.

11. Alle Muskelkräfte werden zu einer Muskelresultierenden zusammengesetzt. Diese soll dem Gewicht des Unterarmes zusätzlich einer mit der Hand getragenen Last das Gleichgewicht halten.

12. Wenn die gesamte auf das Ellenbogengelenk wirkende resultierende Kraft aus Muskelresultierender und Gesamtlast von der Incisura trochlearis ulnae auf die Trochlea humeri übertragen würde, so wäre die Spannungsverteilung während einer Streckbewegung von 44 bis 174° für den Gelenkknorpel der Ulna nicht optimal. In Streckstellung würde ein erheblicher Spannungsanstieg nach dem Processus coronoideus auftreten.

13. Die Zerlegung der Gelenkresultierenden in eine ulnare Komponente, die im Humeroulnargelenk übertragen wird, und eine radiale Komponente, die auf das Humeroradialgelenk wirkt, wird erörtert. Dabei wird von der Feststellung ausgegangen, daß im Humeroradialgelenk nur eine in der Achse des Radius wirkende Kraft übertragen werden kann. Eine mögliche Übertragung eines Teils dieser axialen Kraft durch die Membrana interossea auf die Ulna wird mit Begründung außer acht gelassen.

14. Unter Berücksichtigung dieser Zerlegung der Gelenkresultierenden erfährt das Humeroulnargelenk eine für die Gelenkknorpel von Ulna und Humerus optimale Beanspruchung. Auch die Verteilung der Spannungen im Knorpel der Fovea capitis radii ist sehr günstig, lediglich für das Capitulum humeri resultiert in Streckstellung ein Spannungsanstieg.

15. Die Bedeutung der Membrana interossea im Sinne einer Entlastung des Humeroradialgelenks wird diskutiert.

16. Die Dichteverteilung des Knochenmaterials an der Trochlea humeri und Incisura trochlearis ulnae wird als Bestätigung für die qualitative Richtigkeit der ermittelten Spannungsdiagramme angeführt.

Literatur

BRAUNE, W., u. O. FISCHER: Die Rotationsmomente der Beugemuskeln am Ellenbogengelenk des Menschen. Abh. kgl. sächs. Ges. Wiss., math.-phys. Kl. **15**, No. 3 242 (1889). — FICK, R.: Handbuch der Anatomie und Mechanik der Gelenke. Bd. 2: Allgemeine Gelenk- und Muskelmechanik; Bd. 3: Spezielle Gelenk- und Muskelmechanik. Jena: Gustav Fischer 1910 u. 1911. — PAUWELS, F.: Die Bedeutung der Bauprinzipien des Stütz- und Bewegungsapparates für die Beanspruchung der Röhrenknochen. 1. Beitrag zur funktionellen Anatomie und kausalen Morphologie des Stützapparates. Z. Anat. Entwickl.-Gesch. **114**, 129 (1948). — Über die Verteilung der Spongiosadichte im coxalen Femurende und ihre Bedeutung für die Lehre vom funktionellen Bau des Knochens. 7. Beitrag zur funktionellen Anatomie etc. Morph. Jb. **95**, 35 (1955). — STRASSER, H.: Lehrbuch der Muskel- und Gelenkmechanik. 1. Allgemeiner Teil. 2. Spezieller Teil. Berlin: Springer 1908 u. 1913.

GPSR Compliance

The European Union's (EU) General Product Safety Regulation (GPSR) is a set of rules that requires consumer products to be safe and our obligations to ensure this.

If you have any concerns about our products, you can contact us on ProductSafety@springernature.com

In case Publisher is established outside the EU, the EU authorized representative is:

Springer Nature Customer Service Center GmbH
Europaplatz 3
69115 Heidelberg, Germany

Batch number: 10620881

Printed by Printforce, the Netherlands